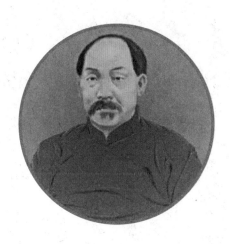

丁公甘仁遗像

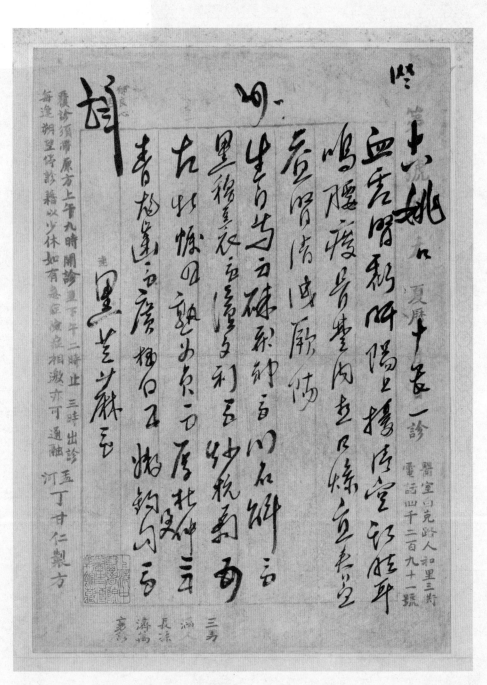

丁甘仁处方真迹

沈仲理审定

沈仲理 主编

丁甘仁临证医集

吴阶平题

人民卫生出版社

图书在版编目（CIP）数据

沈仲理审定丁甘仁临证医集/沈仲理主编. —北京：人民卫生出版社，2020

ISBN 978-7-117-29981-7

Ⅰ.①沈… Ⅱ.①沈… Ⅲ.①医案-汇编-中国-近代 Ⅳ.①R249.6

中国版本图书馆CIP数据核字（2020）第077509号

人卫智网 www.ipmph.com 医学教育、学术、考试、健康，购书智慧智能综合服务平台
人卫官网 www.pmph.com 人卫官方资讯发布平台

沈仲理审定丁甘仁临证医集

主　　编　　沈仲理
出版发行　　人民卫生出版社（中继线 010-59780011）
地　　址　　北京市朝阳区潘家园南里 19 号
邮　　编　　100021
印　　刷　　三河市宏达印刷有限公司（胜利）
经　　销　　新华书店
开　　本　　787×1092　1/16　印张：57
字　　数　　1023 千字
版　　次　　2020 年 7 月第 1 版　2020 年 7 月第 1 版第 1 次印刷
标准书号　　ISBN 978-7-117-29981-7
定　　价　　158.00 元

E - mail　pmph @ pmph.com
购书热线　010-59787592　010-59787584　010-65264830
　　　　　（凡属印装质量问题请与本社市场营销中心联系退换）

编委会

主 编
沈仲理

副 主 编
童 瑶 李其忠 朱抗美

重版编校
沈春晖 张婷婷 许家佗
崔龙涛 袁 培 郭志玲

原版编校
薛品贤 沈春晖

原版编写人员（按姓氏笔画排列）
王小萍 王采文 朱抗美
朱棨耿 朱新革 李其忠
沈仲理 沈春晖 张 挺
张艳芳 周 俊 郭永洁
程磐基 童 瑶 薛品贤

重版序

重版前言

《丁甘仁临证医集》原版于2000年1月，距今转瞬已有近20年之久，原书主编沈仲理教授也已辞世十多年。原书售罄后多有求购，但仅在二手书市上有少量流通。本次受人民卫生出版社的鼓励与支持，以沈老家族继承人的身份担任本次重版工作的组织者，我深感荣幸。

本人在原书整理出版的过程中主要担任沈老和各编委会成员之间的协调工作，经历了原书的构思和出版过程，深知沈老生前对本书极其重视，他将本书的出版视为对医学传承祖师丁甘仁及恩师丁济万先生的最好纪念，感恩之情在前言中也溢于言表。本次能够由人民卫生出版社重新出版本书，相信沈老也一定会认可与欢喜，由此我也积极承担本次重版任务。

经与原书副主编童瑶教授商议，考虑到原书是由沈老亲自主编并审定全部内容，本次重版遵循的基本原则是不改动原版的内容，除了个别错字纠正及版式有所调整，力求将原版原汁原味地呈现给读者。值得一提的是，虽然当时流行的白喉及疫喉痧等传染病今天已经基本绝迹，但相关内容依然予以保留，目的是展示中医药在治疗流行性、传染性疾病中的独特疗效与价值，对于当今医学界治疗新型冠状病毒肺炎等新型传染病应当有所启发。

在重版整理的过程中，我深切感受到丁甘仁先生书写医案时理法方药兼备，对于证情的分析细致入微，还经常对病人受到误治的情况进行点评，使人读来常常有豁然之感，极具临床参考价值；尤其值得重视的是，作为丁氏学术继承人的沈老亲自参与书写并审定按语内容，诸位副主编及参与编写人员亦多为中医界前辈专家，书中按语分析精辟到位，对于中医临床医生正确辨证论治及遣方用药、提升临床疗效有着直接的指导作用。

本书得以顺利重版，首先要感谢恩师童瑶教授的支持与指点，帮助我确定了重版的基本原则；要感谢我的同窗好友、上海中医药大学基础医学院院长许家佗教授和他的两位博士生的大力支持，让我们可以在较短的时间内完成了整理编校工作；要感谢我的好友崔龙涛博士在编校协调过程中给予的大力支持和辛苦付出；还要感谢上海中医药大学图书馆党委书记石德响先生和上海中医药博物馆馆长李赣先生的倾力相助，使得丁甘仁先生的遗照与处方真迹得以高清晰度展示。在此也一并感谢所有为原书出版及本次重版付出努力和智慧的中医界同仁。

本书重版之际，正逢新型冠状病毒肺炎肆虐全球，而此次中医药在中国的抗疫过程中大放异彩，以卓越的疗效和低廉的成本，获得了全国人民的盛赞与政府的支持，中医药被正式纳入国家公共卫生防疫体系，进入了全新的历史发展时期。

愿本书的重版可以为中医药的新发展添砖加瓦，并利益更多的医者和患者！

沈春晖

2020年6月

前言

前言

　　丁甘仁先生是近代杰出的中医学家、医学教育家之一。其医术高超，成就卓著，独步申江，饮誉国内外。

　　丁甘仁先生早已认识到，要拯救中医学宝贵遗产，弘扬中医中药，关键在于建立中医正规教育，如此方能使中医立于不败之地。所以丁先生主张改变中医陈旧的私塾带徒方式，创办中医学校，以建立中医教育新秩序，使中医药学得以发扬光大。

　　为此丁先生创办了沪上第一所中医高等学府——上海中医专门学校；我受业于丁甘仁长孙丁济万先生门下。我于1927年夏立志学习中医，此时正值我青年求学时代，适逢父亲早逝，遂从北京南返，并遵照祖父的叮嘱，投考私立上海中医专门学校。进校的第一天，首先瞻仰丁公甘仁肖像并行三鞠躬礼。因正值丁公逝世的第二年，所以还要严格行悼念之礼。从此，在丁济万先生的言传身教下，我对丁氏学术思想有了很深的印象。

　　1994年，应科学出版社《科学家传记大辞典》编辑组之邀，我为丁甘仁撰写传记。因我对丁氏家学渊源颇多了解，由我执笔，何其巧合。当我细读《孟河四家医案》八卷文本后，始知尚有不少病案散佚。经过努力，终于又搜罗到几十例病案，以及珍藏于上海中医药大学医史博物馆的丁甘仁处方真迹一帧，鉴赏之时，益觉其可贵。对丁氏病案，余反复朗诵其证因脉治，每于读后感到豁然开朗，不禁对其立法处方之严明赞叹不已，真是学后方知不足！

丁甘仁医案和专著包涵着丰富的临证经验，但由于年代久远，许多内容已散佚，经向江浙一带搜索，喜获吉光片羽，使之幸免成为沧海遗珠。

为认真担负起整理丁甘仁宝贵经验的重任，诚邀老、中、青学者，成立了编写组，对丁氏医著进行了全面的审订整理，系统归类。全书首列医案篇，次叙医论篇，再设方药篇，眉目了然，一索即得。其中丁氏外科丸散膏丹验方录，乃几十年来初次出版，颇有实用价值。全书概括了丁甘仁先生内、外、妇、儿、喉各科之经验，经订正勘误，补其缺略，相信会对业内学者有所启迪。

本书出版问世之际，厚承全国人大常委会副委员长、中国老年科技协会会长、上海中医药大学名誉校长、著名医学家吴阶平教授赐题书名，使本书莫大增辉。

沈仲理

一九九八年八月

编写说明

一、丁甘仁生前著述颇丰，后人整理出版书籍及流散于后继各家之旧抄本亦复不少。本集所辑原始文献，以刊行于世的《孟河丁氏医案》《丁甘仁医案续编》《孟河四家医集》《丁甘仁先生家传珍方》《丁氏外科丸散膏丹验方录》《药奁①启秘》《外科讲义》《丁甘仁用药一百十三法》《药性辑要》《脉学辑要》及旧抄本《丁氏理论捷径真传秘旨》《思补山房医略》等为主。其中交叉重叠者，弃同存异；内容类似者，择善而从；确系错漏者，详校补正。

二、本书编排，首分三篇，即医案篇、医论篇、方药篇。

医案篇共分八类：内科时病类、内科杂病类、妇产科类、儿科类、外科类、五官科类、膏方类、临证笔记。

医论篇分列三要：证治论要、脉学辑要、喉痧症治概要。

方药篇内容有三：用药一百十三法、外科丸散膏丹验方录、药性辑要、本草续编。

三、为便于读者领悟丁氏学术思想及临证经验，书中所辑医案、方药等多由编撰者详析。所加按语的宗旨为：忠实原意，点明要旨，深入浅出，切于实用。近百年间病证之变迁及用药之变异等，亦属按语内容。为了保留原书用词

---

① 奁：音lián，《急就篇》注：镜奁，盛镜之器，若今镜匣也。《说文解字》：镜奁也。

原貌，某些药名与现行《中华人民共和国药典》用法不一致之处，仍然予以保留。至于中药计量的区别，请参阅本书附篇"中药计量新旧对照换算表"。原文一律未作变动。

四、丁氏生平勤学深研，博采众长。其学术理论，悉遵经旨而多有发挥；其临证治验，常变有度而几擅各科。编撰者虽穷思竭力，详校细勘，然亦难免有力不从心、百密一疏之处，尚希同道教正，读者明察。

编者

丁甘仁传略

沈仲理 撰

丁甘仁
名泽周（1865—1926年）
生于江苏武进
是近代著名的医学家、教育家

一、生平事迹

丁甘仁出生于武进县孟河镇。世称孟河多名医，尝有谓"古吴医家之盛甲天下，而孟河名医之众又冠于吴中"。自清至民国初年以来，该地著名医家有费伯雄、马培之、巢崇山、丁甘仁，称为"孟河四大家"。

丁甘仁自幼聪慧，下笔成章，青年时期不屑举子业，开始学医于家乡圩塘马绍成，继问业于马培之外科，和汪莲石治伤寒学。丁氏在攻读中医经典之余，致力于仲景古训，旁及金元四大家之论述，对诊治急性热病累积了丰富的经验。丁氏既谙经方，兼通时方，援古证今，视野广阔，医术深湛，为我中医界良师之最。他能治疗内外妇儿各科，尤擅外感热病，并对喉科有所发挥，精专博学，可谓今之典范。

丁甘仁初行医于孟河乡镇，继迁居苏州，复东行上海，定居四十余年。丁氏中年已驰名海内，门下弟子来自全国各地，不下数百人，丁氏均亲自教导，深受门人爱戴。当时，中医界私人传授，每多保守思想，对医学造诣往往秘而不宣，或有临床经验而不讲理论知识，因而从师问业者虽众，但多无一技之长。因此，丁氏认为个人带徒方式已不能满足培育中医人才之需要，他认为拯救中医学遗产，为当务之急，刻不容缓。为了振兴中医，他提出"医学之兴衰，以普及与提高教育为关键"。当时欧美医学事业都在发展，西医院校林立，与此相反，中医教育落后，形将沦没。对此，丁氏深有感慨，于是号召集资办学，邀请名流李平书、王一亭诸公发起筹备，联合沪上名医夏绍庭（应堂）、谢观（利恒）诸同道，共同弘扬中医教育。遂于1916年夏创办"上海中医专门学校"，丁氏担任总主任，亲自抓教学，定课程，选教师。历任校长有谢利恒、夏绍庭等。当时该校设址在南市区石皮弄，两年后扩充校院，又创办一所前所未有的"女子中医专门学校"，丁氏担任校长，设立于沪西长寿路。他主持两所学校，苦心经营。开办伊始，对教学课程表的计划与安排，颇为认真严格，除中医经典著作为必修课外，均由教师自编中医药学各科讲义。该校还设置了生理解剖学、病理学等西医重点课程。制定校歌一首，以树立学生的爱国、爱校思想。同时为了照顾外地青年学习中医的愿望，还附设了中医函授科。又先后成立沪南、沪北广益中医院，均设有门诊及住院部，门诊施诊给药，取费很少，还有代煎中药设施，完全为广大劳动人民服务，为两校学生临证实习奠定了基地。

丁甘仁考虑到要使学校立于不败之地，提高教学和学术水平，有赖于成立一个学术团体。于是丁氏发起成立"上海中医学会"，并任首任会长。从而把中医师组织起来，相互切磋，开创了团结协作之风。为了增进中医学术研究，由学会编辑出版《中医杂志》。与此同时，还发起成立"江苏省中医联合会"，中医界公推丁氏为首任会长，以此加强全国中医界的联络。发展教育与学术并举，促使中医中药的社会及经济地位更加巩固。

二、医术贡献

丁甘仁十分重视中医学术的发扬，尤以中医教育为首要。为此，他极力倡议兴办中医教育事业，培养中医人才，使后继有人。他教导有方，成就卓著，他的学生中佼佼者颇不乏人。中华人民共和国成立后担任上海中医学院院长的程门雪、黄文东，以及中华人民共和国成立前后的著名中医丁济万、曹仲衡、刘佐彤、王一仁、盛梦仙、张伯臾、秦伯未、许半龙、陈耀堂、章次公、王慎轩、陈存仁等，均为历届早期毕业于上海中医专门学校的高才生，皆为一代名医，著名中医教育家，享有国际声誉。

丁甘仁治学严谨，除重视钻研《黄帝内经》《难经》《伤寒杂病论》《神农本草经》四大中医经典外，还攻读《脉经》《医门法律》《张氏医通》《温热经纬》《世补斋医书》等著作，并指定为门生的必读书籍。要求从师的门生与在校学生对经典著作的某些重点经文、方书论述背诵熟谙，还经常提问和考查学生，以督促其勤学苦练。由于他谆谆教诲，善于因势利导，因而学生学业优异，人才辈出。

丁甘仁在临证时，十分重视学以致用，往往引用《黄帝内经》的论述而书诸方案，使之理论联系实际，既可引起学生对理论知识的重视，又增进了学生的理解能力。故丁氏医案每一方案，有理有法，详其舌苔、脉象，诊断正确，然后因病辨证，因证处方，始免疏漏，对后学颇多启发。

丁甘仁临证处方，笃信张仲景《伤寒论》，以六经辨证为纲，认为六经分治准则，是分析病情、对症下药的关键。丁氏曾谓临证有两大法门：一为《伤寒论》之六经病，二为《金匮要略》之杂病，皆学理之精要，治疗之准则，此两书为中医辨证施治的主要依据，不可缺一。

丁氏对外感热病深有研究，他指导学生时说："读《素问·热论》之后，必须熟悉深入领会《伤寒论》与《温热经纬》等方书，这对全面地学习外感热病的基本理论并且联系实际，颇有启迪。"此外，丁氏认为通读仲景《伤寒论》之后，必须学习舒驰远著《伤寒集注》，因其厘正"六经定法"，方便学者辨析。舒氏将六经主症及主治方法，提纲挈领，删去少见证候，突出主病主症，提示读此书切合临床应用，一目了然。可见仲景与舒氏有相得益彰之处。因而丁氏曾有"读古人书，自我识别，善于思考，密切联系临床病候，实为至要"的训诫，令后学获益匪浅。

丁甘仁治学成就，主要体现在能密切联系实践。他医治外感热病，卓有成效。由于他受《素问·热论》所说"今夫热病者，皆伤寒之类也"的启示，认为《伤寒论》必读，但古今气候变易，疾病蔓延，犹应熟悉历来的温病学说。如吴又可的《温疫论》、叶天士的《温热论》、薛生白的《湿热条辨》、吴鞠通的《温病条辨》、王孟英的《温热经纬》，皆为外感热病的专著。当时，温热病流行，有属流感时病，有属急性传染病。他于临床治疗中，融伤寒与温病学派为一炉，在处方上视病之轻重，斟酌病情，将经方与时方合用，从他伤寒病案、温病病案中可见其屡奏良效。如伤寒案用阳旦汤、麻黄附子细辛汤、白虎汤、增液汤；发热壮盛而神昏者，用紫雪丹；高热肢冷，汗出神衰的危急病变，用参附龙牡救急。温病案中，风温证高热，重用白虎汤、麻杏石甘汤、银翘散、桑菊饮；暑温证，高热神烦者，重用竹叶石膏汤、黄连香薷饮、牛黄清心丸；湿温证，发热不解，重用葛根芩连汤、柴葛解肌汤、黄连解毒饮、苍术白虎汤、调胃承气汤、甘露消毒丹、四逆散等。病变危重者，治热以犀角（现以水牛角代）、羚羊法；治寒以附子理中汤、小柴胡汤等，皆为丁氏的临床宝贵经验。这在昔日尚未有抗生素制剂的年代里，毋庸讳言是最佳之方药。丁公使中医热病的学术理论密切联系临床实践，给后人提供了中医药治疗高热病和败血症等急症的有效方法。

丁甘仁晚年，勤学深究，在医疗技术上有了更大的成绩。他在掌握临床辨证方面，敢于运用前人辨证论治的经验并加以发挥，他对内、妇、喉、外各科有较全面的发展。这些临证经验，而今仍在临床上起着指导作用。现将他有关各科辨证施治大法简要介绍如下：

丁氏对内科病证的治疗思路，以《伤寒论》《金匮要略》方论为主，并结合他的业师马绍成、汪莲石的临床经验。他辨证精当，处方有准则。如治胸痹心痛用瓜蒌薤白白酒汤、薤白瓜蒌半夏汤；肿胀（水肿）用五苓散、越婢汤、麻黄附子甘草汤；吐血色鲜红用《金匮要略》柏叶汤、《千金》犀角地黄汤，色黑如墨用附子理中汤；寒湿下利用桃花散，湿热下利用白头翁汤；黄疸用栀子柏皮汤，阴黄用茵陈术附汤，湿热并重用麻黄连轺赤小豆汤、茵陈五苓散。丁氏尤其擅治中风证。如属阳虚夹痰者用小续命汤、参附汤、半硫丸、人参再造丸等温阳通络；属阴虚夹痰热者用丁氏验方天麻半夏羚羊汤、温胆汤、至宝丹、指迷茯苓丸等柔肝息风、豁痰疏络。

丁氏对妇科的证治大法是，血崩用归脾汤、胶艾四物汤、胶姜汤；经漏用荆芩四物汤、三甲饮；闭经用逍遥散、温经汤、大黄䗪虫丸等，均有显效。

丁氏治疗喉科，重在泻火解毒、滋阴清肺，外用吹喉药多种，集古今喉科验方，更有其独到之处。尝著《喉痧症治概要》，论列"时疫烂喉麻痧风痧红痧白喉总论"，较全面地阐述了烂喉痧与其他痧症的鉴别诊断，其中唯时疫烂喉痧为最重要，传染迅速，沿门阖境，有朝发夕毙，夕发亡者，多发病于冬春。幼儿初次出痧，谓之正痧，夏秋时有见红痧、风痧。丁氏治疗时疫烂喉痧症很有经验，该病类似今称"猩红热"的传染病，他鉴于本病始发于北省，继而蔓延南方，认为病因由口鼻传入，与肺胃蕴热相结，以致热毒上攻咽喉，急骤出现咽痛、红肿、腐烂。热毒外溢肌表，则全身皮肤发出痧疹，故称烂喉痧，间有见咽关白腐，舌质红绛，脉象滑数或细疾。当时他深感上海之地，人烟稠密，工厂林立，最易传染本病，为此专心钻研该病。据其自述"临证二十余年，于此症略有心得，诊治烂喉痧不下一万人次"。他探索时疫喉痧的治疗措施，系依据温病以卫、气、营、血之辨证纲领，使用汗、吐、下、清诸法。并指出治疗原则应为"以发汗透痧为第一要义"，"重痧不重喉，痧透喉自愈"。总的治法概括分为三个层次，初用解肌透痧汤，中用凉营清气汤，末用加减滋阴清肺汤、败毒汤，外用吹喉药有玉钥匙、金不换、锡类散、珠黄散。皆有消炎退肿、去腐生新的功用。而今凡遇此症，均须转入传染病院进行隔离治疗，有些在中西医结合治疗中，常选用丁氏验方，因其病易传染，来势必猛。经用丁氏分层治法，多见热退痧透，烂喉白腐迅速消退，得以化险为夷。丁氏为了寻求此急性疫病的治法，煞费苦心，为后人提供了中医中药治疗急性热病的宝贵经验。

丁氏对外科证治的经验，他指出从头至足，部位要分明，治疗方能应效。

例如头上有玉顶疽，后脑有阳证的热疖蟮拱头，阴证的玉枕疽，后颈的落头疽，太阳穴的勇疽，耳下的失荣疽，耳后的夭疽，腮部的托腮痈，口角的口角疗，颏下突骨上的结喉疽，颜颡两侧的面游风，结喉前面的猢狲袋，以及大头瘟、流火、瘰疬、瘿瘤，牙齿部的骨槽风、牙疳等；妇女多见乳房部的乳痈、乳疽等。丁氏自制外科药品，集诸外科验方，药有外用敷贴膏药、油膏敷药、药线、散药等，均极齐全有效。外科手术，都用中式手术刀切开排脓血。他常采用古法"火针"穿刺肿疡，排出脓血，以消肿疡，用以代替外科手术刀。其特点是穿刺创口小而深，排出脓血通畅，收口较快，肌肤表层无瘢痕。他认为这一手术方法，特别可避免乳房内层局部组织过分损伤的流弊，其法特殊，惜今人已废。

上面所提到丁氏各科治验方案不胜枚举，散失亦较多，现仅提出其重点证治大法，由此可见一斑，对后人学习中医者，深信有举一反三的收获。

丁甘仁遗留的著作，有《药性辑要》《脉学辑要》《喉痧症治概要》，均为丁氏亲自辑录，其著作中以《脉学辑要》最为精湛，该书为学校教本。丁氏自序指出："盖西医用听声筒，审察疾病之器也，中国医重诊脉法，审察疾病之诀也。"中医四诊望、闻、问、切为诊断要诀，尤以切脉为主。他认为脏腑借经络贯通全身，脏腑有病，则三部九候指下分明，他以电器通电之理说："人之一身犹电线也，电线设有阻梗，视电机能知损之所在，犹脏腑或有乖违，诊寸口能知病之所在，电机也"。所言精辟而有通俗之比喻，以此启迪后学，十分确切。其后次子丁仲英、长孙丁济万等汇编《孟河丁甘仁医案》八卷，四册，至今传诵医林，为中医学界所推崇。其他传之后世者，有为学生所选辑，如《诊方辑要》《丁甘仁用药一百十三法》《思补山房膏方集》《思补山房医略》《丁甘仁医案续编》等，有的通过老师审阅编写成册，皆为脍炙人口的著作。

三、人品风格

丁甘仁出生于武进孟河镇，家道小康，童年勤于攻读四书五经，至弱冠偏爱学习医籍，继有济世业医之抱负。所谓有志者事竟成，终遂心愿。由于丁氏秉有坚强的事业毅力，兴教育才，终至为人师表。

丁氏平日虚心好学，常喜谈论中医学术以会医友，如与余听鸿、唐容川、张聿青等诸同道相交往，皆为当时名家。他认为学无止境，见闻宜广，开拓视野，汲取他人的长处以补自己的短浅。

丁甘仁中年时期，医务鼎盛，且心慈量宽，乐善好施。对病人无论贫富，一视同仁，尤其是劳苦大众前来就诊，常免收诊金，甚至赠送药剂、药钱。丁氏热心于公共福利事业，慷慨解囊，有时将自己所得诊金尽助学校、医院及慈善机构，先后被聘为广益堂、仁济堂、联义善会、位中堂、同仁辅元堂、至圣善院等医董。丁氏赞助中医一切医务事宜，不遗余力。他在乡间亦乐于为群众谋福利，如经办武（进）丹（阳）荫沙义渡局、孟河接婴堂、孟河敬老院、通江市文社等，平日捐款修桥、铺路，从不吝啬。丁氏医术好，品德高，他全心全意为群众服务的精神，为群众所敬仰，邻里亲友传颂至今。

丁甘仁晚年精神矍铄，诊务十分繁冗，但仍兢兢业业，以解救病人痛苦为己任。当时，侨居上海的华侨和外国人较多，国外病人至为信任服用中药，向丁甘仁求诊者户限为穿。他平时教导认真，授徒严格，深受学生与病人的尊敬和爱戴。

丁甘仁的一生，是努力继承发扬中医学的一生，是刻苦钻研中医药学术的一生，他为维护中医药做出了巨大的贡献。当年，孙中山先生尝以大总统的名义赠以"博施济众"金字匾额，悬于上海诊所大厅，以示表扬，堪称名副其实。

丁甘仁卒于1926年夏，享年61岁。身后参加殡礼者有华侨代表及六个国家的公使。丁氏葬于孟河高桥之凤山。

丁甘仁长子孟淦早故，长孙济万；次子仲英，孙济华、济民、济南；三子涵人；长女懋英；幼女德英；重孙景耀、景源、景孝、一谔，重孙女毓明、和君等，有居住中国香港的医生，也有侨居美国的行医者，均有一定声望。丁氏后代绵延昌盛，继承家业，载誉于世。其门弟子转相传授，数以千计，医名遍及全国各地，可谓誉满中外。

丁甘仁热爱祖国，热爱中医传统医学，为开拓我国中医教育事业做出了卓越贡献，在中医史册中留下了光辉的一页。

注

　　本文在撰写过程中参考了《药性辑要》（丁甘仁著，上海思补山房印，民国六年，丁巳孟秋）、《脉学辑要》（丁甘仁著，上海思补山房印，民国六年，丁巳孟秋）、《喉痧症治概要》（丁甘仁著，丁元彦编辑，崇礼堂印，民国十六年，丁卯仲冬）、《孟河丁甘仁医案》（丁元彦、丁济万汇编，崇礼堂印，民国十六年）、《丁甘仁用药一百十三法》（丁甘仁著，沈仲理旧抄本及梁溪侯敬舆校按，中国医药指南印，民国三十年）、《丁甘仁医案续编》（丁甘仁著，吴中泰整理，上海科学技术出版社，1989年）、《丁甘仁先生诞辰一百二十周年纪念特刊》（上海中医校友会（筹）印，1985年12月）、《孟河名医丁甘仁传略》［沈仲理撰，上海文史资料选辑（上海市政协委员会文史资料工作委员会编），第49期，上海人民出版社，1985年4月］、《思补山房医略》（丁甘仁著，朱治安编述，旧抄本）。

目录

医案篇

六
五官科类

七
膏方类

八
临证笔记

医论篇

三

喉痧症治概要

方药篇

一
丁甘仁用药一百十三法

二

丁氏外科丸散膏丹验方录

三
药 性 辑 要

四

本草续编

医

案

篇

一 内科时病类

伤 寒

姜左　外寒束于表分，湿痰内蕴中焦，太阳阳明为病。寒热无汗，头疼，胸闷泛恶，纳谷减少，脉浮滑，苔白腻。拟汗解化滞，重用表药。《经》云：体若燔炭，汗出而散。

淡豆豉 三钱　赤茯苓 三钱　炒枳壳 一钱五分　净麻黄 四分
生姜 二片　姜半夏 二钱　六神曲 三钱　青防风 一钱　广陈
皮 一钱　炒谷芽 三钱　炒赤芍 一钱五分

　　　　按　本例风寒束于表，痰湿蕴于里，为表里同病。以发汗解表为主，兼以化湿，方用豆豉、麻黄、生姜、防风疏解表邪，茯苓、枳壳、姜半夏、六神曲、陈皮、谷芽和胃化湿，赤芍清热，以奏表里同解之效。

孔左　外邪袭于太阳，湿滞内阻中焦，有汗恶风不解，遍体酸疼，胸闷泛恶，腹内作胀。宜疏邪解肌，化滞畅中。

川桂枝 八分　仙半夏 二钱　炒枳壳 一钱　白蔻仁 八分　炒赤
芍 一钱五分　陈广皮 一钱　大腹皮 二钱　六神曲 三钱　紫苏
梗 一钱五分　苦桔梗 一钱　赤苓 三钱　制川朴 一钱　生姜 二片

　　　　按　本例为外感风寒，内伤湿滞。拟《太平惠民和剂局方》藿香正气散出入。因其有汗恶风，故用桂枝、芍药易藿香发汗解表，调和营卫，配以苏梗助桂枝外解风寒，又能宽中化湿。丁氏灵活化裁古方之妙，值此可见一斑。半夏、生姜、陈皮、茯苓、六神曲燥湿和胃、降逆止呕；川朴、大腹皮、枳壳、蔻仁宽胸行气化湿，桔梗宣肺，既利于解表又益于化湿，共奏解表化湿、行气和中之效。

张左　寒邪外束，痰饮内搏，支塞肺络，清肃之令不行，气机窒塞不宣，寒热无汗，咳嗽气喘，难于平卧，胃有蕴热，热郁而烦躁，脉浮紧而滑，舌苔薄腻而黄。宜疏外邪以宣肺气，化痰饮而清胃热，大青龙汤加减。

蜜炙麻黄 四分　云苓 三钱　橘红 八分　炙款冬 一钱五分
川桂枝 六分　象贝母 三钱　半夏 二钱　石膏（打）三钱
旋覆花（包）一钱五分　杏仁 三钱　生甘草 六分

　　　按　本例为太阳伤寒兼咳喘及烦躁，《伤寒论·辨太阳病脉证并治中》篇云："……脉浮紧，发热恶寒，身疼痛，不汗出而烦躁者，大青龙汤主之"。拟用大青龙汤加减，方中麻黄汤治太阳伤寒兼咳喘，石膏清郁热之烦躁，二陈汤合款冬、旋覆花、象贝母燥湿化痰，理法方药，丝丝入扣。

吴左　发热不退，胸闷呕吐，舌中有一条白苔，脉弦滑而数。太阳阳明未解，痰滞逗留，中焦气滞，宣化失司。当拟栀豉汤疏解表邪，温胆汤蠲除痰饮，俾得邪从外解，饮从内化，则热可退，而呕吐自止。

淡豆豉 三钱　黄芩 一钱五分　半夏 二钱　炒谷麦芽（各）
三钱　赤芍 二钱　生姜 一片　川桂枝 四分　竹茹 一钱五分
陈皮 一钱　鸡金炭 一钱五分　泽泻 一钱五分

　　　按　本例表邪未解，中焦痰湿已成，取栀豉汤合温胆汤之意，以外解其表内蠲痰饮。又用桂枝、芍药、生姜助其解表，黄芩、泽泻清热，鸡金、谷麦芽和中化湿，共祛太阳阳明之邪。

袁右　　伤寒两候，太阳之邪未罢，阳明之热已炽，热熏心包，神明无以自主，发热谵语，口渴欲饮，脊背微寒，脉浮滑而数，苔黄。宜桂枝白虎，一解太阳之邪，一清阳明之热。

川桂枝 五分　仙半夏 二钱　生甘草 四分　连翘 三钱　熟石膏（打）三钱　炙远志 一钱　朱茯神 三钱　知母 一钱五分　生姜 一片　红枣 二枚

> 按　本案为太阳阳明同病，热扰心包而发热谵语，用桂枝合白虎表里双解。方中石膏、知母清阳明之邪热，桂枝、甘草、生姜、大枣解太阳之表邪，又佐连翘既解表又清热，半夏、茯神、远志化痰宁心。是方表里兼顾，疏清并用、颇可效法。

李左　　伤寒夹滞，太阳阳明为病，身热十余日不解，脊背微寒，脉浮滑而数，口干不多饮，唇焦，苔薄腻而黄，五六日不更衣。太阳之邪未罢，阳明之热熏蒸、肠中浊垢，不得下达。拟桂枝白虎汤加减，疏太阳之邪，清阳明之热，助以通腑，盖阳明有胃实当下之条也。

川桂枝 五分　生甘草 五分　玄明粉 一钱五分　竹茹 一钱五分　石膏（打）三钱　瓜蒌 三钱　川军 三钱　半夏 一钱五分　生姜 二片　大枣 三枚

> 按　太阳之邪未罢，阳明腑实已成，为太阳阳明同病，阳明经腑同病。用桂枝白虎承气三方加减。方中桂枝、甘草、生姜、大枣疏太阳之表邪，石膏清阳明之里热，川军（后入）、玄明粉（冲服）泄胃腑之实热，又佐竹茹、半夏、瓜蒌降逆通腑气。是方可谓治太阳伤寒入里化热成结的得力之方。

狄右　　伤寒两候，壮热无汗，谵语烦躁，舌焦无津，脉象沉数，肢反逆冷，五六日不更衣。此邪已化热，由阳明而传厥阴，阴液已伤，燥矢不下，有热深厥深之见象，风动痉厥，恐在目前。急拟生津清热，下则存阴，以望转机。

生石膏（打）四钱　生甘草 五分　肥知母 一钱五分　鲜生
地 六钱　玄参 三钱　鲜石斛 三钱　郁李仁（研）三钱　大
麻仁（研）四钱　天花粉 三钱　茅芦根（各）一两　清宁丸
（包煎）三钱

二诊　昨进生津清热，下则存阴之剂，得便甚畅，壮热渐减，微汗
蒸蒸，四肢转温，书所谓里气通而表自和之意。唯口干欲
饮，尚有谵语，舌上干糙未润，少阴津液已伤，阳明伏热尚
炽，脉数未静。仍宜滋少阴之阴，清阳明之热，冀其津生邪
却，始得入于坦途。

生石膏（打）四钱　肥知母 一钱五分　生甘草 五分　天花
粉 三钱　鲜生地 六钱　鲜石斛 三钱　玄参 三钱　川贝 二钱
冬桑叶 二钱　粉丹皮 二钱　北秫米（包）三钱　茅芦根
（各）一两

三诊　两进生津清热之剂，壮热大减，谵语亦止，舌糙黑未润，口
干欲饮，脉数溲赤，阴液被热消灼，津无上承。再拟甘凉生
津，以清邪热。

羚羊角片 五分　鲜生地 八钱　鲜石斛 五钱　生石膏（打）
四钱　冬桑叶 二钱　玄参 三钱　生甘草 五分　肥知母 一钱
五分　粉丹皮 二钱　大麦冬 三钱　茅芦根（各）一两

四诊　表里之邪，均已大减，舌焦黑转为红绛，津液有来复之渐，
邪热有退化之机，脉数较和。仍守甘凉生津，以清余焰。

西洋参 一钱　鲜生地 八钱　鲜石斛 五钱　肥知母 一钱
五分　玄参 三钱　大麦冬 三钱　天花粉 三钱　生甘草 五分
桑叶 二钱　粉丹皮 三钱　川贝母 二钱　北秫米（包）三钱
茅芦根（各）一两

按　本例阳明里热炽盛，燥屎内结，阴伤液亏，传变为热深厥深之热厥。热盛伤阴，不下则有燎原莫制之虞。《伤寒论·辨厥阴病脉证并治》篇有"伤寒脉滑而厥者，里有热，白虎汤主之"，"厥应下之"的论述。拟清下同用，佐以养阴生津，方用石膏、知母、甘草清阳明里热，郁李仁、大麻仁、清宁丸润下实热，大剂生地及玄参、石斛、花粉、茅芦根清热生津。药后大便通畅，壮热渐减，但津伤依旧，伏热尚炽，去润下之物，续用白虎汤合养阴生津之品而收效。本例着重清下邪热，热去则阴液自复。又方中用郁李仁、大麻仁、清宁丸润下实热，实取法于吴鞠通增液承气之意。

诸右　伤寒一候，经水适来，邪热陷入血室，瘀热交结，其邪外无向表之机，内无下行之势，发热恶寒，早轻暮重，神糊谵语，如见鬼状，胁痛胸闷，口苦苔黄，少腹痛拒按，腑气不行，脉象弦数，症势重险，恐再进一步则入厥阴矣。姑拟小柴胡汤，加清热通瘀之品，一以和解枢机之邪，一以引瘀热而下行，冀其应手为幸。

柴胡 一钱　炒黄芩 一钱　羚羊角片 八分　藏红花 八分　桃仁泥（包）一钱　青皮 一钱　绛通草① 八分　赤芍 三钱　清宁丸（包）三钱　生蒲黄（包）二钱

按　本案乃热入血室，《伤寒论》有小柴胡汤及刺期门之治法。许叔微《伤寒九十论》用小柴胡汤加生地，叶桂《温热论》用陶氏小柴胡汤去参枣加生地、桃仁、楂肉、丹皮或犀角（现以水牛角代）等。丁氏取法于前贤而方用柴胡、黄芩和解枢机；红花、桃仁、赤芍、蒲黄活血化瘀；羚羊角片、绛通草清热利水；青皮疏肝理气，清宁丸清热通便。

王左　肾阴本亏，寒邪外受，太阳少阴同病，发热微寒，遍体酸楚，腰痛

① 绛通草：朱砂拌通草。

如折，苔薄腻微黄，脉象尺弱，寸关浮紧而数。太阳主一身之表，腰为少阴之府，风寒乘隙而入，营卫不能流通，两感重症。姑拟阳旦疏达表邪，以冀速解为幸。

川桂枝 五分　苏梗叶（各）一钱五分　北细辛 三分　厚杜仲 一钱五分　丝瓜络 一钱五分　葱头 三枚　酒炒黄芩 一钱　淡豆豉 三钱　炙甘草 五分　晚蚕沙 三钱　生姜 二片

　　按　肾亏之人复感外邪，《黄帝内经》谓之"两感"，仲景用麻黄细辛附子汤，丁氏取其法而变通之。方用桂枝、苏梗叶、北细辛、葱头、豆豉、黄芩、生姜、甘草疏散表邪兼以清里热，杜仲益肝肾强筋骨，晚蚕沙、丝瓜络除湿通络。可见是方兼顾太阳少阴而偏重前者，盖据脉症而断矣。

封左　诊脉浮紧而弦，舌苔干白而腻，身热不扬，微有恶寒，咳嗽气逆，十四昼夜不能平卧，咽痛淡红不肿，两颧赤色，据述病起于夺精之后，寒邪由皮毛而入于肺，乘虚直入少阴之经，逼其水中之火飞越于上，书曰戴阳重症也。阅前方，始而疏解，前胡、薄荷、牛蒡子、杏、贝之品，继则滋养，沙参、石斛、毛燕、川贝，不啻隔靴搔痒，扬汤止沸。夫用药如用兵，匪势凶猛，非勇悍之将，安能应敌也。拙拟小青龙合二加龙牡汤，一以温解寒邪，一以收摄浮阳，未识能挽回否？尚希明哲指教。

蜜炙麻黄 五分　川桂枝 八分　大白芍 三钱　生甘草 八分　熟附片 一钱五分　煅牡蛎 四钱　花龙骨（先）四钱　五味子（干姜三分拌捣）一钱　光杏仁 三钱　仙半夏 三钱　水炙桑皮 二钱　远志 八分

　　服二剂后，气喘渐平，去麻黄又服两剂，颧红退，即更方。改用平淡之剂调理，如杏、贝、甘、橘皮、茯神、桑皮、苡仁、冬瓜子、北秫米等，接服五六剂而痊。

按　本案乃夺精之后，复感寒邪，肺有痰饮而虚阳浮越于上。前医有病重药轻之嫌，丁氏用仲景小青龙汤去细辛加杏仁发汗解表，温肺化饮。又佐桑皮、远志泻肺化痰，附子温少阴之阳，牡蛎、龙骨收摄浮越之阳，两剂取效，续用平淡之剂调理而痊。

姚左　伤寒两感，太阳少阴为病。太阳为寒水之经，本阴标阳，标阳郁遏，阳不通行，故发热恶寒而无汗；少阴为水火之脏，本热标寒，寒入少阴，阴盛火衰，完谷不化，故腹痛而洞泄。胸闷呕吐，舌苔白腻，食滞中宫，浊气上逆，脉象沉迟而细。仲圣云：脉沉细，反发热，为少阴病。与此吻合，夹阴夹食，显然无疑，症势非轻。姑宜温经达邪，和中消滞。

净麻黄 四分　熟附子 一钱　藿苏梗（各）一钱五分　制川朴 一钱　枳实炭 一钱　仙半夏 二钱　赤茯苓 三钱　白蔻仁（研）八分　六神曲 三钱　生姜 一片　干荷叶 一角

二诊　服温经达邪，和中消滞之剂，得微汗，恶寒发热较轻，而胸闷呕吐，腹痛泄泻，依然不止，苔腻不化，脉沉略起。太阳之经邪，虽有外解之势，少阴之伏邪未达，中焦之食滞互阻，太阴清气不升，阳明浊气不降也，恙势尚在重途，还虑增剧。仍守原法出入，击鼓而进取之。

荆芥 一钱　防风 一钱　淡豆豉 三钱　熟附子 一钱　藿苏梗（各）一钱五分　仙半夏 二钱　生姜 二片　枳实炭 一钱　制川朴 一钱　六神曲 三钱　大腹皮 二钱　酒炒黄芩 一钱　干荷叶 一角

三诊　脉沉已起，恶寒已而身热未退，泄泻止而呕恶胸闷。渴喜热饮，心烦少寐，舌转灰腻。少阴之邪，已转阳明之经，中焦之食滞，与素蕴之湿浊，互阻不化也，脉证参合，渐有转机。今拟透解阳明之经邪，宣化中焦之湿滞。

粉葛根 二钱　淡豆豉 三钱　嫩前胡 一钱五分　藿香梗 一钱
五分　炒黄芩 一钱五分　仙半夏 二钱　枳实炭 一钱　炒竹茹
一钱五分　六神曲 三钱　大腹皮 二钱　赤茯苓（朱砂拌）
三钱　干荷叶 一角

四诊　得汗，表热大减，而里热尚炽，呕恶止而胸脘不舒，渴喜冷饮，心烦少寐，小溲短赤，舌边尖红绛碎痛，苔转薄黄，脉象濡数。良由寒已化热，热又伤阴，津少上承，心肝之火内炽，还虑劫液之变。今拟生津清解而降浮火，邪却津生，始得坦然。

天花粉 三钱　生甘草 五分　炒黄芩 一钱五分　川雅连 四分
连翘壳 三钱　朱茯神 三钱　江枳壳 一钱　炒竹茹 一钱五分
川贝母 二钱　活芦根 一尺

五诊　表里之热均减，渴喜冷饮，心烦少寐，小溲短赤，舌红绛碎痛，糜点已起，脉左弦数，右濡数。此阴液已伤，津乏上承，心肝之火内炽，伏热蕴湿交蒸，病情变化，正难预料。仍以滋液生津，引火下行。

西洋参 一钱五分　生甘草 五分　鲜生地 四钱　川连 五分　川通
草 八分　天花粉 三钱　川贝 二钱　连翘 三钱　白薇 一钱五分
北秫米（包）三钱　鲜竹叶 三十张　活芦根（去节）一尺

六诊　热势渐退，舌糜亦化，佳兆也。而心烦少寐，渴喜冷饮，脉数不静，阴液伤而难复，虚火肝而易升，邪热已解，余焰未清。仍守增液生津，引火下行，药既获效，毋庸更张。

原方加琥珀安寐丸 一钱五分，野蔷薇花露 半斤，入煎。

按　《伤寒论·辨少阴病脉证并治》篇曰："少阴病，始得之，反发热，脉沉者，麻黄细辛附子汤主之"。本例起病太少两感兼食滞，治宗仲景之法，方用麻黄解太阳之邪，附子温少阴之阳，藿苏梗、川朴、枳实、半夏、赤苓、蔻仁、神曲等和中消滞。微汗后，解表药改为荆芥、防风、豆豉续进。三诊病传阳明气分，治法改用清解阳明、宣化湿滞。四诊病趋化热，心肝火炽而阴液伤，取清解生津之法。五诊、六诊仍守滋液生津之法，用西洋参、生地、天花粉等滋养阴液，川连、连翘、白薇、竹叶等清热而获效。综观本例有一个由表入里，由寒化热，热盛伤津的病理过程，丁氏精于辨证，环环扣紧，治随证变，药随法化，足为后人效仿。

贺右　伤寒两感，夹滞交阻，太阳少阴同病。恶寒发热，头痛无汗，胸闷腹痛拒按，泛恶不能饮食，腰酸骨楚，苔白腻，脉象沉细而迟。病因经后房劳而得，下焦有蓄瘀也。虑其传经增剧。拟麻黄附子细辛汤加味，温经达邪，祛瘀导滞。

净麻黄 四分　熟附片 一钱五分　细辛 三分　赤茯苓 三钱
仙半夏 三钱　枳实炭 一钱　制川朴 一钱　大砂仁（后下）八分　焦楂炭 三钱　延胡索 一钱　两头尖（酒浸、包）一钱五分　生姜 三片

二诊　昨投麻黄附子细辛汤，祛瘀导滞之剂，得畅汗，寒邪已得外达，发热渐退，腹痛亦减，唯头胀且痛，胸闷不思纳食，脉象沉迟，舌苔薄腻，余邪瘀滞未楚，阳气不通，脾胃健运失司。今制小其剂而转化之。

川桂枝 五分　炒赤芍 三钱　紫苏梗 一钱五分　云茯苓 三钱
仙半夏 三钱　枳实炭 一钱　金铃子 二钱　延胡索 一钱　大砂仁（后下）八分　炒谷麦芽（各）三钱　生姜 三片

按　本例太少两感兼食滞及血瘀，用仲景麻黄细辛附子汤温经解表，赤苓、半夏、枳实、川朴、砂仁、焦楂炭、生姜和胃消滞，两头尖、延胡索活血祛瘀，效如桴鼓，一剂即见起色。遂改用桂枝汤合金铃子散及和胃化湿之品以善后。

杨右　　脉象浮弦，汗多如雨，恶风发热不解，遍体骨楚，少腹痛拒按，舌苔薄而腻，病从房劳经后而得。风入太阳，皮毛开而经腧闭，蓄瘀积而气滞阻，即两感之重症也。亟宜温经达邪，祛瘀消滞，以冀应手乃吉。

川桂枝 八分　白芍 二钱　清炙草 八分　熟附子 二钱　云茯苓 三钱　砂仁（后下）八分　焦楂炭 三钱　五灵脂（包煎）一钱　两头尖（酒浸、包）一钱五分　生姜 三片

　　　　此证一剂而愈，故录之。明日以桂枝汤加和胃之品调之。

　　　　按　本例房劳后伤寒，汗多如雨为表阳虚损，少腹痛拒按为内有瘀血。用仲景桂枝加附子汤温阳解表，五灵脂、两头尖活血祛瘀，茯苓、砂仁、焦楂炭和胃化湿，辨证正确，用药得当，一剂而愈。

陈左　　气阴已伤，伏邪留恋，渐欲传入少明，虚阳易于外越，痰湿弥漫中宫，清阳不能宣布，颇虑正虚邪实。姑拟扶正达邪，宣化痰湿，俾太阴之邪，从阳枢外泄乃顺。

潞党参 三钱　生甘草 八分　广陈皮 一钱五分　熟附块 二钱　仙半夏 三钱　熟谷芽 三钱　软柴胡 八分　云茯苓 三钱　生姜 三片　红枣 五枚

　　　　按　本例气阴两伤、痰湿弥漫，取扶正达邪、宣化痰湿为法。方用潞党参、甘草、熟附块、红枣益气温阳，半夏、陈皮、茯苓、谷芽宣化痰湿，柴胡和解少阳，使枢机利而邪外达。

卫左　　始由发热恶寒起见，继则表不热而里热，口干不欲饮，四肢逆冷，脉沉苔腻，加之呕恶呃逆，大便不实。外邪由太阳而陷于太阴，不得泄越，阳气被遏，胃阳不宣也。脉沉非表，为邪陷于里之证。四

肢逆冷，经所谓阳气衰于下，则为寒厥是也，伤寒内陷之重症。姑拟四逆汤加减，通达阳气，和胃降浊。

淡干姜 五分　丁香 四分　川桂枝 八分　六神曲 三钱　炙甘草 五分　柿蒂 三枚　熟附子 一钱五分　川朴 八分　陈皮一钱五分　仙半夏 三钱　熟谷芽 三钱　生姜 三片

　　　　　按　本例为阴证伤寒，太阳之邪已入太阴少阴，阳气虚而四肢逆冷，胃阳不宣而呕恶、呃逆、大便不实。宗《伤寒论》四逆汤法，佐以和胃降逆。方用四逆汤温振阳气，丁香、桂枝温通阳气，柿蒂、川朴、半夏、陈皮、谷芽、生姜、神曲和胃降逆。

吴左　　　虚体受寒，太阳为病，形寒骨楚，有汗不解，胸闷纳少，肢节酸楚，宜解肌达邪。

川桂枝 五分　炒赤芍 二钱　生甘草 四分　清水豆卷 五钱赤茯苓 三钱　炒枳壳 一钱　苦桔梗 一钱　陈广皮 一钱　紫苏梗 钱半　炒谷麦芽（各）三钱　荷叶 一角　炒荆芥 一钱

　　　　　按　形寒骨楚有汗为太阳中风证，拟取法桂枝汤，方用桂枝、芍药、甘草发汗解表，又佐清水豆卷，荆芥解表，桔梗、茯苓、枳壳、陈皮、苏梗宣肺宽胸燥湿，荷叶清热升阳。

杨右　　　阴虚体质，感受外邪，阳明为病，昨起寒热，头胀且痛，胸闷不思饮食，肢节酸痛。先宜疏邪治标。

荆芥穗 钱半　淡豆豉 三钱　象贝母 三钱　薄荷叶（后下）八分　霜桑叶 三钱　炒谷芽 三钱　赤茯苓 三钱　江枳壳一钱　甘菊花 三钱　白通草 八分　苦桔梗 一钱　鲜荷叶一角　地枯萝 三钱

按　阴虚之体复感外邪，谓之虚人感冒，急则治其标，宜疏邪为先。取银翘散、桑菊饮之意，方用荆芥、豆豉、薄荷、桑叶、菊花、荷叶疏散风热之邪，桔梗、象贝母宣肺化痰，茯苓、枳壳、白通草、谷芽、地枯萝和胃化湿。

任左　午后寒热，胸闷纳少，脉象弦滑带数，伏邪移于少阳，营卫循序失常，姑拟柴葛解肌汤加减。

软柴胡 八分　粉葛根 钱半　清水豆卷 四钱　仙半夏 二钱
赤茯苓 三钱　炒枳壳 一钱　苦桔梗 一钱　藿香梗 钱半　陈
广皮 一钱　炒谷麦芽（各）三钱　黑山栀皮 钱半　白通
草 八分　姜竹茹 钱半

按　本例枢机不利，营卫失常，表邪未解，湿热交蒸。用柴葛解肌汤加减，方用柴胡、葛根解肌清热，豆卷、栀子、通草清透郁热，半夏、茯苓、枳壳、陈皮、竹茹、谷麦芽和胃化痰醒脾，桔梗宣肺气助解肌。

丁右　伏邪痰湿逗留募原，少阳阳明为病。寒热晚甚，胸闷泛恶，口干欲饮，咳嗽咯痰不爽，舌苔干腻，脉象弦滑带数。证势非轻；姑拟和解枢机，芳香化湿。

软柴胡 一钱　仙半夏 钱半　酒炒黄芩 一钱　左金丸（包）
七分　赤茯苓 三钱　白蔻壳 八分　枳实炭 一钱　炒谷麦
芽（各）三钱　通草 八分　藿香 钱半　佩兰 钱半　姜竹茹
钱半　甘露消毒丹（包煎）四钱

按　本例为邪入募原、湿热留恋气分之证。立和解枢机、芳香化湿之法，方用柴胡、黄芩和解少阳、舒展气机，半夏、茯苓、白蔻壳、枳实炭、谷麦芽、姜竹茹、左金丸和胃化湿，藿香、佩兰化湿和中，甘露消毒丹芳香化浊，清热利湿。

朱右　　寒热夜半而作，清晨得汗而解，胸闷纳少，小溲短赤，四五日未更衣，舌质红，苔白腻而黄，脉象弦小而数。伏邪痰热蕴结，少阳少阴为病。今拟青蒿鳖甲汤合小柴胡汤加减，从阴引阳，而化痰湿。

青蒿梗 钱半　炙鳖甲 三钱　软柴胡 八分　赤茯苓（朱砂拌）三钱　仙半夏 二钱　川象贝（各）二钱　通草 八分　炒竹茹 钱半　炒苡仁 三钱　清水豆卷 四钱　佩兰梗 钱半　炒谷麦芽（各）三钱　甘露消毒丹（包煎）四钱

　　　　按　本例阴分有热，少阳有邪兼痰热蕴结，治疗取法于吴鞠通青蒿鳖甲汤及仲景小柴胡汤。方中青蒿、鳖甲从阴引阳，搜阴分之邪，柴胡清少阳之邪，又佐茯苓、半夏、象贝、通草、竹茹、苡仁、佩兰梗、谷麦芽化湿和胃，豆卷、甘露消毒丹清化湿热。本案用药，不拘伤寒温病之分而组合化裁，高明之处，即在于是。

许右　　新寒外束，厥阳升腾，夹痰浊内阻，神明无以自主，战汗怯冷，心悸头眩，筋惕肉瞤，脉象弦小而滑，虑其增剧，姑拟调和营卫，安神涤痰。

川桂枝 五分　大白芍 二钱　左牡蛎（先煎）四钱　花龙骨（先煎）三钱　云茯苓 三钱　仙半夏 二钱　枳实炭 一钱　煨天麻 八分　炙远志 一钱　炒枣仁 三钱　九节石菖蒲 八分　嫩钩钩（后入）三钱　磁朱丸（包）三钱

{ 服药后一小时，当饮热粥汤。 }

　　　　按　本例新感外邪而肝风素盛，心神不宁。立调和营卫、安神涤痰之法，方用桂枝芍药调和营卫、解肌祛风，牡蛎龙骨重镇安神，茯苓、半夏、枳实、远志燥湿化痰，天麻、枣仁、石菖蒲、钩藤、磁朱丸平肝息风，宁心安神。服药后嘱饮热粥汤，以助汗疏表。本例治法方药可谓标本兼顾之典范。

姜小姐　伤寒十六天，邪已陷入三阴。厥阴不能藏血，太阴不能统血，血渗大肠，便血成升成斗。色紫黑，汗多肢冷，脉象微细，气随血脱，真阳外亡，脉症参合，危在旦夕。勉拟回阳驱阴，敛阳崇土，冀望真阳内返，脉起肢温，始有转机之幸。尚希明正。

别直参 一钱　熟附子块 一钱　炮姜炭 八分　清炙草 五分　{ 陈仓米一合，荷叶包煎汤代水。 }
抱茯神 三钱　煅牡蛎 四钱　花龙骨（先）三钱　米炒白术 钱半　陈广皮 一钱　土炒白芍 二钱

二诊　昨夜回阳驱阴，敛阳崇土之剂，真阳已得内返，脉起肢温，便血亦止，佳兆也。而口干欲饮，腹痛时作，舌苔干糙无津，阳回而阴液未复，津少上承，陷入厥阴之邪，未得外达，宿瘀留恋下焦，不通则痛。险岭虽逾，未入坦途，再宜回阳救阴，和解祛瘀，尚希明正。

吉林参须 八分　熟附片 五分　炮姜炭 四分　抱茯神 三钱
生甘草 六分　生白术 二钱　紫丹参 二钱　炒赤芍 二钱　焦楂炭 三钱　陈广皮 一钱　银柴胡 一钱　炒嫩白薇 钱半　干荷叶 一角　炒谷芽 四钱

三诊　回阳后阴液已伤，厥阴之邪已达少阳阳明，身热不退，口干欲饮，便血止，腹痛根株未除，舌苔灰糙无津，脉象左弦数右濡数。还虑津涸致变，今宜生津和解，冀伏邪能得从气分而解为幸。

天花粉 三钱　生甘草 六分　银州柴胡 一钱　抱茯神 三钱
炒扁豆衣 三钱　银花炭 三钱　赤芍药 二钱　嫩白薇 钱半
生谷芽 三钱　干荷叶 一角　白通草 八分

四诊　回阳后阴液已伤，津少上承，厥阴之邪已返少阳阳明之经。昨投生津和解之剂，身热渐轻，腹痛亦除，唯口干欲饮，舌苔糙黄，脉象濡数。既见效机，仍守原意出入，能得不增变化，可望入于坦途，尚希明正。

南沙参 三钱　银柴胡 一钱　生甘草 五分　天花粉 三钱　抱
茯神 三钱　生扁豆衣 三钱　炒银花 四钱　赤芍药 二钱　嫩
白薇 钱半　白通草 八分　干芦根 一两　生谷芽 四钱

按　本例伤寒日久不解而邪陷入内，以致肝（厥阴）不藏血、脾（太阴）不统血而大失血，有气随血脱、真阳外亡之虞。丁氏立回阳驱阴、敛阳崇土之法。急投《伤寒论》四逆加人参汤温阳益气，又佐牡蛎、龙骨收摄潜阳，白芍、白术、陈皮、茯神、陈仓米、荷叶柔肝健脾。二诊见腹痛，酌加柴胡、丹参和解化瘀之品，更进一筹。三诊已有阴证回阳之象，改和解生津之法。四诊守原意出入而善后。本例病情危重，阳浮阴亡，但真阳外亡是其主要矛盾。存得一分阳气，便有一分生机，用别直参配附子益气回阳，救垂危之阳气，使病证有转机，为进一步治疗提供了条件。

吴先生　伤寒两感，夹滞交阻，太阳少阴同病。昨投温经达邪消滞之剂，形寒怯冷渐减，而绕脐腹绞痛，不思饮食，苔薄腻，脉象弦紧，渴喜热饮。寒邪客于厥少两经，肝脾气滞，不通则痛。仍守原意，加入理气，望通则不痛之意。

川桂枝 五分　炒赤芍 一钱五分　熟附块 一钱　制川朴 一钱
赤茯苓 三钱　枳实炭 一钱　仙半夏 二钱　小茴香 八分　福
泽泻 一钱五分　细青皮 一钱　六神曲 三钱　两头尖（酒浸、包）一钱五分　带壳砂仁（后下）八分　川郁金 一钱五分

二诊　太阳少阴之邪能渐得外达，寒热较轻而未能尽退，少腹作痛，甚则上攻胸脘，小溲短赤，不思纳谷，舌苔布腻而黄，脉象弦紧而迟。客邪蕴湿夹滞互阻，厥气乘势横逆，阳明通降失司。再拟疏邪温通，泄肝化滞。

清水豆卷 四钱　紫苏梗 一钱五分　金铃子 二钱　延胡索 一钱
赤茯苓 三钱　枳实炭 一钱五分　制川朴 一钱　川郁金 一钱

五分　福泽泻 一钱五分　细青皮 一钱　六神曲 三钱　炙枸
橘 一钱　带壳砂仁 八分　两头尖（酒浸、包）一钱五分

按　本例表证夹滞未尽，邪客厥少两经，气滞血瘀，方用桂枝汤
解表邪，附子温少阴之阳，川朴、茯苓、枳实、半夏、六神
曲、砂仁和胃化湿，茴香、青皮、两头尖、郁金、泽泻疏肝
暖肝、活血化瘀。二诊太阳少阴之邪渐解，湿滞血瘀依旧，
守原方，去附子，解表药改豆卷、苏梗，酌加金铃子、延胡
索、枸橘等理气活血化瘀之品，以冀痊愈。

时　邪

朱孙少奶　怀麟三月余，风寒包热于肺，清肃之令不行，咳嗽痰不爽，音声欠
扬，胸膺牵痛，脉象浮滑。姑拟疏邪化痰，宣肺和胃。

净蝉衣 八分　嫩射干 八分　嫩前胡 一钱五分　冬瓜子 三钱
炙远志 一钱　熟大力子 二钱　光杏仁 三钱　炒竹茹 一钱五分
象贝母 二钱　福橘络 一钱　霜桑叶 二钱　苦桔梗 一钱　胖
大海 三枚

按　本案乃肺有伏热，外感风寒时邪。不可用麻桂辛温发之，恐
其燃火骤增，动及胎气。治以疏风宣肺。

程太太　旧有痰饮，新寒外束，夹湿滞内阻，太阴阳明为病，清不升而浊不
降，胸闷泛恶，腹鸣泄泻，喉中痰声辘辘，舌苔薄腻微黄，形寒内
热，脉濡滑。宜芳香化浊，宣肺化痰。

藿香梗 一钱五分　苏梗 一钱五分　仙半夏 二钱　陈皮 一钱
制川朴 一钱　赤茯苓 三钱　炒荆芥 一钱　大腹皮 二钱　嫩

前胡 一钱五分　六神曲 三钱　焦楂炭 三钱　象贝母 三钱

干荷叶 一角　清水豆卷 四钱　川郁金 一钱五分

> 按　内有痰饮，新寒外束，为小青龙汤之适应证。今见苔薄黄腻、腹鸣、泄泻、脉滑。内有痰饮已渐化热，不可用辛温麻黄、桂枝、细辛。仍以宣肺化痰利湿为其治。

何先生　旧有痰饮咳嗽，迩因跌伤受风，引动厥阳，扰犯清空，湿痰内阻肺胃，宣化失司，以致头痛眩晕，遍体酸楚，咳嗽痰多，甚则气逆，纳少泛恶，虚寒虚热，舌质红，苔薄腻，脉弦细而滑。本虚标实，宜疏泄风阳，肃肺化痰，治其标也，尚希明正。

仙半夏 二钱　煨天麻 八分　穞豆衣 三钱　大贝母 三钱　云茯苓 三钱　炙远志 一钱　川郁金 一钱五分　炙款冬 一钱五分　杏仁 三钱　旋覆花（包）一钱五分　嫩钩钩 三钱　荷叶边 一角　炒谷麦芽（各）三钱　鹅管石（煅）一钱

> 按　本案乃内有痰饮，复受风邪。风夹痰饮上扰清空而致头痛眩晕；风湿袭表则遍体酸楚；痰浊阻肺则咳嗽痰多。治疗以半夏、天麻、嫩钩钩息风化痰；以旋覆花、贝母、杏仁肃肺化痰。

沈小姐　阴血本亏，肝气犯胃，食入呕吐，屡次举发。迩来复受氤氲之邪，蕴袭肺胃，初起寒热。今寒热解后，咳嗽不爽，纳谷无味，口干不多饮，舌中灰腻而黄，边尖淡红，脉象左弦右濡滑，津少上承，痰浊中阻。适值经行，行而不多，冲任不足可知。病情夹杂，非易速痊。先宜宣肺和胃，调荣通经，治其标也。

霜桑叶 二钱　光杏仁 三钱　大贝母 三钱　朱茯神 三钱　仙半夏 一钱五分　左金丸（包）六分　旋覆花（包）一钱五分　紫丹参 三钱　茺蔚子 三钱　川石斛 二钱　梗通草 八分　炒竹茹 一钱五分　炒麦芽（各）三钱

按 氤氲乃秽浊之气。辟秽多以温燥，今见苔灰腻而黄，知其渐已化热，温燥之品切不可用。先以宣化、通利分解秽浊之邪，以观后效，方可酌情而施。丹参、茺蔚子调其冲任。

王老先生 温毒渐愈，潮热亦退，咳嗽欠爽，小溲不清，舌质红，微有黄苔。阴液有来复之渐，厥阳易于升腾，余湿痰热尚未清澈，肺胃宣化未能如常也。今拟养胃生津，清肺化痰，去疾务尽之意。

川石斛 三钱　天花粉 二钱　生石决 六钱　朱茯神 三钱　忍冬藤 三钱　连翘壳 三钱　生赤芍 二钱　碧玉散 三钱　鲜竹茹 一钱五分　滁菊花 三钱　川象贝（各）二钱　通草 八分
枇杷叶露（后下）四两

二诊 温毒已愈，阴分已伤，虚火易于上升，口角破疮，耳鸣，小溲不清，鼻柱微痛，舌质光红，脉濡小带数。再拟育阴生津，清热化痰。

西洋参 一钱五分　京玄参 一钱五分　生石决 六钱　鲜石斛 三钱　朱茯神 三钱　冬桑叶 三钱　滁菊花 二钱　通草 八分　生甘草 六分　生赤芍 二钱　冬瓜子 三钱　川象贝（各）二钱　活芦根 一尺　枇杷叶露（后人）四两

三诊 温毒渐愈，复受新风，少阳余邪未楚，荣卫循序失常。形寒微热，渐即得汗而解，舌尖碎痛，小溲短赤。阴液已伤，虚火上升，寐不安宁，心神不得交通，舌光红，脉濡小带数。再拟生津和解，清肺安神。

鲜石斛 三钱　天花粉 三钱　京玄参 一钱五分　连翘壳 三钱　生石决 八钱　朱茯神 三钱　银柴胡 一钱　鸡苏散 三钱　生赤芍 一钱五分　金银花 三钱　通草 八分　炒荆芥炭 八分　川象贝（各）二钱　活芦根 一尺　枇杷叶露 四两　白菊花露 四两（两味后下）

四诊　温毒已愈，形寒微热已除，唯阴分已伤，肝阳易于上升，耳鸣少寐，咯痰不爽，小溲不清，舌光无苔，脉濡小带数。再拟生津清肝，清肺化痰。

川石斛 三钱　京玄参 一钱五分　生石决 六钱　滁菊花 三钱　朱茯神 三钱　银柴胡 八分　碧玉散 三钱　生赤芍 二钱　川象贝（各）三钱　白通草 八分　活芦根 一尺　枇杷叶露四两（后入）

按　此案为感受温毒时邪渐瘥之调理法则。温毒为阳热之邪，极易伤阴液而致虚火上炎。此见口角破碎、鼻柱微痛、舌尖碎痛等均属虚火上炎，上扰心神而致寐不安宁；阳热夹痰易袭肺胃，故证见咳嗽、咯痰。故温毒病后宜养阴生津，清肺胃之热，佐以安神为治。

孙先生　太阳之邪未罢，湿滞内阻，脾胃不和，畏风骨楚，有汗不解，胸闷纳少，甚则泛恶，舌苔灰腻，脉象浮缓而滑，虑其传经增剧。姑拟解肌达邪，芳香化湿。

川桂枝 四分　藿香梗 一钱五分　仙半夏 二钱　清水豆卷四钱　赤茯苓 三钱　枳实炭 一钱　苦桔梗 一钱　制川朴一钱　白蔻壳 八分　炒谷麦芽（各）三钱　泽泻 一钱五分西秦艽 一钱五分　姜竹茹 一钱五分　荷叶边 一角

按　湿邪夹风客于肌表，则见畏风骨楚、汗不解；滞于脾胃则胸闷、纳少、泛恶、苔灰腻。疏风解肌，芳香温燥共进，以冀邪达湿除。

林太太　太阳之邪未罢，蕴湿内阻，荣卫循序失常，寒热有汗不解，肢节酸疼，左手臂尤甚，胸闷不舒，舌苔薄腻，脉象浮缓而滑，邪势正在鸱张，虑其缠绵增剧。急宜解肌达邪，和胃化湿。

川桂枝 四分　炒赤芍 三钱　清水豆卷 四钱　赤茯苓 三钱
炒枳壳 一钱　泽泻 一钱五分　六神曲 三钱　晚蚕沙 三钱
紫苏梗 三钱　嫩桑枝 三钱　佩兰梗 三钱　荷叶边 二圈

　　　　　　按　本案乃湿邪夹风客于肌表，营卫失调。以桂枝、炒赤芍调和
　　　　　　　　营卫；豆卷、枳壳、苏梗疏泄风邪。余药化利湿邪。

余十一少爷　感受时气之邪，夹湿滞内阻，太阳太阴为病，清不升而浊不
　　　　　　降，以致寒热头胀，有汗不解，胸闷不思饮食，大便溏泄，小
　　　　　　溲短赤，脉象浮濡而滑。恙势正在鸱张，虑其缠绵增剧。急拟
　　　　　　疏解和中，而化湿滞。

炒豆豉 三钱　荆芥穗 一钱　藿香梗 一钱　青防风 一钱　赤猪
苓（各）三钱　青皮 一钱　大腹皮 二钱　桔梗 一钱　六神曲
三钱　焦楂炭 三钱　炒车前子 三钱　炒苡仁 四钱　荷叶 一角

　　　　　　二诊　太阳之邪已解，寒热已退，唯胸闷不舒，腑行溏薄，小溲短
　　　　　　　　少，纳谷无味，脉象濡滑。湿热滞未楚，脾胃不和，清不升
　　　　　　　　而浊不降也。宜和中化滞，分利阴阳。

煨葛根 一钱　藿香梗 一钱　苦桔梗 一钱　佩兰叶 一钱五分
赤猪苓（各）三钱　陈皮 一钱　大腹皮 二钱　炒车前子
三钱　六神曲 三钱　炒麦芽 三钱　炒苡仁 三钱　陈莱菔英
三钱　干荷叶 一角

　　　　　　按　本案乃湿邪内滞，外感风邪。先疏解风邪，用豆豉、荆芥、
　　　　　　　　防风、桔梗；后化其湿滞，用藿香、佩兰、荷叶、苡仁、莱
　　　　　　　　菔英、猪苓。

风温

谢司令　感受风温之邪，引动伏气，夹痰滞内阻，太阳阳明为病。昨起寒热，至今不退，头胀且痛，蒂丁下坠，胸闷不思饮食，舌苔薄腻微黄，脉象浮滑而数，邪势正在鸱张。虑其增剧，急宜辛凉汗解。

荆芥穗 二钱　淡豆豉 三钱　象贝母 三钱　薄荷叶（后下）八分　嫩前胡 钱半　江枳壳 一钱　苦桔梗 一钱　净蝉衣 八分　嫩射干 八分　光杏仁 三钱　轻马勃 八分　炒竹茹 钱半

　　　二诊　寒热已退，咽喉肿痛白腐，偏于左关，妨于咽饮，苔薄腻黄，脉象濡滑而数。此乃一阴一阳之火上升，外邪虽解，伏温痰热蕴袭肺胃两经。今宜辛凉清解，而化疫毒。

薄荷叶（后下）八分　京玄参 二钱　冬桑叶 三钱　象贝母 三钱　甘中黄 八分　细木通 八分　川雅连 五分　金锁匙 八分　金银花 三钱　连翘壳 三钱　生赤芍 三钱　藏青果 一钱　鲜竹叶 三十张　活芦根 一尺　凉膈散（包）三钱

　　　按　本案风热之邪袭于肺卫之表，见寒热、头痛、脉浮数。阳明疫毒夹痰内伏，见咽喉肿而腐。新感引动伏邪。治疗初用辛凉汗解以疏风热，透风于热外。再予清热解毒以化疫毒。

冯太太　旧有痰饮，风温引动伏邪，夹痰交阻，阳明为病，肺热叶举，清肃之令失司，发热无汗，气喘咳嗽，咳痰不爽，陶膺牵痛，脉象浮紧滑数，舌中灰黄，边薄腻。口干欲饮，证势非轻，急宜麻杏石甘汤加减，清解伏邪而化痰热。

净麻黄（先煎去白沫）四分　熟石膏（打）三钱　光杏仁三钱　生甘草 六分　淡豆豉 三钱　象贝母 三钱　嫩前胡

二钱半　炙兜铃 一钱　竹沥半夏 二钱　炒竹茹 二钱　川郁
金 二钱半　冬瓜子 三钱　活芦根 一尺　枇杷叶露（冲服）
四两　真猴枣粉（冲服）二分

二诊　昨投麻杏石甘汤加减，得汗表热较轻，而里热尚炽，咳嗽气
逆，喉有痰声，难以平卧，口干不多饮，脉象滑数而促。风
温伏邪夹痰阻塞肺络，肺炎叶举，清肃之司不得下行，恙势
尚在险途，未敢轻许不妨。再宜清解伏邪，宣肺化痰，冀热
退气平为幸。

水炙桑叶皮（各）钱半　光杏仁 三钱　川象贝（各）二钱
熟石膏（打）三钱　竹沥半夏 二钱　炒竹茹 钱半　旋覆花
（包）钱半　炙白苏子 钱半　马兜铃 一钱　瓜蒌皮 三钱　冬
瓜子 三钱　炙远志 一钱　活芦根 一尺　枇杷叶露（冲
服）四两

按　症见发热、咳嗽、气喘、胸痛。虽属风热引动，但已非肺卫
之表证，而属痰热壅肺的气分实热证。治拟清热化痰平喘，
以麻杏石甘汤为主方。证势非轻，恐其"逆传心包"。必要
时可酌加剂量，增服药次，冀热退而气平。

惠珠小姐　风温之邪，蕴袭肺胃，身热得汗不解，胸闷咳嗽，舌边红、苔薄
腻，脉浮滑而数。投剂合度，再拟辛凉疏解，宣肺化痰。

淡豆豉 三钱　荆芥穗 一钱　粉葛根 一钱五分　薄荷叶（后
下）八分　枳实炭 一钱　苦桔梗 一钱　连翘壳 三钱　嫩前
胡 一钱五分　光杏仁 三钱　大贝母 三钱　净蝉衣 八分　熟
牛蒡子 二钱　冬瓜子 三钱

二诊　身热五天，有汗不解，咳嗽胸闷，舌边红，苔灰腻，脉象滑
数。此无形之风温，与有形之痰滞，互阻阳明为病，肺失宣
化之权。再拟辛凉疏解，宣肺化痰。

粉葛根 一钱五分　净蝉衣 八分　鸡苏散 三钱　嫩前胡 一钱

五分　枳实炭 一钱　苦桔梗 一钱　金银花 三钱　连翘壳

三钱　光杏仁 三钱　大贝母 三钱　熟牛蒡子 一钱五分　白

通草 八分　炒竹茹 一钱五分

三诊　风温夹湿六天，得汗身热较轻，咳嗽痰多，胸闷不思饮食，
舌苔薄腻而黄，脉濡滑而数。此无形之风温，与有形之痰滞
交阻阳明为病，肺失宣化之权。再与辛凉清解，宣肺化痰。

粉葛根 一钱　嫩前胡 一钱五分　鸡苏散（包）三钱　光杏

仁 三钱　熟牛蒡子 二钱　枳实炭 一钱　冬桑叶 三钱　大贝

母 三钱　金银花 三钱　连翘壳 三钱　炒竹茹 一钱五分　通

草 八分　冬瓜子 二钱　全瓜蒌（切）四钱

按　发热汗出不解，胸闷咳嗽，脉浮数，证仍在肺卫之表，风热
夹湿袭之。以辛凉散风，宣肺化痰治之。

朱先生　风温之邪，夹湿热内蕴阳明为病。肺失宣化之权，身热六天，朝轻
暮重，有汗不解，咳痰不爽，胸闷不思饮食，小溲短赤，舌苔粉白
而腻，脉象濡滑而数。书云：汗出而热不解者，非风即湿。又曰：
湿为黏腻之邪，最难骤化，所以身热而不易退也。再拟疏解温邪，
宣肺淡渗。

炒豆豉 三钱　黑栀皮 一钱五分　鸡苏散（包）三钱　福泽

泻 一钱五分　赤茯苓 三钱　江枳壳 一钱　苦桔梗 一钱　连

翘 三钱　净蝉衣 八分　光杏仁 三钱　大贝母 三钱　熟牛蒡

子 二钱　甘露消毒丹（包煎）四钱

二诊　风温之邪，夹湿热内蕴阳明为病。肺失宣化，身热七天，早轻
暮重，汗泄不畅，咳痰不爽，胸闷不思饮食，口干不多饮，小
溲短赤，三日未更衣，舌苔薄腻，脉象濡滑而数。仍拟解肌
达邪，宣肺化痰，冀望风温之邪，由从气分而解。

炒豆豉 三钱　粉葛根 一钱五分　净蝉衣 八分　薄荷叶 八分
熟牛蒡子 一钱五分　江枳壳 一钱　苦桔梗 一钱　嫩前胡
一钱五分　光杏仁 三钱　大贝母 三钱　通草 八分　冬瓜
子 三钱　连翘壳 三钱

> 按　风热夹湿，除透风于热外，必渗湿于热下。风湿不与热相
> 合，其势必孤矣。见发热咳嗽苔腻，治以宣肺淡渗乃为
> 上策。

蓝右　　　风温伏邪，蕴袭肺胃，寒热头痛，咳嗽胸闷，且有泛恶，脉象浮濡
　　　　　而滑。姑拟辛凉疏解，宣肺化痰。

炒荆芥 钱半　清水豆卷 四钱　嫩前胡 钱半　炒竹茹 钱半
冬瓜子 三钱　炒薄荷（后下）八分　净蝉衣 八分　朱茯神
三钱　熟牛蒡子 二钱　光杏仁 三钱　象贝母 三钱　江枳
壳 一钱　白通草 八分　炒谷麦芽（各）三钱　荷叶边 一角

> 按　本案风热之邪留恋于表，仍未化热入里，故治以辛凉疏解为
> 主，兼以宣肺化痰。

宋右　　　风温伏邪，蕴袭肺胃，移于小肠，临晚寒热，咳嗽痰多，经闭四
　　　　　月，颇虑外感而致内伤，入于虚损一途。

银柴胡 一钱　炙远志 一钱　白通草 八分　清水豆卷 四钱
仙半夏 钱半　炒谷麦芽（各）三钱　光杏仁 三钱　水炙桑
叶皮（各）钱半　冬瓜子 三钱　象贝母 三钱　赤茯苓 三钱
茺蔚子 二钱　鲜荷叶 一角

> 按　本案乃风热之邪，袭于肺卫。"移于小肠"多指热邪，其症
> 案中未表明。经闭四月，需调经水。治以清解宣肺化痰。加
> 茺蔚子一味调理经水，力恐不足。

许右　　风温伏邪，蕴袭肺胃，胸闷泛恶，咳嗽膺痛，苔薄黄，脉濡数。证
　　　　势非轻，宜辛凉疏解，宣肺化痰。

炒豆豉 三钱　嫩前胡 钱半　净蝉衣 八分　冬桑叶 三钱　赤
茯苓 三钱　枳实炭 一钱　光杏仁 三钱　象贝母 三钱　连
翘壳 三钱　黑山栀皮 钱半　冬瓜子 三钱　鲜枇杷叶（去
毛）三片

　　　　　　　按　此案除胸闷、咳嗽、脉浮，另见膺痛泛恶。说明风温之邪，
　　　　　　　　　已入肺胃之经，有化热之象，故曰"证势非轻"。方用辛凉
　　　　　　　　　疏解，宣肺化痰之剂，拟可酌加清肺之品。

赵左　　风温伏邪，蕴蒸阳明之里，身热晚甚，咳痰不爽，口渴头眩，脉象
　　　　濡小而数，舌质红，苔黄。阴液暗伤，津少上承。虑其增剧，姑拟
　　　　生津清解，宣肺化痰。

天花粉 三钱　冬桑叶 三钱　甘菊花 三钱　嫩前胡 钱半　薄
荷叶 八分　朱茯神 三钱　光杏仁 三钱　象贝母 三钱　金银
花 三钱　连翘壳 三钱　冬瓜子 二钱　活芦根 一尺

　　　　　　　按　证见身热晚甚、口渴、舌质红、苔黄，为阳明初热，灼伤津
　　　　　　　　　液；咳嗽、咯痰不爽为肺热燥甚。证在肺胃气分。治疗除宣
　　　　　　　　　肺化痰外，需加生津清热之品，以除阳明之初热。

李左　　风温燥邪，蕴袭肺胃，寒热咽痛，头痛眩晕，咳嗽无痰。宜辛凉疏
　　　　解，宣肺化痰。

荆芥穗 一钱　淡豆豉 三钱　净蝉衣 八分　薄荷叶（后下）
八分　甜苦甘草（各）五分　苦桔梗 一钱　嫩射干 八分　轻
马勃 八分　炒银花 三钱　连翘壳 三钱　象贝母 三钱　藏青
果 一钱　熟牛蒡子 二钱　鲜竹茹 钱半

按　本案风热袭于肺卫之表，以荆、豉、蝉衣、桔梗、牛蒡辛凉疏解。见咽痛，以马勃、射干、连翘、藏青果清热解毒利咽，佐象贝、竹茹化痰。

蔡右　　风温伏邪，夹痰滞交阻，肺胃为病，寒热头胀，咳嗽呕恶。宜祛邪化痰，宣肺和胃。

荆芥穗 钱半　淡豆豉 三钱　嫩前胡 钱半　光杏仁 三钱　赤茯苓 三钱　炒枳壳 一钱　苦桔梗 一钱　炒谷麦芽（各）三钱　象贝母 三钱　净蝉衣 八分　熟牛蒡子 二钱　炒竹茹 钱半　川郁金 钱半

{ 另用玉枢丹二分，开水磨冲服。 }

按　本案寒热咳嗽为风热袭肺，肺气不宣；呕恶头胀为痰湿交阻，胃气上逆。治以宣肺和胃辛凉轻剂与辟秽化浊玉枢丹同用。

邵左　　风温燥邪，蕴袭肺胃，初起寒热，继则咳嗽胸闷，入夜梦语如谵，脉象濡滑而数。虑其增剧，姑拟辛凉清解，宣肺涤痰。

嫩前胡 钱半　冬桑叶 三钱　光杏仁 三钱　象贝母 三钱　朱茯神 三钱　炙远志 一钱　竹沥半夏 二钱　白通草 八分　鲜竹茹（枳实炭七分同拌）钱半　石菖蒲 八分　冬瓜子 三钱　天竺黄 钱半　陈胆星 八分

按　本案寒热、咳嗽、胸闷为风温袭入肺经；梦语如谵，虑有增剧之变，参见脉濡滑数，为痰热内扰心神，恐其蒙蔽心包。治除辛凉清解外，需加涤痰开窍之品，如菖蒲、胆星、竹茹、天竺黄之属。

余太太　风温之邪，夹湿痰逗留少阳阳明为病。畏风身热，得汗不畅，咳嗽不爽，胁肋牵痛，稍有泛恶，项强转侧不利，口干不多饮，舌质红，苔薄腻，脉象濡滑而数。阳明经邪不得外达，痰湿逗留肺络，气机不宣，还虑缠绵增剧。再拟疏解少阳之经邪，宣化肺胃之痰湿，尚希明正。

粉葛根 一钱五分　银柴胡 一钱　炒豆豉 三钱　黑山栀皮 一钱五分　竹沥半夏 一钱五分　炒竹茹（枳实一钱同炒）一钱五分　光杏仁 三钱　象贝母 三钱　连翘壳 三钱　炒荆芥 一钱　冬瓜子 二钱　通草 八分

二诊　得汗表热渐退，而里热不清，口渴不多饮，咳嗽呕恶，夜不安寐，舌苔薄腻，脉象濡滑。风温之邪，夹痰滞交阻肺胃为病，胃不和则卧不安也。再拟祛风宣肺，和胃化痰。

清水豆卷 三钱　净蝉衣 八分　嫩前胡 一钱五分　霜桑叶 三钱　朱茯神 三钱　竹沥半夏 一钱五分　枳实炭 一钱　炙远志 一钱　光杏仁 三钱　大贝母 三钱　通草 八分　炒竹茹 一钱五分　冬瓜子 二钱　鲜枇杷叶（去毛、包）三张

按　本案素体气滞，复感风热，袭于肺卫之表，故见畏风，身热，咳嗽；肝胆气滞而见胁肋牵痛；肝气犯胃而见泛恶；气郁化火故舌质红。治疗除辛凉宣肺外，再需疏理肝胆之气，佐以化痰。

朱曾孙少爷　风温之邪，夹湿滞交阻，太阴阳明为病。身热十一天，时而迷睡，哭泣少泪，咳嗽声音不扬，大便溏泄，舌质红，苔薄腻，脉象濡滑而数，唇焦而裂。《伤寒大白》云：唇焦属食积，风温痰滞互相为患，颇虑邪热内陷厥阴，致生变迁。姑拟方候明正。

粉葛根 一钱　清水豆卷 三钱　净蝉衣 八分　薄荷叶 五分　赤茯苓 三钱　枳实炭 一钱　川象贝（各）二钱　炒银花 三钱　连翘壳 三钱　焦楂炭 三钱　冬桑叶 一钱五分　炒竹茹 一钱五分　胖大海 二枚

二诊　风温之邪，已十二天，表不热而里热，咳嗽声音不扬，时而
　　　迷睡，哭泣少涕，大便溏泄，舌边红，苔腻黄，唇燥而裂，
　　　脉濡滑而数，风温痰滞交阻，肺与大肠为病。投剂合度，仍
　　　宜清解风温而化痰滞。

净蝉衣 八分　薄荷叶 八分　冬桑叶 三钱　炒竹茹 一钱五分
赤茯苓 三钱　枳实炭 一钱　胖大海 三只　炒银花 三钱　连
翘壳 三钱　焦楂炭 三钱　地枯萝 三钱　川象贝 （各）二钱
鲜枇杷叶 三张

按　本案身热十一日，咳嗽，舌红而唇焦，哭泣少泪涕，属风热
　　之邪入里化燥伤津；时而迷睡，痰扰心神；大便溏，苔腻
　　黄，均属太阴湿滞，太阴阳明为病。治以清解风温而化湿滞。

刘小姐　风温之邪，夹痰热逗留肺胃，移于少阳，身热四候，朝轻暮重，咳
　　　嗽痰多，口干欲饮，舌前半淡红，中后薄腻，脉象濡滑而数，胸闷
　　　不思饮食。阴液暗伤，津少上承，证势非轻。姑拟生津达邪，清肺
　　　化痰。

天花粉 二钱　银柴胡 一钱　青蒿梗 一钱五分　嫩白薇 一
钱五分　赤茯苓 三钱　象贝母 三钱　冬桑叶 二钱　银花炭
三钱　清水豆卷 四钱　焦楂炭 四钱　粉葛根 一钱　冬瓜子
三钱　连翘壳 三钱

二诊　寒热大减，咳嗽痰多，胸痞不能饮食，大便溏薄不爽，口干
　　　不多饮，脉象濡数。阴液暗伤，燥邪痰热逗留肺胃，太阴清
　　　气不升，还虑正不胜邪，致生变迁。人以胃气为本，今拟和
　　　胃化痰，清肃肺气。

水炙桑叶皮 （各）一钱五分　川象贝 （各）二钱　稽豆衣
三钱　抱茯神 三钱　远志 一钱　炒扁豆衣 三钱　焦楂炭
二钱　银花炭 三钱　冬瓜子 三钱　生熟谷芽 （各）三钱　干

芦根 一两　干荷叶 一角

三诊　寒热已退，便溏亦止，唯咳嗽痰多，胸痹不能饮食，白疹隐隐布于胸腹之间，左脉细弱，右脉濡数无力，肺之阴已伤，燥邪痰热留恋，还虑正不胜邪，致生变迁，再宜养正和胃，清肺化痰。

南沙参 三钱　水炙桑叶 二钱　抱茯神 三钱　炒怀山药 三钱　川象贝（各）二钱　生苡仁 四钱　冬瓜子 三钱　生熟谷芽（各）三钱　远志 一钱　炒扁豆衣 三钱　浮小麦 四钱　干荷叶 一角

按　本案身热早轻暮重，为邪入少阳，暗伤阴液。方用银柴胡、青蒿、白薇、天花粉，使邪从少阳而解并以生津。一诊奏效，后见咳嗽痰多，便溏薄，为痰湿留滞肺脾，治以宣肺化痰，和中除湿。

张童　风自外来，温从内发，风性属阳，温易化热，热盛生痰，风善上升，风温痰热，互蕴肺胃。发热旬余，口干欲饮，咳嗽气粗，胁肋牵痛，热痰蒙蔽清窍，灵机堵窒，心主神明之所，变为云雾之乡，神识模糊，谵语妄言，起坐如狂。前医迭投犀羚不应，其邪在气，不在营也。况按胸腹之间，似觉闷胀，内夹宿食，又可知也。舌尖红，苔薄腻黄，唇焦，脉滑数，《伤寒大白》云：唇焦属食积，腑行溏薄，不得径用下达明矣。脉诊参合，痉厥之险，不可不虑。姑拟辛凉清疏，以解伏气，温胆涤痰，而通神明，苟能神清热减，自有转机。

薄荷（后下）一钱　朱茯神 三钱　广郁金 一钱五分　天竺黄 二钱　荸荠汁（冲）一酒杯　银花 四钱　枳实 一钱五分　象贝母 三钱　鲜石菖蒲 五分　保和丸（包）三钱　连翘 二钱　竹茹 一钱五分　活芦根（去节）一尺　冬瓜子 三钱

一剂神清，二剂热减，三剂热退而愈。

按 本例患者发热旬余，口干、咳嗽气粗，胁肋牵痛，唇焦舌红，虽并见神识模期、谵语如狂，但投犀羚不效。证仍属气分，不属营分心包，此肺胃痰热熏蒸心包，治以辛凉疏解，涤痰宁神。辨证精确，用药得当，故一剂而神清，二剂而热退。

王幼 发热八日，汗泄不畅，咳嗽痰多，烦躁懊侬，泛泛呕恶，且抽搐有如惊风之状，腑行溏薄，四末微冷，舌苔薄腻而黄，脉滑数不扬。前师作慢惊治，用参、术、苓、半、贝、齿、竺黄、嫩钩钩等，烦躁泛恶益甚。此乃风温伏邪，蕴袭肺胃，蓄于经络，不能泄越于外，势有内陷之象。肺邪不解，反移大肠则便溏，阳明之邪不达，阳不通行则肢冷，不得与慢惊同日而语也。况慢惊属虚，岂有烦躁懊侬之理？即日有之，当见少阴之脉证。今种种病机，恐有痧疹内伏也，亟拟疏透，以冀弋获。

荆芥穗 一钱五分　粉葛根 二钱　蝉衣 八分　薄荷（后下）
八分　苦桔梗 八分　淡豆豉 三钱　银花炭 三钱　连翘 一
钱五分　赤茯苓 三钱　枳实炭 一钱五分　炒竹茹 一钱五分
藿香梗 一钱五分

二诊 服疏透之剂，得汗甚多，烦躁泛恶悉减。面额项颈之间，有红点隐隐，即痧疹之见象。咳嗽痰多，身热不退，舌质红，苔薄腻而黄，脉滑数。伏温之邪，有外达之机，肺胃之气，窒塞不宣。仍从辛凉清解，宣肺化痰，冀痧透热退则吉。

原方去豆豉，加紫背浮萍。

按 本案症见便溏，四肢微冷，前医曾用参术。细察发热、汗泄不畅，且烦躁懊侬，时有抽搐，此并非虚损慢惊风。缘由风热伏邪蕴袭肺胃，不得透达。一诊用疏透之法，汗出痧疹现，邪热得透。转治肺热痰甚，清解宣肺化痰，并加浮萍继透其疹。

孙女　　初起身热形寒，即鼻衄如涌，吐血盈碗，口干不多饮，入夜烦躁不安，脉濡数，舌边红，苔薄腻。伏温之邪在营，逼血妄行，大忌骤用滋阴，恐温邪不得从阳明而解也。

黑荆芥 一钱五分　轻马勃 八分　连翘 一钱五分　白茅花根 三钱、二扎　冬桑叶 三钱　淡豆豉 三钱　象贝母 三钱　侧柏炭 一钱五分　粉丹皮 一钱五分　竹茹 一钱五分　黑山栀 一钱五分　薄荷叶（后下）八分

复诊　投药两剂，吐衄均止，身热转盛，苔腻稍化，脉仍濡数。伏温之邪，由营及气，由里达表，佳象也。仍予辛凉清解，以泄其温。

薄荷（后下）八分　淡豆豉 三钱　象贝母 三钱　连翘 一钱五分　朱茯神 三钱　赤芍 一钱五分　桑叶 三钱　黑山栀 一钱五分　竹叶 三十张　竹茹 一钱五分　茅根（去节）一两

按　本案虽见鼻衄、吐血、入夜烦躁、舌质边红、脉濡数，酷似营血重症。但细察舌未绛而神未昏，仍属邪热乍入营分之气营同病。此见鼻衄、吐血，不可即以为血分证之耗血动血，实肺胃气热、灼伤血络。治疗乃以"透热转气"，拟以黑膏治之。药入两剂则由里达表，再以辛凉清解。

陈左　　身热及旬，咳嗽痰有腥味，大便不实，舌质红，苔黄，脉滑数，白疹布而未透，风温袭入肺胃，湿热蕴蒸气分，证势非轻。拟轻清宣解，轻可去实，《千金》苇茎加味。

净蝉衣 八分　生草 五分　金银花 三钱　象贝母 三钱　连翘 一钱五分　生苡仁 三钱　嫩前胡 一钱五分　桔梗 五分　冬瓜子 三钱　赤芍 一钱五分　桑叶 三钱　芦根（去节）五钱　鲜荷叶 一角　金丝荷叶 五张

按　本案咳嗽痰有腥味，身热，乃风温痰热壅肺之肺痈证，属实
热重证。入轻清花叶类药，宣肺清解，即所谓"轻可去实。"
如身热较重、痰浊腥臭，则清热解毒似嫌不足。

徐孩　发热六天，汗泄不畅，咳嗽气急，喉中痰声辘辘，咬牙嚼齿，时
时抽搐，舌苔薄腻而黄，脉滑数不扬，筋纹色紫，已达气关。前
医迭进羚羊、石斛、钩藤等，病情加剧。良由无形之风温，与有
形之痰热，互阻肺胃，肃降之令不行，阳明之热内炽，太阴之温
不解，有似痉厥，实非痉厥，即马脾风之重症，徒治厥阴无益
也。当此危急之秋，非大将不能去大敌，拟麻杏石甘汤加减，冀
挽回于什一。

麻黄 一钱　杏仁 三钱　甘草 一钱　石膏（打）三钱　象贝
母 三钱　天竺黄 二钱　郁金 一钱　鲜竹叶 三十张　竹沥
五钱　活芦根（去节）一两

二诊　昨投麻杏石甘汤加减，发热较轻，咬牙嚼齿抽搐均定，佳兆
也。唯咳嗽气逆，喉中尚有痰声，脉滑数，筋纹缩退，口干
欲饮，小溲短赤，风温痰热，交阻肺胃，一时未易清澈。仍
击鼓再进。

麻黄 一钱　杏仁 三钱　甘草 一钱　石膏（打）三钱　象贝
母 三钱　广郁金 一钱　天竺黄 二钱　马兜铃 一钱五分　冬
瓜子 三钱　淡竹沥油 五钱　活芦根（去节）二两

三诊　两进麻杏石甘汤以来，身热减，气急平，嚼齿抽搐亦平，唯
咳嗽痰多，口干欲饮，小溲短赤，大便微溏色黄。风温已得
外解，痰热亦有下行之势。脉仍滑数，余焰留恋。然质小体
稚，毋使过之，今宜制小其剂。

净蝉衣 八分　川象贝（各）一钱五分　金银花 三钱　冬桑叶
三钱　通草 八分　杏仁 三钱　炙远志 五分　连翘 一钱五分

天花粉 三钱　马兜铃 一钱五分　冬瓜子 三钱　活芦根（去
节）一两　荸荠汁 一酒杯

　　　　　按　本案中咳嗽气急，痰声辘辘，苔腻而黄，属痰热壅肺；咬
　　　　　　　牙、抽搐、筋纹色紫，邪热内灼经络而动风，非厥阴风动
　　　　　　　也。以宣肺清热化痰治其本，痰热解则风自平。

李左　　　壮热一候，有汗不解，口渴烦躁，夜则谵语，脉洪数，舌边红中
　　　　　黄，伏温化热，蕴蒸阳明气分。阳明热盛，则口干烦躁，上熏心
　　　　　包，则谵语妄言，热势炎炎，虑其入营劫津。急拟白虎汤加味，甘
　　　　　寒生津，专清阳明。

生石膏（打）五钱　连翘壳 三钱　粉丹皮 一钱五分　鲜竹
叶 三十张　肥知母 一钱五分　黑山栀 一钱五分　霜桑叶
三钱　朱茯神 三钱　生甘草 八分　天花粉 三钱　淡黄芩
三钱　活芦根（去节）一两

　　　　　按　证见壮热、口渴、汗出、脉洪数，此乃风热入阳明气分。入
　　　　　　　夜谵语，阳明热盛熏蒸心包。清阳明热则心包证除。故以白
　　　　　　　虎大清其热，而不必用清宫、紫雪、牛黄丸之类清心营，开
　　　　　　　心窍。

汪左　　　诊脉沉细而数，苔薄黄，表热不扬，而里热甚炽，神识昏糊，谵语
　　　　　妄言，甚则逾垣上屋，角弓反张，唇焦，渴不知饮，此温邪伏营，
　　　　　逆传膻中。温郁化火，火灼津液为痰，痰随火升，蒙蔽心包，神明
　　　　　无主，肝风骤起，风乘火势，火借风威，所以见证如是之猖狂也。
　　　　　脉不洪数，非阳明里热可比，厥闭之险，势恐难免。亟拟清温息
　　　　　风，清神涤痰，以救涸辙而滋化源，是否有当，质之高明。

鲜石斛 三钱　犀角片（现以水牛角代）五分　薄荷 八分
朱茯神 三钱　川贝 三钱　天花粉 三钱　羚羊角片 三分　连

翘 一钱五分　江枳实 一钱　竹茹 一钱五分　天竺黄 一钱

五分　石菖蒲 八分　竹沥（冲）二两　紫雪丹（冲）四分

两剂，风平神清，表热转盛，去紫雪、犀、羚，加芩、豉，重用银、翘，数剂而安，伏温由营达气而解。

按　此案中神昏，谵妄，脉不洪数，为营分热灼心包引动肝风，故治非清心开窍息风涤痰之紫雪、羚羊角不可。可见此非属上案阳明热盛之列。

雷右　身热一候，有汗不解，咳嗽气逆，但欲寐，谵语郑声，口渴不知饮，舌光红干涸无津，脉细小而数，右寸微浮而滑，此风温伏邪，始在肺胃，继则传入少阴，阴液已伤，津乏上承，热灼津液为痰，痰热弥漫心包，灵机堵塞，肺炎叶枯，有化源告竭之虞，势已入危险一途。勉拟黄连阿胶汤合清燥救肺汤加减，滋化源以清温，清神明而涤痰，未识能挽回否。

蛤粉炒阿胶 三钱　天花粉 三钱　鲜生地 三钱　天竺黄 二钱

川雅连 五分　冬桑叶 三钱　鲜石斛 三钱　光杏仁 三钱　川

贝 三钱　淡竹沥（冲）五钱　冬瓜子 三钱　芦根（去节）

一两　银花露 一两　枇杷叶露（煎药）二两

{ 另饮去油清鸭汤，佐生阴液。 }

二诊　昨进黄连阿胶汤合清燥救肺汤之剂，津液有来复之渐。舌干涸转有润色，神色较清，迷睡亦减，而里热依然，咳嗽气逆，咯痰艰出，口干欲饮，脉息如昨，数象较和。伏温燥痰，互阻肺胃，如胶似漆，肺金无以施化，小溲不通，职是故也。昨法既见效机，仍守原意出入。

蛤粉炒阿胶 三钱　桑叶 三钱　鲜生地 三钱　鲜石斛 三钱

川贝 三钱　光杏仁 三钱　天花粉 三钱　天竺黄 二钱　生甘

草 五分　活芦根（去节）一两　冬瓜子 三钱　知母 一钱五分

竹沥（冲）五钱　银花露 一两　枇杷叶露（煎药）二两

三诊　投药两剂，神识已清，舌转光红，身热较退，咳痰艰出，口干欲饮，脉细滑带数。阴液伤而难复，肝火旺而易升，木叩金鸣，火烁津液为痰，所以痰稠如胶，而咳逆难平也。仍拟生津清温，润肺化痰，俾能精胜邪却，自可渐入坦途。

原方去知母、天竺黄，加青蒿梗 三钱、嫩白薇 三钱。

按　本案中汗不解，咳嗽，为风热邪在肺胃；但欲寐，谵语，口渴，舌光红干涸，脉细均为邪入少阴，真阴耗竭之证。投黄连阿胶汤合清燥救肺汤，清肺润燥而滋阴降火。

张左　发热十二天，有汗不解，头痛如劈，神识时明时昧，心烦不寐，即或假寐，梦语如谵，咽痛微咳，口干欲饮，舌质红苔黄，脉弦滑而数。风温伏邪，蕴袭肺胃，引动厥阳升腾，扰犯清空，阳升则痰热随之，蒙蔽灵窍，颇虑痉厥之变。亟拟清疏风温，以息厥阳，清化痰热而通神明，如能应手，庶可转危为安。

羚羊角片 五分　银花 三钱　朱茯神 三钱　川象贝（各）一钱五分　菊花 三钱　竹茹 一钱五分　桑叶 三钱　带心连翘 一钱五分　枳实 一钱五分　天竺黄 二钱　山栀 一钱五分　茅根（去心）五钱　鲜石菖蒲 五分　珠黄散（冲服）二分　淡竹沥（冲服）一两

二诊　神识已清，头痛亦减，唯身热未退，咽痛焮红，咽饮不利，口干溲赤，咳痰不爽，脉滑数，舌质红苔黄。风为阳邪，温为热气，火为痰之本，痰为火之标。仍从辛凉解温，清火涤痰。

桑叶 三钱　薄荷（后下）八分　连翘 一钱五分　川象贝（各）一钱五分　天竺黄 二钱　桔梗 八分　菊花 三钱　银花 三钱　山栀 一钱五分　轻马勃 八分　生甘草 八分　竹茹

（枳实拌炒）二钱　活芦根（去节）一两　淡竹沥（冲）五钱

> 按　本案中发热，汗出，咽痛微咳，为风热蕴袭肝胃；头痛如
> 劈，神识时昧，心烦梦谵，为厥阳之风升腾，恐有痉厥之
> 变。故急以息厥阳之风清化痰热。待其头痛减、神清后仍以
> 辛凉清热治以本。

许　　　咳嗽膺痛，身热轻而复重，大便溏泄，舌苔灰腻而黄，脉滑数。风
　　　　温伏邪，夹滞交阻，邪不外达，移入大肠。拟葛根芩连汤加减。

粉葛根 二钱　淡豆豉 三钱　枳实炭 三钱　酒黄芩 一钱五分
炒银花 四钱　赤茯苓 三钱　香连丸 一钱　炒赤芍 一钱五分
桔梗 八分　荷叶 一角　象贝母 三钱

> 按　本案乃风温夹滞，壅阻于肺，下移大肠，表里为病。葛根芩
> 连加桔梗、荷叶、象贝。清大肠湿热，化上焦痰热。

袁左　　温邪夹滞，阳明为病，发热十天，口渴烦躁，谵语妄言，舌糙黄，
　　　　六七日未更衣，脉象滑数有力，此浊垢不得下达之征也。法宜生津
　　　　清温，加瓜蒌、大黄，以符仲景急下存阴之意。

粉葛根 二钱　金银花 三钱　肥知母 一钱五分　生甘草 八分
生石膏 三钱　天花粉 三钱　全瓜蒌 四钱（玄明粉一钱同
捣）生军 三钱　鲜竹叶 三十张　茅芦根（去心、节，各）
五钱

> 按　本案乃温邪深入阳明气分，燥屎内结，熏蒸心包。治以清阳
> 明大热急下存阴。投白虎、承气加清心生津之品。

董左　　初起风温为病，身热有汗不解，咳嗽痰多，夹有红点，气急胸闷，

渴喜热饮,大便溏泄。前师迭投辛凉清解,润肺化痰之剂,似亦近理。然汗多不忌豆豉,泄泻不忌山栀,汗多伤阳,泻多伤脾,其邪不得从阳明而解,而反陷入少阴,神不守舍,痰浊用事,蒙蔽清阳,气机堵塞。今见神识模糊,谵语郑声,汗多肢冷,脉已沉细,太溪、趺阳两脉亦觉模糊,喉有痰声,嗜寐神迷,与邪热逆传厥阴者,迥然不同,当此危急存亡之秋,阴阳脱离即在目前矣。急拟回阳敛阳,肃肺涤痰,冀望真阳内返,痰浊下降,始有出险入夷之幸,然乎否乎,质之高明。

吉林参 八分　熟附片 八分　左牡蛎（先煎）三钱　花龙骨（先煎）三钱　朱茯神 三钱　炙远志 一钱　仙半夏 一钱五分　川象贝（各）二钱　水炙桑叶皮（各）一钱五分　炒扁豆衣 三钱　生薏仁 四钱　冬瓜子 三钱　淡竹沥 一两（生姜汁两滴同冲服）　另真猴枣粉 二分

按　此案乃风温过用辛凉清宣,早用苦寒清解,以致寒凉伤阳,邪陷三阴,清阳被蒙,气机被阻,急用回阳救逆之参、附、龙、牡;清化痰浊之竹沥、猴枣、半夏、川象贝。此案不仅医病,且亦医医。

祁左　冬温伏邪,身热十七天,有汗不解,咳嗽胁痛,甚则痰内带红,渴喜热饮,大便溏泄。前投疏表消滞,荆防败毒、小柴胡及葛根芩连等汤,均无一效。今忽汗多神糊,谵语郑声,汗愈多则神识愈糊,甚则如见鬼状。苔干腻,脉濡细。是伏邪不得从阳分而解,而反陷入少阴,真阳外越,神不守舍,阴阳脱离,不能相抱。脉证参合,危在旦夕间矣。急拟回阳敛阳,安定神志,冀望一幸。

吉林参须 一钱　熟附片 一钱　煅牡蛎 四钱　花龙骨（先煎）三钱　朱茯神 三钱　炙远志 二钱　仙半夏 二钱　生白术 一钱五分　浮小麦 四钱　焦楂炭 二钱　干荷叶 一角　炒苡仁谷芽（各）三钱

两剂后即汗敛神清，去参、附、龙、牡，加炒怀山药三钱，川贝二钱，又服二剂。泻亦止，去楂炭，加炒扁豆衣三钱，藕节三枚，即渐渐而痊。

按　冬温即冬感风热之邪而见表热证。风热内蕴于肺，下移大肠，未得确治，邪热内陷，阴阳离合。急用参、附、龙、牡回阳救逆。继以健脾化湿止泻而获愈。

陈左　身热四天，有汗不解，烦躁胸闷，入夜神糊谵语，苔黄脉数。此无形之伏温，与有形之痰浊互阻，清阳被灼，君主乃昏。宜清温涤痰，而安神明。

粉葛根 一钱五分　天花粉 三钱　黑山栀 一钱五分　竹叶心 三钱　金银花 三钱　鲜竹茹 一钱五分　九节菖蒲 一钱　荸荠汁（冲）一酒杯　带心连翘 三钱　枳实炭 二钱　炙远志肉 五分　活芦根（去节）一两

二诊　前方服后，肢渐温，汗渐收，脉略起，原方加光杏仁三钱。

三诊　肢温汗收，脉亦渐起，阳气已得内返，神识渐清，谵语郑声亦止，唯咳嗽痰多，夹有血点，气逆喉有痰鸣，舌苔薄腻转黄，伏温客邪已有外达之机，痰浊逗留肺胃，肃降之令失司。今拟清彻余温，宣肺化痰。

桑叶 一钱五分　桑皮 一钱五分　光杏仁 三钱　川象贝（各）一钱五分　朱茯神 三钱　炙远志 一钱　炙兜铃 一钱　生薏仁 三钱　冬瓜子 三钱　淡竹沥油 一两　猴枣粉（冲服）二分　鲜枇杷叶（去毛、包）三钱

四诊　服两剂后，咳嗽气逆痰鸣，均已大减，咽喉干燥，痰内带红，舌边绛，苔薄黄，神疲肢倦，脉濡小而数，是肺阴暗伤，痰热未楚。今拟清燥救肺，化痰通络。

蛤粉炒阿胶 一钱五分　南沙参 三钱　侧柏炭 一钱　竹茹
二钱　藕节 两枚　桑皮叶（各）一钱五分　粉丹皮 一钱五分
甜光杏 三钱　川象贝（各）二钱　瓜蒌皮 二钱　蜜炙兜铃
一钱　冬瓜子 三钱　干芦根（去节）一两　猴枣粉 二分　竹
沥（冲）一两　枇杷叶露（煎药）

二三剂渐次告愈。

原按　风温冬温，用参、附、龙、牡等，是治其变症，非常法也。
盖人之禀赋各异，病之虚实寒热不一，伤寒可以化热，温病
亦能化寒，皆随六经之气化而定。是证初在肺胃，继传少
阴，真阳素亏，阳热变为阴寒，迨阳既回，而真阴又伤，故
先后方法两殊，如此之重症，得以挽回。若犹拘执温邪化
热，不投温剂，仍用辛凉清解，如连翘、芩、连、竺黄、菖
蒲、至宝、紫雪等类，必当不起矣，故录之以备一格。

按　此案乃风温伏邪夹痰入里扰乱心神。先以清热涤痰安心神；
继以宣肺清热，热伤肺阴则清燥而救肺善其后。

马右　身热咳嗽，咯痰不爽，心悸少寐，口干欲饮，苔薄腻黄，脉象濡滑
而数，风温伏邪未楚，肺胃为病，宜辛凉清解。

炒豆豉 三钱　黑山栀 二钱　冬桑叶 三钱　甘菊花 三钱　朱
茯神 三钱　金银花 三钱　连翘壳 三钱　冬瓜子 三钱　光杏
仁 三钱　象贝母 三钱　马兜铃 一钱　鲜竹茹 钱半　活芦根
（去节）一尺　枇杷叶（去毛）三张

按　此案乃风温渐入于里，化燥渐伤阴液。治疗宜辛凉解表，清
肺化痰，略佐清润之品。

杨左　风温伏邪，夹痰滞交阻，肺胃为病，寒热头胀，咳嗽膺痛，胸闷泛

恶，苔薄腻而黄，脉濡滑而数，虑其增剧，姑拟辛凉汗解，宣肺化痰。

淡豆豉 三钱　荆芥穗 一钱　嫩前胡 钱半　净蝉衣 八分　赤茯苓 三钱　江枳壳 一钱　象贝母 三钱　光杏仁 三钱　苦桔梗 一钱　川郁金 钱半　连翘壳 三钱　冬瓜子 三钱　炒竹茹 钱半

二诊　形寒咳嗽已见减轻，腹痛便溏带红，邪痰未楚，肺与大肠为病。再宜祛风化痰、宣肺和胃。

炒黑荆芥 一钱　嫩前胡 钱半　象贝母 三钱　净蝉衣 八分　赤茯苓 三钱　水炙远志 一钱　炒扁豆衣 三钱　六神曲 三钱　陈广皮 一钱　大腹皮 二钱　苦桔梗 一钱　炒谷麦芽（各）三钱　干荷叶 一角

按　咳嗽膺痛，泛恶腹痛，便溏见红，多属素有湿热积滞，复感风热。或风热夹湿滞，内侵肺与大肠。与今之临床所谓胃肠型感冒或肺部感染合并肠道感染相似。治疗以辛凉祛风解表为主，合化湿理气和胃。

任童　风温身热，咳呛不止，气逆喉有痰声，苔黄脉数。风化热，热生痰，上阻于肺，肺失清肃之令，宜清肺气化痰热。

桑皮叶（各）钱半　光杏仁 三钱　生甘草 五分　川象贝（各）二钱　瓜蒌皮 二钱　炙兜铃 一钱　冬瓜子 三钱　炒竹茹 钱半　天花粉 二钱　活芦根 一尺　荸荠汁 一两　枇杷叶露（后入）四两

按　本案风温证见咳呛不止，属风热犯肺，肺失清肃，治以清肺化痰降气。桑皮叶为清肺，枇杷叶为降气，余药均有化痰理气作用。

暑温

计左　暑温一候，发热有汗不解，口渴欲饮，胸闷气粗，入夜烦躁，梦语如谵，小溲短赤，舌苔薄黄，脉象濡数。暑邪湿热，蕴蒸阳明，漫布三焦，经所谓因于暑烦则喘喝，静则多言是也。颇虑暑热逆传厥阴，致有昏厥之变。

清水豆卷 四钱　青蒿梗 一钱五分　天花粉 三钱　朱茯神 三钱　通草 八分　黑山栀 一钱五分　带心连翘 三钱　益元散（包）三钱　青荷梗 一支　竹叶心 三钱　郁金 一钱五分　万氏牛黄清心丸 一粒

二诊　暑温九天，汗多发热不解，烦闷谵语，口渴欲饮，舌边红苔黄，脉象濡数，右部洪滑。良由暑湿化热，蕴蒸阳明之里。阳明者，胃也，胃之支脉，贯络心胞，胃热上蒸心包，扰乱神明，故神烦而谵语也。恙势正在鸱张，还虑增剧，今拟竹叶石膏汤加味。

生石膏 五钱　茯苓 三钱　郁金 一钱五分　仙半夏 一钱五分　通草 八分　天竺黄 二钱　鲜竹叶心 三钱　益元散（包）三钱　鲜石菖蒲 五钱　白茅根（去心）三钱　荷梗 一支　万氏牛黄清心丸 一粒

三诊　神识渐清，壮热亦减，原方去石膏、牛黄清心丸，加连翘心、天花粉、芦根。

按　本案证见热、汗、烦、渴，为暑入阳明；胸闷，溲短赤，脉濡数为暑邪夹湿漫布三焦。梦语如谵，恐暑邪夹湿，蒙入厥阴。故急以清心开窍，牛黄清心丸加清暑利湿之品治之。湿去而热不解，烦谵更甚，脉反转洪，属阳明热熏心包之证。用竹叶石膏汤，大清阳明、心经之热，即神清热减。恐其热伤津液，随加天花粉、芦根等清热养阴之品。

方左　　长夏酷热，炎威逼人，经商劳碌，赤日中暑。暑热吸受，痰浊内阻，心包被蒙，清阳失旷，以致忽然跌仆，不省人事，牙关紧闭，肢冷脉伏。暑遏热郁，气机闭塞，脉道为之不利，中暑重症，即热深厥深是也。急拟清暑开窍，宣气涤痰，以冀挽回。

薄荷叶（后下）八分　银花 三钱　连翘壳 三钱　碧玉散（包）
四钱　广郁金 一钱五分　川贝母 三钱　天竺黄 二钱　枳实
炭 三钱　炒竹茹 一钱五分　鲜石菖蒲 一钱　西瓜翠衣 三钱
另：苏合香丸（研冲）一粒　淡竹沥（冲）五钱

二服　　服清暑开窍、宣气涤痰之剂，神识已清，牙关亦开，伏脉渐起，而转为身热头胀，口干不多饮，胸闷不能食，舌苔薄黄，暑热有外达之机，暑必夹湿，湿热蕴蒸，有转入阳明之象。今拟清解宣化，以善其后。

炒香豉 三钱　薄荷（后下）八分　银花 三钱　桑叶 三钱
菊花 三钱　郁金 一钱　黑山栀 一钱五分　连翘 一钱五分
枳实 一钱五分　竹茹叶（各）一钱五分　六一散（包）三钱
川贝 三钱　西瓜翠衣 四钱

按　　本案为暑热夹湿，闭塞气道，蒙蔽厥阴之重症。故需急以苏合香丸宣气涤痰开窍合清暑之品同用。神清窍开后，重于清解，宣化暑湿。

钱右　　外受风凉，内蕴伏暑，暑必夹湿，湿与滞阻，阳明为病，发热恶寒，胸痞泛恶，头胀且痛，遍体酸楚，舌苔腻布、脉象濡数，邪势鸱张，非易速解。拟黄连香薷饮加减。

陈香薷 五分　淡豆豉 三钱　六神曲 三钱　姜川连 四分　炒
枳实 一钱五分　姜竹茹 一钱五分　制川朴 八分　仙半夏 一
钱五分　鲜藿香 一钱五分　鲜佩兰 一钱五分　玉枢丹（冲
服）三分

按 本案乃外感寒邪，内蕴伏暑，暑湿相合，诸证并作。以黄连
香薷饮去扁豆加豆豉、神曲、枳实、竹茹、半夏、藿香、佩
兰、玉枢丹等疏表散寒、涤暑化湿。

李童 暑温十天，身热汗出不彻，渴不多饮，胸脘烦闷，口有甜味，苔
薄腻黄，脉濡数。暑必夹湿，伏于募原，既不能从阳明而解，亦
不能从下焦而去，势有欲发白痦之象。暑湿为黏腻之邪，最为
缠绵。

香薷 八分　青蒿梗 一钱五分　净蝉衣 八分　江枳壳 一钱
五分　通草 八分　川连 三分　清水豆卷 三钱　炒牛蒡 二钱
郁金 一钱五分　赤苓 三钱　鲜藿香 一钱五分　鲜佩兰 一钱
五分　甘露消毒丹（包）三钱

按 本案乃暑夹湿邪，盘踞于中，欲发不能，欲下不去，治以分
利。以香薷、蝉衣、豆卷、牛蒡宣上，以通草渗下，以枳
壳、郁金、藿香、佩兰畅中化湿。甘露消毒丹清热利湿。

张左 发热汗多，气短而喘，脉数而乱，舌红，暑热伤津耗气，肺金化源
欲绝，肺为水之上源，肺虚不能下荫于肾，肾不纳气，肺主皮毛，
肺伤则卫气失守，是以汗出甚多。《经》云：因于暑，汗，烦则喘
喝。是也。证势危笃，勉拟生脉散，益气生津而清暑热。

西洋参 三钱　大麦冬 三钱　鲜石斛 三钱　清炙枇杷叶 三钱
天花粉 三钱　肥知母 一钱五分　煅牡蛎（先）一两　浮小
麦 一两

按 暑邪最易伤津耗气。证见汗多，气短，舌红，耗气伤津证
已显。拟生脉散益气生津。此暑温，以暑偏重，证治均为
常法。

谢右　温邪发热八天，汗泄不畅，渴而引饮，神昏谵语，迭见呃逆，舌
　　　红，脉沉数无力，阴液已伤，邪郁不达，暑热痰浊互阻，木火夹冲
　　　气上逆，胃气不得下降，清窍被蒙，神明无以自主，症势沉重。急
　　　宜生津清温，和胃降逆。

鲜石斛 五钱　金银花 三钱　陈广皮 一钱　旋覆花（包）一
钱五分　淡豆豉 三钱　连翘 一钱五分　鲜竹茹 一钱五分　天
花粉 三钱　黑山栀 一钱五分　柿蒂 五枚　炙远志肉 八分

　　　　　　按　本案乃阴液素亏，木火素旺，复感暑热，外感暑热与内生痰
　　　　　　　　浊互结，上冲气道，故迭见呃逆；神窍蒙蔽则神昏谵语。一
　　　　　　　　则清热生津，二则和胃降逆。气降痰顺则神清。此神昏，非
　　　　　　　　昏愦，乃昏蒙也。

茅童　温邪夹湿，发热十三天，汗泄不畅，口干欲饮，舌质红，罩薄腻，
　　　左脉弦数，右脉濡数。前医早进白虎汤，致邪陷太阴，清气不升，
　　　大便溏薄，日夜十余次，小溲短赤，心烦少寐，热势加剧，病情非
　　　轻。拟解肌疏邪，而理中土，仲圣谓里重于表者，先治其里，仿此
　　　意化裁。

粉葛根 二钱　炮姜炭 四分　炒潞党参 三钱　生白术 二钱
生甘草 五分　赤茯苓 三钱　金银花 三钱　山楂炭 三钱　炒
车前子（包）三钱　戊己丸（包）二钱　鲜荷叶 一角

　　　　　　二诊　昨进理中汤加减，大便溏泄渐止，而发热依然，口干欲饮，
　　　　　　　　舌转红绛，脉象弦数，汗泄不畅。此气分之温未罢，营分之
　　　　　　　　热内炽，湿化为燥，燥亦伤阴，津乏上承。今拟清营透气，
　　　　　　　　兼顾中土。

天花粉 三钱　炒银花 三钱　赤茯苓 三钱　冬桑叶 三钱　煨
葛根 一钱五分　生白术 二钱　粉丹皮 一钱五分　扁豆衣 三钱
生甘草 五分　白薇 一钱五分　鲜荷叶 一角　白茅根 五钱

三诊　昨进清营透气，兼顾中土之剂，身热渐减，又见鼻红，虽曰
　　　红汗，究属热遏营分，逼血上行。舌红绛，脉弦数不静，阴
　　　分已伤，肝火内炽，湿从燥化，阳明之温，尚未清彻也。既
　　　有效机，再进一筹出入。

鲜生地 三钱　炒银花 三钱　赤茯苓 三钱　桑叶 三钱　天花
粉 二钱　生白术 二钱　粉丹皮 一钱五分　川贝 二钱　生甘
草 五分　白薇 一钱五分　炒扁豆衣 三钱　北秫米（包）三钱
鲜荷叶 一角　茅根（去心）五钱

陈左　　湿温已延月余，潮热时轻时剧，渴喜热饮，白痦亦布，谵语郑声，
　　　　小溲浑赤，脉象虚滑而数，舌质红润，唇燥，此乃气阴已伤，伏邪
　　　　湿热留恋阳明，上蒙清窍，神明无以自主也，脉症参合，已入危险
　　　　一途。亟宜扶正宣邪，苦化湿热，以望转机。

　　　按　本案乃感受湿温之邪，误进白虎而致便溏日夜十余次。先以
　　　　　理中，温其中阳。便溏渐止而伏火被撩，而致气血两燔之
　　　　　证。用清营透热转气法，扭转乾坤。若为血分证则宜以凉血
　　　　　清热解毒为主。

春　温

冯奶奶　春温伏邪夹痰滞内阻，太阳阳明为病，寒热五天，头胀骨楚，胸
　　　　闷泛恶，舌苔薄腻边红，咯痰不爽，胸膺牵痛，邪势正在鸱张。
　　　　虑其增剧，《经》云："体若燔炭，汗出而散"，宜辛凉汗解，宣肺
　　　　化痰。

淡豆豉 三钱　粉葛根 钱半　荆芥穗 钱半　薄荷叶（后
下）八分　赤茯苓 三钱　枳实炭 一钱　苦桔梗 一钱　川郁

金 钱半　嫩前胡 钱半　光杏仁 三钱　象贝母 三钱　焦麦芽
三钱　姜水炒竹茹 钱半　连翘壳 三钱

　　　　　　　按　此言春温，实指春感风温之邪，渐入气分肺胃，治宜辛凉。

董少爷　春温十四天，表热渐退，而里热未清，口干欲饮，白㾦迭布，七日
　　　　未更衣，小溲色黄，舌中剥苔黄，脉濡数。阴液暗伤，阳明之温，
　　　　太阴之湿，蕴蒸募原、温多湿少，肠中干燥，浊垢不得下达也。拟
　　　　清温化湿，而通腑气。

南沙参 三钱　熟石膏（打）三钱　肥知母 钱半　朱茯神 三钱
益元散（包）三钱　净蝉衣 八分　光杏仁 三钱　全瓜蒌 三钱
生赤芍 二钱　淡竹叶 钱半　活芦根 一尺　生谷芽 三钱　更
衣丸（包）一钱

　　　　　　　按　本案乃春感温邪夹湿。现见化燥，阴液暗耗，治以白虎加沙
　　　　　　　参清热生津。更衣丸以通腑气，余药清温化湿。

伏温

吕奶奶　身热有汗不解，胸闷脘胀，甚则泛恶，小溲频数渐减，舌苔薄腻，
　　　　脉象濡滑而数。伏邪蕴湿夹滞，交阻太阳阳明，经腑同病，还虑缠
　　　　绵增剧。再拟疏解伏邪，利湿消滞，尚希明正。

清水豆卷 六钱　粉葛根 一钱五分　藿香梗 一钱五分　仙半
夏 二钱　赤猪苓（各）三钱　福泽泻 一钱五分　枳实炭 一钱
白蔻仁 五分　大腹皮 二钱　陈皮 一钱　苦桔梗 一钱　炒麦
芽 三钱　姜竹茹 一钱五分　滋肾通关丸（包）三钱

二诊　小溲频数渐愈，身热有汗不解，脘痞泛恶，舌苔薄腻，脉濡滑而数。伏邪痰湿，逗留膜原，太阴阳明为病，湿不化则热不退，气不宣则湿不化。再拟疏阳明之经邪，化膜原之痰湿，尚希明正。

清水豆卷 四钱　粉葛根 一钱五分　藿香梗 一钱五分　仙半夏 二钱　赤猪苓（各）三钱　福泽泻 一钱五分　白蔻仁 八分　苦桔梗 一钱　制川朴 一钱　海南子 一钱五分　枳实炭 一钱　佩兰叶 一钱五分　甘露消毒丹（包煎）四钱

三诊　身热较轻而未能尽退，腑气亦通，胸闷不舒，舌苔薄白而腻，脉象濡滑而数。伏邪痰湿，逗留膜原，太阴阳明为病，再宜疏解经邪，宣化痰湿，尚希明正。

清水豆卷 四钱　粉葛根 一钱五分　藿香梗 一钱五分　仙半夏 二钱　赤猪苓（各）三钱　泽泻 一钱五分　蔻仁 四分　大腹皮 一钱五分　制川朴 一钱　苍术 八分　陈皮 一钱　范志曲 三钱　佩兰叶 一钱五分　甘露消毒丹（包煎）四钱

按　本案乃湿热伏邪，侵于卫气分。胸闷脘胀，泛恶，苔薄腻，脉濡滑数，为湿热之象。身热汗不解，邪在卫分之初。治同湿温之初。以宣气化湿，淡渗疏解为主。二诊以中焦邪甚，故以疏中焦湿邪为主，用川朴、蔻仁类。三诊以清余邪，继进原方。

沃童　伏温三候，身热不退，耳聋鼻干，口干欲饮，唇焦，烦躁少寐，小溲短赤，脉象弦小而数，舌质淡红。少阴阴液已伤，阳明伏温未解，还虑增变。今拟竹叶石膏汤加减，尚希明正。

西洋参 一钱五分　鲜竹叶 三十张　熟石膏（打）三钱　肥知母 一钱五分　朱茯神 三钱　天花粉 三钱　京玄参 一钱五分　粉丹皮 一钱五分　光杏仁 三钱　川象贝（各）三钱　冬桑

叶 三钱　鲜石斛 三钱　活芦根 一尺　生谷芽 四钱

二诊　伏温内蕴，由气入营，心肝之火内炽，阳明里热不解，身热晚甚，已有三候，烦躁不寐，口干欲饮，鼻干，耳聋，唇焦，舌质深红，小溲短赤，脉象濡小而数，一派炎炎之势，有吸尽西江之虑。急拟生津清温，清神化痰。

鲜石斛 三钱　天花粉 三钱　肥知母 一钱五分　京玄参 一钱五分　霜桑叶 三钱　粉丹皮 二钱　金银花 三钱　连翘壳 三钱　光杏仁 三钱　川象贝（各）二钱　朱茯神 三钱　鲜竹茹 一钱五分　活芦根 一尺　朱灯心 二扎

三诊　伏温三候余，身灼热，耳聋鼻干，口干欲饮，唇焦，烦躁少寐，小溲渐通，舌质红绛，脉象弦小而数。少阴阴液已伤，阳明伏温未解，还虑变迁。再拟生津达邪，清温化痰。

鲜石斛 四钱　朱茯神 三钱　天花粉 三钱　生甘草 五分　金银花 三钱　连翘壳 三钱　川象贝（各）二钱　冬桑叶 三钱　薄荷叶 四分　鲜茅芦根（各）一两　鲜竹茹叶（各）一钱五分

四诊　伏温二十四天，身灼热，汗泄不多，口干欲饮，唇焦鼻干，耳聋失聪，脉象弦数，舌苔深红。少阳阳明伏温未解，还虑变迁。再拟生津和解，清温化痰，尚希明正。

鲜石斛 三钱　天花粉 三钱　青蒿梗 一钱五分　连翘壳 三钱　嫩白薇 一钱五分　朱茯神 三钱　银柴胡 一钱　川象贝（各）二钱　粉葛根 一钱五分　鸡苏散（包）三钱　金银花 六钱　冬桑叶 三钱　鲜竹茹 一钱五分　鲜芦茅根（各）一两

按　此案乃阳明伏热，内耗气阴，扰乱心神。急以清阳明伏热，益气养阴，宁心安神。后佐化痰。方以西洋参、石膏、知母为主，取竹叶石膏汤之意。二诊伤津劫液之象显露，所谓"一派炎炎之势，有吸尽西江之虑"，故方中并用石斛、天花粉、知母、玄参、芦根诸味清热生津，以求留得一分阴液，便有一分生机。三诊、四诊治法用药随症出入，病势渐趋稳定。

唐宝宝 两进清解伏温，宣化痰滞之剂，得汗甚畅，身热较轻而未能尽退，腑气已通，小溲色黄，苔薄腻黄，脉濡滑而数，咳嗽痰多。余邪痰滞逗留肺胃，肺失清肃，胃失和降。既已获效，仍守原意扩充。

清水豆卷 四钱　净蝉衣 八分　嫩前胡 一钱五分　鸡苏散（包）三钱　赤茯苓 二钱　枳实炭 一钱　金银花 三钱　连翘壳 三钱　光杏仁 三钱　象贝母 三钱　地枯萝 三钱　通草 八分　保和丸（包）三钱　马兜铃 一钱

二诊　伏温已有外达，身热已退，唯咳嗽痰多，小溲淡黄，苔腻未能尽化，脉象濡滑，肺经之伏风未楚，宿滞留恋酿痰，所以痰多而咳嗽。再宜祛风化痰，宣肺和胃，更当避风节食，不致反复为要。

清水豆卷 四钱　嫩前胡 一钱五分　霜桑叶 二钱　马兜铃 一钱　光杏仁 三钱　赤茯苓 三钱　远志 二钱　橘红 五分　枳实炭 一钱　象贝母 三钱　白通草 八分　冬瓜子 三钱　鲜枇杷叶（去毛、包煎）三张

三诊　身热退清，唯咳嗽未止，清晨尤甚，舌中后薄腻而黄，脉象濡滑，小便淡黄，腑行燥结，伏风痰热逗留肺络，清肃之令不行。再宜祛风清金，和胃化痰。

嫩前胡 一钱　光杏仁 三钱　冬瓜子 三钱　川象贝（各）二钱　赤茯苓 三钱　炙远志 一钱　炒竹茹 一钱五分　福橘络 八分　瓜蒌皮 三钱　炙兜铃 一钱　水炙桑叶皮（各）一钱五分　保赤丹 二厘（白糖汤调服）

{另枇杷叶膏一两，分六七次开水冲服。}

按　本案乃伏温余邪未清，逗留肺胃。方以桑叶、象贝、瓜蒌、前胡、杏仁、豆卷、连翘、银花、马兜铃清宣痰热治其肺；保和丸、保赤丹化痰行滞和其胃。

马少爷　春温伏邪，夹湿夹滞，交阻阳明为病。身热四天，有汗不解，早轻暮重，头胀且痛，胸闷不思饮食，小溲短赤，苔腻布，脉濡滑而数。书云：有汗而热不解，非风即湿。湿与滞阻，有胶结难解之象，湿不去则热不退，气不宣，则湿不化。今拟疏解清温化湿消滞，去其有形，则无形伏温自易解散，尚希明正。

清水豆卷 四钱　净蝉衣 八分　薄荷叶（后）八分　赤茯苓 三钱　枳实炭 一钱　苦桔梗 一钱　福泽泻 一钱五分　白通草 八分　苍耳子 一钱五分　六神曲 三钱　地枯萝 三钱　光杏仁 三钱　荷叶边 一角　甘露消毒丹 四钱

荆芥三钱，菊花五钱，桑叶二钱，三味煎水洗头痛处。

二诊　身热五天，汗泄不畅，头眩且痛，胸闷不思饮食，腹痛阵作，小溲不利，舌苔腻布，脉象濡滑而数。此无形之伏温与有形之湿滞，互阻阳明为病，伏温循经上升，扰犯清空，故头胀而且痛也。湿为黏腻之邪，还虑缠绵增剧。再宜清解伏温，宣化湿滞，尚希明正。

炒豆豉 三钱　粉葛根 一钱半　薄荷叶（后下）八分　冬桑叶 三钱　赤茯苓 三钱　枳实炭 一钱　苍耳子 一钱五分　甘菊花 二钱　福泽泻 一钱五分　六神曲 三钱　炒麦芽 三钱　地枯萝 三钱

按　本案乃伏温夹湿，阻于阳明以湿偏重。治仿湿温之初，宣化加疏解。

沈先生　复感外邪，夹湿停滞，阳明为病，身热退而复作，今早得汗而解，胸闷泛恶，口干不多饮，小溲短赤，舌苔白腻，脉象濡滑，还虑增剧。姑拟疏气分之伏邪，化中焦之痰湿。

清水豆卷 四钱　光杏仁 三钱　大贝母 三钱　仙半夏 一钱五分　赤茯苓（砂仁拌）三钱　福泽泻 一钱五分　白通草八分　姜竹茹 一钱五分　白蔻壳 八分　炒枳壳 一钱　炒谷麦芽（各）三钱　佛手 八分　佩兰梗 一钱五分

按　本案口干，溲短赤。知其内有伏热，邪在气分；身热复作，胸闷，泛恶，苔白腻，脉濡滑，均为湿阻。治同湿温，以湿偏重，宣气化湿。

某太太　春温伏邪，阳明为病。身热十一天，汗不畅，口干不多饮，入夜梦语如谵，舌边红，苔薄腻黄，脉濡滑而数。温为阳邪，易于化热，热灼津液为痰，痰热上蒙清窍，梦语如谵，所由来也。症势非轻，拟清解伏温，而化痰热。

粉葛根 一钱　薄荷叶（后下）八分　清水豆卷 四钱　朱茯神 三钱　金银花 三钱　连翘壳 三钱　大贝母 三钱　枳实炭 八分　炒竹茹 一钱五分　活芦根 一尺　干荷叶 一角　白通草 八分

按　春温伏邪致病，以里热亢盛，易见梦谵为特点。此案甚符。治以清解伏温，涤痰宁神。以防邪陷入里而见神昏、动风、痉厥之变。组方分析，清解为主。此梦谵属阳明熏蒸心包而致。

唐小姐　复感外邪，内停食滞，阳明为病。肺气不清，寒热又发，有汗不解、小溲短赤，舌苔薄腻而黄，脉象濡滑而数。邪势尚在鸱张，虑其传经增剧。姑拟枳实栀子豉汤加减，仿食复例治之。

炒豆豉 三钱　黑栀皮 一钱五分　嫩前胡 一钱五分　光杏
仁 三钱　赤茯苓 三钱　枳实炭 一钱　苦桔梗 一钱　大贝
母 三钱　范志曲 三钱　连翘壳 三钱　白通草 八分　地枯
萝 三钱　荷叶 一角

二诊　复病身热，汗泄不畅，胸闷不思饮食，小溲短赤，舌苔腻
　　　布，鼻衄。伏邪宿滞互阻阳明为病，再宜辛凉清解，而化
　　　食滞。

炒豆豉 三钱　黑栀皮 一钱五分　粉葛根 一钱　鸡苏散（包）
三钱　枳实炭 一钱　苦桔梗 一钱　光杏仁 三钱　大贝母
三钱　地枯萝 三钱　泽泻 一钱五分　鲜竹茹 一钱五分　保
和丸（包）三钱

三诊　伏温夹滞，交阻阳明为病，肺失清肃，身热四天，早轻暮
　　　重，汗泄不畅，咳嗽咯痰不爽，且有鼻衄，舌边红，苔中
　　　腻，口干不多饮，脉象濡滑而数。无形之温与有形之滞互阻
　　　不解，还虑传经增剧，吴又可有温病有汗而再汗之例。仍宜
　　　辛凉汗解，而化湿滞，去其有形之滞，则无形之温自易解散。

淡豆豉 三钱　粉葛根 一钱五分　净蝉衣 八分　薄荷叶（后
下）七分　枳实炭 一钱　金银花 三钱　连翘壳 三钱　熟牛
蒡子 二钱　光杏仁 三钱　大贝母 三钱　地枯萝 三钱　全瓜
蒌 四钱　大荸荠梗（洗、打）五枚　白通草 八分

按　此案内有伏热，或复感外邪，或食滞内停，极易引动。此治
　　以枳实栀子汤，清解气分伏热，桔梗、杏仁、蝉衣、薄荷、
　　连翘等宣散外感风热；范志曲、保和丸、全瓜蒌等消食清热
　　导滞。分解各路病邪。

翁左　伏温三候，邪不外达而陷入三阴，神识模糊，表热不扬而里热尚
　　　炽，自汗频频，舌干糙无津，脉数而乱，手指蠕动，曾经循衣摸

床，内闭外脱，危在旦夕间矣。勉拟一方，尽人事以冀天眷，尚希明正。

西洋参 钱半　银柴胡 钱半　左牡蛎（先）三钱　花龙骨（先）三钱　朱茯神 三钱　川象贝（各）二钱　天竺黄 钱半　水炙远志 钱半　鲜石菖蒲 八分　嫩钩钩（后入）三钱　淡竹沥（冲服）一两

｛至宝丹一粒，去壳研末服。｝

二诊　伏温化热，由气入营，伤津劫液，厥少之火内炽，鼻衄甚多，白疹布于胸膺颈项之间，舌糙无津，脉弦数，左甚于右，还虑痉厥之变。今宜犀角地黄汤合白虎汤，生津增液，清营凉气。

犀角尖 五分（另煎汁冲服，现以水牛角代）鲜生地 八钱　西洋参 三钱　天竺黄 二钱　鲜铁皮石斛 三钱　熟石膏（打）三钱　朱茯神 三钱　石菖蒲 八分　天花粉 三钱　益元散（包）三钱　京玄参 二钱　川象贝（各）二钱　冬桑叶 三钱　粉丹皮 二钱　活芦根（去节）一尺　卷心竹叶 三十张

｛紫雪丹五分，吞服。｝

按　本案乃温邪由气入营，扰乱神明。急以至宝丹清心开窍；西洋参扶正救脱，以挽逆象。鼻衄、舌糙为气血两燔。"入血就恐耗血动血，直须凉血散血。"方选凉血散血之犀角地黄汤与清气分大热之白虎汤，气血两清，生津增液。

陈左　伏温夹痰滞交阻，阳明为病，肺失清肃，寒热七天，入夜更甚，咳嗽胸闷，舌苔薄腻而黄，脉象濡滑而数。邪势正在鸱张，虑其增剧，姑拟清解伏温，宣肺化痰。

淡豆豉 三钱　黑山栀 二钱　嫩前胡 钱半　粉葛根 钱半　薄荷叶（后下）八分　枳实炭 一钱　苦桔梗 一钱　地枯萝 三钱　光杏仁 三钱　象贝母 三钱　连翘壳 三钱　冬瓜子 三钱　朱茯神 三钱　炒竹茹 钱半

按　本案为温邪夹风，邪在太阴阳明。治以清宣化痰。山栀、连翘为清；豆豉、前胡、薄荷、葛根、桔梗、杏仁为宣；贝母、竹茹、枳实等为化痰。

张左　伏温两候，阳明里热为病，身灼热无汗，大便溏泄黄水，口干欲饮，加之鼻衄，齿垢唇燥，舌灰糙无津，左脉濡数，右脉滑数。湿邪化热由气入营，逼血妄行，热迫注泄，颇虑邪热内陷昏厥之变。急宜清营透气，苦寒泄热，以望转机，尚希明正。

天花粉 三钱　粉葛根 二钱　生甘草 八分　炒黄芩 一钱
川雅连 四分　薄荷叶（后下）八分　金银花 六钱　连翘
壳 三钱　生赤芍 二钱　赤茯苓 三钱　陈莱菔英 三钱　鲜竹
茹 二钱　茅芦根（各）四两　干荷叶 一角

按　本案乃阳明之热化燥伤津，初入营血。"透热转气"仍为大法。选用甘寒生津，苦寒化热，佐以化痰。

竺左　阴分素亏，伏温内蕴，邪气入营，阳络损伤则血上溢，吐血内热，咳嗽气急，身热不退，脉数而促。证势重险，姑拟生津清温，清肺祛瘀。

天花粉 三钱　冬桑叶 三钱　粉丹皮 二钱　抱茯神 三钱　金
银花 四钱　连翘壳 三钱　茜草根 二钱　侧柏炭 二钱　川象
贝（各）二钱　鲜竹茹 钱半　白茅根（去心）二扎　白茅花
（包）钱半　仙鹤草 三钱　鲜藕节 二枚

二诊　吐血渐止，身热亦减，咳呛气逆，动则更甚，脉数而促。素体阴虚，肝火内炽，伏温痰热逗留。还虑增变，仍宜生津清温，清肺祛瘀。

天花粉 三钱　冬桑叶 二钱　粉丹皮 二钱　抱茯神 三钱　金
银花 三钱　连翘壳 三钱　茜草根 二钱　仙鹤草 三钱　川象

贝（各）二钱　鲜竹茹 二钱　鲜藕节 二枚　白茅根（去心）
二扎　加枇杷叶露（后入）四两

　　　　　　按　素体阴亏，邪热极易内陷入营。此案邪热仍在气分，波及营
　　　　　　血。故重以清热生津，稍加凉血清营之品，佐以止血。

陈左　　伏温由营及气，引动肝火上升，阳络受损则血上溢，吐血身热，脉
　　　　象芤数。症势非轻，姑拟清营凉气，祛瘀生新。

霜桑叶 三钱　粉丹皮 三钱　生石决（先煎）八钱　茜草根
三钱　侧柏炭 二钱　金银花 六钱　连翘壳 三钱　仙鹤草
三钱　鲜竹茹 三钱　川象贝（各）二钱　轻马勃 八分　白茅
根（去心）两扎　白茅花（包）钱半
　　　　　　　　　　　　　　　　　　{ 另参三七三分，鲜藕汁二两，炖温，同冲服。}

　　　　　　二诊　吐血渐减，咳呛咯痰不爽，身热未退，脉象芤数，伏温由营
　　　　　　及气，阳络损伤，肺失清肃，还虑增剧，再宜清营凉气，祛
　　　　　　瘀生新。

霜桑叶 二钱　粉丹皮 钱半　金银花 三钱　连翘壳 三钱　茜
草根 钱半　侧柏炭 二钱　瓜蒌皮 三钱　川象贝（各）二钱
轻马勃 八分　仙鹤草 三钱　生石决（先煎）五钱　鲜竹
茹 钱半　白茅根（去心）二扎　白茅花（包）钱半
　　　　　　　　　　　　　　　　　　{ 加蚕豆花露、枇杷叶露各四两（后入）。}

　　　　　　按　本案邪在气营，灼伤脉络，血溢于上。不可见血即误为热在
　　　　　　血分，用凉血散血方。此治仍重气营两清，并用三七祛瘀而
　　　　　　止血，血止即停药。二诊见脉数、身热而咳呛咯痰不爽，邪
　　　　　　虽有外达气分之象，但营分之热未尽，肺失清肃已显。仍宜
　　　　　　清营凉气，佐以清宣痰热，祛瘀生新。

萧先生　身热十五天，有汗，热势较轻而不能退，口干欲饮，甚则咯血，舌
　　　　质红苔黄，脉象濡数。伏温化热，蕴蒸阳明之里，阳络损伤则血

上溢，书曰：红汗。宜生津清温，清肺化痰。

冬桑叶 三钱　粉丹皮 二钱　天花粉 三钱　金银花 四钱　连
翘壳 三钱　益元散（包）三钱　朱茯神 三钱　光杏仁 三钱
象贝母 三钱　白通草 八分　嫩钩钩（后入）三钱　鲜竹茹
二钱　茅芦根（各）一两

　　　　　按　本案邪在肺经气分，灼伤肺络而见咯血。治以清肺化痰，稍
　　　　　　　加凉血生津。以望血即止可酌加清热止血类药物。

张左　　身热匝月，朝轻暮重，白㾦布于肌肤，二旬未更衣。伏温内陷，宿
　　　　滞内阻，肠中浊垢不得下达也。虑其增剧，宜清金清温，而通腑气。

天花粉 三钱　银柴胡 一钱　青蒿梗 钱半　茯苓皮 三钱　白
通草 八分　全瓜蒌（切）四钱　连翘壳 三钱　黑山栀 二钱
郁李仁（研）四钱　大麻仁（研）四钱　冬瓜皮 三钱

　　　　　二诊　身热匝月，朝轻暮重，白㾦布而渐回，二旬余未更衣，苔薄
　　　　　　　腻黄，脉濡小而数。余邪湿热留恋募原，肠中宿垢不得下达
　　　　　　　也。还虑增变，再宜清解余邪，而通腑气。

清水豆卷 四钱　黑山栀 钱半　青蒿梗 钱半　茯苓皮 三钱
白通草 八分　连翘壳 三钱　光杏仁 三钱　全瓜蒌（切）四钱
郁李仁 三钱　冬瓜皮 三钱　脾约麻仁丸（包煎）六钱

　　　　　按　此案为湿热不得外解，化燥入里，与宿滞相结。治以清少阳
　　　　　　　之热邪，下阳明之燥结。清解用青蒿、银柴胡、山栀、连翘；
　　　　　　　通腑不用峻下之芒硝、大黄，而以瓜蒌、郁李仁、麻仁缓
　　　　　　　下。茯苓皮、通草、豆卷、冬瓜皮清利三焦之湿热。

萧先生　身热不退，神志时明时昧，梦语谵语，夜不安寐，口干不多饮，舌

苔薄腻微黄，脉象濡滑而数，伏温未楚，痰浊蒙蔽清窍，神明无以自主。还虑缠绵增剧，宜清温涤痰，而安神志。

清水豆卷 四钱　霜桑叶 三钱　象贝母 三钱　朱茯神 三钱
竹沥半夏 二钱　炒竹茹 二钱　枳实炭 一钱　益元散（包）
三钱　水炙远志 一钱　九节石菖蒲 七分　紫贝齿 三钱
天竺黄 二钱　川郁金 钱半　金器（入）一具

按　此案为温邪夹痰蒙蔽清窍。治以清温涤痰，安神宁志。

邵左　伏温夹湿内蕴，太阴阳明为病，身热两候，腹鸣便溏，舌光绛，脉濡数。口燥气阴暗伤，津少上承，症势非轻；姑拟生津达邪，和中化湿。

南沙参 三钱　银柴胡 一钱　川石斛 三钱　煨葛根 一钱　酒
炒黄芩 二钱半　鲜荷叶 一角　生甘草 八分　水炒川连 四分
银花炭 三钱　赤茯苓 三钱　焦楂炭 三钱

按　此案为温邪夹湿化燥伤阴。太阴湿邪内阻则腹鸣便溏；阳明热伤津液则口燥、舌光绛。治疗用生津不碍湿之沙参、石斛、葛根，利湿不伤阴之荷叶、茯苓，生津利湿，两不相干。芩、连苦寒清化，楂曲化湿和中。

周先生　伏温蕴湿，化燥消灼阴液，津少上承，痰热逗留肺胃，清肃之令不行。身热十一天，有汗不解，口干欲饮，痰多胸闷，舌前半红糙，中后薄黄，脉濡滑而数。耳聋失聪，与少阳经邪耳聋者不同。颇虑内陷昏厥之变，急宜生津清温，清肺化痰。

天花粉 三钱　肥知母 钱半　冬桑叶 二钱　朱茯神 三钱　金
银花 三钱　连翘壳 三钱　川象贝（各）二钱　枳实炭 一钱
鲜竹茹 二钱　冬瓜子 三钱　青蒿梗 钱半　嫩白薇 钱半　活
芦根（去节）一尺

按　此案为温邪夹痰，逗留肺胃，灼伤阴津。清化痰热以治肺，清热生津以治胃。

李右　身热三候余，朝轻暮重，口干欲饮，腑行溏薄，夜不安寐，舌质红绛，脉象濡数。津液已伤，伏温内恋，太阴阳明为病。还虑增剧，宜生津和解。

川石斛 三钱　天花粉 三钱　嫩白薇（炒）钱半　朱茯神 三钱　金银花 四钱　银柴胡 一钱　粉葛根 一钱　酒炒黄芩 一钱　益元散（包）三钱　川象贝（各）二钱　生苡仁 四钱 生谷芽 四钱　白茅根（去心）两扎　鲜荷叶 一角

按　邪郁于里，朝轻暮重者，丁师多以和解，药用柴胡、葛根、白薇之类。此案舌质红绛，为津液大伤之候。其神志症状不显，不可误以为热入营血。邪在气分太阴阳明。津液伤用石斛、天花粉为君药。

陆右　伏温夹湿，内蕴募原，少阳为病。身热匝月，朝轻暮重，胸闷泛恶，脉象濡小而数，舌苔薄腻而黄。症势非轻，姑拟和解枢机，芳香化湿。

吉林参须 一钱　银柴胡 钱半　仙半夏 二钱　云茯苓 三钱 陈广皮 一钱　白蔻壳 八分　藿香梗 钱半　炒谷麦芽（各） 三钱　通草 八分　姜水炒竹茹 钱半　左金丸（包煎）六分

按　此案乃温邪夹湿，邪在少阳，用和解、芳化治同湿温。见脉象濡小而数，恐其内陷，以吉林参须扶其正。

朱右　秋温伏暑，阳明为病，发热十天，汗泄不畅，口干欲饮，脉象濡数，舌质红苔黄，症势非轻，姑拟清解伏温。

粉葛根 二钱　银柴胡 一钱　薄荷叶（后下）八分　霜桑叶
三钱　朱茯神 三钱　金银花 四钱　连翘壳 三钱　清水豆卷
四钱　黑山栀 二钱　鲜藿香 钱半　甘菊花 二钱　炒竹茹
钱半　白茅根（去心）二扎

二诊　发热渐退，有汗不解，口干欲饮，烦躁少寐，舌质红苔黄，
　　　脉象濡数。伏温内陷，阳明为病，阴液暗伤，肝火内炽，还
　　　虑增剧。今拟生津清解。

天花粉 三钱　银柴胡 一钱　薄荷叶（后下）五分　朱茯神
三钱　金银花 三钱　连翘壳 三钱　肥知母 二钱　霜桑叶
三钱　白通草 八分　甘菊花 钱半　鲜竹茹 钱半　活芦根
（去节）一尺

按　本案乃内有伏暑、稍夹湿邪，至秋而发。病属表热引动伏温
　　而内外俱热。故以疏解表热与清解伏邪同用。二诊阴液渐
　　伤，故加天花粉、知母、芦根清热生津。

邹右　夏伤于暑，秋冒风凉，夹湿痰交阻募原，寒热日作，午后入夜更
　　　甚，胸闷泛恶，舌苔腻黄，脉象濡滑而数。高年患此，势非轻浅，
　　　姑拟和解枢机，芳香化湿。

软柴胡 八分　仙半夏 二钱　酒炒黄芩 一钱　赤茯苓 三钱
枳实炭 一钱　白蔻壳 八分　福泽泻 钱半　制川朴 八分　六
神曲 三钱　鲜藿香 钱半　鲜佩兰 钱半　姜水炒竹茹 钱半
甘露消毒丹（荷叶包煎、刺孔）五钱

按　本案为夏伤于暑，秋遇风凉，郁于少阳气分，枢机失舒。寒
　　热交作为邪在半表半里；入夜更甚，痰浊阴邪旺于阴分；胸
　　闷泛恶，苔黄腻，脉濡滑数均为暑湿之象。治以和解少阳，
　　芳香化湿。方取小柴胡汤出入收效。

刘左　　秋凉外束，伏暑湿滞内阻，太阳少阳为病。寒热七天，午后尤甚，
　　　　汗泄不畅，胸闷泛恶，舌苔薄腻，脉象濡滑而数，症势非轻，姑拟
　　　　和解伏邪，芳香化湿。

淡豆豉 三钱　陈香薷 六分　软柴胡 一钱　赤茯苓 三钱　仙
半夏 钱半　枳实炭 一钱　福泽泻 钱半　六神曲 三钱　光杏
仁 三钱　象贝母 三钱　鲜藿香 钱半　鲜佩兰 钱半　甘露消
毒丹（鲜荷叶包煎、刺孔）五钱

　　　　　　按　本案乃伏暑卫气同病。外有表邪，当以辛散解表；里有暑
　　　　　　　　湿，当以清化和解。方以香薷、豆豉辛散解表；柴胡、半
　　　　　　　　夏、枳实和解；藿香、佩兰、甘露消毒丹芳化。方中用杏
　　　　　　　　仁、象贝，拟因案中见胸闷泛恶，苔腻脉滑等痰湿之象。

刘右　　伏温暑湿内蕴，少阳阳明为病。阴液暗伤，津少上承，身热二十余
　　　　天，朝轻暮重，口干欲饮，夜不安寐，舌中剥绛，边薄腻，脉象濡
　　　　数。症势非轻，姑拟生津和解。

天花粉 三钱　银柴胡 一钱　粉葛根 钱半　朱茯神 三钱　金
银花 四钱　连翘壳 三钱　川象贝（各）二钱　益元散（包）
三钱　嫩白薇 钱半　白茅根（去心）二扎　鲜荷叶 一角　鲜
荷梗 一尺

　　　　　　按　本案为伏暑邪在少阳阳明气分。胃津被暑热所伤，邪留少
　　　　　　　　阳，扰乱心神。治拟和解疏邪外达，佐以生津清热。

何女　　秋温伏暑，延今三候。初起吐血衄血，继则身灼热无汗，热盛于
　　　　夜，谵语妄言，口渴欲饮，七八日未更衣，舌焦糙无津，唇色紫
　　　　黯，脉象弦滑而数，红白疹虽现即隐，咳呛痰内带红。良由伏温由
　　　　营及气，由里及表，表未得汗，仍传于里。里热炽盛，少阴之阴液
　　　　被劫，津无上承；阳明经热未得外解，腑中燥屎不得下行；腑热熏

蒸心包，神明无以自主；手指震动，肝风欲起，痉厥之变，即在目前矣。急拟生津解肌，下则存阴，表里两治，以望转机。

鲜生地 六钱　天花粉 三钱　熟石膏（打）三钱　川贝母三钱　茅芦根（去心节，各）一两　京玄参 三钱　薄荷叶（后下）八分　生甘草 五分　枳实炭 一钱　鲜石斛 四钱　粉葛根 一钱　全瓜蒌（切，玄明粉一钱五分同捣）四钱　鲜竹茹 二钱　清宁丸（包）三钱

二诊　投生津解肌，下则存阴之剂，已服两剂。微微得汗，腑垢已得下行，所下之垢，色紫黑甚畅，灼热略衰，谵语亦减，而咳呛咯痰不出，痰内带红，耳聋失聪，口干欲饮，舌糙黑已减，脉尚弦数，唇焦而裂，此少阴阴液已伤。阳明伏暑化热，灼津液而为痰，痰阻肺络，清肃之令不行，木火升腾，扰犯清窍，虽有转机之兆，尚未敢轻许无妨。今拟人参白虎汤合清营增液汤加减，清营凉气，肃肺化痰，能得精胜邪却，即可望出险入夷。

西洋参 一钱五分　鲜生地 五钱　肥知母 二钱　连翘壳 三钱　鲜竹叶 三十张　生石膏（打）四钱　京玄参 三钱　川贝母 三钱　粉丹皮 二钱　生甘草 八分　鲜石斛 三钱　朱茯神 三钱　枳实炭 八分　活芦根（去节）一尺

三诊　人参白虎汤、清营增液汤又服二剂，灼热已减其半，神识亦清，舌焦黑已退，转为红绛，脉左弦数，右濡滑而数，睡则惊悸，耳聋口渴，咳呛咯痰不爽，痰中夹血，津液有来复之渐，暑热有退避之势。余焰烁液为痰，胶阻肺络，木火升腾，扰犯清空，合脉论证，已有出险入夷之佳象。再议生津泄热，清肺化痰。

西洋参 一钱五分　肥知母 一钱五分　冬桑叶 二钱　朱茯神 三钱　活芦根（去节）一尺　生甘草 六分　青蒿梗 一钱五分　生石膏（打）三钱　天花粉 三钱　粉丹皮 二钱　川贝

母 三钱　生石决（先煎）八钱　嫩白薇 一钱五分　鲜藕（切片入煎）四两

四诊　身灼热已去七八，唯咳呛咯痰不爽，口渴不多饮，痰中之血，两日不见，耳鸣失聪，脉左弦小而数，右濡滑而数，舌绛红。肾阴胃液难复，木火易于上升，余波未尽，肺金清肃之令不行，况值燥令，燥从火化，火未有不克金也。再宜甘凉濡润，生津泄热，清肺化痰。

西洋参 一钱五分　生甘草 八分　水炙桑叶皮（各）一钱五分　生石决（先煎）八钱　朱茯神 三钱　天花粉 三钱　肥知母 一钱五分　粉丹皮 一钱五分　嫩白薇 一钱五分　北秫米（包）三钱　冬瓜子 三钱　活芦根（去节）一尺　枇杷叶露（后入）四两

按　本案见吐血衄血，谵语妄言，貌似入营动血。但细察其七八日未更衣，口渴欲饮，舌焦糙，仍属阳明实熏蒸心包。故初诊以急下存阴，生津解肌；二三诊加强清热之白虎，并增强凉血清营增液之品。热病后期以甘凉濡润善其后。

张左　秋温伏暑，蕴蒸阳明，身热甚壮，有汗不解，口干欲饮，苔黄脉数，两足逆冷。是热在阳明，湿在太阴，与中寒者不同，证势沉重。姑拟加味苍术白虎汤，清温燥湿，以望转机。

生石膏 五钱　天花粉 三钱　黑山栀 一钱五分　肥知母 一钱五分　金银花 三钱　活芦根（去节）一两　生甘草 五分　连翘壳 一钱五分　制苍术 一钱

按　本案乃伏暑热在阳明，热重于湿，苔应黄而稍腻，兼脘痞胸闷。方选加味苍术白虎汤，以清阳明无形之热为主，化太阴有形之湿为佐。

黄右　身热九天，朝轻暮重，渴喜热饮，大便溏泄，脉濡细，舌质红，苔薄腻。伏邪暑湿内蕴，太阴阳明为病，还虑增剧，宜解肌达邪，和中化湿。

粉葛根 钱半　酒炒黄芩 一钱　银柴胡 一钱　赤茯苓 三钱
炒扁豆衣 三钱　生苡仁 三钱　六神曲 三钱　象贝母 三钱
仙半夏 钱半　银花炭 三钱　大腹皮 二钱　炒车前子 三钱

按　本案为伏暑夹湿，邪在少阳，湿中太阴。仍以疏解少阳，化湿和中。

谢右　秋凉引动伏暑，夹湿滞内阻，太阳阳明为病，寒热无汗，头胀且痛，胸痞泛恶，苔薄腻，脉濡数，邪滞互郁，胃气不得下降也。亟宜疏透伏邪，而化湿滞，以冀邪从外达，湿滞内化，不致增剧乃佳。

豆豉 三钱　前胡 一钱五分　半夏 三钱　六曲 三钱　薄荷（后下）八分　竹茹 一钱五分　香薷 五分　山栀 一钱　桔梗 八分　鲜藿香 一钱五分　鲜佩兰 一钱五分　荷叶 一角炒枳实 一钱

按　此案为内有伏暑，外感寒邪，卫气同病，以卫为甚。治以外解表邪，内清暑湿。解表以豆豉、香薷、前胡、桔梗诸药。清化暑湿以荷叶、藿香、佩兰诸品。

荣左　伏暑秋温，发热两候，早轻暮重，烦躁不寐，梦语如谵，鼻衄痰红，口干欲饮，大便溏薄色黄，汗泄不多，舌质红苔黄。此伏暑化热，蕴蒸阳明之里。阳明者，胃也，胃络上通心包，胃热上蒙清窍，心神不得安宁，故烦躁少寐，梦语如谵也。鼻衄虽曰红汗，究属热迫营分，逼血而妄行也。脉象左弦数，右滑数。参脉合证，阴液暗伤，邪热猖獗，颇虑传入厥阴，致神昏痉厥之险。急宜甘寒生津，清解伏暑，冀营分之热，能得从气分而解为幸。

天花粉 三钱　朱茯神 三钱　粉葛根 一钱五分　鲜竹茹 二钱
益元散（包）三钱　金银花 五钱　酒炒黄芩 一钱　冬
桑叶 二钱　连翘壳 三钱　川雅连 五分　白茅根（去心）
三扎

二诊　昨投清温生津之剂，身热略减，夜寐稍安，鼻衄亦止，而口
干欲饮，胸闷懊憹，难以名状，汗泄不多，舌质红苔黄，脉
数依然，良由暑温之热，仍在阳明之里，未能达到气分，势
欲蒸发白痦之象，阴液暗伤，无作汗之资本，还虑增剧。温
邪有汗而再汗之例，仍宜甘寒生津，解肌清温，冀望正胜邪
却，始能入于坦途。

天花粉 三钱　粉葛根 五钱　粉丹皮 二钱　鲜石斛 三钱　清
水豆卷 四钱　鸡苏散（包）三钱　熟石膏（打）三钱　冬桑
叶 二钱　连翘壳 三钱　鲜竹叶 三十张　活芦根（去节）一尺
北秫米（包）三钱

三诊　连进生津清温，服后热势反增，渴欲引饮，饮后得汗甚畅。
白痦布于胸腹之间，至天明时热势始减，胸闷渐舒，脉数稍
和，即是正胜邪却之机。既已获效，仍守原法扩充。

天花粉 三钱　生甘草 六分　连翘壳 三钱　鲜石斛 三钱　嫩
白薇 一钱五分　生石膏（打）三钱　仙半夏 一钱五分　川
贝母 二钱　白通草 八分　鲜竹叶 三十片　白茅根（去心）
两扎　北秫米（包）三钱

四诊　身热大减，汗泄溱溱，白痦密布腹脐之间，伏暑湿热已得外
达。唯咳痰带红，睡醒后口舌干燥，神疲肢倦，小溲频数不
爽，溺时管痛，脉象濡数不静，舌质淡红。此阴液已伤，木
火易升，肺金化源受伤，不能下及州都，阳明之蕴热，尚留
恋为患也。仍拟竹叶石膏汤加减，生津液以滋化源，清阳明
而熄余焰。

西洋参 一钱五分　朱茯神 三钱　川通草 八分　活芦根（去节）一尺　生石膏（打）三钱　川贝母 二钱　粉丹皮 二钱北秫米（包）三钱　鲜竹叶 三十张　生甘草 六分　天花粉 三钱　冬桑叶 二钱　滋肾通关丸（包煎）一钱五分

五诊　身热已退，白㾦密布甚多，口舌干燥亦减，伏暑之热有肃清之渐，而小溲尚未爽利，咳痰色黄，脉象濡数无力，舌淡红，肺胃余热留恋，气化不及州都也。仍拟甘寒生津，养胃清肺，以善其后。

西洋参 一钱五分　朱茯神 三钱　冬桑叶 二钱　冬瓜子 三钱活芦根（去节）一尺　生甘草 八分　川贝母 三钱　粉丹皮 一钱五分　北秫米（包）三钱　金石斛 二钱　瓜蒌皮 三钱嫩白薇 一钱五分　通天草 八分　滋肾通关丸（包煎）一钱五分

按　本案证见口干欲饮，大便溏薄而色黄，乃伏暑内蕴阳明。阳明热盛熏蒸心包则见烦躁、不寐、梦语如谵。阳明热盛灼伤胃络则鼻衄痰红。貌似营血证，实属少阳阳明热盛。治以清解，而不用清心开窍法。继投生津，以资作汗。㾦出而湿达。后以清热生津而养肺胃善其后。

湿 温

李左　湿温四天，身热有汗不解，胸痞泛恶，口干不多饮，舌苔薄腻而黄，脉濡滑而数。伏邪湿热，漫布三焦，气机不宜，痰浊交阻，胃失和降。治宜宣气淡渗。

光杏仁 三钱　清水豆卷 四钱　鲜竹茹（江枳实一钱五分同炒）一钱五分　茯苓皮 三钱　白通草 八分　白蔻仁 一钱

块滑石（包）三钱　佛手露（冲）一两　生熟苡仁（各）三钱
仙半夏 一钱五分　酒炒黄芩 一钱五分　鲜藿佩（各）一钱
五分

> 按　本案乃湿温初起，见身热、汗不解、胸痞，为邪在卫气。治
> 以宣上、畅中、渗下，代表方三仁汤分消三焦之邪。方中杏
> 仁、豆卷以宣上，蔻仁、枳实以畅中，滑石、苡仁以渗下，
> 余药芳香清化。

俞左　湿温五天，身热不解，有汗恶风，遍体骨楚，胸闷泛恶，不能饮
食，舌苔腻布而垢，脉象濡迟。伏温夹湿夹滞，互阻中焦，太阳表
邪郁遏，太阴里湿弥漫，清不升而浊不降，胃乏展和之权，邪势正
在鸱张。拟五苓合平胃散加减。

川桂枝（八钱）　赤猪苓（各）三钱　泽泻 一钱五分　清水豆
卷 四钱　制川朴 一钱　陈皮 一钱　半夏 一钱　制苍术 一钱
枳实炭 一钱　六神曲 三钱　鲜藿梗 一钱五分　鲜佩兰 一钱
五分

> 按　此案为湿热内阻，外有表邪。以五苓散外解太阳之表而通
> 阳化气；以平胃散和胃健脾而运中焦之湿。藿、佩之芳香
> 化浊。

李左　伏邪湿热，蕴蒸气分，漫布三焦。身热早轻暮重，已有旬余，白㾦
布而不多，湿热原有暗泄之机。无如入夜梦呓，如谵语之状，亦是湿
热熏蒸清窍所致。口干溲赤，大便溏薄，热在阳明，湿在太阴，《经》
所谓热搏注泄是也。吴鞠通先生云：湿温之症，氤氲黏腻，非易速
解，虑其缠绵增剧。拟葛根黄芩黄连汤加味，解肌清温，苦化湿热。

粉葛根 二钱　朱茯神 三钱　炒麦芽 三钱　朱灯心 三扎　酒
炒黄芩 一钱五分　炒银花 三钱　通草 八分　水炒川连 三分

连翘壳 一钱五分　净蝉衣 八分　鸡苏散（包）三钱　青荷

梗 一枝　鲜竹叶 三十张

> 按　本案证见身热口干而便溏，为湿热相搏，表里同病。表邪未
> 解，故白疹布散不畅；热邪入里与湿相合，故下利、溲赤。
> 以葛根芩连汤，解肌以达表邪，清热以化里湿。

王右　湿温身热两候，有汗不解，早轻暮重，口干不多饮，红疹白㾦，布
于胸膺之间。脉数，苔灰黄、伏邪湿热，蕴蒸气分，漫布三焦。叶
香岩先生云：湿热为黏腻之邪，最难骤化，所以身热久而不退也。
宜以宣化。

净蝉衣 八分　茯苓皮 三钱　香青蒿 一钱五分　荷梗 一支

熟牛蒡子 二钱　通草 八分　嫩白薇 一钱五分　黑山栀 一钱

五分　清水豆卷 三钱　六一散（包）三钱　酒炒黄芩 一钱五分

> 按　本案为湿温初入气分，中焦湿阻之胸痞脘胀症不显，故仍以
> 宣化，即宣散肺气，清化湿热。方用蝉衣、豆卷以宣散肺
> 气；青蒿、白薇，山栀、黄芩以和解清热：茯苓皮、通草、
> 六一散以淡渗利湿。

杨左　湿温七天，身热有汗不解，午后入夜尤甚，口苦而干，渴不多饮，
脉濡滑带数，舌苔薄腻，伏邪蕴湿，逗留膜原，少阳阳明为病。
前进达原宣化不应，今拟柴葛解肌加味。

软柴胡 八分　清水豆卷 四钱　仙半夏 一钱五分　六一散

（包）三钱　粉葛根 一钱五分　赤苓 三钱　六神曲 三钱　泽

泻 一钱五分　甘露消毒丹（包）四钱

> 二诊　服药两剂，身热较前大减，胸脘不舒，纳减少寐，余邪湿热
> 未楚，胃不和则卧不安也。脉濡滑，苔薄腻微黄。今拟芳香

淡渗，以清余氛，更当避风节食，不致反复为要。

清水豆卷 四钱　佩兰叶 一钱五分　仙半夏 一钱五分　炒枳
壳 一钱　广藿香 一钱五分　赤茯苓 三钱　炒秫米 三钱　炒
麦芽 四钱　通草 八分　益元散（包）三钱　佛手 八分　甘
露消毒丹（包）四钱

　　按　本案证见身热有汗不解，伴口苦干，为湿温之邪入于少阳；
　　　　口干而渴，脉数，为邪在阳明。以柴葛解肌汤，同解少阳阳
　　　　明热邪。热邪渐退，再进芳香淡渗，分利湿邪，湿热尽除。

冯左　　湿温三候，身热有汗不解，胸痞泛恶，脐腹作胀，两足痿软不能步
　　　　履，苔腻脉濡。湿邪自下及上，自外入内，盖脚气之重症也。若加
　　　　气喘，则危殆矣，急拟逐湿下行。

清水豆卷 四钱　陈广皮 一钱　制苍术 一钱　制川朴 一钱
仙半夏 二钱　枳实炭 一钱　赤茯苓 三钱　淡吴萸 五分　大
腹皮 二钱　木防己 二钱　陈木瓜 三钱　生苡仁 四钱　生姜
三片

　　按　此案为湿温弥漫中下两焦。湿阻于中则胸痞泛恶；湿留于下
　　　　则脐腹胀而足痿软。以平胃散化裁燥湿而治其中，加防己、
　　　　苡仁、茯苓以渗湿下行。佐吴萸、生姜温化，豆卷稍作宣
　　　　散。如见口渴、舌红等热象，需加清热之品。

范童　　初患间日疟，寒短热长，继因饮食不节，转成湿温。身热早轻暮
　　　　重，热盛之时，神识昏糊，谵语妄言，胸痞闷泛恶，腑行不实，舌
　　　　苔灰腻满布，脉象滑数。良由伏温夹湿夹滞，蕴蒸生痰，痰浊蒙蔽
　　　　清窍，清阳之气失旷，与阳明内热者，不可同日而语也，颇虑传
　　　　经增变。拟清温化湿，涤痰消滞，去其有形，则无形之邪，自易
　　　　解散。

豆豉 三钱　前胡 一钱五分　干葛 一钱　银花 三钱　连翘
三钱　赤茯苓 三钱　半夏 二钱　藿佩（各）一钱五分　炒枳
实 一钱五分　荷叶 一角　竹茹（姜炒）一钱五分　神曲 三钱
菖蒲 八分

二诊　服前方以来，诸恙渐轻，不过夜有梦语如谵之象。某医认为暑令之恙，暑热熏蒸心包，投芩、连、益元散、竹叶、茅根等，变为泄泻无度，稀粥食升，犹不知饱，渴喜热饮，身热依然，舌灰淡黄，脉象濡数。此藜藿之体，中气本虚，寒凉太过，一变而邪陷三阴。太阴清气不升，浊阴凝聚，虚气散逆，中虚求食，有似除中，而尚未至除中也。阴盛格阳，真寒假热，势已入于险境。姑仿附子理中合小柴胡意，冀其应手则吉。

熟附块 一钱五分　炒潞党参 二钱　炮姜炭 六分　炒冬术
二钱　炙甘草 四分　云茯苓 三钱　煨葛根 一钱五分　软柴
胡 七分　仙半夏 二钱　陈皮 一钱　炒谷芽苡仁（各）三钱
红枣 二枚　荷叶 一角

三诊　温运太阴，和解枢机，连服三剂，身热泄泻渐减，胀满亦松，脘中虽饥，已不多食，均属佳境。而神疲倦怠，渴喜热饮，舌淡黄，脉濡数无力，中虚脾弱，饮水自救。效方出入，毋庸更张。

炒潞党参 二钱　熟附片 一钱　炮姜炭 五分　云茯苓 三钱
炙甘草 五分　大砂仁（后下）八分　陈皮 一钱　炒谷芽苡
仁（各）三钱　炒白术 二钱　荷叶 一角

又服三剂，加炒怀山药三钱。

原按　此症骤见似难着手，然既泻而腹仍膨，则非实胀，已可概见。苔灰淡黄，脉象濡数，俱是假热，所谓不从脉而从症也。

按　案中一诊辨证确切，此神昏、谵妄非属热入心包，不可用清心开窍之品。乃痰浊上蒙清阳失旷而致，故治宜清化涤痰。痰湿为阴霾之邪，过用苦寒则损中阳，而致太阴不升，泄泻无度，非温运难振中阳。此湿温误用之变证，不为常法。

费左　湿温三候，初病足背湿热结毒起见，腐溃不得脓，疮旁四周肿红焮痛，寒热晚甚，梦语如谵。前医迭投寒凉解毒，外疡虽见轻减，而加呃逆频频，胸痞泛恶，口有酸甜之味，不能饮食，渴不欲饮，口舌糜腐，小溲短赤，脉象濡滑而数。良由寒凉太过，湿遏热伏，热处湿中，胃阳被遏，气机窒塞，已成坏证。议进辛以开之，苦以降之，芳香以宣之，淡渗以利之，复方图治，应手乃幸。

仙半夏 二钱　淡吴萸 一分　郁金 五钱　白通草 八分　清水豆卷 四钱　枳实炭 一钱　川雅连 四分　姜竹茹 五钱　柿蒂 五枚　鲜藿香 五钱　鲜佩兰 五钱　鲜枇杷叶（去毛、包）三张

二诊　连服辛开苦降，芳香淡渗之剂，呃逆止，泛恶亦减，胸痞噫气，口舌糜腐依然，口有酸甜之味，身热起伏无常，小溲短赤，脉象濡数。湿热为黏腻之邪，最难骤化，交阻于中，则胸痞噫气，熏蒸于上，则口有酸甜，三焦决渎无权，则小溲短赤，白疹不现，邪无出路。前方既见合度，循序前进，以图后效。

仙半夏 五钱　左金丸（包）五分　清水豆卷 四钱　通草 八分　枳实炭 一钱　炒竹茹 二钱　茯苓皮 三钱　鲜藿佩（各）五钱　柿蒂 五枚　枇杷叶（去毛、包）五张　滋肾通关丸（包煎）五钱

三诊　呕恶止，胸痞未舒，口舌糜腐亦减，白疹渐现，伏邪湿热，已有暗泄之机。十余日未更衣，小溲短赤，身热临晚似剧，脉濡数。申酉为阳明旺时，阳明腑垢不得下达，三焦之余湿，一时未易清彻。再守原法，加入通幽润肠之品，腑垢得去，则经中之余热，自无形默化也。

仙半夏 四钱　川连 四分　青蒿梗 五钱　白薇 五钱　清水
豆卷 四钱　全瓜蒌（切）四钱　郁李仁（研）三钱　大麻仁
（研）三钱　枳实炭 一钱　炒竹茹 五钱　鲜佩兰 四钱　滋肾
通关丸（包煎）五钱

四诊　腑气已通，诸恙均平。今且调其胃气，宣化余湿，更当节饮
食，以杜反复。

南沙参 三钱　青蒿梗 五钱　白薇 五钱　清水豆卷 三钱　鲜
佩兰 五钱　仙半夏 五钱　江枳壳 一钱　竹茹 五钱　通
草 八分　鲜枇杷叶 四张　生熟谷芽（各）三钱　滋肾通关
丸（包）五钱

按　本案乃湿温过用寒凉而致胃阳被遏，证见呃逆频频，胸痞，
渴不欲饮，均为寒盛湿重之象；而口舌糜腐，溲短，脉滑而
数，乃内有热伏。治用寒热并调，辛开苦降，颇为得法。热
渐减则转芳香淡渗以祛湿邪。后调胃气，宣化余湿，以善
其后。

徐右　伏温夹湿，陷入厥阴，神识昏糊，牙关紧闭，四肢逆冷，唇燥而
焦，胸闷呕吐，饮食不进，湿热酿成浊痰，互阻中焦，胃失降和，
脉沉细而数，苔灰黄，况素体阴亏，肝火内炽，更兼怀孕，颇虑殒
胎，危笃之症也。仿《经》旨有故无殒亦无殒也之意，拟四逆散加
减，冀陷入之邪，从阳明而解为幸。

银柴胡 一钱　炙远志肉 一钱　炙僵蚕 三钱　仙半夏 五钱
净蝉衣 七分　枳实炭 八分　九节石菖蒲 八分　炒竹茹 五分
嫩钩钩（后下）三钱　清水豆卷 二钱　广郁金 五钱　薄荷
叶（后下）八分　淡竹沥 一两　姜汁（冲服）三四滴

二诊　昨进四逆散加减，神识渐清，呕吐亦止。虽属佳兆，无如牙
关拘紧，齿垢无津，里热口干，胸闷气粗，按脉沉细而数。

良由阴液已伤，津无上承，陷入之温邪，未能透达，痰热胶阻肺络，肺失输布之权。况怀孕七月，胎气已伤，虽见小效，尚不足恃也。今拟生津达邪，清神涤痰，未识能得转危就安否。

霍石斛 三钱　炙远志肉 一钱　川贝母 二钱　淡竹沥油（冲）一两　清水豆卷 三钱　鲜石菖蒲 八分　瓜蒌皮 二钱　嫩钩钩（后下）三钱　黑山栀 二钱　鲜枇杷叶 三张　鲜竹茹（枳实七分同炒）二钱

三诊　神识渐清，呕吐渐止，牙关拘紧亦舒，齿垢无津，咳嗽咯痰不爽，里热头眩，按脉濡滑而数。是阴液已伤，津少上承，陷入之邪，有暗泄之机。厥阳升腾，痰热胶阻肺络，肺失输布。怀麟七月，今太阴肺经司胎，胎热乘肺，肺气愈形窒塞，虽逾险岭，未涉坦途。再宜生津达邪，清神涤痰，冀望正胜邪却为吉。

霍山石斛 三钱　炙远志肉 一钱　霜桑叶 三钱　清水豆卷 三钱　鲜石菖蒲 八分　滁菊花 三钱　黑山栀 二钱　鲜竹茹 二钱　光杏仁 三钱　川贝母 二钱　瓜蒌皮 二钱　嫩钩钩（后下）三钱　鲜枇杷叶 三张　淡竹沥油（冲）一两

四诊　神识已清，津液渐回，里热亦减，而呕吐又起，不能饮食，口舌碎痛，腑气不行，脉象左弦数，右濡滑。此湿火上升，痰浊未楚，肺胃之气，不得下降，能得不生枝节，可望渐入佳境。仍宜生津和胃，苦降痰浊，怀麟七月，助顺胎气。

川石斛 三钱　川贝母 二钱　炙白苏子 五钱　水炒川连 三分　全瓜蒌（切）四钱　旋覆花（包）五钱　仙半夏 五钱　鲜竹茹 二钱　生熟谷芽（各）三钱　干芦根（去节）一两　清炙枇杷叶（去毛，包）三钱　柿蒂 十四枚　广橘白 一钱

五诊　呕吐已止，口舌碎痛亦减，胸脘不舒，饮食少进，神疲，右颧
　　　赤色，脉象软滑无神。怀麟七月，阳明少阴阴液已伤，痰浊
　　　未楚，厥气乘势横逆。再宜益阴柔肝，助顺胎气，而化痰浊。

川石斛 三钱　抱茯神 三钱　广橘白 一钱　生白芍 二钱　川
贝母 二钱　炒竹茹 二钱　仙半夏 五钱　瓜蒌皮 二钱　生
熟谷芽（各）三钱　干芦根（去节）二两　清炙枇杷叶（去
毛，包）三钱　春砂壳 四分

六诊　呕吐止，口舌碎痛亦减，唯纳谷不香，颈项胸膺发出白㾦，
　　　伏邪湿热，已有外泄之佳象。口干不多饮，舌质红苔薄腻，
　　　脉象濡滑而数。阴伤难复，浊痰未化、津少上承。怀麟七
　　　月，胎前以清热养阴为主。再宜养阴宣肺，和胃化痰。

川石斛 三钱　抱茯神 三钱　熟谷芽 四钱　净蝉衣 八分　清
水豆卷 三钱　佩兰梗 五钱　光杏仁 三钱　陈广皮 一钱　象
贝母 三钱　清炙枇杷叶（去毛、包）三钱　炒竹茹 五钱
干芦根（去节）一两　净蝉衣 八分　吉林参须 八分

谨按　此症为阴虚温邪内陷，若遇时医，见神识昏糊而大进犀羚，
　　　则邪遏不达而毙。或见四肢逆冷，而任投姜附，则阴液涸竭
　　　而亡。况怀麟七月，恐其胎气受伤，用药最为棘手。而夫子
　　　初诊，即认定为热厥，投四逆散以解之。继又速进养阴清热
　　　之剂，使内陷之邪，由脏转府、由里达表，意使病者得庆更
　　　生，夫子之识见深矣。治安幸列门墙，弥殷瞻仰，谨录之。
　　　受业 朱治安志。

按　　此案为辨治神昏肢冷之真谛。肢冷而神糊不可统为热深厥深
　　　之候。此见胸闷呕吐，苔灰黄，而辨认为湿热内阻，阳气被
　　　郁，阳气不能通达四肢，阴阳气不通而神糊。故以四逆散透
　　　解郁热，通达气机，使阴阳气相接。投剂症减神清，辨证的
　　　确。恐其湿热化燥伤及阴液，续投生津达邪、宣肺和胃之轻
　　　剂。恐伤胎气，不可过用燥热、苦寒、峻下之品。

邹女　　湿温九天，身热午后尤甚，口干不多饮，头痛且胀，胸闷不能食，腑行溏薄，舌苔薄腻带黄，脉象濡数，左关带弦。温与湿合，热处湿中，蕴蒸膜原，漫布三焦，温不解则热不退，湿不去则温不清，能得白㾦，而邪始有出路。然湿为黏腻之邪，最难骤化，恐有缠绵之虑。姑拟柴葛解肌，以去其温，芳香淡渗，而利其湿。

软柴胡 八分　葛根 一钱五分　清水豆卷 三钱　赤茯苓 三钱　泽泻 五钱　银花炭 三钱　连翘 二钱　鲜藿香 一钱五分　鲜佩兰 一钱五分　神曲 二钱　大腹皮 二钱　通草 八分　荷叶 一角　甘露消毒丹（包）四钱

二诊　湿温十二天，汗多，身热虽减，而溏泻更甚于前，日夜有十余次之多。细视所泻之粪水，黑多黄少，并不臭秽，唇焦齿垢，口干欲饮，饮入肠鸣，小溲短少而赤，舌边红苔干黄，脉象左濡数右濡迟，趺阳之脉亦弱。此太阴为湿所困，清气下陷。粪水黑多黄少，黑属肾色，是少阴胜趺阳负明矣，况泻多既伤脾亦伤阴。脾阳不能为胃行其津液，输运于上，伤阴津液亦不上承，唇焦齿垢，职是故也。书云：自利不漏者属太阴，自利而渴者属少阴。少阴为水火之脏，为三阴之枢，少阴阴阳两伤，上有浮热，下有虚寒，显然可见。脉症参观，颇虑正不敌邪，白㾦不能外达，有内陷之险，欲滋养则碍脾，欲温化则伤阴，顾此失彼，殊属棘手。辗转思维，唯有扶正祛邪，培补中土，冀正旺则伏邪自达，土厚则虚火自敛，未识能弋获否。

人参须 一钱　米炒於术 二钱　清水豆卷 四钱　云茯苓 三钱　生甘草 三分　炒怀山药 三钱　炮姜炭 三分　炒扁豆衣 三钱　炒谷芽苡仁（各）三钱　干荷叶 一两　陈仓米（煎汤代水）一两

三诊　湿温两候，前方连服三剂，泄泻次数已减。所下粪水，仍黑黄夹杂，小溲短赤，口干欲饮，齿缝渗血，舌边红苔干黄，脉象濡数，尺部细弱，白㾦布于胸膺脐腹之间，籽粒细小不密，伏温蕴湿，有暗泄之机。然少阴之阴，太阴之阳，因泻而伤，清津无以上供。泻不止，则正气不复，正不复，则邪不能透达，虽逾险岭，未涉坦途也。仍宜益气崇土为主，固胃涩肠佐之。

吉林参 一钱　米炒於术 二钱　生甘草 三分　云茯苓 三钱
炒怀山药 三钱　炒川贝 二钱　禹余粮 三钱　炒谷芽 三钱
橘白 一钱　炒苡仁 三钱　干荷叶 一角

　　　　四诊　湿温十七天，泄泻已减七八，粪色转黄，亦觉臭秽，太阴已有健运之新，白㾦布而甚多，色亦显明，正胜邪达之佳象。口干而腻，不思谷食，睡醒后面红，稍有谵语，逾时而清，脉濡数而缓，舌质红苔黄。良由气阴两伤，神不安舍，余湿酿成痰浊，留恋中焦，胃气呆顿。

　　　　今拟七分扶正，三分祛邪，虚实兼顾，以善其后也。

人参须 八分　炒於术 一钱五分　炒川贝 二钱　云苓神（辰
砂拌，各）三钱　远志 一钱　炒怀山药 三钱　橘白 一钱
炒谷芽苡仁（各）三钱　清水豆卷 三钱　佩兰 一钱五分
清炙枇杷叶 二钱

　　　　按　本案证见身热午后尤甚，兼头痛且胀，左关脉弦，口干，舌红，湿温邪在少阳阳明，以柴葛解肌汤解少阳阳明之湿热。下利黑而不臭秽，属少阴虚火下利。滋阴恐恋湿，燥湿恐伤阴。权衡再三，选培补中土，用厚土而敛火。厚土而混除之法使湿热去而腹泻止。此湿温之变证，不可为湿温常治之法。

王幼　　　湿温伏邪，已十六天，汗多潮热，口干欲饮，白㾦布于胸腹之间，八九日未更衣，脐下按之疼痛，舌红绛中后腻黄，脉象沉数。迭投清温化湿之剂，诸症不减。良由伏邪蕴湿化热，由气及营，由经入腑，腑中宿垢不得下达也。吴又可云：温病下不嫌早。导滞通腑

为主,清温凉营佐之,使有形之滞得下,则无形之邪自易解散。

生川军 二钱　玄明粉(后入)一钱五分　枳实 一钱　生甘草
五分　冬桑叶 二钱　粉丹皮 二钱　青蒿 一钱五分　嫩白
薇 一钱五分　京赤芍 一钱五分　青荷梗 一尺　活水芦根
(去节)一尺

复诊　昨进导滞通腑,清营泄热之剂,腑气已通,潮热渐减,白㾦
　　　布而不多,口干欲饮,舌中腻黄渐化,脉濡数无力,阴液暗
　　　伤,余热留恋气营之间,清津无以上供。今拟生津清化,佐
　　　入和胃之品,尚须节食,恐多食则复,少食则遗之弊。

天花粉 三钱　霜桑叶 二钱　粉丹皮 一钱五分　京赤芍 一
钱五分　朱茯神 三钱　青蒿梗 一钱五分　嫩白薇 一钱五
分　通草 八分　六一散(包)三钱　青荷梗 一尺　生熟谷
芽(各)三钱

按　此案湿热里结阳明,蕴结化热,由气入营。舌红绛为营分热
　　盛之明证;潮热,便秘按之疼痛,为气分腑实内结。治以凉
　　营攻下,攻下则存液、导滞两相宜。腑通热退,再进清化生
　　津和胃之品。

沈左　湿温四候,身热早轻暮重,有汗不解,白㾦已布,色不显明,口干
　　　欲饮,唇燥齿垢,形瘦神疲,舌质红苔微黄,脉濡数无力。此乃气
　　　阴已伤,余邪湿热,留恋气营之间,入夜梦语如谵,有神不守舍之
　　　象,且有咳嗽,肺胃亦虚,虚多邪少,还虑生波。今拟清养肺胃之
　　　阴,宣化三焦之湿。

南沙参 三钱　朱茯神 三钱　川贝 三钱　通草 八分　川石
斛 三钱　冬桑叶 三钱　瓜蒌皮 二钱　冬瓜子 三钱　嫩白
薇 一钱五分　粉丹皮 一钱五分　广橘白 一钱　生苡仁 三钱
清炙枇杷叶(去毛、包)二钱

复诊　诸恙见轻，原方加北秫米（包）三钱。

> 按　此案为湿温后期，气阴两伤，余邪留滞。乃以甘寒清养气阴，苦温苦寒化湿清热，甘淡以利湿，属湿热善后调理之法。

李左　脉来濡数，濡为湿，数为热，湿为热合，蕴蒸气分，漫布三焦，是以身热三候，朝轻暮重，白㾦满布胸膺之间，形瘦神疲，乃湿热郁久不化，耗气伤阴所致，症势非轻。急宜存阴清宣。

金石斛 三钱　嫩白薇 一钱五分　六一散（包）三钱　象贝母 三钱　南北沙参（各）一钱五分　茯苓皮 三钱　净蝉衣 八分　鲜竹叶 三十张　香青蒿 一钱五分　通草 八分　连翘壳 一钱五分　荷梗 一枝

> 按　此案湿热伤阴而见形瘦神疲，未录舌象为憾。湿热伤阴，治之颇难。养阴则碍湿，燥湿易伤阴。此选养阴而不恋邪之石斛、沙参及淡渗不伤阴的茯苓、通草之类，养阴利湿，两不相碍。以白薇、青蒿清阴分之热。

裘左　湿温八天，壮热有汗不解，口干欲饮，烦躁不寐，热盛之时，谵语妄言，胸㾦泛恶，不能纳谷，小溲浑赤，舌苔黄多白少，脉象弦滑而数。阳明之温甚炽，太阴之湿不化，蕴蒸气分，漫布三焦，有温化热、湿化燥之势，症非轻浅。姑拟苍术白虎汤加减，以观动静。

生石膏（打）三钱　肥知母 一钱五分　枳实炭 一钱　通草 八分　制苍术 八分　茯苓皮 三钱　炒竹茹 一钱五分　飞滑石 三钱　仙半夏 一钱五分　活芦根（去节）一尺　荷梗 一尺

二诊　今诊脉洪数较缓，壮热之势大减，稍能安寐，口干欲饮，胸闷泛恶，不能纳谷，舌苔腻黄渐化，伏温渐解，而蕴湿犹留中焦也。既见效机，毋庸更张，参入芳香淡渗之品，使湿热有出路也。

熟石膏 三钱　仙半夏 一钱五分　枳实炭 一钱　泽泻 一钱
制苍术 八分　赤茯苓 三钱　炒竹茹 一钱五分　通草 八分
飞滑石 三钱　鲜藿佩（各）一钱五分　荷梗 一尺

三诊　热退数日，复转寒热似疟之象，胸闷不思纳谷，且有泛恶，小溲短赤，苔黄口苦，脉象左弦数右濡滑。此伏匿之邪，移于少阳，蕴湿留恋中焦，胃失和降。今宜和解枢机，芳香淡渗，使伏匿之邪，从枢机而解，湿热从小便而出也。

软柴胡 八分　仙半夏 二钱　酒黄芩 一钱　赤苓 三钱　枳
实 一钱　炒竹茹 一钱五分　通草 八分　鲜藿佩（各）一钱
五分　泽泻 一钱五分　荷梗 一尺

按　此案属湿热证中之热重于湿。以苍术白虎汤清热燥湿；热减湿留以芳香淡渗；邪转疟而归少阳，则以和解之法。用柴胡、半夏、黄芩，有少阳小柴胡之意，配赤苓、泽泻淡渗，予湿热以下行之意。

郑左　湿温十六天，身灼热，有汗不退，口渴欲饮，烦躁少寐，梦语如谵，目红溲赤，舌红糙无津，脉象弦数，红疹布于胸膺之间。此温已化热，湿已化燥，燥火入营，伤阴劫津，有吸尽西江之势，化源告竭、风动痉厥之变，恐在目前。亟拟大剂生津凉营，以清炎炎之威，冀其津生邪却，出险入夷为幸。

鲜生地 六钱　天花粉 三钱　川贝母 二钱　生甘草 八分　粉
丹皮 二钱　冬桑叶 三钱　银花 八钱　白薇 一钱五分　羚
羊角片 八分　朱茯神 三钱　带心连翘 三钱　茅芦根（各）
一两　鲜石斛 四钱　鲜竹叶 三十片

二诊　湿温十八天，甘寒清解，已服二剂，舌红糙略润，津液有来复之渐。身灼热、口渴引饮均减，夜寐略安，佳境也。红疹布而渐多，目白红丝，小溲短赤，脉数不静。少阴之阴已伤，水不济火，营分之热尚炽，木火升腾。前方既见效机，毋庸改弦易辙也。

原方加：西洋参 一钱五分、鲜藕 四两（切片入煎）。

三诊　湿温三候，温化热，湿化燥，迭进生津凉解，身灼热大减，寐安，梦语亦止。红疹满布，营分之热，已得外达，脉数不静，舌转光红，小便黄，七八日未更衣。阴液难以骤复，木火尚炽，余焰未净。仍拟生津泄热，佐通腑气，虽缓下，亦寓存阴之意。

西洋参 一钱五分　冬桑叶 二钱　天花粉 三钱　嫩白薇 一钱五分　鲜生地 四钱　粉丹皮 二钱　川贝母 三钱　生甘草 六分　鲜石斛 四钱　朱茯神 三钱　郁李仁（研）三钱　大麻仁（研）四钱　活芦根（去节）一尺

四诊　湿温二十二天、身灼热已退，寐安神清，红疹布而渐化，腑气亦通，舌质红苔微白，脉象濡软而数，精神疲倦，小溲淡黄，谷食无味，邪退正虚，脾胃鼓舞无权。今拟养正和胃，寒凉慎用，虑过犹不及也。

西洋参（米炒）五钱　朱茯神 三钱　川石斛 三钱　生甘草 五分　白通草 八分　瓜蒌皮 二钱　广橘白 一钱　川贝母 二钱　北秫米（包）三钱

按　本案湿热化燥深入营血，营阴被耗则灼热口渴，舌红糙无津；扰乱心神则烦躁梦谵；灼伤营血则红疹布现。治以凉血清营生津为首务。热退则神自安，疹现则邪外达。虽七八日未通便，因舌光红，恐承气急下苦寒耗阴，乃以麻仁缓下。邪退正虚则甘寒清养和胃，善后调之。全案始终贯彻"存一份津液，留一份生机"，慎用苦寒温燥，恐其伤阴。

王左　脉郁数，苔薄腻尖红，身热不扬，烦躁不寐，时欲呕。此无形之邪热，与有形之痰滞，互阻阳明，阳明经邪，不能外达也。宜疏达伏邪，而化痰滞。

淡豆豉 三钱　薄荷叶（后下）一钱　鲜竹茹（枳实同炒）三钱　炒谷麦芽（各）三钱　黑山栀 一钱五分　朱茯神三钱　荆芥穗 一钱五分　象贝母 三钱　净蝉衣 一钱　苦桔梗 一钱　地枯萝 三钱　清炙枇杷叶（去毛、包）三张

　　按　本例为湿温，湿热之邪与痰湿相结流连气分，郁于阳明，不得外达。用豆豉、山栀、薄荷、荆芥、蝉衣以疏达伏邪；竹茹、茯神、象贝母、桔梗、枇杷叶、地枯萝、谷麦芽以和胃降逆兼化痰湿。

巫左　湿温证已延月，寒热时轻时剧，口干不喜饮，腑行溏薄。初由伏邪湿热，蕴于募原，少阳枢机不和，太阴为湿所困，清气不升。阅前方参、附、龙、牡、姜、桂、二陈等剂，温涩太过，致伏邪无路可出，愈郁愈深，如胶似膝。邪遏化热，湿遏化燥，伤阴劫津、化源告竭、气逆而促，神糊谵语，所由来也。舌苔黑糙而垢，有似少阴热结旁流、急下存阴之条，无如脉象左弦细促数右部虚散，腹无燥实坚满之形，安有可下之理？阴液枯槁，正气亦匮，厥脱之变，即在目前矣。勉拟增液生津，以救其焚，亦不过尽人力以冀天眷！

西洋参 三钱　朱茯神 三钱　天竺黄 一钱五分　嫩钩钩（后入）三钱　大麦冬 二钱　紫贝齿 三钱　银柴胡 八分　枳实炭 八分　霍石斛 三钱　川贝母 二钱　清炙草 四分　炒竹茹 一钱五分

按　本案湿温日久，因寒热、便溏、气促而过用温涩化燥伤阴，而致神糊谵语，以益气生津，涤痰宁神。回天之后，仍需清化。

费右　湿温三候，灼热不退，舌绛起刺，脉洪数。温邪化火，由气入营，热邪内炽，扰犯包宫①，伤津劫液，化源欲竭。以致唇焦齿垢，谵语妄言，内陷重症，危笃之至。拟养阴救液，清火开窍，未识能有挽回否。

犀角尖（现以水牛角代）三分　粉丹皮 一钱五分　带心麦冬 三钱　鲜石菖蒲 五分　鲜生地 三钱　京赤芍 一钱五分　上川连 三分　鲜竹叶心 三钱　带心连翘 三钱　京玄参 三钱　天竺黄 二钱　活芦根（去节）一两　牛黄清心丸（另研细末化服）一粒

按　本案湿热由气入营而见灼热、舌绛、谵语妄言。急以凉血清营开窍，治湿热化燥入营血之重症。方以犀角地黄汤凉血清营，牛黄清心丸、竹叶、天竺黄清心开窍。

叶左　初病喉痧，治愈之后，因复感停滞，酿成湿温。身热有汗不解，临晚畏寒，入夜热势较盛，天明即觉轻减，已有三候。口干不多饮，小溲短赤，逾时有粉汁之形。苔薄黄，脉濡数。素有失红，阴虚体质，迭进清温化湿之剂、其热非特不减，反加肤肿足肿，脐腹饱满，面浮咳嗽。细推病情、太阳经邪未解，膀胱腑湿不化，久则湿困太阴，健运无权。湿为阴邪，易于化水、水湿泛滥、则为肤肿足肿；中阳不运，浊阴凝聚，则为脐腹饱满；水湿逆肺，则为咳嗽面浮；格阳于外，则身热不退也。羌势已入险境，岂可泛视。今拟五苓加味，温开太阳而化水湿，勿可拘执阴虚体质，而畏投温剂，致一误而再误也。然乎否乎？质之高明！

① 包宫：指心包之宫。

川桂枝 八分　连皮苓 四钱　炒白术 三钱　猪苓 三钱　仙
半夏 三钱　大腹皮 二钱　砂仁（后下）八分　光杏仁 三钱
泽泻 一钱　姜皮 八分　陈皮 一钱　冬瓜子皮（各）三钱

二诊　两进五苓，症势未见动静。夫太阳为寒水之经，本阴标阳；太阳
与少阴为表里，少阴为水火之脏，本热标寒。太阳之阳不行，少
阴之阴亦伤，少火不能生土、中央乾健无权、水湿日积，泛滥
横溢，浊阴凝聚，阴盛格阳，肺失治节，水道不行，险象环
生，殊可虑也。脉象寸部濡数，关尺迟弱，真阳埋没，阴霾满
布，若加气喘，则难为力矣。再拟五苓合真武汤，震动肾阳，
温化水湿，千钧一发，唯此一举，狂见如斯，明者何如！？

熟附块 一钱　川桂枝 八分　陈皮 一钱　大砂仁（后下）
八分　连皮苓 四钱　猪苓 二钱　大腹皮 二钱　川椒目 十四
粒　炒白术 三钱　泽泻 一钱五分　水炙桑皮 一钱五分　淡
姜皮 八分

三诊　连服五苓真武以来，肤肿跗肿腹满已见轻减，小溲稍多，真
阳有震动之渐，水湿有下行之势，临晚形寒身热，至天明得
汗而退，枢机有斡旋之意，均属佳象。口干渴喜热饮，痰多
咳嗽，谷食衰微，白苔化而转淡。夫太阴为湿久困，乾健无
权，肺失肃化。脉象关尺迟弱略起，虽逾险岭，未涉坦途。
仍守前法，努力前进。

桂枝 六分　白术 三钱　熟附块 一钱　软柴胡 七分　大腹皮
二钱　茯苓 四钱　泽泻 一钱五分　大砂仁（后下）八分　仙
半夏 二钱　水炙桑皮 一钱五分　清炙草 五分　生姜 两片
红枣 四枚　炒谷芽 三钱　苡仁 三钱

四诊　温少阴，开太阳，运中阳，逐水湿，又服二剂，肿退，腹满
渐消，临晚寒热亦轻，唯痰多咳嗽，纳谷衰少，小溲不清，
苔薄腻微黄，脉象缓滑。此脾不健运，胃不流通，湿痰积之
于肺，肺失肃化之权。再仿前意，制小其剂。

吉林参须 八分　连皮苓 四钱　炒白术 一钱五分　光杏仁 三钱
冬瓜子皮（各）三钱　潞党参 五钱　龙骨（先煎）三钱　煨
益智 一钱五分　炙远志 一钱　熟附块 三钱　牡蛎（先煎）
三钱　清炙草 五分　炒於术 一钱五分　鹿角霜 五钱

复诊　加炙黄芪、大砂仁

按　湿温之治难于杂症。本案素体阴虚，因迭进清化而致中阳受损，后及肾阳。复感外邪，不可因阴虚而畏投温剂，急则先治其标。水湿内停为其标急之证。先以五苓散祛表邪而利水湿，冀其太阳开而水湿化，症势未减。再以五苓合真武，附桂共进，阴翳渐消，肤肿腹满渐退。此案本热而标寒，标急险，非温利难以化，逾险岭方可顾其本。

周左　湿温月余，身热汗多，神识昏糊，谵语郑声，唇燥口干不欲饮，谷食不进，舌苔干腻，脉象沉细。此湿邪久困太阴，陷入少阴，湿为阴邪，最易伤阳，卫阳失于外护则汗多，浮阳越于躯壳则身热，神不守舍则神糊，与热入心包者，有霄壤之别。动则微喘，肾气不纳也。余日未更衣，此阴结也。脉症参合，正气涣散，阴阳脱离即在目前矣。急拟参附回阳，龙牡潜阳，苟能阳回神定，庶可望转危为安之幸。

别直参 二钱　熟附块 二钱　左牡蛎（先煎）三钱　大砂仁（后下）八分　仙半夏 二钱　炙远志 一钱　花龙骨（先煎）三钱　朱茯神 三钱　炒枣仁 三钱　北秫米（包）三钱
浮小麦 四钱

二诊　两进参附回阳，龙牡潜阳，汗收神清，阳气有内返之佳境。口干，渴喜热饮，纳谷衰少，精神困顿，十余日未更衣，腹内微胀，并不拒按，苔干腻，脉沉细。阳不运行，阴气凝结，肠垢不得下达，犹严寒之时，水冰而地坼也，险岭虽逾，未入坦途。再拟扶正助阳，温通腑气。

别直参 一钱五分　熟附块 一钱五分　朱茯神 三钱　炙远

志 一钱　炒枣仁 三钱　仙半夏 三钱　陈广皮 一钱　火麻仁

（研）四钱　郁李仁（研）三钱　焦谷芽 四钱　半硫丸（包）

二钱

{ 外用蜜煎导法。}

三诊　服两剂后，腑气已通，余恙如故。原方去半硫丸、郁李仁、
火麻仁，加米炒於术。

按　湿热亡阳之神昏，需与热入心包之神昏鉴别。湿热亡阳之神
昏，汗多，脉沉细；热入心包之神昏，舌红，脉细数。此案
十余日未更衣，丁氏谓之阴结，乃阳气不足，阴寒内盛而致
结，以半硫丸温下之。此湿热之变证，湿热伤阳，险致脱
证，急以参附龙牡回阳救逆，温通腑气。

朱孩　湿温已延月余，身热不退，腹痛便泄，大腹膨胀，面浮体肿，舌苔
灰黄，脉象濡数，纹色青紫，已逾气关。某专科投以银翘、芩、
连、滑石、通草、楂、曲、鸡金、苓、术等，意谓疳积成矣。唯按
脉论证，此三阳之邪，已传入三阴。在太阴则大腹胀满，在少阴则
泄泻体肿，在厥阴则腹痛肢冷。卫阳不入于阴则发热，水湿泛滥横
溢，则遍体浮肿。小孩稚阳，病情若此，犹小舟之重载，覆沉可
虑！今拟真武、理中、小柴胡复方图治，冀挽回于什一。

熟附片 八分　炒干姜 五分　炒白术 一钱五分　连皮苓 三钱

陈皮 一钱　炒潞党 一钱　软柴胡 五分　清炙草 五分　川椒

目 十粒　砂仁（后下）八分　大腹皮 二钱　六神曲 三钱

二诊　服理中、真武、小柴胡复方以来，腹胀满肢体肿均见轻
减，泄泻亦止，佳兆也。唯身热晚作，乳食少进，口干欲
饮。指纹色青紫已回气关之内，脉仍濡数无力，是阴盛格
阳，真寒假热，切勿因身热而即改弦易辙也。仍守原法，
努力前进。

原方加：嫩白薇 一钱。

三诊 肿胀十减七八，身热亦觉渐退，唯神疲形瘦，谷食少进，水湿已化，正虚困顿，脾胃阳衰，鼓舞无权也。仍守原方出入。

原方去柴胡，加焦谷芽 三钱、佩兰梗 一钱五分。

按 此证疑似之处，最难辨别。认定三阴见象，投以温药，故能无虑也。否则再进寒凉，必致邪陷阳越，而不起矣。

按 此案乃湿温误投寒凉，损及阳气，湿温之变证。阳衰则水湿内盛，见腹胀、面浮肢肿。投真武、理中温太阴少阴而利水湿；小柴胡疏理枢机而解郁热，枢机通，可加清利之品。

哈右 湿温匝月、身壮热，汗多畏寒，胸闷呕吐，纳食不进，烦躁懊憹，少腹胀痛拒按，溺时管痛，小便不利，口干唇燥，渴喜热饮，舌苔白腻，脉象左弦迟而紧右沉细无力。据述病起于经行之后，阅前所服之方，栀豉、二陈、泻心、八珍、金铃子散等剂。推其病情，其邪始在太阴阳明，苦寒迭进，邪遂陷入少阴厥阴，清阳窒塞，蓄瘀积于下焦，膀胱宣化失司，烦躁似阳，实阴躁也，阴盛于下，格阳于上，若再投苦降，则邪愈陷愈深矣。今拟吴茱萸汤加味，温经逐湿，理气祛瘀，冀其转机为幸。

淡吴萸 六分　熟附片 八分　赤茯苓 三钱　连壳蔻仁 八分
焦楂炭 三钱　姜半夏 二钱　砂仁（后下）八分　陈皮 八分
延胡索 一钱　五灵脂（包煎）一钱五分　两头尖（酒浸、包）一钱五分　泽泻 一钱　生姜 两片

二诊 两进吴茱萸汤，呕吐烦躁，均已轻减，少腹胀痛亦松，反加大便溏泄，有七八次之多，寒滞有下行之机，中阳有来复之渐，佳象也。身热依然，口干唇燥，渴喜热饮，苔腻稍化，脉仍弦迟。勿可因口干唇燥，即改弦易辙，虽有身热，

可毋庸虑，但使卫阳能入于阴，则身热自除矣。仍守原法，更进一等。

原方去生姜、连壳蔻仁，加炮姜炭 六分、炒白术 一钱。

三诊 呕吐溏泄已止，少腹胀痛亦减大半。唯小溲不利，溺时管痛，唇燥口干不多饮。脉象寸关濡滑，尺部涩迟，是蓄瘀蕴湿，留恋下焦，膀胱气化无权，脾不能为胃行其津液，浸润于上，症虽转机，还当谨慎。今制小其剂，加入通关滋肾之品，使蓄瘀蕴湿，从下窍而出。

吴萸 四分　仙半夏 二钱　熟附片 八分　赤茯苓 三钱　陈皮 一钱　炒白术 二钱　炮姜炭 四分　清炙草 四分　砂仁（后下）八分　琥珀屑（冲）六分　通天草 五钱　滋肾通关丸（包煎）三钱

四诊 诸恙十减七八，小溲亦利，唯纳谷衰少，神疲肢倦，唇干口干不多饮，苔转淡黄，脉现濡缓，是脾胃两伤，运化失常。今拟醒脾和胃，而宣余湿，隔一日服一剂，仿《经》旨大毒治病，十去其六，小毒治病，十去其八，毋使过之，伤其正也之意。

炒白术 二钱　云茯苓 三钱　清炙草 五分　陈皮 一钱　仙半夏 二钱　大砂仁（后下）八分　焦谷芽 五钱　省头草 五钱　绛通草 八分　通天草 五钱　生姜 两片　红枣 四枚

按 本案乃湿温过用苦寒而致阴寒内陷厥阴。邪入厥阴则少腹胀痛，溺时管痛，小便不利。虽见烦躁懊恼，当属阴盛格阳于上之假象，不可再投苦降，以致邪陷愈深。以吴茱萸汤温经逐湿，滋肾通关丸等使瘀湿下行。诸恙均减，终以宣化余湿，醒脾和胃调之。

陈先生　湿温夹滞，太阴太阳为病。身热七天，有汗不解，胸闷泛恶，口干不多饮，遍体酸疼，且有咳嗽，小溲短少，舌苔薄腻，脉象濡滑而数。湿为黏腻之邪，不得从汗而解，还虑缠绵增剧。姑拟疏气分之伏邪，化中焦之痰湿。

清水豆卷 八钱　光杏仁 三钱　象贝母 三钱　赤茯苓 三钱　半夏 二钱　通草 八分　福泽泻 一钱五分　白蔻壳（后下）八分　枳实炭 一钱　姜竹茹 一钱五分　西秦艽 一钱五分　荷叶边 一角　甘露消毒丹（包煎）四钱

　　　　按　本案乃湿遏卫表初入气分。有汗、发热、身疼痛，为阳湿伤表。治以宣化利湿，疏理气机。方中西秦艽祛湿而活血通络。

马孙少爷　湿温六天、有汗身热不解，头胀痛较轻，胸闷不思饮食，腹痛阵作，大便溏薄，小溲不利，舌苔腻布，脉象濡滑而数。阳明之温，太阴之湿，夹滞交阻，三焦宣化失司。叶香岩云：湿为黏腻之邪，最难骤化。仍宜清解伏温，清化湿滞，尚希明正。

清水豆卷 四钱　粉葛根 一钱五分　鸡苏散（包）三钱　赤茯苓 三钱　枳实炭 一钱　大腹皮 二钱　福泽泻 一钱五分　六神曲 三钱　鸡内金 二钱　地枯萝 三钱　细青皮 一钱　银花炭 三钱　干荷叶 一角

　　　　二诊　湿温七天，有汗，身热略减，而不能退，头痛亦除，唯腹痛阵作，胸闷不思饮食，大便溏泄，小溲不利，苔腻布不化，脉弦滑。温与湿合，夹滞交阻，太阴阳明为病。湿郁生虫，虫攻动而作痛也。还虑缠绵增剧，今宜疏邪化湿，和中杀虫。

清水豆卷 四钱　荆芥 一钱　防风 一钱　赤茯苓 三钱　制川朴 一钱　大腹皮 二钱　青皮 一钱　焦楂炭 三钱　带壳砂仁（后下）八分　使君肉 三钱　陈鹤虱 一钱五分　白雷丸 一钱五分　干荷叶 一角

三诊　湿温九天，身热略减不退，便泄一次，小溲浑赤，口干不多
　　　饮，寐不安宁，舌边淡红中后薄腻，且有梦语，左脉弦小而
　　　数，右脉濡数。温与湿合，夹滞交阻，太阳阳明为病，叶香
　　　岩先生云：湿为黏腻之邪，最难骤化。湿不去则热不退，气
　　　不宣则湿不化，还虑增剧。再拟清解伏温，化湿消滞，尚希
　　　星若先生裁正。

炒豆豉 三钱　银花炭 三钱　鸡苏散（包）三钱　赤茯苓（朱
砂拌）一钱　陈皮 二钱　大腹皮 二钱　焦楂炭 三钱　焦麦
芽 三钱　通草 八分　生苡仁 三钱　地枯萝 三钱　连翘壳 三
钱　干荷叶 一角　甘露消毒丹（包）四钱

四诊　湿温十天，发热不退，烦躁不安，时欲冷饮，寐不安宁，小
　　　溲浑赤，且有梦语，舌边淡红中后薄腻而黄，脉象左弦数，
　　　右濡数。伏温蕴蒸，有化热之渐，阳明里热亦炽，故烦躁而
　　　不得安宁也。还虑伏温由气入营之变。再宜辛凉清解，冀伏
　　　温之邪，从气分而解，方可云吉，尚希星若道兄裁正。

鸡苏散（包）三钱　金银花 六钱　连翘壳 三钱　朱茯神
三钱　青蒿梗 一钱五分　通草 八分　生麦芽 三钱　地枯萝
三钱　清水豆卷 三钱　活芦根 一尺　淡竹叶 一钱五分　大
荸荠（洗、打）二两

按　薛生白曰："湿多热少则蒙上流下。"此案为湿邪弥漫三焦。
　　蒙上则头胀痛；阻中则胸闷、腹痛、便溏；流下则小溲不
　　利。治宜清化畅中、分利湿邪为主。湿温缠绵难愈，药力又
　　嫌不足，三诊后邪仍未除，且有燥化入营之象，故以透热转
　　气为四诊之治则。

丁大兄　复病湿温，已有十天，有汗身热不退，渴喜热饮，小溲淡黄而
　　　　长，神识模糊，谵语妄言，或时喜笑，舌苔干腻无津，脉象滑数
　　　　而乱，咳痰不爽。客邪夹痰湿，逗留膜原，蒙蔽心包，神明无以

自主，症势危笃！勉拟清解伏邪，清神涤痰，未识能得挽回否，尚希明正。

银柴胡 一钱　银花炭 三钱　嫩白薇 一钱五分　朱茯神 一钱五分　枳实炭 一钱　炒竹茹 一钱五分　川象贝（各）二钱　益元散（包）三钱　天竺黄 一钱五分　陈胆星 八分　紫贝齿 三钱　鲜石菖蒲 一钱　万氏牛黄清心丸（去壳、研细末，冲服）一粒

二诊　复病湿温，已有十一天，身灼热，得汗不解，渴不知饮，神识模糊，不能言语，舌干糙黄无津，脉数而乱。伏邪湿热化燥，伤阴劫津，邪陷厥阴，肝风内动，内闭外脱即在旦夕间矣！勉拟生津清温，开窍涤痰，尽人力以冀天眷，尚希明正。

鲜铁皮石斛 四钱　羚羊角片 四分　金银花 五钱　连翘壳 三钱　枳实炭 一钱　鲜竹茹 一钱五分　川象贝（各）二钱　竹沥半夏 二钱　天竺黄 一钱五分　鲜石菖蒲 一钱　紫雪丹（冲）八分　淡竹沥（炖温，冲服）一两

三诊　湿温内陷厥阴，肝风内动，神识模糊，不能言语，手指蠕动，舌干糙无津，脉象促乱无序。气阴日伤，虚阳逼津液而外泄，是以多汗足冷也。脉症参合，内闭外脱当在旦夕间矣！再勉一方，尽人力以冀天眷，尚希明正。

鲜铁皮石斛 四钱　川象贝（各）二钱　天竺黄 一钱五分　朱茯神 一钱　竹沥半夏 二钱　炒竹茹 一钱五分　鲜石菖蒲 一钱　炙远志 一钱　嫩钩钩（后下）三钱　清竹沥（炖温，冲服）一两　珍珠粉 一分　真猴枣粉 一分　两味冲服

按　此案乃湿温由气入营内闭外脱之危证。初诊属痰蒙，选至宝丹更为确笃。后化燥热陷，厥阴风动，紫雪丹、羚羊角片清心开窍息风，但脱证已现，需顾及固脱。

王太太　　湿温三候，身热早轻暮重，有汗不解，胸痞泛恶，小溲短少，腑行溏薄，舌苔白腻，脉象濡滑而数。此无形之伏温与有形之痰湿互阻膜原，太阴阳明为病，还虑缠绵增剧。姑拟疏阳明之经邪，化太阴之蕴湿，尚希明正。

粉葛根 一钱五分　清水豆卷 四钱　藿香梗 一钱五分　赤猪苓（各）三钱　福泽泻 二钱　大腹皮 二钱　六神曲 三钱　白蔻仁 八分　制川朴 一钱　仙半夏 二钱　制苍术 三钱　佩兰叶 一钱五分　甘露消毒丹（包）四钱

　　　　　　按　此案为湿阻中焦，以湿偏重，用平胃散、藿香正气疏泄、清化、燥湿。

何先生　　湿温七天，有汗、寒热不解，咳嗽痰多，胸闷泛恶，口干不多饮，腑行溏薄，舌苔薄腻，脉象左弦右濡滑。伏邪移于少阳，痰湿中阻，肺胃宣化失司，还虑缠绵增剧，再拟和解枢机，芳香化湿。

软柴胡 一钱　仙半夏 二钱　嫩前胡 一钱五分　象贝母 三钱　赤猪苓（各）三钱　福泽泻 一钱五分　枳实炭 一钱　六神曲 三钱　制川朴 一钱　白蔻仁 五分　大腹皮 二钱　藿香梗 一钱五分　玉枢丹（开水磨冲服）四钱

　　　　　　二诊　湿温八天，寒热较轻，咳痰不爽，泛恶，口干欲饮，心烦少寐，小溲色黄，舌苔薄腻，脉象濡滑而数。伏邪湿热，夹滞内阻，少阳阳明为病，还虑增剧。再拟和解枢机，芳香化湿，尚希明正。

软柴胡 一钱　仙半夏 二钱　嫩前胡 一钱五分　象贝母 三钱　赤苓 三钱　泽泻 一钱五分　白蔻仁 四分　六神曲 三钱　制川朴 八分　大腹皮 二钱　藿香梗 一钱五分　白通草 八分　姜竹茹 一钱五分

三诊　寒热渐减，咳嗽胸胁牵痛，痰多泛恶，口干欲饮，心悸少寐，舌质红苔薄黄，脉濡滑而数。余邪痰湿，逗留肺胃，气机窒塞不宣。再拟疏邪化痰，宣肺和胃。

清水豆卷 四钱　嫩前胡 一钱五分　仙半夏 一钱五分　光杏仁 三钱　朱茯神 三钱　枳实炭 一钱　炙远志 一钱　炒谷麦芽（各）三钱　象贝母 三钱　川郁金 一钱五分　福橘络一钱　白通草 八分　炒竹茹 一钱五分　枇杷叶（去毛、包）三张

四诊　表热渐解而里不清，呕恶渐止而痰多咳嗽，胸间胁肋牵痛，心烦少寐，舌质红苔薄腻而黄，脉濡滑而数。余邪伏于少阳，痰湿逗留肺胃，胃不和则卧不安，能得不生枝节，可望渐入坦途。再拟清解余邪，化痰宣肺。

嫩前胡 一钱五分　仙半夏 一钱五分　冬桑叶 三钱　朱茯神 三钱　炙远志 一钱　益元散（包）三钱　川郁金 一钱五分白通草 八分　软柴胡 五分　光杏仁 三钱　象贝母 三钱　朱连翘 三钱　炒竹茹 一钱五分　冬瓜子 三钱

按　本案症见寒热不解、泛恶、脉左弦，为邪在少阳；胸闷、口干不多饮、便溏，为湿阻中焦；咳嗽痰多乃痰浊壅肺。治先和解少阳，化中焦痰浊，而疏于肺之痰热，而致肺证日显。若治疗初期即予宣肺和解同用，病或许不至迁延。

董先生　病延十八天，始发红疹，继布白㾦。今表不热而里热溲赤、胸闷不舒、渴喜热饮、肌肤色黄，苔薄腻黄，脉象濡滑带数。此湿遏热伏，蕴蒸膜原，气机宣化失司。先哲云：湿不化则热不清，气不宣则湿不化。今拟宣气化湿，苦寒泄热。

光杏仁 三钱　炒黄芩 一钱　飞滑石（包煎）三钱　赤茯苓 三钱　西茵陈 三钱　泽泻 一钱五分　通草 八分　佩兰

梗 一钱五分　炒谷麦芽（各）三钱　清水豆卷 四钱　佛手
露（冲）一两　甘露消毒丹（包）四钱

　　二诊　病延十九天，红痧后续布白㾦，胸闷不思饮食，渴喜热饮，
　　　　　小溲短赤，脉象濡滑而数。今日形寒怯冷，营卫循序失常，
　　　　　口舌干燥，津少上承。湿热蕴蒸膜原，气化不及州都，故渴
　　　　　喜热饮，小溲短赤也。欲滋阴则助湿，欲燥湿则伤阴，大有
　　　　　顾此失彼之弊。今取蒌贝养荣生津不助湿，茵陈四苓化湿不
　　　　　伤阴之意。

川贝母 三钱　全瓜蒌 三钱　银柴胡 八分　清水豆卷 三钱
赤茯苓 三钱　泽泻 一钱五分　西茵陈 二钱　白通草 八分
白薇 一钱五分　佩兰梗 一钱五分　荸荠梗 一钱五分　炒麦
谷芽（各）三钱　佛手露（冲）一两

　　按　此案为湿温病湿热并重。此发白㾦乃湿邪外达之象；红疹与
　　　　热入营血之斑出大异，斑发为营血热盛，迫血妄行；疹出乃
　　　　太阴风热袭于肌表，稍作宣散为治。湿热夹风，黄芩滑石汤
　　　　并清湿热，再取蒌贝生津而不助湿，茵陈四苓化湿而不伤
　　　　阴，以善其后。

万老太太　阴虚体质，肝气夹痰饮交阻，氤氲之邪外袭，蕴湿内阻，太阴阳明
　　　　　为病。身热晚甚，有汗不解，咳嗽痰多，头痛眩晕，胸闷不思饮
　　　　　食，舌质红苔黄腻，脉濡滑而数，本虚标实，虑其增剧。姑拟疏邪
　　　　　化痰，宣肺和中。

清水豆卷 三钱　仙半夏 三钱　大贝母 三钱　赤茯苓 三钱
炒扁豆衣 三钱　炙远志 一钱　焦楂炭 三钱　广陈皮 一钱
炒谷芽 三钱　生苡仁 三钱　干荷叶 一角　佩兰梗 一钱五分

　　二诊　身热渐退，脘痞撑胀，时轻时剧，纳谷减少，腑行溏薄，痰
　　　　　多咳嗽，口干不多饮，舌质红苔薄腻，脉象左虚弦，右濡

滑。肝气肝阳上升，痰湿互阻，肺脾肃运无权，还虑缠绵增剧。今拟平肝理气，和中化浊。

旋覆花（包）一钱五分　代赭石（先煎）三钱　仙半夏 二钱
稽豆衣 三钱　象贝母 三钱　赤茯苓 三钱　炒扁豆衣 三钱
陈皮 一钱　乌梅炭 五分　广木香 五分　砂仁壳 八分　干荷
叶 一角　炒谷芽 三钱　苡仁 三钱

三诊　身热已退，脘痞撑胀略减，腑行不实，纳谷减少，舌质红苔薄腻，脉象左虚弦，右濡滑。营血本亏，肝气肝阳上升，湿痰逗留中焦，肺脾肃运无权，能得不生枝节，可望入于坦途。再宜柔肝理气，和胃畅中。至于夜不安寐，亦是胃不和之故也。

炒白芍 二钱　旋覆花（包）一钱五分　代赭石（先）三钱
赤茯苓 三钱　炒枣仁 三钱　炙远志 一钱　仙半夏 二钱　广
陈皮 一钱　煨木香 六分　稽豆衣 三钱　干荷叶 一角　炒扁
豆衣 三钱　炙乌梅 四分　炒谷芽苡仁（各）三钱

四诊　肝气渐平，脘痞撑胀大减，夜寐稍安，唯头痛眩晕，口舌干燥，舌苔干腻，脉弦小而滑。营血亏耗，肝阳升腾，扰犯清空，痰湿未楚，脾胃运化无权。宜柔肝潜阳，和胃化痰。

生白芍 二钱　代赭石（先）二钱　旋覆花（包煎）一钱五分
稽豆衣 三钱　朱茯神 三钱　炙远志 一钱　炒枣仁 三钱　枳
实炭（同拌）一钱　橘白 一钱　炒杭菊 一钱五分　川贝
母 二钱　生熟谷芽（各）三钱　钩藤 三钱　荷叶边 一角

五诊　胸闷脘痛，脐腹饱胀，头眩咳嗽，舌苔干腻，脉弦细而涩。此血虚不能养肝，肝气横逆，犯胃克脾，通降之令失司。木喜条达，胃以通为补，再拟泄肝理气，通胃畅中。

当归须 一钱五分　大白芍 二钱　银柴胡 七分　潼白蒺藜
（各）一钱五分　朱茯神 三钱　砂仁（后下）八分　橘白络

（各）一钱　金铃子 二钱　全瓜蒌 四钱　制香附 一钱五分
煅瓦楞 四钱　黑芝麻 三钱　炒谷麦芽（各）三钱　地枯
萝 三钱

　　　　　　按　本案乃素有阴虚，肝气夹痰浊上犯。痰浊阻肺，则痰多咳
　　　　　　嗽，肝气犯胃则脘痞撑胀。降气和胃，宣肺化痰先治其标。
　　　　　　旋覆代赭汤随症加减。

李先生　前投芳香化浊，辛开苦降之剂，泛恶渐止，胸脘不舒，纳谷减少，
　　　　小溲淡黄，口苦不欲饮，余湿夹痰浊逗留中焦，太阴健运失常，阳
　　　　明通降失司。今宜理肝和胃，宣气化痰，尚希明正。

白蒺藜 三钱　仙半夏 二钱　广陈皮 一钱　藿香梗 一钱五分
赤茯苓 三钱　制川朴 八分　白蔻仁 八分　姜竹茹 一钱五分
福泽泻 一钱五分　通草 八分　炒谷麦芽（各）三钱　佛手
八分　佩兰梗 一钱五分

　　　　　　二诊　泛恶渐止，胸闷稍舒，纳谷减少，四五日来未更衣，且有头
　　　　　　眩，脉象濡滑，苔腻未化。肝气肝阳上升，痰浊中阻，阳明
　　　　　　通降失司，再宜理脾和胃，泄肝化湿。

藿香梗 一钱五分　广陈皮 一钱　仙半夏 二钱　白蔻壳 八分
穭豆衣 三钱　赤茯苓 三钱　枳实炭 一钱　火麻仁 四钱　姜
竹茹 一钱五分　福泽泻 一钱五分　炒谷麦芽（各）三钱　钩
藤（后下）三钱　郁李仁 三钱　佩兰梗 一钱五分

　　　　　　三诊　腑气已通，脐腹隐痛，咳嗽则痛更甚，纳谷减少，脉象濡
　　　　　　滑。肝气横逆，脾胃不和，升降之令失司，胃为阳土，得阴
　　　　　　始和，姑宜养胃阴以柔肝，理气机而畅中。

川石斛 二钱　仙半夏 一钱五分　广陈皮 一钱　白蒺藜 二钱
赤茯苓 三钱　制香附 一钱五分　砂仁壳 八分　川郁金 一钱

五分　佩兰梗 一钱五分　炒谷麦芽（各）三钱

> 按　本案为湿阻中焦，以湿偏重。理气化湿而畅其中。肝阳升而头眩加钩藤：胃阴不足而纳少，加石斛。通腑不用大黄、芒硝峻下，而以火麻仁、郁李仁润下。恐峻下伤及正气。

白宝山　湿温夹滞，太阴阳明为病，身热三天，胸闷泛恶，腹鸣、泄泻红水，口干欲饮，舌苔腻黄，脉象濡数。症势非轻，姑拟清解伏温，芳香化湿。

淡豆豉 三钱　藿香梗 二钱半　大腹皮 二钱　炒黑荆芥 一钱
银花炭 三钱　赤茯苓 三钱　六神曲 三钱　生苡仁 四钱　炒赤
芍 二钱　连翘壳 三钱　焦楂炭 三钱　炒车前子 三钱　荷叶 一角

> 按　此案为湿温化热，积于中焦。泄泻红水，除治以清化外，酌加凉血祛风之品，如赤芍、荆芥。炭剂收敛、如焦楂炭、银花炭；"利小便所以实大便"，如车前子、赤茯苓。

夏先生　寒热渐解，而未能尽退，头痛亦减，而咳嗽痰内带红，胸闷不思饮食，腹鸣泄泻，小溲短少，舌中后薄腻，脉象左弦数右濡缓。风温之邪，蕴袭上焦，湿滞内阻，太阴阳明为病，清不升而浊不降也。还虑缠绵增剧，再宜清温化痰，和中分利。清其温，即所以退其热；利小便，正所以实大肠也。

煨葛根 一钱　银花炭 三钱　象贝母 三钱　赤猪苓（各）
三钱　炒扁豆衣 三钱　大腹皮 二钱　陈广皮 一钱　焦楂炭
三钱　炒车前子 三钱　范志曲 三钱　陈莱菔英 三钱　炒苡
仁 四钱　干荷叶 一角　藕节 三枚

> 二诊　湿温八天，身热时轻时剧，胸闷不思饮食，腹鸣泄泻黄水，小溲短赤，口干欲饮，舌苔干腻，脉象濡滑而数。伏温蕴湿

夹滞交阻，太阴阳明为病，清不升而浊不降也。昨投清温化痰，和中分利之剂，尚觉合度，仍守原意出入。

煨葛根 一钱　银花炭 三钱　象贝母 三钱　赤猪苓（各）
三钱　炒扁豆衣 三钱　大腹皮 二钱　陈广皮 一钱　焦楂炭
三钱　炒车前子 三钱　炒谷芽 三钱　炒苡仁 三钱　陈莱菔
英 三钱　干荷叶 一角

> 按　此案乃风温袭其肺，湿热干其中。袭于肺则咳嗽痰红；干其中则清浊不分，腹鸣泄泻黄水。用方多以清化和中分利之剂。以治其中，生痰之源清则贮痰之器空，乃探本求源之法。

郑先生　湿温九天，身热早轻暮重，渴喜热饮，腹痛泄泻，纳谷减少，舌苔薄白而腻，四肢微冷，脉濡无力。水谷之湿内蕴夹滞交阻，时气之邪外受，太阳太阴为病。湿流关节，故遍体酸疼；湿多成五泄，故便泄不止。身热不渴，阴盛格阳之见象。湿为阴邪，非温不化，今拟助阳化湿，和中消滞。

熟附片 五分　赤猪苓（各）三钱　生白术 二钱　大腹皮
二钱　陈广皮 一钱　焦楂炭 三钱　藿香梗 钱半　鸡金炭
二钱　炮姜炭 五分　春砂壳 八分　炒谷芽 三钱　炒苡仁
三钱　清水豆卷 四钱　干荷叶 一角

> 二诊　湿温十天，四肢已温，身热略减，腹痛泄泻略见轻减。咯痰不爽，渴喜热饮，舌苔薄腻，脉象濡滑。太阳阳明之邪传入太阴，湿滞内阻，清气不升。湿为黏腻之邪，最难骤化，再宜健运太阴，温化湿邪。

清水豆卷 四钱　炮姜炭 五分　生白术 二钱　清炙草 五分
大腹皮 二钱　陈广皮 一钱　煨木香 四分　煨葛根 一钱
炒谷芽 三钱　炒苡仁 三钱　荷叶 一角

按　本案湿温以湿偏重者，又称脾湿；损及中阳，为湿温之变证。腹痛便泄不止而见肢冷，脉无力。非温不能化湿，用附片、干姜温中而化湿。但湿中仍蕴火，过用虑化燥偏火生风。泄泻见轻、四肢已温，立撤附留姜，小制其剂。

陈左　湿温十天，呕恶较减，胸闷渴喜热饮，舌苔白腻，脉象濡滑，少阴有寒，太阴有湿。昨投温经达邪，芳香化浊之剂，颇为合度，仍宗原法进步。

熟附片 八分　清水豆卷 六钱　藿香梗 钱半　赤茯苓 三钱
仙半夏 二钱　枳实炭 一钱　福泽泻 钱半　六神曲 三钱　白
蔻壳 八分　佩兰梗 钱半　甘露消毒丹（包煎）四钱

按　此案为湿温以湿偏重、兼有寒象，芳香、清化之剂中加温经之附子。苔白腻者用之合度。若舌红、溲短赤，用之唯恐煽火。证减药撤，不可过用。

欧阳先生　温邪十三天，身热不退，汗泄不畅，口干欲饮，舌质红苔薄腻，梦语如谵，早用凉下，致大便泄泻七八次，小溲短赤。伏温化热，蕴蒸阳明，因下之后，邪不外达，而反内移大肠，颇虑昏厥之变。脉象濡数，姑拟辛凉解肌，使伏温之邪得从气分而解为幸。

粉葛根 二钱　天花粉 三钱　鸡苏散（包）三钱　赤茯苓
三钱　金银花 三钱　连翘壳 三钱　象贝母 三钱　霜桑叶
三钱　炒扁豆衣 三钱　生熟谷芽（各）三钱　地枯萝 三钱
白茅根（去心）二扎　荷叶 一角

二诊　温邪十四天，得汗身热较轻，口干欲饮，腹痛便溏，舌质红苔罩白，脉濡数，小便短赤，胸闷痞塞，《伤寒论》云："太阳病误下，致成痞气。"邪传太阴，清气不升，而为腹满下痢也。羔势尚在重途，还虑变迁，再宜解肌达邪，和中分利。

煨葛根 二钱　银花炭 三钱　连翘壳 三钱　赤茯苓 三钱　炒
扁豆衣 三钱　生苡仁 四钱　六神曲 三钱　陈广皮 一钱　大
腹皮 二钱　炒赤芍 二钱　陈莱菔英 三钱　荷叶 一角

> 三诊　温邪十五天，有汗身热较轻不退，腹痛泄泻亦减，而未能尽
> 止，口干不多饮，小溲短少，夜不安寐，舌苔糙白，脉象濡
> 滑而数。伏温蕴湿逗留募原，太阴阳明为病。还虑变迁，再
> 宜解肌达邪，和中分利。

煨葛根 钱半　赤茯苓（朱砂拌）三钱　六神曲 三钱　大腹
皮 二钱　连翘壳 三钱　清水豆卷 四钱　银花炭 三钱　益元
散（包）三钱　炒扁豆衣 三钱　陈广皮 一钱　苦桔梗 一钱
生苡仁 四钱　荷叶 一角

> 四诊　温邪十六天，身热较轻不退，汗不至足，腹痛阵作，泄泻止
> 转为便黑，渴喜热饮，小溲短少，夜不安寐，苔薄腻黄，脉
> 滑数。此无形伏温，与有形湿滞互阻，少阳阳明为病。大便
> 色黑，夹宿瘀也。能得不生他变，可望入于坦途，再宜和解
> 清温，祛湿去瘀。

银柴胡 一钱　粉葛根 一钱　炒豆豉 三钱　赤茯苓（朱砂
拌）三钱　福泽泻 钱半　枳实炭 一钱　炒银花 三钱　连翘
壳 三钱　炒赤芍 二钱　焦楂炭 三钱　通草 八分　炒竹茹
二钱　荷叶 一角

> 五诊　湿温二十四天，身热十去其九，口干不多饮，小溲短赤，五
> 日未更衣，苔薄黄，脉濡数。面黄无华，夜不安寐，气阴暗
> 伤，余温湿热未楚，胃不和则卧不安。兼之肛痛肿痛，亦是
> 湿热下注所致。一波将平，一波又起。宜清温化湿，和胃
> 祛瘀。

青蒿梗 钱半　嫩白薇 钱半　西茵陈 钱半　赤茯苓（朱砂
拌）三钱　益元散（包）三钱　通草 八分　生赤芍 二钱　连

翘壳 三钱　广橘白 一钱　炒竹茹 二钱　炒谷芽 三钱　杜赤
豆 一两

>　按　湿温初起，邪在卫气，宜用宣化。此案过早运用凉下，而致
>　　　湿热不得外解而入里。邪在阳明，热蒸心包则梦谵；损及中
>　　　阳则泄泻。先以解肌达邪，和中分利，使邪有出路而不内
>　　　陷，甚致厥脱。使湿去则温清，余湿未化之后期，自以清化
>　　　余湿，和胃生津为要诀。

张左　湿温两候，有汗身热不解，腹鸣泄泻，口干不多饮，烦躁少寐，舌
　　　苔干燥无津，脉象濡数无力。此正虚不能托邪外出，津无上承，太
　　　阴为湿所困，清气下陷。还虑正不胜邪，致生变迁。宜养阴清温，
　　　和中化湿。

南沙参 三钱　生甘草 八分　炒青蒿梗 钱半　赤茯苓 三钱
炒扁豆衣 三钱　炒怀山药 三钱　生苡仁 四钱　炒银花 四钱
炙粟壳 三钱　嫩钩钩（后入）三钱　鲜荷叶 一角　香稻叶
露（后入）四两　生白术 二钱　嫩白薇（炒）钱半

>　按　本案乃湿温伤正，波及中气、津液。属湿温之变证。清温化
>　　　湿治其本；津伤，用养阴不碍邪之沙参润之；中气下陷，用
>　　　扁豆衣、怀山药、白术、粟壳补中涩肠以止腹泻。涩肠之品
>　　　于苔腻者恐其恋邪不可用之。此苔干无津属正虚，稍用证减
>　　　即止。

郭小姐　伏温夹湿夹滞，太阴阳明为病，发热十八天，汗泄不畅，口干不多
　　　　饮，小溲短赤，腹痛泄痢，夹血甚多，舌质红苔薄腻微黄，脉象濡
　　　　数。伏温蕴蒸阳明，湿热滞郁于曲肠，气机窒塞，表里同病。拟解
　　　　肌清温，而化湿浊。

粉葛根 钱半　炒黑荆芥 一钱　炒赤芍 二钱　炒银花 三钱

连翘壳 三钱　净蝉衣 八分　细青皮 一钱　鸡苏散（包）
三钱　苦桔梗 一钱　焦楂炭 三钱　象贝母 三钱　香连丸
（包）一钱　干荷叶 一角

二诊　湿温十九天，得汗表热略减，腹痛泄痢次数亦少，胸闷气
粗，口干欲饮，小便短数，白㾦布于胸膺之间，舌质红苔薄
腻黄，脉象濡数。咳嗽，咯痰不爽，伏温湿热蕴蒸气分，肺
胃宣化失司，湿浊郁于曲肠，气机流行窒塞，再宜前法进治。

粉葛根 钱半　金银花 三钱　连翘壳 三钱　鸡苏散（包）
三钱　净蝉衣 八分　苦桔梗 一钱　象贝母 三钱　炒赤芍
二钱　焦楂炭 三钱　香连丸（包）一钱　通草 八分　荸荠
梗 钱半　荷叶 一角

按　本案乃湿热阻滞太阴阳明。太阴属肺，阳明属胃与肠。阻于
肺则咳嗽，咯痰不爽，气粗；阻于肠则腹痛泄痢；胃经热盛
则发热、汗多、口干、舌红苔黄。解肌宣肺治太阴，清化导
滞治阳明。

杨先生　湿温十八日，身热时轻时剧，未曾得汗，口干欲饮，大便溏泄黄
水，苔干白而腻，脉濡数无力。此乃正气已虚，伏热逗留少阳阳
明。湿在太阴，清气不升，颇虑正不胜邪，邪陷少阴，致昏厥之
变。姑拟扶正达邪，和中分利，冀望应手为幸，尚希明正。

南沙参 三钱　银州柴胡 一钱　粉葛根 钱半　赤茯苓（朱砂
拌）三钱　炒扁豆衣 三钱　生白术 二钱　银花炭 三钱　焦
楂炭 三钱　炒谷芽 三钱　炒苡仁 三钱　炒黑荆芥 一钱　干
荷叶 一角

二诊　湿温十九天，身热早轻暮重，口干不多饮，腹鸣便泄，日夜
五六次，形瘦神疲，脉象濡数无力，舌苔干腻，气阴已伤，
不能托邪外出，邪入太阴，清气上升，还虑正不胜邪，致生

变迁。再宜养正达邪，和中化湿，冀望泄止热减，始能出险入夷。尚希明正。

南沙参 三钱　生甘草 五分　银柴胡 一钱　粉葛根 二钱　赤茯苓（朱砂拌）三钱　炒扁豆衣 三钱　生白术 二钱　嫩白薇（炒）钱半　银花炭 三钱　焦楂炭 三钱　炒怀山药 三钱　炒谷芽 三钱　炒苡仁 三钱

三诊　湿温二十天，身热朝轻暮重，口干不多饮，腹鸣泄泻，日夜五六次。痧子已布，形瘦神疲，脉象濡数无力，苔薄腻。气阴已伤，不能托邪外出，邪入太阴，清浊混淆。还虑正不胜邪，致生变迁。再宜养正达邪，和中化湿。

南沙参 三钱　生甘草 六分　银柴胡 一钱　粉葛根 一钱　赤茯苓（朱砂拌）三钱　炒扁豆衣 三钱　生白术 二钱　炒黑荆芥 一钱　银花炭 三钱　焦楂炭 三钱　青龙齿 三钱　炒谷芽 三钱　炒苡仁 三钱　戊己丸（包）一钱　干荷叶 一角

按　本案乃湿热伤及气阴，损及太阴。以养正达邪为首务。益气养阴和中健脾，用沙参、扁豆衣、生白术、怀山药之类；达邪清热解肌分利，用柴胡、葛根、白薇、银花、苡仁、荆芥之类。

郁小姐　湿温十九天，有汗身热，时轻时剧，手指逆冷，渴喜热饮，白痦布而即隐，舌苔干腻而黄，胸闷泛恶，谷食不进，神疲委顿，脉象左细弱模糊右濡滑而数，重按无神。此气阴两伤，津无上承，湿热痰浊逗留中焦，肺胃宣化失司。颇虑正不胜邪，致厥脱之变。勉拟养正和胃而化痰湿，未识能得转机否？

南沙参 三钱　吉林参须 八分　川象贝（各）二钱　赤茯苓（朱砂拌）三钱　广橘白 一钱　炒竹茹 钱半　通草 八分　嫩白薇 钱半　嫩钩钩（后入）三钱　枇杷叶（去毛、包）四张

鲜建兰叶（去毛）五张　香稻叶露（后入）四两　佛手露
（冲服）一两

按　本案乃湿热之变证，湿热未除，正气已伤。湿热逗于肺则胸
闷；留于中焦，阻滞气机则泛恶谷食不进；化热而渴，苔干
腻而黄。伤于正则手指逆冷，神疲委顿，脉弱模糊。急以扶
正，以防厥脱之变。吉林参救逆力强；川象贝、橘白、枇杷
叶宣降肺气；竹茹、佩兰、露类芳香醒胃气。赤茯苓、通草
渗利，欲给湿以出路。

赵童　湿温已延月余，身热早轻暮剧，有时畏冷背寒，热盛之时，谵语郑
声，渴喜热饮，小溲短赤，形瘦骨立，纳谷衰微，舌质红苔薄黄，
脉象虚弦而数，白疹布而不多、色不显明。良由病久正气已虚，太
少之邪未罢，蕴湿留恋膜原，枢机不和，颇虑正不敌邪，致生变
迁。书云：过经不解，邪在三阳。今拟小柴胡合桂枝白虎汤加减，
本虚标实，固本去标为法。

潞党参 一钱五分　软柴胡 一钱　生甘草 五分　仙半夏 二钱
熟石膏（打）三钱　赤茯苓（朱砂拌）三钱　炙远志 一钱
川桂枝 八分　通草 八分　泽泻 一钱五分　焦谷芽 三钱　佩
兰叶 一钱五分

二诊　进小柴胡合桂枝白虎汤加减，寒热渐退，谵语亦止，白疹布
而渐多，脉象濡数，苔薄黄。太少之邪，已有外达之势，口
干不多饮，精神疲倦，谷食衰微，正气已夺，脾胃鼓舞无
权。今拟制小其剂，扶正祛邪，理脾和胃，冀胃气来复，自
能入于坦途。

潞党参 一钱五分　银柴胡 一钱　生甘草 五分　云茯苓（辰
砂拌）三钱　仙半夏 二钱　粉葛根 一钱五分　广橘白 一钱
佩兰叶 一钱五分　白薇 一钱五分　川通草 八分　生熟谷芽
（各）三钱　生姜 一片　红枣 三枚

按　本案湿温邪留少阳则身热早轻暮重。背寒者，太阳之邪未解；谵语郑声，邪在阳明化热熏蒸心包。邪在三阳，以柴胡、半夏去少阳，桂枝解太阳，石膏清阳明，配芳化渗利治其本。辨证得当，药进邪达。以祛余湿，理脾和胃以善其后。

郑世兄　湿温三候，身热得汗不解，腑行溏薄，口干不欲饮，唇焦齿垢，神识昏糊，始而谵语，继则不言，红疹白㾦，布而不透，㾦色枯黯，苔灰黄，脉细小而数，按之模糊，趺阳脉濡细，太溪脉不现。此里气早虚，邪陷厥阴，不得外达，微有气逆，肺金化源欲竭之象，脉症参合，危险万分！勉拟柴胡龙骨牡蛎救逆汤加减，扶正达邪而安神志，冀望一幸，尚祈前诊先生裁正。

吉林人参 一钱五分　银州柴胡 一钱五分　嫩白薇 一钱五分　朱茯神 三钱　煅牡蛎 三钱　花龙齿骨（先煎）（各）一钱五分　炙远志 一钱　川象贝（各）二钱　炒扁豆衣 二钱　干荷叶 一角　莲子心 五分

　　　　二诊　湿温三候余，身热不解，神识昏糊，始而谵语，继则不言，烦躁无片刻之宁，红疹白㾦布而不现，㾦色枯黯，舌灰腻而黄干糙无津，唇红，腑行溏薄，脉细小而数，趺阳脉濡细，太溪脉伏隐似现。此里气早虚，邪陷厥阴少阴，神不安舍，灵机堵塞，脉症参合，还虑厥脱！再拟扶正托邪，清神化痰，冀万一之幸，尚希前诊先生裁正。

吉林人参 一钱　银柴胡 一钱五分　嫩白薇 一钱五分　朱茯神 三钱　生甘草 六分　川雅连 四分　紫贝齿 四钱　炙远志 一钱　川象贝（各）二钱　炒银花 四钱　莲子心 四分　炒扁豆衣 三钱　真猴枣粉 二分　西黄粉 二分，两味同冲服

　　　　三诊　湿温二十二天，身热不解，神志昏糊，不言不语，烦躁略减，红白疹布而不显，苔灰腻糙黄，脉濡细而数，趺阳太溪两脉与昨仿佛，稍有咳嗽。里气早虚，伏温内陷少阴厥

阴，无路可出，痰热蒙蔽心包，灵机堵塞，恙势尚在险关，还虑厥脱之变！仍拟养正和解，清神涤痰，尚希前诊先生裁正。

南沙参 三钱　银柴胡 一钱五分　嫩白薇 一钱五分　朱茯神 三钱　炙远志 一钱　益元散（包）三钱　霜桑叶 三钱　光杏仁 三钱　川象贝（各）二钱　瓜蒌皮 三钱　炒银花 四钱　莲子心 五分　炒竹茹 一钱五分　枳实炭 七分　大荸荠（洗打煎汤代水）四两　真猴枣粉 二分　西黄粉 二分　枇杷叶露（炖温冲服）二两

　　　　按　本案乃湿温之重危变证。邪陷厥阴，不得外达，神不安舍。急以清神化痰，扶正救逆，恐其厥脱。

解太太　湿温五候，身热较轻不退，咳嗽痰多泛恶，不能饮食，舌苔薄腻，脉象濡滑带数。余邪蕴湿酿痰，逗留上中二焦，肺胃宣化失司。还虑正不胜邪，致生变迁。今拟和解枢机，宣气淡渗，尚希明正。

银柴胡 一钱　嫩白薇 钱半　仙半夏 二钱　赤茯苓（朱砂拌）三钱　白蔻壳 八分　姜竹茹 二钱　福泽泻 钱半　光杏仁 三钱　象贝母 三钱　炒谷麦芽（各）三钱　佩兰梗 钱半　冬瓜子 三钱　枇杷叶（去毛，包煎）四张

　　　　按　本案为邪在气分之初，以宣化淡渗治之。

胡太太　湿温夹滞，太阴阳明为病。身热两候，得汗不解，胸闷泛恶，口干不多饮，遍体骨楚，舌边红苔薄白而腻，脉濡滑而数。此无形之温，与有形之湿蕴蒸募原，湿不化则气不宣，气不宣则湿不化。拟解机达邪，芳香化湿。

粉葛根 钱半　炒豆豉 三钱　藿香梗 钱半　枳实炭 一钱　制川朴 一钱　仙半夏 二钱　赤茯苓 三钱　白蔻壳 八分　福泽泻 二钱　炒麦芽 三钱　姜竹茹 二钱　甘露消毒丹（包煎）四钱

　　　　　　按　本案湿温邪在卫气，治以解肌、宣化、芳香利湿。

姚先生　湿温三候，身热入夜甚壮，汗多不解，口干不多饮，小溲短数，神志似有模糊之状，唇焦，舌苔薄腻，脉象濡滑而数。此温在阳明，湿在太阴，蕴蒸气分，漫布三焦，白疹隐隐，湿热有暗泄之机。虑其缠绵增剧，拟苍术白虎汤加减，清阳明之温，化太阴之湿。

制苍术 七分　生石膏（打）三钱　净蝉衣 八分　赤茯苓（朱砂拌）三钱　枳实炭 一钱　地枯萝 三钱　炒竹茹 二钱　光杏仁 三钱　通草 八分　块滑石（包）三钱　冬瓜子 三钱

　　　　二诊　湿温二十三天，身热朝轻暮重，汗多不解，咽喉黏痰已少，口干欲饮，小溲短赤，唇焦，苔干腻而黄，左脉弦数右脉濡滑而数。风温夹湿热逗留募原，阳明为病，湿亦化燥，消灼津液，津少上承，白痦布而不多，还虑变迁。今拟生津清温，清肺化痰。

天花粉 三钱　鸡苏散（包）三钱　青蒿梗 钱半　朱茯神 三钱　金银花 三钱　连翘壳 三钱　通草 八分　鲜竹茹 二钱　枳实炭 八分　象贝母 三钱　嫩白薇 钱半　净蝉衣 八分　活芦根 一尺

　　　　三诊　湿温二十七天，壮热渐减，口干欲饮，唇焦，舌质红，苔糙黄无津，脉象濡滑而数。少阴阴液暗伤，津少上承，伏温化热蕴蒸阳明之里，津液被火炼而为痰，痰热阻于肺胃，故咯痰不爽，而音声不扬也。白疹布而不多，还虑增变，再宜生津清温，清肺化痰，尚希明正。

天花粉 三钱　肥知母 钱半　青蒿梗 钱半　朱茯神 三钱　金
银花 三钱　连翘壳 三钱　川象贝（各）二钱　鲜竹茹 二钱
通草 八分　白茅根（去心）二扎　枇杷叶露（后入）六两

　　　　四诊　湿温二十九天，壮热十去七八，渴不多饮，咽喉痰阻亦减，
　　　　　　　神疲肢倦，唇焦，苔薄腻，舌尖红，耳聋失聪，红疹渐布，
　　　　　　　六七日未更衣，脉象濡小而数，阴液暗伤，伏邪未楚。稍有
　　　　　　　泛恶，胃有痰浊故也。再宜清温涤痰，宣肺和胃，去疾务尽
　　　　　　　之意。

川象贝（各）二钱　瓜蒌皮 三钱　嫩白薇 钱半

　　　　　按　此案为湿温邪在中焦，以热偏重。先清阳明热，化太阴湿。
　　　　　　　继夹风温袭肺，治佐清肺化痰生津和胃。

陈小姐　　湿温匝月，正虚邪陷三阴，虚阳外越，神不守舍，脉伏肢冷，神糊
　　　　　谵语，气逆喉中痰声辘辘，舌质红无津，肺金化源告竭，阴尽津
　　　　　枯，则危在旦夕间矣。勉拟回阳救阴，敛阳安神，亦不过尽人力以
　　　　　冀天佑。

别直参 钱半　大麦冬 三钱　五味子 五分　熟附块 钱半　煅
牡蛎 四钱　花龙骨（先煎）三钱

　　　　　按　此案为湿温伤正之变证，虚阳外越，化源告竭。治以回阳救
　　　　　　　逆，敛阳安神，参附龙牡急救之。

张左　　　湿温月余，身热已退，大腹微满，脉象虚细。正气已伤，余湿未
　　　　　楚，脾胃运化失常，再宜养正健脾，而化余湿。

吉林参须 一钱　川象贝（各）二钱　瓜蒌皮 三钱　抱茯
神 三钱　广橘白 一钱　光杏仁 三钱　佩兰梗 钱半　通草

八分 冬瓜子皮（各）三钱 生熟谷芽（各）三钱 资生丸
（包煎）三钱

> 按 本案为湿温瘥后，余湿未清，伤及中焦，以养正健脾、清化
> 余湿。

项太太 湿温后气阴两亏，余湿留恋，脾胃不和，口有甜味，脘中嘈杂，纳
少，小便短赤，汗多心悸，动则头眩，舌前半红绛中后微腻，脉象
细弱。宜养正和胃，苦化湿热。

西洋参 钱半 川雅连（水炒）三分 川贝母 二钱 瓜蒌
皮 三钱 朱茯神 三钱 青龙齿（先煎）三钱 白通草 八分
广橘白 一钱 佩兰梗 钱半 生熟谷芽（各）三钱 浮小
麦 四钱 嫩钩钩（后入）四钱

> 按 本案乃湿温瘥后余湿未清，气阴两亏。甘寒养阴益气，苦寒
> 清化湿热。

丁老兄 复病湿温，已有十天，有汗身热不退，渴喜热饮，小溲淡黄而长，
神识模糊，谵语妄言，或时喜笑，舌苔干腻无津，脉象滑数而乱。
咳痰不爽，客邪夹痰湿逗留募原，蒙蔽清窍，神明无以自主，症势
危笃。勉拟清解伏邪，清神涤痰，尚希明正。

银州柴胡 一钱 银花炭 三钱 嫩白薇 钱半 朱茯神 三钱
枳实炭 一钱 炒竹茹 钱半 川象贝（各）二钱 益元散
（包）二钱 天竺黄 二钱 陈胆星 八分 紫贝齿 三钱 鲜石
菖蒲 一钱

{ 万氏牛黄丸
一粒，研末
冲服。 }

> 二诊 复病湿温，已有十一天，身灼热，得汗不解，渴不知饮，神
> 识模糊，不能言语，舌干燥黄无津，脉数而乱。伏邪湿热化
> 燥，伤阴劫津，邪陷厥阴，肝风内动，内闭外脱，即在旦夕

间矣。勉拟生津清温，开窍涤痰，尽人力以冀天眷，尚希明正。

鲜铁皮石斛 四钱　羚羊角片（另煎冲）四分　生石膏（打）四钱　金银花 四钱　枳实炭 一钱　鲜竹茹 钱半　川象贝（各）二钱　石菖蒲 一钱　竹沥半夏 二钱　天竺黄 二钱　紫雪丹（冲服）八分　淡竹沥（冲服）一两

按　此案为湿温夹痰，蒙蔽清窍。治以清热涤痰开窍，渐见化燥伤津，急以生津清热。

聂左　　湿温十九天，壮热，渴喜热饮，红斑满布，肤目皆黄，小溲短赤，舌质红，苔老黄，脉象濡数。阴液已伤，津少上承，伏温湿热逗留募原，肺失输布之权，能得不生变端，可望出险入夷。宜生津清温，淡渗湿热，尚希明正。

鲜石斛 五钱　天花粉 三钱　肥知母 二钱　茯苓皮 四钱　西茵陈 二钱　青蒿梗 钱半　川象贝（各）二钱　益元散（包）三钱　连翘壳 三钱　黑山栀 二钱　嫩白薇 钱半　通草 八分　鲜竹茹 二钱　茅芦根（各）一两　枇杷叶露（后入）四两　野蔷薇花露（后入）四两

按　本案湿温阴伤，拟用生津不恋邪，祛湿不伤阴之品，清热淡渗为佐。

盛小姐　　发热六天，表不热而里热甚，气急胸闷，口干引饮，心火炽盛，胆怯如见鬼状。适值经来，行而不多，腑气六日未行，邪热不得从外而解，反陷血室，夹痰热蒙蔽心窍，神明无以自主；阴液暗伤，津少上承，症势重险，颇虑痉厥之变。

炒黑荆芥 一钱　银柴胡 一钱　粉丹皮 二钱　炒赤芍 二钱

朱茯神 三钱　炙远志 一钱　金银花 三钱　连翘壳 三钱　枳
实炭 一钱　石菖蒲 八分　天花粉 三钱　杜红花 八分　桃仁
泥（包）三钱　延胡索 一钱

> 按　此案为湿温正值经期，内陷血室，扰乱心神，治以清热凉血
> 解毒佐以活血。薛生白曰："热入血室……不第凉血并须解
> 毒，然必重剂，乃可奏效。"此剂不属重剂，且未通腑气，
> 故有阴液暗伤、痉厥之虑。

陆右　湿温绵延两月，身热不扬，渴喜热饮，咳嗽痰多，四肢厥冷，舌苔
薄白而腻，脉象濡细，正气已伤，蕴湿留恋募原，阴盛格阳，内
真寒而外假热也。恙势尚在险途，宜扶正助阳，和胃化湿，尚希
明正。

吉林参须 八分　熟附片 八分　清水豆卷 四钱　云茯苓 三钱
水炙远志 一钱　仙半夏 钱半　陈广皮 一钱　大砂仁（研、
后下）五分　藿香梗 钱半　炒谷麦芽（各）三钱　佩兰梗
钱半　象贝母 三钱　冬瓜子 三钱　酒炒桑枝 三钱

> 按　本案湿温湿盛伤阳，而见四肢厥冷。格阳于上则见脉细、身
> 热、渴喜热饮。用参附扶正助阳，豆卷、半夏、象贝宣化，
> 藿佩芳化，茯苓、冬瓜子淡渗。

崔左　湿温类疟，寒热屡发，胸闷泛恶，舌苔白腻，脉象弦滑而数，是秋
温伏邪蕴于募原；大便溏薄，阳明少阳太阴三经为病。症属缠绵，
宜和解枢机，芳香化湿。

软柴胡 一钱　仙半夏 二钱　炒豆豉 三钱　枳实炭 一钱　赤
茯苓（朱砂拌）三钱　大腹皮 二钱　福泽泻 钱半　六神
曲 三钱　制川朴 八分　广藿香 钱半　佩兰梗 钱半　甘露消
毒丹（包煎）五钱

按 本案湿温阻滞气分，邪在半表半里，以湿偏重，故称脾湿。
治以和解，芳化淡渗，稍佐清热。

湿 阻

姜左 气湿内阻，脾胃运化失常，胸闷纳少，神疲肢倦，姑拟运脾化湿，
和胃畅中。

白蒺藜 三钱　陈广皮 一钱　厚朴花 钱半　赤茯苓 三钱　炒
枳壳 一钱　春砂壳 八分　炒谷麦芽（各）三钱　地枯萝
二钱　佩兰梗 钱半　佛手 八分

按 湿阻者，湿邪阻于中焦脾胃，化热不显。辨证要点，胸闷
重，苔白腻。治多以理气畅中化湿为主。与湿温治疗不同，
是多用厚朴、蔻仁、苍术温燥之品。此案以枳壳、陈皮、佛
手理气；厚朴畅中燥湿；佩兰等化湿。

黄左 湿阻中焦，脾胃运化失常，胸脘痞闷，不思饮食，小便不畅，舌
苔薄白而腻。当宜运脾和胃，芳香化湿；其病不在大肠，徒攻无
益也。

清水豆卷 四钱　藿香梗 钱半　陈广皮 一钱　制川朴 一钱
赤茯苓 三钱　福泽泻 钱半　白通草 八分　白蔻壳 八分　六
神曲 三钱　炒谷麦芽（各）三钱　佩兰梗 钱半　生熟苡仁
（各）三钱

按 本案证见胸闷脘痞苔白腻为湿阻之象。以厚朴、豆蔻畅中；
谷麦芽、神曲和胃；藿香、佩兰芳化。茯苓、泽泻、通草通
利之。

朱左　　伏邪蕴湿内阻，脾胃不和，形寒头胀，胸闷泛恶，苔薄腻，脉濡滑。宜解肌达邪，和胃化湿。

川桂枝 五分　炒赤芍 钱半　清水豆卷 六钱　藿香梗 钱半　陈广皮 一钱　赤茯苓 三钱　仙半夏 二钱　枳实炭 一钱　白蔻仁（后下）五分　六神曲 三钱　炒谷麦芽（各）三钱　佩兰梗 钱半　生姜 一片

　　　　二诊　痰湿内阻，脾胃运化失常，胸闷纳少，渴喜热饮，舌苔薄腻，脉象濡滑。宜理脾和胃，化湿畅中。

陈广皮 一钱　制苍术 一钱　制川朴 一钱　赤茯苓（砂仁拌）三钱　仙半夏 钱半　白蔻壳 八分　福泽泻 二钱半　六神曲 三钱　炒谷麦芽（各）三钱　佩兰梗 钱半　佛手 八分

　　　　按　本案湿在卫气，客于肌表，阻于脾胃，以解肌和胃化湿为首务。卫分之邪已除，转为畅中化湿。解肌用桂枝、豆卷，畅中用厚朴、苍术温燥之品，芳香化湿参入其中。

痉 证

陈幼　　两目上窜，时剧时轻，今晚角弓反张，脐腹疼胀，舌强不利吮乳，舌尖边淡红中后薄腻，脉濡弱，哭声不扬。气阴暗伤，虚风内动，痰热逗留，肺胃气机窒塞，窍道不通。予息风安神，化痰宣肺法。

煅石决 三钱　朱茯神 三钱　川象贝（各）三钱　嫩钩钩（后下）三钱　青龙齿（先煎）三钱　炙远志 一钱　陈木瓜 二钱　山慈菇片 五分　净蝉衣 八分　炙僵蚕 三钱　珍珠粉（冲服）一分　金器（入煎）一具

二诊　角弓反张之势已和，舌强不利吮乳，手足心热，哭泣声哑，脉象弦细，风阳夹痰热上阻廉泉，横窜络道，肺胃气机窒塞不宣。再拟息风涤痰，清热宣肺。

霜桑叶 二钱　朱茯神 三钱　川象贝（各）二钱　嫩白薇 一钱五分　甘菊花 三钱　远志肉 一钱　炙僵蚕 三钱　青龙齿（先煎）三钱　净蝉衣 八分　煅石决明 三钱　山慈菇片 四分　嫩钩钩（后入）三钱　淡竹沥（冲服）一两　真猴枣珍珠粉（冲服，各）一分　金器（入煎）一具

按　本案为痰热灼伤阴液，虚风内动。息风安神治其标，清热宣肺治其本。方用龙齿、石决明、珍珠粉、金器等息风阳、安心神，猴枣、川象贝、淡竹沥、桑叶等清肺化痰。

朱幼　初病伏邪化热，消烁阴液，发热口渴，唇皮焦燥，过服清凉，以致脾阳受伤，清气下陷，小溲清长，而大便溏泄也，势成慢惊重症。急拟温肾运脾。

煨葛根 二钱　炒於术 一钱五分　陈广皮 一钱　扁豆衣 三钱　熟附片 八分　炙甘草 五分　焦谷芽 三钱　炮姜炭 四分　炒怀山药 三钱　干荷叶 一角

按　本案为过服寒凉，损及脾阳，经脉失于温煦而致痉。治以温中运脾之法，脾旺痉停而便泄止。

冯幼　先天不足，后天又弱，吐泻已久，神疲内热，口干不多饮，舌质红，指纹红紫带青，已过气关。呕吐伤胃，泄泻伤脾，脾阳胃阴两伤，肝木来乘，所谓阴虚生内热，阳陷则飧泄也，渐入慢惊一途，恐鞭长莫及矣。勉拟连理汤加味，温养脾胃，抑木和中，以望转机。

炒潞党参 一钱五分　炙甘草 五分　炮姜炭 三分　焦谷芽
三钱　陈木瓜 二钱　陈广皮 一钱　云茯苓 二钱　川雅连
三分　炒於术 一钱五分　灶心黄土（包）一两

　　　　　按　本案为久吐久泻，损及脾阳胃阴。肝木乘之可致慢惊。以温
　　　　　　　　中健脾养胃，防其痉变。

马左　　形寒畏冷，遍身骨楚，头项强痛，泛泛作恶，小溲短少，脉紧急，
　　　　苔薄腻。太阳阳明两经同病，急与葛根汤散其寒邪，不致缠绵是幸。

粉葛根 一钱五分　云茯苓 三钱　炒谷芽 三钱　川桂枝 五分
姜半夏 三钱　陈佩兰 一钱五分　净麻黄 五分　陈广皮 一钱
五分　炒香豉 三钱　煨姜 两片

　　　　　二诊　昨进葛根汤，得汗甚多，头项痛骨楚均舒，泛泛作恶已止。
　　　　　　　　身热头眩，口干欲饮，脉象弦数，苔薄腻黄，舌质红。太阳
　　　　　　　　之邪已解、阳明之热内炽，幸喜素体强盛，不致迁延。今与
　　　　　　　　桂枝白虎，一以清阳明之热，一以肃太阳之邪。

川桂枝 三分　赤茯苓 三钱　炒谷芽 三钱　生石膏（打）
三钱　江枳壳 一钱五分　省头草 一钱五分　天花粉 三钱
苦桔梗 八分　炒竹茹 一钱五分　干芦根（去节）五钱

　　　　　按　本案为风寒侵袭太阳、阳明之表，阳明内热炽盛。先以葛根
　　　　　　　　汤散太阳之表邪，强痛止，风寒几除，再以桂枝白虎调和营
　　　　　　　　卫，清阳明大热。

费左　　身热不退，头项强痛，角弓反张，神昏谵语，渴喜冷饮，脉象弦
　　　　数，苔薄腻舌红。前医迭投表散之剂，汗出太多，高年气阴本亏，
　　　　重汗乏阴，以致阴虚不能敛阳，二元不入于阳，若见风动呃逆，则
　　　　无望矣！急与桂枝羚羊角，未识能转危为安否。

粉葛根 一钱五分　朱茯神 三钱　生石决（先煎）四钱　川桂
枝 三分　羚羊角片 五分　鲜石菖蒲 一钱　嫩钩钩 三钱　天
花粉 三钱　天竺黄 一钱五分　鲜竹叶 三十张　活芦根（去
节）一尺

二诊　头项强痛轻减，身热亦略退，神志平静，渴喜多饮，脉细
数，苔腻，舌红。阴亏于下，阳浮于上。前方既见效机，仍
守原意出入。

粉葛根 一钱五分　朱茯神 三钱　生石决（先煎）五钱　羚
羊角 五分　石菖蒲 八分　嫩钩钩 三钱　天花粉 三钱　天竺
黄 一钱五分　川贝母 三钱　鲜竹叶 三十张　朱灯心 二扎

三诊　神志已清，头项强痛亦止，神疲欲卧，纳谷不香，脉濡细，
苔薄腻，险岭已逾，可告无虞。再与清养之品，善后可矣。

冬桑叶 三钱　朱茯神 三钱　生谷芽 三钱　甘菊花 三钱　川
贝母 三钱　香佩兰 一钱五分　生石决明（先）三钱　天花
粉 三钱　生竹茹 一钱五分　嫩钩钩（后入）三钱　鲜竹
叶 三十张

按　本案为热证误用辛温散剂，汗出而阴亏。阴虚不得敛阳，风
阳内初夹痰而致痉，症见角弓反张、头项强痛。以羚羊角、
钩藤、石决明平肝息风，天竺黄、竹叶、石菖蒲化痰清心，
天花粉、芦根补其阴，后以清养善其后。

寒 湿

章左　　感受时气之邪，袭于表分，湿滞互阻肠胃，清浊混淆，以致寒热无
汗，遍体酸疼，胸闷泛恶，腹鸣泄泻，日十余次，小溲不利，舌腻

脉浮，表里两病，勿轻视之。仿喻氏逆流挽舟之意，拟仓廪汤加减，疏解表邪，而化湿滞。

荆芥 一钱五分　防风 一钱　羌独活（各）一钱　桔梗 一钱
炒枳壳 一钱　赤茯苓 三钱　仙半夏 二钱　六神曲 三钱　焦
楂炭 三钱　干荷叶 一角　陈仓米 四钱　薄荷（后下）八分

> 按　仓廪散，即人参败毒散加陈仓米而成，祛邪和中，适用于噤口痢。本例因感受时邪而病泄泻，并无气虚之象，故去人参、甘草、柴胡、前胡、桔梗，加入荆芥、荷叶清宣疏散时邪，半夏、神曲燥湿和胃化积滞，使表邪清湿滞化而泄泻止，此即"逆流挽舟"法的具体运用。

谈右　泄泻黄水，为日已久，肾主二便，始因湿胜而濡泄，继因濡泄而伤阴。浊阴上干则面浮，清阳下陷则足肿。脾湿入于带脉，带无约束之权，以致带下频频。脾津不能上蒸，则内热口干。浮阳易于上升，则头眩眼花。腰为肾之府，肾虚则腰酸。脉象弦细，脾失健运之功，胃乏坤顺之德。营血虚则肝燥，脾湿陷则肾寒。拟参苓白术散加味，养胃扶土而助命火，譬之釜底添薪，则釜中之水，自能化气上行，四旁受其滋溉，则少火充足，胃纳渐加，即真阴自生，而湿自化，虚热乃不治自平矣。

炒潞党参 三钱　怀山药 三钱　焦白芍 三钱　煅牡蛎（先）
五钱　连皮苓 三钱　生甘草 八分　厚杜仲 三钱　红枣 三枚
炒於术 二钱　熟附子 二钱　煅龙骨（先）三钱

> 按　本例用党参、白术、茯苓、山药，仿参苓白术散，意在健脾益气；甘草、大枣补虚和中；附子、杜仲温阳益肾，是釜底添薪之法，加强脾家的运化功能；龙骨、牡蛎敛浮越之阳止头眩，又能涩肠止泻。合而成方有温阳健脾、益气助运止泻的作用。俟泄泻始止，中阳健旺，脾运得振，则诸恙皆可随之而瘥。

刘太太 肠澼转为溏泄黄水，日夜五六次，腹痛隐隐，内热，不思饮食，口干不多饮，脉象左濡小而数右脉濡细，苔薄腻而黄。此脾阳胃阴两伤，肠中湿热滞未楚，肝经气火内炽、还虑口糜呃逆之变。今拟养胃健脾，苦化湿浊，冀望泄止，能进谷食，方有转机，希明正之。

炒怀山药 二钱　生白术 二钱　炒扁豆衣 三钱　炒赤白芍
（各）一钱五分　赤茯苓（砂仁拌）三钱　陈皮 一钱　银花炭
三钱　砂壳 八分　炒谷芽 三钱　桔梗 一钱　佩梗 一钱五分
戊己丸（包）一钱　鲜荷叶 一角　银州柴胡 八分

　　按　本例脾胃虚弱，运化无权，清浊不分，且有湿热内蕴未清。故治以健脾和胃，清化湿热为主。方取参苓白术散，意在健脾和胃渗湿（原方尚有人参、米仁、甘草）。加戊己丸、赤白芍缓急止痛；银柴胡清内热；荷叶升清阳；银花、佩兰芳香清化湿热。如此使脾胃得运，湿热清而泄泻自止。

裴左 五更泄泻，延经数月，泻后粪门坠胀，纳谷衰少，形瘦色萎，舌无苔，脉濡细。命火式微，不能生土，脾乏健运，清气下陷。拟补中益气，合四神加减，益气扶土，而助少火。

炒潞党参 三钱　清炙黄芪 三钱　土炒於术 二钱　清炙甘草
五分　陈皮 一钱　炒补骨脂 一钱五分　煨益智 一钱五分
淡吴萸 五分　煨肉果 一钱　炮姜炭 八分　桂附地黄丸（吞
服）三钱

　　按　泄泻日久，肾阳虚衰失于温养，脾胃运化失常，黎明之前阳气未振，阴寒较甚，故腹痛肠鸣即泻，此为五更泻，又叫鸡鸣腹泻。本例五更泄泻并见脾虚下陷之象，所以方用补中益气汤升阳益气健脾。肾为胃之关，且病为寒从中生，非自外受，故用桂附地黄丸温阳益肾固关门。配以四神丸则脾肾同温，涩肠止泻。

王孩　泄泻旬日，腹鸣且胀，舌薄黄根白腻，指纹青，已至气关，面色萎黄。此太阴为病，健运无权，清气不升，浊气凝聚，恐有慢惊之变。姑仿理中汤加味。

生白术 二钱　炮姜炭 四分　熟附片 六分　清炙草 五分　云茯苓 二钱　陈皮 一钱　煨木香 五分　焦楂炭 一钱五分　炒荷蒂 三枚　炒怀山药 三钱　灶心黄土（包煎、煎汤代水）四钱

　　　　按　本例乃泄泻日久，脾气受伤，健运失权而见腹胀。久泻伤及脾阳，中阳不振，故用附子理中汤加减，去人参，加山药、茯苓、木香以益脾肾理气，陈皮、焦楂炭和胃消滞，荷蒂升举脾阳，灶心土温中涩肠，合而具有温中祛寒，健脾升阳止泻的功效。

宋右　暑湿夹滞交阻，肠胃为病，腹痛泄泻黄水，日十余次，胸闷不能纳谷，小溲短赤，口干欲饮，舌质红苔黄，脉濡数。治宜和中分利，利小便正所以实大便也。

煨葛根 二钱　赤猪苓（各）三钱　生白术 一钱五分　炒扁豆衣 三钱　陈皮 一钱　大腹皮 三钱　六神曲 三钱　炒车前子 三钱　春砂壳 八分　六一散（包）三钱　香连丸（吞服）一钱　干荷叶 一角　银花炭 三钱

　　　　按　本例为夏日暑气熏蒸，且多食生冷易生湿浊，伤及肠胃，传化失常而生泄泻。治以清化湿浊，和中分利。方用葛根、荷叶清热升清止泻；砂仁、大腹皮、陈皮和胃理气；白术、扁豆、六曲健脾化湿消积滞；车前子、猪苓、六一散利小便以实大便；银花炒炭用，既可清热解毒，又可涩肠止泻。

邬左　受寒夹湿停滞，脾胃两病，清不升而浊不降，胸闷泛恶，腹痛泄泻，苔腻脉迟。拟正气饮加减，芳香化浊，分利阴阳。

120

藿苏梗（各）一钱五分　陈皮 一钱　仙半夏 二钱　制川朴 一钱　赤茯苓（砂仁拌）四钱　大腹皮 二钱　白蔻壳八分　大砂仁（后下）八分　六神曲 三钱　焦楂炭 二钱　生姜 两片　干荷叶 一角　另纯阳正气丸（吞服）五分

> 按　本例为寒湿之邪侵袭肠胃，造成脾胃温运和升降功能失调。治拟化湿解表，理气和中。方用藿香正气饮去白芷、白术、茯苓、桔梗、甘草，加荷叶以轻清升阳；焦楂曲消肠胃积滞；砂仁、白豆蔻化湿而温运脾阳；纯阳正气丸吞服以温中止痛止泻，加强全方的功用。

痢 疾

徐奶奶　初起寒热泄痢，上为呕恶，脘胀作痛拒按，里急后重，今泄痢次数虽减，而腹痛依然，欲吐不能，渴喜热饮，自汗肢冷，左脉弦小而数右脉沉细，舌苔干白而腻。此乃邪陷三阴，虚阳逼津液外泄，湿滞内阻曲肠，气机窒塞不通，厥气失于疏泄，脾胃运化无权，颇虑阳亡厥脱，勿谓言之不预。急拟参附回阳，龙牡敛阳为主，寒热并用，取其错杂为佐，冀望阳气内返，气和滞化，始能出险入夷，尚希明正。

吉林参须 八分　熟附块 六分　陈皮 一钱　煅牡蛎 二钱　花龙骨（先煎）二钱　带壳砂仁 八分　仙半夏 二钱　金铃子 二钱　焦楂炭 三钱　水炒川连（吴萸三分同拌）三分　延胡索炭 一钱　炒扁豆衣 三钱　浮小麦 四钱

> 按　本例证见呕恶，脘痛，里急后重，腹痛，属湿热内阻、气机窒塞；渴喜热饮，自汗、肢冷为邪陷于内，虚阳外越，急拟参、附、龙、牡回阳救逆；左金丸治寒热错杂；二陈加理气之品和气化滞。此为出险之标治，入夷后仍需调治湿热之本。

王姬　　　寒热呕恶，饮食不进，腹痛痢下，日夜五六十次，赤白相杂，里急后重，舌苔腻布，脉象浮紧而数。感受时气之邪，袭于表分，湿热夹滞，互阻肠胃，噤口痢之重症。先宜解表导滞。

荆芥穗 一钱五分　青防风 一钱　淡豆豉 三钱　薄荷叶（后）八分　藿苏梗（各）一钱五分　仙半夏 二钱　枳实炭 一钱五分　苦桔梗 一钱　炒赤芍 一钱五分　六神曲 三钱　焦楂炭 三钱　生姜 两片　陈红茶 一钱

{ 另玉枢丹（开水先冲服）四分 }

　　　　　二诊　　得汗，寒热较轻，而痢下如故，腹痛加剧，胸闷泛恶，饮食不进，苔腻不化，脉象紧数。表邪虽则渐解，而湿热夹滞，胶阻曲肠，浊气上干，阳明通降失司，恙势尚在重途。书云：无积不成痢。再宜疏邪导滞，辛开苦降。

炒豆豉 三钱　薄荷叶 八分　吴萸（川雅连五分拌炒）三分　枳实炭 一钱　仙半夏 二钱　炒赤芍 一钱五分　酒炒黄芩 一钱　肉桂心 三分　生姜 两片　青陈皮（各）一钱　六神曲 三钱　焦楂炭 三钱　大砂仁（后下）八分　木香槟榔丸（包煎）三钱

　　　　　三诊　　寒热已退，呕恶亦减，佳兆也。而腹痛痢下，依然如故，脘闷不思纳谷，苔腻稍化，脉转弦滑，湿热滞尚留曲肠，气机窒塞不通。仍宜寒热并用，通行积滞，勿得因年老而姑息也。

仙半夏 二钱　川连 四分　酒炒黄芩 一钱五分　炒赤芍 二钱　肉桂心 三分　枳实炭 一钱　金铃子 二钱　延胡索 一钱　六神曲 三钱　焦楂炭 三钱　大砂仁（研、后下）八分　全瓜蒌（切）三钱　生姜 一片　木香槟榔丸（包煎）四钱

　　　　　四诊　　痢下甚畅，次数已减，腹痛亦稀，唯脘闷不思纳谷，苔厚腻渐化，脉象濡数，正气虽虚，湿热滞尚未清彻，脾胃运化无权。今制小其剂，和中化浊，亦去疾务尽之意。

酒炒黄芩 一钱五分　炒赤芍 一钱五分　全当归 一钱五分
金铃子 二钱　延胡索 一钱　陈皮 一钱　春砂壳 八分　六神
曲 三钱　炒谷麦芽（各）三钱　全瓜蒌（切）四钱　银花炭
三钱　荠菜花炭 三钱　香连丸（吞服）一钱

　　　　按　此案初发寒热，下痢，脉象浮紧而数，为湿热夹滞袭于表
　　　　分，所谓逆流挽舟以解其表。二诊表邪渐解，湿热夹滞证
　　　　显，续以豆豉、薄荷辛开疏邪；用酒炒黄芩、肉桂、生姜平
　　　　调寒湿，佐以通行积滞之品。三诊重清湿热，以调气滞。然
　　　　药后湿热本清，脾胃运化乏力，当重在化湿、和中，故用炭
　　　　剂以收涩之。总之，湿热下痢，初见寒热，应解其表；里急
　　　　后重腹痛甚者，需理气和血；后期湿热症减，可和中清热
　　　　收敛。

宣童　　发热六天，临晚尤甚，热度至华氏百零四之盛，下痢日夜七八十次
　　　　之多，速至圊而不能便，腹痛坠胀难忍，谷食不进，幸无呕吐，而
　　　　口干欲饮，苔腻黄，脉滑数。时疫伏温，蕴蒸阳明，欲达而不能
　　　　达，湿滞败浊，互阻曲肠，欲下而不能下。手足阳明为病，病情猛
　　　　烈，急议表里双解，通因通用，冀望热清痢减，始有转机之幸。

粉葛根 二钱　薄荷叶（后下）八分　金银花 八钱　连翘
壳 四钱　酒炒黄芩 一钱五分　炒赤芍 一钱五分　青陈皮
（各）一钱　全瓜蒌（切）四钱　春砂壳 八分　苦桔梗 一钱
六神曲 三钱　焦楂炭 三钱　枳实导滞丸（包煎）三钱

　　　　二诊　连投解肌通腑之剂，得汗甚多，发热较轻，白痧隐隐，布于
　　　　胸膺之间，伏温之邪，有外达之机，痢下次数虽则不少，而
　　　　腹痛已减，后重亦松，纳谷无味，口干欲饮，苔黄，脉滑数
　　　　不静。湿热败浊，尚在曲肠之间，未得下行也。原法增减，
　　　　努力前进。

原方去薄荷叶，加清水豆卷 四钱。

三诊　发热渐退，痢下亦稀，腹痛后重，已减其半。谷食无味，口干不多饮，神疲色萎，苔薄黄，脉濡滑而数。阴液暗伤，湿热滞尚未清彻，肠胃气机不和。今拟理脾和胃，清化湿浊，更宜薄滋味、节饮食，恐有食复之弊，虽有虚象，不可骤补。

炒银花 五钱　炒赤芍 一钱五分　酒炒黄芩 一钱　全当归 一钱五分　陈皮 一钱　春砂壳 八分　苦桔梗 一钱　焦楂炭 三钱　焦谷麦芽（各）三钱　全瓜蒌（切）三钱　荠菜花炭 三钱　香连丸（包）一钱二分

按　本案证见下痢日夜七八十次，腹痛里急，苔黄腻，属湿热疫痢。投枳实导滞丸，通因通用，以下湿热败浊，佐解肌宣表以透邪外达。待白疹隐隐，意为湿邪从表透达。连攻数剂恐苦寒伤脾胃，故佐理脾和胃。症情虽险，仍留滞气分。

洪左　血痢及旬，日夜十余次，腹疼里急，身热晚甚，口干欲饮，舌前半糙绛中后腻黄，脉象弦数。此乃阴液素亏，津乏上承，伏温在营，血渗大肠，肠中湿浊稽留，气机痞塞不通，症非轻浅。姑拟生津达邪，清营化浊。

鲜石斛 三钱　淡豆豉 三钱　金银花 五钱　连翘壳 三钱　白头翁 三钱　北秦皮 二钱　酒炒黄芩 一钱五分　炒赤芍 一钱五分　焦楂炭 三钱　全瓜蒌（切）四钱　枳实炭 一钱　苦桔梗 一钱　活芦根（去节）一尺

二诊　昨投药后，诸恙不减，而反烦躁不寐，舌红绛苔糙黑无津，脉弦数。伏温化热，由阳明而传于厥少二阴。厥阴为藏血之经，内寄相火，厥阴有热，则血溢沸腾，而下迫大肠，则为血痢；少阴为水火之脏，水亏火无所济，津液愈伤，神被热扰，则烦躁而不寐也。身热晚甚者，阳明旺于申酉。阳明之温热炽盛也，温已化热伤阴，少火悉成壮火，大有吸尽西江之势！急拟黄连阿胶汤滋少阴之阴，白头翁汤清厥阴之热，银翘、花粉解阳明之温。复方图治，犹兵家之总攻击也。勇往前进，以冀弋获。

阿胶珠 二钱　川雅连 四分　生甘草 五分　白头翁 三钱　鲜石斛 四钱　连翘壳 三钱　生赤白芍（各）一钱五分　酒炒黄芩 一钱　北秦皮 二钱　金银花 四钱　粉葛根 一钱五分　天花粉 三钱　活芦根（去节）一尺　生山楂 三钱

三诊　服药后，已得安静，水火有既济之象，且有微汗，伏温有外解之势，血痢次数亦减，药已中肯、有转危为安之兆。唯阴液大伤，清津无以上供，齿垢唇燥，舌仍焦糙，口渴不欲饮，热在营分，蒸腾营气上升，故口渴而不欲饮也。脉弦数不静，守原法而出入一二，冀望津液来复，邪热退却，由里及表，由营返气，始能入于坦途耳。

原方去葛根，加粉丹皮 一钱五分、鲜生地 四钱。

四诊　血痢大减，临晚身热亦去其半，舌黑糙已退，转为光红，唇燥口干，不思纳谷，脉濡数，阴液伤而难复，邪热退而未净也。仍拟生津清营，以和胃气。

鲜石斛 三钱　天花粉 三钱　生甘草 五钱　阿胶珠 二钱　川雅连 三分　白头翁 三钱　酒炒黄芩 一钱　赤白芍（各）一钱五分　嫩白薇 一钱五分　炒银花 四钱　广橘白 一钱　生熟谷芽（各）三钱　活芦根（去节）一尺

五诊　血痢止，潮热亦退，唇燥齿干，睡醒后口舌无津，谷食衰少，神疲委顿，脉濡数不静。阴液未复，津无上承，脾胃输化无权，生气受戕，人以胃气为本。今拟甘寒生津，养胃清热，以善其后。

西洋参 一钱五分　鲜石斛 三钱　生甘草 五分　大麦冬 二钱

炒银花 三钱　嫩白薇 一钱五分　广橘白 一钱　生谷芽 四钱

抱茯神 三钱　生扁豆衣 三钱　怀山药 三钱　活芦根（去
节）一尺

> 按　本案证见血痢、身热夜重，口干舌糙，舌红绛。证属邪在营
> 分。腹疼里急，苔黄腻，仍属湿浊未清。治疗因清营不足，
> 而致营阴内耗，虚火上炎，险情骤生，急投黄连阿胶汤，滋
> 少阴之阴，白头翁汤凉血清热利湿，使水火既济，守法数
> 剂，使阴液复，邪热退，佐以养胃清热，以善其后。

陶左　夏秋痢下，至冬不止，赤白夹杂，日夜二十余次，腹痛后重，纳谷
衰少，面色萎黄，舌苔薄腻，脉象沉细而迟，此脾脏受寒，不能统
血，血渗大肠，肠中湿浊，胶阻不化，延久有胀满之虑。急拟温运
太阴，而化湿浊，勿因久痢骤进兜涩也。更宜节饮食，薄滋味，亦
是助药力之一端。

炒潞党参 一钱　熟附块 一钱五分　炮姜炭 八分　清炙草
六分　生白术 二钱　全当归 二钱　炒赤白芍（各）一钱五分
软柴胡 七分　川桂枝 八分　焦楂炭 三钱　大砂仁研、后
下）一钱　炒焦赤砂糖 三钱

> 二诊　投温运太阴，而化湿浊之剂，已服三剂，下痢赤白，已减其
> 半，纳谷衰少，神疲委顿，脉象沉细，寒浊虽则渐化，脾胃
> 输运无权。既已获效，更进一筹。

原方去柴胡、桂枝，加炒麦谷芽（各）四钱，灶心黄土
（包）四钱。

> 按　本案赤白下痢，纳谷衰少，面色萎黄，脉沉细而迟，是为脾
> 不统血；腹痛后重，仍属湿阻气滞。方投附子理中温运太阴
> 以化湿浊。因见血痢，此与上例证属不同，治法亦异，需细
> 辨察。

吕右　　　经闭一载，营血早亏，今下痢赤白，已延三月，腹痛后重，纳谷衰
　　　　　少，形瘦骨立，舌光无苔，脉象濡细。据述未病喜食水果，既病又
　　　　　不节食，脾土大伤，中焦变化之血，渗入大肠，肠中湿浊互阻，积
　　　　　而为痢也。今拟温运脾胃，以和胃气，寒热并调，去其错杂。

炒潞党参 一钱五分　熟附块 一钱　炮姜炭 六分　生白术
三钱　清炙草 六分　全当归 二钱　炒赤白芍（各）一钱五分
肉桂心（饭丸吞服）三分　焦楂炭 三钱　大砂仁（研、后
下）八分　阿胶珠 一钱　戊己丸（包煎）二钱　炒焦赤砂
糖 三钱

　　　　二诊　经治以来，血痢虽则轻减，而余恙如旧。舌边碎痛，恐起口
　　　　　糜之先端。谷食衰少，胃气索然。欲温中则阴分愈伤，欲滋
　　　　　养则脾胃益困，顾此失彼，棘手之症，难许完璧。专扶中
　　　　　土，以冀土厚火敛之意。

炒潞党参 三钱　生於术 二钱　清炙草 五分　炒怀山药 三钱
炮姜炭 六分　全当归 一钱五分　赤白芍（炒，各）一钱五分
御米壳（炒）三钱　炒谷芽 四钱　驻车丸（包煎）三钱

滕左　　　暑湿夹滞，郁于曲肠，煅炼成积，气机流行窒塞，腹痛痢下，日夜
　　　　　数十次，赤白相杂，里急后重，纳少。舌苔腻布，脉象沉紧。先宜
　　　　　通因通用。

炒黑荆芥 一钱　银花炭 三钱　炒赤芍 五钱　全当归 二钱
苦桔梗 一钱　青陈皮（各）一钱　全瓜蒌（切）三钱　六
神曲 三钱　焦楂炭 三钱　炒条芩 八分　大砂仁（研、后下）
八分　煨姜 两片　陈红茶 一钱　枳实导滞丸（吞服）三钱

罗左　　　寒暑湿滞，互阻肠胃，腹痛下痢，次数甚多，胸闷泛恶，不能饮
　　　　　食，苔腻脉迟，宜温下法。

熟附块 一钱五分　制川军 三钱　枳实炭 一钱五分　姜半夏 三钱　藿香梗 一钱五分　玉枢丹（先开水冲）四分　青陈皮（各）一钱　白蔻仁（研）八分　大砂仁（研、后下）八分　制川朴 一钱　焦楂炭 三钱　生姜 三片

> 按　本案下痢赤白而见舌光无苔，属脾虚阴亏之象，投温中之剂，必致阴分愈亏，虚火上炎，治拟扶脾气，清湿热，养阴血。取理中扶脾气，驻车丸加赤芍、当归清湿热，养阴血。

靳左　痢下纯红，里急后重，腹痛纳少，苔黄，脉濡数。此湿热入营，血渗大肠，肠中滞浊互阻，煅炼而为红积也。宜清热导滞，调气行血，气调则后重自除，血行则便红自愈。

白头翁 三钱　北秦皮 二钱　炒黄芩 一钱五分　全当归 一钱五分　酒川连 五分　炒赤白芍（各）一钱五分　桃仁泥（包）一钱五分　杜红花 八分　焦楂炭 三钱　全瓜蒌（切）四钱　春砂壳 八分　细青皮 一钱

> 按　本案以行血之法治血痢，取血行则便红自愈之意。由此观之，丁氏治痢多变法，灵活辨证，不拘一方一法。

祁右　痢下匝月，次数虽少，谷食不进，里热口干，加之呃逆口糜，脉小数，舌质红苔糜腐。痢久伤阴，木火冲胃，湿热败浊，稽留曲肠，肠膜已腐矣，危状迭见，恐难挽回。勉拟参连开噤意，聊尽人工。

西洋参 一钱五分　川雅连 五分　炒黄芩 一钱　生白芍 一钱五分　甘草 五分　陈皮 一钱　炒竹茹 一钱五分　清炙枇杷叶（去毛，包煎）三钱　柿蒂 十枚　石莲 三钱　焦麦芽 一钱五分　荠菜花炭 三钱　滋肾通关丸（包煎）一钱五分

> 按　下痢而见口干、口糜、舌质红，属痢久伤阴。方拟西洋参益

气养阴；呃逆仍属胆火夹痰上逆，以竹茹、枇杷叶清降上逆之气；川连、黄芩合滋肾通关丸清湿热而助气化。

吴左 年五十，阴气自半。肠中干燥，喜用西法灌肠，而转为下痢，色青如蓝，肛门时时坠胀，历五六日，片刻不能安适，谷食减少，舌中剥边薄腻，脉虚弦，良由灌肠之时，风邪从肛门而入。风气通于肝，青为肝之色，风淫于肝，肝木乘脾，脾失健运之常，谷食入胃，不能生化精微，而变为败浊。风气从中鼓荡，驱败浊下注大肠，而为之下痢色青如蓝也。肛门坠胀者，中虚清气不升，经所谓中气不足，溲便为之变也。宜补中益气，祛风化浊之治。

清炙黄芪 三钱　炒防风 一钱　清炙草 六分　银柴胡 一钱
蜜炙升麻 五分　炒潞党参 一钱五分　全当归 二钱　炒白芍 一钱五分　苦桔梗 一钱　陈皮 一钱　炒焦赤砂糖 三钱
山楂肉 三钱　炒谷麦芽（各）三钱

此方一剂知，三剂已，接服归芍六君汤。

按　此案乃西医疗法灌肠而致的肠功能紊乱，中医辨证为中气不足，健运失司。痢色如蓝，为风邪入侵，色青属风。治以补中益气加防风、桔梗祛风，继以归芍六君汤益气和血。

哈左 脾有寒，肠有湿热，痢下赤白，腹痛绵绵，舌薄黄，脉沉细。土虚木来侮之，气机窒塞不通，不通则痛。徒用攻剂，恐有流弊，今宜温运脾阳，苦化湿热。

银柴胡 八分　清炙草 五分　广陈皮 一钱　酒炒黄芩 一钱五分　金铃子 二钱　炒白芍 二钱　春砂壳 八分　六神曲 三钱
肉桂心 三分　全当归 二钱　苦桔梗 一钱　焦楂炭 三钱　荠菜花炭 三钱　香连丸（包）七分

按　腹痛需理气，赤痢需凉血。清化凉血理气治其标，温运脾阳用肉桂治其本。此为寒热错杂、虚实夹杂之证。

王右　脾寒肠湿，血痢色紫，腹无痛苦，久而不止，纳少神疲，脉象沉细，苔薄黄。拟黄土汤加味，温运中阳，而清湿热，以冀火土相生，阳气得以上升，阴血不致下泄矣。

炮姜炭 三分　生地炭 三钱　酒炒黄芩 一钱　当归身 二钱
生於术 二钱　阿胶珠 三钱　炒赤芍 二钱　肉桂心 三分　清
炙草 五分　地榆炭 三钱　灶心黄土（包、煎汤代水）一两

按　本案久泻不止，血色紫而见神疲，脉沉细而无腹痛，属阴血已亏，中阳不足。以黄土汤去附子治之。阴血虽亏，湿热犹存，恐附子过伤阴血而助湿热。

黄左　湿热滞郁于肠胃，气机流行窒塞，腹痛痢下鲜血，里急后重，纳谷减少，苔黄脉数，症势沉重。拟白头翁汤加味，苦寒清热，和中涤肠。

白头翁 一钱五分　北秦皮 一钱五分　全当归 三钱　银花
炭 四钱　酒炒黄芩 三钱　川黄柏 一钱五分　炒青陈皮（各）
一钱五分　炒黑荆芥 一钱五分　炒赤芍 二钱　地榆炭
一钱　春砂壳 五分　荠菜花炭 三钱　枳实导滞丸 四钱

按　本案为湿热下痢兼热毒。治以清热凉血解毒，和中涤痰。方用白头翁汤加味。

周左　感受外邪，湿邪郁于曲肠，煅炼成积，赤白痢日夜五六十次，腹痛，里急后重，咳嗽，呕恶，舌质红苔腻，脉象濡滑而数。姑拟疏邪化浊，通因通用之义。

炒黑荆芥 钱半　银花炭 三钱　炒赤芍 二钱　青陈皮
（各）一钱　全瓜蒌（切）三钱　苦桔梗 一钱　六神曲 三钱
焦楂炭 三钱　白头翁 三钱　仙半夏 钱半　生姜 一片　陈红
茶 一钱　枳实导滞丸（包煎）五钱

｛另给通痢散
两包，两次
开水冲服。｝

二诊　腹痛痢下次数已减，纳少泛恶，舌质红苔腻黄，脉象濡数。伏邪湿热夹滞，郁于曲肠，气机流行窒塞，再宜疏邪化浊，通因通用。

炒黑荆芥 钱半　黄芩炭 一钱　炒赤芍 二钱　仙半夏 二钱
青陈皮（各）一钱　陈红茶 一钱　全瓜蒌（切）三钱　苦
桔梗 一钱　银花炭 三钱　焦楂炭 三钱　六神曲 三钱　白头
翁 三钱　春砂壳 八分　生姜 一片　枳实导滞丸（包煎）一钱

按　本例因感受外邪而证见咳嗽。疏散肺卫之邪以荆芥、桔梗、生姜之属；赤白下痢日行五六十次，伴腹痛、里急，为湿热夹滞之重症。急以枳实导滞丸通因通用，并佐以通痢散。下痢稍见缓解后加疏邪化浊之品。

夏奶奶　初起寒热，继则痢下，血多白少，腹痛，里急后重，口干不多饮，纳少泛恶，舌中剥边薄黄，脉象左弦小而数右滑数，客邪湿热郁于曲肠，煅炼成积；热郁血分，血渗大肠，症势非轻。姑拟白头翁汤加减。

白头翁 三钱　北秦皮 二钱　炒黄芩 钱半　炒赤白芍（各）
二钱　银花炭 三钱　扁豆花 三钱　全当归 三钱　春砂壳
八分　焦楂炭 三钱　陈广皮 一钱　苦桔梗 一钱　戊己丸
（包煎）钱半　荠菜花炭 三钱　竹茹（炒）钱半

二诊　昨投白头翁汤以来，痢血次数略减，少腹痛亦轻，里急后重，口干不多饮，纳谷衰少，夜不安寐，舌花剥苔薄腻黄。咽喉糜腐，客邪湿热郁于曲肠，气机流行窒塞，阴液暗伤，虚火上浮。恙势尚在重途，还虑呃逆之变，再宜和胃化浊，清营调气。

白头翁 三钱　炒黄芩 钱半　炒赤白芍（各）二钱　全当归
二钱　银花炭 三钱　扁豆衣 三钱　苦桔梗 一钱　焦楂炭
三钱　春砂壳 八分　陈广皮 一钱　佩兰梗 钱半　戊己丸
（包）一钱　荠菜花炭 三钱　加香谷芽露、野蔷薇花露（各）
四两　龙脑薄荷 一支，剪碎泡汤漱口。

三诊　痢下两候，血虽止，次数不减，里急后重，口干不多饮，纳
　　　谷减少，舌花剥苔薄腻而黄，咽喉糜腐渐减，脉象濡数。此
　　　阴液已伤，虚火上浮，湿热滞郁于曲肠，气机窒塞。仍宜清
　　　胃养阴，而化湿浊。

南北沙参（各）二钱　川石斛 三钱　炒黄芩 钱半　大白
芍 二钱　银花炭 三钱　炒扁豆衣 三钱　全当归 二钱　春砂
壳 八分　生甘草 六分　苦桔梗 一钱　水炒川连 六分　焦楂
炭 三钱　荠菜花炭 三钱　苦参子（熟桂圆肉包吞）七粒

按　本案以血痢为主，并见里急后重，口干。素为阴虚之体。热
　　郁血分而见血痢，急以凉血解毒之白头翁汤治之。二诊以气
　　滞里急为主，阴虚证显，且有胃气上逆之呃逆症。酌加化浊
　　理气再进。后期阴液伤而虚火浮，主以清胃养阴而化湿浊，
　　使正气得扶，余邪得清。

陈左　　休息痢久而不愈，脾脏受寒，湿浊郁于曲肠，兼之瘰疬溃后，根脚
　　　　肿硬不消，缠绵之症。拟温脾饮加减。

炒潞党参 三钱　生白术 二钱　熟附子块 一钱　炮姜炭 四分　清
炙草 六分　全当归 二钱　炒赤白芍（各）二钱　仙半夏 二钱　焦楂
炭 三钱　陈广皮 一钱　春砂壳 八分　炒扁豆衣 三钱　干荷叶 一角

按　本案为中焦虚寒，湿浊内停，而致痢久不止。温脾饮原方以
　　四逆汤加人参、大黄温运脾阳，攻补兼施。此法去大黄而加
　　化湿理气之品，取温运化湿理气之意。目前临床报道，以此
　　法治疗慢性结肠炎、慢性痢疾，均获疗效。

刘太太　便痢虽减未止，腹痛里急后重，口干不多饮，舌苔薄腻而黄，脉象左弦小而紧右濡迟，谷食衰少。此乃湿热滞留未楚，肝失疏泄，太阴健运失常，阳明通降失司，气阴暗伤，湿浊不化、颇虑口糜呃逆之变。人以胃气为本，姑拟和胃化浊，泄肝理气，冀痢止能进饮食为幸，尚希明正。

银花炭 三钱　炒赤白芍（各）二钱　全当归 三钱　陈广皮 一钱　春砂壳 八分　苦桔梗 一钱　焦楂炭 三钱　炒谷麦芽（各）三钱　佩兰梗 钱半　荠菜花炭 三钱　炒扁豆衣三钱　金铃子 二钱　炒延胡索 八分　香连丸（包煎）一钱

二诊　肠澼转为溏泄黄水，日夜五六次，腹痛隐隐，内热不思饮食，口干不多饮，脉象左弦小而数右濡细，苔薄腻而黄。此脾阳胃阴两伤，肠中湿热滞留未楚，肝经气火内炽，还虑口糜呃逆之变。今宜养胃健脾，兼化湿浊，冀望泄止能进谷食，方有转机。尚希明正。

炒怀山药 三钱　生白术 二钱　炒扁豆衣 三钱　赤茯苓（砂仁拌）三钱　银花炭 三钱　炒赤白芍（各）二钱　陈广皮一钱　春砂壳 八分　苦桔梗 一钱　炒谷芽 三钱　炒苡仁 三钱戊己丸（包）一钱　干荷叶 二角　银柴胡 八分　佩兰梗 钱半

按　本案口干，脉弦而紧，知其内有肝气肝火。肝气犯胃而见呃逆，肝火伤阴而见口糜。肠澼腹痛隐隐为脾阳受损。治疗除痢疾之常法清热化湿外，需加重泄肝理气，药用金铃子、炒玄胡之类，兼以健脾扶中。

韩右　脾弱欠运，肝失疏泄，脏中之湿浊留恋，休息痢赤白相杂，已延七八月，胸闷纳少，屡发寒热。宜温运太阴，泄肝化浊。

生白术 三钱　炮姜炭 四分　清炙草 六分　土炒当归 二钱炒赤白芍（各）二钱　银柴胡 一钱　陈广皮 一钱　春砂壳

八分　焦楂炭 三钱　地榆炭 钱半　驻车丸（吞服）三钱

　　　　　　按　痢久不愈，恐伤脾阳阴血。本案投姜、术以温运，驻车丸养
　　　　　　　　阴血而清湿热，胸闷症显，仍需泄肝。

崔右　　　寒热渐退，痢下红多白少，苔薄腻黄，脉象濡滑而数。湿热滞郁于
　　　　　曲肠，煅炼成积，宜理脾和胃而化湿浊。

炒黑荆芥 一钱　炒赤芍 二钱　银花炭 三钱　陈广皮 一钱
苦桔梗 一钱　六神曲 三钱　白头翁 三钱　槐花炭 三钱　地榆
炭 二钱　焦楂炭 三钱　北秦皮 二钱　条芩炭 一钱　干荷叶 一角

　　　　　　按　本案以赤痢为主，属湿热郁毒蕴结肠间而成积滞。治法仍以
　　　　　　　　清热凉血解毒为主。理脾和胃之法体现不多。

疟 疾

马左　　　夏伤于暑，以营为舍，秋冒风凉，与卫并居。凉者阴邪也，阴欲入
　　　　　而阳拒之，阴并于阳，则阳虚而阴盛，阴盛则寒；暑者阳邪也，阳
　　　　　欲出而阴格之，阳并于阴，则阴虚而阳盛，阳盛则热。是以先寒栗
　　　　　鼓颔，而后壮热头痛，依时而作，汗出而解，日日如是，已有两旬
　　　　　之久。胸闷不思饮食，舌苔腻布，脉象弦滑，弦为少阳之脉，滑为
　　　　　痰湿之征。邪伏少阳，痰湿阻于募原，无疑义矣。今拟清脾饮加
　　　　　减，和解枢机，蠲化痰湿。

软柴胡 一钱　仙半夏 二钱　酒黄芩 一钱　制川朴 八分　煨
草果 八分　细青皮 一钱　生甘草 四分　六神曲 三钱　鲜佩
兰 二钱　生姜 一片

按　本案疟疾作时，先寒栗后壮热，头痛，汗出，乃疟邪伏于少
阳；胸闷，苔腻，脉滑为痰湿之象。治以和解少阳，祛痰化
湿。清脾饮乃小柴胡汤去参、姜、枣加厚朴、草果、青皮，
意在和解少阳，理气燥湿。

钱左　　寒热日作，已有匝月，胸脘不舒，纳少神疲，脉象弦滑无力，舌苔
薄白。此正虚邪伏募原，少阳枢机为病。今拟小柴胡汤加味，扶正
达邪，和胃化痰。

潞党参 一钱五分　软柴胡 一钱　姜半夏 二钱　生甘草 四分
广陈皮 一钱　炒枳壳 一钱　煨草果 八分　川象贝（各）二钱
炒谷麦芽（各）三钱　佩兰 一钱五分　生姜 二片　红枣 四枚

按　本案疟疾日作，见神疲、脉无力者，为疟邪伤正。治以扶正
达邪，以小柴胡汤加草果、枳壳等理气燥湿药治之。

陆左　　间日疟先寒战而后壮热，热盛之时，烦躁胸闷谵语，自午后至夜
半，得汗而解，已发七八次，纳少神疲，脉弦滑而数，苔薄腻而
黄。伏邪痰湿互阻阳明为病，营卫循序失司。拟桂枝白虎汤加味，
疏解肌邪，而清阳明。

川桂枝 八分　陈皮 一钱　熟石膏（打）四钱　生甘草 一钱
炒谷芽 四钱　仙半夏 三钱　川象贝（各）二钱　煨草果 八分
肥知母 一钱五分　佩兰 一钱五分　生姜 两片　红枣 四枚
甘露消毒丹（荷叶包煎）四钱

二诊　服桂枝白虎汤三剂，间日寒热已减大半，发时谵语亦止，
唯胸闷纳少，神疲乏力，脉弦滑不静，苔薄腻，夜不安
寐。伏邪痰湿未楚，胃不和则卧不安也。前法既效，率由
旧章。

川桂枝 六分　仙半夏 三钱　熟石膏（打）二钱　生甘草
四分　陈皮 一钱　茯神（朱砂拌）三钱　川象贝（各）二钱
北秫米（包）三钱　炙远志 一钱　佩兰 一钱五分　生姜 二片
红枣 四枚

> 按　本案为温疟搏于营卫，阳明热盛耗气伤津，熏蒸心包。以桂枝
> 白虎汤加减。桂枝、姜、枣疏解肌邪、调和营卫，白虎清阳
> 明热邪，草果、川象贝、佩兰、甘露消毒丹以化湿邪。

姜童　间日疟已延月余，加之大腹时满，纳少便溏，舌苔薄腻，脉象沉
　　　弦。乃久疟伤脾，脾阳不运，浊湿凝聚募原，三焦输化无权，书所
　　　谓诸湿肿满，皆属于脾，又曰浊气在上，则生䐜胀是也。表病传
　　　里，势非轻浅。亟与温运太阴，以化湿浊，和解枢机，而达经邪。

熟附片 一钱　淡干姜 五分　生白术 一钱五分　连皮苓 四钱
泽泻 一钱五分　软柴胡 八分　仙半夏 二钱　生甘草 四分
制川朴 一钱　腹皮 二钱　六神曲 三钱　炒麦芽 三钱　苡仁
三钱

> 复诊　温运太阴，和解枢机，连服三剂，腹胀满渐见轻减，寒热又
> 作，是陷入太阴之邪，仍欲还出阳经之佳象。胸闷纳少，腑
> 行不实，小溲短少，脉转弦滑，痰湿留恋中焦，脾胃运化失
> 职。前法颇合，再进一筹。

熟附片 一钱　炮干姜 六分　生白术 二钱　赤猪苓（各）
三钱　泽泻 一钱五分　软柴胡 一钱　仙半夏 二钱　粉葛根
一钱　生甘草 五分　川朴 八分　大腹皮 二钱　六神曲 三钱
干荷叶 一角

> 按　此案乃疟疾伤及脾阳之变证，以小柴胡汤加减和解少阳之
> 邪，以附子理中汤加减温运脾阳。

杨右　三日疟已延半载、发时寒战壮热，历十小时始衰，纳谷渐少，面色萎黄，脉象沉弦无力，苔薄腻。此正气已虚，邪伏三阴，营卫循序失司，缠绵之症。姑拟扶正达邪，用阳和阴。

炒潞党参 一钱五分　柴胡 八分　生甘草 六分　仙半夏 二钱
川桂枝 六分　熟附片 一钱　炙鳖甲 四钱　青蒿梗 一钱五分
鹿角霜 三钱　茯苓 三钱　陈皮 一钱　焦谷芽 四钱　生姜
两片　红枣 四枚

　　二诊　前方服六剂，寒热即止，接服六君子汤，加草果、姜、枣。

　　按　本案疟邪深入阴分，阳气被阻，阴阳失和。以小柴胡汤加减和解少阳；附片、鹿角霜与鳖甲同用，和调阴阳，阴阳和则以六君子汤加草果，补中化湿。

俞左　伏邪久蕴，消耗阴液，临晚身热，至夜半而减，已延数月，咳呛咯痰不爽，纳少形肉消瘦，苔薄黄，脉弦滑而数。少阴之阴已伤、阳明之邪不解。书云：但热不寒，名曰瘅疟，久不愈，即为劳疟也。

潞党参 一钱五分　生甘草 六分　青蒿梗 一钱五分　炙鳖甲
三钱　川贝母 三钱　熟石膏（打）三钱　仙半夏 一钱五分　银
柴胡 一钱　冬瓜子 三钱　朱茯神 三钱　嫩白薇 一钱五分　大
荸荠 五枚　焦谷芽 四钱

　　按　本案乃温疟久伤阴液，正不胜邪，亦称劳疟。治宜扶正达邪。以石膏清阳明之热，青蒿、银柴胡、半夏、白薇等和解少阳，鳖甲、党参益气补阴。

屠右　但寒不热，名曰牝疟，间日而作，已有月余，汗多淋漓，纳谷减少，脉沉细而弦，舌中剥边薄白而腻。是阳虚失于外护，不能托邪外出，痰湿困于中宫，脾胃运化失职，高年患此，勿轻视之，亟拟助阳达邪，和中化湿。

潞党参 三钱　熟附块 二钱　川桂枝 一钱　软柴胡 一钱　陈
广皮 一钱　姜半夏 三钱　云茯苓 三钱　鹿角霜 三钱　煨草
果 八分　清炙草 五分　生姜 二片　红枣 四枚

二诊　寒减，胸闷气逆，去参，加旋覆花（包）一钱五分，炙白苏
子二钱。

三诊　牝疟寒热已减，汗多淋漓，纳少胸闷，脉沉细而弦，舌中剥
边薄腻，阳虚气弱，不能托邪外出，痰湿逗留募原，皮毛开
而经隧闭也。仍宜助阳达邪，和中化湿。

潞党参 三钱　熟附片 二钱　川桂枝 一钱　白芍 一钱五分
清炙草 五分　软柴胡 八分　仙半夏 三钱　煨草果 一钱　常
山 一钱　鹿角霜 三钱　生姜 两片　红枣 四枚

按　牝疟又称寒疟，为疟邪深伏，湿盛而阳微，以辛温达邪、和
中化湿治之。

杨左　伏邪痰湿，逗留募原，营卫失其常度，邪与营争则热，与卫争则
寒，寒热日作，胸闷泛恶，舌苔薄腻，脉象弦滑。此邪在少阳，湿在
阳明，少阳为半表半里之经，寒热往来，职是故也。今宜和解宣化，
淡渗湿热，俾得邪从外达，湿从下趋，则营卫调和，寒热自解矣。

前柴胡（各）一钱五分　茯苓皮 四钱　块滑石（包）三
钱　仙半夏 二钱　象贝母 三钱　通草 八分　酒炒黄芩 一钱
五分　白蔻壳 八分　鲜藿香 一钱五分　生姜 二片

按　本案为邪在少阳搏于营卫，痰湿阻于阳明。治以和解少阳，
宣化利湿。小柴胡汤去参枣，加蔻仁、藿香、象贝母、茯
苓、通草。

安左　伏邪蕴湿内阻，太阳阳明为病，临晚寒热，继则身热大汗而解，欲成疟疾之状。胸闷、纳少，宜桂枝汤加减。

川桂枝 四分　炒赤芍 钱半　清水豆卷 三钱　赤茯苓 三钱
仙半夏 三钱　陈广皮 一钱　福泽泻 钱半　通草 八分　炒谷
麦芽（各）三钱　荷叶 一角　佩兰梗 钱半

　　　　　　按　此案乃疟疾未成，表现为蕴湿留于三焦，邪搏于营卫。以桂枝汤先调和营卫，加分清走泄之品，使营卫之邪得解，三焦湿邪分利。

惠右　间日疟又发，先寒后热，胸闷纳少，伏邪痰湿逗留募原，再宜桂枝白虎汤加减。

川桂枝 八分　熟石膏（打）三钱　仙半夏 三钱　云茯苓 三钱
陈广皮 一钱　煨草果 八分　炒谷麦芽（各）三钱　生姜 二片
红枣 四枚　佩兰梗 钱半　甘露消毒丹（包）五钱　白蔻壳
八分　象贝母 三钱

　　　　　　按　桂枝白虎汤治温疟初发，加化湿之品，症状应寒少而热多，苔白腻而舌质红。证治相符，方可见效。

藏左　伏邪夹痰湿逗留募原，太阴阳明为病。间日疟先寒后热，胸闷纳少，宜桂枝白虎汤加减。

川桂枝 五分　熟石膏 四钱　仙半夏 二钱　云茯苓 三钱　陈
广皮 一钱　煨草果 八分　象贝母 三钱　炒谷麦芽（各）
三钱　佩兰梗 钱半　生姜 三片　红枣 三枚　甘露消毒丹
（包煎）五钱

按 本案温疟初发见太阳之表，痰湿内阻可用此方，参见上案，
证同治似。

段左 间日疟先寒后热，胸闷不思饮食，舌苔白腻，脉象弦滑。客邪痰湿
留恋募原，太阳少阳为病，拟柴桂各半汤主之。

软柴胡 一钱　川桂枝 七分　酒炒黄芩 一钱　仙半夏 二钱
赤茯苓（砂仁拌）三钱　炒枳实 一钱　制苍术 钱半　制川朴
一钱　煨草果 一钱　海南子 钱半　鲜藿香 钱半　鲜佩兰 钱半
炒谷麦芽（各）三钱　甘露消毒丹（荷叶包煎刺孔）四钱

按 本案乃邪在少阳，搏于营卫，痰湿内留，以柴桂各半汤主
之。小柴胡汤和解少阳，桂枝汤调和营卫。苍术、厚朴、草
果、藿佩以温燥芳化。甘露消毒丹清热而化湿。

关左 三日疟已延三月余，寒多热少，胸闷纳少，脉象濡滑。邪在三阴，
湿痰内阻，营卫循序失常，姑拟温经达邪而化痰湿。

熟附块 一钱　炙鳖甲 三钱　炒党参 一钱　清炙草 五分　银
柴胡 一钱　云茯苓 三钱　仙半夏 二钱　鹿角霜 三钱　煨草
果 八分　川桂枝 五分　炒赤芍 钱半　炒谷麦芽（各）三钱
陈广皮 一钱　佩兰梗 钱半　生姜 二片　红枣 四枚

按 此案疟邪深伏，湿盛而阳损。以附块、鹿角霜、草果温经化
湿；鳖甲、党参益气补阴扶其正，柴桂和解少阳，调和营卫。

须右 劳倦感邪，引动伏气，夹湿交阻，太阳阳明为病，形寒身热，得
汗而解，胸闷泛恶，渴不多饮，肢节酸疼，小溲短小，舌质红苔
薄腻，脉象濡滑。脉症参合，轻则成疟，重则湿温，姑拟泄气
分之邪，化中焦之湿。

清水豆卷 四钱　藿香梗 钱半　仙半夏 二钱　赤茯苓 三钱

炒枳壳 一钱　白蔻壳 八分　福泽泻 钱半　通草 八分　大腹

皮 二钱　姜炒竹茹 钱半　炒谷麦芽（各）三钱　甘露消毒

丹（包）五钱

> 按　本案痰湿引动伏热，客于肌表，阻于中焦。治用宣气泄热，
> 清化淡渗，冀其伏热得透而湿浊得除。

张小　久疟不愈，脾土大伤，客邪蕴湿，逗留募原，三阴为病，寒热晚甚，大腹饱满，右胁下疟母作痛，腑行溏薄，小溲浑浊，形瘦纳少，脉象弦细，舌苔薄腻而黄，势成劳疟。姑拟扶正和解，健运分消。

炒党参 钱半　鳖血炒柴胡 五分　仙半夏 二钱　带壳砂仁

（后下）八分　云茯苓 三钱　生白术 钱半　熟附片 七分　使

君肉 二钱　福泽泻 钱半　陈广皮 一钱　大腹皮 二钱　炒谷

芽 三钱　鳖甲煎丸（包）三钱　白雷丸 钱半

> 按　本案乃久疟不愈，痰凝血瘀，损及脾气，积成疟母。治用四
> 君子汤加附子，温中健脾以扶正；鳖甲煎丸活血化瘀软坚消
> 胁下疟母。

李奶奶　正虚邪恋少阳，肝脾气滞，类疟寒热，已有数月之久，腹痛隐隐，纳谷减少，形瘦神疲，舌苔薄腻，脉象弦细，经事愆少，势将成痨。姑拟扶正和解，理气和营。

炒潞党参 三钱　软柴胡 五分　仙半夏 二钱　云茯苓 三钱

陈广皮 一钱　制香附 钱半　肉桂心（研细末，饭丸吞服）

三分　春砂壳 八分　紫丹参 二钱　清炙草 五分　茺蔚子

三钱　炒谷麦芽（各）三钱　生姜 一片　红枣 四枚

按　本案类疟而非疟。邪在少阳，阻遏气机，伤及正气。治以和
解理气，活血调经，佐以补益。

穆左　正虚邪恋少阳，营卫循序失常，寒热屡发，有似疟疾之状，肢节酸
痛。宜扶正和解，而化痰湿。

炒党参 钱半　仙半夏 二钱　软柴胡 一钱　清炙草 六分　云
茯苓 三钱　煨草果 八分　陈广皮 一钱　象贝母 三钱　西秦
艽 二钱　桑寄生 三钱　生姜 一片　红枣 二枚

按　本案乃邪在少阳，湿阻营卫，似疟而非疟。治以和解，化痰
祛湿，兼以扶正。

霍 乱

陈左　夏月阳外阴内，偏嗜生冷，腠理开发，外邪易袭。骤触疫疠不正之
气，由口鼻而直入中道，以致寒暑湿滞，互阻中焦，清浊混淆，乱
于肠胃，胃失和降，脾乏升运，而大吐大泻，挥霍撩乱。阳邪锢闭
于内，中阳不伸，不能鼓击于脉道，故脉伏；不能通达于四肢，故
肢冷，两足转筋。一因寒则收引，一因土虚木贼也。汗多烦躁，欲
坐井中之状，口渴不欲饮，是阴盛于下，格阳于上，此阴躁也。形
肉陡然削瘦，脾土大伤，谷气不入，生化欲绝，阴邪无退散之期，
阳气有脱离之险，脉症参合，危在旦夕间矣！拟白通四逆加人尿猪
胆汁意，急回欲散之阳，驱内胜之阴，背城借一，以冀获效。

生熟附子（各）三钱　淡干姜 五钱　炙草 一钱　姜半夏
三钱　吴萸 七分　川连 三分　赤茯苓 四钱　陈皮 一钱　陈
木瓜 五钱　童便（冲服）一杯　猪胆汁（冲服）三四滴

复诊　吐泻烦躁均减，脉伏肢冷依然，加炒潞党参四钱。

　　　　按　本案感受时疫而致吐泻撩乱、脉伏、肢冷、转筋。此属吐泻而致阴液大亏，阳随阴脱。急以白通四逆清热凉血解毒，回阳救逆而清疫热。

罗左　触受寒疫不正之气，夹湿滞交阻，太阴阳明为病，清浊相干，升降失常，猝然吐泻交作，脉伏肢冷，目陷肉削，汗出如雨。脾主四肢，浊阴盘踞中州，阴气不能通达，脉伏肢冷，职是故也。阳气外越则自汗，正气大虚则目陷肉削。舌苔白腻，虚中夹实，阴霍乱之重症。亟拟白通四逆汤合附子理中汤加减，以期转机为幸。

熟附子块　二钱　淡干姜　一钱　清炙草　八分　姜半夏　三钱
吴萸　七分　童便（冲服）一酒杯　炒潞党参　三钱　生白术
二钱　赤茯苓　四钱　制川朴　一钱　川连　三分　猪胆汁（冲服）三四滴　灶心黄土（包煎）一两　阴阳水煎

　　　　按　本案苔白腻，吐泻猝然，知其感寒疫之邪。夹湿滞损及阳气而致脉伏、肢冷，阳气不达之症；阳不敛阴则汗出如雨。感受寒湿疫毒损及阳气，又称"阴霍乱"。治用白通四逆汤回阳救逆，附子理中汤温达祛湿。

朱右　疫疠之邪，由口鼻而直入中道，与伏暑湿滞互阻，脾胃两病，猝然腹中绞痛，烦躁懊憹，上为呕吐，下为泄泻，四肢厥逆，口干欲饮，脉伏，舌苔薄腻而黄。清气在下，浊气在上，阴阳乖戾，气乱于中，而为上吐下泻，湿遏热伏，气机闭塞，而为肢冷脉伏，热深厥深，霍乱重症。亟宜萸连解毒汤加减，辛开苦降，芳香化浊，冀挽回于什一。

上川连　八分　淡吴萸　二分　仙半夏　二钱　枳实炭　一钱　黄芩　一钱五分　藿香梗　一钱五分　六神曲　三钱　赤猪苓（各）

三钱　炒白芍 一钱五分　玉枢丹（磨冲）四分　阴阳水煎

二诊　昨投萸连解毒汤，吐泻渐减，脉息渐起，四肢微温，佳兆也。唯烦躁干恶，口渴喜冷饮，舌前半红绛中后薄黄，小溲短赤。是吐伤胃，泻伤脾，脾阳胃阴既伤，木火上冲，伏暑湿热留恋不化也。今守原意，加入清暑渗湿之品，能得不增他变，可冀出险履夷。

上川连 八分　淡吴萸 一分　仙半夏 一钱五分　枳实炭 八分　黄芩 一钱五分　炒白芍 一钱五分　炒竹茹 一钱五分　枇杷叶（去毛、包）四片　柿蒂 五枚　赤茯苓 三钱　活芦根（去节）一尺　通草 八分　神仁丹（冲服）四分

三诊　吐泻已止，脉起肢温，烦躁干恶亦减，唯身热口渴，欲喜冷饮，小溲短少而赤，舌红苔黄，阴液已伤，伏暑湿热蕴蒸膜原，三焦宣化失司。再拟生津清暑，苦寒泄热，淡以渗湿。

天花粉 三钱　仙半夏 一钱五分　银花 三钱　六一散（包）三钱　赤茯苓 三钱　鲜石斛 三钱　川雅连 五分　连翘 三钱　通草 八分　竹茹 一钱五分　活芦根（去节）一尺　枇杷叶（去毛、包）四张

按　暑疫为阳热之邪，夹湿阻于脾胃则吐泻、腹绞痛、烦躁；吐泻伤阴则口渴；阴损及阳则四肢厥逆脉伏。此为热深厥深之候，治以辛开苦降。辛开宣化痰湿，苦降以清其热。险情渐夷则用清暑渗湿治其本。渐瘥则生津消暑淡渗善其后。

丁氏神仁丹为丁甘仁先生在临证时常用之辅助药品。除对时令痧气之霍乱吐泻证外，时病湿温证见有胸痞呕吐，服后有症状立见减轻或治愈的应验。

神仁丹为丁氏家传验方，据记载，主治时行疫疬、寒热头痛、时令痧气，症见呕吐、泄泻、胸闷、舟车眩晕等症。除

内服外，可随身携带，或吸鼻以避疫气，有宽胸清神之效。每次四分（旧制量），日服二次，小儿减半，温开水送下，孕妇忌服。该丹药不可与甘草同时进服，因甘草反大戟之忌，应予以注意。

药物组成：山慈菇二两，川文蛤二两去毛，千金子二两去油，红大戟一两，当门子一钱，梅片三钱，飞朱砂五钱，飞腰黄五钱，真荸荠粉四两，飞白矾五钱，薄荷精三钱。以上共十一味药，共研极细末，筛去杂质。置于密封瓷罐内，或小玻璃瓶密盖，备用，便于随身携带。

尤左　寒暑湿滞互阻，太阴阳明为病，阴阳逆乱，清浊混淆，猝然吐泻交作，腹中绞痛，烦闷懊侬，脉沉似伏，霍乱之症，弗轻视之。亟拟芳香化浊，分利阴阳。

藿苏梗（各）一钱五分　枳实炭 一钱　陈广皮 一钱　姜川连 五分　大腹皮 二钱　姜半夏 二钱　制川朴 一钱　白蔻仁 八分　淡吴萸 二分　六神曲 三钱　炒车前 三钱　生姜三片　赤猪苓（各）三钱　玉枢丹（冲服）四分

二诊　昨进正气合左金法，吐泻渐止，腹痛亦减，脉转濡数，反见身热，口干不多饮，舌苔灰腻而黄，伏邪有外达之机，里病有转表之象，均属佳境。仍守原意，加入解表，俾伏邪从汗而散。

淡豆豉 二钱　嫩前胡 一钱五分　苏藿梗（各）一钱五分　仙半夏 二钱　大腹皮 二钱　薄荷叶（后下）八分　制川朴一钱　陈广皮 一钱　炒枳壳 一钱　六神曲 三钱　白蔻壳一钱　姜竹茹 一钱　荷叶 一角

三诊　恙由吐泻而起，太阴阳明为病，今吐泻虽止，而里热口渴，烦躁不寐，舌糙黑，脉细数。脾胃之阴已伤，心肝之火内炽。当宜养阴救液而清伏热。

鲜石斛 三钱　连翘壳 三钱　冬桑叶 三钱　朱茯神 三钱　细
生地 三钱　黑山栀 一钱五分　粉丹皮 二钱　天花粉 三钱
生甘草 六分　活芦根（去节）一尺

> 按　本案乃暑天感受寒湿疫邪，霍乱吐泻，腹绞痛。先以左金丸
> 寒热共调，继以疏解分利湿浊。以豆豉、前胡、薄荷宣之，
> 蔻仁、半夏、川朴畅中化之。佐理气利湿，如广陈皮、枳
> 壳、竹茹、荷叶。湿去则当清解伏热而救阴液。

李左　暑湿夹滞，互阻中焦，太阴阳明为病，吐泻交作，腹中绞痛，脉沉，
四肢厥冷，舌灰腻微黄。此系感受疫疠之气，由口鼻而入中道，遂致
清浊混淆，升降失司。邪入于胃，则为呕吐，邪入于脾，则为泄泻。
湿遏热伏，气道闭塞，气闭则不能通达经隧，所以四肢逆冷也。《伤寒
论》曰：呕吐而利，名曰霍乱。此重症也，急拟芳香化浊，分利阴阳。

藿苏梗（各）一钱五分　川雅连 五分　淡黄芩 一钱五分　炒
竹叶 一钱五分　广陈皮 一钱　淡吴萸 二分　炒赤芍 二钱
大腹皮 二钱　仙半夏 二钱　制川朴 八分　枳实炭 一钱　六
神曲 三钱　炒车前 三钱　玉枢丹（冲）四分

> 按　此案为暑湿疫疠入于中焦，升降失司而致吐泻，阻滞气道而
> 肢冷。芳香化湿，疏利辟秽，合而治之。

居左　疫疠之邪，夹暑湿滞互阻，太阴阳明为病，腹中绞痛，烦躁不安，
上为呕吐，下为泄泻，四肢逆冷，口干欲饮，脉细欲伏，舌苔薄腻
而黄。清气在阴，浊气在阳，阴阳反戾，气乱于中，遂有此变。湿
遏热伏，气机痞塞，所以四肢逆冷，脉道为之不利，霍乱重症，急
拟萸连解毒汤加味，辛开苦降，芳香化浊。

川雅连 八分　淡吴萸 三分　淡黄芩 一钱五分　鲜竹叶 三钱
枳实炭 一钱　大白芍 一钱五分　灶心土（包煎）五钱　藿

香梗 一钱五分　仙半夏 一钱五分　六神曲 三钱　玉枢丹
（磨冲）三分　阴阳水煎

> 按　此案症情同上。唯上案苔灰腻，提示湿浊更甚，故方加川
> 朴、大腹皮、枳壳炭理气化湿；而本案苔薄腻而黄，加白
> 芍、灶心土温中缓急，但总以清化为主。

赵右　寒疫不正之气，夹湿滞互阻，太阴阳明为病，清浊相干，升降失
　　　　常，忽然吐泻交作，脉伏肢冷，目陷肉削，汗出如冰。脾主四肢，
　　　　浊阴盘踞中州，阳气不能通达，肢冷脉伏，职是故也。阴无退散之
　　　　期，阳有散亡之象，阴霍乱之重症，危在旦夕！勉拟通脉四逆汤加
　　　　味，驱内胜之阴，复外散之阳，未识能有挽回否？

熟附片 三钱　姜川连 八分　仙半夏 一钱五分　猪胆汁（冲
服）三四滴　淡干姜 五分　炙甘草 五分　赤猪苓（各）三钱
淡吴萸 三分　制川朴 八分　葱白头 三个

> 按　此案乃寒湿疫疠，阻滞中焦，清浊相干而致吐泻，阻滞阳气
> 则四肢如冰、脉伏。治以温阳通脉，以通脉四逆汤急治。逆
> 转后仍需化湿。

张先生　寒湿滞内阻，脾胃两病，清浊混淆，吐泻交作，腿足转筋，舌苔薄
　　　　　腻，脉象濡迟。姑拟四逆汤、藿香正气饮加减。

熟附块 一钱　炮姜炭 五分　藿苏梗（各）一钱五分　姜半
夏 二钱　赤猪苓（各）三钱　大腹皮 二钱　制川朴 一钱
制苍术 一钱　六神曲 三钱

> 按　本案乃寒湿疫作，用四逆汤温中化湿，藿香正气散芳化
> 湿邪。

萧奶奶　寒中厥阴，少腹陡然绞痛，胸闷微恶，舌苔薄腻，脉象濡细而迟，此干霍乱之重症也！急拟芳香化浊，温通气机，尚希明正。

藿香梗 一钱五分　仙半夏 二钱　陈皮 一钱　制川朴 一钱
枳实炭 一钱　大腹皮 一钱五分　带壳砂仁 八分　佩兰梗
一钱五分　麦芽 三钱　白蔻仁（后）四分　淡吴萸 四分　焦
谷芽 四钱　玉枢丹（开水磨服）四分

　　　　二诊　昨投芳香化浊，温通气机之剂，脐腹绞痛较前大减，呕恶亦止，唯头眩眼花，舌质淡红，脉弦小而涩。素体血虚，肝气横逆，宿瘀未楚，脾胃不和。再拟泄肝理气，和胃畅中。

大白芍 一钱五分　金铃子 二钱　延胡索 一钱　朱茯神 三钱
陈皮 一钱　大腹皮 二钱　制香附 一钱五分　春砂壳 八分
青橘叶 一钱五分　佛手 八分　炒谷麦芽（各）三钱

　　　　按　本案少腹绞痛，未见呕吐，称为"干霍乱"。乃寒湿阻于气机而致。芳香以化浊，温燥通气机，气通则痛减，续以疏肝理气和胃。

　　　　丁氏论治霍乱各案，可区别为真霍乱与类霍乱之分，方用萸连解毒汤（吴茱萸、黄连、半夏、枳实、黄芩、白芍）、清暑益气汤（太子参、竹叶、麦冬、鲜石斛、乌梅、荷叶、西瓜皮）加减，以及通脉四逆汤、附子理中汤、藿香正气饮等加减，均有一定效果。

麻疹

钱太太　痧子不能透发，喉中痰声辘辘，舌干涸无津，脉象模糊。正虚不能达邪外出，痰火阻塞肺络，治节无权，危在旦夕！勉方冀幸，尚希明正。

真珠粉 一分　真猴枣粉 一分　淡竹沥 一两五钱　枇杷叶
露 一两五钱（两味炖温冲服）

　　　　　　按　麻疹，俗称痧子，好发于儿童，然成人亦可罹患。本案痧毒
　　　　　　攻肺阻喉，损耗阴液，而见喉中有痰、舌干、脉模糊。西医
　　　　　　学认为此证属麻疹并发喉炎，危重者可致喉梗阻而致死。急
　　　　　　以解毒化痰而利咽。

钱太太　　痧子隐隐，欲布不布，身热汗泄不畅，咳嗽喉有痰声，时时泛恶，烦
　　　　　躁少寐，舌苔粉白而腻，脉象濡滑而数。风温疫疠之邪，郁遏肺胃，
　　　　　痰浊互阻，气机窒塞不宣，症势尚在险关。再拟辛凉清解，宣肺涤痰。

薄荷叶（后下）八分　熟牛蒡子 二钱　净蝉衣 八分　荆芥
穗 一钱　枳实炭 一钱　苦桔梗 一钱　清水豆卷 四钱　连翘
壳 三钱　川郁金 一钱五分　光杏仁 三钱　大贝母 三钱　马
兜铃 一钱　鲜竹茹 一钱五分　鲜枇杷叶（去毛、包）四张

　　　　　　按　本案乃痧毒欲布不畅，夹痰内攻肺胃，上窜于喉，扰乱心
　　　　　　神。用辛凉以疏透，欲使痧出热解；清热化痰治肺胃；涤痰
　　　　　　利咽，使气道利而神清。

薛奶奶　　痧子后微有咳呛胸闷，不思饮食，咽喉干燥，渴不欲饮，舌质红苔
　　　　　微腻而黄，脉濡数而滑。阴分本亏，津少上承，余邪痰热逗留中
　　　　　焦，肺胃宣化失司。再拟清肺化痰，和胃畅中。

桑叶皮（各）一钱五分　川贝母 二钱　象贝母 二钱　瓜蒌
皮 二钱　朱茯神 三钱　枳实炭 一钱　炒竹茹 一钱五分　通
草 八分　橘白 一钱　冬瓜子 三钱　鲜枇杷叶（去毛、包）
三张　佛手露 一两　藏青果 一钱　嫩白薇 一钱五分　炒谷
麦芽（各）三钱

二诊　胸闷渐舒，饮食渐香，胃有醒豁之征，而咽喉干，口渴不多
　　　饮，脉象濡滑带数，阴分本亏，津少上承，燥邪痰热，逗留
　　　中焦，肺胃宣化失司，再宜清养肺胃，宣化痰热。

川象贝（各）二钱　瓜蒌皮 二钱　桑叶皮（各）一钱五分
冬瓜子 三钱　朱茯神 三钱　广橘白 一钱　鲜竹茹 一钱五分
生熟谷芽（各）三钱　京玄参 一钱　通草 八分　藏青果
一钱　枇杷叶（去毛，包煎）三张　野蔷薇露（冲服）一两
佛手露（冲服）一两

三诊　胸脘渐舒，食入之后，中脘作胀，咽喉干燥，渴不多饮，舌
　　　苔微黄质红，脉濡小而滑。阴分本亏，津少上承，肝气上
　　　逆，胃失和降。再拟平肝理气，和胃化痰。

川象贝（各）二钱　瓜蒌皮 三钱　白蒺藜 三钱　黑芝麻
三钱　朱茯神 三钱　橘白络（各）一钱　藏青果 一钱　炒
谷麦芽（各）三钱　佩兰梗 一钱五分　冬瓜子 三钱　绿萼
梅 八分　佛手露（冲服）一两

按　本案乃痧后余邪未清、损及阴津，以清养肺胃之阴，宣化未
　　尽痰热为善后之治。

薛三小姐　痧子后身热不清，咳嗽不爽，腑行不实，小溲短赤，苔薄腻，唇
　　　　　焦，右手腕微肿疼痛，尾闾之上宕疮，腐烂，形瘦骨立，脉象濡小
　　　　　而数。阴液暗伤，津少上承，风温伏邪，夹痰热留恋肺胃，清肃之
　　　　　令不行，还虑正不胜邪，致生变迁！再宜生津清温，清肺化痰。

天花粉 三钱　白薇 一钱五分　川象贝（各）二钱　抱茯
神 三钱　炒银花 三钱　连翘壳 三钱　水炙桑叶皮（各）
二钱　生赤芍 二钱　丝瓜络 二钱　活芦根 一尺　枇杷叶露
（后入）四两

二诊　续布痧子，身热不清，咳嗽不爽，口干欲饮，舌质红苔微黄而腻，脉弦小而数，形瘦骨立，阴液暗伤，伏温由内达外，由营分而转气分，虽属佳兆，还虑正不胜邪，致生他变。再以清温化痰。

净蝉衣 八分　炒银花 三钱　连翘壳 三钱　鸡苏散（包煎）三钱　生赤芍 二钱　川象贝（各）二钱　天花粉 二钱　丝瓜络 二钱　抱茯神 三钱　干芦根 一两　水炙桑叶 一钱五分

三诊　痧子透发，潮热不清，咳痰不爽，小溲短赤，舌尖破碎苔黄，唇焦，尾闾之上，臀疮腐烂，形瘦骨立，脉象细数。阴液亏耗，伏温未楚，痰热留恋肺胃，还虑正不胜邪，致生变迁。再宜养正生津，清温化痰，尚希明正。

西洋参 一钱　天花粉 三钱　嫩白薇 一钱五分　水炙桑叶皮（各）一钱五分　茯神 三钱　炒银花 三钱　连翘 三钱　川象贝（各）二钱　赤芍 二钱　丝瓜络 二钱　芦根 一尺　野蔷薇花露（后入）二两　枇杷叶露（后入）二两

按　本案痧出而热不解，阴液暗伤，痰热留肺。治以生津养正助透毒邪；清热化痰以治其本。

张世兄　痧子已回，身热亦退，夜不安寐，稍有咳呛，脉象濡小带数，舌质淡红。阴液已伤，虚火易升，肺胃宣化失司，今仿吴氏蒌贝养荣意，清养肺胃而化痰热，更当避风节食，则不致反复为要。

川贝母 三钱　瓜蒌皮 二钱　京玄参 一钱五分　天花粉 三钱　朱茯神 三钱　桑叶皮（各）一钱五分　光杏仁 三钱　生甘草 五分　生赤芍 二钱　冬瓜子 三钱　嫩白薇 一钱五分　活芦根 一尺　枇杷叶霜（后入）四两

按　本案为麻毒透毕，伤及阴液，肺有余邪。此为麻疹透发顺证
中收没期。辨证属肺胃阴伤、余邪未清，续以清化痰热。

张世兄　痧子后因饮食不慎，脾弱欠运，水谷入胃，易于生湿，水湿泛滥，
灌浸腠理，以致面浮足肿、大腹胀满、小溲不多，舌质红苔黄，脉
象濡滑。昨投健运分消之剂，尚觉合度，仍守原法进步。

连皮苓 三钱　猪苓 三钱　泽泻 三钱　生熟苡仁（各）三钱
陈皮 二钱　大腹皮 二钱　水炙桑皮 一钱五分　地枯萝 三钱
飞滑石（包）三钱　汉防己 三钱　川象贝（各）三钱　肥玉
竹 三钱　冬瓜子皮（各）三钱

按　此案乃痧后饮食不慎而致脾阳受损，健运失司，而见面浮足
肿、腹胀满。属麻疹变证。治以健运中焦，分消水湿。

梁小姐　传染疫邪，蕴袭肺胃，寒热呕恶，防发痧疹，舌苔薄腻，脉象濡
数，症势非轻。急宜辛凉疏透。

荆芥穗 一钱　薄荷叶（后下）八分　熟牛蒡子 二钱　淡豆
豉 三钱　枳实炭 一钱　苦桔梗 一钱　净蝉衣 八分　生赤
芍 三钱　连翘壳 三钱　象贝母 三钱　鲜竹茹 一钱五分　玉
枢丹（研末冲服）五分

按　此案为寒热呕恶，邪留肺胃之证。用辛凉透表之剂既可疏散
已感之邪，在痧疹流行之时，既未发痧，即可防之。

王右　吸受时气，引动伏邪，蕴袭肺胃两经。肺主皮毛，胃主肌肉，邪留
皮毛肌肉之间，则发为红痧。痧点隐隐，布而不透，形寒发热，胸
闷泛恶，邪郁阳明，不得外达也。舌苔薄黄，脉象浮滑而数。邪势
正在鸱张，虑其增剧。宜以辛凉清解。

荆芥穗 一钱　赤茯苓 三钱　净蝉衣 八分　炒竹茹 一钱五分
淡豆豉 三钱　江枳壳 一钱　连翘壳 三钱　熟牛蒡子 二钱
薄荷叶（后下）八分　苦桔梗 一钱　京赤芍 二钱

> 按　本例为痧疹初起，痧点隐隐，布而不透，形寒发热，表证未
> 除。故治以辛凉疏表，透痧解毒。痧疹初起，用药切忌过于
> 寒凉，因恐痧毒不易透发。方中荆芥、蝉衣、豆豉、薄荷之
> 属，即为疏表透疹之用。

钱左　痧后复感外邪，痰滞内阻，水湿不化，太阴阳明为病，遍体浮肿，
　　　气逆难于平卧，寒热甚壮，大便溏泄，泛恶不能饮食，苔腻脉数。
　　　此氤氲之外邪，与黏腻之痰滞，交阻肺胃，肺气不能下降，脾弱不
　　　能运化，水湿易聚，灌浸腠理，泛滥横溢，无所不到，三焦决渎无
　　　权，症势危险。姑宜疏邪分消，而化痰滞，未识有效否。

淡豆豉 三钱　川桂枝 五分　鲜竹茹（枳实一钱同炒）二钱
大腹皮 二钱　连皮苓 四钱　象贝母 三钱　淡姜皮 八分　焦
楂炭 三钱　猪苓 三钱　泽泻 三钱　仙半夏 二钱　酒炒黄芩
一钱五分

> 按　本例痧后复感外邪，以致遍体浮肿，气逆难以平卧，大便溏
> 泄，泛恶不能饮食，苔腻脉数，证属肺气不降，脾弱不运，
> 自不待言。唯寒热甚壮一症，似有阳明气分热甚之疑，案中
> 药用豆豉、桂枝，而不用石膏、知母，或许因受制于"大便
> 溏泄"之忌。左右为难，故"疏邪分消，而化痰滞"之治，
> 只能"姑宜"而已。

李左　痧后余邪痰热未楚，肺胃两病，身热无汗，咳嗽气逆，口干欲饮，
　　　脉数苔黄。此乃无形之伏温，蕴蒸阳明，有形之痰热，逗留肺络，
　　　证势沉重。姑拟清解伏温，而化痰热。

粉葛根 一钱五分　金银花 三钱　桑叶皮（各）二钱　活芦
根（去节）一尺　淡豆豉 三钱　连翘壳 三钱　光杏仁 三钱
京赤芍 二钱　黑山栀 一钱五分　生甘草 八分　象贝母 三钱
鲜竹茹 二钱　天花粉 三钱　薄荷叶（后下）八分

> 按　本例痧后阳明蕴无形伏温，肺络壅有形痰热，故治法用药侧
> 重于清肺化痰、清胃泄热。因其身热无汗，故又用豆豉、薄
> 荷以发散透热；因其口干欲饮，另用芦根、天花粉以甘寒
> 生津。

李左　疫疠之邪，不外达而内传，心肝之火内炽，化火入营，伤阴劫津。
拟犀角地黄合麻杏石甘汤，气血双清而解疫毒。

犀角尖（现以水牛角代）五分　熟石膏（打）五钱　金银
花 三钱　活芦根（去节）一尺　鲜生地 四钱　甘中黄 八分
连翘壳 三钱　鲜竹叶 三十张　净麻黄 四分　苦桔梗 一钱
川贝母 三钱　陈金汁（冲）一两　光杏仁 三钱　京赤芍
二钱　京玄参 二钱

> 按　本例病案理、法、方、药详备，然临床脉、症未及。若以方
> 测之，患者当有身热不退、喘咳有痰、咽喉肿痛、舌质红绛
> 诸症。以犀角地黄合麻杏石甘佐入银花、连翘、甘中黄、陈
> 金汁、桔梗、川贝等为药，实为气血双清而解疫毒之重剂。

蔡奶奶　怀麟八月，风温疫疠之邪，蕴袭肺胃两经，疫喉痧四天，寒热不
退，痧子隐隐，布而不透，咳痰泛恶，咽痛焮红，舌质红苔粉白，
脉象濡滑而数。邪势正在鸱张，适值腰酸漏红，颇虑不足月而产，
致生变迁。急拟辛凉汗解，宣肺化痰，尚希明正。

荆芥穗 一钱五分　薄荷叶 八分　蝉衣 八分　熟牛蒡 二钱
江枳壳 一钱　苦桔梗 一钱　轻马勃 八分　淡豆豉 三钱　连

翘壳 三钱　光杏仁 三钱　大贝母 三钱　鲜竹茹 一钱五分
芫荽子 一钱五分

> 按　本例怀孕八月之妇患疫喉痧四天，"适值腰酸漏红"，有不足月而产之虑。其先兆早产由感受疫疠之邪所致，故治疗仍予辛凉清解，宣肺化痰，尤重发散透疹（如荆芥、薄荷、蝉衣、豆豉、芫荽子等），因其痧子布而不透之故。

窦先生　痧子已布，表热较轻，而里热口干，时有呃逆，舌质红绛，脉象濡数无力。风温疫疠化热，蕴蒸肺胃，气火上升，阳明通降失司，宜生津清解，宣肺通胃。

天花粉 三钱　净蝉衣 八分　熟牛蒡子 三钱　生甘草 六分
连翘壳 三钱　金银花 三钱　川象贝（各）二钱　柿蒂 十枚
鲜竹茹 二钱　活芦根（去节）一尺　生赤芍 钱半　朱茯
神 三钱　鲜枇杷叶（去毛，包煎）四张

> 按　本例痧子已布，表热较轻，但里热伤阴较重，且胃气失于通降而致呃逆时作，故选用以天花粉为首的清热生津药。用柿蒂、鲜竹茹以和胃降逆。方中有多味清热解毒利咽消肿之品，可知本例尚有咽喉焮红肿痛之症状。

陈奶奶　时疫痧子虽回，灼热未退，口干欲饮，曾经模糊谵语，逾时渐清，咳嗽不爽，续发白痦、布面不透、舌质红绛、脉象弦滑而数。伏邪化热，由气入营，阴液已伤，津少上承，阳明伏温未解。曾经小产，热搏营分所致。还虑变迁，急宜生津清营，清温凉气，冀营分之伏热得从气分而解为吉。

鲜生地 五钱　京玄参 二钱　连翘壳 三钱　熟石膏（打）
四钱　生甘草 六分　川象贝（各）二钱　薄荷叶（后下）
八分　铁皮石斛 四钱　生赤芍 二钱　天花粉 二钱　金银花

三钱 净蝉衣 八分 鲜竹叶 三十张 活芦根 一尺

二诊 时疫痧子布而渐回，身灼热无汗，口干欲饮，神识模糊，谵语妄言，白㾦布而不透，舌质红绛，脉象洪滑而数。微有形寒之状，曾经小产，伏温化热，由阳明入于厥少，由气分而传入血分，即是热入血室。阴液已伤，邪火愈炽，颇虑风动痉厥之变。再宜生津清温，凉气清营，冀津生邪却，始能出险入夷。

羚羊角片（另煎）四分 鲜生地 六钱 粉丹皮 二钱 生赤芍 二钱 鲜石斛 六钱 天花粉 二钱 生石膏（打）四钱 生甘草 六分 银柴胡 八分 粉葛根 二钱 炒荆芥 一钱 薄荷叶 四分 鲜竹叶 三十张 活芦根 一尺 鲜茅根 二两

按 本例为麻疹之逆证。麻疹之所以出现逆证，多因痧疹未能透发而致疹毒遏伏难出，内陷脏腑，深入营血而产生各种变证。以本案所述神志模糊，谵语妄言，舌质红绛等症状看，其逆证属疫毒内陷心营为主。然而从其身热无汗，口渴欲饮，续发白㾦，脉洪滑而数看，阳明气分热盛未解。故本案可谓气营两燔、热扰心神之重症。邪入营分，营阴受劫，故所处方药中尤多甘寒养阴生津之品，所谓"留得一分津液，便有一分生机"。如二诊方中有鲜生地、鲜石斛、天花粉、活芦根诸品。羚羊角清热解毒，息风止痉，用之以防"风动痉厥之变"。石膏、银翘与丹皮、赤芍同用，乃凉营清气并用之法。

朱老太太 喉痧愈后复感新邪，袭于肺胃，初起身热，咳嗽胸闷泛恶，神识时明时昧，痧子透而暴回，大便溏泄，次数无度，四肢逆冷，口干欲饮，脉沉伏，苔薄腻。高年正不胜邪，其邪不得从三阳而解，反陷入三阴，书所谓：里气虚而表邪陷也。脉症参合，危险万分，勉拟扶正助阳，冀望转机为幸。

熟附块 一钱　潞党参 三钱　生白术 二钱　云茯苓 三钱　炒
扁豆衣 三钱　银柴胡 一钱　煨葛根 钱半　炙甘草 五分　诃
子皮（炒）钱半　御米壳（炒）钱半　灶心黄土（包煎）一两

> 按　本例为痧疹之逆候。痧出暴回，四肢逆冷，神识时昧，大便
> 溏泄，次数无度，脉象沉伏，证属年迈之体，正虚邪盛，疫
> 毒不得从三阳外解，反从三阴内陷（少阴心肾；太阴属脾；
> 厥阴为末，阴阳胜复。三阳多实热，三阴多虚寒），正虚阳
> 脱之象已显，故治以扶正助阳，冀获转机。若经治而阳气未
> 复，肢体复热，脉象复出，便可转手清解宣透。方中附块、
> 党参以益气回阳救逆；炒扁豆衣、煨葛根、诃子皮、御米
> 壳、灶心黄土等均为健脾温中、收涩止泻而用。

二　内科杂病类

中风

罗左　年甫半百，阳气早亏，贼风入中经腧，营卫痹塞不行，陡然跌仆成
中，舌强不语，神识似明似昧，嗜卧不醒，右手足不用。风性上
升，痰湿随之，阻于廉泉，堵塞神明也。脉象尺部沉细寸关弦紧而
滑，苔白腻，阴霾弥漫，阳不用事，幸小溲未遗，肾气尚固，未至
骤见脱象，亦云幸矣。急拟仲景小续命汤加减，助阳祛风，开其痹
塞，运中涤痰，而通络道，冀望应手，始有转机。

净麻黄 四分　熟附片 一钱　川桂枝 八分　生甘草 六分　全当归 三
钱　川芎 八分　姜半夏 三钱　光杏仁 三钱　生姜汁（冲服）一
钱　淡竹沥（冲服）一两　另再造丸（去壳研细末化服）一粒

二诊　两进小续命汤，神识稍清，嗜寐渐减，佳兆也。而舌强不能
　　　言语，右手足不用，脉息尺部沉细寸关弦紧稍和，苔薄腻。
　　　阳气本虚，藩篱不固，贼风中经，经腧痹塞，痰湿稽留，宗
　　　气不得分布，故右手足不用也。肾脉络舌本，脾脉络舌旁，
　　　痰阻心脾之络，故舌强不能言，灵机堵塞也。虽见小效，尚
　　　不敢有恃无恐，再拟维阳气以祛邪风，涤痰浊而通络道，努
　　　力前进，以观后效。

熟附片 一钱　云茯苓 三钱　川桂枝 八分　姜半夏 二钱　生
甘草 六分　枳实炭 一钱　全当归 二钱　光杏仁 三钱　大川
芎 八分　炙僵蚕 二钱　生姜汁（冲）一钱　淡竹沥（冲）一两

三诊　又服三剂，神识较清，嗜寐大减，略能言语，阳气有流行之
　　　机，浊痰有克化之渐，是应手也。唯右手足依然不用，腑气
　　　六七日不行。苔腻，脉弦紧渐和尺部沉细，肾阳早亏，宗气
　　　不得分布，腑中之浊垢，须阳气通，而后能下达，经腑之邪
　　　风，必正气旺，始托之外出。仍拟助阳益气，以祛邪风，通
　　　胃涤痰，而下浊垢，腑气以下行为顺，通腑亦不可缓也。

生黄芪 三钱　桂枝 八分　附子 一钱　生甘草 五钱　当归
三钱　川芎 八分　云茯苓 三钱　风化硝 五分　全瓜蒌 三钱
枳实炭 一钱　淡苁蓉 三钱　半硫丸（吞服）一钱五分

四诊　腑气已通，浊垢得以下行，神识已清，舌强，言语未能自
　　　如，右手足依然不用，脉弦紧转和，尺部沉细，阳气衰弱之
　　　体，风为百病之长，阴虚之邪风，即寒中之动气，阳气旺一
　　　分，邪风去一分。湿痰盘踞，亦藉阳气充足，始能克化。经
　　　所谓阳气者，若天与日，失其所则折寿而不彰，理有信然。
　　　仍助阳气以祛邪风，化湿痰而通络道，循序渐进，自获效果。

生黄芪 五钱　生白术 二钱　生甘草 五分　熟附子 一钱　桂
枝 八分　全当归 三钱　川芎 八分　姜半夏 三钱　西秦艽
二钱　怀牛膝 二钱　嫩桑枝 三钱　指迷茯苓丸（包）五钱

服前方，诸恙见轻，仍守原法扩充。生黄芪用至八钱，间日用鹿茸二分，研细末，饭为丸，陈酒吞服；大活络丹，每五日服一粒，去壳研末，陈酒化服。共服六十余剂，舌能言，手能握，足能履。接服膏滋方，药味与煎药仿佛，以善其后。

按 本例中风，由外邪引动，且内夹痰湿，证见陡然跌仆，舌强不语，神识昏蒙，嗜卧不醒，右侧偏瘫。因脉象沉细弦紧，苔白腻，显有阳衰阴盛之象，即如案中云"阴霾弥漫，阳不用事。治以助阳祛风，开其痹塞，运中涤痰，通其络道。方投小续命汤（麻黄、防己、人参、黄芩、桂心、白芍、川芎、杏仁、附子、甘草）加减。考有关古医籍，该方出自《备急千金要方》，而并非为仲景方（《金匮要略·中风历节病脉证并治》有附方《古今录验》续命汤。《古今录验》为隋唐时期医书，显为后人整理时加入，决非仲景之方。且该方与小续命汤的药物组成有较大出入）。二诊药后症减，原方略作增删续进。三诊证情续轻，然腑气不通，故始用黄芪益气扶正，苁蓉、半硫丸温通大便。四诊后黄芪剂量渐增，另伍以疏风通络之品，作为善后之用。

沈左 年逾古稀，气阴早衰于未病之先，旧有头痛目疾，今日陡然跌仆成中，舌强不语，人事不省，左手足不用。舌质灰红，脉象尺部沉弱，寸关弦滑而数，按之而劲。良由水亏不能涵木，内风上旋，夹素蕴之痰热，蒙蔽清窍，堵塞神明出入之路，致不省人事，痰热阻于廉泉，为舌强不语，风邪横窜经腧，则左手足不用。《金匮》云：风中于经，举重不胜，风中于腑，即不识人，此中经兼中腑之重症也。急拟育阴息风，开窍涤痰，冀望转机为幸。

大麦冬 三钱　玄参 二钱　羚羊角片（先煎汁冲）八分　仙半夏 二钱　川贝 二钱　天竺黄 一钱五分　明天麻 八分　陈胆星 八分　竹茹 一钱五分　枳实 一钱　全瓜蒌（切）四钱　嫩钩钩（后入）三钱　淡竹沥（冲）一两　生姜汁（冲）二滴　至宝丹（去壳研末化服）一粒

二诊　两投育阴息风、开窍涤痰之剂，人事渐知，舌强不能言语，左手足不用，脉尺部细弱，寸关弦滑而数，舌灰红。高年营阴亏耗，风自内起，风扰于胃，胃为水谷之海，津液变为痰涎，上阻清窍，横窜经腧，论恙所由来也，本症阴虚，风烛堪虑！今仿河间地黄饮子加味，滋阴血以息内风，化痰热而清神明，风平浪静，始可转危为安。

大生地 四钱　大麦冬 二钱　川石斛 三钱　羚羊角片（先煎汁冲）四分　仙半夏 二钱　明天麻 一钱　左牡蛎（先煎）四钱　川贝母 三钱　陈胆星 八分　炙远志 一钱　九节菖蒲八分　全瓜蒌（切）四钱　嫩钩钩（后入）三钱　淡竹沥（冲服）一两

三诊迭进育阴息风，清热化痰之剂，人事已清，舌能言语謇涩，左手足依然不用。苔色灰红，脉象弦数较静尺部细弱，内风渐平，阴血难复。津液被火炼而为痰，痰为火之标，火为痰之本，火不清，则痰不化，阴不充，则火不清。经腧枯涩，犹沟渠无水以贯通也。前地黄饮子能获效机，仍守原意进步。然草木功能，非易骤生有情之精血也。

西洋参 一钱五分　大麦冬 三钱　大生地 三钱　川石斛 三钱
生左牡蛎（先煎）四钱　煨天麻 八分　竹沥半夏 二钱　川贝三钱　炙远志 一钱　全瓜蒌（切）四钱　鲜竹茹 二钱　嫩钩钩（后入）三钱　黑芝麻（研包）三钱

四诊　神识清，舌强和，言语未能自如，腑气行而甚畅，痰热已有下行之势。左手足依然不用，脉弦小而数，津液亏耗，筋无血养，犹树木之偏枯，无滋液以灌溉也。仍议滋下焦之阴，清上焦之热，化中焦之痰，活经腧之血，复方图治，尚可延年。

西洋参 一钱五分　大麦冬 二钱　大生地 三钱　川石斛 三钱
生左牡蛎（先煎）四钱　仙半夏 二钱　川贝 三钱　全瓜蒌

（切）四钱　厚杜仲 二钱　怀牛膝 二钱　西秦艽 二钱　嫩桑
枝 三钱　黑芝麻（研包）三钱

> 按　本例年逾古稀，气阴早衰，水不涵木，肝风内动，夹有痰
> 热，蒙蔽清窍，堵塞神明，中风诸症陡然而作。方用麦冬、
> 玄参、羚角片、明天麻、嫩钩藤等育阴息风，余药侧重于涤
> 痰开窍。二诊始方仿刘河间《宣明论》地黄饮子（生地黄、
> 巴戟天、山萸肉、石斛、肉苁蓉、五味子、肉桂、茯苓、麦
> 冬、炮附子、石菖蒲、远志、生姜、大枣、薄荷）加减，以
> 加重养阴化痰开窍之力。四诊时因神清舌和，然手足仍不
> 用，故化痰开窍药明显减少而祛风通络药反予加重。

祁妪　　中风延今一载，左手不能招举，左足不能步履，舌根似强，言语謇
　　　　涩，脉象尺部沉细寸关濡滑，舌边光苔薄腻，年逾七旬，气血两
　　　　亏，邪风入中经腧，营卫痹塞不行，痰阻舌根，故言语謇涩也。书
　　　　云：气主煦之，血主濡之。今宜益气养血，助阳化痰，兼通络道。
　　　　冀望阳生阴长，气旺血行，则邪风可去，而湿痰自化也。

潞党参 三钱　生黄芪 五钱　生於术 二钱　生甘草 六分　熟
附片 八分　川桂枝 五分　全当归 三钱　大白芍 二钱　大川
芎 八分　怀牛膝 二钱　厚杜仲 三钱　嫩桑枝 四钱　红枣
十枚　指迷茯苓丸（包）四钱

此方服三十剂，诸恙均减，后服膏滋，得以收效。

> 按　本例中风一年，即为今之中风后遗症，左侧偏瘫，言语謇
> 涩，其尺脉沉细，寸关濡滑，提示阳气衰弱，湿痰内阻（尺
> 脉候肾，沉细主阳衰，濡主湿而滑主痰）。阳气虚则鼓动无
> 力，湿痰盛则经络阻滞。故治拟重在温补阳气，养血和营，
> 化痰通络。方中党参、生芪、於术、附片、桂枝补气温阳；
> 当归、白芍、川芎养血和营；指迷茯苓丸合牛膝、杜仲、桑
> 枝化痰开窍，祛风通络。

李妪　旧有头痛眩晕之恙，今忽舌强不能言语，神识时明时昧，手足弛纵，小溲不固，脉象尺部细小、左寸关弦小而数、右寸关虚滑，舌光红。此阴血大亏，内风上扰，痰热阻络，灵窍堵塞，中风重症。急拟滋液息风，清神涤痰，甘凉濡润，以冀挽救。

大麦冬 三钱　大生地 三钱　川石斛 三钱　左牡蛎（先煎）四钱　生石决明（先煎）四钱　煨天麻 八分　川贝 三钱　炙远志 一钱　天竺黄 一钱五分　竹沥半夏 一钱五分　鲜竹茹 一钱五分　嫩钩钩（后入）三钱　淡竹沥（冲服）一两　珍珠粉（冲服）二分

此方服十剂，诸恙已轻。原方去竹沥、珍珠粉、天竺黄，加西洋参一钱五分，阿胶珠一钱五分。

按　本例旧有头痛眩晕，提示患者素有阴虚阳亢之证。阴血素亏，无力制阳，肝阳上亢，升动无制，化为肝风，另夹痰热，阻滞脉络，闭塞灵窍，以致突发中风重症。治取滋阴潜阳息风为主，清热涤痰醒神为伍。方中麦冬、生地、石斛、天麻、钩藤、牡蛎、石决明诸药当属前者，余药均为后者而设。

黎左　两年前右拇指麻木，今忽舌强语言謇涩，右手足麻木无力，脉象虚弦而滑，舌苔薄腻。此体丰气虚，邪风入络，痰阻舌根，神气不灵。中风初步之重症也，急拟益气祛风，涤痰通络。

生黄芪 五钱　青防风 一钱　防己 二钱　生白术 二钱　全当归 二钱　大川芎 八分　西秦艽 一钱五分　竹沥半夏 二钱　枳实炭 一钱　炒竹茹 一钱五分　炙僵蚕 三钱　陈胆星 八分　嫩桑枝 三钱　再造丸（去壳研细末化服）一粒

五剂后恙已见轻，去再造丸、枳实，加指迷茯苓丸三钱吞服。

按　本例两年前右拇指麻木，或许即属动风之先兆。今忽见舌强语謇，右侧手足麻木无力，尚未见偏瘫昏迷，有似今之脑血栓形成或轻型脑血管破裂，古称小中风。患者形体胖盛，肥人多气虚痰湿，又有邪风引动，以致气虚痰湿夹风扰动，诸症而作。治以生黄芪益气；防风、防己、秦艽、桑枝祛风通络，尤适宜于手足麻木；余药和营活血、涤化痰湿。

廖左　体丰气虚，湿胜痰多，陡然跌仆成中，不省人事，小溲自遗，喉中痰声辘辘，汗多脉伏，身热肢冷。此本实先拔，真阳飞越，气血涣散，枢纽不交，虽曰中脏，实暴脱也。勉拟一方，聊尽人工。

别直参 三钱　熟附块 三钱　淡竹沥 二两　生姜汁（两液同冲）一钱

按　中风而神志尚清者，多谓之中腑，神志昏糊者，多谓之中脏。本例跌仆成中而不省人事，故曰中脏。又因其小便失禁，汗多脉伏，四肢厥冷，而谓之暴脱。本例患者原为气虚痰湿之体，而非阴虚阳亢之质，现忽中脏暴脱，故治疗急投参、附以益气回阳救逆。方中淡竹沥、生姜汁既可涤痰，又可和胃止呕以免拒药。

张左　阳虚脾弱，湿痰入络，手足麻痹无力，舌根时强，言语不爽，脉象濡细。防成中风，助阳和营，化痰通络。

吉林参须 八分　熟附片 八分　生甘草 六分　嫩桑枝 三钱　云茯苓 三钱　仙半夏 二钱　陈广皮 一钱　炙远志 一钱　生黄芪 四钱　全当归 二钱　大川芎 八分　紫丹参 二钱　川桂枝 六分　指迷茯苓丸（包）四钱

按　本例脾虚阳衰，运化失职，湿痰内生，阻滞脉络，故见手足麻痹，舌根时强，言语不爽，验之临床，似尚未成中风。故

治疗为"防成中风"而助阳和营，化痰通络。方药组成清
晰，不作赘评。

胡左　　　中风已久，舌强言语謇塞，右手足无力形寒身热，胸闷不思饮食，
　　　　　神识时清时寐，舌苔腻布，脉象沉细而滑。阳虚外风乘隙入中，痰
　　　　　湿上阻廉泉。症势非轻，姑拟小续命汤加减。

川桂枝 八分　熟附块 钱半　全当归 二钱　云茯苓 三钱　制
半夏 二钱　大川芎 八分　陈广皮 一钱　大砂仁（后下）
八分　光杏仁 三钱　嫩桑枝 四钱　炒谷麦芽（各）三钱

　　　　　按　本例中风后遗症而见"形寒身热"，提示近有新感，方用
　　　　　小续命汤加减。《备急千金要方》小续命汤组方中有麻黄、
　　　　　防己、黄芩，本例处方中弃之未用，故疏风解表之力似嫌
　　　　　不够。

傅右　　　中风舌强不能言语，口角流涎，左手足麻木不仁，阳虚夹湿痰直中
　　　　　经络，阻于廉泉。宜小续命汤加减。

川桂枝 八分　熟附块 一钱　全当归 三钱　大川芎 八分　云
茯苓 三钱　仙半夏 二钱　生白术 二钱　大麻仁 四钱　新
会皮 钱半　全瓜蒌（切）四钱　生草节 八分　风化硝 五分
嫩桑枝 四钱

　　　　　按　以方测证，本例中风后诸证未复，除气虚阳衰、湿痰阻络
　　　　　外，另有大便干结、腑气不通之象，故投方中有大麻仁、风
　　　　　化硝两味通泄大便。腑气通畅对加速中风后诸症的恢复颇有
　　　　　裨益。芒硝在大气中容易失去水分，表面常成白粉状，此即
　　　　　风化硝。风化的芒硝中硫酸钠的含量颇高，故其泻下作用
　　　　　较强。

费左　　　脉象左弦小而滑右沉细。见症项强不能转侧，舌强言语謇塞，口角
　　　　　流涎，痰湿阻于廉泉。恙久根深、非易速痊，拟星附六君汤加减。

陈胆星 八分　竹节白附子 钱半　仙半夏 三钱　云茯苓 三钱
生白术 二钱　陈广皮 一钱　煨益智 钱半　炙僵蚕 三钱　炙
远志 一钱　白蒺藜 三钱　炒谷麦芽（各）三钱　稽豆衣 三钱
蝎尾（酒洗）五枚

　　　　　　　按　本例中风后项强、语塞、流涎，丁氏辨为痰湿阻于廉泉，故
　　　　　　　　　方用星附六君汤去人参，加炙僵蚕、蝎尾、炙远志、白蒺藜
　　　　　　　　　等药物，以健脾涤痰祛湿通络。

耿左　　　先天本亏，惊骇伤肝，肝阳化风，夹痰入络，右于足时时振动，口
　　　　　角歪斜，时时流涎，脉象弦细。宜益肾柔肝，息风化痰。

生白芍 二钱　稽豆衣 三钱　左牡蛎（先煎）四钱　青龙齿
（先煎）三钱　竹沥半夏 二钱　朱茯神 三钱　炙远志 一钱
煨天麻 一钱　炒竹茹 钱半　川象贝（各）二钱　陈胆星
八分　陈广皮 一钱　陈木瓜 二钱　潼白蒺藜（各）钱半　嫩
桑枝 三钱　嫩钩钩（后入）三钱　蝎尾（酒洗）五枚

　　　　　　　按　本例案云"先天本亏"，系指肾阴素亏，以致阴不制阳，阳
　　　　　　　　　升化风，肝风夹痰，阻滞脉络。方中柔肝息风、潜阳化痰之
　　　　　　　　　品俱备，唯益肾滋阴之物似嫌不足。

王左　　　呕恶已止，饮食渐香，头痛眩晕，口角歪斜，毒风上升，扰犯阳明
　　　　　之络，宜清泄风阳，和胃化痰。

仙半夏 钱半　煨天麻 八分　生石决（先煎）六钱　稽豆
衣 三钱　朱茯神 三钱　苍耳子 钱半　炒杭菊 钱半　广橘
白 一钱　焦谷芽 三钱　嫩钩钩（后入）三钱　金器（入煎）

一具　蝎尾（酒洗）五枚　薄荷炭 八分　炒竹茹 钱半

按　本例中风病案，原有呕恶、饮食乏味，为阳明胃气失和；现有头痛眩晕，口角歪斜，为阳明经所过部位功能失常（手阳明经循口角而抵于鼻翼旁，足阳明经始于迎香挟鼻上升而循前额），故案中有"扰犯阳明之络"语。治以清泄风阳，如天麻、钩藤、杭菊、生石决明、薄荷炭等；和胃化痰，如半夏、橘白、竹茹、谷芽等。

严左　右手足素患麻木，昨日陡然舌强，不能言语，诊脉左细弱右弦滑，苔前光后腻，此乃气阴本亏，虚风内动，风者善行而数变，故其发病也速。夹痰浊上阻廉泉，横窜络道，营卫痹塞不通，类中根苗显著。《经》云：邪之所凑，其气必虚。又云：虚处受邪，其病则实。拟益气息风，化痰通络。

吉林参须（另煎汁冲服）一钱　云伏苓 三钱　炙僵蚕 三钱　陈广皮 一钱　生白术 一钱五分　竹节白附子 一钱　炙远志肉 一钱　黑穭豆衣 三钱　竹沥半夏 二钱　陈胆星 八分　九节石菖蒲 八分　姜水炒竹茹 一钱五分　嫩钩钩（后入）三钱

二诊　舌强謇于语言，肢麻艰于举动，口干不多饮，舌光绛中后干腻，脉象右细弱左弦滑，如昨诊状。心开窍于舌，肾脉络舌本，脾脉络舌旁，心肾阴亏，虚风内动，夹痰浊上阻廉泉。先哲云：舌废不能言，足痿不良行，即是痦痱重症。再仿地黄饮子意出入。

大生地 三钱　云茯苓 三钱　陈胆星 八分　九节菖蒲 一钱　川石斛 三钱　竹沥半夏 二钱　川象贝（各）二钱　炙远志 一钱　南沙参 三钱　煨天麻 八分　炙僵蚕 三钱　嫩钩钩（后入）三钱

三诊　昨投地黄饮子加减，脉症依然，并无进退。昔人云：麻属气虚，木属湿痰。舌强言艰，亦是痰阻舌根之故。肾阴不足是其本，虚风痰热乃是标，标急于本，先治其标，标由本生，缓图其本。以养阴之剂，多能助湿生痰，而化痰之方，又每伤阴劫液，顾此失彼，煞费踌躇，再宜涤痰通络为主，以养正育阴佐之，为急标缓本之图，作寓守于攻之策，能否有效，再商别途。

南沙参 三钱　云茯苓 三钱　川象贝（各）二钱　西秦艽
一钱五分　竹沥半夏 二钱　炙远志 一钱　炙僵蚕 三钱　枳
实炭 一钱　煨天麻 八分　广陈皮 一钱　陈胆星 八分　嫩钩
钩（后入）三钱　九节菖蒲 一钱　淡竹沥（生姜汁两滴同
冲服）一两

四诊　脉左细滑右濡数，舌中剥苔薄腻。诸恙均觉平和，养正涤痰，通利节络，尚属获效，仍宗原法再进一筹。

前方去秦艽、枳实，加焦谷芽 四钱，指迷茯苓丸（包）
四钱。

五诊　舌强言语謇涩，已见轻减，左手足麻木依然，脉象细滑，舌苔薄腻，投剂合度，仍拟涤痰通络为法。

照前方去煨天麻、焦谷芽、指迷茯苓丸，加生白术 二钱、
云茯苓 三钱、竹节白附子 八分。

按　纵观丁氏"中风""类中"医案，其区别主要在于：凡由外邪引动而陡然成中者，谓之"中风"。唐宋以前对于中风的认识，每以"内虚邪中"立论，即所谓络脉空虚，风邪乘虚而入的"真中风"。凡不因外邪入侵而虚风自动致中者，谓之"类中"。唐宋以后，尤其金元时代，对于中风病因病机多以"内风"立论，至明代医家王履《医经溯洄集》径言其为"类中"，张介宾《景岳全书》直名其为非风。丁氏正是

据于上述而将有关医案分为"中风"与"类中"两种,在今之临床则均属脑卒中范围。

本例右手足素患麻木,盖为阴亏痰盛虚风窜络已久矣。陡然舌强语謇,步履艰难,已成类中之证。脉细弱则气阴不足,弦滑则肝风夹痰。苔前光则阴液本亏、后腻则痰湿亦盛。初诊治以益气息风,化痰通络。二诊始仿地黄饮子意,即于原方基础上加入育阴之品,药如生地、石斛、沙参等。地黄饮子之功用,在于滋肾阴,补肾阳,化痰开窍。丁氏取其意而更其药,原方中附子、肉桂、巴戟天、肉苁蓉等辛热温阳之品断不能用,化痰开窍药亦做了某些调整。三、四、五诊之方药稍做出入,而病情渐见轻减。

钟左　类中舌强,不能言语,神识时明时昧。苔薄腻,脉弦小而滑尺部无神。体丰者,气本虚,湿胜者,痰必盛。气阴两耗,虚风鼓其湿痰,上阻廉泉之窍,症势颇殆,舍息风潜阳清神涤痰不为功。

生白芍 三钱　云茯苓 三钱　陈胆星 八分　九节石菖蒲 一钱
滁菊花 三钱　煨天麻 八分　川象贝(各)三钱　蛇胆陈皮 三分　生石决明(先煎)一两　竹沥半夏 三钱　炙远志 一钱　嫩钩钩(后入)三钱　淡竹沥(生姜汁两滴同冲服)一两五钱

按　不因外邪引动而卒然成中者,谓之类中。本例类中舌强语謇,神识昏糊,案中辨证为气阴两耗,虚风夹痰。其舌脉、形体之象亦足可佐其辨证。苔见腻主痰湿,脉弦小主阴虚阳亢,略带滑象主夹有痰湿,尺部无神主肾气早亏。形体丰盛为气虚、痰湿之状。据此治当息风潜阳清神涤痰,属急则治其标之列,丁氏认为舍此不为功。若经治症势好转而入于坦途后,想必尚需顾及气阴而扶其正。方中白芍、天麻、钩藤、生石决明、菊花诸药柔肝潜阳息风,余药多为涤痰清神而设。

钱左　类中偏左，半体不用，神识虽清，舌强言謇，咬牙嚼齿，牙缝渗血，呃逆频作，舌绛，脉弦小而数。诸风掉眩，皆属于肝，阴分大伤，肝阳化风上扰，肝风鼓火内煽，痰热阻于廉泉之窍，肺胃肃降之令不行，恙势正在险关。勉拟地黄饮子合竹沥饮化裁，挽堕拯危，在此一举。

鲜生地 四钱　川石斛 三钱　瓜蒌皮 二钱　柿蒂 十枚　大麦冬 二钱　抱茯神 三钱　生蛤壳 六钱　老枇杷叶（去毛，包煎）四张　西洋参 一钱五分　川贝母 二钱　鲜竹茹 三钱　嫩钩钩（后入）三钱　活芦根（去节）一尺　淡竹沥（冲）一两　真珍珠粉 一分　真猴枣粉 一分（两味另服）

　　按　本例类中偏瘫而呃逆频作，确系"恙势正在险关"。呃逆一症，可轻可重。轻者如吸入寒气，或饱食之后，或肝气犯胃，以致胃气上逆而成。重者，见于危重病证过程中，属胃气将绝、生命垂危之恶兆。本例呃逆频作见于卒中偏瘫之际，预后险恶。故勉拟地黄饮子合竹沥饮（竹沥、生葛汁、生姜汁，方出《成方切用》）化裁，以滋阴益气、息风醒神、涤痰降逆，"挽堕拯危，在此一举"。

顾左　疥疮不愈，湿毒延入经络，四肢酸软，不能步履，痰湿阻于廉泉，舌强不能言语，口角流涎，脾虚不能摄涎也。《黄帝内经》云：湿热不攘，大筋緛短，小筋弛长，緛短为拘，弛长为痿。此证是也。恙久根深，蔓难图治，姑拟温化痰湿，通利节络，以渐除之。

潞党参 二钱　仙半夏 二钱　陈胆星 八分　木防己 三钱　生白术 一钱　陈广皮 一钱　西秦艽 二钱　全当归 二钱　竹节白附子 一钱五分　炙甘草 五分　陈木瓜 二钱　紫丹参 二钱　酒炒嫩桑枝 四钱　指迷茯苓丸（包）五钱

　　按　本例四肢酸软，不能步履，舌强语塞，口角流涎，究属类中，抑或痿证，因证候记述过简而难以断定。治从益气健脾，祛痰化湿，疏风通络。

金左　气阴本亏，外风引动内风，夹湿痰上阻廉泉，横窜络道，陡然右手足不用、舌强不能言语，神识时明时昧，口干欲饮，舌质红苔薄腻，脉虚弦而滑。类中重症，急宜息风潜阳，清神涤痰。

西洋参 一钱五分　朱茯神 三钱　煨天麻 八分　生石决明（先煎）八钱　大麦冬 二钱　竹沥半夏 二钱　炙僵蚕 三钱　炙远志肉 一钱　川石斛 三钱　川贝母 二钱　嫩钩钩（后入）三钱　鲜石蒲 一钱　淡竹沥（冲）一两　真猴枣粉（冲服）二分

董左　心开窍于舌，肾脉络舌本，脾脉络舌旁，外风引动内风，夹湿痰阻于廉泉，横窜络道，右半身不遂已久，近来舌强不能言语，苔薄腻，脉弦小而滑，类中风之重症。姑拟息风涤痰，和营通络。

左牡蛎（先煎）四钱　朱茯神 三钱　炙僵蚕 二钱　淡竹沥 一两五钱　生姜汁（冲服）二滴　花龙骨（先煎）三钱　炙远志肉 一钱　陈胆星 八分　川象贝（各）二钱　仙半夏 二钱　枳实炭 一钱　西秦艽 二钱　煨天麻 八分　嫩钩钩（后入）三钱

按　上两例案中明言"外风引动内风"而致偏瘫失语，然均被辨为类中重症，可见中风与类中的区别亦不甚严格。金案类中乍发，神识不清，故在息风潜阳的同时，用鲜石菖蒲、真猴枣粉等涤痰清神开窍。董案类中已久，半身不遂，然未言其神识不清，故在息风涤痰的同时，用秦艽、天麻等祛风通络。

朱左　高年营阴亏耗，肝阳易于上升，痰热阻于廉泉，舌强言语謇塞，头眩眼花，右手指麻痹，类中根萌。姑拟养阴柔肝，和营通络。

大生地 三钱　生白芍 二钱　黑穞豆衣 三钱　生石决（先煎）八钱　抱茯神 三钱　竹沥半夏 二钱　煨天麻 一钱　川象贝（各）二钱　炙僵蚕 二钱　鲜竹茹 钱半　炒杭菊 钱半　嫩钩钩（后入）三钱　嫩桑枝 四钱　黑芝麻 三钱

按　阴虚阳亢，夹有痰热，阻络闭窍，故舌强语謇，手指麻痹，是为类中之先兆，即案中所云"类中根萌"。方用天麻、钩藤、生地、白芍、石决明、杭菊诸品养阴柔肝潜阳息风，投余药疏风通络，兼化痰热。

钟先生　类中偏左，左手足不用，神识虽清，舌强言謇，咬牙嚼齿，舌红绛，脉象弦小而数。牙缝渗血，加之呃逆，阴分大亏，肝风化火上扰，痰热阻于廉泉，肺胃之气失于下降，恙势尚在重险，未敢轻许不妨。仿地黄饮子合竹沥饮加减。

鲜生地 四钱　大麦冬 二钱　西洋参 钱半　抱茯神 三钱　川贝母 二钱　瓜蒌皮 三钱　川石斛 三钱　生蛤壳 六钱　鲜竹茹 二钱　嫩钩钩（后入）三钱　柿蒂 十枚　枇杷叶（去毛，包煎）四张　活芦根 一尺　淡竹沥 一两（冲服）

{ 另用珍珠粉一分、真猴枣粉一分，冲服。 }

按　本案肝风化火上扰清窍，夹有痰热阻于廉泉，以致类中偏瘫，失语咬牙，神识虽清，然见牙缝渗血，且有呃逆（重症见呃逆，可有胃气将绝之虑），故案中云其"恙势尚在重险，未敢轻许不妨"。方投地黄饮子合竹沥饮加减，以育阴潜阳息风，清热涤痰降气。

居左　舌强言语謇涩，延今已久，此乃虚风夹湿痰上阻廉泉，宜星附六君汤加减。

吉林参须 八分　生白术 钱半　云茯苓 三钱　生甘草 四分
仙半夏 二钱　炙远志 一钱　陈胆星 八分　竹节白附子 一钱
川象贝（各）二钱　炙僵蚕 三钱　陈广皮 一钱　稀豆衣 三钱

　　　　　　按　中风后舌强语謇经久不复，治疗多侧重于涤化痰湿，故本案
　　　　　　投星附六君汤加减以化湿涤痰为主。

汪左　　左半身不遂，高年气血两亏，虚风湿痰入络，营卫闭塞不通。姑拟
　　　　益气和营，化痰通络。

生黄芪 五钱　生白术 二钱　全当归 二钱　大川芎 八分　云
茯苓 三钱　仙半夏 二钱　西秦艽 二钱　紫丹参 二钱　茺蔚
子 三钱　怀牛膝 二钱　嫩桑枝 四钱　红枣 五枚

如舌苔淡白，口不渴，可加熟附块一钱、桂枝四分、炙甘
草六分，以助阳气。

　　　　　　按　本案中风半身不遂，证属气血两亏，虚风夹痰，故治用生芪、
　　　　　　白术、当归、川芎、丹参以益气和营活血，余药祛风化痰通
　　　　　　络。方后附"如舌苔淡白，口不渴……语"，可见该案非丁
　　　　　　氏案诊之病例，上述处方可视作治中风半身不遂的习用方。

顾先生　阴虚体质，肝阳升腾，流火湿毒。瘀结下焦，两足浮肿色红，甚则
　　　　破烂、渗水、出血，不能步履。神志不明、舌根强、言语謇涩，头
　　　　脑空虚，舌苔薄黄，脉象弦小而数。病属缠绵，宜清营化湿，清泄
　　　　厥阳。尚希明正。

紫丹参 二钱　生赤芍 二钱　连皮苓 三钱　生苡仁 四钱　忍
冬藤 三钱　连翘壳 三钱　木防己 二钱　川象贝（各）二钱
川牛膝 二钱　南沙参 二钱　稀豆衣 三钱　冬瓜子 三钱　丝
瓜络 二钱　杜赤豆 一两

172

按 本例阴虚阳亢兼有湿毒瘀血，有似于今之中风后遗症兼有下肢流火，可谓旧病新病并作。治疗侧重于清营（如丹参、赤芍）解毒（如忍冬藤、连翘壳）化湿（如连皮苓、生苡仁、防己、赤豆），佐以清泄厥阳（肝阳），如稽豆衣、川牛膝等。

眩 晕

陆左《经》云：　　"诸风掉眩，皆属于肝。"肝阴不足，肝阳上扰，头疼眩晕，心悸筋惕，屡屡举发，脉象细弱。再宜滋肾阴而柔肝木，和胃气而安心神。

阿胶珠 二钱　生白芍 二钱　左牡蛎（包煎）四钱　青龙齿 三钱　朱茯苓 三钱　炒枣仁 三钱　柏子仁 三钱　炒杭菊 钱半　煨天麻 八分　潼蒺藜 三钱　黑芝麻 三钱　磁朱丸（包）三钱

按 本例属阴虚阳亢，肝风内动，心神失宁之证，药选阿胶、白芍滋阴养液，柔肝息风；左牡蛎、煨天麻、炒杭菊、青龙齿平肝潜阳；朱茯苓、炒枣仁、柏子仁养心安神；磁朱丸镇惊安神，水火相济；潼蒺藜、黑芝麻滋补肾阴。诸药合用，配伍得当，标本兼治。

郑右　　诸风掉眩，皆属于肝，肝阴不足，肝阳上僭，头眩眼花，泛泛呕吐，纳谷减少，苔薄腻，脉弦滑，湿痰内阻，胃失和降。丹溪云：无痰不作眩。当柔肝潜阳，和胃化痰。

生白芍 三钱　稽豆衣 三钱　仙半夏 二钱　明天麻 一钱　朱茯神 三钱　枳实炭 一钱　炒竹茹 一钱　陈皮 一钱　潼白蒺

藜（各）二钱　炒杭菊 一钱五分　生石决（先煎）八钱　嫩
钩钩（后入）三钱

按　本例眩晕由肝阴不足，肝阳上亢，痰湿中阻，胃失和降所
　　致。案中用方仿天麻钩藤饮（天麻、钩藤、生石决明、川牛
　　膝、桑寄生、杜仲、山栀、黄芩、益母草、朱茯神、夜交
　　藤）合温胆汤（陈皮、半夏、茯苓、甘草、枳实、竹茹），
　　加白芍、潼蒺藜柔肝；稽豆衣、白蒺藜、菊花平肝。冀肝阳
　　下潜，痰湿得化，则病体康复。

黄左　　　肾阴不足，肝阳上升，湿痰阻于中焦，肺气失于下降。初起头眩跌
　　　　仆，继则神识时明时昧，入夜气逆，难于平卧，脉象弦细而滑。恙
　　　　根已深，非易速瘳。姑拟益肾柔肝，清神涤痰。

左牡蛎（先煎）四钱　炙远志 一钱　青龙齿（先煎）三钱
竹沥半夏 二钱　朱茯神 三钱　陈胆星 八分　甘杞子 三钱
枳实炭 一钱　川象贝（各）二钱　天竺黄 钱半　嫩钩钩（后
入）三钱　九节菖蒲 八分

按　本例肝肾阴虚，风阳夹痰湿阻滞经络，蒙蔽清窍。投方仿
　　《济生方》涤痰汤。方中竹沥、半夏燥湿化痰；陈胆星、九
　　节菖蒲开窍豁痰；川象贝、天竺黄清热化痰；枳实炭降气以
　　利风痰下行；青龙齿、嫩钩钩平肝息风；杞子益肾柔肝；左
　　牡蛎平肝潜阳，重镇安神；远志、茯神宁心安神。诸药合
　　用，共奏益肾柔肝，豁痰息风，开窍安神之功。

张左　　　头眩眼花，纳少泛恶，唇舌麻木，脉象弦滑。肾水本亏，肝阳上扰
　　　　清空，湿痰中阻，胃失降和；宜柔肝潜阳，和胃化痰。

生白芍 二钱　黑稽豆衣 三钱　炒杭菊 钱半　生石决（先
煎）八钱　朱茯神 三钱　天麻 八分　潼蒺藜 三钱　炒竹

茹 钱半　焦谷芽 三钱　仙半夏 钱半　薄荷炭（后下）八分

槐花炭 二钱

> 按 《经》云："诸风掉眩，皆属于肝。"丹溪曰："无痰不作眩。"本例少阴水乏，水不涵木，肝阳上扰，夹痰浊交阻，胃失和降。法取肾与肝胃同治，柔肝潜阳，和胃化痰。辨证完善，立法正确，遣方用药恰当。

冯右　肝阳上升，湿滞未楚，脾胃不和，心悸头眩，胸闷纳少，午后潮热，舌苔薄腻，脉象弦小而滑。宜清泄风阳，和中化湿。

霜桑叶 三钱　黑穞豆衣 三钱　炒谷麦芽（各）三钱　甘菊花 三钱　朱茯神 三钱　全瓜蒌（切）四钱　佩兰梗 钱半　薄荷炭（后下）八分　枳实炭 一钱　紫贝齿 三钱　广橘白 一钱　嫩钩钩（后入）三钱　荷叶边 一圈

> 按 本例心悸头眩，脉弦，属肝经风阳上扰；胸闷纳少，午后潮热，苔薄腻，脉滑为中焦湿浊阻滞。方中选用桑叶、菊花、薄荷、钩藤、荷叶等辛凉清泄之品，使风阳从上而散；加入佩兰梗、橘白等和中化湿之品，使脾胃气机宣畅。

黄左　脊乃肾之路，肾虚则脊痛，肝阳上扰清空，头眩眼花。宜益肾柔肝而潜厥阳。

生白芍 二钱　黑穞豆衣 三钱　左牡蛎（先煎）四钱　潼蒺藜 三钱　朱茯神 三钱　杭菊花（炒）二钱　薄荷炭（后下）八分　厚杜仲 三钱　杜狗脊 三钱　甘杞子 三钱　熟女贞 三钱　嫩钩钩（后入）二钱　荷叶边 一圈

> 按 本例脊痛，头眩眼花乃肝肾阴虚，肝阳上亢所致。因为足少阴肾经贯脊属肾，故肾虚则脊柱失养而疼痛；肾水亏乏，水

不涵木，肝阳上亢则头眩眼花。故用益肾柔肝潜阳之法治之。方中薄荷炭一药，辛凉清泄，为引经药。

尹左　诊脉左三部弦数，右三部滑数，太溪细弱，趺阳濡数。见症饮食不充肌肤，神疲乏力，虚里穴动，自汗盗汗，头眩眼花。皆由阴液亏耗，不能涵木，肝阳上僭，心神不得安宁，虚阳逼津液而外泄则多汗，消灼胃阴则消谷。头面烘热，汗后畏冷，营虚失于内守，卫虚失于外护故也。脉数不减，颇虑延成消症。姑拟养肺阴以柔肝木，清胃阴而宁心神，俾得阴平阳秘，水升火降，方能渐入佳境。

大生地 四钱　抱茯神 三钱　潼蒺藜 三钱　川贝母 二钱　浮小麦 四钱　生白芍 一钱五分　左牡蛎（先煎）四钱　熟女贞 三钱　天花粉 三钱　肥玉竹 三钱　花龙骨（先煎）三钱　冬虫夏草 二钱　五味子 三分

二诊　心为君主之官，肝为将军之官，曲运劳乎心，谋虑劳乎肝，心肝之阴既伤，心肝之阳上亢，消灼胃阴，胃热炽盛，饮食入胃，不生津液，既不能灌溉于五脏，又不能输运于筋骨，是以饮食如常，足膝软弱。汗为心之液，心阳逼津液而外泄则多汗；阴不敛阳，阳升于上则头部眩晕，面部烘热，且又心悸。胃之大络名虚里，虚里穴动，胃虚故也。脉象左三部弦数右三部滑数，太溪细弱，趺阳濡数，唇红舌光微有苔意，一派阴液亏耗，虚火上炎之象，此所谓独阳不生，独阴不长也。必须地气上升，天气始得下降。今拟滋养肺阴，以柔肝木，蒸腾肾气，而安心神。务使阴阳协和，庶成既济之象。

北沙参 三钱　抱茯神 三钱　五味子 三分　肥玉竹 三钱　天麦冬（各）二钱　左牡蛎（先煎）四钱　生白芍 二钱　川贝母 二钱　大生地 四钱　花龙骨（先煎）三钱　潼蒺藜 三钱　制黄精 三钱　浮小麦 四钱　金匮肾气丸（包）四钱

三诊　饮食入胃，不生津液，始不为肌肤，继不为筋骨，书谓食亦见症，已著前章矣。阴液亏耗，肝阳上僭，水不制火，火不归宅。两进养肺阴以柔肝木，益肾阴而安心神之剂，尚觉合度。诊脉弦数较和，细数依然，仍守原意出入，俾得阴阳和谐，水火既济，则入胃之饮食，自能生化精微，灌溉于五脏，洒陈于六腑。第是恙延已久，断非能克日奏功也。

照前方去金匮肾气丸、五味子、制黄精，加怀山药 三钱、盐水炒杜仲 三钱、上桂心 四分。

按　本例眩晕为本虚标实之证，其本虚乃阴虚也。丁氏根据阴阳互根的理论，在补阴的同时，辅以金匮肾气丸、杜仲、上桂心等补阳之药，以阴根于阳，使阴有所化，同时借助阳药的温运，以制阴药的凝滞，使之滋而不滞，从而免致孤阴独阳之弊。《景岳全书》有云："善补阳者，必于阴中求阳，则阳得阴助而生化无穷；善补阴者，必于阳中求阴，则阴得阳升而源泉不竭。"

黄左　　肾阴不足，肝阳上扰清空，头眩眼花，心悸少寐。宜养阴柔肝，和胃安神。

生白芍 三钱　黑穞豆衣 三钱　青龙齿（先煎）三钱　左牡蛎（先煎）四钱　朱茯神 三钱　炙远志 一钱　炒枣仁 三钱潼蒺藜 三钱　熟女贞 三钱　炒杭菊 二钱半　甘杞子 三钱嫩钩钩（后入）三钱　黑芝麻 三钱

二诊　肝阳渐平，头眩眼花较前轻减。唯营血亏虚，难以骤复，再宜养血柔肝，和胃安神。

生白芍 二钱　黑穞豆衣 三钱　生石决明（先煎）四钱　左牡蛎（先煎）四钱　朱茯神 三钱　炒枣仁 三钱　炒杭菊钱半　煨天麻 八分　薄荷炭（后下）八分　潼蒺藜 三钱　广

橘白 一钱　生熟谷芽（各）三钱　嫩钩钩（后入）三钱　荷
叶边 一圈

> 按　本例眩晕之证，为肾阴不足，肝阳上亢，扰乱心神所致，临
> 床较为多见，丁氏选用养阴平肝安神之法，冀阴液渐复，肝
> 阳渐平，心神得宁，则头晕眼花、心悸少寐等症逐步痊愈。

杨右　少腹作胀，纳谷不香，头眩且胀，血虚肝阳上升。宜养血柔肝，理
脾和胃。

生白芍 二钱　紫丹参 二钱　潼白蒺藜（各）钱半　黑穞豆
衣 三钱　云茯苓 三钱　陈广皮 一钱　薄荷炭（后下）八分
茺蔚子 三钱　炒杭菊 二钱半　生熟谷芽（各）三钱　嫩钩
钩（后入）三钱　荷叶边 一圈

> 按　本例阴血不足，肝失濡养，肝阳易升，则头眩且胀；少阴为
> 足厥阴肝经循行部位，肝气郁滞，则少腹作胀；横逆犯脾
> （胃），脾胃失健，则纳谷不香。投以养血柔肝、理脾和胃
> 之剂，补其虚，柔其肝，行其滞，调其气，和其脾胃，以图
> 病愈。

张左　水亏不能涵木，肝阳上扰清空，头眩眼花，心悸少寐，脉象虚弦。
肝为刚脏，非柔养不克。

生白芍 二钱　黑穞豆衣 三钱　左牡蛎（先煎）四钱　青龙齿
（先煎）三钱　朱茯神 三钱　生枣仁 四钱　煨天麻 八分　炒
杭菊 钱半　潼蒺藜 三钱　熟女贞 三钱　川石斛 三钱　炒竹
茹 钱半　嫩钩钩（后入）三钱　琥珀多寐丸（吞服）钱半

> 按　肾与五脏六腑的关系至为密切。本例肾阴不足，致水不涵
> 木，肝阳上亢则头眩眼花；水不上承则心肾不交，心悸少

麻。丁氏拟养阴柔肝，宁心安神之法图治。辨证得体，用药贴切病情，配伍至为合理。

头痛

葛左　头为诸阳之会，唯风可到，风邪客于阳位，袭入太阳之经，头脉胀痛，痛引后脑，连及项背，恶风鼻流清涕，胸闷纳少，脉浮苔白。治以辛温解散。

荆芥穗 一钱　青防风 一钱　川桂枝 五分　生甘草 五分　江枳壳 一钱　苦桔梗 一钱　炒赤芍 一钱五分　炒薄荷（后下）八分　广陈皮 一钱　荷叶 一角

　　　　按　头为诸阳之会，足太阳膀胱经循项背，上行巅顶。本例太阳头痛，丁氏用辛散之剂发散风寒。方中荆芥、防风为驱散风寒之要药；桂枝通阳以祛风，使阳气畅达，腠理温煦，则风寒之邪，自能从外而解；薄荷、荷叶上清头目；枳壳、桔梗宽胸宣气；赤芍止痛；陈皮、甘草和中健脾。

詹右　产后血虚，厥阳上扰，头脑空痛，目花眩晕，脉弦细，舌光无苔。当养血柔肝，而潜厥阳。

大生地 四钱　生白芍 二钱　阿胶珠 二钱　稽豆衣 三钱　炒杭菊 一钱五分　潼蒺藜 三钱　熟女贞 二钱　酸枣仁 三钱　生石决（先煎）八钱　生牡蛎（先煎）六钱　黑芝麻 三钱　嫩钩钩（后入）三钱

　　　　按　本例产后血虚，血不养肝，致肝血不足，阴不敛阳，肝阳上扰。方用生地、阿胶养阴补血；生白芍、酸枣仁养血柔肝；

稆豆衣养血祛风；潼蒺藜、女贞子、黑芝麻益肝肾、补阴血；石决明、牡蛎潜镇，以定风阳之上潜；钩藤平肝息风，菊花清头目以止痛。诸药合用，肝血得养，厥阳得平，则头痛自除。

何右　头痛且胀，痛引头额，畏风鼻塞，苔黄脉浮，风邪客于阳明之经也，风为阳邪。辛以散之，凉以清之。

荆芥穗 一钱五分　薄荷炭（后下）八分　净蝉衣 八分　蔓荆子 一钱五分　冬桑叶 三钱　甘菊花 三钱　江枳壳 一钱　苦桔梗 一钱　粉葛根 一钱五分　连翘壳 三钱　苦丁茶 一钱五分　荷叶边 一圈

　　按　头额为阳明经的循行部位。本例邪客阳明经脉，循经上犯，则头痛且胀，痛引前额。案中方药仿《温病条辨》桑菊饮（桑叶、菊花、连翘、薄荷、桔梗、杏仁、芦根、甘草），加蔓荆子、苦丁茶、荷叶边、蝉衣辛散凉清。冀阳明风邪得以驱散，则诸症自除。

任左　头额掣痛，痛引左耳，夜半则痛尤甚，脉浮数，苔黄。阴分本亏，风邪化热。引动肝胆之火，上犯空窍。姑拟辛凉解散，清泄厥少。

冬桑叶 三钱　甘菊花 三钱　薄荷炭（后下）八分　羚羊角片（先煎汁冲服）三分　连翘壳 三钱　黑山栀 二钱　京赤芍 一钱五分　生甘草 五分　苍耳子 一钱五分　夏枯花 一钱五分　荷叶边 一圈

　　按　本例头额掣痛，痛引左耳，乃风热之邪客于阳明及少阳经络，两经合病。方中用羚羊角片、菊花、桑叶凉肝息风；薄荷、荷叶边、连翘壳、山栀辛凉轻解；赤芍、夏枯花清泄肝火；苍耳子散风湿而上通脑顶；甘草调和诸药。

黄左　　　肝为风木之脏，赖肾水以滋养，水亏不能涵木，肝阳上扰清空，头
　　　　　痛眩晕，心悸少寐，筋惕肉瞤，恙久根深，非易速痊。当宜滋肾水
　　　　　以柔肝木，潜浮阳而安心神。

阿胶珠 三钱　生白芍 三钱　左牡蛎（先煎）六钱　青龙齿
（先煎）三钱　朱茯神 三钱　酸枣仁 三钱　稽豆衣 三钱　炒
杭菊 一钱五分　潼蒺藜 三钱　仙半夏 二钱　北秫米（包）
三钱　嫩钩钩（后入）三钱　黑芝麻 三钱　琥珀多寐丸（吞
服）一钱

　　　　　按　《素问·至真要大论》目："诸风掉眩，皆属于肝。"本例肝
　　　　　　　阴不足，肝阳上亢，上扰清空则头痛眩晕；扰乱心神则心
　　　　　　　悸少寐；筋惕肉瞤乃阳动化风之势。用方仿吴瑭加减复脉汤
　　　　　　　法，加牡蛎镇摄益虚，和阳息风；龙齿、茯神、枣仁、半夏
　　　　　　　秫米汤、琥珀多寐丸宁心安神；稽豆衣、炒杭菊，潼蒺藜、
　　　　　　　嫩钩钩、黑芝麻滋肾液，息肝风。辨证用药至为严谨。

居左　　　头痛如劈，筋脉掣起，痛连目珠，舌红绛，脉弦数。此肝阳化火，
　　　　　上扰清空，当壮水柔肝，以息风火。勿可过用风药，风能助火，风
　　　　　药多，则火势有更烈之弊。

小生地 四钱　生白芍 二钱　粉丹皮 二钱　生石决（先煎）
八钱　薄荷叶（后下）八分　甘菊花 三钱　羚羊角片（另煎
汁冲服）四分　夏枯花 一钱五分　黑山栀 二钱　黑芝麻 三钱
嫩钩钩（后入）三钱

　　　　　按　本例头痛如劈，痛连目珠，舌红绛，脉弦数，系肝经风火所
　　　　　　　致。因风能助火，丁氏认为治疗当用壮水柔肝，以息风火之
　　　　　　　法，切不可过用风药。配方仿《医学赕义》羚羊角汤（羚羊
　　　　　　　角、龟板、生地、丹皮、白芍、柴胡、薄荷、蝉衣、菊花、
　　　　　　　夏枯草、石决明）。处方用药至为合理。

吴右　　　　营阴亏虚，肝阳上扰清空，燥邪痰热逗留肺络，咳痰不爽，头疼眩晕，脉象弦细，舌苔淡白。宜养血柔肝，润肺化炎。

生白芍 二钱　黑穞豆衣 二钱　左牡蛎（先煎）四钱　煨天麻 八分　朱茯神 三钱　炙远志 一钱　仙半夏 钱半　炒杭菊 钱半　薄荷炭 八分　川象贝（各）三钱　瓜蒌皮 三钱　嫩钩钩（后入）三钱　黑芝麻 三钱　甜光杏 三钱

　　　　　　　按　本例病证为本虚标实之证，营阴亏虚为本，肝阳上扰、痰热阻肺为标。治取养血柔肝，润肺化痰之法，标本兼顾。冀营阴得复，肝阳下潜，热清痰祛，肺燥得润，则诸症自消。

陈太太　　　胁为肝之分野，肝气入络，胁肋痛起，咳嗽痰多，纳谷减少，肝阳上升，扰犯清空，头疼眩晕，甚则眼花，泛恶，脉象左弦右濡滑。宜清泄风阳，和胃化痰。

冬桑叶 三钱　滁菊花 三钱　黑穞豆衣 三钱　薄荷叶炭（后下）八分　抱茯神 三钱　广橘白 一钱　炒竹茹 二钱　竹沥半夏 二钱　象贝母 三钱　光杏仁 三钱　煅石决 六钱　煨天麻 八分　嫩钩钩（后入）三钱　荷叶边 一圈

　　　　　　　二诊　脘胁胀轻而复甚，胃纳醒而复呆，腑行不畅，舌中后薄腻，脉细涩，形瘦神疲，且有自汗，皆由血虚不能养肝，肝气横逆，犯胃克脾，升降失其常度。肝为刚脏，非柔养不克，胃以通为补。再宜养血柔肝，运脾和胃。

大白芍 二钱　仙半夏 二钱　炒谷麦芽（各）三钱　潼白蒺藜（各）二钱　炒枣仁 三钱　真獭肝 八分　炙乌梅 五分　春砂壳 八分　合欢花 钱半　朱茯神 三钱　橘白络（各）一钱　炒川贝 二钱　黑芝麻 三钱

按　肝主藏血，体阴而用阳；脾胃主受纳和运化，升清而降浊。本例血虚则肝阳难平，脾虚则清阳不升，浊阴不得下降。故案中一诊以化痰、平肝为主，肝平则风阳清，痰化则气机通。二诊则以养血、安神、化痰三法同用，以图良效。

盛右 松江　营血亏耗，肝阳上升，头痛眩晕，心悸咳嗽，胁痛腰痛，带下绵绵。宜养血柔肝，清肺束带。

生白芍 二钱　黑穞豆衣 三钱　生石决（先煎）六钱　南沙参 三钱　抱茯神 三钱　怀山药 三钱　川象贝（各）二钱　瓜蒌皮 三钱　厚杜仲 三钱　乌贼骨 三钱　橘白络（各）一钱　嫩钩钩（后入）三钱

{ 另用白金丸 三分吞服 }

按　《素问·至真要大论》云："谨察阴阳所在而调之。"是治疗一切疾病的原则。就本例病情而言，虽然病位在肝、肾、肺、心四脏，但丁氏立法、选方既注意局部病变，又将人体各脏腑视作一个整体，通过养血柔肝、清肺束带等整体调治，使阴阳处于相对平衡，从而获得良好的治疗效果。

心　悸

陈先生　心悸气逆时发，咳嗽不爽，昨日上为呕吐，下为泄泻。吐伤胃，泻伤脾，中土既伤，肝木乘胜，纳谷减少，腹疼隐隐，脉象虚弦，舌光无苔，本虚标实，显然可见。人以胃气为本，今宜和胃健脾，纳气安神。

大白芍 二钱　煅牡蛎 四钱　青龙齿（先煎）三钱　朱茯神 三钱　炙远肉 一钱　炒枣仁 三钱　广橘白 一钱　炒扁豆衣 三钱　炒谷芽 三钱　炒苡仁 三钱　干荷叶 一角

二诊　心悸气逆，难于平卧，咳嗽痰多，足跗浮肿，脉象虚弦而滑，舌光无苔。肾虚冲气逆肺，脾弱积湿下注。今拟培土生金，肃肺化痰，佐入纳气归肾之品。

南沙参 三钱　连皮苓 三钱　生白术 二钱　炙远志 一钱　左牡蛎（先煎）三钱　青龙齿（先煎）三钱　川象贝（各）二钱　瓜蒌皮 三钱　甜光杏 三钱　炙款冬 钱半　冬瓜子皮（各）三钱　生熟苡仁（各）三钱

三诊　足跗浮肿略减，咳嗽气逆，不能安卧，不时心悸，舌质光红，脉象虚弦，肾虚冲气逆肺，脾弱痰湿留恋，再宜培土生金，顺气纳气。

南沙参 三钱　连皮苓 四钱　生白术 二钱　炙远志 一钱　川石斛 三钱　甘杞子 三钱　川象贝（各）二钱　左牡蛎（先煎）四钱　青龙齿（先煎）三钱　瓜蒌皮 三钱　甜光杏 三钱　灵磁石（先煎）四钱　冬瓜子皮（各）三钱　　{ 真猴枣粉一分、珍珠粉一分，吞服。}

按　心悸的治疗，当区分标本主次。虚者宜补虚，实者宜祛邪，虚实夹杂者，又当标本兼顾。本例心悸时发，又上吐下泻，腹痛隐隐，脾胃已受损，故先健脾和胃为主。二诊见心悸气逆、咳嗽痰多、足跗浮肿等症，乃脾肾两虚，脾虚则运化无权，水湿停留、发为浮肿。肾虚则气上逆于肺，咳嗽痰多。治当健脾化湿，止咳化痰，佐以纳气归肾之品。三诊再行肺脾肾同治之法。

俞左　咳嗽已延数月，近来气急，不能平卧，心悸跳跃。脉象弦硬不柔，无胃气之象。肾虚不能纳气，冲气逆肺，肺失肃降，症势重险。姑拟扶土化痰，顺气纳气。

南沙参 三钱　炙白苏子 二钱　甜光杏 三钱　朱茯神 三钱　仙半夏 二钱　炙远志 一钱　左牡蛎（先煎）四钱　花龙骨（先煎）二钱　花龙齿（先煎）二钱　厚杜仲 三钱　炙

款冬 钱半　金沸花（包）钱半　补骨脂（核桃肉二枚、拌炒）钱半　磁朱丸（包煎）三钱

> 按　肺为气之主，肾为气之根。肾精不足，气失摄纳，则上逆而致咳嗽气急；肺病日久，致脾失健运，故治宜培土生金，益肾纳气。务期咳嗽除而心悸愈。

鲍右　　牙关拘紧偏右，头痛且胀，心悸少寐，脉象弦细。血虚肝阳上扰，肝风袭于阳明之络。宜养阴息风，祛风化痰。

全当归 二钱　紫丹参 三钱　煅石决 六钱　明天麻 八分　朱茯神 三钱　苍耳子 钱半　薄荷炭（后下）八分　象贝母 三钱　炒荆芥 一钱　炒杭菊 钱半　黑豆衣 三钱　炙僵蚕 三钱　茵陈散（包）三钱

> 按　本例血虚而脑失涵养，且血不养肝以致肝阳上亢而头痛。心悸少寐，由于血不养心。牙关拘紧为痰浊蒙蔽心窍之候。治宜养血平肝，佐以化痰。

胸痹

朱右　　诊脉左弦右涩，胸痹心痛，痛引背俞，食入梗胀，甚则泛吐，舌苔白腻。此寒客中焦，厥气上逆，犯胃贯膈，浊阴闭塞所致。拟瓜蒌薤白半夏汤加味。

瓜蒌皮 三钱　薤白头（酒炒）钱半　仙半夏 三钱　云茯苓 三钱　枳实炭 一钱　陈皮 一钱　蔻壳 八分　砂仁（研、后下）八分　制川朴 一钱　范志曲 二钱　生姜 二片　陈香橼皮 八分

185

按　胸痹，是指胸部闷痛，甚则胸痛彻背为主症的一种疾病。本例心痛引背，脉象弦涩，胸痹无疑。舌苔白腻，食入梗胀，甚则泛吐，是属阴寒湿浊闭塞，肝气横逆犯胃，故投瓜蒌薤白半夏汤加味，以通阳行气，燥湿泄浊，豁痰开结。

袁左　胸痛彻背，背痛彻胸，脘胀肠鸣，甚则泛吐。舌苔薄白，脉象沉迟而涩。此寒客阳位，阴邪充斥，厥气横逆，食滞互阻，脾胃运行无权。急宜温通气机为主，畅中消滞佐之。

熟附子 一钱　淡干姜 四分　淡吴萸 四分　桂心 三分　姜半夏 二钱　茯苓 三钱　陈皮 一钱　大砂仁（研、后下）一钱　范志曲 二钱　薤白头（酒炒）钱半　厚朴 一钱

二诊　前投温通气机畅中消滞之剂，胸背痛已见轻减，泛吐亦止，而脘闷作胀，不能饮食，脉沉小涩迟。脾不健运，胃不流通，肝气怫郁，寒滞未能尽化也。今原意进取。

桂心 四分　炒白芍 钱半　瓜蒌皮 二钱　薤白头（酒炒）一钱　云茯苓 三钱　姜半夏 二钱　陈皮 一钱　厚朴 一钱　广木香 五分　大砂仁（研）一钱　范志曲 二钱　炒谷麦芽（各）三钱

按　本例阴寒之邪阻滞胸阳，故见胸痛彻背，背痛彻胸，脉沉迟而涩，苔白；厥阴肝气逆犯脾胃，故见脘胀、肠鸣、泛吐。方用附子、桂心、干姜、薤白头等温阳祛寒，行气开结；余药重在健脾燥湿，消滞畅中。二诊因胸背彻痛减轻而原方去附子之温阳，加白芍、木香、谷麦芽等柔肝理气、和胃消滞之品。

吴左　胸痹嗳气，食入作梗，稍有咳嗽，肝气上逆，犯胃克脾，肺失清肃，脉象左弦右涩。宜平肝理气，宣肺通胃。

代赭石（先煎）三钱　旋覆花（包）钱半　白蒺藜 三钱　大
白芍 二钱　云茯苓 三钱　仙半夏 二钱　陈广皮 一钱　瓜
蒌皮 三钱　薤白头（酒炒）钱半　制香附 钱半　春砂壳
八分　光杏仁 三钱　象贝母 三钱　佛手 八分

按　本例胸阳失展而见胸痹疼痛外，另有食入作梗、稍有咳嗽等肝
气犯胃侮肺之象。故方投瓜蒌薤白半夏汤以通阳泄浊开痹外，
加入代赭石、旋覆花等以和胃降逆，杏仁、象贝等以宣肺止咳。

陆右　营血不足，肝气上逆，犯胃克脾，胸痹不舒，食入作梗，头眩心
悸，内热口干。宜养血柔肝，和胃畅中。

生白芍 二钱　薤白头（酒炒）一钱　川石斛 三钱　瓜蒌
皮 三钱　朱茯神 三钱　青龙齿（先煎）三钱　珍珠母（先
煎）四钱　川贝母 二钱　潼蒺藜 钱半　白蒺藜 钱半　广橘
白一钱　青橘叶 一钱　嫩钩钩（后入）三钱

按　胸阳失展而致胸痹不舒；营血不足而致头眩心悸；肝气犯胃
而致食入作梗。至其内热口干一症，从方中使用嫩钩钩、潼
白蒺藜看，当为肝阳亢盛所致。

瞿左　胸痹脘痛较轻，呕恶亦觉渐止，屡屡嗳气，舌苔薄腻，脉象左弦右
细，厥气升腾，浊阴上干阳位，再宜泄肝和胃，温通气机。

肉桂心（研末饭丸吞服）四分　大白芍 钱半　薤白头（酒
炒）钱半　瓜蒌皮 二钱　云茯苓 三钱　仙半夏 三钱　陈广
皮 一钱　沉香片 四分　春砂仁（后下）八分　熟附片 四分
煅代赭石 三钱　金沸花（包）钱半　陈香橼皮 八分　炒谷
麦芽（各）三钱

二诊　胸痹不舒，食入作梗，半月未更衣，苔薄白，脉沉细，此中

阳不运，阴结于内。恙势尚在重途，还虑变迁，再宜温运中阳，而通腑气。

熟附块 二钱　瓜蒌皮 三钱　薤白头（酒炒）钱半　仙半夏 二钱　云茯苓 三钱　福泽泻 钱半　陈广皮 一钱　春砂仁（后下）八分　炒谷麦芽（各）三钱　佩兰梗 钱半　郁李仁（研）四钱　大麻仁 四钱　半硫丸（吞服）钱半

三诊　腑气已通，纳谷浅少，脉象濡。再宜温运中阳而化湿浊。

熟附子块 二钱　淡干姜 六分　瓜蒌皮 三钱　薤白头（酒炒）钱半　云茯苓 三钱　福泽泻 钱半　新会皮 钱半　仙半夏 二钱　春砂仁（研、后下）一钱　炒谷麦芽（各）三钱　生熟苡仁（各）三钱　佩兰梗 钱半　佛手 八分

按　本例计三诊，处方用药大同小异。唯熟附片剂量由初诊时四分，至二三诊时增至二钱，而肉桂心仅用于初诊，二三诊弃之未用，可见温补之力加重，而温通之功渐减。附子温补而无辛燥伤阴之弊，桂心温通而有辛热助燥之性。二诊云"半月未更衣"，提示肠液已亏，切不可更伤阴液，故处方去肉桂心加郁李仁、火麻仁、半硫丸以润肠而温通腑气。待腑气一通，上述药物即可撤去，故三诊治以温运中阳宣化湿浊，而不加通便泄腑之品。

沈左　脉滑而有力，舌苔薄腻，胸痛彻背，夜寐不安，此乃痰浊积于胸中，致成胸痹。胸为清阳之府，如离照当空，不受纤翳，浊阴上僭，清阳被蒙，膻中之气，窒塞不宣，症属缠绵。当宜《金匮》瓜蒌薤白半夏汤加味，辛开苦降，滑利气机。

瓜蒌皮 四钱　仙半夏 二钱　云茯苓 三钱　薤白头（酒炒）一钱五分　江枳壳 一钱　广陈皮 一钱　潼蒺藜 三钱　广郁金 一钱五分

按 本例痰性黏腻，阻于心胸，则窒塞阳气，阻滞络脉。用方拟
仲景瓜蒌薤白半夏汤加味。方中君药瓜蒌一味，善于祛痰散
结开胸；辅以薤白头温通滑利，通阳行气止痛；白酒行气活
血，炒薤白头以加强行气通阳作用；半夏、枳壳行气而破痰
结；陈皮理气化痰，郁金活血行气。诸药合用，冀胸中阳气
宣通，痰浊消散气机舒畅，胸痹得除。

胸胁痛

孙左 　　左胸膺骨胀漫肿，按之疼痛，痛引背俞，肝气夹痰瘀交阻络道，营
卫不从，缠绵之症也。

全当归 二钱　川象贝（各）二钱　光杏仁 三钱　京赤芍
二钱　仙半夏 二钱　冬瓜子 三钱　紫丹参 二钱　炙僵蚕
三钱　福橘络 一钱　指迷茯苓丸（包煎）四钱　加陈海蜇皮
（漂淡）二两　煎汤代水

按 疏畅气血是肝主疏泄的生理作用之一。肝的疏泄功能失常
（太过或不及），则气血失于调畅而出现一系列病证。本例
肝之疏泄太过，气机不和，横窜上逆，阻滞经络，导致津液
与血液的运行失常，水液蓄积成痰，营卫流通受阻成瘀。本
案"辨证求因，审因论治"，予理气化痰，祛瘀通络之剂治
之。方中当归、赤芍、丹参皆能活血祛瘀止痛，而丹参又有
通络之功；川象贝、杏仁、半夏、冬瓜子、僵蚕、橘络、指
迷茯苓丸、陈海蜇皮都具有化痰的作用，橘络又有理气通络
之效。

萧左 　　便血后脾肾两亏，肝气上逆，胸膺牵痛，转侧不利。再宜养血柔
肝，化痰通络。

川石斛 三钱　抱茯神 三钱　生熟谷芽（各）三钱　生白芍
二钱　川贝母 二钱　丝瓜络 二钱　清炙草 五分　广橘白
一钱　天花粉 三钱　全当归 二钱　冬瓜子 三钱　鲜藕（去
皮入煎）二两

按　本例肝脾内伤，肝不藏血，脾不统血，血溢脉外致便血。营
血亏乏，则肝脏失其柔和之性，气机逆乱；脾脏不能为胃行
其津液，酿湿成痰；初病在经，久病入络。故见胸膺牵痛，
转侧不利。采用养血柔肝，化痰通络之法。该方以石斛、天
花粉生津，取其津血同源，津液可以注入脉中化而为血之
意；白芍、当归养血柔肝；炙草、茯神、谷芽健脾；川贝
母、冬瓜子化痰；丝瓜络化痰通络。立法贴切病情，配方运
用灵活。

瞿左　　　胸痹脘痛较轻，呕恶亦觉渐止，屡屡嗳气，舌苔薄腻，脉象左弦右
细，厥气升腾，浊阴上干阳位，再宜泄肝和胃，温通气机。

肉桂心（研末饭丸吞服）四分　大白芍 钱半　薤白头（酒
炒）钱半　瓜蒌皮 二钱　云茯苓 三钱　仙半夏 三钱　陈广
皮 一钱　沉香片 四分　春砂仁（后下）八分　熟附片 四分
煅代赭石 三钱　金沸花（包）钱半　陈香橼皮 八分　炒谷
麦芽（各）三钱

二诊　胸痹不舒，食入作梗，半月未更衣，苔薄白，脉沉细，此中
阳不运，阴结于内。恙势尚在重途，还虑变迁，再宜温运中
阳，而通腑气。

熟附块 二钱　瓜蒌皮 三钱　薤白头（酒炒）钱半　仙半
夏 二钱　云茯苓 三钱　福泽泻 钱半　陈广皮 一钱　春砂仁
（后下）八分　炒谷麦芽（各）三钱　佩兰梗 钱半　郁李仁
（研）四钱　大麻仁 四钱　半硫丸（吞服）钱半

三诊 腑气已通，纳谷浅少，脉象濡。再宜温运中阳而化湿浊。

熟附子块 二钱 淡干姜 六分 瓜蒌皮 三钱 薤白头（酒炒）钱半 云茯苓 三钱 福泽泻 钱半 新会皮 钱半 仙半夏 二钱 春砂仁（研）一钱 炒谷麦芽（各）三钱 生熟苡仁（各）三钱 佩兰梗 钱半 佛手 八分

> 按 胃气以通为和，以降为顺。肝的升发作用有助于脾胃气机的升降。本例肝气升发太过，肝热而厥气升腾，惹动胃失和降，浊阴上干阳位。初诊立方有泄肝、和胃、温中之效；二诊时脘痛嗳气已除，脉弦消失，但腑行干结，故拟温中、通腑；三诊时腑气已通，但纳谷浅少，脉濡，改用温中、化湿之法。由此可见，内伤病证演变的不同阶段，其病机、证候特点各有不同，临证必须分段论治。

吴右 肝气入络，湿痰交阻，脾胃不和，胁肋牵痛，舌苔薄腻，脉象弦小而数。宜泄肝理气，和中化饮。

当归须 二钱半 大白芍 二钱 旋覆花（包）钱半 真新绛 八分 云茯苓 三钱 仙半夏 二钱 陈广皮 一钱 金铃子 三钱 延胡索 一钱 紫降香 四分 炒谷芽 三钱 制香附 二钱 春砂壳 八分 川郁金 钱半

> 按 本例胁肋牵痛、脉弦为肝气入络，舌苔薄腻为痰湿中阻。丁氏选用旋覆花汤（旋覆花、新绛、葱）合二陈汤（陈皮、半夏、茯苓、甘草）、金铃子散（金铃子、延胡索）加减治疗，共奏泄肝理气、和胃化饮、祛痰通络之效。使气行血活，胁肋疼痛自止；脾胃调和，痰湿自化。

吴右 清晨咯痰不爽，胸膺牵痛，午后头眩，肝气肝阳上升，燥痰袭于上焦，肺胃肃降失司。宜清肺化痰，清泄厥阳。

川贝母 二钱　抱茯神 三钱　生白芍 二钱　瓜蒌皮 三钱　竹沥半夏 钱半　金沸花（包）钱半　黑穞豆衣 三钱　生牡蛎（先煎）四钱　福泽泻 钱半　嫩钩钩（后入）三钱　潼白蒺藜（各）钱半　炒杭菊 钱半　荷叶边 一圈

> **按**　肝气肝阳及上焦燥痰是本例病证的关键所在，因此平肝、清肺、化痰三法同用是本案的基本治法。选用荷叶通常是取其清暑利湿及止血之功，然丁氏在本方中运用，一则是因该药入肝经，二则因其具有"上清头目之风热，止眩晕，清痰，泄气……"（《滇南本草》）的作用。

王左　脾肾阴阳两亏，肝气入络，左胁牵痛，连及胸脘，纳少形瘦，脉象弦细而涩，舌苔薄腻而黄。病情夹杂，非易图功。宜培养脾肾，理气通络。

炒怀山药 三钱　旋覆花（包）钱半　真新绛 八分　川郁金 钱半　云茯苓 三钱　大白芍 二钱　炒谷麦芽（各）三钱　冬瓜子 三钱　生熟苡仁（各）三钱　丝瓜络 二钱

> **按**　本例脾肾两亏，肝气入络，治仿《医学纲目》"旋覆花汤"加减。旋覆花汤理气活血通络；加怀山药健脾益肾，苡仁健脾益胃，山药、苡仁虽皆为清补脾阴之药，但是，单用山药，久则失于滋腻，单用苡仁，久则失于淡渗，而两者合用则无此弊端。

严右　新寒引动厥气，肝脾不和。初寒热，继则胸腹作痛，痛引腿股，小溲不利，腑行不爽。宜疏泄厥气，而渗湿热。

柴胡梢 七分　炒赤芍 二钱　清水豆卷 四钱　金铃子 二钱　延胡索 一钱　陈橘核 四钱　绛通草 八分　芫蔚子 二钱　黑山栀 钱半　春砂壳 八分　两头尖 钱半　枸橘（打）一枚　路路通 二钱　滋肾通关丸（包煎）二钱

按　足厥阴肝经之脉，沿股内侧上行，绕阴器，过少腹，分布胁肋，为肝经之分野。本例新寒引动厥气，肝气横逆犯脾，肝脾不和。丁氏仿仲景四逆散（柴胡、芍药、枳实、甘草）合《太平圣惠方》金铃子散以疏肝泄肝，佐以黑山栀、通关丸等清热化湿之品。

黎右　胁乃肝之分野，肝气入络，胁痛偏左，转侧不利，胸闷纳少，甚则泛恶，自冬至春，痛势有增无减。先哲云：暴痛在经，久痛在络，仿肝著病例治之。

旋覆花（包）一钱五分　真新绛 八分　大白芍 二钱　金铃子 二钱　左金丸（包）七分　橘白络（各）一钱　炒竹茹 一钱　春砂壳 八分　当归须 一钱五分　丝瓜络 二钱　川郁金 一钱五分　紫降香 四分

按　胃病有在气在血之分，通常初病在气，久病在血。本例病程一季，久痛入络，丁氏仿《金匮要略》肝着病主方——旋覆花汤（旋覆花、新绛、葱）加减。主药旋覆花善通肝络而行气，臣药新绛活血化瘀，两药相伍，气行血行，相得益彰。

不寐

李左　不寐已久，时轻时剧，苔薄腻，脉弦小，心体亏，心阳亢，不能下交于肾，湿痰中阻，胃因不和，胃不和故卧不安也。拟和胃化痰，交通心肾。

生白芍 二钱　朱茯神 三钱　上川连 一分　炒枣仁 三钱　法半夏 二钱　远志肉 一钱　上肉桂 一分　柏子霜 二钱　北秫米（包）三钱　炙甘草 八分

按　不寐一证，有虚有实。本例病程已久，脉弦小，心血不足，复有湿痰中阻，总属胃不和而不寐之证。故用半夏秫米汤和胃安眠，交泰丸交济水火而安神。白芍、茯神、柏子仁用以养心血，安心神。

程右　　郁怒伤肝，肝胆之火内炽，痰湿中阻，胃失和降，懊憹少寐，胸痹不舒。拟温胆汤加减。

法半夏 二钱　朱茯神 三钱　珍珠母（先煎）三钱　黑山栀 一钱五分　北秫米（包）三钱　远志肉 一钱　青龙齿 三钱　川贝母 二钱　炒枣仁 三钱　生白芍 二钱　鲜竹茹（枳实一钱同捣）一钱五分　广郁金 一钱五分　合欢花 一钱五分　夜交藤 三钱

按　郁怒伤肝，肝失条达，气郁化火，痰火上扰心神而生不寐。方用温胆汤加枣仁、白芍清热化痰，养血柔肝；山栀、郁金、珍珠母疏解肝郁清肝火；远志、龙骨交通心肾；秫米、川贝和胃化痰湿；合欢花、夜交藤宁神助寐。证药合拍而病愈。

陈左　　高年气阴两亏，肝阳夹痰浊上蒙清空，健忘少寐，神疲肢倦，脉象虚弦而滑，苔薄腻，虚中夹实，最难着手。姑拟益气阴以柔肝木，化痰浊而通神明。

太子参 一钱　仙半夏 二钱　白归身 二钱　穞豆衣 三钱　抱茯神 三钱　薄橘红 八分　生白芍 二钱　炒杭菊 一钱五分　炒竹茹 一钱五分　远志肉 一钱　天竺黄 一钱五分　石菖蒲 八分　淡竹沥（冲服）一两　姜汁（冲服）二滴

按　本例高年健忘不寐，证属虚实夹杂，肝阳夹痰上蒙清窍。方用温胆汤加天竺黄清热化痰，定惊安神；当归、白芍养血涵肝木；杭菊、穞豆衣息风而平肝阳；太子参、茯神、菖蒲、远志是为定志丸，益气养心，开窍安神。合而成方，使肝阳平，痰热清，心神宁而安然寐。

陈左　　阴虚难复，肝火易升，宗气跳跃，夜梦纷纭，脉象软小而数。拟育阴潜阳，交通心肾。

蛤粉炒阿胶 二钱　朱茯神 三钱　珍珠母（先煎）三钱　生白芍 二钱　小生地 三钱　炙远志 一钱　青龙齿（先煎）三钱　粉丹皮 一钱五分　川贝母 二钱　潼蒺藜 三钱　熟女贞 三钱　炒竹茹 三钱　鲜藕（切片入煎）一两

　　　　按　本例阴虚肝阳上亢，治仿三甲复脉汤意，加女贞、潼蒺藜育阴潜阳，养血平肝；远志、龙骨交通心肾；丹皮、茯神、竹茹、川贝泻肝火，渗脾湿，清化郁热。鲜藕入药既可清热又可安神开胃。

倪左　　不寐之恙，年轻乍剧，胁痛略减，头眩心悸，皆由阴虚不能敛阳，阳亢不入于阴也。拟柔肝潜阳，和胃安神。

蛤粉炒阿胶 二钱　朱茯神 三钱　青龙齿（先煎）三钱　左牡蛎（先煎）四钱　生白芍 二钱　酸枣仁 三钱　仙半夏 二钱　炙远志 一钱　川雅连 二分　柏子仁 三钱　北秫米（包）三钱　琥珀多寐丸（吞服）一钱

　　　　按　本例不寐反复发作伴头眩心悸，是由于肾水不足不能涵木则肝阳上亢，失于上承则心火浮越。方中阿胶、柏子仁、酸枣仁滋养营血而育阴；牡蛎、白芍柔肝潜阳，远志、龙骨交通心肾；半夏、秫米和胃安寐；黄连、茯神清心火而安心神。配用琥珀多寐丸加强平肝安神的作用。

沈左 昼夜不寐，头眩神疲，胸闷纳少，舌苔薄腻，脉濡小而滑，湿痰中阻，胃不和则卧不安。拟半夏秫米汤合温胆汤加味。

仙半夏 三钱　北秫米（包）三钱　煨天麻 钱半　朱茯神 三钱　炙远志 一钱　炒枣仁（枳实炭一钱同捣）三钱　姜竹茹 二钱　煅石决 四钱　青龙齿（先煎）三钱　黑稽豆衣三钱 嫩钩钩（后入）三钱　灯心（朱砂拌）两扎　夜交藤 三钱

> 按　本例用半夏秫米汤合温胆汤清热化痰，和胃安神。肝胆相为表里，胆热则可引肝阳亢盛，上扰清窍，故加天麻、钩藤、石决明、稽豆衣平潜肝阳，使肝胆表里相安，痰化热去。龙齿、远志、灯心、夜交藤交通水火宁心安神。

文右 营血亏耗，肝气郁结，阳升于上，心肾不得交通，入夜不寐，纳少神疲，腑行燥结，脉象细弱。宜养血柔肝，和胃安神。

生白芍 二钱　黑稽豆衣 三钱　青龙齿（先煎）三钱　朱茯神 三钱　炙远志 一钱　炒枣仁 三钱　柏子仁 三钱　仙半夏 钱半　北秫米（包）三钱　合欢花 钱半　夜交藤 四钱

> 二诊　夜寐稍安，心神不宁，纳谷减少，舌苔干白，脉象弦细，血虚肝阳上升，神魂不得安宁。再宜柔肝潜阳，和胃安神。

生白芍 三钱　柏子仁 三钱　炒枣仁 三钱　炒竹茹 钱半　左牡蛎（先煎）四钱　青龙齿（先煎）三钱　朱茯神 三钱　炙远志 一钱　仙半夏 二钱　北秫米（包）三钱　阿胶珠 二钱　川连（生甘草四分拌）四分　黑芝麻 三钱　金器 一具　朱灯心 两扎　真珍珠粉 一分　　｛另保心丹 四分｝

> 按　本例血虚失于涵木，再因肝气郁结而致肝阳上亢，营阴不足，肾水失于上承，心肾失济而生诸症。用柏子仁、酸枣仁养血；白芍、稽豆衣柔肝息风，茯神、远志、龙齿养心安神，半夏

秫米汤和胃除烦安神，合欢花、夜交藤散郁安神。药证合拍，故二诊夜寐略安，然血虚不能速复，故原方去合欢花、夜交藤，加阿胶、芝麻滋养阴血，补益肝肾；珍珠粉、牡蛎、金器重镇定志；灯心、川连清心火，使心神得宁而寐安。

多寐

倪左　脉象左虚弦右濡滑，多寐梦语，睡中起坐，此肝阳升腾，痰浊上蒙清窍，清阳之气失旷，缠绵之症。姑拟柔肝潜阳，运脾化痰。

左牡蛎（先煎）四钱　青龙齿（先煎）三钱　煨天麻 八分
云茯苓 三钱　竹沥半夏 二钱　炙远志 一钱　陈胆星 八分
天竺黄 钱半　赖氏红①一钱　淡竹沥 二两　生姜汁 三滴　白
金丸（吞服）四分

按　《类证治裁》说："多寐湿胜也。"湿困脾土而泛生痰浊，上蒙清窍，痰郁化火，引动肝阳上扰，妨碍气机的条达灵畅。故治仿导痰汤意，加远志、竹沥祛痰化饮；再配用白金丸豁痰开窍；牡蛎、龙齿、天麻平肝阳息肝风；配用天竺黄利窍定惊而养心。

郁证

徐左　无故悲泣，脾虚脏躁，神不安舍，痰热居之，神识时清时昧，谵语郑声，脉象虚弦而滑。宜养阴柔肝，清神涤痰，然非旦夕可以图功也。

———————————

① 赖氏红：一种红茶，可以健脾理气，有利于治疗湿气内阻导致的脾困。

生白芍 二钱　左牡蛎（先煎）四钱　青龙齿（先煎）三钱
炒枣仁 三钱　炙远志 一钱　朱茯神 三钱　竹沥半夏 二钱
天竺黄 钱半　川象贝（各）二钱　合欢皮 钱半　黑穞豆
衣 三钱　淮小麦 四钱　红枣 五枚　炒竹茹（枳实炭一钱同
拌）钱半

> 按　脾虚营血生化无源，不能奉养心神，心神不宁而无故悲泣，
> 此即《金匮要略》脏躁之证。今脾虚失运，湿蕴成痰，且脏
> 阴不足，肝火上扰，夹痰蒙蔽清窍，故神识时清时昧。方用
> 甘麦大枣汤去甘草加枣仁补虚和中，养血安神；远志、合欢
> 皮、茯神定志疏郁安神；半夏、枳实、天竺黄、贝母、竹茹
> 化痰清热：白芍、龙齿、牡蛎柔肝平潜上扰之肝火。合而共
> 奏养阴柔肝，清神涤痰之功。

傅左　阴分本亏，肝阳化风，夹痰热上蒙清窍，头眩眼花，神识模糊，甚
则抽搐。舌苔薄腻而黄，脉象弦小而滑。症属缠绵，姑拟息风涤
痰，清神开窍。

生石决（先煎）八钱　紫贝齿 三钱　朱茯神 三钱　炙远
志 一钱　竹沥半夏 二钱　枳实炭 钱半　炒竹茹 钱半　川贝
母 二钱　天竺黄 钱半　陈胆星 七分　淡竹沥（冲服）一两
嫩钩钩（后入）三钱　九节菖蒲 八分　羚羊角片（另煎汁
冲服）三分

> 二诊　阴分本亏，惊骇伤肝，肝阳上扰，夹痰热上蒙清窍，神明无
> 以自主，神识模糊，甚则四肢抽搐。投剂合度，仍宜息风潜
> 阳，清神涤痰。

生石决 八钱　紫贝齿 三钱　生白芍 二钱　朱茯神 三钱　炙
远志 一钱　川贝母 二钱　竹沥半夏 二钱　陈胆星 七分　九
节菖蒲 八分　炒竹茹 钱半　嫩钩钩（后入）三钱　淡竹沥
（冲服）一两　枳实炭 一钱　羚羊角片另煎汁冲服 三分　礞

石滚痰丸（包）四钱　天竺黄 钱半

> 按　本例阴虚肝阳化风夹痰上蒙清窍，故用羚角钩藤汤去桑叶、菊花、生地、白芍、甘草，加胆星、竹沥、天竺黄平肝息风化痰热，再配远志、菖蒲开窍定志；石决明、紫贝齿清肝热；半夏、枳实利气化痰。药后再诊称投剂合度，药已见效，为增加药力，故加白芍缓急平肝风；礞石滚痰丸进一步涤痰泻火清肝热以提高疗效。

宋右　恙由抑郁起见，情志不适，气阻血瘀，土受木克，胃乏生化，无血以下注冲任，经闭一载，纳少形瘦，临晚寒热，咳嗽痰沫甚多，脉象左虚弦右濡涩，经所谓二阳之病发心脾，有不得隐曲，女子不月，其传为风消，再传为息贲，若加气促，则不治矣。姑拟逍遥合归脾、大黄䗪虫丸，复方图治。

全当归 三钱　大白芍 二钱　银柴胡 一钱　炒潞党参 二钱
米炒於术 一钱五分　清炙草 五分　炙远志 一钱　紫丹参
二钱　茺蔚子 三钱　川贝母 二钱　甜光杏 三钱　北秫米
（包）三钱　大黄䗪虫丸（每日吞服，以经通为度）一钱

> 复诊　临晚寒热，虽则轻减，而咳嗽依然。经闭纳少，舌光无苔，脉左弦右涩，此血室干枯，木火刑金，脾胃生化无权。还须怡情适怀，以助药力。今拟培土生金，养血通经，然亦非旦夕所能图功者也。

蛤粉炒阿胶 二钱　茯神 三钱　怀山药 三钱　川贝 二钱　甜
光杏 三钱　紫丹参 二钱　茺蔚子 三钱　全当归 三钱　怀牛
膝 二钱　广艾绒 六分　西藏红花 八分　北秫米（包）三钱
大黄䗪虫丸（吞服）一钱

> 按　本例抑郁气滞，肝气横逆妨碍脾胃运化，营血生化不足，又胞脉连心，心脾虚馁则经闭。治当柔肝疏郁，健脾养心通

络，故用银柴胡、当归、白芍取逍遥意养血柔肝，党参、白术、甘草、远志合归脾意健脾养心生血，丹参、茺蔚子通胞脉，临晚咳嗽则加川贝、杏仁润肺止咳，秫米和胃，大黄䗪虫丸通经；药后热减而余症未瘥，经闭不行是由于肝肾阴虚，血海干枯而致，故原方去党参、白术、白芍、甘草、远志、银柴胡，加阿胶、怀牛膝、山药以养血滋补肝肾，添经血来源；艾叶、藏红花温经活血，药虽如此，尚嘱患者怡养情志，自我调摄气机以配合药物治疗，这亦是中医治病的一大特色，应注意发扬。

厥 证

刘姑　肝为将军之官，其体阴，其用阳。血亏不能养肝，肝阳化风上扰清空，痰湿中阻；胃失降和，陡然晕厥，逾时而醒，心悸跳跃，纳少泛恶，加之咳嗽。舌苔薄腻，脉象弦细而滑。风燥之邪，乘隙袭肺，滋阴收敛，尚非其时，姑拟清泄风阳，和胃化痰。

霜桑叶 三钱　滁菊花 二钱　煅石决 六钱　朱茯神 三钱　炙远志 一钱　仙半夏 钱半　紫贝齿 三钱　光杏仁 三钱　象贝母 三钱　稽豆衣 三钱　煨天麻 八分　焦谷芽 三钱　炒竹茹 钱半　嫩钩钩（后入）三钱　黑芝麻 三钱　金器（入煎）一具

按　《证治汇补》曰："厥有多端，须分阴阳虚实。"本例素体肝阴不足，肝阳偏亢；胃失和降，痰浊中阻，气机不利，痰随气逆而致晕厥。本虚而标实，先以平肝潜阳，化痰开窍为要。

曹先生　素有胃病，迩来肝气，晕厥一日半而醒，风虽平而胃病复发，脘痛胸闷。继则寒热，纳谷减少，小溲短赤，舌苔薄腻，脉弦细而滑。

肝气夹痰湿交阻中焦，胃失和降，膀胱宣化失司。人以胃气为本，今宜和胃化痰，柔肝渗湿。

仙半夏 二钱　陈广皮 一钱　白蒺藜 三钱　云茯苓 三钱　春砂壳 八分　炒谷麦芽 三钱　佩兰梗 钱半　通草 八分　稽豆衣 三钱　嫩钩钩（后入）三钱　佛手 八分

> 按　本例肝气夹痰湿留恋中焦而致晕厥，故治宜化湿和胃及疏肝泄风并举，选药以半夏、陈皮、茯苓、春砂壳、炒谷麦芽、通草和胃化湿，白蒺藜、嫩钩钩疏肝泄风。

癫 狂

谭延恺　心肾阴亏，肝火上升，火灼津液为痰，痰热上蒙清空，神不安舍，内热口干，多疑多虑，脉象弦小而滑。宜养阴凉肝，清神涤痰。

南北沙参（各）二钱　生石决 八钱　青龙齿 三钱　朱茯神 三钱　炙远志 一钱　竹沥半夏 二钱　川象贝（各）二钱　瓜蒌皮 三钱　天竺黄 二钱　天花粉 三钱　鲜竹茹 二钱　嫩钩钩（后入）三钱　珍珠粉（冲服）一分　琥珀粉（冲服）二分　朱灯心 二扎　金器 一具　　　{另保心丹}

> 按　《丹溪心法·癫狂》曰："癫属阴，狂属阳……大率多因痰结于心胸间。"今肾阴亏虚，水不涵木，心肝火旺，炼液成痰，痰热上扰清空而疑虑重重。治宜滋阴平肝，化痰开窍为要。

吴右　惊骇抑郁伤肝，肝阳上扰清空，痰热内阻，心神不得安宁，神识时明时昧，谵语妄言，心悸脑眩。脉象濡滑而数，虑成癫症。姑拟柔肝潜阳，清神涤痰。

天花粉 三钱　生石决（先煎）六钱　青龙齿（先煎）三钱
川象贝（各）二钱　朱茯神 三钱　竹沥半夏 二钱　川雅连
（酒炒）四分　天竺黄 钱半　细木通 八分　枳实炭 一钱　炒
竹茹 二钱　鲜石菖蒲 八分　淡竹沥（冲服）一两　金器 一具

二诊　神识时明时昧，谵语妄言，脉象濡滑而数。阴虚体质，肝火夹痰热上蒙清窍，神明无以自主。投剂合度，仍守原意出入。

生石决明（先煎）六钱　青龙齿（先煎）三钱　朱茯神 三钱
天花粉 三钱　川雅连（酒炒）四分　细木通（酒炒）八分
竹沥半夏 二钱　鲜竹茹（枳实炭一钱同炒）二钱　天竺
黄 钱半　川象贝（各）二钱　石菖蒲 八分　淡竹沥（冲
服）一两　大地栗①（洗打）二两　活芦根（去节）一尺　金
器 一具

按　本例肝气郁结，气郁化火，津液受灼，熬成痰浊，痰火上扰，心神逆乱而成癫症。治当平肝潜阳，豁痰开窍。二诊加大地栗、活芦根，以加强清热化痰之力。

蒋右　痰浊上蒙清窍，神明无以自主，神识模糊，梦语妄言，舌苔白腻，脉象弦滑。宜清神涤痰，而通神明。

竹沥半夏 二钱　枳实炭 一钱　炒竹茹 钱半　朱茯神 三钱
炙远志 一钱　细木通（酒炒）八分　九节菖蒲 一钱　川雅连
（酒炒）四分　天竺黄 钱半　合欢花 钱半　白金丸（吞服）四分

按　本例为痰蒙清窍，上扰神明而神识模糊，语无伦次。方投黄连温胆汤加减合白金丸，以清热化痰开窍。

① 大地栗：沪地多称呼荸荠或马蹄为地栗，马蹄多汁味甘，和芦根一起入药可以滋阴清热除烦。

蒋左　　肝郁化火，夹痰浊上蒙清窍，神明无以自主，神糊谵语，夜不安寐，脉象弦小而滑，先宜清神涤痰。

大麦冬 二钱　川雅连（酒炒）四分　细木通（酒炒）八分
朱茯神 三钱　竹沥半夏 二钱　枳实炭 一钱　川贝母 三钱
天竺黄 钱半　陈胆星 八分　炒竹茹 钱半　金器（入煎）
一具　九节石菖蒲 一钱　礞石滚痰丸（包煎）四钱

　　　　　　按　癫狂的发病，常与痰浊有关。由于情志怫逆，气机不畅，痰浊内生，肝郁化火，夹痰浊上扰清空，心神逆乱，胡言乱语，夜寐不宁。治宜涤痰开窍为要。

刘右　　神智不灵，舌强言语謇涩，舌为心苗，肾脉络舌本，脾脉络舌旁，心火痰热阻于脾络，易于蒙闭清窍。当宜清心涤痰而通络道。

上川雅连（酒炒）四分　细木通（酒炒）八分　竹沥半夏
二钱　朱茯神 三钱　炙远志 一钱　炒枣仁（枳实炭八分同
打）三钱　川贝母 八钱　天竺黄 钱半　川郁金 钱半　南沙
参 三钱　炒竹茹 钱半　合欢花 钱半　九节石菖蒲 八分

　　　　　　二诊　舌强言语謇涩，神明无主，时清时昧，清晨气逆，临晚腿肿。脾弱生湿，湿痰逗留络道，再宜理脾和胃，清神化痰。

生白术 钱半　连皮苓 四钱　紫丹参 二钱　竹沥半夏 二钱
炙远志 一钱　九节菖蒲 一钱　川象贝（各）二钱　陈胆星 八分
生熟苡仁（各）四钱　冬瓜子皮（各）三钱　杜赤豆 一两

　　　　　　按　《证治汇补·癫狂》曰："或大惊而动心火，或痰为火升，升而不降，壅塞心窍，神明不得出入，主宰失其号令，心反为痰火所役"。本例痰浊上蒙清窍，神志不清；心火阻于脾络，舌强言语謇涩。治宜清心火、化痰浊为主，二诊再行化痰开窍，务使痰浊去而神志清。

神不自主

倪左　诊脉左尺沉濡，寸关弦滑而数，右寸郁涩，右关软滑，舌质红苔淡白。此乃少阴水亏，水不涵木，厥阳独亢，引动中焦素蕴之痰浊，上蒙清窍，堵塞神明出入之路，上焦清旷之所，遂成云雾之乡，是以神机不灵，或不语而类癫，或多言而类狂，《经》所谓重阴则癫，重阳则狂是也。重阳者，乃风乘火势、火藉风威，则痰悉变为火，故云重阳。重阴者，乃火渐衰而痰浊弥漫，类乎阴象，究非真阴可比。据述大便通则神识稍清，胃络通于心包，胃浊下降，痰亦随之而下也。小溲短少而黄，气化不及州都也。恙久根深，非易速功，拙拟滋肺肾以柔肝木，涤痰浊而清神智，冀水升火降，阴平阳秘，则肺金有输布之权，痰浊有下降之路，伏匿虽深，可望其肃清耳。

北沙参 三钱　全瓜蒌 四钱　朱茯神 三钱　鲜竹茹（枳壳一钱同炒）一钱五分　川贝母 八钱　珍珠母（先煎）八钱　酒炒黄连 三分　生甘草 四分　仙半夏 三钱　青龙齿（先煎）三钱　酒炒木通 七分　远志 一钱　鲜石菖蒲 七分　保心丹（开水吞服）三分

二诊　心为君主之官，神明出焉；肝为将军之官，谋虑出焉；脾为谏议之官，思想出焉，曲运神机，劳伤乎心，谋虑过度，劳伤乎肝，持筹握算，劳伤乎脾。心肝之阴已伤，暗吸肾阴，水不涵木，厥阴独亢，脾弱不能为胃行其津液，水谷之湿生痰。阳升于上，痰浊随之，蒙蔽清窍，堵塞神机，神呆不语，类乎癫也，时或多言，类乎狂也。前哲云：阴并于阳则狂，阳并于阴则癫，癫则如醉如痴，皆由顽痰积热，阻于上中二焦，神明无出入之路。夫痰为火之标，火为痰之本，痰得热而色应黄，今反白而黏腻者何也？益肺津不能输布，聚液为痰，津液之痰，与湿浊之痰，互结为援，肺色属白，故痰色白而黏也。腑气五日不行，痰浊不得下达也；小溲短少而黄，肺为水之上源，源不清则流不洁也。脉尺部沉濡，左寸关弦滑而数依然如昨，右部寸涩关滑，舌质红苔薄黄，本虚标实，显然可见。况素有肢麻腿足无力等症，非本虚之明证乎；今脉数便秘，非标实之明证乎。治本宜补，治标宜攻，颇有顾此失彼之虑。进药后尚属平平，兹拟七分攻三分补，祛其顽痰，存其津液，俾腑气通则痰可以下降，阴液存则浮火不致上扰，窃恐根株已深，难图近功耳。

北沙参 四钱　生甘草 五分　陈胆星 八分　生石决（先煎）八钱　玄参 一钱五分　小生地 四钱　仙半夏 三钱　天竺黄 一钱五分　川贝母 八钱　炙远志 一钱　鲜竹茹（枳壳一钱同捣）一钱五分　保心丹 三分　礞石滚痰丸（包煎）三钱　九节石菖蒲 八分　淡竹沥 一两　生姜汁 一二滴（两味同冲）

三诊　昨进祛痰浊，养津液，系养正攻邪，增水行舟之意。脉寸略小，右关脉流利，余部平平。腑气得通，痰浊虽有下行之势，唯顽痰郁闭心包，依然不化。痰而曰顽，是梗而不化也。譬如盗贼焉，伏匿深藏，扰乱莫测，搜逐甚艰，苟欲直捣巢穴，绝其种类，当初病时，正气尚充，不妨出偏师以制胜，荡然肃清。尊恙之来，由乎谋虑过度，深思气结，心神过用，暗吸肾阴，坎水亏于下，坤土困于中，脾不能为胃行其津液，致所入水谷，不能化生精液，悉变为痰。涎渍于肺则咳嗽，沃于心包则神呆，蔽障神明，灵机堵塞，始而语无伦次，继则默默不言，其来也渐，其去也亦不易。夫寇不除，则党类日众；病不去，则枝节横生。张石顽先生曰：癫症既久，面色萎黄，时多疑惑，或吐白沫，默默不言，虫积为患。审色辨证，有类乎是。为今之计，拟十味温胆汤，扶正涤痰为君；以妙功丸，杀其虫积为佐；以秘方甘遂丸，搜内窜之痰涎，祛痰下降为使。犹兵家深沟高垒，先立于不败之地，而后出奇兵以制敌也。然乎否乎？请质高明！

北沙参 四钱　姜半夏 三钱　川贝母 八钱　炙远志 五分　小生地 四钱　枳实炭 五分　陈胆星 八钱　竹沥油（冲）一两　生草 六分　炒竹茹 五钱　天竺黄 三钱　生姜汁（冲）一二滴

妙功丸方

丁香 木香 沉香（各）五分　乳香（研）麝香（另研）熊
胆（各）二分五厘　白丁香 三十粒（即雄雀屎，但直者为
雌屎）鹤虱（即天名精子，勿误胡萝卜子）陈皮（去白）
（各）一钱　轻粉 四分五厘　大黄（酒浸）一钱五分　赤小
豆 三十粒（即杜赤豆，择其细者，勿误认半赤半黑者名相
思子也）巴豆（去皮，研压去油净）一粒　朱砂（水飞，
一半为衣）一钱

鄙意加制黄精三钱、明天冬三钱，烘燥研入，以监制其香
燥，而助杀虫之用。

上药为末，荞麦粉三钱做糊为丸，每丸约重一钱，朱砂为衣，
阴干，间日服一粒，温水浸一宿，去水，再用温水化开，空心
服之。

治癫症秘方甘遂丸

甘遂二钱为末，以猪心管血和药入心内缚定，湿纸裹煨熟
取药，用辰砂末一钱，分四丸，每服一丸，以猪心煎汤
下，大便利下恶物为效，未下，再服一丸。如下后，缓
一二日再服。

按　患者病起于思虑过度，过用心神，而致劳伤肝脾心神，造成
肾阴虚损，水火失济，心火独亢而心神不宁，肝木失涵；横
逆犯脾，脾气失运而生痰涎，再加肝火，合而阻于胸膈，上
蒙清窍而致种种病患。其治本应予柔阴疏肝理气化痰开窍
为主。但由于本例小便短少而黄，乃水道气化不利，痰火与
湿浊相合，肺气输布无权而致。丁氏以为肺为水之上源，水
不清则源不洁，肺气水道通畅则饮邪痰浊可顺之外出。故三
诊在祛痰浊、清神志之时，俱用滋润肺肾之药，如沙参、川
贝、玄参、生地之类，冀其肺得滋润，肺气通调，肺津得以
输布，湿浊之痰可去。同时肺肾之阴得复之时，既可上涵肝
木平潜亢阳，又可上承心火，使水火相济而神清志明。乃一

法可代多法之用，斯为高超。

李左　肾阴不足，心肝之火有余，此离坎不交之象也。痰热蒙蔽清窍，神不守舍，舍空而痰热踞之，痰火上炎，故彻夜不寐；痰蒙心则多疑，时闻申申之詈。脉弦滑带数。治宜益肾阴，清心火，助入安神涤痰之品。

大麦冬 二钱　朱茯神 三钱　煅石决 一两　淡竹沥油（冲）一两　川雅连 四分　炙远志肉 一钱　生甘草 五分　金器（入煎）一具　细木通 八分　紫贝齿 三钱　川贝母 三钱　鲜竹茹叶（各）二钱

　　按　本例首用麦冬益阴滋液上济心窍；配合贝母、茯神、竹沥油、竹茹化痰清热；再仿导赤散意，用竹叶、木通、生甘草使痰热心火从小便出；石决明、紫贝齿、远志、川连，合金器，清心火重镇安神以助寐。诸药合用有交济水火，涤痰清热安神之功。

钱左　肝藏魂，心藏神，肾藏精，肝虚则魂不安宁，心虚则神无所依，肾虚则封藏失职，以致惊悸惕息，恍若有亡，遗泄频频，心肾之阴不足，君相之火有余也。盗汗甚多，汗为心液，虚阳迫津液而外泄也。脉象软弱，右尺虚数，肝与胆为表里，肾与肝为乙癸，三阴既虚，君相内动，欲潜其阳，必滋其阴，王太仆云：壮水之主，以制阳光。当拟三才合六味珍珠母丸加减，滋肾阴以柔肝木，清君相而安神志，俾得阴平阳秘，水升火降，则诸恙可愈。

北沙参 三钱　粉丹皮 二钱　珍珠母 八分　生白芍 二钱　天麦冬（各）一钱五分　抱茯神 三钱　青龙齿（先煎）三钱　炒枣仁 三钱　大生熟地（各）三钱　怀山药 三钱　左牡蛎（先煎）四钱　炙远志肉 一钱　封髓丹（包）三钱　金器（入煎）一具

按　本例虽为心肝肾三脏俱虚，但究其源仍缘肾阴虚馁为主。故用三才封髓丹去人参、苁蓉，加沙参、山药，益元阴，固精髓，再配合珍珠母丸平肝养心安神之用，佐金器、牡蛎重镇收敛浮阳，以进一步加强疗效。

朱左　心者君主之官，神明出焉。肾者作强之官，伎巧出焉。心营与肾水交亏，神机不灵，作强无权，不能动作，不能思想，心悸跳跃，右耳响鸣，两目羞明，腰痛酸胀，健忘胆怯。舌质光，苔尖白、中后黄腻，脉象弦小而滑，痰热乘势内生，弦乃肝旺，小属肾虚，滑则有痰之明证。《经》云：主不明则十二官危。心病则一身皆病矣。脉症参合，或则成损，或则为癫，欲求速愈，静养调摄，当居其半，草木扶助，尚在其次，姑宜复方图治，养心阴，益肾水，柔肝木，化痰热，参以调和脾胃之品。水足则木得涵养，脾健则痰热自化。

柏子仁 四钱　朱茯神 三钱　广橘白 一钱　枸杞子 三钱　酸枣仁 三钱　水炙远志 一钱　青龙齿（先煎）四钱　陈胆星 八分　滁菊花 二钱　潼沙苑 三钱　九节菖蒲 八分　生熟谷芽（各）三钱　冬青子 三钱　合欢皮 三钱

按　本例证属心肾两亏，痰热乘虚内扰。方用柏子仁、茯神柔养心阴；枸杞子、龙齿益肾敛阳；菊花、枣仁、潼蒺藜柔肝养血；菖蒲、远志开窍定志；橘白、胆星、谷芽和胃化痰调脾。诸药合用，使心营充足，神明得主，肾水充盈，伎巧得利而诸症得平。

陈先生　抑郁伤肝，肝气化火，湿郁生痰，痰火蒙蔽清窍，神明无以自主，自寻短见，已有两次，始服洋烟，继服硝镪水。据述西法治疗，而痰火郁热依然留恋中焦，胃气不得降和，纳谷减少，夜寐不安，脉象左弦数右濡滑，舌苔薄腻。书云：凡百怪病，皆属于痰。痰为火之标，火为痰之本，欲化其痰，必清其火，欲清其火，必凉其肝，仿此为法，尚希明正。

黑山栀 二钱　生石决（先煎）八钱　川贝母 三钱　川雅

连 四分　朱茯神 三钱　远志肉 一钱　竹沥半夏 一钱五分

通草 八分　炒枣仁 三钱　枳实炭 一钱　竹茹（同拌炒）

一钱五分　天竺黄 一钱五分　川郁金 一钱五分　淡竹沥（冲

服）一两

二诊　抑郁伤肝，思虑伤脾，气郁化火，脾湿生痰，痰浊上蒙清
窍，胃失降和，心肾不得交通，夜不安寐，心悸筋惕，纳谷
减少，舌苔薄腻，脉弦滑。投剂合度，仍宜解郁化痰，和胃
安神。

仙半夏 二钱　川郁金 一钱五分　炙远志 一钱　合欢皮 一钱

五分　朱茯神 三钱　炒枣仁 三钱　枳实炭（竹茹一钱五分

同拌炒）一钱　龙齿（先煎）三钱　天竺黄 一钱五分　生石

决（先煎）八钱　嫩钩钩 三钱　川贝母 三钱　淡竹沥 一两

琥珀多寐丸（包）一钱五分

三诊　脉象虚弦，夜不安寐，心中尚有恐慌之状，咳呛咯痰不爽，
皆由水亏不能涵木，木火上升，肺金受制，津液不布为痰，
水火不能既济，心肾难以交通，故屡屡而少寐也。再宜育阴
潜阳，交通心肾，培土生金，清肺化痰，俾肾有摄纳之权，
肺有治节之令，则诸恙可以轻愈矣。

蛤粉炒阿胶 二钱　左牡蛎（先煎）四钱　怀山药 三钱　花

龙骨齿（先煎）（各）一钱五分　川贝母 三钱　朱茯神 三钱

酸枣仁 三钱　甜光杏 三钱　甘杞子 三钱　肥玉竹 三钱

川石斛 三钱　瓜蒌皮 二钱　冬瓜子 三钱　琥珀多寐丸

（包）一钱五分

按　本例乃情志所伤，肝气郁而生痰化火，上蒙清窍，并致五脏
气机不和。其本在痰火，故用温胆汤加减，清热化痰和胃除
烦，再加黄连、通草清心火定神志，石决、郁金平肝火，贝
母、山栀化痰除烦，枣仁、远志养血安神。故药后神明略有

自主。但患者肝脾两伤，耗损心气，心失所养，心肾不交之病因仍在，故仍有不寐心悸纳呆，故用药在前基础上继续平肝疏郁养心安神。加用合欢、钩藤、龙齿、琥珀多寐丸之类。三诊之时，上扰之痰热渐平。肝肾阴伤，水火失济，肺金失养，虽有夜不安寐，但为郁积痰火所为，治以育阴潜阳，清肺润金，交通心肾立方，药随病变，先生灵活用药，可见一斑。

虚 损

余左 正虚邪恋，营卫循序失常，身热十天，时轻时剧；胸闷纳少，脉象濡数。颇虑延入损途，姑拟养正和解，调胃畅中。

南沙参 三钱　银柴胡 一钱　嫩白薇 钱半　赤茯苓 三钱　仙半夏 钱半　陈广皮 一钱　春砂壳 八分　福泽泻 钱半　白通草 八分　炒谷麦芽（各）三钱　大腹皮 二钱　佩兰梗 钱半　地枯萝 三钱

> **按** 本例发热时轻时剧，胸闷纳少，为正邪相争，病在少阳之候。治宜扶正和解，以期正气胜邪，气从内达，邪从外出。

王右 卫虚失于外护，营虚失于内守，虚寒虚热，屡次举复，肝经气火上升，肺金受制，清肃之令不行，咳嗽吐血，脉象虚弦而数。颇虑入损，故拟养阴清肝，调和营卫。

南沙参 三钱　银柴胡 一钱　抱茯神 三钱　怀山药 三钱　茜草根 二钱　侧柏炭 钱半　甜光杏 三钱　紫丹参 二钱　蛤粉炒阿胶 二钱　青龙齿（先煎）三钱　川贝母 二钱　粉丹皮 钱半　藕节 三枚

按　本例营卫不和，故寒热反复；肝火上升，肺失肃降，而见咳嗽咯血。治当调和营卫，清肝润肺，以防延入损途。

吕左　身热月余，时轻时剧，咳嗽痰多，口疮碎痛，形瘦骨立，脉滑数。阴液已伤，风温伏邪蕴蒸肺胃，外感而致内伤，渐入虚损一途。姑拟人参白虎汤意。

南北沙参（各）钱半　熟石膏（打）一钱　炒知母 二钱　朱茯神 三钱　生甘草 六分　竹沥半夏 二钱　水炙桑叶皮（各）钱半　光杏仁 三钱　川象贝（各）二钱　冬瓜子 三钱　鲜竹茹 二钱　北秫米（包）三钱　干芦根（去节）一尺　枇杷叶露（后入）四两

按　本例肺胃热盛，日久伤气耗液，渐成虚损。治宜清热生津，益气养阴。

颜左　脾肾两亏，痰饮恋肺，咳嗽已久，腰酸骨楚，纳少便溏，舌苔薄腻，脉象濡滑，颇虑入损。姑拟培土生金，肃肺化痰。

炒怀山药 三钱　云茯苓 三钱　生白术 钱半　仙半夏 二钱　象贝母 三钱　炙款冬 钱半　水炙远志 一钱　炒补骨脂 钱半　熟附片 四分　厚杜仲 三钱　炒谷芽 三钱　炒苡仁 三钱　干荷叶 一角　薄橘红 一钱

按　脾虚则水液停滞，聚而成痰，肺失肃降，并见纳少便溏；肾虚则腰酸骨楚。治宜健脾益肾，化痰止咳，以防入损。

邱左　吐血虽止，咳嗽痰多，动则气逆，舌苔薄腻，脉象细数。肾虚冲气上升，肺虚痰热留恋，势将成损，恐难完璧。今拟清上实下主治。

怀山药 三钱　川象贝（各）二钱　抱茯神 三钱　甜光杏 三钱　茜草根 二钱　旱莲草 三钱　瓜蒌皮 三钱　潼蒺藜 三钱 北秫米（包）三钱　冬瓜子 三钱　鲜竹茹 二钱　水炙桑叶皮（各）钱半　鲜藕节 二枚　六味地黄丸（包）一两

按　肺为气之主，肾为气之根。本例肾精不足，摄纳无权，气浮于上；肺失肃降，咳嗽痰多，上实下虚，已有虚损之候。治宜益肾生精，润肺止咳为要。

吴左　失血后咳嗽已延数载，清晨气逆，脉象弦细。肾虚于下，肝火夹冲气上升，肺金受制，清肃之令不得下行，已成损怯，非易图治。姑宜清上实下，培土生金。

蛤粉炒阿胶 二钱　左牡蛎（先煎）四钱　花龙齿（先煎）三钱　抱茯神 三钱　怀山药 三钱　潼蒺藜 三钱　米炒於术 一钱　熟女贞 三钱　川贝母 二钱　北秫米（包）三钱　七味都气丸（包）五钱

按　本例肾阴亏虚，水不涵木，肝气郁结化火，上逆侮肺，肺失肃降，而致气逆作咳，已成虚损之势，药投健脾清肺，益肾平肝之品。

汪左　吐血屡发，咳呛已延半载，难于平卧，脉象弦细而数。阴分本亏，肝火上升，肺失清肃，木旺金制，颇虑入损。姑拟养阴柔肝，清肺祛瘀。

蛤粉炒阿胶 二钱　甜光杏 三钱　川贝母 二钱　左牡蛎（先煎）四钱　抱茯神 三钱　粉丹皮 二钱　茜草根 二钱　旱莲草 一钱　瓜蒌皮 二钱　冬瓜子 三钱　鲜竹茹 钱半　潼蒺藜 二钱　鲜藕节 二枚　枇杷叶膏（冲服）三钱

按　本例肝肾不足，肝火上炎，木火刑金，肺损络伤，而见吐血咳呛，治宜清肺平肝，养阴止血，以防延入损途。

王左　吐血后季春咳嗽，至冬益甚，动则气逆，腑行溏薄，形肉消瘦，脉象虚弦，舌苔干腻。肺脾肾三阴俱亏，冲气上升，已成损怯，恐鞭长莫及。勉拟培土生金。

南沙参 三钱　云茯苓 三钱　炒怀山药 三钱　煅牡蛎 四钱
花龙骨（先煎）三钱　川贝母 二钱　炙粟壳 三钱　诃子皮
三钱　炒苡仁 三钱　炒谷芽 三钱　炒冬术 钱半　干荷叶 一角

按　对虚损的治疗，当以补益为基本原则。本例肺脾肾三阴俱亏，已成虚损，当先健脾润肺，以挽颓势。

郑左　脏阴营液亏耗，木火刑金，脾虚木乘，运化失常，咳嗽已久，大腹胀满，内热口干，形肉消烁，脉象弦细，舌光无苔。脉症参合，已入不治之条，勉方冀幸。

南沙参 三钱　川石斛 三钱　生白术 二钱　连皮苓 四钱　陈
广皮 一钱　怀山药 三钱　川贝母 三钱　甜光杏 三钱　冬瓜
子 三钱　炒谷芽 三钱　炒苡仁 三钱　陈葫芦瓢 三钱

按　肝肾不足，肝火上逆侮肺，肺失肃降，咳嗽缠绵不愈；脾失健运，生化之源自薄，气血亏损，不能洒陈于五脏六腑，充达于营卫经络，已属虚损之症。《金匮要略》有五劳极虚羸瘦，腹满不能饮食之说，拟先从肺脾着手，治以健脾润肺。

陈右　阴分久亏，木火上升，肺金受制，咳嗽已久，内热咽痛，舌有糜点，脉象濡滑而数。势将成损，恐鞭长莫及矣。姑拟补肺阿胶汤加减。

蛤粉炒阿胶 二钱　川象贝（各）二钱　甜光杏 三钱　蜜炙
马兜铃 二钱　抱茯神 三钱　怀山药 三钱　川石斛 三钱　南
沙参 三钱　左牡蛎（先煎）四钱　冬瓜子 三钱　藏青果
一钱　北秫米（包）三钱　野蔷薇露（后入）四钱　枇杷叶
膏（冲服）三钱

按　本例乃肾阴虚衰，肝火上炎，肺受火邪所克，肺热熏蒸，阴
液受损，咳嗽难愈，故用养阴清肺之法，以阻虚损之势。

韩左　　　劳力伤脾，汗出遇风，肺脾肃运无权，痰湿蕴结募原之间，脐旁痞
块已久，不时作痛，入夜盗汗，耳鸣头眩，咳嗽痰多，脉象左弦细
右紧滑，舌苔薄腻。颇虑入于损途。

熟附片 五分　煅龙骨 三钱　煅牡蛎 三钱　云茯苓 三钱　炙
远志肉 一钱　仙半夏 钱半　光杏仁 三钱　象贝母 三钱　炙
款冬 钱半　带壳砂仁（后下）八分　黑稆豆衣 三钱　炒谷
麦芽（各）三钱　浮小麦 四钱

按　劳力伤脾，即是劳伤。劳则形体震动，汗出阳气先伤。《黄
帝内经》谓"劳者温之"，此温字，乃温养之义，非温热竞
进之谓。劳伤久不复原为损，《黄帝内经》有"损者益之"
之说，益者，补益也。取其气温味甘，培养身中阳气，是劳
损主治法则。根据本例脉症，属肺脾两虚，肝肾不足，与阳
气虚者有别。故用健脾润肺，益肾平肝之法。

胡左　　　卫虚失于外护，营虚失于内守，虚寒虚热已久，咳嗽纳少，耳鸣神
疲，脉濡小而滑，势将成损，姑拟培土生金，助阳和解。

吉林参须 一钱　银柴胡 一钱　仙半夏 二钱　炙远志 一钱
生白术 二钱　抱茯神 三钱　川象贝（各）二钱　炒怀山
药 三钱　熟附片 七分　煅牡蛎 四钱　花龙骨（先煎）三钱

炒谷芽 三钱　炒苡仁 三钱　蜜姜 二片　红枣 四枚

　　　　　　按　本例营卫不和，邪在少阳，寒热往来，缠绵不愈；肺脾两
　　　　　　　　亏，咳嗽纳少，治当健脾养肺，调和营卫。

李左　　咳嗽已延三月，动则气逆，曾经痰红，脉象弦细而数。形寒内热，
　　　　营卫两虚，肝火上升，肺金受制，肺病及肾，肾不纳气。脉症参
　　　　合，已入损途。姑拟培土生金，养肺化痰。

南沙参 三钱　银柴胡 一钱　瓜蒌皮 二钱　怀山药 三钱　抱
茯神 三钱　北秫米（包）三钱　炙远志 一钱　水炙桑叶 钱半
甜光杏 三钱　川象贝（各）二钱　六味地黄丸（包）六钱

　　　　　　按　肺主出气，肾主纳气，本例肺肾两虚，出纳之气失其常度，
　　　　　　　　遂咳嗽缠绵难愈，动则气逆，已成虚损之候，治宜健脾益
　　　　　　　　肾，润肺化痰。

周先生　脉象细小而数，舌苔干腻。吐血之后咳嗽气逆，纳谷减少，形瘦神
　　　　疲，小溲短赤。此阴分早亏，木火升腾，阳络损伤则血妄行；肾虚
　　　　冲气逆肺，故气促而鼻煽也。脉症参合，已入损怯一门，勉拟培土
　　　　生金，养肺化痰。未识能挽回否？尚希明正。

怀山药 三钱　南沙参 三钱　甜光杏 三钱　炙远志 一钱　抱
茯神 三钱　川贝母 二钱　瓜蒌皮 三钱　左牡蛎（先煎）
三钱　潼蒺藜 三钱　北秫米（包）三钱　七味都气丸（包
煎）六钱

　　　　　　二诊　脉象细小短数，舌苔干白而腻，咳嗽咯痰不爽，气喘不能平
　　　　　　　　卧，形瘦神疲，纳谷减少，小溲短赤，额汗甚多，肌肤灼
　　　　　　　　热，阴阳两亏，冲气逆肺，肺金化源告竭，颇虑喘脱之变，
　　　　　　　　勉拟纳气归肾，和胃肃肺，亦不过尽人力以冀天眷耳。

蛤蚧尾（入煎）八分　花龙骨（先煎）三钱　左牡蛎（先煎）四钱　抱茯神 三钱　炙远志 一钱　怀山药 三钱　川贝母 二钱　甜光杏 三钱　广橘白 一钱　浮小麦 四钱　生熟谷芽（各）三钱　七味都气丸（包煎）六钱

按　脾为后天之本，肾为先天之本，本例因脾虚而见纳谷减少，形瘦神疲，因肾虚而肝火上炎，咳嗽气逆，逼血妄行，肺脾肾三脏俱亏，已显虚损之候，先拟健脾润肺，益肾清肝。二诊见喘咳不能平卧，加蛤蚧尾以摄纳肾气，定喘止咳；生熟谷芽、橘白以增强健脾和胃之功。

李先生　脉象虚弦而数，咳嗽咯痰不爽，吐血屡发，不时寒热，舌质红苔薄腻而黄。据述初病伤于酒，酒性本热，热则伤阴，阴伤木火易于升腾，扰犯营络，络损血溢，肺受火刑，清肃之令不行，损怯根萌，姑拟滋养三阴，以柔肝木；润肺化痰，而祛宿瘀。

蛤粉炒阿胶 三钱　生左牡蛎（先煎）四钱　侧柏炭 钱半　茜草根 二钱　抱茯神 二钱　旱莲草 二钱　川贝母 二钱　怀山药 三钱　嫩白薇 钱半　甜光杏 二钱　冬瓜子 三钱　冬虫夏草 三钱　葛氏十灰丸（包）二钱　鲜藕（去皮）二两　切片煎。

按　《临证指南医案·吐血邵新甫按》："酒热戕胃之类，皆能助火动血"。本例初病伤于酒，肝火上炎，木火刑金，肺失肃降，而咳嗽咯痰，热损血络，而吐血不止，肾精也亏。已有虚损之势，治宜健脾益肾，清肝润肺。

徐先生　吐血渐止，咳嗽依然，潮热纳少，舌中剥绛，苔薄腻而黄，脉象弦细而数。肺阴已伤，湿热酿痰留恋，宿瘀郁蒸为热，损症根萌已著，非易图治。再宜培土生金，养肺祛瘀，未识能挽回否？尚希明正。

南沙参 三钱　抱茯神 三钱　怀山药 三钱　嫩白薇 钱半　茜
草根 二钱　紫丹参 二钱　生苡仁 四钱　川象贝（各）二钱
瓜蒌皮 三钱　甜光杏 三钱　冬瓜子 三钱　生熟谷芽（各）
三钱

按　湿邪困脾，脾失健运，而具纳少，苔薄腻而黄；燥伤肺津，
久则肺阴亏虚，虚热内灼，肺失润降，而见咳嗽潮热，舌中
剥绛。本例肺脾两虚，内有宿瘀，已成虚损之候，治当健脾
润肺，佐以活血化瘀。

陈右　　久恙少阴，阴阳两亏，火不生土，脾胃正气不振，血不养心，心肾
不能交通，少寐，纳谷不旺，形瘦神疲，面无华色，舌苔干腻，脉
象濡细。颇虑延入损途，姑拟培补阴阳，和胃安神。

吉林参须（另煎汁冲）八分　熟附片 八分　煅牡蛎 四钱　青
龙齿（先煎）三钱　朱茯神 三钱　仙半夏 二钱　广橘白 一钱
佩兰梗 钱半　焦谷芽 三钱　夜交藤 三钱　炙远志 一钱　合欢
花 钱半　春砂壳 八分

按　久恙少阴，肾阳衰微，不能温煦脾胃，而见纳谷不旺，形瘦
神疲，舌苔干腻；肾阴亏虚，心火上炎，心肾不交，故少
寐；脾为生血之源，血虚不能上荣于面而面色少华，日久势
将成虚损，治当健脾益胃，佐以安神。

宦左　　入夜潮热，延今两月，纳少形瘦，神疲乏力，舌质光绛，脉象濡小
而数。此三阴亏耗，脾胃生气受戕，虑成损怯。

西洋参 一钱五分　川石斛 三钱　茯神 三钱　怀山药 三钱
青蒿梗 一钱五分　炙鳖甲 四钱　嫩白薇 一钱五分　陈皮
一钱　生熟谷芽（各）三钱　红枣 五枚

按　本例方取青蒿鳖甲汤义配以西洋参、石斛、山药而益肾滋阴，凉血清热；脾气宜运方为上治，故用陈皮、麦芽、茯神以健运脾胃气机，使中阳振奋，精气生化方能源源不息；佐以红枣养血，白薇清虚热。虚劳的治疗有阳易回阴难复的特点。本例在益肾滋阴的基础上配以运化振奋脾胃中阳气机的药物是符合阴阳互根的原理，使处方用药更易取效。

匡左　诵读劳伤乎心，房帏劳伤乎肾。阴虚于下，阳升于上，头眩耳鸣，心悸少寐，遗泄频频，神疲肢倦。脉象尺部细弱，寸关虚弦，舌质淡红。姑拟育阴潜阳，交通心肾。

大生熟地（各）三钱　粉丹皮 一钱五分　生石决（先煎）四钱　左牡蛎（先煎）四钱　抱茯神 三钱　怀山药 三钱　炙远志 一钱　炒枣仁 三钱　潼蒺藜 三钱　北秫米（包）三钱　生白芍 二钱　白莲须 一钱五分　三才封髓丹（清晨淡盐汤送下）三钱

按　本案心肾两伤而诸症蜂起，心营不足，心阳浮升则头眩心悸，肾阴不足则耳鸣遗泄，心肾失济则少寐。方用六味地黄丸意（原方去山茱萸、泽泻），加三才封髓丹滋阴补肾而固精髓；石决明、牡蛎敛阳配远志交济水火，枣仁、秫米养血和胃安神；白芍、潼蒺藜、莲须固肾涩止遗泄。合而成方而得育阴潜阳，交通心肾之用。

蒋左　劳役太过，脾胃两伤，营卫循序失常，寒热似疟，已有数月。形瘦色萎，食减神疲，脉象虚迟，舌光有津，势将入于虚损一途。损者益之，虚者补之。甘温能除大热，补中益气汤加减。

潞党参 三钱　炙黄芪 三钱　炒冬术 二钱　清炙草 五分　银柴胡 一钱五分　陈广皮 一钱　全当归 二钱　怀牛膝 二钱　西秦艽 一钱五分　大砂仁（研、后下）八分　焦谷芽 四钱

生姜 二片　红枣 四枚

> 按　患者寒热反复，气虚发热，故用补中益气汤以取甘温除热之
> 效；形瘦神疲舌光乃阴虚之象，配用秦艽、银柴胡、怀牛膝
> 清营滋补肝肾。虚劳的治疗以调补脾胃为关键，因脾胃是精
> 气生化之源。若脾胃虚弱，生化不足，全身失养，必至虚损
> 衰竭。本案处方用意就在于此。

痨瘵

沈左　　脉象左弦右濡滑而数，咳久伤肺，肺病及肾，肾不纳气，咳痰不
爽，动则气逆，咳甚多汗，舌质红苔薄腻微黄。颇虑入于肺损一
途，肺为娇脏，最畏火刑。宜培养脾土，生金养肺，虚则补母之义。

南沙参 三钱　抱茯神 三钱　怀山药 三钱　蛤粉炒阿胶 二钱
炙远志 一钱　瓜蒌皮 三钱　炙款冬 钱半　甜光杏 三钱　煅
牡蛎 三钱　潼蒺藜 三钱　冬瓜子 三钱　川象贝（各）二钱
北秫米（包）三钱　核桃肉（去紫衣）二枚

> 按　《理虚元鉴》曰："治虚有三本，肺脾肾是也。肺为五脏之
> 天，脾为百骸之母，肾为性命之根。治肺、治脾、治肾，治
> 虚三道毕矣。"此乃治疗肺痨诸虚的法则。丁氏对于本例痨
> 瘵辨证求因，审因论治，采用补虚以复其真元作为治疗宗
> 旨，意在使机体的正气逐渐旺盛，祛邪外出。由于肺痨多为
> 肺有伏火，肺为娇脏，肺金最畏火刑，故用南沙参、蛤粉炒
> 阿胶、瓜蒌皮、牡蛎、川象贝、远志、杏仁、款冬、冬瓜子
> 等养阴清热，润肺化痰；配合山药、北秫米培中土而生肺
> 金；核桃肉、山药、潼蒺藜等补肾纳气，茯神安神。处方用
> 药避免使用苦燥伤阴寒凉败胃伤脾之品。

仲左　久咳伤肺，肺病及肾，咳呛动则气逆，腑行不实，脾土亦弱。脉象虚弦而数，舌苔白腻而黄，外感而致内伤，已入肺痨一途。姑拟培土生金，摄纳肾气。

炒怀山药 三钱　抱茯神 三钱　煅牡蛎 四钱　花龙骨（先煎）三钱　炙远志 一钱　炙白苏子 钱半　甜光杏 三钱　川象贝（各）二钱　仙半夏 一钱　炙款冬 钱半　广橘白 一钱　核桃肉（去紫衣）三枚　生熟谷芽（各）三钱

　　按　脾为生痰之源，肺为贮痰之器。本例感染痨虫，肺体受损，耗伤肺阴，累及脾肾，致肺虚清肃失司，脾虚痰浊内生，肾虚摄纳无权，故治疗选用怀山药、龙骨、牡蛎、茯神、生熟谷芽、核桃肉补肺、健脾、益肾的同时，另用远志、苏子、杏仁、款冬、半夏、橘白、川象贝等化痰，以杜生痰之源。标本同治，相得益彰。

宋左　肺肾两亏，脾多湿痰，咳嗽已延一载，虚热久而不愈，颇虑延入损途。姑拟培土生金，养肺化痰。

南沙参 三钱　抱茯神 三钱　怀山药 三钱　炙远志 一钱　仙半夏 二钱　川象贝（各）二钱　甜光杏仁 三钱　左牡蛎（先煎）三钱　花龙骨（先煎）三钱　炙款冬 钱半　北秫米（包）三钱　冬瓜子 三钱　枇杷叶膏（冲服）三钱

　　按　《经》云："正气存内，邪不可干。"本例病程迁延日久，肺、脾、肾三脏皆虚，脏腑功能失调，何以抵御外邪之侵袭或达邪外出？丁氏治疗时肺、脾、肾三脏同治，但以健脾化痰，清热润肺为主，标本兼顾，扶正祛邪。其用药特点为健脾而不助热，润肺而不滞脾，组方甚称合度。

朱先生　咳嗽已久，动则气逆，形瘦神疲，脉象濡细，舌光无苔。脾肾久亏，冲气逆肺，今日上吐下泻，中土败坏，清气下陷，颇虑久虚成损，损而不复，延成虚劳。宜培土生金，摄纳肾气。

潞党参 三钱　米炒於术 钱半　怀山药 三钱　煅牡蛎 三钱
云茯苓 三钱　半夏 二钱　远志 一钱　橘白 一钱　款冬 钱半
炒川贝 二钱　炒补骨脂 二钱　炙粟壳 钱半　炒谷麦芽
（各）三钱　干荷叶 一角

二诊　吐泻虽则渐止，唯咳嗽痰多，不时气逆，形瘦神疲，四肢浮肿，舌光微有糜苔，脉象濡细无力。纳谷衰少，肺肾久亏，脾土亦败，颇虑虚中生波；再宜培土生金，摄纳肾气。

米炒党参 三钱　米炒於术 二钱　炒怀山药 三钱　煅牡蛎
三钱　云茯苓 三钱　炙远志 一钱　仙半夏 二钱　炙款冬 钱半
潼蒺藜 三钱　炒补骨脂 钱半　炒川贝 二钱　炒谷芽 三钱
炒苡仁 三钱　冬瓜子皮（各）三钱　冬虫夏草 钱半

按　《医碥·气》曰："气根于肾，亦归于肾，故日肾纳气，其息深深。"肾阴为各脏之阴的根本。本例病程日久，累及肾脏，致肾阴亏损。再者肺病及脾，子盗母气，致中土衰败，清气不升，浊阴不降，而生吐泻。所以本例一诊时仿《医学正传》六君子汤（人参、白术、茯苓、炙草、陈皮、半夏、生姜、大枣）出入，益气健脾，陈皮改橘白乃"补脾胃药中用之，自无燥散之咎"（《本草便读》），加半夏、远志、川贝、款冬润肺化痰，补骨脂、山药益肾，粟壳敛肺涩肠，荷叶升清。经治疗，吐泻已止，气逆好转，但阴损及阳，四肢出现浮肿。《素问·至真要大论》载："诸湿肿满，皆属于脾"，又如《素问·逆调论》云："肾者水脏，主津液。"因脾肾阳虚，水湿内停，发为水肿。因此，在二诊时，去橘白、粟壳、荷叶、麦芽，加潼蒺藜、冬虫夏草、苡米仁、冬瓜子皮温补肾阳，利水消肿。

徐左　　　肺脾两亏，肃运无权，氤氲之邪外袭，咳嗽音声不扬，形寒内热，四肢浮肿，形瘦色萎，脉象濡小而数，舌光无苔，势将成损，恐难完璧。姑拟培土生金，开肺化痰。

抱茯神 三钱　怀山药 三钱　炙远志 一钱　连皮苓 四钱　川象贝（各）二钱　光杏仁 三钱　炒黑荆芥 一钱　水炙桑叶 钱半　水炙桑皮 钱半　净蝉衣 八分　冬瓜子 三钱　生熟苡仁（各）三钱　广橘白 一钱　凤凰衣 钱半

　　　　按　《素问·评热病论》云："邪之所凑，其气必虚。"本例发病的关键是正气虚弱。肺脾两亏，氤氲之邪乘虚而入，由此造成气阴两亏，肺脾肾三脏俱亏，阴损及阳，致阴阳两虚。故丁氏治疗强调补虚培元，增强体质，提高机体的抗病能力。但是补虚不忘治实，在养阴、健脾、补肾的同时，开肺化痰，中病即止。

滕左　　　客岁初冬咳嗽起见，继则音喑咯红，至今咳嗽不止，痰红又发，脉象左弦右濡数。肺阴已伤，燥邪痰热留恋，颇虑外感而致内伤，入于肺损一途。

南沙参 三钱　冬桑叶 三钱　粉丹皮 二钱　抱茯神 三钱　茜草根 二钱　侧柏炭 钱半　川象贝（各）三钱　瓜蒌皮 三钱　仙鹤草 三钱　鲜竹茹 二钱　生石决（先煎）四钱　葛氏十灰丸（包）三钱

　　　　按　本例燥邪犯肺，灼津成痰，日久不愈，痰热留恋，损伤肺阴，虚火灼络。故丁氏拟《温病条辨》桑杏汤（桑叶、杏仁、沙参、象贝、栀子、香豉、梨皮）加减，养阴清肺润燥，化痰清热凉血。冀阴液复，痰热清，肺络宁而咳嗽咯红得止。

叶先生　　咳嗽潮热，时轻时剧，腹痛隐隐，脉弦小而数。脾肾两亏，木火犯肺，损症根萌。仍宜培土生金，养肺化痰。

炒北沙参 三钱　茯神 三钱　怀山药 三钱　煅牡蛎 三钱　蛤

粉炒阿胶 一钱五分　川象贝（各）二钱　水炙桑叶 一钱五分

嫩白薇 一钱五分　橘络 一钱　生苡仁 三钱　冬瓜子 三钱

北秫米（包）三钱　肥玉竹 三钱

按　《经》云："五脏六腑皆令人咳，非独肺也。"本例患者情志不遂，肝郁化火，木火刑金，肺阴受损，故咳嗽潮热，脉弦小而数；肺病及脾，子盗母气，脾虚运化不健，气机疏泄失司，故腹痛隐隐。此为内伤之证，治用补益肺脾为主，清化痰热为辅之法，充分体现了治病必求于本的理论思想。

徐先生　痰血渐止，咳呛气逆，潮热晚甚，小溲短赤，口干不多饮，左脉弦小而数右脉滑数，舌苔薄黄。肺经早伤，肝火内炽，风温燥邪乘隙而入，还虑增剧。今拟清燥救肺，清温祛邪。

南沙参 三钱　生甘草 五分　霜桑叶 一钱五分　嫩白薇 一钱五分　朱茯神 三钱　金银花 三钱　连翘壳 三钱　冬瓜子三钱　光杏仁 三钱　茜草根 二钱　川象贝 三钱　侧柏炭一钱五分

二诊　吐血渐止，咳嗽依然，潮热纳少，舌中剥绛，苔薄腻而黄，脉弦细而数。肺阴已伤，湿热酿痰，留恋宿瘀，郁蒸为热，损症根萌已著，非易图治。再拟培土生金，养肺祛瘀，未识能得挽回否，尚希明正。

南沙参 三钱　抱茯神 三钱　怀山药 三钱　嫩白薇 一钱五分

茜草根 二钱　丹参 二钱　通草 八分　生苡仁 四钱　川象贝（各）二钱　瓜蒌皮 二钱　甜杏仁 二钱　冬瓜子 四钱　生熟谷芽（各）四钱

按　肺痨之治应分初、中、后三期，不同阶段治疗方法迥异。病之初期，应清热润肺；中期因肺阴受伤，损及脾胃，故应益肺健脾；后期因肺脾肾俱已受损，故应调补肺、脾、肾三脏。本例一诊肺经已伤，虽经治疗，肺络渐宁，但因肝火旺盛、风温燥邪侵袭，恐病情有发展趋势，故用桑杏汤（桑叶、杏仁、沙参、象贝、香豉、栀皮、梨皮）加减，功效清肺润燥，疏风清热，佐以止血。因络伤日久必有留瘀，肺病日久必累脾病，所以二诊时养肺、健脾、化痰、祛瘀四法同用，冀扶正祛邪，病情渐入坦途。

陈左　　脾肾两亏，痰饮恋肺，咳嗽一载有余。动则气逆，形瘦神疲，不时遗泄，舌苔薄腻，脉象虚滑、虑成肺痔。宜培土生金、肃肺化痰。

怀山药 三钱　抱茯神 三钱　炙远志 一钱　仙半夏 二钱　甜光杏 三钱　川象贝（各）二钱　炙款冬 钱半　煅牡蛎 四钱　冬瓜子 三钱　北秫米（包）三钱　核桃肉（去紫衣）三枚　煅鹅管石 一钱

　　　　按　本例咳嗽年余，母虚累及其子为肺病及肾，系肺阴虚不能滋养肾水，而致肾阴不足；子盗母气为肺病及脾，系肺虚日久，脾失濡养，脾的运化功能失常而发生脾虚。脾虚则痰饮内生；肾虚则封藏失职。所以治疗在肃肺化痰的同时，不忘补肺、健脾、固肾、标本兼治。方中山药温补而不骤，微香而不燥，实乃调肺、助脾、补肾之佳品。

杨左　　肺以能食便结者为吉，今咳嗽已久，曾经吐血，迩来纳少便溏，脉象濡小带数。土败金伤，子盗母气，脉症参合，恐难全璧。治宜培土生金。

南沙参 三钱　抱茯神 三钱　怀山药 三钱　米炒於术 钱半　炒扁豆衣 三钱　川象贝（各）二钱　煅牡蛎 四钱　花龙骨（先煎）三钱　炒诃子皮 二钱　炒御米壳 三钱　广橘白 一钱　炒谷芽 三钱　炒苡仁 三钱　干荷叶 一角

按 《经》云："饮入于胃，游溢精气，上输于脾，脾气散精，上归于肺……"故脾胃功能健旺，则肺脏先受其益，即谓"培脾土生肺金。"本例咳嗽日久，肺金受损，肺病及脾，脾气虚衰，纳少便溏。所以本例选用润肺健脾，并侧重于培土作为主要治疗法则，同时配合炒罂粟壳、炒诃子皮敛肺止咳，涩肠止泻。

沈右 仲夏咳嗽起见，至初冬更甚，屡屡痰中夹血，外感而致内伤，渐入肺损一途。姑拟补肺阿胶汤加减。

蛤粉炒阿胶 二钱 甜光杏 三钱 炙远志 一钱 蜜炙马兜铃一钱 川象贝（各）二钱 抱茯神 三钱 怀山药 三钱 冬瓜子 三钱 广橘白 一钱 紫丹参 二钱 芫蔚子 三钱 北秫米（包）三钱 炒竹茹 钱半

按 肺痨一病，病位在肺、脾、肾之脏，但以肺脏受损为主。病理特点"主乎阴虚"，治疗以滋阴为主。本例治疗在甘寒滋阴的同时，配伍山药、橘白、秫米等甘淡实脾之品，使补阴而不得脾；同时，避免辛燥之剂，以防耗气劫液动血。患者屡屡痰中带血，此乃瘀血阻滞肺络，故兼用丹参、蛤粉炒阿胶活血祛瘀，宁络止血。

顾左 咳嗽已久，音声不扬，临晚潮热颧红，脉象濡滑而数。外感而致内伤，已入肺损一途。姑拟补肺阿胶汤，未识能得挽回否？

蛤粉炒阿胶 二钱 怀山药 三钱 熟女贞 三钱 蜜炙兜铃一钱 川象贝（各）二钱 抱茯神 三钱 牡蛎（先煎）三钱花龙骨（先煎）三钱 潼蒺藜 三钱 冬瓜子 三钱 北秫米（包）三钱 凤凰衣 钱半

按 肺痨是由痨虫侵袭肺脏，腐蚀肺叶而引起的具有传染性的慢
性衰弱性疾病。痨虫沿肺系上侵气道，则失音；痨虫致病易
伤阴动热，故见潮热颧红。本例治疗采取养阴补肺之法，仿
补肺阿胶汤（阿胶、马兜铃、牛蒡子、杏仁、糯米、甘草）；
同时，因久病及肾，而且喉咙亦为足少阴肾经的循行部位，
故在补肺阿胶汤的基础上加用怀山药、女贞子、蛤粉、牡蛎
等入肾经之药；配合凤凰衣养阴清肺。处方用药至为合理，
使病情有转机之望。

朱左　　初病风热，包热于肺，咳嗽音喑；继则肺阴渐伤，音哑愈甚。颇虑
延成肺痨。姑宜培土生金，开肺化痰。

怀山药 三钱　抱茯神 三钱　南沙参 三钱　生甘草 五分　川
象贝（各）二钱　瓜蒌皮 三钱　净蝉衣 八分　嫩射干 八分
轻马勃 八分　蜜炙兜铃 一钱　凤凰衣 钱半　玉蝴蝶 一对
蛤粉炒阿胶 二钱

　　二诊　咳嗽音哑，咯痰不爽，外感而致内伤，已入肺损一途。再宜
培土生金，开肺化痰。

蛤粉炒阿胶 钱半　生甘草 五分　抱茯神 三钱　蜜炙兜
铃 一钱　南沙参 三钱　怀山药 三钱　轻马勃 八分　川象贝
（各）二钱　瓜蒌皮 二钱　甜光杏 三钱　净蝉衣 八分　嫩射
干 八分　凤凰衣 钱半　竹衣 三分

按 本例风热之邪，侵犯肺系，肺阴受耗，肺气上逆则咳嗽咯
痰；声道失润、金破不鸣则声音嘶哑。根据五行生克乘侮理
论，肺为脾之子，肺气虚弱，子盗母气，则脾气亦虚；脾气
虚弱，不能化水谷为精微上输，肺失濡养则亦虚，致肺脾同
虚。故治疗重视培脾土生肺金，但补虚不忘治实，在补脾助
肺的同时，清热化痰，利咽开音。

姜左　　虚寒虚热，寒多热少，口吐白沫，纳减便溏，苔薄腻，脉濡细，脾弱胃虚，卫阳不入于阴也，虚劳堪虑。拟黄芪建中合二加龙骨汤加减。

清炙黄芪 一钱五分　炒白芍 一钱五分　清炙草 六分　熟附片 一钱　煅牡蛎 三钱　花龙骨（先煎）三钱　米炒於术 三钱　云茯苓 三钱　炒怀山药 三钱　砂仁（研、后下）八分　陈皮 一钱　焦谷芽 四钱　煨姜 二片　红枣 四枚

按　本案乃脾胃虚寒之证，方用黄芪建中汤去桂枝，加附片、白术、茯苓温中补虚，养血和血；砂仁、陈皮、谷芽理气调中助运化；龙骨、牡蛎摄敛肾中浮越之虚阳，而使卫阳能入阴而达阴平阳秘的状态。

咳　嗽

胡右　　血虚有热，经事行而不多，风邪袭肺，清肃之令不行，咳嗽痰多，先宜祛风化痰，和营调经。

炒黑荆芥 钱半　净蝉衣 八分　嫩前胡 钱半　冬桑叶 三钱　朱茯神 三钱　炙远志 一钱　光杏仁 三钱　活贯众炭 三钱　象贝母 三钱　紫丹参 二钱　青龙齿（先煎）三钱　茺蔚子 三钱　冬瓜子皮（各）三钱

二诊　伤风咳嗽，轻而复重，昨晚形寒，经事行而太多，有似崩漏之状。冲任亏损，血不归经，虚气散逆，为面浮足肿也。今拟标本同治。

炒黑荆芥炭 一钱　冬桑叶 三钱　象贝母 三钱　炙远志 一钱　朱茯神 三钱　青龙齿（先煎）三钱　炒扁豆衣 三钱　生白

术 钱半　阿胶珠 钱半　炮姜炭 四分　焦楂炭 三钱　炒谷
芽 三钱　炒苡仁 三钱　莲蓬炭 三钱

　　　　　　　按　本例原为血虚之体，经期风邪外束，肺失肃降，唯恐热入血
　　　　　　　　　室，故治法当为祛风化痰，和营调经。方中桑叶、蝉衣、荆
　　　　　　　　　芥、贯众疏风祛邪，因在行经期间，所以荆芥，贯众炒炭取
　　　　　　　　　用，以透散血分之郁热。前胡、远志、杏仁、贝母、冬瓜
　　　　　　　　　子、茯神肃肺化痰健脾运；茺蔚子、丹参活血养血调经。药
　　　　　　　　　后咳嗽有减，但摄养不慎，再遭外邪，形寒咳嗽又剧，经量
　　　　　　　　　似崩，血损及气而显面浮足肿。治以荆芥、桑叶、贝母、茯
　　　　　　　　　神、远志疏风化痰止咳为治标；白术、扁豆、米仁、谷芽、
　　　　　　　　　阿胶健脾益气养血为治本；炮姜炭、莲房炭温中止血防血崩
　　　　　　　　　太多更加重病情。标本同治而望病愈之效。

　　叶左　　　风温伏邪，化燥伤阴，肺胃为病，枢机窒塞不行，身热咳嗽，腹痛
　　　　　　　胁痛，口干欲饮，舌红绛，脉滑数，症势非轻。姑拟生津清温，宣
　　　　　　　肺化痰。

天花粉 三钱　肥知母 二钱　冬桑叶 三钱　光杏仁 三钱　象
贝母 二钱　川贝母 二钱　抱茯神 三钱　金银花 四钱　连
翘壳 三钱　川郁金 钱半　福橘络 一钱　冬瓜子 三钱　丝瓜
络 二钱　鲜石斛 三钱　活芦根 一尺

　　　　　　　二诊　临晚寒热，咳嗽胁痛，口干欲饮，不时呃逆，舌红绛，脉浮
　　　　　　　　　数。风温伏邪，夹痰热交阻肺胃，阴液暗伤，木火上升，还
　　　　　　　　　虑增变，仍宜生津清温，清肺化痰。

天花粉 三钱　肥知母 二钱　银柴胡 一钱　川石斛 三钱　连
翘壳 三钱　抱茯神 三钱　金银花 三钱　川象贝 (各)二钱
光杏仁 三钱　桑叶 三钱　西茵陈 钱半　冬瓜子 三钱　活芦
根 (去节)一尺　柿蒂 十枚

按　本例风温伏邪，化燥伤阴造成肺胃气机不畅而生种种病症。故方中先用桑叶、杏仁、象贝清宣风燥之温热；花粉、石斛、贝母、知母、冬瓜子润肺化痰；银花、连翘、芦根清解风热表邪；郁金、橘络、丝瓜络疏利气机通络止胁痛。药后身热虽退未净，入暮尤作，舌绛脉数，是肺虚阴液已伤，深恐肝火上炎再生病变故在前方基础上去郁金、橘络、丝瓜络，加银柴胡、茵陈清热凉血、平降肝火，柿蒂一味以治呃逆，亦是治未病思想的一种体现。

张左　伏风湿热，酿痰逗留肺胃，甚则气逆，纳谷减少。宜疏邪化痰，肃降肺气。

嫩前胡 钱半　仙半夏 二钱　光杏仁 三钱　象贝母 三钱　云茯苓 三钱　水炙远志 一钱　薄橘红 一钱　水炙桑皮 钱半佩兰梗 钱半　炒谷麦芽（各）三钱　冬瓜子 三钱

按　痰阻于肺，肺气失肃，气滞上逆；痰阻于胃，胃失和降则纳呆。伏风湿为病因，用佩兰芳香发表祛湿；二陈汤和中理气化痰配谷麦芽调中助运；桑白皮泻肺气配以前胡、杏仁、贝母、冬瓜子肃肺化痰降气，诸药合用以求疏邪化痰、肃降肺气之用。

林左　复感氤氲之邪，蕴袭肺经，咳嗽又发，昨有形寒。先宜祛风清金，治其标也。

净蝉衣 八分　嫩前胡 钱半　霜桑叶 三钱　抱茯神 三钱　象贝母 三钱　光杏仁 三钱　瓜蒌皮 二钱　福橘络 一钱　冬瓜子 三钱　鲜荷叶边 一圈　鲜藕 二片

按　原有温邪内郁，复感之后，咳嗽形寒，是宜清宣风热，用桑叶、象贝、杏仁、仿桑杏汤意，配合前胡、冬瓜子宣肺化痰；茯神、橘络、瓜蒌皮健脾理气通肺络、蝉衣、荷叶、鲜藕清轻宣透散邪。使表邪解而形寒止，肺金清宣而咳嗽可瘥，处方意图可达矣。

咳 血

徐左　咯痰夹红色紫，阴虚肝火上升，阳虚不能导血归经，而血上溢也。腑行燥结，宜《金匮》柏叶汤加减。

蛤粉炒阿胶 二钱　侧柏炭 钱半　炮姜炭 二分　茜草根 二钱　紫丹参 二钱　仙鹤草 三钱　川贝母 二钱　全瓜蒌 三钱　鲜竹茹 二钱　黑芝麻 三钱　藕节炭 两枚　葛氏十灰丸（包）二钱

按　本例久病阴阳两虚，阴虚肝火上炎伤络，阳虚不能导血归经则咳血。丁氏仿《金匮要略》柏叶汤加减。方中蛤粉炒阿胶滋阴养血止血；柏叶炭清降，折其上逆之势，又能收敛止血；炮姜炭温阳摄血；茜草根、藕节炭、十灰散凉血止血；仙鹤草收敛止血；丹参活血化瘀；川贝母、鲜竹茹、全瓜蒌清热化痰；黑芝麻润五脏并有通便的作用。诸药合用，刚柔相济，温阳止血而不伤阴，滋阴养血而不碍脾。

张左　头痛咳嗽，屡屡痰红，阴虚于下，木火犯肺。宜清燥救肺，而降肝火。

蛤粉炒阿胶 钱半　川象贝（各）二钱　抱茯神 三钱　瓜蒌皮 三钱　甜光杏 三钱　炙远志 一钱　蜜炙马兜铃 一钱　生石决（先煎）八钱　黑穞豆衣 三钱　冬瓜子 三钱　北秫米（包）三钱　藕节 三枚　水炙桑叶皮（各）钱半　枇杷叶膏（冲服）三钱

按　本例肺肾阴虚，木火刑金，肺失清肃肺络受损，则咳嗽，痰血；肝火上炎，上扰清窍则头痛。故丁氏仿《医门法律》清燥救肺汤（桑叶、石膏、杏仁、甘草、麦冬、人参、阿胶、炒胡麻仁、炙枇杷叶），加茯神、远志宁心安神；黑穞豆衣养血疏风；生石决明平肝。诸药合用，使肺金之燥得以滋润，肝木之火得以平息，病情有好转之希望。

管左　咳嗽痰红又发，阴分早亏，木火上升，肺金受制，阳络损伤。先宜清肝肺祛瘀。

冬桑叶 二钱　粉丹皮 二钱　生石决（先煎）六钱　抱茯神 三钱　茜草根 二钱　侧柏炭 钱半　川贝母 二钱　甜光杏 三钱　仙鹤草 三钱　鲜竹茹 三钱　白茅花（包）钱半　藕节 三枚　蚕豆花露（后入）四两

按　本例咳血一证，病程日久，肺阴亏耗，虚热内生，灼伤肺金，金水交亏，肝木失荣，木火刑金，损伤肺络，故咳嗽痰红又发。丁氏将止血消瘀，清肺平肝作为主要治疗方法，冀其火清气降而血自静，血止瘀除则血自治。处方用药合理，病证定能迅速好转。

刘左　旧伤络有宿瘀，肝火上升，咳嗽痰内带红，胸膺痹痛，内热口燥。脉象濡数。虑其增剧，姑拟清肝祛瘀。

冬桑叶 三钱　粉丹皮 二钱　紫丹参 二钱　茜草根 二根　侧柏炭 二钱　川贝母 二钱　瓜蒌皮 二钱　甜光杏 三钱　鲜竹茹 二钱　白茅根 二扎　白茅花（包）一钱　鲜藕节 三枚　参三七（研细末）三分　鲜藕汁 二两　炖温冲服。

按　本例久病瘀血阻滞，肝火炽盛，上炎犯肺灼伤血络故咳嗽痰血；胸膺为肝之分野，肝火内盛肝经失和，故见胸膺痹痛；

内热口燥，脉数为肝火内盛之证。丁氏拟清肝凉血，祛瘀止血之法治之，止血而不留瘀，冀肝火泄，瘀血祛，则诸症尽除。

衄 血

李左　始由腹痛，误服姜醋，辛热过度，引动心肝之火上亢，阳络损伤，则血上溢，舌衄如涌，气粗喘促，口干不欲饮，欲小溲则大便随之，脉弦数而促，舌干涸无液，肺金化源告竭，龙雷之火飞越升腾，颇虑喘脱之险。急拟生脉汤救化源，犀角地黄汤清血热。

西洋参 二钱　鲜生地 三钱　生白芍 二钱　鲜竹茹 一钱五分　大麦冬 二钱　犀角尖（现以水牛角代）四分　粉丹皮 一钱五分　鲜藕汁（冲服）一杯　鲜铁石斛 三钱　川贝母 二钱　怀牛膝 二钱

　　　　　按　本例腹痛误治，辛热过度，引动心肝之火上亢。舌为心之苗，火热迫血妄行，故舌衄如涌；肝火上干于肺，肺失清肃，故气粗喘促；热伤津耗气，故口舌干涸无液，欲小溲则大便随之。此乃危急之症，丁氏急投生脉汤合犀角地黄汤加减，救肺金化源，凉血分炽热。以防厥脱之变。

郭右　发乃血之余，血虚则发落。血虚生热，热搏营分，上为鼻衄，下为便血。宜养血清营主治。

细生地 四钱　天麦冬（各）二钱　槐花炭 二钱　夏枯草 一钱五分　生甘草 五分　粉丹皮 一钱五分　侧柏炭 一钱五分　肥知母 一钱五分　冬桑叶 三钱　川石斛 三钱　鲜藕（切片入煎）二两

按　本例阴血亏损，虚火内炽，迫血妄行，上循清窍则鼻衄，
　　侵及肠道则便血。丁氏用生地、天冬、麦冬、石斛、知母
　　养阴清热；夏枯草清热泻火；桑叶辛凉轻透，透热于外，
　　使营热透出气分而解；槐花炭、丹皮、侧柏炭、鲜藕凉血
　　止血。

肺 痈

沈左　外感风温，内蕴湿热，熏蒸于肺，肺脏生痈，咳嗽胸膺牵痛，痰臭
　　　脓血，身热口干，脉滑数，苔黄，重症也。急拟辛凉清温，而化
　　　痰瘀。

薄荷叶（后下）八分　冬桑叶 二钱　粉丹皮 二钱　桃仁
一钱　生甘草 八分　桔梗 一钱　银花 五钱　连翘壳 三钱
光杏仁 三钱　象贝母 三钱　生苡仁 五钱　冬瓜子 四钱　活
芦根（去节）二尺　鲜金丝荷叶（去背上白毛）十张

另单方：金丝荷叶（去毛打汁）一两、陈酒一两、杏仁粉
五钱、川贝粉五钱，炖温服之。

　　　前方连服三剂，咳嗽脓血均减，身热亦退大半，原方去桃仁及薄荷
　　　叶，加轻马勃八分通草八分。

按　本例肺痈为成痈期，风湿热毒壅肺，热结血瘀。故用《千
　　金》苇茎汤清热解毒，化瘀散积。配合桑菊饮去菊花，加杏
　　仁、象贝疏风宣肺祛痰，热重防其内陷，加用荷叶轻清透化
　　气机，宣邪外出。药后诸恙均减，身热退而未净，故加马勃
　　进一步散郁热，清肺胃。

崔左　　　咳呛已延月余，胸膺牵痛，痰味腥臭，临晚潮热，脉数苔黄，烦劳过度，五志化火，平素嗜酒，酒湿生热，肝火湿热互蒸于肺，肺脏生痈也。急拟《千金》苇茎汤加味。

鲜苇茎（去节）一两五钱　冬瓜子 四钱　生苡仁 四钱　冬桑叶 三钱　光杏仁 三钱　川象母（各）二钱　枳椇子 三钱　瓜蒌皮 三钱　丝瓜络 二钱　通草 八分　鲜金丝荷叶（去背上白毛）十张　枇杷叶露（后入）半斤

另单方：陈芥菜卤一钱，豆腐浆二两和入炖温，每日服之。

　　　　　按　患者湿热之体，咳嗽痰臭已有月余，且伴潮热，乃气阴两虚，热毒未清之证。用苇茎汤配合杏仁、桑叶、枇杷叶清肺化痰，枳椇子、贝母补中润肺解胸中痰火，瓜蒌皮、丝瓜络、通草理气通络清火，荷叶一味佐以轻清宣透。

龚右　　　咳嗽自去岁初冬起见，至今春益甚，胁肋牵痛偏右，痰多腥臭，形肉渐削，脉象濡数，舌质红苔黄。阴分素亏，木火刑金，湿热互蒸，肺痈早成，肺叶已伤，输转无权，唯虑由痈而痿，致入不治之条。

南北沙参（各）三钱　生甘草 五分　生石决（先煎）四钱　抱茯神 三钱　甜光杏 三钱　川象贝（各）三钱　瓜蒌皮 二钱　生苡仁 四钱　冬瓜子 四钱　干芦根（去节）一两　金丝荷叶（去背上白毛）十张

　　　　　二诊　前方服二十剂，咳嗽痰臭，均已大减。原方加蛤粉炒阿胶二钱，蜜炙兜铃一钱。

　　　　　按　病已三月未愈，形肉渐削，肺阴已伤，用苇茎汤去桃仁清肺热，救肺气，俾其肺叶不致焦腐，其金乃生。所谓清一分肺热，即有一分肺气。肺阴已亏，故用南北沙参、贝母、瓜蒌皮养阴润肺。阴虚木火上炎，故用石决明、茯神清郁火。二诊药已见效，更加阿胶，兜铃以滋阴补血润肺。

鞠左　肺痈已延两月，咳嗽脓多血少，稠浊腥臭，纳谷减少，形瘦神疲，脉数无力，肺叶已腐，蕴毒留恋，症势之险，姑拟托里排脓，清肺化痰，未识能得转机否？

生黄芪 三钱　紫丹参 二钱　生甘草 五分　苦桔梗 一钱　甜光杏 三钱　川象贝（各）二钱　瓜蒌皮 二钱　桑叶皮（各）五钱　生苡仁 四钱　冬瓜子 四钱　干芦根（去节）一两　金丝荷叶（去背上白毛）十张　川白蜜 三钱　鲜荷叶（煎汤代茶）一张

　　　　　按　本例病程已久，气虚中阳不振，用苇茎汤合桔梗汤清热祛浊排痰；黄芪、丹参益气活血托毒祛瘀；杏仁、贝母、瓜蒌化痰止咳；桑叶、荷叶、白蜜润肺轻宣肺气。

闻左　外感风寒，袭于肺胃，膏粱厚味，酿成痰浊，血瘀凝滞，壅结肺叶之间，致成肺痈。是以咳嗽气粗，痰秽如脓，胁痛难于转侧，振寒发热，舌苔白厚而腻，脉象浮紧而滑。病来涌急，非猛剂不为功，急仿《金匮》射干麻黄汤合皂荚丸，一以散发表邪，一以荡涤痰浊。

净麻黄 四分　嫩射干 八分　甜葶苈（炒研）八分　光杏仁 三钱　象贝母 三钱　生甘草 五分　苦桔梗 一钱　嫩紫菀 一钱　生苡仁 四钱　冬瓜子 四钱　川郁金 五钱　皂荚末（蜜为丸吞服）五分

　　　　　二诊　前投发散肺邪，荡涤痰浊之剂，得汗寒热已解，咳嗽气急亦见轻减，而痰稠腥秽依然，胸闷胁痛，不思饮食，小溲短赤，苔腻，脉滑数，胶黏之痰浊，蕴蓄之瘀湿，结于肺叶之间，一时难以肃清。今宜制小其剂，蠲化痰浊，清肃肺气，毋使过之，伤其正也。

净蝉衣 八分　嫩前胡 八分　嫩射干 五分　生甘草 六分　桔梗 一钱　光杏仁 三钱　象贝母 三钱　炙紫菀 一钱　生苡仁 四钱　冬瓜子 四钱　橘红络（各）一钱　桃仁泥（包）一钱

> 按　素有痰热，复遭风寒外感，风寒痰浊内蕴，脉浮紧滑为外感寒邪未清，故用射干麻黄汤温肺散寒化痰；生米仁、冬瓜子是用苇茎汤意，治肺痈行浊散积；更配紫菀、葶苈、杏仁、贝母宣肺化痰；用郁金疏通肝络止胁痛。二诊之时，风寒束肺之象已解，但痈脓痰浊未净，湿热未清，仍用苇茎汤合桔梗汤清热解毒排脓为主；蝉衣、射干散热宣肺；前胡、杏仁、贝母、紫菀化痰止咳；橘红、橘络舒气通络化痰。

沈左　肺痈已成，咳嗽痰臭，面浮肢肿，大便溏薄，舌光红，脉弦数。肺叶已伤，脾土薄弱，脉症参合，已入不治之条，勉方冀幸。

南沙参 三钱　连皮苓 四钱　炒怀山药 三钱　川象贝（各）二钱　水炙桑叶 钱半　水炙桑皮 钱半　炒扁豆衣 三钱　生苡仁 四钱　冬瓜子皮（各）三钱　北秫米（包）三钱　干芦根（去节）一两　干荷叶 二角

另用一茶杯芥菜露，冲一茶杯豆腐浆，炖温服。

> 按　本例肺痈兼有脾虚伤阴之象。脾虚水液失运则面浮肢肿便溏；舌光，脉数可证明液已伤。方用苇茎汤去桃仁清热化痰浊、散结，配合茯苓、山药、扁豆衣、秫米健脾培土生金。沙参润肺，桑叶、荷叶清宣肺气，利水之上源，冬瓜皮、桑白皮、茯苓皮利水消肿。诸药合用，而取清肺化痰，健脾培土，生金退肿之效。

郑先生　肺痈已成，咳嗽痰臭，气喘不能平卧，肺病及脾，清气下陷，腹疼便
　　　　泄，纳少泛恶，形瘦骨立，脉细如丝，汗多肢冷，阴不敛阳，阳不摄
　　　　阴，喘脱之变，即在旦夕间矣。勉拟一方，聊尽人事，以冀天眷。

炒潞党参 二钱　米炒於术 钱半　炒怀山药 三钱　云茯苓
三钱　煅牡蛎 三钱　花龙骨（先煎）三钱　生苡仁 四钱　冬
瓜子 三钱　川象贝（各）二钱　浮小麦 四钱　炙粟壳 三钱
陈广皮 一钱　干荷叶 一角

　　　　　　按　本例从症状分析属于阴阳两虚，肺脾肾三脏俱亏。故用异功
　　　　　　　　散加山药健脾和胃益气补肾，龙骨、牡蛎收敛浮越之虚阳而
　　　　　　　　平喘，米仁、冬瓜子行瘀祛浊化痰，加贝母润清肺气而止
　　　　　　　　咳，浮小麦、炙粟壳收敛上以平喘，下能止泄。荷叶轻宣舒
　　　　　　　　展肺络，从健脾益肾敛阳救肺痈重症，此亦为一法。

王奶奶　肺痈已成，漫肿如盆，疼痛不已，胸闷气急，汗多肢冷，脉象濡
　　　　细。初由风邪痰瘀蕴结肺俞，继则酿脓，肺炎叶举，清肃之令不得
　　　　下行。颇虑正不支持，至虚脱之变。勉拟扶正托毒，清肺化痰，尽
　　　　人力以冀天佑。

生黄芪 四钱　生草节 六分　苦桔梗 一钱　抱茯神 三钱　炙
远志 一钱　全当归 三钱　京赤芍 二钱　大贝母 三钱　炙僵
蚕 三钱　丝瓜络 二钱　冬瓜子 五钱　瓜蒌皮 三钱　水炙桑
皮 二钱

　　　　　　按　肺痈之治不宜过早应用补益之品，以免资寇之弊。但本例年
　　　　　　　　老之体，肺痈已成，且有虚脱之虞，故先用黄芪、当归益气
　　　　　　　　养血扶正；赤芍、僵蚕、丝瓜络活血通络以利排脓，再用桔
　　　　　　　　梗汤合远志宣肺祛痰；配合贝母、冬瓜子、瓜蒌皮、桑白
　　　　　　　　皮、茯神清泄肺热、理气化痰，健脾利湿。

音喑

颜右　体丰之质，多湿多痰，风寒包热，干于肺系，咳嗽失音，咽痛蒂坠，气逆胸闷，泛恶纳少。苔腻，脉本六阴，按之沉细而滑。肺气窒塞，金实不鸣。拟麻杏石甘汤加味。

净麻黄 五分　光杏仁 三钱　熟石膏（打）二钱　嫩射干 八分　薄荷叶（后下）八分　生甘草 八分　苦桔梗 一钱　轻马勃 八分　枳实炭 一钱　仙半夏 二钱　炒竹茹 钱半　象贝母 三钱　胖大海 三个

二诊　服药三剂，音声渐开，咽痛亦减，咳呛咯痰不爽，纳少泛恶，苔腻已化，脉沉细而滑。今制小其剂，从症不从脉也。

净蝉衣 八分　嫩射干 八分　薄荷叶（后下）八分　熟牛蒡子 二钱　生甘草 八分　桔梗 一钱　仙半夏 钱半　马勃 八分　马兜铃 一钱　光杏仁 三钱　象贝母 三钱　枳实 一钱　竹茹 钱半　胖大海 三个

按　凡声音嘶哑，甚者不能发声音，统称为失音。《张氏医通》载："失音，大都不越于肺，然须以暴病得之为邪郁气逆……盖暴瘖总是寒包热邪……肥人痰湿壅滞气道不通而声瘖。"本例痰湿之体，内有蕴热；复感外邪，阻滞肺窍，肺气壅闭，失于宣肃，会厌开合不利，金实不鸣，为"寒包火"是也。故丁氏予张仲景麻杏石甘汤加味（麻黄、石膏、杏仁、甘草）疏风宣肺，散寒清热，酌配清热解毒利咽及清化痰热之品。本例脉症不符，丁氏去假存真，舍症从脉。由于辨证正确，取效迅速。

戴左　咳嗽已久，音声不扬，肺肾两亏，土不生金，迩来形寒，纳少泛恶，舌苔灰腻，风邪乘隙而入也。再宜标本同治。

炒黑荆芥 一钱　水炙桑叶 二钱　甜光杏 三钱　抱茯神 三钱
炙远志 一钱　象贝母 二钱　仙半夏 钱半　炙款冬 钱半　生
苡仁 三钱　广橘白 一钱　北秫米（包）三钱　冬瓜子 三钱
凤凰衣 钱半

按　喉属肺系，肺脉通于会厌，肾脉上系于舌，络于横骨，终于会厌。肺主气，肾藏精，声由气而发，精足则能化气，精气充足，自可上承于会厌，鼓动声道而发音。若客邪闭肺，或肺肾两亏，累及会厌，声道不利，致失音。本例久病体虚，肺肾阴虚，为金破不鸣。正气亏虚，风邪乘虚而入，夹痰交阻。故丁氏在培土生金、养肺化痰的同时，配合疏风之剂，标本兼顾，以利病情早日康复。

陈左　　咳嗽已有一载，音声欠扬，外感而致内伤，渐入肺损一途，姑拟培土生金，清肺化痰。

南沙参 三钱　抱茯神 三钱　炙远志 一钱　川象贝（各）二钱
甜光杏 三钱　净蝉衣 八钱　瓜蒌皮 二钱　冬瓜子 三钱　怀
山药 三钱　黑穞豆衣 三钱　轻马勃 八分　北秫米（包）三钱
凤凰衣 钱半

按　本例感受热邪，灼津为痰，痰热交阻，阻塞肺窍，壅遏肺气，会厌开合不利，为"金实无声"。久咳劳嗽，缠绵不愈，损伤正气，肺燥阴虚，津液被灼，或肺肾阴虚，精气耗损，咽喉、声道失于滋润，则"金破不鸣"。权衡本虚与标实之间的关系，本案采取外益肺脾、清肺泄热、化痰利咽同用。扶正与祛邪并举，方能两全。

马左　　久咳肺伤，音声不扬，形瘦神疲，脉象虚弦而数。肛痈脓水淋漓，损怯已著，恐鞭长莫及，勉拟培土生金，养肺化痰。

蛤粉炒阿胶 二钱　左牡蛎（先煎）四钱　川贝母 二钱　甜光杏 三钱　抱茯神 三钱　炙远志 一钱　怀山药 三钱　南沙参 三钱　瓜蒌皮 二钱　广橘白 一钱　冬瓜子 三钱　北秫米（包）三钱　凤凰衣 钱半

按　《仁斋直指方》曰："心为声音之主，肺为声音之门，肾为声音之根。"从脏腑经络的整体观点分析，失音乃心、肺、肾三脏病变为主，但是，舌瘖的病位主要在心，喉瘖的病位主要在肺与肾。本例喉瘖为久咳伤正，肺燥津伤，或肺肾阴虚，虚火上炎，咽喉、声道失于濡润所致。又如《张氏医通》所载："……久病失音，必是气虚夹痰之故。"本例另见肛痈脓水淋漓不止，则气随之流失。因此辨证属本虚标实，但以正虚为主，病情严重。治疗当培土生金，养肺化痰，标本兼顾，补虚而不恋邪，祛邪而不伤正，冀合理的处方用药，使病情渐入坦途而有好转之机。

杨小姐　去秋跌后，音暗无声，会厌受伤，恐难为力，姑拟养肺开肺，而化痰热。

南沙参 三钱　苦桔梗 一钱　轻马勃 八分　瓜蒌皮 三钱　生甘草 六分　抱茯神 三钱　川象贝（各）二钱　冬瓜子 三钱　凤凰衣 钱半　竹衣 三分　玉蝴蝶 一对

按　喉属肺系，肺脉通于会厌。本例跌后会厌受伤，音暗无声。丁氏从治肺着手，养肺开肺，而化痰热，标本同治，以利肺气，通声音。方中南沙参养阴清肺，化痰益气；瓜蒌皮、川象贝、冬瓜子清热化痰；桔梗、马勃、甘草、竹衣清利咽喉；凤凰衣、玉蝴蝶利咽、濡润声道。

吐血

包左　　仲秋，上失血下便血，治愈之后，冬季又发，吐血盈盆，便血如注，发热形寒，头痛骨楚，咳嗽胁肋牵疼，艰于转侧，舌苔罩白，脉象浮滑芤数，良由阴分大伤，肝火内炽，蓄瘀留恋，复感新邪，蕴袭肺胃，引动木火上炎，损伤血络，血不归经，邪不外达。书云：夺血者不可汗，然不汗则邪无出路，病已入险，用药最难着手。暂拟轻剂解表，以透其邪，清营祛瘀，引血归经，冀其应手为幸。

炒黑荆芥 一钱五分　桑叶 二钱　丹皮 二钱　清水豆卷 四钱　薄荷叶（后下）八分　茜草根 二钱　炙柏炭 一钱五分　川象贝（各）二钱　马勃 八分　鲜竹茹 三钱　白茅根（去心）二扎　白茅花（包）一钱　参三七（另研末冲）三分　藕汁（冲服）二两

二诊　服药后，烦躁得汗，表热头痛均已减轻，温邪虽有外解之势，而吐血不止，咳呛胁肋牵痛，寐不安，便血依然，舌苔转黄，脉弦芤而数。此阴分素亏，君相之火内炽，通冲任之血妄行，假肺胃为出路。肺受火刑，肺炎叶举，清肃之令，不得下行，颇虑血涌暴脱之险！亟拟养阴凉营，清肺降气，冀水来制火，火降气平，气为血帅，气平则血自易下行。然乎否乎？质诸高明。

西洋参 一钱五分　粉丹皮 二钱　炙白苏子 二钱　玄参 二钱　桑叶 二钱　茜草根 二钱　羚角片（煎冲）四分　川贝母 三钱　侧柏叶 二钱　甜杏仁 三钱　犀角尖（现以水牛角代，煎冲）四分　鲜竹茹 三钱　茅芦根（去心节、各）一两

三诊　投养阴凉营清肺降气之剂，吐血大减，咳呛依然，里热口干，内痔便血，舌边红苔黄，脉芤数不静。此坎水早亏，离火上亢，肺金受制，清肃之令不得下行，肺与大肠为表里，

肺移热于大肠，逼血下注，内痔便血，所由来也，虽逾险岭，未涉坦途。既见效机，仍守原意扩充。

西洋参 一钱五分　羚角片（煎冲）四分　生石决（先煎）八分　冬桑叶 二钱　丹皮 二钱　茜草根 二钱　侧柏炭 一钱五分　槐花炭 三钱　川贝 三钱　甜杏仁 三钱　鲜竹茹 三钱　冬瓜子 三钱　枇杷叶露（后入）四两　蚕豆花露（后入）四两　活芦根（去节）一尺

四诊　吐血渐止，便血亦减，而咳呛内热，胁肋牵痛，动则气逆，舌质红苔黄，脉芤数不静，血去阴伤，木扣金鸣，肺炎络损，清肃无权。再以凉肝清肺，养阴生津，冀阴平阳秘，水升火降，始能出险入夷。

西洋参 一钱五分　川石斛 三钱　桑叶 二钱　丹皮 二钱　生石决（先煎）八钱　茜草根 二钱　侧柏炭 一钱五分　川贝 二钱　甜杏仁 三钱　槐花炭 三钱　鲜竹茹 三钱　冬瓜子 三钱　活芦根（去节）一尺　枇杷叶露（后入）四两

五诊　吐血便血均止，里热亦减，唯咳呛依然，痰多而稠，动则气逆，脉数较缓，舌质红苔黄，阴液难复，木火易升，肺受其冲，不能输布津液，而反化为稠痰也。今拟补肺阿胶汤合清燥救肺汤意，滋养化源，而清木火。

蛤粉炒阿胶 二钱　川贝 二钱　甜光杏 三钱　生石决（先煎）八钱　川石斛 三钱　粉丹皮 一钱五分　桑叶 二钱　茜草根 二钱　生甘草 五分　大麦冬 二钱　鲜竹茹 三钱　冬瓜子 三钱　活芦根（去节）一尺　北秫米（包）三钱　枇杷叶露（后入）四两

六诊　投补肺阿胶清燥救肺以来，咳呛已见轻减，肺获滋润之力也。脉濡软而数，胁肋痛亦止，木火有下降之势。再守原法，加入培土生金之品，取虚则补母之意。

蛤粉炒阿胶 二钱　川贝 二钱　甜光杏 三钱　左牡蛎（先煎）四钱　大麦冬 二钱　茜草根 二钱　桑叶 二钱　抱茯神 三钱　怀山药 三钱　鲜竹茹 三钱　冬瓜子 三钱　北秫米（包）三钱　干芦根（去节）一两　枇杷叶露（后入）四两

另琼玉膏三两，每日用三钱，分早晚二次，开水冲服。

　　按　患者久有出血史，阴分已亏。本次复因外感而起。虽有"夺血者不可汗"之戒，但囿于阴亏恐表邪入里，内外合病而加重病势，造成危症。故一诊即用轻透外邪表散之法，药后表热头痛均减，但便血、吐血不止，是其原来阴虚生热追血妄行之病因，所以二诊即改用养阴清肺降气之剂，养阴是顾其阴虚之本。降气即是降其迫血妄行之郁火。肺与大肠相表里，清肺又可兼顾吐血、便血之双忧。患者病情较重，病程较长，守方累进本法。四诊之时吐血、便血方见好转，遂改用养阴生津补血为主，佐以清肝凉肝得待吐血、便血俱止之时，而用补肺阿胶汤合清燥救肺汤意，佐以琼玉膏，滋阴养血补肺清燥止血而收功。丁氏用药层次清晰，先表后里，治病求其根本，症状未变则守方续进，药后证变则循其根本而变方，故能收如桴之效。

张左　　肺阴已伤，客邪痰热留恋，身热虽减不退，痰多咳嗽，气逆鼻煽，舌边红苔薄腻，脉濡数。恙势尚在险途，未敢轻许，不妨，养肺达邪而化痰热。

南沙参 三钱　银柴胡 一钱　光杏仁 三钱　朱茯神 三钱　川象贝（各）二钱　水炙桑皮 钱半　生甘草 五分　炙兜铃 一钱　冬瓜子 三钱　嫩钩钩（后入）三钱　干芦根 一尺　淡竹沥（炖温冲服）一两

　　按　本案病已多日，肺阴受伤，无力达邪，邪热内恋不清，症情险恶。故用沙参、杏仁、贝母以润养耗伤之肺阴，望其肺气得润而振，祛邪外出是为本；桑白皮、马兜铃、冬瓜子、茯神清化痰热而平喘；银柴胡、钩藤、生甘草轻宣透散内恋之邪热。诸药合用而望病情趋安。

戚左　吐血四天，盈盏成盆，色不鲜红，脉象芤数无力，舌苔淡白。阅前服之方，均是凉血清营，未能应效，今脉舌参看，阴分本亏，阳气亦虚，不能导血归经，而反上溢妄行也，势非轻浅。姑仿《金匮》柏叶汤加味。

蛤粉炒阿胶 三钱　侧柏叶 三钱　炮姜炭 六分　丹参 二钱
茜草根 二钱　怀牛膝 二钱　茯神 三钱　川贝 二钱　竹茹
二钱　藕节炭 三枚　清童便（冲服）一酒杯

　　二诊　前方服二剂，吐血已止，原方加茺蔚子三钱。

　　按　大量失血伤及营阴，阴损及阳，气虚失摄不能引血归经，脉象芤数无力，舌淡即是明证。再用凉血清营恐更伤阳气。故治以温经止血，方用柏叶汤去艾叶加茜草、藕节加强止血；阿胶、丹参养血生血；牛膝、童便益肾引虚热下行，川贝、竹茹、茯神清化肺热。诸药合用，使营阴恢复，少火气旺，血行循经而病愈。

胃脘痛

甘左　少阴阴阳两亏，厥气夹浊阴上干，胃失降和，脘痛吞酸，时轻时剧，脊背畏冷，脉象弦紧。今拟助阳驱阴而和肝胃。

别直参 一钱　熟附块 一钱　仙半夏 二钱　淡吴萸 五分　云
茯苓 三钱　陈广皮 一钱　制香附 钱半　花龙骨（先煎）

三钱　带壳砂仁（后下）八分　炒白芍 二钱　煅牡蛎 四钱
炒谷麦芽（各）三钱　生姜 一片

　　　　二诊　脊背畏冷略减，吞酸渐止，头痛脑鸣，腑行溏薄。少阴阴阳
　　　　　　　两亏，肝阳易于上升，脾胃运化失常。再宜培补阴阳，柔肝
　　　　　　　运脾。

别直参 一钱　熟附子块 一钱　仙半夏 二钱　左金丸
（包）六分　云茯苓 三钱　陈广皮 一钱　煅牡蛎 四钱　花
龙骨（先煎）三钱　炒白芍 二钱　春砂壳 八分　黑穞豆衣
三钱　炒谷麦芽（各）三钱　金匮肾气丸（包煎）四钱

　　　　按　本例肾阳虚损而见背脊畏寒，肝气犯胃而见脘痛吞酸，故治
　　　　　　　以益肾助阳，疏肝和胃。方中别直参、熟附块益气温阳以补
　　　　　　　肾；淡吴萸、炒白芍、制香附诸药疏肝柔养；余药和胃降逆
　　　　　　　止酸。二诊另加金匮肾气丸以增进温补肾阳以助气化祛寒
　　　　　　　之功。

姜左　　　脘痛气升，纳谷不香，食入之后，易于便溏，肝旺脾弱，运化失其
　　　　　常度。宜平肝理气，扶土和中。

焦白芍 二钱　白蒺藜 三钱　生白术 二钱　云茯苓 三钱　陈
广皮 一钱　大腹皮 二钱　煨木香 八分　春砂仁（后下）八分
六神曲 三钱　干荷叶 一角　炒谷芽 三钱　炒苡仁 三钱

　　　　二诊　脘痛已止，纳谷减少。再宜平肝理气，和胃畅中。

紫苏梗 钱半　炒白芍 二钱半　金铃子 二钱　白蒺藜 二钱
云茯苓 三钱　炒枳壳 一钱　陈广皮 一钱　制香附 钱半　带
壳砂仁（后下）八分　炒谷芽 三钱　佛手 八分　佩兰梗
钱半

按　本例肝旺犯胃则脘痛气升（气升，此指嗳气呃逆之症），纳
　　谷不香；肝旺侮脾则食入之后，易于便溏。治以疏肝健脾和
　　胃。二诊治法方药与初诊大同小异，即和胃理气畅中之力略
　　有加重。

陈石　　肝气横逆，犯胃克脾，胸闷脘痛又发，食入作胀，心悸少寐，右肩
　　　　胛酸痛，痰湿入络也。宜平肝理气，和胃化痰。

大白芍 二钱　金铃子 二钱　延胡索 一钱　制香附 钱半　春
砂壳（后下）八分　云茯苓 三钱　陈广皮 一钱　仙半夏 二钱
沉香片 四分 · 紫降香 四分　嫩桑枝 三钱　焦谷芽 三钱

肖右　　营血亏耗，肝气横逆，脘胁作痛，痛引背俞，纳谷减少。宜柔肝理
　　　　气，和胃畅中。

全当归 三钱　大白芍 二钱　金铃子 二钱　延胡索 一钱　云
茯苓 三钱　陈广皮 一钱　仙半夏 三钱　制香附 一钱　带壳
砂仁（后下）八分　煅瓦楞 四钱　荜澄茄 八分　紫降香 四分

傅左　　阴虚体质，肝气横逆，脘腹胀痛，纳少便溏，易于伤风咳嗽，舌质
　　　　淡红，脉象虚弦而滑。症势非轻，姑拟标本同治。

川石斛 三钱　生白术 二钱　荆芥炭 钱半　嫩前胡 钱半　赤
茯苓 三钱　炒扁豆衣 三钱　陈广皮 一钱　象贝母 三钱　制
香附 钱半　春砂壳 八分　川郁金 钱半　炙粟壳 二钱　炒谷
芽 三钱　炒苡仁 三钱　干荷叶 一角

袁右　　肝气横逆，犯胃克脾，胸闷脘痛，泛泛呕恶，头眩心悸，脉象弦
　　　　细，舌光无苔。宜养血柔肝，和胃畅中。

大白芍 钱半　仙半夏 二钱　赤茯苓 四钱　春砂壳 钱半　生石决（先煎）四钱　炒竹茹 钱半　陈广皮 一钱　制香附 八分　青龙齿（先煎）三钱　嫩钩钩（后入）三钱　左金丸（包）七分　金铃子 三钱　延胡索 一钱　炒谷麦芽（各）三钱

按　上述四例，就病机、辨证而言，均属肝气横逆，犯及脾胃，故多有脘腹胀痛、纳少便溏诸症。所不同的是：陈案另有痰湿入络，而见肩胛酸痛，故方中除疏肝健脾和胃外，伍以桑枝疏风通络；肖案兼有营血亏耗，故治以柔肝和胃畅中之法而佐以养血之品，药如当归、白芍；傅案本属阴虚之体，故投剂中有川石斛以养阴生津，又因其便溏而用荆芥炭、炙粟壳以涩肠止泻；袁案尚见因肝气上逆而致头眩心悸，故方中有生石决、青龙齿、嫩钩藤以平肝潜阳。

吴右　脊背形寒怯冷，背属太阳之脉，肾阳不充，太阳之脉失于外护，脉象沉细。今拟助阳益气，调和营卫。

吉林参须（另煎冲服）一钱　清炙草 五分　陈广皮 一钱　大白芍 二钱　熟附片 八分　云茯苓 三钱　左牡蛎（先煎）四钱　鹿角霜 三钱　生於术 钱半　仙半夏 钱半　川桂枝 四分　花龙骨（先煎）三钱　蜜姜 二片　红枣 四枚

二诊　脊背畏冷，少阴阳虚，脘痛吞酸，厥气犯胃，头脑响鸣，浮阳上升，脉象虚弦。病情夹杂，非易速痊，再宜培补阴阳，而和肝胃。

别直参 一钱　仙半夏 二钱　云茯苓 三钱　大白芍 二钱　熟附块 一钱　左金丸（包）七分　陈广皮 一钱　春砂壳 八分　煅牡蛎 四钱　花龙骨（先煎）三钱　鹿角霜 三钱　潼白蒺藜（各）钱半　金匮肾气丸（包煎）四钱

按 本例初诊案中未及胃脘痛，仅因脊背畏寒，脉象沉细，属肾
阳不足，治以助阳益气，调和营卫。二诊记有脘痛吞酸一
症，与肝气犯胃有关（"头脑响鸣，浮阳上升"之症状病机，
初诊时或许已存在），故方药中加入左金丸疏肝清胃止酸。

万太太 身热已退，脘痞撑胀略减，腑行不实，纳谷减少，舌质红苔薄腻，
脉象左虚弦右濡滑。营血本亏，肝气肝阳上升，湿痰逗留中焦，肺
胃肃运无权。能得不生枝节，可望入于坦途。再宜柔肝理气，和胃
畅中；至于夜不安寐，亦是胃不和之故也。

炒白芍 二钱　代赭石（先煎）三钱　旋覆花（包）钱半　朱
茯神 三钱　炒枣仁 三钱　炙远志 一钱　仙半夏 三钱　陈广
皮 一钱　煨木香 六分　黑稽豆衣 三钱　炒扁豆衣 三钱　炒
谷芽 三钱　炒苡仁 三钱　干荷叶 一角　炙乌梅 四分

黄左 中虚受寒，肝脾气滞，胸脘作痛，饥则更甚，得食则减，舌苔薄
腻，脉象弦迟。宜小建中汤加减。

肉桂心（研末，饭丸，吞服）四分　炒白芍 二钱　清炙
草 六分　云茯苓 三钱　陈广皮 一钱　仙半夏 二钱　制香
附 钱半　带壳砂仁（后下）八分　焦谷芽 四钱　煨姜 二片
红枣 四枚　饴糖（烊冲）四钱

傅右 旧有胸脘痛之宿疾，今新产半月，胸脘痛大发，痛甚呕吐拒按，饮
食不纳，形寒怯冷，舌苔薄腻而灰，脉象左弦紧右迟涩。新寒外
受，引动厥气上逆，食滞交阻中宫，胃气不得下降，颇虑痛剧增
变。急拟散寒理气，和胃消滞，先冀痛止为要着，至于体质亏虚，
一时无暇顾及也。

桂枝心（各）三分　仙半夏 三钱　左金丸（包）六分　炒

瓜蒌皮 三钱　陈皮 一钱　薤白头（酒炒）一钱五分　云茯
苓 三钱　大砂仁（研、后下）一钱　金铃子 二钱　延胡
索 一钱　枳实炭 一钱　炒谷麦芽（各）三钱　陈佛手 八分
神仁丹（另开水冲服）四分

二诊　服药两剂，胸脘痛渐减，呕吐渐止，谷食无味，目眩心惊，
苔薄腻，脉左弦右迟缓。此营血本虚，肝气肝阳上升，湿滞
未楚，脾胃运化无权。今拟柔肝泄肝，和胃畅中。

炒白芍 一钱五分　金铃子 二钱　延胡索 一钱　云茯苓（朱
砂拌）三钱　仙半夏 二钱　陈广皮 一钱　瓜蒌皮 二钱　薤
白头（酒炒）一钱五分　紫丹参 二钱　大砂仁（研、后
下）一钱　紫石英 三钱　陈佛手 八分　炒谷麦芽（各）三钱

三诊　痛呕均止，谷食减少，头眩心悸。原方去延胡索、金铃子，
加制香附三钱、青龙齿（先煎）三钱。

按　本例素体脾胃虚弱，产后营血不足，新感寒邪，引动肝气上
逆，食滞中阻，以致胃失和降。治疗本着"急则治其标"的
原则、予瓜蒌薤白桂枝汤（瓜蒌、薤白、桂枝、枳实、厚
朴）合二陈汤、金铃子散、左金丸加减，意在散寒理气，和
胃消滞。二诊时寒邪渐去，但湿滞未除，肝气肝阳上升，故
在治疗时去温中导滞之品，加白芍平肝，丹参活血，紫石英
镇心。三诊时，病情好转，继续用平肝理气、镇惊安神之法
治疗，以巩固疗效。

张右　胸脘痛有年，屡次举发，今痛引胁肋，气升泛恶，夜不安寐，苔薄
黄，脉左弦右涩。良由血虚不能养肝，肝气横逆，犯胃克脾，通降
失司，胃不和则卧不安，肝为刚脏，非柔不克，胃以通为补，今拟
柔肝通胃，而理气机。

生白芍 三钱　金铃子 二钱　左金丸（包）八分　朱茯神

三钱　仙半夏 一钱五分　北秫米（包）三钱　旋覆花（包）

一钱五分　真新绛 八分　炙乌梅 五分　煅瓦楞 四钱　川贝

母 二钱　姜水炒竹茹 一钱五分

二诊　胸胁痛略减，而心悸不寐，头眩泛恶，内热口燥，不思纳谷，腑行燥结，脉弦细而数，舌边红苔黄。气有余便是火，火内炽则阴伤，厥阳升腾无制，胃气逆而不降也。肝为刚脏，济之以柔，胃为燥土，得阴始和。今拟养阴柔肝，清燥通胃。

川石斛 三钱　生白芍 二钱　金铃子 二钱　左金丸（包）

七分　川贝母 二钱　朱茯神 三钱　黑山栀 二钱　乌梅肉

五分　珍珠母（先煎）六钱　青龙齿（先煎）三钱　煅瓦楞

四钱　全瓜蒌（切）三钱　荸荠（洗打）二两

按　本例用药有乌梅一味，与证与法颇为合拍。乌梅味酸、涩，性平。归肝、脾、肺、大肠经。功能收敛生津，安蛔驱虫。主治久咳、虚热烦渴、久疟、久泻、痢疾、便血、尿血、血崩、蛔厥腹痛、呕吐、钩虫病、牛皮癣、胬肉等。本例用乌梅是取其"……生津而肝不犯燥，其味又酸而收敛，则肝急缓，脾无肝犯"之意。

章右　胸脘痛已延匝月，痛引胁肋，纳少泛恶，舌质红苔黄，脉弦而数。良由气郁化火，消烁胃阴，胃气不降，肝升太过，书所谓暴痛属寒，久痛属热，暴痛在经，久痛在络是也。当宜泄肝理气，和胃通络。

生白芍 三钱　金铃子 二钱　左金丸（包）七分　黑山栀

二钱　川石斛 三钱　川贝母 二钱　瓜蒌皮 三钱　黛蛤散

（包）四钱　旋覆花（包）一钱五分　真新绛 八分　煅瓦

楞 四钱　带子丝瓜络 二钱

复诊　两剂后，痛减呕止，原方去左金丸，加南沙参三钱、合欢皮一钱五分。

按　本例胸脘痛一月，肝气入络，肝郁化火，灼伤胃阴，故选用养阴清热，泄肝理气，祛瘀通络之法。配方合理，冀理气而不伤阴，养阴而不恋邪，标本同治，从而取得满意的疗效。

关右　旧有脘痛，今痛极而厥，厥则牙关拘紧，四肢逆冷，不省人事，逾时而苏，舌薄腻，脉沉涩似伏。良由郁怒伤肝，肝气横逆，痰滞互阻，胃失降和，肝胀则痛，气闭为厥。木喜条达，胃喜通降，今拟疏通气机，以泄厥阴，宣化痰滞，而畅中都。

银州柴胡 一钱五分　大白芍 一钱五分　清炙草 五分　枳实炭 一钱　金铃子 三钱　延胡索 一钱　川郁金 一钱五分　沉香片 四分　春砂壳 八分　云茯苓 三钱　陈广皮 一钱　炒谷麦芽（各）三钱　苏合香丸（去壳研末化服）一粒

二诊　服药两剂，厥定痛止，唯胸脘饱闷嗳气，不思纳谷，腑行燥结，脉左弦右涩。厥气渐平，脾胃不和，运化失其常度。今拟柔肝泄肝、和胃畅中，更当怡情适怀，以助药力之不逮也。

全当归 二钱　大白芍 二钱　银州柴胡 一钱　云茯苓 三钱　陈广皮 一钱　炒枳壳 一钱　川郁金 一钱五分　金铃子 二钱　沉香片 四分　春砂壳 八分　全瓜蒌（切）四钱　佛手 八分　炒谷麦芽（各）三钱

按　《素问·举痛论》曰："寒气客于五脏，厥逆上泄，阴气竭，阳气未入，故卒然痛死不知人，气复反则生矣。"本例疼痛伤气，使气机逆乱，痰滞互阻，阴阳气不相顺接，从而发生昏厥。治用苏合香丸温通开窍，行气化浊，及四逆散合金铃子散出入以疏肝理气止痛。处方用药至为合理，仅服药二剂，厥气渐平，厥定痛止，故改用逍遥散加减以调和肝胃。

朱童　　　脘痛喜按，得食则减，脉象弦迟，舌苔薄白，中虚受寒，肝脾气滞。拟小建中汤加味。

大白芍 三钱　炙甘草 一钱　肉桂心 四分　云茯苓 三钱　陈广皮 一钱　春砂壳 八分　乌梅肉 四分　全当归 二钱　煨姜 两片　红枣 四枚　饴糖（烊冲）四钱

　　　　　　按　本例脘痛喜按，得食则减为中虚，脉弦主肝郁气滞，脉沉主寒证。故仿张仲景小建中汤（桂枝、芍药、炙草、生姜、大枣、饴糖）加减，桂枝改肉桂、生姜改煨姜以加强温中散寒的作用。

韦左　　　脘腹作痛延今两载，饱食则痛缓腹胀，微饥则痛剧心悸，舌淡白，脉左弦细右虚迟。体丰之质，中气必虚，虚寒气滞为痛，虚气散逆为胀，肝本来侮，中虚求食。前投大小建中，均未应效，非药不对症，实病深药浅。原拟小建中加小柴胡汤，合荆公妙香散，复方图治，奇之不去则偶之之意。先使肝木条畅，则中气始有权衡也。

大白芍 三钱　炙甘草 一钱　肉桂心 四分　潞党参 三钱　银州柴胡 一钱五分　仙半夏 二钱　云茯苓 三钱　陈广皮 一钱　乌梅肉 四分　全当归 二钱　煨姜 三片　红枣 五枚　饴糖（烊冲）六钱　　　　{妙香散方}

人参 一钱五分　炙黄芪 一两　怀山药 一两　茯苓神（各）五钱　龙骨（先煎）五钱　远志 三钱　桔梗 一钱五分　木香 一钱五分　甘草 一钱五分

上药为末，每日服二钱，陈酒送下，如不能饮酒者，米汤亦可。

　　　　　　按　韦君乃安庆人也，病延二载，所服之方约数百剂，均不应效，特来申就医，经连诊五次，守方不更，共服十五剂而痊愈矣。

> **按** 本例脾胃虚寒，肝木侮土，乃本虚标实之证，但以本虚为
> 主。丁氏依照"急则治其标，缓则治其本"，"治病必求于
> 本"的原则，投用小建中加小柴胡汤，合荆公妙香散，强调
> 药物剂量应根据病情轻重程度的不同而异，病深药深，病浅
> 药浅。由于处方用药严谨、合理，患两年的痛苦半月得除。

沈右 操烦谋虑，劳伤乎肝，肝无血养、虚气不归，脘痛喜按，惊悸少
寐。前方泄肝理气，已服多剂，均无效，今仿《金匮》肝虚之病，
补用酸，助用苦，益以甘药调之。

大白芍 三钱　炙甘草 一钱　金铃子 二钱　炒枣仁 三钱　五
味子 四分　阿胶珠 二钱　左牡蛎（先煎）三钱　青龙齿
（先煎）三钱　炙远志 一钱　朱茯神 三钱　潞党参 一钱五分
陈皮 一钱　饴糖（烊冲）四钱

> **按** 《诊家四要》曰："尽心谋略则劳肝。"肝脏体阴用阳，性喜
> 条达，故肝阴、肝血易虚，肝阳、肝气易亢。但阴阳互根，
> 气血相依，阴阳气血之虚损常相互影响。本例肝虚之证，前
> 医屡投疏肝泄肝之剂，可致戕伐太过，更虚其所虚。丁氏仿
> 仲景肝虚之病，补用酸，助用苦，益以甘药调之，从而收到
> 预期效果。

黄妪 大怒之后，即胸脘作痛，痛极则喜笑不能自禁止，笑极则厥，厥则
人事不知，牙关拘紧，四肢逆冷，逾时而苏，日发十余次。脉沉涩
似伏，苔薄腻。此郁怒伤肝，足厥阴之逆气自下而上，累及手厥阴
经，气闭则厥，不通则痛，气复返而苏。《经》所谓大怒则形气绝
而血菀于上，使人薄厥是也。急拟疏通气机，以泄厥阴，止痛在
是，止厥亦在是，未敢云当，明哲裁正。

川郁金 二钱　合欢皮 一钱五分　金铃子 二钱　延胡索 一钱
朱茯神 三钱　炙远志 一钱　青龙齿（先煎）三钱　沉香

片 五分　春砂仁（研、后下）八分　陈广皮 一钱　煅瓦
楞 四钱　金器（入煎）一具　苏合香丸（去壳，研末，开
水先化服）二粒

二诊　投剂以来，痛厥喜笑均止。唯胸脘痞闷，嗳气不能饮食，脉象
左弦右涩。厥气虽平，脾胃未和，中宫运化无权。今拟泄肝通
胃，开扩气机，更当适情怡怀，淡薄滋味，不致反复为要。

大白芍 一钱五分　金铃子 二钱　煅代赭石 二钱　旋覆花
（包）一钱五分　朱茯神 三钱　炙远志 一钱　仙半夏 二钱
陈广皮 一钱　春砂仁（研、后下）八分　制香附 一钱五分
川郁金 一钱五分　佛手 八分　炒谷麦芽（各）三钱

按　本例肝气郁结，肝木克土，脾胃虚弱，痰浊不化、积于胸
中，蒙蔽清灵之窍，神明不清；痛极伤气，气机逆乱，气血
并走于上，阴阳气不相顺接而发于厥。一诊处方中选用煅瓦
楞，乃取其消痰化瘀止痛之功，攻痰以扫荡干扰心宫之浊
邪。《日用本草》曰：瓦楞子"治痰之功最大。"二诊时，痛
厥喜笑均止。故该药中病即止。

文右　旧有脘痛，继则腹满作胀，食入难化，面黄溺少。此肝气怫郁，木
乘土位，湿热浊气，凝聚于募原之间，三焦气机流行窒塞，书所谓
浊气在上，则生䐜胀是也。两关脉弦，寸部郁涩，急拟疏肝解郁，
运脾逐湿。

银州柴胡 一钱　生白术 二钱　枳实炭 一钱　连皮苓 四钱
陈广皮 一钱　大腹皮 二钱　黑山栀 一钱五分　带壳砂
仁（后下）八分　冬瓜皮 三钱　鸡金炭 一钱五分　炒谷麦
芽（各）三钱　小温中丸（每早吞服）三钱

按　本例肝病传脾，湿从内生，与胃中浊气相并，凝聚于募原，
气机失于流畅，清气不升，浊阴不降，而成䐜胀。故治用柴

胡疏肝解郁；枳实破气，消积，散痞；白术、带皮苓健脾渗湿；砂仁、陈皮运脾化湿；黑山栀清三焦郁热；大腹皮、冬瓜皮利小便；鸡内金、炒谷麦芽消食导滞。

卫左　曝于烈日，暑气内通，居处潮湿，湿郁滞阻，三焦决渎无权，遂致脘、腹胀满，泛酸呕恶，面浮肢肿，里热口干，二便不通，皮色晦黄，苔灰腻，脉弦滑而数，此属热胀。先拟苦辛通降，泄上中之痞满。

川雅连 五分　仙半夏 二钱　淡黄芩 一钱　枳实炭 一钱五分
制川朴 一钱　大腹皮 二钱　连皮苓 四钱　福泽泻 一钱五分
炒莱菔子（研）三钱　鲜藿香 一钱五分　西茵陈 一钱五分
六神曲 三钱

按　本例天暑下逼，地湿蒸腾，湿与热邪相合为患，上可犯肺，中困脾胃，结于下焦，阻滞气机，治仿藿朴夏苓汤合泻心汤。方中半夏一药，入胃为主，辛开散结，苦降止呕，以除痞满呕逆之证，配黄芩、黄连苦寒燥湿，泄热除痞。诸药相合，苦辛并进，以顺其升降；寒热并用，以和其阴阳。

呕　吐

谭左　肝气夹痰饮交阻中焦，胃失降和，气升胸闷，食入呕吐，脉象弦细，入夜口干，脾不能为胃运其津液输布于上也。姑拟吴茱萸汤合覆赭二陈汤加减。

炒党参 钱半　仙半夏 二钱　淡吴萸 三分　云茯苓 三钱　陈
广皮 一钱　旋覆花（包）钱半　代赭石（先煎）三钱　淡干
姜 三分　炒谷麦芽（各）三钱　佩兰梗 钱半　白蔻壳 八分
陈香橼皮 八分　姜水炒川连 三分

按　本例呕吐为木失条达，横逆犯胃所致。《临证指南医案·呕吐》华岫云按："胃司纳食，主乎通降，其所以不降而上逆呕吐者，皆由于肝气冲逆，阻胃之降而然也。"治疗当以和胃降逆为主，胃气和降，呕吐自止。

嗳　气

倪奶奶　脉象左弦涩右濡滑，舌边红中薄腻，见证胸闷气升，嗳气泛恶，食入作梗，痰多咳嗽，十余日未更衣，经居八旬未至。良由营血亏耗，肝阳上逆，克脾犯胃，湿痰逗留中焦，肺胃肃降无权。恙延匝月，急宜平肝通胃，顺气化痰。

代赭石（先煎）三钱　旋覆花（包）钱半　仙半夏 二钱　云茯苓 三钱　左金丸（包）七分　水炙远志 一钱　瓜蒌皮 三钱　薤白头（酒炒）一钱　川象贝（各）二钱　炒荆芥 一钱　银柴胡 一钱　炒谷芽 三钱　姜竹茹 钱半　佛手露（冲服）一两

按　本例病机，师已明示。方用旋覆代赭汤化痰降逆，配以左金丸泻侮土克脾之肝火，助降逆之力；化痰必先理气，用瓜蒌皮、薤白头、佛手露理气宽胸疏肝，且瓜蒌皮有润肠之效；茯苓、远志、竹茹、贝母健脾燥湿化痰。荆芥、银柴胡皆入厥阴肝经，破积气入血分清肝热。诸药配合而取平肝通胃，顺气化痰之效。

石左　肝气上逆，饮湿中阻，胃失降和，呃逆频频，胸闷纳少，脉象弦小而滑。虑其增剧，宜覆赭二陈汤加减。

旋覆花（包）钱半　代赭石（先煎）三钱　陈广皮 一钱　仙半夏 二钱　云茯苓 三钱　川郁金 钱半　春砂壳（后下）八分　炒谷麦芽（各）三钱　刀豆壳 二钱　姜竹茹 钱半

按　本例肝气夹痰湿逆乘肺胃，胃气失于和降上冲而病呃逆。用旋覆代赭汤降上逆之肝气，合二陈汤加砂仁、麦芽健脾燥湿助运化痰；郁金、竹茹疏解肝经郁火；刀豆壳和中下气，是治呃逆的专用药。

黄左　　食入呕吐，咽痛蒂坠，嗳气频频，肝气化火上升，胃失降和。宜柔肝和胃而化痰湿。

全当归 二钱　大白芍 二钱　代赭石（先煎）三钱　旋覆花（包）钱半　云茯苓 三钱　仙半夏 二钱　陈广皮 一钱　制香附 钱半　春砂壳（后下）八分　生甘草 四分　京玄参 钱半　藏青果 一钱　炒谷麦芽（各）三钱　佛手片 八分

按　肝气犯胃，胃气上逆，以致食入呕吐，嗳气频作。至其咽痛蒂坠悬雍垂肿坠，案中认为由肝气化火上升所致。治疗侧重于柔肝（药如当归、白芍）和胃（药如半夏、陈皮、香附、砂壳）降逆（药如旋覆花、代赭石）。方中京玄参、藏青果清热利咽专为咽痛蒂坠而设。

呃　逆

陈左　　寒客于胃，胃气不降，呃逆频频，甚则泛恶，宜丁香柿蒂合旋覆代赭石汤加减。

公丁香 四分　大柿蒂 三枚　代赭石（先煎）三钱　旋覆花（包）钱半　云茯苓 三钱　仙半夏 二钱　陈广皮 一钱　川郁金 钱半　春砂壳 八分　姜竹茹 钱半　枇杷叶（去毛，姜水炒，包煎）三钱

按　寒邪阻遏，肺胃气机失于肃降，气逆而上，膈间不利，而致
　　呃逆频频。故用丁香柿蒂汤加旋覆花、代赭石温中散寒，降
　　逆化痰；并配用茯苓、陈皮、竹茹、砂壳和胃理气；郁金、
　　枇杷叶疏郁止呕。

腹　痛

朱左　　受寒引动厥气，脾胃不和，腹痛已久，纳谷减少，脉象弦小而紧，
　　　　舌苔白腻。宜温胃和中而泄厥气。

大白芍 二钱　淡吴萸 四分　制香附 钱半　炒谷麦芽（各）
三钱　肉桂心（研末，饭丸，吞服）四分　云茯苓 三钱　带
壳砂仁 八分　煅瓦楞 四钱　仙半夏 三钱　陈广皮 一钱　台
乌药 钱半　荜澄茄 一钱　乌梅安胃丸（包煎）三钱

按　本例属少阴里虚寒证。外感寒邪，寒邪最易伤阳气，阳衰不
　　与阴接，气机逆乱。故仿李东垣五积散（白芍、肉桂、白
　　芷、橘皮、厚朴、当归、川芎、茯苓、桔梗、苍术、枳壳、
　　半夏、麻黄、干姜、甘草）合吴茱萸汤出入主之，从而达到
　　"通"则不痛的目的。

李右　　寒湿气滞，互阻脾胃，运化失常，腹痛且胀，胸闷泛恶，舌苔白
　　　　腻，脉象濡迟。姑拟芳香化浊，温通枢机。

藿苏梗（各）钱半　仙半夏 二钱　大砂仁（后下）八分　制
川朴 钱半　赤茯苓 三钱　枳实炭 一钱　苦桔梗 一钱　白蔻
壳 八分　六神曲 三钱　象贝母 三钱　大腹皮 二钱　玉枢丹
（冲服）三分

按 本例外感寒邪，内伤湿滞，但以湿滞脾胃为主。丁氏予《太平惠民和剂局方》中的藿香正气散（藿香、紫苏、白芷、大腹皮、茯苓、白术、半夏曲、陈皮、厚朴、苦桔梗、甘草）加减，使寒邪得散，湿浊得化，气机通畅，脾胃调和，则病情自愈。

李左 新寒引动厥气，脾胃不和，胸闷脐腹隐痛，痛引背俞，形寒怯冷。宜疏邪泄肝，和胃畅中。

川栀子 四分　大白芍 钱半　金铃子 三钱　延胡索 一钱　云茯苓 三钱　陈广皮 一钱　仙半夏 钱半　制香附 钱半　带壳砂仁（后下）八分　炒谷麦芽（各）三钱　青橘叶 钱半

按 本例感受寒邪，新寒引动厥气，致气机逆乱，肝郁气滞，脾胃失和。丁氏拟《医学正传》中"六郁汤"，去苍术、川芎、甘草，加金铃子散、白芍、青橘叶、炒谷麦芽。方中香附疏肝理气活血；陈皮、半夏、茯苓、砂仁温运脾胃，和中燥湿；栀子清化郁热；白芍、金铃子散泄肝等。复方治疗使理气而不耗气，活血而不破血。

刘左 新寒引动厥气，夹湿滞内阻，脾胃运化失常，胸闷腹胀且痛，纳少溲赤，舌苔薄腻，脉象濡细。宜疏邪理气，和胃畅中。

炒荆芥 钱半　紫苏梗 钱半　藿香梗 钱半　赤茯苓 三钱　枳实炭 一钱　制川朴 一钱　福泽泻 钱半　春砂仁（后下）八分　六神曲 三钱　炒谷麦芽（各）三钱　大腹皮 二钱

按 本例外感风寒，内伤湿滞。治仿《太平惠民和剂局方》藿香正气散。方中君药藿香，辛散风寒，芳化湿浊，和胃悦脾；辅以厚朴行气化湿，宽中除满；荆芥、苏梗助藿香外散风寒；砂仁、大腹皮行气利湿；茯苓健脾运湿、泽泻利湿；枳实、神曲、谷麦芽消食积。诸药合用，使风寒得散，湿浊得化，气机通畅，脾胃调和。

李右　　太阴为湿所困，运化失常，腹痛便溏，已延匝月，脉象濡细。拟附
　　　　子理中汤。

熟附块 一钱　炮姜炭 五分　生白术 二钱　云茯苓 三钱　炒
怀山药 三钱　炒扁豆衣 三钱　春砂仁（后下）八分　六神
曲 三钱　炒谷芽 三钱　炒苡仁 三钱　干荷叶 一角　清炙
草 八分　陈广皮 一钱

　　　　按　太阴属脾，脾主运化，湿困脾胃，脾阳不振，运化无权，则
　　　　便溏；脾虚阴寒凝滞，则腹痛。投予附子理中汤（人参、干
　　　　姜、白术、炙草、附子）加减，温中祛寒，补益脾胃，温、
　　　　补、燥三法同用，使虚证得去，寒湿得除。

田右　　脐腹胀痛，纳少，二便不利，脉沉细而涩，舌苔薄腻。此脾阳不
　　　　运，肝失疏泄，宿瘀痰湿凝结募原之间，症势甚重。宜温运分消，
　　　　理气祛瘀。

熟附片 八分　大白芍 二钱　肉桂心 三分　连皮苓 三钱　金
铃子 二钱　延胡索 一钱　细青皮 一钱　小茴香 八分　春
砂仁（后下）八分　台乌药 八分　大腹皮 二钱　炒谷麦
芽（各）三钱　乌梅安胃丸（包）三钱

　　　　按　本例因脾阳不振，不能运化水谷，肝失疏泄，气机阻滞，宿
　　　　瘀痰湿凝结。沿用温阳散寒、理气止痛之法，并配合消导和
　　　　散结的方法，使积聚之宿瘀痰湿逐渐消散。方中附子、肉桂
　　　　味辛甘性大热，温中补阳，散寒止痛；白芍、乌梅止痛；小
　　　　茴香、乌药温中散寒止痛；砂仁、大腹皮行气利湿，茯苓健
　　　　脾运湿；金铃子清热行气，泄气分之热而止痛；延胡索活血
　　　　行气，行血分之滞而止痛；青皮疏肝消积；谷芽健脾。

丁少奶奶　少腹为厥阴之界，新寒引动厥气，气逆于上，胃失降和，少腹痛又
　　　　　发，痛引胸脘，纳少微恶，不时头眩，脉弦细而数，舌光无苔。阴
　　　　　血亏虚，宜养血泄肝，和胃畅中。

大白芍 二钱　金铃子 二钱　延胡索 一钱　白蒺藜（去刺
炒）三钱　赤茯苓 三钱　陈广皮 一钱　炒竹茹 二钱　焦谷
芽 三钱　制香附 钱半　春砂壳 八分　煅瓦楞 四钱　嫩钩钩
（后入）三钱　青橘叶 钱半　紫丹参 二钱

　　　　　按　《素问·至真要大论》曰："诸风掉眩，皆属于肝。"本例久
　　　　　病体虚，精血亏损，肝阴不足，血虚不能养肝；再者，新寒
　　　　　引动宿痰，致肝气上逆，胃失和降。故药用白芍养血柔肝；
　　　　　钩藤清热平肝；白蒺藜、青橘叶、香附理气；砂壳、陈皮理
　　　　　气和胃；竹茹止呕；金铃子和延胡索合用疏肝泄热、行气止
　　　　　痛；丹参活血；瓦楞子化瘀止痛；赤茯苓、焦谷芽健脾。因
　　　　　久病入络，故配方时选用丹参、赤苓、瓦楞子、延胡等入血
　　　　　分之药，而且活血有助于理气，从而达到"通则不痛"的
　　　　　效果。

陈右　　　腹痛偏右，纳谷减少，宜泄肝理气，和胃畅中。

全当归 二钱　炒赤白芍（各）二钱　金铃子 三钱　延胡
索 一钱　云茯苓 三钱　细青皮 一钱　台乌药 八分　制香
附 钱半　春砂壳 八分　紫丹参 三钱　炒谷麦芽（各）三钱
佩兰梗 钱半　细橘叶 钱半

　　　　　按　佩兰一味药，功效清暑、辟秽、化湿、调经。但丁氏认为该
　　　　　药还具有健脾理气的作用。如《本草纲目》载："兰草……
　　　　　气香而温，味辛而散，阴中之阳，足太阴、厥阴经药也。"
　　　　　脾喜芳香，肝宜辛散；脾气舒，则三焦通利而正气和；肝郁
　　　　　散，则营卫流行而病邪解。

董左　少腹为厥阴之界，新寒外束，厥气失于疏泄，宿滞互阻，阳明通降失司，少腹作痛拒按，胸闷泛恶，临晚形寒身热，小溲短赤不利，舌苔腻黄，脉象弦紧而数。厥阴内寄相火，与少阳为表里，是内有热而外反寒之证。寒热夹杂，表里并病，延今两候，病势有进无退。急拟和解少阳，以泄厥阴，流畅气机，而通阳明。

软柴胡 八分　黑山栀 一钱五分　清水豆卷 八分　京赤芍 一钱五分　金铃子 二钱　延胡索 一钱　枳实炭 一钱五分　炒竹茹 一钱五分　陈橘核 四钱　福泽泻 一钱五分　路路通 一钱五分　甘露消毒丹（包煎）五钱

复诊　前投疏泄厥少通畅阳明，已服两剂。临晚寒热较轻，少腹作痛亦减，唯胸闷不思纳谷，腑气不行，小溲短赤，溺时管痛，苔薄腻黄，脉弦紧较和。肝失疏泄，胃失降和，气化不及州都，膀胱之湿热壅塞溺窍也。前法颇合病机，仍从原意扩充。

柴胡梢 八分　清水豆卷 八钱　黑山栀 二钱　陈橘核 四钱　金铃子 二钱　延胡索 一钱　路路通 一钱五分　方通草 八分　福泽泻 一钱五分　枳实炭 一钱　炒竹茹 一钱五分　荸荠梗 一钱五分　滋肾通关丸（包煎）二钱

按　本例属于湿温夹滞之证。丁氏仿仲景小柴胡汤合枳实栀子豉汤、《太平圣惠方》金铃子散。柴胡一味和解少阳枢机，善于达邪外出，为疏肝解郁之要药；清水豆卷代豆豉，轻清发汗，以退表热；山栀清里热；金铃子合延胡索疏肝泄热，行气止痛。表里同治，不使内外合邪。二诊时少阳枢机之邪渐退，湿热之邪不净，以下焦为著，故在原法的基础上加重清热利尿之剂。

吉左　风冷由脐而入，引动寒疝，脐腹攻痛，有形积块如拳，形寒怯冷，肠鸣，不能饮食，舌苔白腻，脉象弦紧。阳不运行，浊阴凝聚，急拟温通阳气，而散寒邪。

桂枝心（各）三分　炒白芍 一钱五分　金铃子 二钱　延胡
索 一钱　熟附块 一钱五分　小茴香 八分　大砂仁（研、
后下）一钱　台乌药 一钱五分　云茯苓 三钱　细青皮 一钱
陈橘核 四钱　淡吴萸 四分　枸橘（打）一枚

> 按　疝气之为病，多因素体阳虚，或久居潮湿之地，感受寒湿之
> 邪，聚于阴器，凝滞不通所致。由于病在气分，故治疝必先
> 治气。丁氏拟天台乌药散合桂枝附子汤加减，疏肝理气，温
> 经散寒，佐以橘核散结。理法方药完整合理。

钮右　　　经行忽阻，少腹痛拒按，痛引腰胯，腰腹屈而难伸，小溲不利，苔
　　　　　薄腻，脉弦涩，良由蓄瘀积于下焦，肝脾气滞，不通则痛。急拟疏
　　　　　气通瘀，可望通则不痛。

全当归 二钱　紫丹参 二钱　茺蔚子 三钱　抚芎 八分　金
铃子 二钱　延胡索 一钱　制香附 一钱五分　大砂仁（研、
后下）八分　生蒲黄（包）三钱　五灵脂（包煎）一钱
五分　两头尖（酒浸、包）一钱五分　琥珀屑（冲服）八分

> 按　古人云：不通则痛，通则不痛。本例瘀血蓄积于下焦，络脉
> 不通，气机阻滞，不通则痛。治仿《素庵医案》中的桃仁
> 红花煎（丹参、赤芍、桃仁、红花、制香附、延胡索、青
> 皮、当归、川芎、生地）合失笑散加减，使气机得以疏泄，
> 络脉得以通畅，通则不痛也。配方中琥珀一药，专入血分，
> 取其散瘀、利水之功效。

温右　　　病本湿温，适值经行，寒凉郁遏，湿浊阻于中宫，旧瘀积于下焦，
　　　　　以致少腹作痛，小溲淋沥不利，胸痞泛恶，不能纳谷，舌苔灰腻，
　　　　　脉左弦涩右濡缓，病情夹杂，最难着手。急拟通气祛瘀，苦降淡渗。

藿香梗 一钱五分　仙半夏 二钱　姜川连 五分　两头尖 一钱五分

淡吴萸 三钱　赤茯苓 三钱　枳实炭 一钱　延胡索 一钱
生蒲黄（包）三钱　藏红花 八分　五灵脂（包）一钱五分　福
泽泻 一钱五分　荸荠梗 一钱五分　滋肾通关丸（包煎）三钱

> 按　本例湿温之病，湿重于热。湿邪蕴脾，困遏清阳，故见胸痞泛
> 恶、纳呆、苔灰腻、右脉濡缓；旧瘀积于下焦，阻碍气机，
> 故见少腹作痛，小溲淋沥不利，左脉弦涩。丁氏认为治当通
> 利，仿藿朴夏苓汤（藿香、半夏、赤苓、杏仁、生苡仁、白
> 蔻仁、猪苓、淡豆豉、泽泻、厚朴）合王清任之少腹逐瘀汤
> （小茴香、干姜、延胡索、没药、当归、川芎、官桂、赤芍、
> 蒲黄、五灵脂）。加滋肾通关丸以滋肾阴、清湿热而助气化。

泄　泻

李景林　初起寒热往来，继则大便溏泄，次数甚多，腹痛隐隐，里急后重，
督办子　　纳谷衰少，泛泛呕恶，汗多肢冷，舌苔灰腻而黄，口干不多饮，面
　　　　色萎黄，腿足浮肿，脉象左部弦小而数，右部濡数无力。此乃少阳
　　　　之邪，陷入太阴，脾不健运，清气下陷，湿浊郁于曲肠。颇虑正不
　　　　胜邪，致生虚脱之变。仲圣云：里重于表者，先治其里，缓治其
　　　　标。姑拟理中汤加减，温运太阴而化湿浊，尚希明正。

炒潞党参 二钱　熟附片 八分　土炒於术 二钱　云茯苓 三钱
仙半夏 二钱　陈广皮 一钱　炮姜炭 五分　炙粟壳 二钱　六
神曲 三钱　带壳砂仁（后下）八分　炒谷麦芽（各）三钱
戊己丸（包）一钱二分　灶心黄土（荷叶包煎）四钱

> 二诊　初起寒热往来，继则大便溏泄，次数甚多，腹内响鸣，肛门
> 坠胀，纳谷减少，口干不多饮，面色萎黄，腿足浮肿，舌苔
> 薄腻而黄，脉象左弦小，右濡滑无力。此乃少阳之邪，陷入
> 太阴，脾不健运，清气下陷，湿浊不化。还虑正气不支，致

生变迁。再宜温运太阴而化湿浊；佐入分利，利小便所以实大肠也。尚希督帅裁政。

炒潞党参 二钱　熟附子块 一钱　炮姜炭 六分　六神曲 三钱
炒怀山药 三钱　云猪苓（各）三钱　陈广皮 一钱　炒车前子（包煎）三钱　土炒於术 二钱　仙半夏 二钱　大腹皮 二钱
香连丸（包）钱半　炙粟壳 三钱　灶心黄土（包）四钱

> 按　本例初起寒热往来，继则大便溏泄，腹痛隐隐，里急后重，苔灰腻而黄，实有湿热蕴结大肠之证。案中辨其为脾失健运、清气下陷，是侧重于患者便溏次多，纳少呕恶，汗多肢冷，面色萎黄，下肢浮肿，脉数无力等症。故治疗用理中汤加减，以温运太阴（脾），化湿助运，涩肠止泻。二诊因药后症情未见改观而加用"利小便所以实大便"之法，如猪苓、炒车前子等。并加入香连丸，以清热化湿行气止痢。二诊处方可谓攻补兼施而偏重于补，寒温并用而偏重于温。

徐右　　脾肾两亏，清气不升，便溏已久，腿足酸楚，头眩神疲，形瘦色萎，脉象濡细，恙根已深，非易图功，先宜扶土和中。

炒党参 一钱　炒怀山药 三钱　云茯苓 三钱　生於术 三钱
炒扁豆衣 三钱　炙粟壳 三钱　熟附片 七分　煅牡蛎 二钱　花龙骨（先煎）二钱　六神曲 三钱　象贝母 三钱　干荷叶 一角

> 按　本例肾亏脾虚，清气不升，故见便溏、腿酸、头眩、神疲、形瘦、色萎、脉细，故治从温肾健脾，益气升清。方中干荷叶一味，有升清之功。

吴右　　肝旺脾弱，运化失常，便溏屡发，脘痛纳少，头眩眼花，脉象弦细。宜抑肝扶脾。

炙乌梅 五分　焦白芍 二钱半　云茯苓 三钱　生白术 二钱

炒怀山药 三钱　炒扁豆衣 三钱　煨木香 五分　禹余粮 三钱

春砂壳 八分　六神曲 三钱　炙粟壳 三钱　炒谷芽 三钱　炒

苡仁 三钱　干荷叶 一角

    按　本例脘痛、便溏、脉弦，每与肝旺乘脾有关。另有头眩、眼
      花、纳少、脉细，与脾虚失运有关。故投方用炙乌梅、焦白
      芍酸味柔养抑肝，茯苓、白术、怀山药、扁豆衣等益气健
      脾，禹余粮、炙粟壳涩肠止泻，余药和中开胃。

赵左　　　泄泻止而复作，清晨泛恶，湿滞未楚，脾胃运化失常，再宜理脾和
    胃，芳香化湿。

藿香梗 钱半　陈广皮 一钱　仙半夏 二钱　佩兰梗 钱半　制

川朴 一钱　大腹皮 二钱　六神曲 三钱　焦楂炭 三钱　煨

木香 五分　春砂壳 八分　炒车前子（包煎）三钱　赤猪

苓（各）三钱　荷叶 一角

    按　本例证候记述未详，或许另有纳呆乏味、胸闷腹胀、舌苔白
      腻之症。证属湿困脾胃，纳运失常，治以芳香化湿，理脾和
      胃，方取藿朴夏苓汤加味。

吕左　　　脾弱欠运，湿滞未楚，肝气横逆，胸闷不舒，腹鸣便泄，脉象左弦
    右濡。宜温运太阴而化湿滞。

生白术 二钱　炮姜炭 四分　熟附片 六分　炒补骨脂 钱半

云茯苓 三钱　陈广皮 一钱　大腹皮 二钱　炒怀山药 三钱

六神曲 三钱　煨木香 八分　带壳砂仁（后下）八分　煨益

智 钱半　灶心黄土（干荷叶包）三钱

    按　本例肝气犯脾，湿滞未除，故诸症发作。治拟温运太阴

（脾）而化湿滞，而方中大腹皮、煨木香、陈广皮等亦有一定疏理肝气之功。

姚太太　受寒夹湿停滞，太阴阳明为病，清不升而浊不降，以致胸闷泛恶，腹鸣泄泻。舌苔薄腻，脉象濡迟，纳谷不香。宜和中化浊，分理阴阳。去其浊，即所以升其清；利小便，即所以实大便。

藿香梗 钱半　陈广皮 一钱　仙半夏 二钱　赤猪苓（各）
三钱　大腹皮 二钱　制川朴 一钱　白蔻仁（后下）八分　春
砂壳 八分　炒车前子（包）三钱　六神曲 三钱　焦楂炭
三钱　佩兰梗 钱半　干荷叶 一角　生姜 二片

　　　　按　本例寒湿停滞，脾胃受困，升降失司，诸症纷现。治以和中化湿，升清降浊"分理阴阳"，（值此系指助其升清而促其降浊，使阳升阴降归于调和）。方中猪苓、炒车前子即为"利小便所以实大脾"而设。余药均用于和中化湿，调理升降。

周左　　感邪停滞，脾胃运化失常，胸闷纳少，曾经便溏，舌苔薄腻，脉象濡滑。宜和胃理脾。

炒黑荆芥 一钱　藿香梗 钱半　陈广皮 一钱　赤茯苓 三钱
炒扁豆衣 三钱　仙半夏 二钱　福泽泻 二钱　通草 八分　炒
谷麦芽（各）三钱　佩兰梗 钱半　生熟苡仁（各）三钱

　　　　按　本例脾胃运化失常，故见纳少便溏，又有湿邪停滞于内，故见胸闷、苔腻、脉濡滑，治以和胃健脾，行气化湿。

徐右　　感邪停滞，太阴阳明为病，腹痛便泄，纳少泛恶，头痛且胀。先宜疏邪和中而化滞。

炒黑荆芥 一钱　炒防风 八分　薄荷炭 八分　藿香梗 一钱　赤
猪苓（各）三钱　陈广皮 一钱　大腹皮 二钱　炒扁豆衣 三钱
六神曲 三钱　焦楂炭 三钱　春砂壳 八分　炒车前子（包
煎）三钱　干荷叶 一角

　　按　本例脾失健运，胃失纳降，故脾病便泄，纳少泛恶。至于其
　　　　"头痛且胀"一症，似有表邪未尽之嫌。方中炒黑荆芥、炒
　　　　防风、薄荷炭诸药，既能涩肠止泻，又能疏解表邪。
　　　　草药制炭必须存性，如今药工往往不遵照医嘱配制，值得
　　　　思考。

便　秘

李叟　　　　燥邪袭肺，肺燥则大肠亦燥。八日未更衣，头痛眼花，舌中苔黄，
　　　　　　脉濡滑而数。宜清燥润肺而通腑气。

天花粉 二钱　肥知母 二钱　甘菊花 三钱　冬桑叶 三钱　蜜
炙枳壳 一钱　全瓜蒌（切）四钱　郁李仁 四钱　火麻仁
四钱　光杏仁 三钱　福橘红 一钱　蜜炙苏子 一钱　黑山栀
二钱　生梨（去核）半枚　松子肉 五十粒

　　按　便秘属肠道失常，一般认为与肾、脾、胃密切相关。然肺
　　　　与大肠相为表里，肺燥亦可导致便秘。《石室秘录·大便燥
　　　　结》曰："大便秘结者，人以为大肠燥甚，谁知是肺气燥乎，
　　　　肺燥则清肃之气不能下行于大肠。"本案燥邪犯肺，热灼津
　　　　液，致糟粕内停，大便秘结。用麻仁、郁李仁、松子肉、全
　　　　瓜蒌润肠通便，天花粉、冬桑叶、福橘红、光杏仁养阴清
　　　　肺，知母、山栀、菊花清热泻火，生梨润肺生津，枳壳、苏
　　　　子理气导滞，以冀清肺润燥而通腑气。

刘右　　　阴分不足，宿滞郁于曲肠，腑行燥结，欲解不得，宜养营导滞，增水行舟之意。

全当归 三钱　光杏仁 三钱　全瓜蒌（切）四钱　蜜炙枳壳 一钱　苦桔梗 一钱　大麻仁 四钱　郁李仁 三钱　川贝母 二钱　冬瓜子 三钱　松子肉 三十粒　橘络 一钱

　　　　　按　便秘一证，其病在肠，治当以通下之法。然须辨虚实、寒热，不可滥用泻药。《景岳全书》指出："此证当辨者惟二，则曰阴结、阳结而尽之矣。盖阳结者邪有余，宜攻宜泻者也，阴结者正不足，宜补宜滋者也。"本案阴液不足，腑行燥结，宜滋阴润燥，犹灌水以浮舟，则便自顺。

便血

张左　　　气虚脾弱，统摄无权，血渗大肠，便血脱肛坠胀，纳谷不香。宜益气扶土，佐以清营。

潞党参 二钱　生黄芪 三钱　清炙草 五分　生白术 钱半　全当归 二钱　炒赤白芍（各）钱半　苦桔梗 一钱　炒黑荆芥炭 三钱　侧柏炭 三钱　槐花炭 钱半　陈广皮 一钱　阿胶珠 钱半　干柿饼 三钱　藕节炭 二枚

　　　　　按　本例便血属气虚脾弱，中阳不振，用补中益气汤健脾益气升阳，槐花散加阿胶、柿饼、藕节炭清肠止血，佐以桔梗强升举之用。芍药缓急行血，以助槐花散止血止痛。

王左　　　内痔便血又发，气虚不能摄血，血渗大肠，兼湿热内蕴所致。拟益气养阴，而化湿热。

潞党参 一钱五分　全当归 二钱　荆芥炭 八分　杜赤豆 一两
炙黄芪 二钱　大白芍 一钱五分　侧柏炭 一钱五分　清炙
草 六分　生地炭 三钱　槐花炭（包）三钱

　　　　　　按　本例为气虚湿热内蕴，故用槐花散去枳壳加赤小豆、生地炭
　　　　　　　　清利湿热，凉血止血。党参、黄芪、当归、炙甘草甘温益气
　　　　　　　　养血，配以白芍益血和里而止痛。

王右　　　便血虽减，根株未楚，脉象濡弦，舌苔淡白，肝热脾寒，藏统失
　　　　　司，血渗大肠。前投归脾汤加减，尚觉获效，今拟原法合黄土汤。

炒党参 三钱　米炒於术 三钱　朱茯神 三钱　炒枣仁 三钱
土炒当归身 三钱　炒白芍 二钱　炙黄芪 三钱　阿胶珠 二钱
炮姜炭 五分　炙甘草 五分　炒荆芥 一钱　陈广皮 一钱　灶
心黄土（包煎）一两

　　　　　　按　本例脾阳虚寒，前进归脾汤益气健脾养血之后，便血减而未
　　　　　　　　止，乃脾阳虚寒之病机尚未逆转。脾气虚寒统摄失权，故以
　　　　　　　　原法加黄土汤温阳健脾止血，血统于脾，藏于肝。故辅以枣
　　　　　　　　仁、白芍柔养肝木，增强藏血之作用。

杨右　　　心生血，肝藏血，脾统血。肝脾两亏，藏统失职，血渗大肠，粪后
　　　　　便血，已有两载。面色萎黄，血去阴伤；肝阳上升，头眩眼花所由
　　　　　来也。脉象虚弦，宜归脾汤合槐花散，复方图治。

炒党参 三钱　清炙草 五分　土炒当归身 二钱　阿胶珠 二钱
煅牡蛎 四钱　炒赤白芍（各）二钱　炙黄芪 三钱　米炒於　　　{脏连丸一钱，
术 二钱　抱茯神 三钱　槐花炭 三钱　黑荆芥 一钱　炒枣　　　吞服。}
仁 三钱　藕节炭 二枚

　　　　　　按　粪后便血，其属于血在便后，"其来远，远者或在小肠，或

在胃。"且病程较长，有血虚之象，师仿归脾汤和槐花散意合用，健脾益气，养血止血。加用阿胶既可补阴养血，又可增止血之力。头晕眼花，乃肝木失涵上扰而致，故佐以芍药、牡蛎，在前药养血涵木的基础上柔肝阴潜肝阳，使肝脾两脏统藏之职得以正常发挥。

史右　胃火上升，湿热入营，便血屡发，唇肿时轻时剧，舌质红、苔薄腻。宜清胃疏风，清营化湿。

天花粉 三钱　薄荷叶（后下）八分　冬桑叶 三钱　甘菊花 三钱　赤茯苓 三钱　炒荆芥 八分　槐花炭 钱半　侧柏炭 钱半　生赤芍 二钱　大贝母 三钱　杜赤豆 一两

二诊　旧有便血，屡次举发，唇肿时轻时剧，阴虚胃火上升，湿热入营，再宜清胃汤合槐花散加减。

小生地 三钱　生赤白芍（各）钱半　熟石膏（打）二钱　川升麻 二分　生甘草 六分　薄荷叶（后下）八分　天花粉 三钱　炒黑荆芥 一钱　槐花炭 二钱　侧柏炭 钱半　甘菊花 三钱　川象贝（各）二钱　活芦根 一尺　杜赤豆 一两

按　先哲曰："唇病以火居多。"脾胃湿热郁火，上扰"其华"则唇肿，下迫大肠则便血屡发。故用贝母、天花粉、赤苓清解脾胃湿热郁遏之火；桑叶、菊花、薄荷疏散上焦风热；荆芥、槐花、侧柏叶仿槐花散加赤小豆、赤芍清肠凉血止血。诸药合用而达清胃疏风、清营化湿之功。二诊加用升麻、芦根以增强散火解毒清胃热的作用。

施左　身热六七日不退，大便脓血，脉郁数，苔黄。伏邪蕴蒸气分，湿郁化热入营，血渗大肠，肠有瘀浊，大便脓血，职是故也。今拟白头翁汤加味，清解伏邪，苦化湿热。

白头翁 三钱　炒黄芩 一钱五分　地榆炭 一钱五分　杜赤
豆 五钱　北秦皮 一钱五分　炒赤芍 一钱五分　焦楂炭 三钱
淡豆豉 三钱　川雅连 四分　炒当归 二钱　炙甘草 五分

按　本例为感受疫毒之邪之疫毒痢。热毒壅滞肠间，气滞不畅而
致身热便脓血。故用白头翁汤去黄柏加黄芩清热化湿解毒止
痢。当归赤小豆汤加赤芍和血化湿祛瘀浊，即有行血便脓自
愈之意，淡豆豉疏透解表，焦楂炭清胃肠积滞，两药配用使
表里同清。

葛左　　肾阴不足、肝火有余，小溲频数，肛门坠胀，内痔便血。拟清养肺
　　　　肾，取金水相生之义。

细生地 三钱　西洋参 一钱五分　炒槐花（包）三钱　朱灯
心 二扎　粉丹皮 二钱　大麦冬 二钱　京赤芍 二钱　脏连丸
（包）八分　黑山栀 一钱五分　生草梢 六分　淡竹茹 一钱五分

按　肾阴不足，肝火有余上刑肺金，影响水道通利，且肺与大肠
相表里。肺气失于通调，而致阳明大肠气滞不畅而肛坠、便
血，故用西洋参、生地、麦冬滋养肾阴，丹皮、山栀泻肝火
清肝热，竹茹、灯心、甘草梢清热通利水道，脏连丸加赤芍
凉血止血。

孙右　　脾脏受寒，不能摄血，肝虚有热，不能藏血，血渗大肠，肠内有
　　　　热，经事不调。拟黄土汤两和肝脾，而化湿浊。

炮姜炭 八分　炒白芍 一钱五分　炒於术 一钱五分　陈皮
一钱　阿胶珠 二钱　炙甘草 六分　灶心黄土（包煎）四钱

复诊　肠红大减，未能尽止，经事愆期，胸闷纳少，脾胃薄弱，运
化失常。再拟和肝脾、化湿热，佐以调经。

原方加大砂仁（研、后下）八分　生熟谷芽（各）三钱。

　　　　　　按　脾虚肝虚有热而致便血，治宜温阳健脾，柔肝养血止血，故用黄土汤去附子，恐其刚燥太过，去生地防其过凉。改用炮姜温脾阳，陈皮健脾运，白芍柔肝木。药后便血即减，但经事愆期，乃脾虚失运，营血生化不足。故原方加砂仁、谷芽以健脾运，以助营血生化。俾望能营血充沛而经癸得调。

丁左　　便血色紫，腑行不实，纳谷衰少，此远血也。近血病在腑，远血病在脏，脏者肝与脾也。血生于心，而藏统之职，司于肝脾。肝为刚脏，脾为阴土，肝虚则生热，热迫血以妄行；脾虚则生寒，寒涩血而失道，藏统失职，血不归经，下渗大肠，则为便血。便血之治，寒者温之，热者清之，肝虚者柔润之，脾虚者温运之，一方能擅刚柔温清之长，唯《金匮》黄土汤最为合拍，今宗其法图治。

土炒於术 一钱五分　阿胶珠 二钱　炒条芩 一钱五分　灶心
黄土（荷叶包煎）四钱　陈广皮 一钱　炙甘草 五分　炒白
芍 一钱五分　抱茯神 三钱　炮姜炭 五分　炙远志 一钱

　　　　　　按　血生于心，而藏统之职，司于肝脾，故用黄土汤去地黄、附子，加炮姜温阳健脾止血。白芍柔养肝木，使血得肝藏，茯神、远志养心，使血生有主，心脾肾各有所主则病可愈也。

郑左　　肾主二便，肾阴不足，湿热郁于大肠，便结带血，宜养阴润肠，清化湿热。

全当归 二钱　京赤芍 二钱　小生地 三钱　侧柏炭 二钱　槐
花炭 三钱　炒黑荆芥 一钱　生首乌 三钱　全瓜蒌 四钱　大
麻仁 三钱　干柿饼 三钱　杜赤豆 一两

按　肾阴不足，肠道失于润养，更因湿热郁遏，故致便结干燥出血。方用当归、生地、首乌养血滋液，瓜蒌、麻仁润肠，配以槐花散去枳壳加赤小豆、柿饼清利大肠湿热而止血。

钱右　脾虚不能统血，肝虚不能藏血，血渗大肠，便血屡发，头痛眩晕，心悸少寐，脉象细弱。拟归脾汤加减。

潞党参 钱半　米炒於术 钱半　清炙草 五分　当归身 二钱
大白芍 二钱　朱茯神 三钱　炒枣仁 三钱　阿胶珠 三钱　炒
黑荆芥 一钱　槐花炭 三钱　左牡蛎（先煎）四钱　花龙骨
（先煎）三钱　藕节炭 二枚　干柿饼 三钱

按　本例反复便血，病程较长，气血俱显不足，心脾两虚。故仿归脾汤意健脾养心，益气补血为主，配以槐花、荆芥、藕节祛风理血止血。血虚阳浮而见头晕少寐，故加白芍、牡蛎滋阴潜阳。柿饼可治各种便血。用阿胶可增加止血之功，先生于便血方中常配合使用。

姚左　阴分不足，肝火入营，血渗大肠，内热，咽喉干燥，头胀眩晕。宜养阴清营。

西洋参 钱半　生甘草 六分　炒黑荆芥 一钱　槐花炭 三钱
抱茯神 三钱　天花粉 三钱　肥知母 二钱　小生地 三钱　生
白赤芍（各）二钱　川贝母 二钱　甘菊花 三钱　嫩钩钩（后
入）三钱　黑芝麻 三钱　干柿饼 三枚

按　阴虚血少，肝木失涵，上扰清阳，横逆侮土，血行失统下出而为便血。治宜养阴柔肝清热。方用西洋参、天花粉、生地、芝麻养血滋阴增液，补阴分之不足；槐花、荆芥、赤芍、柿饼清肠止血；茯神、菊花、钩藤、白芍柔肝平潜亢阳，止头眩；知母、川贝清虚热，润燥止咽燥。

胡先生　风淫于脾，湿热入营，血渗大肠，便血又发，内热溲赤，纳谷不旺，苔薄腻黄，脉濡滑而数，虑其缠绵增剧。急宜清营祛风，崇土化湿。

炒黑荆芥穗 一钱　槐花炭 三钱　云苓 三钱　生白术 一钱五分
生甘草 五分　西茵陈 二钱　生苡仁 四钱　焦谷芽 四钱　侧
柏炭 一钱五分　杜赤豆 一两　陈皮 一钱　干柿饼 三钱　藕
节炭 二枚

　　　　　按　患者夙有便血之疾，脾胃已虚，更遭外邪而引发旧恙。溲赤、脉数、苔黄腻，是内有湿热蕴遏。故用槐花散加赤小豆、柿饼清肠凉血止血；茯苓、茵陈、米仁清化脾胃湿浊郁热；白术、陈皮、谷芽健运振奋已虚之脾气。诸药合用达到清营祛风，崇土化湿之目的。

胀 满

丁左　脾虚木乘，浊气凝聚，脘腹胀满，内热口燥，腑行燥结，脉象弦细，舌质红绛。证势沉重，宜健脾运分消而泄厥气。

南沙参 三钱　川石斛 三钱　连皮苓 四钱　生白术 二钱　陈
广皮 一钱　白蒺藜 三钱　大腹皮 二钱　地枯萝 三钱　炒香
五谷虫 三钱　冬瓜皮 三钱　陈葫芦瓢 四钱

　　　　　按　脘腹胀满而见大便干结，舌红口燥，脉弦细等，为湿热互结、浊邪停聚之候。治当健脾化湿，佐以白蒺藜疏肝理气，则胀满自消。

黄 疸

朱右　温病初愈，因饮食不谨，湿热积滞互阻中焦，太阴健运无权，阳明通降失司，以致脘腹胀闷、不思纳谷，一身尽黄，小溲短赤如酱油色，苔薄腻黄，脉濡滑而数。黄疸已成，非易速痊。拟茵陈四苓合平胃加减。

西茵陈 一钱五分　连皮苓 四钱　猪苓 二钱　陈广皮 一钱

黑山栀 二钱　福泽泻 一钱五分　炒麦芽 三钱　制苍术 一钱

制川朴 一钱　六神曲 三钱　炒苡仁 三钱

按　本例身黄、脘腹胀闷、不思饮食、小溲短赤、苔薄黄腻、脉濡滑数，为黄疸之阳黄，湿热并重之证。丁氏仿茵陈四苓散（茵陈、白术、泽泻、茯苓、猪苓）合平胃散（苍术、厚朴、陈皮、甘草、生姜、大枣），加麦芽、神曲消食导滞，米仁健脾化湿。共奏清热利湿退黄、行气运脾和胃之效。

陈左　喉痧之后，滋阴太早，致伏温未发，蕴湿逗留募原，着于内而现于外，遂致遍体发黄，目珠黄，溺短赤，身热晚甚，渴喜热饮，肢节酸疼，举动不利，苔薄腻黄，脉濡数。温少湿多，互阻不解，缠绵之证也。姑拟清宣气分之温，驱逐募原之湿，俾温从外达，湿从下趋，始是病之去路。

清水豆卷 八钱　忍冬藤 三钱　连翘壳 三钱　泽泻 一钱五分

西茵陈 一钱五分　黑山栀 二钱　猪苓 二钱　制苍术 七分

粉葛根 一钱五分　通草 八分　鸡苏散（包）三钱　甘露消

毒丹（包煎）八钱

按　本例温毒病之后，余热未清，过早滋阴，致湿蕴募原，阻闭清阳，湿热交困，郁阻气分，蕴毒上行，气机不通。治用清水豆卷、葛根、鸡苏散清除余邪，连翘壳、忍冬藤清热解毒，茵陈、山栀、甘露消毒丹清热利湿退黄，苍术燥湿，猪苓、通草、泽泻利尿。诸药合之，使温邪外达，湿邪下趋，病有转机之望。

褚左　躬耕南亩，曝于烈日，复受淋雨，又夹食滞，湿着于外，热郁于内，遂致遍体发黄，目黄溲赤，寒热骨楚，胸闷脘胀，苔腻布，脉浮紧而数。急仿麻黄连翘赤豆汤意。

净麻黄 四分　赤茯苓 三钱　六神曲 三钱　连翘壳 三钱　枳实炭 一钱　福泽泻 一钱五分　淡豆豉 三钱　苦桔梗 一钱　炒谷麦芽（各）三钱　西茵陈 一钱五分　杜赤豆 一两

　　　　按　本例属于阳黄初起兼有表证，治仿仲景麻黄连轺赤小豆汤（麻黄、杏仁、生梓白皮、连翘、赤小豆、甘草、生姜、大枣），合葱豉桔梗汤（葱白、豆豉、连翘、薄荷、栀子、竹叶、桔梗、甘草），加神曲、枳实炭消食导滞；赤茯苓、泽泻化湿利水，使湿热之邪从小便而去。

孔左　素体阴虚，湿从热化，熏蒸郁遏，与胃中之浊气相并，遂致遍体发黄，目黄溲赤，肢倦乏力，纳谷减少，舌质淡红。从阳疸例治之。

西茵陈 二钱五分　赤猪苓（各）三钱　通草 八分　冬瓜皮 四钱　黑山栀 二钱　泽泻 一钱五分　飞滑石（包煎）三钱　白茅根（去心）二扎　生白术 一钱五分　杜赤豆 一两

　　　　按　本例素体阴虚火旺，湿从热化，湿遏热壅，胆汁不循常道，溢于肌肤，故身目色黄；热耗津液，膀胱为邪热所扰，气化不利，故溲赤；湿热并重，湿困脾胃，与胃中浊气相并，故纳少；脾胃运化功能减弱，气血生化乏源，故肢倦乏力。故丁氏仿照茵陈四苓散（茵陈、茯苓、猪苓、泽泻、白术）利湿化浊，佐以清热。

金君　躁烦郁虑，心脾两伤，火用不宣，脾阳困顿，胃中所入水谷，不生精微，而化为湿浊，着于募原，溢于肌肤，以致一身尽黄，色灰而黯，纳少神疲，便溏如白浆之状。起自仲夏，至中秋后，脐腹膨胀，腿足木肿，步履艰难。乃土德日衰，肝木来侮，浊阴凝聚，水湿下注，阳气不到之处，即水湿凝聚之所。证情滋蔓难图也，鄙见浅陋，恐不胜任。拙拟助阳驱阴，运脾逐湿，是否有当，尚希教正。

熟附块 一钱五分　连皮苓 四钱　西茵陈 一钱五分　淡干姜 八分　陈广皮 一钱　胡芦巴 一钱五分　米炒於术 二钱　大腹皮 二钱　大砂仁（研、后下）八分　清炙草 五分　炒补骨脂 一钱五分　陈葫芦瓢 四钱　金液丹（吞服）二钱

　　按　本例臌胀乃黄疸日久，致肝、脾、肾之脏功能障碍引起，实中有虚，故治疗遵循《素问·至真要大论》所云"衰其大半而止"的原则。投以附子理中汤合真武汤化裁，以获补脾肾、温阳气、散寒邪、利水湿之效。

卫左　饥饱劳役，脾胃两伤，湿自内生，蕴于募原，遂致肌肤色黄，目黄溲赤，肢倦乏力，纳谷衰少，脉濡，舌苔黄，谚谓脱力黄病，即此类也。已延两载，难许速效，仿补力丸意，缓缓图之。

炒全当归 一两　云茯苓 一两四钱　炒西秦艽 一两　大砂仁（后下）五钱　紫丹参 一两　盐水炒怀牛膝 一两　炒六神曲 一两四钱　炒赤芍 一两　米泔水浸炒制苍术 八钱　盐水炒厚杜仲 一两　炒苡仁 二两　生晒西茵陈 二两　土炒白术 一两　煅皂矾 五钱　炒陈广皮 七钱　炒福泽泻 八钱

上药各研为细末，用大黑枣六两，煮熟去皮核，同药末捣烂为丸，晒干。每早服三钱，开水送下。

　　按　本例所谓"脱力黄病"，其病机为脾胃虚弱，气血不足，湿浊内生，蕴于募原，迁延不愈，病久及肾。故仿黄胖丸（皂矾、铁砂、苍术、厚朴、蜜糖）合茵陈四苓散，加当归、丹

参、黑枣养血，怀牛膝、杜仲补肾，秦艽退黄，苡仁、神曲健脾等，共图补养气血、调理脾胃、益肾清热、利湿退黄之功。制成丸剂服，以之渐滋慢补，使脾胃得健，气血得复，即所谓"丸者缓也"之意。

周左　　思虑过度，劳伤乎脾；房劳不节，劳伤乎肾。脾肾两亏、肝木来侮，水谷之湿内生，湿从寒化，阳不运行，胆液为湿所阻，渍之于脾，浸淫肌肉，溢于皮肤，遂致一身尽黄，面目黧黑，小溲淡黄，大便灰黑，纳少泛恶，神疲乏力，苔薄腻，脉沉细。阳虚则阴盛，气滞则血瘀，瘀湿下流大肠，故腑行灰黑而艰也。阴疸重症，缠绵之至。拟茵陈术附汤加味，助阳运脾为主。化湿祛瘀佐之，俾得离照当空，则阴霾始得解散。然乎否乎？质之高明。

熟附子块 一钱五分　连皮苓 四钱　紫丹参 二钱　大砂仁（研、后下）一钱　生白术 三钱　陈广皮 一钱　藏红花 八分　炒麦芽 三钱　西茵陈 二钱五分　制半夏 二钱　福泽泻 一钱五分　炒苡仁 四钱　淡姜皮 八分

按　本例黄疸属阴黄，为寒湿阻遏，肝郁血瘀之证。丁氏用茵陈术附汤（茵陈、白术、附子、干姜、甘草）加味，健脾和胃，温化寒湿，佐以理气活血之剂，冀寒湿得以温化，肝郁得以疏解，血瘀得以疏通，病情渐入坦途。

韩女　　室女经闭四月，肝失疏泄，宿瘀内阻，水谷之湿逗留，太阴、阳明、厥阴三经为病，始而少腹作痛，继则脘胀纳少，目黄溲赤，肌肤亦黄，大便色黑，现为黄疸，久则恐成血臌。急拟运脾逐湿，祛瘀通经。

陈广皮 一钱　赤猪苓（各）三钱　杜红花 八分　制苍术一钱　大腹皮 二钱　桃仁泥（包）一钱五分　制川朴 一钱

福泽泻 一钱五分　延胡索 一钱　西茵陈 二钱五分　苏木 一钱
五分　青宁丸（吞服）二钱五分

按　先哲曰"初病在经，久病入络"。本例三经为病，因素体气
滞血瘀，故少腹作痛，继之水谷之湿逗留，湿从热化，湿热
熏蒸肝胆，胆汁不循常道，溢于肌肤故身目黄染；湿热下注
膀胱则溲赤；湿困脾胃，健运失司，故脘胀纳少；瘀湿下流
大肠，故大便色黑。丁氏恐黄疸失治，日久入络，而成臌
胀，故急投运脾逐湿、祛瘀通经之剂，以防病情恶化。方中
茵陈清热利湿退黄；赤苓、猪苓、泽泻淡渗利湿，通利小
便；苍术除湿运脾；厚朴行气化湿消胀；陈皮理气和胃；大
腹皮行气宽中；血蓄下焦，故用桃仁、红花、延胡索、苏木
活血祛瘀通经。

刁左　　抑郁起见，肝病传脾，脾不健运，湿自内生，与胃中之浊气相并，
下流膀胱。膀胱为太阳之府，太阳主一身之表，膀胱湿浊不化，一
身尽黄，小溲赤色，食谷不消，易于头眩，此谷疸也。治病必求于
本，疏肝解郁为主，和中利湿佐之。

银州柴胡 一钱　云茯苓 三钱　大砂仁（研、后下）八分
制苍白术（各）一钱　全当归 二钱　生熟谷芽（各）三钱
陈广皮 一钱　炒赤芍 一钱五分　生熟苡仁（各）三钱　制
川朴 一钱　西茵陈 一钱五分　炒车前子（包煎）三钱　黑
山栀 二钱

按　本例因情志不舒，气机怫郁，肝气横逆，脾失健运，"谷气
不消，胃中苦浊、浊气下流，小便不通……身体尽黄，名曰
谷疸"（《金匮要略》）。故肝郁气滞为本，脾胃湿浊为标。
"治病必求于本"，拟疏肝解郁为主治其本，佐以和中利湿
治其标，辨证确切，治疗合理。

任右 经闭三月，膀胱急，少腹满，身尽黄，额上黑，足下热，大便色黑，时结时溏、纳少神疲，脉象细涩。良由寒客血室，宿瘀不行，积于膀胱少腹之间也。女劳疸之重症，非易速痊。古方用硝石矾石散，今仿其意，而不用其药。

当归尾 二钱　云茯苓 三钱　藏红花 八分　带壳砂仁（研、后下）八分　京赤芍 二钱　桃仁泥（包）一钱五分　肉桂心 三分　西茵陈 一钱五分　紫丹参 二钱　青宁丸（包煎）二钱五分　延胡索 一钱　血余炭（包）一钱　泽泻 一钱五分

> **按** 本例女劳疸为肾虚夹有瘀血之重症，丁氏仿仲景硝石矾石散消瘀逐湿之意，选用当归、红花、赤芍、桃仁、肉桂、丹参、延胡索、血余炭消瘀，茯苓、带壳砂仁、茵陈、泽泻逐湿。组方用药可谓灵活合理。

麦左 嗜酒生湿，湿郁生热，热在阳明，湿在太阴，熏蒸郁遏，如盦酱然，面目发黄，黄甚则黑，心中嘈杂，虽食甘香，如啖酸辣，小溲短赤，口干而渴，此酒疸也。姑拟清解阳明之郁热，宣化太阴之蕴湿，使热邪从肌表而解，湿邪从小便而出也。

粉葛根 二钱　肥知母 一钱五分　赤茯苓 三钱　西茵陈 三钱　黑山栀 二钱　陈皮 一钱　车前子（包煎）三钱　天花粉 三钱　枳椇子 三钱　生苡仁（煎汤代水）一两

> **按** 《金匮要略·黄疸病脉证并治》有五疸之称，即黄疸、谷疸、酒疸、女痨疸和黑疸。本例酒疸乃嗜酒过度、湿热内积而成，湿热不能由小便而出，因而成黄疸。湿热之邪熏蒸于上而心中嘈杂，口干而渴；湿热下注，膀胱气化不利则小便短赤；酒疸经久不愈则面目黄甚则黑。丁氏用清热利湿之法，使热邪从肌表而解，湿邪从小便而出。方中枳椇子一药，入脾经，能解酒止渴、利小便。

高左　身热旬余，早轻暮重，夜则梦语如谵，神机不灵，遍体色黄，目黄溺赤，口干欲饮，舌干灰腻，脉象左弦数右濡数。伏邪湿热逗留募原，如盦酱然。湿热夹痰，易于蒙蔽清窍，清阳之气失旷，加之呃逆频频，手足蠕动，阴液暗耗，冲气上升，内风煽动，湿温黄疸，互相为患，颇虑痉厥之变！急拟生津而不滋，化湿而不燥，清宣淡渗，通利三焦，勿使邪陷厥阴，是为要策。

天花粉 三钱　朱茯神 三钱　鲜石菖蒲 一钱　黑山栀 二钱　益元散（包）三钱　柿蒂 十枚　嫩钩钩（后入）三钱　西茵陈 二钱五分　嫩白薇 一钱五分　炒竹茹 一钱五分　白茅根（去心）二扎

按　本例属湿温证邪留三焦，病在气分，未传血分。身热旬余，但非壮热不退，脉象左弦数，故为阴虚发热。丁氏用白薇退虚热；天花粉清热生津而不滋腻，清养肺胃之阴；茯神、菖蒲开心窍；山栀清泄三焦湿热；茅根清热利尿；益元散清热利湿，镇心安神；嫩钩钩清热息风平肝；茵陈清热利湿退黄；柿蒂降逆气；竹茹清热化痰止呕。综观配方，开窍不用芳香之品，以防耗伤正气；化湿不用燥性厚朴，以恐耗伤津液；养阴也不用生地、玄参，因病在气分而未传入血分之故也。立法遣药，颇具巧思。

郭左　蕴湿内阻，与阳明浊气相并，胸闷纳少，遍体色黄。姑拟茵陈四苓加味。

西茵陈 三钱　连皮苓 四钱　猪苓 二钱　福泽泻 钱半　陈广皮 一钱　制苍术 八分　制川朴 一钱　黑山栀 二钱　清水豆卷 四钱　炒谷麦芽（各）三钱　佩兰梗 钱半　通草 八分　佛手 八分

按　《金匮要略·黄疸病脉证并治》曰："黄家所得，从湿得之"，又云："诸病黄家，但利其小便"。本例黄疸证属阳黄，以湿热为主，故丁氏用化湿利小便之法。清热化湿可以退黄，淡渗利湿可使湿热从小便而去，从而达到热清湿化黄退的作用。

郑左　　黄疸渐愈，腹痛时作，阴囊肿胀，肝失疏泄，清气不升，仍宜泄肝扶土。

连皮苓 四钱　西茵陈 钱半　全瓜蒌（切）四钱　金铃子二钱　紫丹参 二钱　生白术 二钱　川石斛 三钱　陈橘核四钱　全当归 二钱　西秦艽 二钱　荔枝核（炙）五枚　枸橘（打）一枚

按　本例湿热余邪随经下注于足厥阴肝经及任脉，气机逆乱，流窜于下，再者脾虚清气不升而下陷，故成疝气。丁氏用带皮苓、白术健脾化湿；茵陈清热利湿；瓜蒌清热散结；川楝子、枸橘疏肝理气止痛；秦艽清热利湿止痛；丹参、当归活血止痛；橘核、荔枝核理气散结止痛；湿热伤及下焦，恐劫灼真阴，故用石斛养阴清热。

罗左　　脾土不运，蕴湿留恋，面浮足肿，小溲泽黄，脉象濡滑，宜健脾化湿。

生白术 三钱　连皮苓 四钱　猪苓 二钱　福泽泻 钱半　西茵陈 钱半　陈广皮 一钱　大腹皮 二钱　汉防己 三钱　生熟苡仁（各）三钱　冬瓜子皮（各）三钱　淡姜皮 五分　杜赤豆 一两

二诊　面浮足肿，临晚更甚，脉象左弦右濡，脾土虚弱，蕴湿留恋，再宜运脾化湿。

生白术 三钱　连皮苓 四钱　陈木瓜 二钱　福泽泻 钱半　西

茵陈 钱半　大腹皮 二钱　川牛膝 二钱　冬瓜子皮（各）
二钱　汉防己 二钱　淡姜衣 五分　生熟苡仁（各）三钱

按　《素问·至真要大论》曰："诸湿肿满，皆属于脾。"脾主运
化，本例脾虚失运，不为胃运化津液及水液，致水湿停滞，
而出现面浮足肿，脉濡滑；蕴湿留恋，郁而化热，湿热下移
膀胱，则小溲泽黄。丁氏仿茵陈四苓散合五皮饮，以达脾胃
健运，湿浊得化之效。

黄左　　脾虚生湿，湿郁生虫，虫积腹痛，时作时止，食入之后更甚，目珠
　　　　黄，小溲赤。宜理脾和胃，化湿杀虫。

连皮苓 四钱　生白术 二钱　猪苓 二钱　福泽泻 钱半　西茵
陈 二钱　陈广皮 一钱　使君肉 三钱　春砂壳（后下）八分
陈鹤虱 三钱　白雷丸 钱半　炒赤芍 二钱　炒谷芽 三钱　炒
苡仁 三钱

按　本例脾虚生湿，湿郁生虫，虫子内扰，气机郁滞，故腹痛；
虫安暂伏，气得疏通，则痛止如常；蛔虫钻入胆道，胆汁不
循常道而外溢，故目黄；湿郁化热，下移膀胱，故溲赤。丁
氏用茵陈四苓汤清热利湿退黄；加陈皮、砂壳理气和胃；谷
芽健脾、米仁健脾渗湿；赤芍清热止痛；使君肉、陈鹤虱、
雷丸杀虫。药到病自去。

陈左　　脾阳不运，湿浊凝聚募原之间，腹胀如鼓，纳谷减少，目黄溲赤，
　　　　证势沉重，姑拟健运分消。

生白术 三钱　福泽泻 钱半　大腹皮 二钱　连皮苓 四钱　西
茵陈 钱半　猪苓 二钱　陈广皮 一钱　鸡金炭 三钱　生熟苡
仁（各）三钱　地枯萝 三钱　冬瓜子皮（各）三钱　陈葫芦
瓢 四钱　炒香五谷虫 三钱

　　　　　　　　｛鼓胀丸八十一
　　　　　　　　粒，每次服九
　　　　　　　　粒，每日服
　　　　　　　　三次。｝

二诊　添入小温中丸钱半（吞服）。

　　按　本例脾阳不运，湿浊凝聚，郁而化热，湿热内壅，气机郁
　　　　阻。丁氏既不用过于寒凉之药清热，亦不投苦燥之剂化湿，
　　　　选用通阳之法亦并非用温药温补阳气，而在于化气利湿，通
　　　　利小便，使气机宣通，水道通调，则湿邪从小便而去。

汪左　抑郁伤肝，肝木克脾，脾弱生湿，水湿泛滥，遍体浮肿，胸闷纳
　　　　少，小溲短赤，肌肤姜黄，似兼阴疸之象。宜茵陈四苓散合滋肾通
　　　　关丸。

西茵陈 钱半　福泽泻 钱半　汉防己 二钱　冬瓜皮 四钱　熟
附片 八分　陈广皮 一钱　生白术 三钱　连皮苓 四钱　猪
苓 三钱　大腹皮 二钱　炒谷麦芽（各）三钱　滋肾通关
丸（包煎）钱半

二诊　腿足浮肿，大腹胀满，肌肤色黄，纳少溲赤，脉象沉细。脾
　　　　肾阳虚，水湿泛滥，浊阴上干阳位，证势非轻。再拟茵陈术
　　　　附合五苓散加减。

西茵陈 钱半　熟附块 一钱　生白术 钱半　川桂枝 六分　福
泽泻 钱半　大腹皮 钱半　汉防己 三钱　生熟苡仁（各）
三钱　连皮苓 四钱　赤猪苓（各）三钱　陈广皮 一钱　淡姜
皮 五分　冬瓜皮 四钱　陈葫芦瓢 四钱

　　按　本例阳黄湿重于热，迁延日久，损伤阳气，湿从寒化，转为
　　　　阴黄。一诊虽为阳黄湿重于热，但黄疸色黄如姜，丁氏预料
　　　　阳黄会转化成阴黄，在选用茵陈四苓散合滋肾通关丸的基
　　　　上，配以附子温中而化寒湿，体现了其治未病的思想。二诊
　　　　时已转为阴黄，丁氏改用茵陈术附汤合五苓散加减，并加大
　　　　附子、汉防己剂量，以增强温阳利水之功。

陈左　　呕恶已止，胸闷略舒，口干渴喜热饮，目黄身黄，小溲短赤，寒化为热，夹湿互阻中焦，脾胃为病。虑其增剧，再宜理脾和胃，芳香化湿。

连皮苓 四钱　猪苓 二钱　藿香梗 钱半　福泽泻 二钱　陈广皮 一钱　佩兰梗 钱半　仙半夏 钱半　枳实炭 一钱　绵茵陈 钱半　白蔻壳 八分　炒谷芽 三钱　炒麦芽 三钱　清水豆卷 四钱　甘露消毒丹 四钱（荷叶包刺孔）

　　　　按　本例痰浊祛除，但寒湿化而未清，郁而化热，脾胃湿热内蕴。丁氏用茵陈清热解毒，利湿退黄；猪苓、茯苓、泽泻淡渗利湿，通利小便；加藿香、佩兰、蔻壳芳香化浊，宣利气机，助化湿退黄之力；二陈汤理气和中；甘露消毒丹利湿化浊，清热解毒；清水豆卷分利湿热；炒麦芽、炒谷芽健脾；复以荷叶包，取其升养脾胃之清气，与枳实相伍，一升清，一降浊，使清升浊降，脾胃调和，正合"脾宜升则健，胃宜降则和"之理。

李右　　脾阳不运，蕴湿内阻，纳谷减少，神疲肢倦，面色萎黄，脉象濡滑，舌苔灰腻。湿为阴邪，非温不化，今拟温运太阴，芳香化湿。

生白术 二钱　连皮苓 四钱　熟附片 五分　陈广皮 一钱　福泽泻 钱半　春砂壳 八分　炒谷麦芽（各）三钱　藿香梗 钱半　佩兰梗 钱半　清水豆卷 四钱　佛手 八分

　　　　二诊　蕴湿略化，谷食渐香，而泛泛作恶，神疲肢倦，舌苔灰腻，脉象濡滑。脾阳不运，胃有痰浊，仍宜温运中阳，芳香化湿。

生白术 二钱　连皮苓 四钱　熟附片 七分　福泽泻 钱半　陈广皮 一钱　仙半夏 二钱　炒谷麦芽（各）三钱　藿香梗 钱半　佩兰梗 钱半　春砂壳（后下）八分　陈香橼皮 八分

按　脾为湿土之脏，职司运化。本例素禀脾阳不足，健运失
司，湿浊内生，郁遏清阳，阻滞气机。湿为阴邪，得温则
化，故丁氏用茵陈利湿退黄；附子温中散寒化湿；茯苓、
泽泻淡渗利湿，以增强其除湿之功；藿香、佩兰芳香化
湿。二诊时脾病及胃，胃有痰浊，加大附子重量，并配以
半夏燥湿化痰，降逆止呕，随症用药，贴切病情，辨证施
治灵活。

朱左　　　湿热蕴于募原，脾胃为病，胸闷不思饮食，遍体发黄，小便短赤，
宜茵陈四苓合平胃散加减。

西茵陈 钱半　福泽泻 钱半　制川朴 一钱　黑山栀 二钱　连
皮苓 四钱　陈广皮 一钱　赤猪苓（各）三钱　制苍术 八分
佩兰梗 钱半　白通草 八分　枳实炭 一钱　甘露消毒丹（包
煎）四钱

按　本例为湿温之邪留恋气分，困阻中焦，脾胃枢机不利，三焦
气化失司所致。茵陈一味，乃丁氏配方中之君药，最善清利
湿热，退黄疸，为"泄脾胃湿热，治黄疸阳黄之君药"，辅
以山栀清泄下焦湿热，使湿热从小便而解。

朱左　　　诊脉三部弦小而数，右寸涩，关濡，尺细数，舌苔腻黄。见症胸
痹痞闷，不进饮食，时泛恶，里热口干不多饮，十日未更衣，小
溲短赤浑浊，目珠微面黄，色灰黯无华。良由肾阴早亏，湿遏热
伏，犯胃贯膈，胃气不得下降。脉症合参，证属缠绵，阴伤既不
可滋，湿甚又不可燥，姑拟宣气泄肝，以通阳明，芳香化浊，而
和枢机。

瓜蒌皮 三钱　赤茯苓 三钱　江枳实 一钱　荸荠梗 一钱五分
薤白头（酒炒）一钱　福泽泻 一钱五分　炒竹茹 一钱五分
鲜枇杷叶 三片　绵茵陈 一钱五分　仙半夏 二钱　通草 八分

银柴胡 一钱　水炒川连 四分　鲜藿佩（各）二钱　块滑石
（包煎）三钱

二诊　脉左三部细小带弦，右寸涩稍和，关濡尺细，舌苔薄腻而
　　　黄。今日呕恶渐减，胸痞依然，不思纳谷，口干不多饮，旬
　　　日未更衣，小溲短赤浑浊，目珠微黄，面部晦色稍开。少阴
　　　之分本亏，湿热夹痰滞互阻中焦，肝气横逆于中，太阴健运
　　　失常，阳明通降失司。昨投宣气泄肝，以通阳明，芳香化
　　　浊，而和枢机之剂，尚觉合度，仍守原意扩充。

仙半夏 二钱　赤茯苓 三钱　银柴胡 一钱　绵茵陈 一钱五分
上川雅连 五分　鲜藿香佩兰（各）二钱　广郁金 一钱五分
建泽泻 一钱五分　瓜蒌皮 三钱　炒枳实 一钱　生熟谷芽
（各）三钱　薤白头（酒炒）一钱　块滑石（包煎）三钱　炒
竹茹 一钱五分　通草 八分　鲜枇杷叶（去毛、包煎）三片
鲜荷梗 一尺

三诊　呕恶已止，湿浊有下行之势，胸痞略舒，气机有流行之渐，
　　　唯纳谷衰少，小溲浑赤，苔薄黄，右脉濡滑，左脉弦细带
　　　数。阴分本亏，湿热留恋募原，三焦宣化失司，脾不健运，
　　　胃不通降，十余日未更衣，肠中干燥，非宿垢可比，勿亟亟
　　　下达也。今拟理脾和胃，苦寒泄热，淡味渗湿。

瓜蒌皮 三钱　赤茯苓 三钱　黑山栀 一钱五分　鲜荸荠梗
三钱　薤白头（酒炒）一钱　炒枳实 七分　通草 八分　鲜枇
杷叶（去毛，包煎）三片　仙半夏 二钱　川贝母 二钱　块
滑石（包煎）三钱　鲜荷梗 一尺　水炒川连 四分　鲜藿香
佩兰（各）二钱　生熟谷芽（各）三钱

四诊　胸痞十去七八，脐气已通，浊气已得下降。唯纳谷衰少，小
　　　溲短赤浑浊，临晚微有潮热，脉象右濡滑而数，左弦细带
　　　数，苔薄腻微黄。肾阴亏于未病之先，湿热逗留募原，三焦
　　　宣化失司，脾胃运行无权。叶香岩先生云：湿热为黏腻熏蒸

之邪，最难骤化，所以缠绵若此也。再拟宣气通胃，苦降渗湿。

清水豆卷 六钱　赤茯苓 三钱　银柴胡 一钱　鲜枇杷叶（去毛、包煎）四片　鲜荷梗 一尺　黑山栀 一钱五分　炒枳实 八分　块滑石（包煎）三钱　仙半夏 二钱　川贝母 二钱　通草 八分　谷麦芽（各）三钱　川黄连 三分　鲜藿香佩兰（各）二钱　瓜蒌皮 三钱　荸荠梗 一钱五分

　　五诊　门人余继鸿接续代诊。小溲浑赤渐淡，胃气来复，渐渐知饥。头眩神疲，因昨晚饥而未食，以致虚阳上扰也。脘痞已除，午后仍见欠舒，良由湿热之邪，旺于午后，乘势而上蒸也。脾胃虽则渐运，而三焦之间，湿热逗留，一时未能清彻。口涎甚多，此脾虚不能摄涩也。今拟仍宗原法中加和胃运脾之品。

清水豆卷 六钱　赤茯苓 三钱　块滑石（包煎）三钱　鲜枇杷叶（去毛、包煎）四片　鲜荷梗 一尺　黑山栀 一钱五分　生於术 八分　通草 八分　仙半夏 一钱五分　谷麦芽（各）三钱　炒枳实 八分　鲜藿香佩兰（各）二钱　杭菊花 一钱五分　瓜蒌皮 三钱　川贝母 二钱　橘白络（各）一钱　荸荠梗 一钱五分

　　六诊　饮食渐增，口亦知味，脾胃运化之权，有恢复之机，小溲赤色已淡，较昨略长，湿热有下行之势，俱属佳征。神疲乏力，目视作胀，且畏灯亮，此正虚浮阳上扰也。口涎渐少，脾气已能摄涩。舌苔薄腻，而黄色已化，脉象右寸关颇和，左关无力，两尺细软，邪少正虚。再拟温胆汤，加扶脾宣气，而化湿热之品，标本同治。

清水豆卷 六钱　赤茯苓 三钱　川贝母 二钱　鲜枇杷叶 四片　鲜荷梗 一尺　生於术 一钱五分　橘白络（各）八分　谷

麦芽（各）三钱　杭菊花 一钱五分　广郁金 一钱　生苡
仁 三钱　炒竹茹 一钱五分　仙半夏 一钱五分　鲜藿香佩兰
（各）二钱　通草 八分　建兰叶 三片

此方本用枳实、瓜蒌皮两味，因大便又行兼溏，故去之。

七诊　腹胀已舒，饮食亦香，小溲渐清，仅带淡黄色，昨解大便一
　　　次颇畅，作老黄色，久留之湿热滞浊，从二便下走也。今早
　　　欲大便未得，略见有血，良由湿热蕴于大肠血分，乘势外
　　　达，可无妨碍。脾胃运化有权，正气日渐恢复，当慎起居，
　　　谨饮食，不可稍有疏忽，恐其横生枝节也。再与扶脾宣化，
　　　而畅胃气。

生於术 一钱　朱茯苓 三钱　通草 八分　鲜荷梗 一尺　鲜藕
节 三枚　清水豆卷 四钱　橘白络（各）一钱　川贝母 二钱
仙半夏 一钱五分　生苡仁 三钱　谷麦芽（各）三钱　京赤
芍 一钱五分　炒竹茹 一钱五分　杭菊花 一钱五分　建兰
叶 三片　荸荠梗 一钱五分

八诊　脾胃为资生之本，饮食乃气血之源，正因病而虚，病去则正
　　　自复。今病邪已去，饮食日见增加，小溲渐清，略带淡黄，
　　　三焦蕴留之湿热，从二便下达，脾胃资生有权，正气日振
　　　矣。舌根腻，未能尽化，脉象颇和，唯尺部细小。再与扶脾
　　　和胃，而化余湿。

生於术 一钱　朱茯苓 三钱　谷麦芽（各）三钱　鲜荷梗 一尺
鲜建兰叶 二片　清水豆卷 四钱　橘白络（各）一钱　稽豆
衣 一钱五分　仙半夏 一钱五分　生苡仁 三钱　炒杭菊 一钱
五分　炒竹茹 一钱五分　鲜藿香佩兰（各）二钱　通草 八分

九诊　脉象渐渐和缓，脏腑气血，日见充旺，病后调养，饮食
　　　为先，药物次之。书云：胃以纳谷为宝。又云：无毒治

病，十去其八，毋使过之，伤其正也。补养身体，最冲和者，莫如饮食。今病邪尽去，正宜饮食缓缓调理，虽有余下微邪，正足则自去，不必虑也。再与调养脾胃，而化余邪。

生於术 一钱五分　橘白络（各）一钱　谷麦芽（各）三钱　鲜荷梗 一尺　清水豆卷 四钱　生苡仁 三钱　佩兰梗 一钱五分　建兰叶 二片　朱茯神 二钱　生淮药 二钱　稆豆衣 一钱五分　炒杭菊 一钱五分　鲜佛手 一钱　通草 八分

十诊　病邪尽去，饮食颇旺，脉象和缓有神，正气日见充旺。小便虽长，色带黄，苔薄腻，余湿未尽。四日未更衣，因饮食多流汁之故，非燥结可比，不足虑也。当此夏令，还宜慎起居，节饮食，精心调养月余，可以复原。再拟健运脾胃，而化余湿。

生於术 一钱五分　瓜蒌皮 三钱　川贝母 三钱　鲜佩兰 三钱　清水豆卷 四钱　朱茯神 三钱　生苡仁 三钱　通草 一钱　鲜荷梗 一尺　橘白络（各）一钱　生熟谷芽（各）三钱

按　本例病案一至六诊均用鲜枇杷叶，是取其和胃降逆止呕之功效。该药香而不燥，故无伤阴之虞。正如《重庆堂随笔》所曰："枇杷叶……香而不燥，凡湿温、疫疠、秽毒之邪在胃者，皆可用以澄浊气而廓中州。"又如《本草纲目》记载："枇杷叶，治肺胃之病，大都取其下气之功耳。气下则火降痰顺，而逆者不逆，呕者不呕，渴者不渴，咳者不咳矣。"

肿胀（附：肿胀概论）

朱女　　　瘄子后，因谷食不谨，积滞生湿，湿郁化热，阻于募原，太阴失健运之常，阳明乏通降之职，遂致脘腹膨胀，小溲不利，咳嗽气喘，面目虚浮，身热肢肿，苔干腻而黄，脉弦滑，右甚于左。肿胀之势渐著，急拟疏上焦之气机，通中宫之湿滞，去其有形，则无形之热自易解散。

淡豆豉 三钱　黑山栀 一钱五分　枳实炭 一钱五分　光杏仁 三钱　川贝母 三钱　桑白皮 二钱　陈广皮 一钱　大腹皮 二钱　莱菔子（炒、研）二钱　福泽泻 一钱五分　鸡金炭 二钱　茯苓皮 三钱　冬瓜子皮（各）三钱

按　本例瘄子透发顺利，但肺经温邪化而未清，夹湿热阻滞中焦脾胃。丁氏仿仲景枳实栀子豉汤法合五皮饮。方中淡豆豉疏解宣发，退表热；山栀清三焦湿热；枳实炭、鸡金炭消食导滞；杏仁宣肺止咳；川贝母清热润肺止咳；桑白皮肃降肺气，通调水道；陈皮、大腹皮理气兼以化湿；莱菔子消食除胀、降气；冬瓜子皮润肺利水；泽泻清湿热、利小便；茯苓皮健脾利水渗湿。诸药相合，共成疏上焦肺气、通中焦湿滞、渗下焦水气之效。

程女　　　肺有伏风，痰气壅塞，脾有湿热，不能健运，以致咳嗽气逆，面浮四肢肿，食入腹胀有形，小溲不利，苔薄腻，脉浮滑，势成肿胀。急拟疏风宣肺，运脾逐湿，庶免加剧耳。

紫苏叶 一钱　青防风 一钱　光杏仁 三钱　象贝母 三钱　连皮苓 四钱　陈广皮 一钱　桑白皮 二钱　大腹皮 二钱　莱菔子（炒研）三钱　枳实炭 一钱　汉防己 三钱　冬瓜子皮（各）三钱

按　本例外有表邪，内有湿热，丁氏用疏解除湿之法，表里同治，不使内外合邪，从而取得满意的疗效。方中紫苏叶、防风、杏仁疏风宣肺，贝母化痰止咳，陈皮、茯苓健脾化湿，桑白皮、莱菔子降肺气，汉防己、大腹皮、冬瓜子仁利水，枳实炭化痰消积。诸药组方，使外邪无所依存，湿浊得以泄化，必使病情好转。

陈左　大腹膨胀，鼓之如鼓，脐突青筋显露，形瘦色萎，脉沉细，舌无苔。良由脾肾之阳大伤，虚气散逆，阳气不到之处，即浊阴凝聚之所。阅前方均用理气消胀之剂，胀势有增无减，病延一载，虚胀无疑。姑仿《经》旨塞因塞用之法，冀望应手为幸。

炒潞党参 三钱　熟附块 一钱　淡干姜 六分　清炙草 六分　连皮苓 四钱　陈广皮 一钱　炒补骨脂 一钱五分　胡芦巴 一钱五分　陈葫芦瓢 三钱　金液丹 一钱（每早空心吞服）

按　本例鼓胀，迭进理气消胀之剂，克伐脾胃，历时一年，病邪日深，正气续败，损及肾阳，造成脾肾阳气亏虚，寒水停聚之虚胀，证属本虚标实，但以本虚为主。故丁氏用附子理中汤去白术，加连皮苓、陈皮、炒补骨脂、胡芦巴、陈葫芦瓢及金液丹，以达到补脾肾、温肾阳、散寒邪、利水湿之功。

关左　暴肿气急，小溲短赤，口渴欲饮，脉浮滑而数。此外邪壅肺，气道不通，风水为患。风为阳邪，水为阳水，风能消谷，故胃纳不减也。拟越婢汤加味。

净麻黄 四分　熟石膏（打）三钱　生白术 一钱五分　光杏仁 三钱　肥知母 一钱五分　茯苓皮 三钱　大腹皮 二钱　桑白皮 二钱　冬瓜子皮（各）三钱　淡姜皮 五分

按　本例暴肿气急，来势急骤，是因风致水，病在于表，水为风
激所致；小溲短赤，口渴欲饮，脉浮滑而数，是风邪已经化
热，故为风水夹里热之证。治仿《金匮要略》越婢汤（麻
黄、石膏、生姜、甘草、大枣）加术合五皮饮加减，以发越
火气，兼清里热。辨证正确，用药灵活周密。

林左　　　年近花甲，思虑伤脾，脾阳不运，湿浊凝聚，以致大腹胀满，鼓之
如鼓，小溲清白，脉象沉细。脾为太阴，湿为阴邪。当以温运分消。

熟附子块 一钱　淡干姜 八分　生白术 三钱　广陈皮 一钱
制川朴 一钱　大腹皮 二钱　鸡金炭 一钱五分　炒谷芽 四钱
陈葫芦瓢 四钱　清炙草 五分

二诊　前进温运分消之剂，脐腹胀满略松，纳谷减少，形瘦神疲，
小溲清长，腑行不实。脉沉细。良由火衰不能生土，中阳不
运，浊阴凝聚，鼓之如鼓，中空无物，即无形之虚气散逆，
而为满为胀也。仍拟益火消阴，补虚运脾，亦《经》旨塞因
塞用之意。

炒潞党参 三钱　熟附子 一钱五分　淡干姜 八分　清炙
草 五分　陈广皮 一钱　大砂仁（研、后下）八分　陈葫芦
瓢 四钱　胡芦巴 一钱五分　炒补骨脂 一钱五分　煨益智
一钱五分

三诊　脐腹胀满较前大减，小溲微黄，自觉腹内热气烘蒸，阳气内
返之佳象。脉沉未起，形肉削瘦。仍拟益火之源，以消阴
翳，俾得离照当空，则浊阴自散。

炒潞党参 三钱　熟附子 一钱五分　淡干姜 八分　清炙草
八分　陈广皮 一钱　大砂仁（研、后下）八分　炒怀山
药 三钱　炒补骨脂 一钱五分　胡芦巴 一钱五分　煨益智
一钱五分　小茴香 八分　焦谷芽 四钱　陈葫芦瓢 四钱

按 《景岳全书·肿胀》曰："凡水肿等证，乃肺脾肾三脏相干之病。盖水为至阴，故其本在肾；水化于气，故其标在肺；水唯畏土，故其制在脾。今肺虚则气不化精而化水，脾虚则土不制水而反克，肾虚则水无可依而妄行。"本例一诊思虑伤脾，脾虚不能制水，水湿壅甚，损伤脾阳，湿浊凝聚，故丁氏仿《济生方》实脾饮（厚朴、枳实、木瓜、木香、草果仁、大腹皮、附子、干姜、甘草、白茯苓）温阳利水。经治虽然证情略减，但丁氏虑其脾阳久虚，必然导致肾阳虚衰，肾阳衰微则不能温养脾土，可使水肿加重，故二、三诊时仿《太平惠民和剂局方》附子理中丸（人参、干姜、白术、炙甘草、附子）加胡芦巴、益智仁、补骨脂等温补肾阳之品，使脾肾阳气得复，浊阴自散。

傅左　宦途失意，忧思伤脾，运行无权，肝木来侮，浊气在上，则生䐜胀，大腹胀满，自秋至冬，日益加剧，动则气逆，小溲涓滴难通，青筋显露，足肿不能步履，口燥欲饮，舌红绛，脉细数。迭进六君、五皮、肾气等剂，病势不减，已入危笃一途！勉拟养金制木，运脾化气，亦不过尽心力而已。

南北沙参（各）三钱　连皮苓 四钱　生白术 三钱　怀山药 三钱　左牡蛎 四钱　花龙骨（先煎）三钱　川贝母 三钱
甜光杏 三钱　汉防己 二钱　鲜冬瓜汁（冲服）二两　滋肾通关丸（包煎）一钱五分

另单方：每日蛤士蟆二钱，泛水如银耳状，煮服。连蟆肉食之，如法食两天后，即小溲畅行，且时时频转矢气、肿胀渐消。按蛤士蟆为益肾利水之品，故能应效，洵治虚胀之妙品也。

按　本例肝气郁结，横逆来犯脾胃，日久不愈，肝脾两伤，进而伤肾，水气停留不化，瘀血不行，致大腹胀满，青筋显露，动辄气逆，小便不畅，足肿不能步履；阴津不能上承，故口燥欲饮；舌红绛，脉细数，为肝肾阴虚之候。丁氏用养金制木、运脾化气、益肾利水之法，疗效显著。其用药特点为养阴而不腻湿留邪，祛湿利水而不伤阴损正。

杨左　形瘦色苍，木火体质，抑郁不遂，气阻血痹，与湿热凝聚募原，始则里热口干，继而大腹胀硬，自夏至秋，日益胀大，今已脐突，红筋显露，纳谷衰少，大便色黑，小溲短赤，舌灰黄，脉弦数，此血臌之重症也。气为血之先导，血为气之依附，气滞则血凝，气通则血行。先拟行气祛瘀，清热化湿，然恙根已深，非旦夕所能图功者也。

银州柴胡 一钱　生香附 二钱　连皮苓 四钱　紫丹参 二钱
粉丹皮 一钱五分　赤芍 二钱　藏红花 八分　当归尾 三钱
绛通草 八分　黑山栀 一钱五分　泽兰叶 一钱五分　青宁丸
（包）三钱

按　喻嘉言曰："胀病亦不外水裹、气结、血瘀。"但在疾病发展的不同阶段，水裹、气结、血瘀的主次不同。通常臌胀病之初起以气结为主，按压腹部，如按气囊；若失治、误治，病邪入里，则以水裹与血瘀为主。水裹为主者，腹部坚满，摇动有水声，按之如囊裹水。血瘀为主者，则见腹上青筋显露，面、颈、胸部出现红缕赤痕。本例瘀血阻于肝脾脉络，为臌胀（实胀）之重症。丁氏予化瘀汤（当归、丹皮、丹参、赤芍、桃仁、红花、甲珠、白术、泽泻、青皮、牡蛎）出入，以活血化瘀、行气利水、清热化湿，缓缓图治。

金童　初病春温寒热，经治已愈，继因停滞，引动积湿，湿郁化水，复招外风，风激水而横溢泛滥，以致遍体浮肿，两目合缝，气逆不能平卧，大腹胀满，囊肿如升，腿肿如斗，小溲涩少，脉象浮紧，苔白腻，此为风水重症。急拟开鬼门，洁净府。

紫苏叶 一钱　青防风 一钱　川桂枝 五分　连皮苓 四钱　福
泽泻 一钱五分　陈广皮 一钱　大腹皮 二钱　水炙桑叶 二钱
淡姜皮 五分　鸡金炭 一钱五分　莱菔子（炒、研）二钱

二诊　遍体浮肿，咳嗽气急，难于平卧，大腹胀满，小溲不利，囊
　　　肿腿肿如故，苔白腻，脉浮紧而弦。良由脾阳不运，积滞内
　　　阻，水湿泛滥横溢，灌浸表里，无所不到也。恙势尚在重
　　　途，还虑易进难退。再拟汗解散风，化气利水，俾气化能及
　　　州都，则水湿斯有出路。

净麻黄 四分　川桂枝 六分　连皮苓 四钱　生白术 一钱五分
猪苓 二钱　泽泻 一钱五分　陈皮 一钱　大腹皮 二钱
水炙桑叶 二钱　汉防己 二钱　莱菔子（炒、研）三钱　淡
姜皮 五分

三诊　连投开鬼门，洁净府之剂，虽有汗不多，小溲渐利，遍体浮
　　　肿不减，咳嗽气逆如故，大腹胀满，苔白腻，脉浮紧。良由
　　　中阳受伤，脾胃困顿。阳气所不到之处，即水湿浸灌之所，
　　　大有水浪滔天之势，尚在重险一途。今拟麻黄附子甘草汤合
　　　真武、五苓、五皮，复方图治，大病如大敌，兵家之总攻击
　　　也。然乎否乎？质之高明。

净麻黄 四分　熟附块 一钱　生甘草 五分　猪云苓（各）　　｜外以热水袋熨
三钱　川椒目 二十粒　川桂枝 六分　生白术 一钱五分　福　｜体，助阳气以蒸
泽泻 一钱五分　陈广皮 一钱　大腹皮 二钱　水炙桑皮 二钱　｜汗，使水气从外
淡姜皮 五分　汉防己 二钱　　　　　　　　　　　　　　　　｜内分消也。

四诊　服复方后，汗多小溲亦畅，遍体浮肿渐退，气逆咳嗽渐平，大
　　　有转机之兆。自觉腹内热气蒸蒸，稍有口干，是阳气内返，水
　　　湿下趋之佳象，不可因其口干，遽谓寒已化热，而改弦易辙，
　　　致半途尽废前功也。仍守原法，毋庸更章。

原方加生熟苡仁各 三钱。

五诊　遍体浮肿、十去五六，气逆亦平，脉紧转和，水湿已得分
　　　消。唯脾不健运，食入难化，易于便溏，口干欲饮，脾不能
　　　为胃行其津液，输润于上，不得据为热象也。今制小其剂，
　　　温肾助阳，运脾利水，去疾务尽之意。

熟附块 一钱　生白术 二钱　生甘草 五分　茯猪苓（各）
三钱　炒补骨脂 一钱五分　川桂枝 五分　福泽泻 一钱五分
陈广皮 一钱　大腹皮 二钱　水炙桑皮 二钱　淡姜皮 五分
生熟苡仁（各）三钱　冬瓜子皮（各）三钱

六诊　遍体浮肿，已退八九，气逆咳嗽亦平，饮食亦觉渐香。诸病已
　　　去，正气暗伤，脾土未健，神疲肢倦，自汗蒸蒸，有似虚寒之
　　　象。今拟扶其正气，调其脾胃，佐化余湿，以善其后。

炒潞党参 二钱　熟附片 八分　生白术 二钱　云茯苓 三钱
清炙草 五分　陈广皮 一钱　大砂仁（研、后下）八分　炒
补骨脂 一钱五分　炒谷麦芽（各）三钱　生熟苡仁（各）
三钱　冬瓜子皮（各）三钱　福泽泻 一钱五分　生姜 二片
红枣 四枚

按　《医门法律·水肿门》曰："《经》谓二阳结谓之消，三阳结
　　谓之水……三阴者，手足太阴脾肺二脏也。胃为水谷之海，
　　水病莫本之于胃，《经》乃以属于脾肺者，何耶？使足太阴
　　脾，足以转输水精于上，手太阴肺足以通调水道于下，海不
　　扬波矣。唯肺脾二脏之气，结而不行，后乃胃中之水曰蓄，
　　浸灌表里，无所不到也；是则脾肺之权，可不伸耶？然其权
　　尤重于肾。肾者，胃之关也，肾司开阖，肾气从阳则开，阳
　　太盛则关门大开，水直下而为消，肾气从阴则阖，阴太盛则
　　关门常阖，水不通为肿。"本例一二诊时，丁氏拟开鬼门、
　　洁净府之法，选用苏叶、防风、麻黄、桂枝疏风解表，使在
　　表之水气从汗而解，大腹皮、带皮苓、姜皮去肌肤之水，猪
　　苓、泽泻通利小便，使在里之水邪从下而夺。疏表有利于通
　　里，通里有助于疏表。由于湿从寒化，伤及脾阳，"五脏之

伤，穷必及肾"，致肾阳亦虚，故三、四诊丁氏改用麻黄附子甘草汤合真武、五苓、五皮，复方治之，温阳燥湿，化气利水，外以热水袋熨体，助阳气以蒸汗，水气从内外分消，从而阳气内返，水湿下趋，病情得有转机。五诊时，遍体浮肿已退五六，气逆咳嗽亦平，丁氏"衰其大半而止"，即停麻黄、防己、椒目，以防其伤正。六诊时，标实将尽，正气暗伤，丁氏改议益气健脾温肾，佐化余湿，扶正祛邪，以善其后。

徐右　产后两月余，遍体浮肿，颈脉动时咳，难于平卧，口干欲饮，大腹胀满，小溲短赤，舌光红无苔，脉虚弦而数。良由营阴大亏，肝失涵养，木克中土，脾不健运，阳水湿热，日积月聚，上射于肺，肺不能通调水道，下输膀胱，水湿无路可出，泛滥横溢，无所不到也。脉症参合，刚剂尤忌，急拟养肺阴以柔肝木，运中土而利水湿，冀望应手，庶免凶危。

南北沙参（各）三钱　连皮苓 四钱　生白术 二钱　清炙
草 五分　怀山药 三钱　川石斛 三钱　陈广皮 一钱　桑白　｛另用冬瓜汁温饮代茶。｝
皮 二钱　川贝母 三钱　甜光杏 三钱　大腹皮 二钱　汉防
己 三钱　冬瓜子皮（各）三钱　生苡仁 五钱

二诊　服药三剂，小溲渐多，水湿有下行之势，遍体浮肿，稍见轻减。而咳嗽气逆，不能平卧，内热口干，食入之后，脘腹饱胀益甚。舌光红，脉虚弦带数。皆由血虚阴亏，木火上升，水气随之逆肺，肺失肃降之令，中土受木所侮，脾失健运之常也。仍宜养金制木，崇土利水，使肺金有治节之权，脾土得砥柱之力，自能通调水道，下输膀胱，而水气不致上逆矣。

南北沙参（各）三钱　连皮苓 四钱　生白术 二钱　清炙
草 五钱　川石斛 三钱　肥知母 一钱五分　川贝母 二钱　桑
白皮 二钱　大腹皮 二钱　汉防己 二钱　炙白苏子 一钱五分

甜光杏 三钱　冬瓜子皮（各）三钱　鸡金炭 二钱

> 按　本例产后血虚阴亏，肝失濡养，木克中土则不能制水，水气
> 随木火上逆于肺，肺失肃降。丁氏仿四君子汤合清金化痰、
> 五皮饮，人参改南北沙参养阴清热，茯苓带皮以加强健脾利
> 水之效。复方图治，使肺气通调，脾气健运，则水肿自退。
> 其用药特点为利水而不伤阴，养阴而不助湿。

张左　　肺有伏风，脾有蕴湿，咳嗽气逆，面浮胸闷，食入作胀，虑其喘
　　　　肿，姑拟疏运分消。

光杏仁 三钱　薤白头（酒炒）一钱　生熟苡仁（各）三钱
象贝母 三钱　瓜蒌皮 二钱　赤茯苓 三钱　陈广皮 一钱　大
腹皮 二钱　炒枳壳 钱半　炒谷麦芽（各）三钱　冬瓜子皮
（各）三钱　水炙桑叶 钱半　水炙桑皮 钱半

> 按　水肿的治法，常用的有利尿、发汗、健脾益气、温化、育阴
> 利水、燥湿理气、清热解毒、活血化瘀、泻下逐水、扶正固
> 本诸法。本例水肿病位在肺、脾，属实证。故丁氏拟利尿、
> 发汗、燥湿理气之法同用，使气行则水行，气降则水降，畅
> 通三焦，有助于利尿消肿。

陈左　　气逆咳嗽，大腹饱满，腿足浮肿，脉象沉细。此脾肾阳虚，水湿泛
　　　　滥。拟温肾运脾而化水湿。

连皮苓 四钱　甜光杏 三钱　汉防己 三钱　水炙桑皮 钱半　　　{《医门》黑锡丹
炙远志 一钱　胡芦巴 钱半　生冬术 三钱　仙半夏 二钱　熟　　 五分，吞服。}
附片 八分　陈橘核 四钱　补骨脂 三钱（核桃肉二枚同
炒）《济生》肾气丸 一两（包煎）

> 按　本例水肿之证，其本在肾，其标在肺，其制在脾。丁氏用温

肾运脾、宣肺化痰、利水渗湿之法，使肺气肃降，通调水道的功能正常，痰湿得化。同时脾肾阳气健旺，气化水行，预后良好。

叶左　　肺有伏风，痰气壅塞；脾有湿热，不能健运。咳呛咯痰不爽，甚则夹红，遍体浮肿，姑拟疏运分消。

连皮苓 四钱　生熟苡仁（各）三钱　赤猪苓 二钱　生泽泻 钱半　陈广皮 一钱　大腹皮 二钱　桑白皮 二钱　光杏仁 三钱　象贝母 三钱　地枯萝 三钱　汉防己 三钱　枯碧竹① 三钱　冬瓜子 三钱

　　按　本例咳呛咯痰，甚则夹血，全身浮肿，为风邪伏肺，肺气失宣，湿热蕴脾，健运失司，痰气交阻，水湿壅滞所致。乃肺脾同病也。《经》云：诸湿肿满，皆属于脾。故丁氏治疗关键不在宣肺，而在于健脾利水。

薛二小姐　面浮肢肿，胸闷纳少，蒂丁下坠。蕴湿痰热未楚，肺胃肃运无权，拟肃运分消。

生苡仁 四钱　福泽泻 钱半　连皮苓 四钱　陈广皮 一钱　光杏仁 三钱　大腹皮 二钱　象贝母 三钱　桑叶皮（水炙、各）钱半　甜甘草 六分　冬瓜子 三钱　藏青果 一钱

　　按　本例湿痰热蕴阻太阴，肺胃（脾）肃运无权，丁氏仿清金化痰汤（桑皮、瓜蒌仁、贝母、桔梗、橘红、茯苓、黄芩、山栀、麦冬、知母、甘草）合《千金》苇茎汤（苇茎、桃仁、冬瓜仁、薏苡仁），共奏清热宣肺、豁痰止咳、渗湿消肿之效。方中甜甘草拟改为生甘草，或改为甜桔梗（又名荠

————————

① 枯碧竹：此药丁甘仁常用，在肿胀一节中亦有出现，功能清热利湿。

莶）。丁氏治疗与上案类似病例，常喜用"甜桔梗"，因其
为治咽痛之良药。

薛二小姐 复病寒热渐退，面浮肢肿，大腹胀满，稍有咳嗽，舌苔微黄，脉象
濡滑。因饮食不节，脾弱欠运，水谷之湿蕴于募原，水湿不得从膀
胱下出也，还虑增剧。姑拟开鬼门，洁净府，使水湿内外分消。

川桂枝 五分　炒黄芩 八分　连皮苓 四钱　地枯萝 三钱　生
熟苡仁（各）三钱　猪苓 三钱　福泽泻 一钱五分　枯碧
竹 三钱　陈广皮 一钱　大腹皮 二钱　水炙桑皮 二钱　光杏
仁 三钱　淡姜皮 五分　冬瓜子皮（各）三钱

二诊　复病寒热已退，面浮肢肿，胸闷纳少，舌苔灰黄，脉象
濡数。因饮食不慎，湿热内阻，脾胃运化失常，今宜疏
运分消。

清水豆卷 四钱　连皮苓 四钱　陈皮 一钱　生熟苡仁
（各）三钱　大腹皮 二钱　通草 八分　地枯萝 三钱　枯
碧竹 三钱　杜赤豆 一两　炒谷麦芽（各）三钱　冬瓜子
皮（各）三钱

三诊　面浮肢肿，渐见轻减，胸闷纳谷不香，蒂丁下坠。蕴湿痰热
未楚，肺胃肃运无权。再拟肃运分消。

连皮苓 四钱　生苡仁 四钱　光杏仁 三钱　大贝母 三钱　甜
甘草 八分　泽泻 一钱五分　陈广皮 一钱　大腹皮 二钱　藏青
果 一钱　水炙桑叶皮（各）一钱五分　冬瓜子皮（各）三钱

按　本例水肿乃水湿浸渍，郁而化热，困遏脾胃，中焦脾胃失其
升清降浊之功能，三焦决渎失司，水湿日增而无出路，横溢
肌肤所致。而且又有咳嗽等肺气不宣的表现，故丁氏依照
《素问·汤液醪醴论》提出的"开鬼门，洁净府"的基本治

则，冀水湿从腠理及膀胱而出，肺气宣肃。由于处方用药得当，病情好转迅速。

附：肿胀概论

《灵枢·胀论》谓：五脏六腑，皆各有胀，诸胀者，皆因厥气在下，营卫留止，寒气逆上，真邪相攻，两气相搏，乃合而为胀也。故凡治胀病，必会通圣经诸条之旨，然后能识脏腑之部分，邪气之盛衰，盖名曰厥气者逆气也，寒气者浊阴也，逆气下塞，浊阴上干，卫气滞留，营血凝止，营卫不调，寒邪得以乘虚而入，正邪相持，互结不解，脏虚邪即入脏，腑虚邪即入腑，故有五脏六腑诸胀之见症，治法分别列后。

心胀者，烦心短气，卧不安。心为君主之官，神明出焉，寒邪来犯，心阳郁遏，阴阳交战则短气，火被水克为心烦，心肾不交，则卧不安也。当宜发扬神明，以安心脏，俾离火空照，则阴翳自散。

川桂枝 四分　光杏仁 三钱　生甘草 五分　朱茯神 三钱　酸枣仁 三钱　紫丹参 三钱　炙远志 一钱　川郁金 一钱五分　琥珀屑（冲服）六分　姜皮 五分　沉香片 四分　朱灯心二扎

肺胀者，虚满喘咳。肺为至高之脏，位主上焦，职司清肃。寒客于肺，肺气壅塞，清肃之令，不得下行。先哲云：喘咳之为病，在肺为实，在肾为虚，此肺金之实喘也。宜温肺散寒，射干麻黄汤加减，如寒包热者，麻杏石甘汤治之。

净麻黄 四分　嫩射干 八分　光杏仁 三钱　生甘草 六分　象贝母 三钱　仙半夏 二钱　薄橘红 八分　桑白皮 二钱　炙款冬 一钱五分　瓜蒌皮 二钱　清水炒枇杷叶（去毛、包）二钱脾胀者，善哕，四肢烦悗，体重不能胜衣，卧不安。脾为太阴而主四肢，脾弱生湿，湿阻中宫，真阳不运，土德日衰，寒邪乘之，浊阴凝聚而为哕，为体重，为烦悗也。脾与胃为表里，脾病胃亦病，胃不和则卧不安。宜温运太阴，而化湿浊。

熟附片 一钱五分　生白术 一钱五分　炮姜炭 八分　云茯苓 三钱　仙半夏 二钱　青陈皮（各）一钱　大砂仁 八分　炒苡仁 八钱　炒谷麦芽（各）三钱　制川朴 一钱

肝胀者，胁下满而痛引少腹。胁乃肝之分野，少腹乃厥阴之界，寒客厥阴，木失条达，厥气横逆鸱张，故胁满而少腹痛也。宜疏泄厥气，而散寒邪。

软柴胡 一钱　炒赤白芍（各）一钱五分　金铃子 二钱　延胡索 一钱　细青皮 一钱　春砂壳（后下）八分　川郁金 一钱五分　广木香 六分　青橘叶 一钱五分　小茴香 八分　台乌药 一钱　江枳壳 一钱

肾胀者，腹满引背，央央然腰髀痛。肾为水脏，腰为肾府，寒着于肾，下元虚寒，真阳埋没，阴邪充斥，故腹满而腰髀痛也。宜温肾助阳而驱浊阴，俾得阳光普照，则阴霾自消。

熟附块 一钱五分　生白术 二钱　西秦艽 二钱　川牛膝 三钱　厚杜仲 三钱　补骨脂 一钱五分　青陈皮（各）一钱　台乌药 一钱　小茴香 一钱　广木香 六分　嫩桑枝 四钱　生姜 三片

胆胀者，胁下痛胀，口中苦，善太息。胆为中正之官，决断出焉，唯其气血皆少，为清净之府，而内寄相火。寒客于胆，胆与肝为表里，胆病而肝亦病，胆汁上溢，故口苦；肝气怫郁，故胁痛胀善太息也。宜和解枢机，而泄厥阴。

柴胡 一钱　当归 二钱　白芍 一钱五分　栀子皮 一钱五分

白蒺藜 三钱　云苓 三钱　陈皮 一钱　枳壳 一钱　合欢皮
二钱　川郁金 一钱五分　佛手 八分

由是观之，五脏六腑之胀，属寒者多而属热者少，属实者多而属虚者少。中满分消，治寒胀也；丹溪小温中丸，治热胀也；《金匮》攻在疾下，治实胀也；《济生》肾气，治虚胀也。为司命之职，苟不辨明清彻，而笼统处方，岂不自欺欺人乎？

胃胀者，腹满，胃脘痛，鼻闻焦臭，妨于食，大便难。胃为阳土，主司出纳，寒邪乘之，胃气不通，不通则痛。胃既受病，水谷停滞中宫，欲化不化，反变败浊，故鼻闻焦臭而妨碍饮食也。谷气不行，阳不通达，受盛传导，皆失所司，故大便难，与腑实便闭者不同。宜平胃散合脾约麻仁丸加减。

制苍术 一钱　制川朴 一钱　陈广皮 一钱　细青皮 一钱　江枳壳 一钱　大砂仁（研、后下）八分　广郁金 一钱五分　全瓜蒌（切）三钱　脾约麻仁丸（包）五钱　广木香 四分

小肠胀者，少腹䐜胀，引腰而痛。小肠为受盛之官，化物出焉。位居胃之下口，大肠之上口，寒客小肠，物无由化，水液不得渗于前，糟粕不得归于后，故为少腹䐜胀，引腰而痛，小溲必不利也。宜通幽化浊、滑利二便。

细青皮 一钱五分　赤茯苓 三钱　台乌药 一钱　细木通（酒炒）一钱五分　瓜蒌仁（研）三钱　车前子（包煎）二钱　广木香 六分　江枳壳 二钱　青橘叶 一钱五分　光杏仁 三钱
生姜 三片

大肠胀者，肠鸣而痛濯濯，冬日重感于寒，则飧泄不化。大肠为传导之官，变化糟粕而出焉，寒客大肠，变化无权，清浊混淆，则生飧泄；虚寒气滞，则肠鸣而痛濯濯也。宜温中化浊、分利阴阳。

熟附块 八分　炮姜炭 六分　生白术 二钱　广木香 八分　陈
广皮 一钱　猪茯苓（各）三钱　大砂仁（研、后下）一钱
制川朴 八分　大腹皮 二钱　六神曲 三钱

膀胱胀者，少腹满而气癃。膀胱为州都之官，津液藏焉，气化则能出矣。寒客膀胱，湿郁下焦，气化不及州都，水道窒塞不通，故少腹满而气癃，即今之癃闭也。宜开启上闸，以通下源，如提壶揭盖之意。

苦桔梗 二钱　光杏仁 三钱　云茯苓 三钱　细木通 八分　车
前子（包煎）三钱　瞿麦穗 二钱　冬葵子 四钱　怀牛膝
二钱　滋肾通关丸（包）三钱　荸荠梗 三钱

三焦胀者，气满于皮肤中，轻轻然而不坚。三焦即募原，为决渎之官，水道出焉。寒气逆于三焦，决渎失职，气与水逆走腠理，其水不得从膀胱而泄。气本无形，水质不坚，故气满于皮肤中，轻轻然而不坚，与肤胀等耳。当行气利水，五苓五皮加减。

川桂枝 五分　生白术 一钱五分　桑白皮 二钱　鲜姜皮 一钱
陈广皮 一钱　赤猪苓（各）三钱　江枳壳 一钱　福泽泻
一钱五分　大腹皮 二钱　广木香 六分　冬瓜皮 一两（煎汤代水）

臌　胀

王右　　脾阳不运，浊阴凝聚，大腹胀满，鼓之如鼓，纳谷减少。脉象濡迟，舌苔白腻，证势非轻，姑宜温运分消。

生白术 三钱　连皮苓 四钱　熟附块 一钱　淡干姜 五分　清
炙甘草 五分　陈广皮 一钱　大腹皮 二钱　福泽泻 钱半　带

壳砂仁（后下）八分　炒谷麦芽（各）三钱　冬瓜子 三钱
陈葫芦瓢 四钱

> 按　脾阳不振，寒湿停聚，水蓄不行，则腹大胀满；脾阳虚不能运化水谷，则纳谷减少，治宜温中健脾，行气利水。药选白术、熟附块、干姜、炙甘草振奋脾阳，温化水湿；大腹皮、茯苓行气利水；泽泻、冬瓜子、陈葫芦瓢利水消肿；陈皮、砂仁、炒谷麦芽健脾开胃。

谢右　脾阳不运，肝木来侵，厥气散逆；腹胀如鼓，青筋显露，谷纳减少，脉象濡细。证势沉重，姑仿塞因塞用之法。

吉林参须 一钱　生白术 三钱　连皮苓 四钱　清炙草 五分
陈广皮 一钱　带壳砂仁（后下）八分　炒谷麦芽（各）三钱
生熟苡仁（各）三钱　冬瓜子皮（各）三钱　陈葫芦瓢 四钱
金匮肾气丸 一两（包煎）

> 按　肝脾功能彼此失调，肝气郁遏日久，势必木郁克土，脾失健运，寒湿困脾，进而累及肾脏而致脾肾阳虚。投以理中汤合金匮肾气丸以温补脾肾、化气行水。

夏先生　吐血便血起见，中土已伤，脾不健运，肝木来侮，清气下陷，浊气凝聚，大腹胀满如鼓，腹疼便溏，如痢不爽，纳少泛恶。脉象左濡弦右虚缓，舌光而干，渴不欲饮，阴阳两伤，已可概见，脉症参合，已入不治之途，勉拟温运中州，而化浊湿。

炒党参 二钱　炮姜炭 六分　生白术 三钱　连皮苓 四钱　陈广皮 一钱　带壳砂仁（后下）八分　苦桔梗 一钱　炒怀山药三钱　范志曲 三钱　陈葫芦瓢 四钱　炒谷芽 四钱　炒苡仁 四钱

二诊　吐血便血之后，大腹胀满如鼓，腹痛便溏似痢，纳少泛恶，脉象虚弦，舌光无苔，渴不欲饮。此乃脾肾阴阳两亏，肝木克土，清气下陷，浊气凝聚，证势甚重，再宜温运中都而化湿浊。

炒党参 三钱　炮姜炭 六分　生白术 二钱　陈广皮 一钱　连皮苓 四钱　炒怀山药 三钱　大腹皮 二钱　冬瓜子 三钱　范志曲 三钱　带壳砂仁（后下）八分　炒谷芽 三钱　炒苡仁 三钱　陈葫芦瓢 四钱

按　《素问·阴阳应象大论》篇曰："浊气在上，则生䐜胀。"本例清气下陷，浊气凝聚，腹胀如鼓，脾肾阴阳两亏，本虚标实之候，不宜攻伐过猛，以免损伤元气。当扶正达邪，投以参苓白术散加减以补其虚，除其湿，行其滞，调其气，以翼中州健运而化湿浊。二诊加冬瓜子、大腹皮行气利水。

胡左　呃逆已止，而腹胀如鼓，青筋显露，纳少形瘦，小溲短赤，脉虚弦无力，舌苔干腻微黄。脾肾阴阳两亏，肝木来侮，湿浊凝聚募原之间也。恙势尚在重途，未敢轻许无妨。宜健运分消，泄肝化湿，尚希明正。

南沙参 三钱　连皮苓 四钱　生白术 二钱　新会皮 钱半　大腹皮 二钱　生泽泻 钱半　仙半夏 二钱　猪苓 三钱　春砂壳（后下）八分　冬瓜子 三钱　炒谷麦芽（各）三钱　炒苡仁 三钱　陈葫芦瓢 四钱　《济生》肾气丸（包）八钱

二诊　单腹胀已久，青筋显露，脾虚木侮，湿浊凝聚募原之间，兼之吐血咳嗽，自汗频频，脉象芤弦而数。木郁化火，扰犯阳明之络，络损则血上溢也。前波未平，后波又起，恐正虚不能支持，致生变端。再宜引血归经，运脾柔肝，尽人力以冀天眷，尚希明正。

蛤粉炒阿胶 二钱　侧柏炭 三钱　左牡蛎（先煎）三钱　花龙
骨（先煎）三钱　紫丹参 二钱　茜草根 二钱　怀牛膝 二钱
连皮苓 四钱　川贝母 二钱　仙鹤草 三钱　白茅花（包）钱半
鲜竹茹 二钱　鲜藕 二两　葛氏十灰丸（包）三钱

按　腹胀如鼓，青筋显露，纳少形瘦，小溲短赤，为脾肾两亏之
候。治宜脾肾兼顾，方投五苓散合《济生》肾气丸加减，健脾
化湿，温肾利水。二诊见吐血咳嗽，乃肝气横逆犯胃，损伤阳
明之络之故。正虚邪实，当疏肝健脾，凉血止血，以扶正祛邪。

钱先生　初起寒热，继则脐腹鼓胀，右臂部酸痛，连及腿足，不能举动，舌
苔腻黄，小溲短赤，腑行燥结，脉象濡滑而数。伏邪湿热夹滞交阻
募原，肝气乘势横逆，太阴健运失常，阳明通降失司。痹痛由于风
湿，书云：非风不痛，非湿不重也。经络之病，连及脏腑，证非轻
浅。姑拟健运分消，化湿通络，冀望应手为幸，尚希明正。

清水豆卷 四钱　嫩白薇 钱半　郁李仁 三钱　木防己 三钱　茯
苓皮 四钱　通草 八分　大麻仁 四钱　肥知母 钱半　枳实
炭 一钱　全瓜蒌（切）四钱　西秦艽 钱半　地枯萝 三钱

按　膜胀而见小溲短赤，大便秘结、舌苔黄腻，为湿热互结，蕴
滞脾胃，兼有风湿痹痛，治当清热利湿，化湿通络。

癥 瘕

杜右　腹部结块，按之略痛，或左或右，内热神疲，脉沉弦，苔薄腻。
癥病属脏，着而不移，瘕病属腑，移而不着。中阳不足，脾胃素
伤，血不养肝，肝气瘀凝，脉症参合，病非轻浅。若仅用攻破，
恐中阳不足，脾胃素伤，而致有膨满之患，辗转思维，殊属棘

手。姑拟香砂六君加味，扶养脾胃，冀共消散。

炒潞党参 三钱　制香附 一钱五分　大枣 五枚　云茯苓 三钱
春砂壳（后下）五分　炙甘草 八分　炒白术 二钱　陈广
皮 一钱

复诊　前方服二十剂后，神疲内热均减，瘕块不疼略消，纳谷渐香。中阳有来复之象，脾胃得生化之机。再拟前方进步。

炒潞党参 三钱　炙甘草 八分　陈广皮 一钱　云茯苓 三钱
制香附 一钱五分　大腹皮 三钱　炒白术 二钱　春砂壳（后下）五分　炒谷芽 三钱　大红枣 五枚　桂圆肉 五粒

按　癥病有形，着而不移，痛有定处，病属血分，乃为脏病；瘕病无形，移而不着，痛无定处，病属气分，乃为腑病。本例腹部结块，痛无定处，或左或右，乃瘕病也。因中阳不足，脾胃损伤，健运失司，不能输布水谷之精微，湿浊凝聚成痰，痰气交阻，气机不畅而成瘕证。故丁氏予香砂六君子汤加减，甘温调养，内热得减，精神渐振，腹块不疼略消，使脾胃渐旺，中阳渐复，病情好转迅速。

孙右　肝之积，名为肥气。肝气横逆，有升无降，胁部作痛，按之有块，泛泛作恶，头内眩晕，纳谷衰少。多愁善郁，证属七情，非易图治，若能怡情悦性，更以药石扶助，或可消散于无形。

软柴胡 五分　金铃子 一钱五分　制香附 一钱五分　全当
归 二钱　延胡索 五分　春砂壳（后下）八分　炒白芍 三钱
细青皮 八分　广木香 五分　失笑散（包煎）一钱五分

二诊　泛泛作恶略止，胁部气块亦觉略消。头内眩晕，纳谷衰少，肝气横逆，上升则呕恶，下郁则痞块作痛。再与平肝理气，和胃畅中。

金铃子 一钱五分　制香附 一钱五分　仙半夏 一钱五分　延
胡索 五分　春砂壳（后下）五分　陈广皮 一钱五分　炒白
芍 一钱五分　大腹皮 三钱　制川朴 八分　失笑散（包煎）
一钱五分

> 按　肥气乃肝之积也。本例多愁善郁，肝气不舒，横逆犯脾，气
> 机阻滞，血行不畅，经脉瘀阻，久不得解，疑结成块。丁氏
> 根据王清任《血证论》：无论何处，皆有气血，气无形不能
> 结块，结块者必有形之血也。用金铃子散合失笑散加味治
> 疗，冀气血得以流通，肝积消散于无形。

姜右　经停四月，忽然崩漏，状如小产，腹内作痛，泛泛呕吐，形瘦骨
立，纳谷衰少，脉象弦细而数，苔薄腻而灰。前医疑是妊孕，迭投
安胎之剂。参合脉症，肝脾两虚，寒瘀停凝。夫肝藏血，脾统血，
藏统失司，气血不能循经而行，偶受寒气，停于腹内，状如怀孕，
《经》所谓瘕病是也。证势沉重，非易图治，急与培补气阴，温通
寒瘀。

炒潞党参 二钱　熟附块 二钱　单桃仁 一钱五分　炙黄芪
三钱　炮姜炭 一钱　杜红花 八分　炒白术 二钱　淡吴萸
一钱　泽兰 一钱五分　小红枣 五枚　广木香 五分

此药服三剂，崩漏腹痛均止，仍以前方去淡吴萸、桃仁、红花、
泽兰，加杞子、杜仲、川断，共服十剂而愈。

> 按　《灵枢·水胀》曰："石瘕生于胞宫中，寒气客于子门，
> 子门闭塞，气不得通，恶血当泻不泻，衃以留止，日以益
> 大，状如怀子，月事不以时下，皆生于女子。"本例丁氏拟
> 《太平惠民和剂局方》附子理中丸（人参、干姜、附子、白
> 术、炙甘草）加味，温中祛寒、补益脾胃，温、补、燥三
> 法同用。一诊时加桃仁、红花、泽兰等活血祛瘀之品，瘀
> 血迅速祛除，崩漏腹痛皆瘥；二诊时在温中祛寒、补益脾

胃的基本上，配合枸杞、川断、杜仲等补益肝肾。因处方用药堪称合度，故服药未满2周，即告痊愈。

王右　心下结块，痛则呕吐，嗳气不舒，纳谷不多。素体气阴两亏，肝木用事，肝气夹痰瘀阻于心下，《经》书所谓伏梁，即此候也。治宜开清阳而化浊阴，平肝气而化痰瘀。

金铃子 一钱五分　云茯苓 三钱　全当归 三钱　延胡索 五分
姜川连 三分　炒白芍 二钱　淡吴萸 五分　白蔻壳（后下）
四分　煅瓦楞 三钱　佛手柑 八分

　　　　按　积聚是指以腹内结块，或胀或痛为临床主要特征的病证。《难经·五十六难》云："心之积名曰伏梁，起脐上，大如臂，上至心下。"本例病位在肝脾，病机主要为气滞、血瘀、痰结等，故丁氏理气、活血、化痰之法同用，而偏重于理气，使气血得以疏通，痰浊得以清化，结块随之渐消，处方用药至为合理。

周右　肝气夹湿交阻中焦，脾胃运化失常，胸腹不舒，食入饱胀，少腹有瘕，腑行燥结，脉左弦细、右濡迟，苔薄腻。宜泄肝理气，和胃畅中。

全当归 二钱　连皮苓 三钱　制香附 钱半　全瓜蒌 四钱　熟
附片 八分　陈广皮 一钱　春砂壳（后下）八分　大麻仁
三钱　生白术 钱半　大腹皮 二钱　炒谷麦芽（各）三钱　佩
兰梗 钱半　半硫丸（吞服）五分

瘕上贴达仁堂狗皮膏

　　　　按　肝为刚脏，性喜条达而主疏泄。本例肝气横逆，肝郁克土，脾胃损伤。丁氏遵循《金匮要略·脏腑经络先后病脉证》所载"见肝之病,知肝传脾,当先实脾"的理论,治脾为主,佐以疏肝。方中附子、砂壳温中健脾;佩兰梗、陈皮、白术等气味芳香,醒脾悦胃;香附、大腹皮理气;茯苓皮健脾渗湿,谷麦芽健脾开胃;当归、麻仁、瓜蒌润肠通便;半硫丸补命门真火,推动阳气以疏利大肠。狗皮膏理气活血。

陆右　　营血不足,肝气上逆,犯胃克脾,胸痹不舒,食入作梗,头眩心悸,内热口干。宜养血柔肝,和胃畅中。

生白芍 二钱　薤白头(酒炒)一钱　川石斛 三钱　瓜蒌皮 三钱　朱茯神 三钱　青龙齿(先煎)三钱　珍珠母(先煎)四钱　川贝母 二钱　潼蒺藜 钱半　白蒺藜 钱半　广橘白 一钱　青橘叶 一钱　嫩钩钩(后入)三钱

按《经》云:"肝藏血",又曰:"人卧血归于肝"。营血不足,肝脏的藏血量减少,血虚则肝木失其柔和之性,虚阳上扰,再者阴虚生内热,故本例出现头眩心悸、内热口干等一系列症状。肝阳浮越,肝气升发太过,横窜犯胃克土,则胸痹不舒,食入作梗。丁氏遵循《素问·至真要大论》所载"谨察阴阳所在而调之",补其不足,泻其有余。养血、平肝、化痰之法同用,而侧重于平肝。从而说明标本同治,并非标本等治,而应有所偏重,或重于标,或重于本,须根据病证而定。

吴左　　胸痹嗳气,食入作梗,稍有咳嗽,肝气上逆,犯胃克脾,肺失清肃,脉象左弦、右涩。宜平肝理气,宣肺通胃。

代赭石(先)三钱　旋覆花(包)钱半　白蒺藜 三钱　大白芍 二钱　云茯苓 三钱　仙半夏 二钱　陈广皮 一钱　瓜蒌皮 三钱　薤白头(酒炒)钱半　制香附 钱半　春砂壳(后

下）八分　光杏仁 三钱　象贝母 三钱　佛手 八分

> 按　本例根据五行生克关系的理论，在肝与脾的关系上乃生克
> 太过，为木横克土，即肝气横逆，犯胃乘克脾土，而出现
> 脾胃气机不畅，症见胸闷太息，食入作梗，嗳气。肝气升
> 发，肺气肃降，两者相互制约。若肝气升发疏泄功能失
> 常，则影响肺气的肃降而出现咳嗽。故丁氏拟旋覆代赭汤
> （旋覆花、代赭石、人参、半夏、生姜、大枣、甘草）合二
> 陈汤（陈皮、半夏、茯苓、甘草）加减治疗。方中旋覆花
> 下气消痰，代赭石重镇降逆为主药；半夏、陈皮、茯苓加
> 强理气化痰作用；香附、佛手、砂壳理气和胃；白蒺藜、
> 白芍平肝；杏仁宣肺；瓜蒌皮化痰散结；薤白头理气宽胸
> 散结。配方至为严谨。

脚 气

何左　湿浊之气，从下而受，由下及上，由经络而入脏腑，太阴健运失常，
阳明通降失司，腿足浮肿，大腹胀满，胸闷气逆，不能平卧，面色灰
黄，脉左弦右濡滑。脚气冲心重症，脚气谓之壅疾。急拟逐湿下行。

紫苏梗 一钱五分　连皮苓 五钱　陈木瓜 五钱　苦桔梗 一钱
海南子 三钱　陈广皮 三钱　汉防己 三钱　淡吴萸 一钱五分
生熟苡仁（各）五钱　福泽泻 二钱　连皮生姜 三片

> 二诊　昨进逐湿下行之剂，大便先结后溏，气逆略平，而大腹胀
> 满，腿足浮肿，依然如旧。面无华色，舌苔白腻，脉左弦
> 细，右濡滑。蕴湿由下而上，由经络而入脏腑，脾胃运化
> 无权，脚气重症，还虑冲心之变。前法既获效机，仍守原
> 意出入。

照前方加川牛膝 三钱、冬瓜皮 五钱。

三诊　腿足肿略减，两手背亦肿，大腹胀满虽松，胸闷气升，难以平卧。身热不壮，口干且苦，面色无华，舌苔薄腻微黄，脉象濡小而滑。脾主四肢，脾弱水湿泛滥，浊气上干，肺胃之气，失于下降，恙势尚在重途，未敢轻许不妨。再仿五苓合鸡鸣散加减，逐湿下行。

川桂枝 五钱　福泽泻 二钱　陈木瓜 三钱　大腹皮 三钱　酒炒黄芩 八分　猪苓 三钱　川牛膝 二钱　淡吴萸 八分　连皮苓 五钱　陈皮 三钱　冬瓜皮 五钱　汉防己 三钱　生熟苡仁（各）五钱　连皮生姜 三片

四诊　脚气肿势减，大腹胀满亦松，小溲渐多，水湿有下行之势。身热时轻时剧，口苦且干，面无华色，舌苔腻黄，脉象濡小而滑。浊气留恋募原，脾胃运化无权，能得不增他变，可望转危为安。脚气壅疾，虽虚不补，仍宜五苓合鸡鸣散加减，逐湿下行，运脾分消。

前方去吴萸，加地枯萝 三钱。

五诊　肿势大减，大腹胀满渐松，小溲渐多，水湿有下行之新。纳少暖气，且见咳嗽，舌苔薄白而腻，脉象弦小而滑。浊气聚于募原，水湿未能尽化，太阴健运失常，阳明通降失司也。前法颇合，毋庸更张。

川桂枝 六分　泽泻 一钱五分　大腹皮 二钱　光杏仁 三钱　连皮苓 四钱　生熟苡仁（各）三钱　陈皮 一钱　淡吴萸八分　陈木瓜 三钱　连皮生姜 三片　粉猪苓 二钱　牛膝二钱　汉防己 三钱　地枯萝 三钱

六诊　肿势十去七八，胀满大减，小溲渐多，水湿浊气，已得下行，沟渎通则横流自减，理固然也。苔腻未化，纳谷不旺，余湿未楚，脾胃运化未能如常。去疾务尽，仍守前法。

前方去地枯萝，加生白术 一钱五分、冬瓜皮 四钱。

> 按　脚气者，以脚肿软弱无力为主症，最忌脚气冲心之急症。先则肿势过膝，次则入腹而见腹胀腹肿，重则入心而见胸闷呕恶心悸。本例症见大腹胀满，胸闷气逆，不能平卧，乃脚气已上冲入心，并由经络传入脏腑之重症。丁氏仿《朱氏集验方》鸡鸣散（槟榔、陈皮、木瓜、吴萸、苏叶、桔梗、生姜）合《伤寒论》五苓散（桂枝、茯苓、白术、泽泻、猪苓）。由于辨证施治正确，处方用药灵活，病情大有转机。

程左　初病脚气浮肿，继则肿虽消而痿软不能步履，舌淡白，脉濡缓，谷食衰少，此湿热由外入内，由肌肉而入筋络，络脉壅塞，气血凝滞，此湿痿也。《经》云：湿热不攘，大筋缓短，小筋弛长，缓短为拘，弛张为痿是也。湿性黏腻，最为缠绵。治宜崇土逐湿，祛瘀通络。

连皮苓 四钱　福泽泻 一钱五分　木防己 三钱　全当归 二钱　白术 一钱五分　苍术 一钱　陈皮 一钱　川牛膝 二钱　杜红花 八分　生苡仁 四钱　陈木瓜 三钱　西秦艽 一钱五分　紫丹参 二钱　嫩桑枝 三钱

另茅山苍术一斤，米泔水浸七日，饭锅上蒸九次，晒干研细末。加苡仁米半斤，酒炒桑枝半斤，煎汤泛丸。每服三钱，空心开水吞下。

原注服此方五十余剂，丸药两料，渐渐而愈。

> 按　本例脚气浮肿消退，但湿热入里侵淫筋脉，气血阻滞。丁氏用苍术燥湿；川牛膝、秦艽、防己、木瓜导湿热下行，配连

皮苓、泽泻加强清化湿热之效；当归、红花、丹参活血化瘀；白术、苡仁健脾化湿，桑枝祛湿。诸药相合，使湿热除，气血通，则痿证自愈。

赵左　脚气上冲入腹，危险之极，变生顷刻，勉方作万一之幸，破釜沉舟，迟则无济矣。

熟附子 五钱　云茯苓 八钱　陈木瓜 五钱　花槟榔 三钱　淡干姜 三钱　生白术 三钱　淡吴萸 二钱　黑锡丹（包）三钱

　　　　按　本例脚气上冲入腹，属危笃之症，丁氏及时诊断，积极救治，以图病有转机之望。急选《医宗金鉴》术附汤合《伤寒论》吴茱萸汤加减以温经散寒、下气降逆。方中白术、大剂附子、干姜温运脾阳，祛寒燥湿；木瓜、槟榔、吴萸温经散寒、降逆舒筋；茯苓健脾渗湿；配黑锡丹以加强温阳散寒、降逆之效。

吕世兄　湿浊之气，从下而受，由下而上，由经络而入脏腑，太阴健运失常，阳明通降失司，腿足浮肿，大腹胀满，胸闷气逆，不能平卧，面色灰黄，脉左弦右濡滑。脚气冲心之重症，脚气谓之壅疾，急宜逐湿下行。

紫苏梗 一钱五分　苦桔梗 一钱　连皮苓 五钱　陈皮 五钱木瓜 五钱　泽泻 三钱　淡吴萸 一钱五分　汉防己 二钱　连皮生姜 三片　生熟苡仁（各）三钱

　　　　二诊　昨投逐湿下行之剂，大便先结后溏，气逆稍平，而大腹胀满，腿足浮肿依然如旧，面无华色，舌苔白腻，脉左弦细，右濡滑。蕴湿浊气，由下及上，由经络而入脏腑，脾胃运化无权，脚气重症，还虑冲心之变！前法既获效机，仍守原意出入。

连皮苓 五钱　陈皮 五钱　苦桔梗 一钱五分　木瓜 五钱　泽
泻 二钱　生熟苡仁（各）五钱　川牛膝 三钱　木防己 三钱
海南子 三钱　淡吴萸 一钱五分　紫苏梗 一钱五分　冬瓜
皮 五钱　连皮生姜 二片（河水煎，鸡鸣时温服）

　　　　三诊　理脾和胃，逐湿下行，尚觉合度。仍守原法进步。

连皮苓 三钱　苍白术（各）一钱五分　泽泻 一钱五分　陈
皮 一钱　陈木瓜 三钱　大腹皮 三钱　春砂壳（后下）八分
冬瓜皮 五钱　淡吴萸 八分　炒谷芽 三钱　炒苡仁 三钱　连
皮姜 三片（河水煎）

　　　　按　《证治准绳·脚气》云："脚气是为壅疾，治以宣通之剂，使
　　　　气不能成壅也。"本例脚气冲心，丁氏选用鸡鸣散，意在逐
　　　　湿祛邪，舒筋活络，宣通气机。鸡鸣时服，取其空腹服用则
　　　　药力专行之意。

陶左　　脚气浮肿，步履重坠，络中蕴湿未楚，营卫痹塞不通。宜理脾和
　　　　胃，化湿通络。

生白术 三钱　连皮苓 四钱　福泽泻 二钱　陈广皮 一钱　陈
木瓜 三钱　汉防己 二钱　大腹皮 二钱　西秦艽 三钱　川牛
膝 三钱　嫩桑枝 三钱　生熟苡仁（各）五钱

　　　　按　脚气一病，与脾胃关系最为密切，为本虚标实之证。若脾
　　　　胃不虚，虽有外邪入侵，未必能致脚气。反之，脾胃损
　　　　伤，而无外邪随经下注于足，亦未必患脚气。故脚气为内
　　　　伤招致外邪引起。本例脾胃虚弱，湿邪壅注经络，气血周
　　　　流失畅。丁氏用健脾理气和胃、化湿舒筋通络之法，标本
　　　　同治，冀脾胃健旺，湿浊祛除，络脉疏通，病情渐愈。

消 渴

邱左 上消多渴，下消多溲，上消属肺，下消属肾。肺肾阴伤，胃火内炽，治火无益。宜壮水之主，以制阳光。

大生地 四钱　生甘草 八分　川贝母 二钱　粉丹皮 一钱五分

川石斛 三钱　天花粉 三钱　肥知母 一钱五分　生白芍 二钱

大麦冬 三钱　炙乌梅 四分　活芦根（去节）一尺　青皮甘蔗（劈开入煎）三两

> **按** 本例阴虚为本，燥热为标。病位在肺、胃、肾。肺肾阴虚，故多渴多溲。"治病必求于本"，本案方药避免使用辛燥及过于苦寒之剂，而选用甘润之剂，以补阴配阳，使虚火降而阳归于阴，即所谓"壮水之主，以制阳光"。

何左 多饮为上消，多食为中消，多溲为下消。《经》云：二阳结谓之消。《金匮》云：厥阴之为病，消渴。皆由阴分不足，厥阴之火消灼胃阴，津少上承。拟育阴生津法。

大麦冬 三钱　川石斛 三钱　瓜蒌皮 二钱　北秫米（包）三钱　大生地 四钱　天花粉 三钱　怀山药 三钱　川贝母 二钱　金匮肾气丸（包）三钱　南北沙参（各）三钱　生甘草 六分

> **按**《临证指南医案·三消》曰"三消一证，虽有上、中、下之分，其实不越阴亏阳亢，津涸热淫而已"。本例消渴阴虚燥热互见，但以阴虚为主，故丁氏选用滋阴清热生津之法。方中金匮肾气丸温补肾阳，以阴根于阳，使阴有所化，并可藉阳药的温运，以制阴药的凝滞，使气滋而不滞。如《景岳全书》载"善补阴者，必于阳中求阴，则阴得阳升，而源泉不竭"。

疝气

赵左　厥阴之脉，循阴器而络睾丸，厥气失于疏泄，右胯痃癖，时作胀痛，卧则入腹，势成狐疝。缠绵之证，难于痊愈，姑拟疏泄厥气。

全当归 二钱　炒赤芍 二钱　柴胡梢 七分　金铃子 二钱　陈橘核 四钱　小茴香 八分　细青皮 一钱　紫丹参 二钱　胡芦巴 钱半　枸橘（打）一枚　丝瓜络 二钱

　　　　按　疝气的发生，《黄帝内经》认为与足厥阴肝经有关。《灵枢·经脉》篇："肝足厥阴之脉……是动则病腰痛不可以俯仰，丈夫㿉疝，妇人少腹肿……是主肝所生病者……狐疝、遗溺、闭癃。"本例为肝失条达，不得疏泄，气机不畅，流窜于肝经所循行之少腹及阴器而成，故治宜疏肝理气。

蒋左　狐疝卧则入腹，坐则出腹，惊骇伤肝，厥气下注，缠绵之证。宜泄肝理气。

全当归 二钱　京赤芍 钱半　金铃子 二钱　小茴香 八分　陈橘核 四钱　柴胡梢 七分　胡芦巴 钱半　路路通 钱半　丝瓜络 二钱　枸橘（打）一枚　荔枝核（炙）五枚

　　　　按　狐疝多由肝气失于疏泄，流注无定，聚散无常所致。《三因极一病证方论·阴癞叙论》："病者久蓄忧思，恐怒兼并，随脏气下袭，阴癞肿胀急痛。"本例病机为惊骇伤肝，肝气下注，故治宜疏泄肝气。

孙左　偏疝坠胀疼痛，小溲淡黄，腑行燥结。宜泄肝理气，淡渗湿热。

全当归 二钱　京赤芍 二钱　柴胡梢 八分　全瓜蒌 三钱　黑
山栀 二钱　金铃子 三钱　延胡索 一钱　丝瓜络 二钱　陈
橘核 四钱　通草 八分　路路通 二钱　陈木瓜 二钱　枸橘
（打）一枚　荔枝核（炙）五枚

按　本例为湿热之邪不得外泄，下注于肝经，搏结而成疝。《赤
水玄珠·疝门》引朱丹溪之说："此病始于湿热在经，郁遏
至久，又感外寒，湿热收郁而作痛。"治宜疏肝理气，清热
化湿。

陈左　厥阴之脉，循阴器而络睾丸。厥阴者，肝也。肝失疏泄，湿热下
注，膀胱宣化失司，小溲夹浊，偏疝坠胀疼痛，苔腻，脉濡数。
《经》云："诸液浑浊，皆属于热。"又云："肝病善痛。"是无形之
厥气，与有形之湿热，互相为患也。当宜疏泄厥气，淡渗湿热。

柴胡梢 七分　延胡索 一钱　路路通 二钱　炒赤芍 一钱五分
块滑石（包煎）三钱　赤茯苓 三钱　车前子 三钱　荸荠
梗 一钱五分　金铃子 二钱　陈橘核 一钱五分　粉萆薢 三钱
黑山栀 一钱五分　细木通 八分　枸橘（打）一枚

按　疝虽有寒、热、湿、瘀之不同，但均与气分有关，故治疗
当以治气为先。《景岳全书·疝气》曰："治疝者，必于诸
证之中，俱当并用气药。"本例为肝失疏泄，肝气郁结，不
通而痛，又兼下焦湿热，小溲夹浊，治当疏肝理气，清利
湿热。

李左　湿火夹厥气下注，劳动过度，偏疝坠胀疼痛，口干内热，小溲浑
浊，纳谷不香，胸脘闷胀，脉弦数，苔腻而黄。脾胃清气不能上
升，小肠膀胱浊气不得下降，肝气失于疏泄，脾虚生湿，湿郁生
痰，痰火瘀凝，清不升而浊不降，然皆素体气虚之所致也。姑拟健
脾胃、清湿火，俾清气自升，浊气得降。

炒白术 二钱　赤茯苓 三钱　陈广皮 一钱　陈橘核 一钱五分

炒知母 二钱　炒黄芪 三钱　粉草薢 三钱　荔枝核 三钱　软柴胡 五分　酒炒黄柏 一钱　小茴香 五分　清炙草 五分

又诊　前进健脾胃、清湿火，偏疝略收，疼痛渐止，胸闷不舒，清气有上升之象，浊气有下降之势。拟原方更进一筹。

原方去柴胡，加金铃子 一钱五分、延胡索 五分。

按　素体气虚，脾失健运，生湿成痰；肝气夹湿热下注，而见偏疝坠胀疼痛。故投以黄芪、白术、茯苓、炙草健脾益气；知母、黄柏、草薢清热化湿；佐以柴胡、荔枝核、橘核、小茴香疏肝理气。二诊加金铃子散，更增疏肝泄热、行气止痛之效。

莫左　疝气坠胀，腹痛筋急，泛泛作恶，甚则脘痛呕吐，脉弦细，苔薄腻。中阳衰弱，厥气失于疏泄。姑拟大建中汤治之。

炒潞党参 二钱　淡吴萸 八分　金铃子 一钱五分　熟附片 二钱　川花椒 五分　延胡索 八分　炮姜炭 八分　姜半夏 三钱　路路通 一钱五分　丝瓜络 一钱五分　酒炒桑枝 三钱

按　《素问·痹论》曰："痛者，寒气多也，有寒故痛也。"本例中焦阳虚，阴寒内盛，寒凝不通，故腹痛，甚则呕吐。投以大建中汤温中补虚，降逆止痛，佐以疏肝理气之品，以期痛逆自平。

江左　高年气虚，疝气屡发，坠胀作痛，小溲短赤，睡则略安。治宜补中气，疏厥气，以丸代煎，缓图功效。

补中益气丸 一两，橘核丸 二两，每早晚各服 二钱，开水送下。

> 按 治疝之法，当分虚实。本例年高脾气虚衰，中气下陷，致疝气频发，治宜益气举陷，疏肝理气。

黄左 劳倦奔走，元气下陷，睾丸坠胀，不能行动，胸脘不舒。肝主筋，睾丸为筋之所聚。先建其中气，俾得元气上升，睾丸自能不坠。

炙黄芪 三钱　炙升麻 一钱　小茴香 五分　炒潞党参 三钱
柴胡梢 五分　陈广皮 一钱五分　炒白术 三钱　清炙草 五分
广木香 五分　橘核丸（吞服）三钱

> 又诊 坠痛已止，举动亦便。前进补中益气汤，甚为合度，仍守原法治之。

炙黄芪 三钱　云茯苓 三钱　炙升麻 六分　炒潞党参 三钱
细青皮 一钱五分　金铃子 一钱五分　清炙草 五分　荔枝
核 三钱　延胡索 五分　佛手柑 八分

> 按 脾以升清为主，脾气升发，则元气充沛，人体始有生生之机。今劳倦伤脾，中气下陷，致睾丸坠胀。治当益气升阳，投以补中益气汤，务使中气不虚，则升举有力。二诊再行补中益气，以期下垂之证自复其位。

费左 偏疝坠胀作痛，头内眩晕，泛泛作恶，厥气失于疏泄，肝气肝阳易于上升，治宜清肝理气。

金铃子 一钱五分　云茯苓 三钱　荔枝核 三钱　延胡索 五分
姜半夏 三钱　橘核丸（吞服）三钱　煅石决 二钱　细青
皮 一钱五分　小茴香 五分　白蒺藜 三钱　酒炒桑枝 三钱

按　足厥阴肝经循经少腹及阴器，所谓"肝脉循阴器"。偏疝坠胀作痛，其病位在肾，而病变在肝。本例肝失疏泄，肝气郁滞，气郁化火。故治以疏肝泄热，理气止痛为要。

痹　证

杨左　　　风寒湿三气杂至，合而为痹。左腿足痹痛，不便步履。宜和营祛风，化湿通络。

全当归 二钱　西秦艽 二钱　怀牛膝 二钱　紫丹参 二钱　云茯苓 三钱　生苡仁 四钱　青防风 一钱　木防己 三钱　川独活 八分　延胡索 钱半　杜红花 八分　天仙藤 钱半　嫩桑枝 三钱

按　同一疾病，如果病位不同，选药便有所侧重。本例左腿足痹痛，不便步履，病位在下肢关节，故丁氏选用怀牛膝、独活、木防己等通经活络、祛湿止痛之药。倘若病位在肩肘等上肢关节为主者，则常选加羌活、白芷、威灵仙、姜黄、川芎等祛风通络止痛之剂。

施右　　　风湿夹痰瘀入络，营卫痹塞不从，左手背漫肿疼痛，曾经寒热，不时腿足酸痛，书所谓风胜为行痹是也。当宜祛风化湿，通利节络。

清水豆卷 六钱　青防风 钱半　西秦艽 二钱　晚蚕沙 三钱　海桐皮 三钱　片姜黄 八分　忍冬藤 三钱　连翘壳 三钱　生赤芍 二钱　嫩桑枝 四钱　指迷茯苓丸（包）六钱

按　海桐皮入药用皮，功能祛风除湿、通络止痛，偏于治上半身疼痛；秦艽入药用根，功能祛风湿、止痹痛、退虚热，偏于治下半身之疼痛。丁氏两药相伍，意在直通上下，通行十二经脉，使祛风除湿、通络止痛作用增强，与他药配合，其效更捷。

郑左　　腰为肾之府，肾虚则风湿入络，腰痛偏左，咳嗽则痛更甚。宜益肾祛风，化痰通络。

厚杜仲 三钱　川断肉 三钱　当归须 钱半　紫丹参 二钱　赤茯苓 三钱　陈广皮 一钱　延胡索 一钱　川独活 四分　川郁金 钱半　丝瓜络 二钱　桑寄生 二钱

　　按　本例腰痛属风湿腰痛，其本肾虚，其标风湿痰邪入络，本虚标实。丁氏选用扶正祛邪兼顾，标本同治之法，仿《备急千金要方》独活寄生汤（独活、寄生、杜仲、牛膝、细辛、秦艽、茯苓、肉桂心、防风、人参、甘草、当归、芍药、地黄、川芎），冀气血得充，肝肾得补，风湿得去，诸症自解。

罗左　　左膝漫肿，步履不便，屈伸不能自如，络中风湿未楚，营卫不能流通。拟益气祛风，和营通络。

全当归 二钱　生黄芪 四钱　生苡仁 四钱　西秦艽 二钱　青防风 一钱　怀牛膝 二钱　紫丹参 二钱　木防己 二钱　川独活 二钱　炙鳖甲 一钱　陈木瓜 三钱　杜红花 八分　油松节（切片）二钱

　　按　本例病程日久，伤气耗血，风湿瘀血阻滞经络，故左膝漫肿，步履不便，屈伸不利。投予黄芪、当归补益气血；防风祛风，与黄芪伍用，则扶正不留邪，祛邪不伤正；秦艽、防己、独活、木瓜、米仁、松节利湿通络；丹参、红花活血通络；怀牛膝补肝肾、强筋骨，引药下行；鳖甲息风。合而用之，共奏益气祛风、和营通络之功。

陆右　　　腹胀食入难化，脊背腰股酸楚，不便步履。良由血虚不能养筋，肝脾气滞，今宜益气和营，理脾和胃。

生黄芪 四钱　全当归 二钱　怀山药 三钱　西秦艽 二钱　连皮苓 四钱　生白术 二钱　厚杜仲 三钱　陈木瓜 二钱　陈广皮 一钱　春砂壳（后下）八分　乌贼骨 三钱　炒谷麦芽（各）三钱　嫩桑枝 三钱

　　　　　按　本例血虚肝失濡养，肝郁气滞，横逆犯胃乘脾，肝胃不和则腹胀，脾运不健则食入难化，血虚筋脉失养则脊背腰股酸楚，不能步履。治用黄芪、当归补气生血；山药、白术、茯苓健脾助运；杜仲强筋壮骨；木瓜、秦艽、桑枝舒筋通络；陈皮、砂壳理气和胃；女子以肝用事，乌贼骨入肝经；炒谷麦芽健脾消食。合而用之，使脾胃得健，气血旺盛，肢体得禀，痿证自除，气机疏通，痞证自消。

谢右　　　血不养筋，风湿入络，左腿足痹痛，入夜更甚，不便步履，旧有气喘。宜和营通络。

全当归 二钱　大白芍 二钱　西秦艽 二钱　怀牛膝 二钱　云茯苓 三钱　陈木瓜 二钱　木防己 二钱　厚杜仲 三钱　五加皮 二钱　甜瓜子 三钱　嫩桑枝 三钱　川断肉 三钱　丝瓜络 三钱

　　　　　按　痹证与痿证的区别，主要在于是否疼痛。痹证以疼痛为临床特点，痿证则为萎弱不用。痹证是邪气阻痹经络，气血运行受阻所致；痿证是五脏精血亏损，无以灌溉周流，经脉失养引起。本例左腿足痹痛，不便步履，乃"痹而不通"。丁氏用"宣通"之法，使气血流通，营卫复常，则痹痛渐除。

顾左　　　气虚血亏，风湿痰入络，营卫痹塞不通，左肩胛痹痛，不能举动。
　　　　　证属缠绵，姑宜益气祛风，化湿通络。

生黄芪 六钱　青防风 一钱　仙半夏 二钱　生白术 二钱　紫
丹参 二钱　片姜黄 八分　大川芎 八分　全当归 三钱　陈
木瓜 二钱　海桐皮 三钱　陈广皮 一钱　五加皮 三钱　桑枝
四钱　指迷茯苓丸（包）八钱

　　　　　按　本例正气不足，腠理不固，风湿痰邪易于侵袭，留滞经络，
　　　　　　阻痹气血，而成痹证。如《济生方·痹》曰："皆因体虚，
　　　　　　腠理空疏，受风寒湿气而成痹也。"故丁氏用玉屏风散加
　　　　　　味，益气固表以治其本，配以祛风除湿、化痰通络之剂以治
　　　　　　其标。共图气血流畅，痹证得除。

辛右　　　风湿痰入络，营卫闭塞不通，项颈痹痛，举动不利，稍有咳嗽。宜
　　　　　和营祛风，化湿通络。

全当归 二钱　西秦艽 二钱　大川芎 八分　竹沥半夏 二钱
海桐皮 三钱　光杏仁 三钱　象贝母 三钱　冬瓜子 三钱　福
橘络 一钱　嫩桑枝 三钱　指迷茯苓丸（包煎）八钱

　　　　　按　风为百病之长。本例风邪夹湿痰阻痹太阳经脉，循经上
　　　　　　犯，气血运行不畅，故颈项痹痛，举动不利；外邪束表，
　　　　　　肺气失宣，则咳嗽。治拟和营祛风、化湿通络之法。方中
　　　　　　当归、川芎活血通络，川芎行血中之气，祛血中之风，上
　　　　　　行头项；杏仁宣降肺气；竹沥半夏、象贝、冬瓜子化痰止
　　　　　　咳；秦艽、海桐皮、桑枝除湿通络止痛；指迷茯苓丸、橘
　　　　　　络化痰通络。

姜左　　　风湿热稽留阳明之络，营卫痹塞不通，右手背肿红疼痛，不能举
　　　　　动。虑其增剧，宜桂枝白虎汤加减。

川桂枝 三分　熟石膏（打）四钱　生甘草 五分　晚蚕沙（包）三钱　海桐皮 三钱　忍冬藤 三钱　连翘壳 三钱　生赤芍 二钱　芫蔚子 三钱　嫩桑枝 三钱　指迷茯苓丸（包）五钱

> 按　本例邪热壅于经络、关节，气血郁滞不通，以致局部红肿疼痛。丁氏拟清热通络、祛风除湿之法，仿《金匮要略》桂枝白虎汤（桂枝、石膏、知母、粳米、甘草），加晚蚕沙祛风除湿、疏利经络；海桐皮、嫩桑枝、忍冬藤活血通络；忍冬藤、连翘壳清热解毒；赤芍凉血散风；芫蔚子清热活血；指迷茯苓丸化痰通络。诸药合用，冀风去湿除热清痰化，经络宣通，则痹证自除。

陈先生　气虚血亏，风湿入络，营卫痹塞不通，肢节酸痛，时轻时剧。宜和营祛风，化湿通络。

全当归 二钱　西秦艽 二钱　生黄芪 三钱　云茯苓 三钱　怀牛膝 二钱　陈木瓜 二钱　光杏仁 三钱　象贝母 三钱　甜瓜子 三钱　嫩桑枝 三钱　红枣 四枚

> 按　本例气虚血亏为其内因，风湿之邪为其外因，经络阻滞，气血运行不畅是其主要病机。如《济生方·痹》曰："皆因体虚，腠理空虚，受风寒湿气而成痹也。"故治取和营祛风，化湿通络，扶正祛邪，攻补兼施，冀气血得复，风湿祛除，痹证自除。

陈左　风为阳中之阳，中人最速，其性善走，窜入经络，故肢节作痛，今见上下左右无定，名曰行痹。脉弦细而涩，阴分素亏，邪风乘虚入络，营卫不能流通。当宜和营祛风，化湿通络。

全当归 二钱　大川芎 八分　威灵仙 一钱五分　嫩桑枝 四钱

大白芍 二钱　晚蚕沙（包）三钱　海风藤 三钱　西秦艽
二钱　青防风 二钱　甘草 八分

> 按 《经》云："风寒湿三气杂至，合而为痹。其风气胜者为行
> 痹，寒气胜者为痛痹，湿气胜者为著痹也。"本例肢节作痛
> 游走不定，故为行痹。丁氏选用当归、川芎、白芍、秦艽、
> 威灵仙、桑枝活血通络，意在"治风先治血，血行风自灭"；
> 芍药、甘草缓急止痛；防风祛风散寒；海风藤、蚕沙祛风除
> 湿。诸药合用，冀风去寒散、湿化络通，痹痛自消。

杨右　　手足痹痛微肿，按之则痛更剧，手不能抬举，足不能步履，已延
　　　　两月余。脉弦小而数，舌边红，苔腻黄，小溲短少，大便燥结。
　　　　体丰之质，多湿多痰，性情躁急，多郁多火，外风引动内风，夹
　　　　素蕴之湿痰入络，络热、血瘀不通，不通则痛。书云：阳气多，
　　　　阴气少，则为热痹，此证是也。专清络热为主，热清则风自息，
　　　　风静则痛可止。

羚羊角片（先煎）一钱　鲜石斛 三钱　嫩白薇 一钱五分　生
赤芍 二钱　生甘草 五分　茺蔚子 三钱　鲜竹茹 二钱　丝瓜
络 二钱　忍冬藤 四钱　夜交藤 四钱　嫩桑枝 四钱　大地龙
（酒洗）二钱

> 复诊　前清络热，已服十剂，手足痹痛十去六七，肿势亦退，风静
> 　　　火平也。唯手足未能举动，舌质光红，脉数渐缓，口干欲
> 　　　饮，小溲短少，腑行燥结。血不养筋，津液既不能上承，又
> 　　　无以下润也。前方获效，毋庸更张。

原方去大地龙，加天花粉 三钱。

> 又服十剂，痹痛已止，唯手足乏力。去羚羊角片、白薇、鲜石斛，
> 加紫丹参二钱、全当归三钱、西秦艽一钱五分、怀牛膝二钱。

按　本例肝阳素旺，形盛气弱，痰湿郁而化火，风邪外袭，引动肝风夹痰火闭阻经络。治拟平肝清热息风，化痰除湿通络之法，冀热清风息，风静痛止。辨证思路清晰，处方用药至为合理，病情好转迅速。服药二十剂，痹痛则止，唯手足乏力，改拟养血祛风、化痰除湿、补益肝肾之法，以善其后。

钱左　初起寒热，继则脐腹膨胀，左髀部酸痛，连及腿足，不能举动，小溲短赤，腑行燥结，舌苔腻黄，脉象濡滑而数。伏邪湿热夹滞，互阻募原，枢机不和，则生寒热。厥阴横逆，脾失健运，阳明通降失司，则生膜胀。痹痛由于风湿，经络之病，连及脏腑，弥生枝节。姑拟健运分消，化湿通络，冀其应手为幸！

清水豆卷 四钱　茯苓皮 四钱　枳实炭 一钱　嫩白薇 一钱五分　冬瓜子 三钱　通草 八分　全瓜蒌（切）四钱　郁李仁（研）三钱　西秦艽 一钱五分　大麻仁（研）四钱　木防己 二钱　肥知母 二钱　地枯萝 三钱

二诊　腑气通，脐腹胀势亦减。纳少，渴不多饮，小溲短赤，右髀部痹痛，连及腿足，不便步履，苔薄腻黄，脉象濡数。阴液本亏，湿热气滞互阻募原之间，肝失疏泄，脾失健运，络中风湿留恋，营卫不得流通，还虑缠绵增剧。再拟健运分消，化湿通络。

清水豆卷 三钱　连皮苓 四钱　枳实炭 一钱　益元散（包）三钱　天花粉 二钱　猪苓 二钱　陈广皮 一钱　西秦艽 二钱　生熟苡仁（各）三钱　通草 八分　大腹皮 三钱　地枯萝 三钱　小温中丸（吞服）一钱五分　冬瓜皮 三钱

三诊　腑气通而溏薄，脐腹胀势已能渐消，小溲亦利，右髀部漫肿，痹痛大轻，但不便步履耳。脉象虚弦而数，舌边红，苔薄腻。阴分本亏，肝脾气滞，蕴湿浊气，凝聚募原，络中痰瘀未楚，营卫不能流通。效不更方，仍宗原意出入。

川石斛 三钱　西秦艽 三钱　地枯萝 三钱　冬瓜子 三钱　连皮苓 四钱　陈广皮 一钱　木防己 二钱　川牛膝 二钱　生白术 一钱五分　大腹皮 二钱　藏红花 八分　炒苡仁 三钱　嫩桑枝 三钱

按　本例选用秦艽一味药，一则取其能退虚热的作用，二则取其祛风除湿之功效。病例三诊，所用秦艽剂量逐步增加，这是因为秦艽对人体有很大的毒副作用，其所含秦艽碱甲服用后可能会出现严重恶心、呕吐。所以，为了使秦艽的用量达到最佳药效，又避免产生毒副作用，因此必须严密观察病情变化，在治疗中不断增量，以期找到最有效的药物剂量。

严右　腰髀痹痛，连及胯腹，痛甚则泛恶清涎，纳谷减少，难于转侧。腰为少阴之府，髀为太阳之经，胯腹为厥阴之界。产后血虚，风寒湿乘隙入太阳、少阴、厥阴之络，营卫痹塞不通，厥气上逆，夹痰湿阻于中焦，胃失下顺之旨。脉象尺部沉细，寸关弦涩，苔薄腻。书云：风胜为行痹，寒胜为痛痹，湿胜为着痹。痛为寒痛，寒郁湿着，显然可见。恙延两月之久，前师谓肝气入络者，又谓血不养筋者，理亦近是，究未能审其致病之源。鄙拟独活寄生汤合吴茱萸汤加味，温经达邪，泄肝化饮。

紫丹参 二钱　云茯苓 三钱　全当归 二钱　大白芍 一钱五分　川桂枝 六分　青防风 一钱　厚杜仲 二钱　怀牛膝 二钱　熟附片 一钱　北细辛 三分　仙半夏 三钱　淡吴萸 五分　川独活 一钱　桑寄生 二钱

服药五剂，腰髀胯腹痹痛大减，泛恶亦止，唯六日未更衣，饮食无味。去细辛、半夏，加砂仁（后下）七分、半硫丸一钱五分，吞服。又服两剂，腑气已通，谷食亦香。去半硫丸、吴萸，加生白术一钱五分、生黄芪三钱，服十剂，诸恙均愈，得以全功。足见对症用药，其效必速。

按　本例系产后血虚，风寒湿三气杂至太阳、少阴、厥阴之络，合而为痹，但以寒邪偏盛。寒为阴邪，其性凝滞，阻滞太阳、少阴之络而股髀疼痛，寒邪侵犯厥阴经而痛连胯腹，痛甚则泛恶清涎。治拟独活寄生汤合吴茱萸汤加减，补益气血，滋补肝肾，祛风除湿，温经降逆。由于理法方药正确，服药仅七剂，则痹痛大减，泛恶止。故在前方的基础上去细辛、半夏、吴萸，加黄芪、白术益气健脾生血，标本同治，而去半硫丸，显为寒象又除。再服十剂，即获全功。

汪左　风寒湿三气杂至，合而为痹，风胜为行痹，寒胜为痛痹，湿胜为着痹。髀骨酸痛，入夜尤甚，亦痹之类。脉象沉细而涩，肝脾肾三阴不足，风寒湿三气入络，与宿瘀留恋，所以酸痛入夜尤甚也。拟独活寄生汤加味。

全当归 二钱　西秦艽 二钱　厚杜仲 三钱　云茯苓 三钱　大白芍 二钱　青防风 一钱　川独活 一钱　五加皮 三钱　紫丹参 二钱　川桂枝 四分　桑寄生 三钱　嫩桑枝 四钱　炙甘草 五分　小活络丹（入煎）一粒　怀牛膝 二钱

按　本例痹证乃正气不足，属本虚标实之证。《医学心悟·痹》曰："治行痹者，散风为主，而以除寒祛湿佐之，大抵参以补血之剂，所谓治风先治血，血行风自灭也。治痛痹者，散寒为主，而以疏风燥湿佐之，大抵参以补火之剂，所谓热则疏通，寒则凝塞，通则不痛，痛则不通也。治着痹者，燥湿为主，而以祛风散寒佐之，大抵参以补脾之剂，盖土旺则能胜湿，而气足自无顽麻也。"故丁氏拟独活寄生汤加味治之。方中独活、防风、秦艽、桂枝祛风除湿，散寒止痛；当

归、白芍、茯苓、炙草、丹参补养气血；杜仲、五加皮、桑
寄生、怀牛膝补养肝肾；小活络丹、桑枝祛风除湿，活血通
络。合而用之，冀风祛寒散、湿除络通，肝脾肾之阳得复，
病情康复。

汪翁 腰痛偏左如折，起坐不得，痛甚则四肢震动，形瘦骨立，食少神
疲，延一月余。诊脉虚弦而浮，浮为风象，弦为肝旺。七秩之年，
气血必虚，久坐风邪入肾，气虚不能托邪外出，血虚无以流通脉
络，故腰痛若此之甚也。拙拟大剂玉屏风，改散为饮。

生黄芪 五钱　青防风 五钱　生白术 三钱　生甘草 六分　全
当归 二钱　大白芍 二钱　厚杜仲 三钱　广木香 五分　陈广
皮 一钱

原注：此方服后，一剂知，二剂已。方中木香、陈皮两味，止痛须
理气之意也。

按　本例久病，气血不足，肝肾亏虚，风邪入络，故用大剂玉屏
风饮益气固表，祛邪外出；当归、白芍养血柔肝；杜仲益肝
肾、强筋骨；木香、陈皮疏理气机，气机疏通则疼痛自止，
即所谓"通则不痛"也。由于辨证正确，用药合理，仅用药
二剂，病自痊愈。

黄左 髀部痹痛，连及腿足，不能步履，有似痿躄之状，已延两月之久。
痿躄不痛，痛则为痹。脉左弦滑，右濡滑，风寒湿三气杂至，合而
为痹，痹者闭也，气血不能流通所致。拟蠲痹汤加减，温营祛风，
化湿通络。

全当归 二钱　大白芍 一钱五分　桂枝 六分　清炙草 六分

紫丹参 二钱　云茯苓 三钱　秦艽 二钱　牛膝 二钱　独活 一钱　海风藤 三钱　防己 二钱　延胡索 一钱　嫩桑枝 三钱　陈木瓜 三钱

> 按　本例虽不能步履，但由髀部疼痛引起，故非痿躄，实乃风寒湿痹也。治仿《医学心悟》蠲痹汤（羌活、独活、桂心、秦艽、当归、川芎、炙甘草、海风藤、桑枝、乳香、木香），加丹参、延胡索活血通络，白芍缓急止痛。

谢左　左肩髀痹痛已久，连投祛风之剂，依然如故。《经》云：邪之所凑，其气必虚。气阴两亏，痰湿留恋经络，营卫不能流通。拟玉屏风散加味，益气养阴，化痰通络。

生黄芪 三钱　细生地 三钱　西秦艽 二钱　竹沥半夏 二钱　青防风 二钱　甘菊花 三钱　广陈皮 一钱　炒竹茹 二钱　生白术 二钱　京玄参 二钱　煨木香 八分　嫩桑枝 四钱　大地龙（酒洗）二钱　指迷茯苓丸（包煎）三钱

> 按　本例左肩髀痹痛已久，乃前医不知益气固表之法，却迭投祛风之剂，发散太过，腠理不闭，使风邪来去自如，邪气留连往返。"邪之所凑，其气必虚"，选用益气固表之剂，投玉屏风散加味，使配方切合病情而获效。《名医方论》曰："防风遍行周身，称治风之仙药，上清头面七窍，内除骨节疼痹，外解四肢挛急，为风药中主润剂，治风独取此味，任重功专矣。然卫气者，所以温分肉而充皮肤，肥腠理而司开合，惟黄芪能利三焦而实卫，为玄府御风之关键……是补剂中之风药也。所以防风得黄芪，其功愈大耳。白术健脾胃，温分肉，培土即以宁风也。"其用药特点为固表而不留邪，祛邪而不伤正，系补中有疏，散中有补。

痛 风

马右　　未产之前，已有痛风，今新产二十一天，肢节痹痛更甚，痛处浮肿，痛甚于夜，不能举动，形寒内热，咳嗽痰多，风湿痰乘隙而入络道，营卫痹塞不通，肺失清肃，胃失降和，病情夹杂，非易治也。宜和营祛风，化痰通络。

紫丹参 二钱　炒黑荆芥 一钱　嫩白薇 一钱　抱茯神 二钱　炙远志 一钱　西秦艽 二钱　光杏仁 三钱　象贝母 三钱　藏红花 八分　木防己 二钱　甜瓜子 三钱　夜交藤 三钱　嫩桑枝 四钱

按　本例痹痛日久，气血衰少，复因新产，致气血更虚，风湿痰乘虚入络，属本虚标实之证，依照"急则治其标，缓则治其本"的理论，丁氏以治标为先，酌商治本。选用丹参作为主药，是因丹参功能活血祛瘀，且其一味，功同四物，具有补血生血、逐瘀生新的作用。

历节风

陈右　　风湿痰入络，营卫痹塞不通，右手背漫肿疼痛，连及手臂，不能举动，形寒身热。舌苔白腻，脉象濡滑而数。证属缠绵，姑宜祛风化痰，祛瘀通络。

清水豆卷 四钱　青防风 一钱　西秦艽 二钱　仙半夏 二钱　枳实炭 一钱　炒竹茹 钱半　晚蚕沙 三钱　片姜黄 八分　海桐皮 三钱　生赤芍 二钱　大贝母 三钱　藏红花 八分　嫩桑枝 四钱　指迷茯苓丸（包）五钱

二诊　右手背漫肿疼痛，连及手臂，不能举动。苔薄腻滑。风湿痰入络，营卫痹塞不通。再宜祛风化湿，和营通络。

清水豆卷 八钱　青防风 一钱　西秦艽 二钱　生赤芍 二钱　连翘壳 三钱　忍冬藤 三钱　晚蚕沙 三钱　片姜黄 八分　海桐皮 三钱　川桂枝 四分　熟石膏（打）三钱　鲜竹茹 二钱　嫩桑枝 四钱　指迷茯苓丸（包）八钱

三诊　右手背漫肿疼痛，连及手臂，不能举动，风湿稽留络道，营卫痹塞不通。再宜和营祛风，化湿通络。

川桂枝 三分　熟石膏（打）三钱　生赤芍 二钱　青防风 一钱　晚蚕沙 三钱　片姜黄 八分　赤茯苓 三钱　荆芥穗 一钱　白蒺藜 三钱　海桐皮 三钱　丝瓜络 二钱

四诊　历节风右手背漫肿疼痛，连及手臂，不能举动，邪风湿痰，稽留络道，营卫痹塞不通。再宜和营祛风，化湿通络。

川桂枝 四分　熟石膏（打）五钱　生赤芍 二钱　青防风 一钱　西秦艽 二钱　嫩白薇 钱半　仙半夏 二钱　海桐皮 三钱　嫩桑枝 四钱　片姜黄 八分　晚蚕沙 三钱　大贝母 三钱　茺蔚子 三钱　指迷茯苓丸（包）八钱

五诊　历节风痛去七八，漫肿未消，举动不能自然，湿痰逗留络道，营卫痹塞不通。再宜和营祛风而化痰湿。

全当归 二钱　紫丹参 二钱　茺蔚子 三钱　京赤芍 二钱　晚蚕沙 三钱　生草节 六分　忍冬藤 四钱　海桐皮 三钱　大贝母 三钱　炙僵蚕 三钱　杜红花 八分　嫩桑枝 四钱　指迷茯苓丸（包）四钱

按　本例感受风寒湿邪，但以湿邪偏盛，因湿性重浊黏滞，故右手背肿胀疼痛，痛有定处；湿留肌肉，阻滞关节，则手臂不能举动；苔白腻、脉濡滑为湿邪偏盛之象。痹证迁延日久，津凝成痰，与风寒湿邪合而致病，营卫痹阻不通。治拟除湿、祛风、散寒、化痰、通络诸法合用，并以除湿通络为主，使气血得以流通，从而起到通则不痛的目的。

孔左　邪风湿热，夹痰稽留阳明之络，营卫痹塞不通，两肩胛痹痛，左甚于右，左手腕漫肿疼痛，势成历节风。证属缠绵，拟桂枝白虎汤加减。

川桂枝 四分　熟石膏（打）三钱　生甘草 五分　嫩桑枝 三钱　肥知母 钱半　仙半夏 二钱　紫丹参 三钱　海桐皮 三钱　生黄芪 四钱　全当归 二钱　西秦艽 二钱　大川芎 八分　青防风 一钱　指迷茯苓丸（包）八钱

按　本例多处关节疼痛，风湿热邪夹痰痹阻阳明经络，迁延不愈，气血不足，正虚邪实。故丁氏拟《金匮要略》桂枝白虎汤加减，方中石膏、知母、甘草清热养胃生津；桂枝、秦艽疏风通络；防风祛风胜湿；指迷茯苓、半夏化痰通络；海桐皮、桑枝活血通络；黄芪、当归、川芎、丹参益气养血，以扶正祛邪。

痿证

李左　阴分不足，津少上承，余湿留恋络道，营卫循序失常，头眩目花，咽喉干燥，腿足不便步履。宜养阴柔肝，通利络道。

西洋参 三钱　川石斛 三钱　甘杞子 三钱　滁菊花 三钱　朱茯神 三钱　西秦艽 钱半　防己 二钱　广橘白 一钱　厚杜仲 三钱　川断肉 三钱　怀牛膝 二钱　嫩桑枝 三钱　生熟谷

芽（各）三钱　嫩钩钩（后入）三钱

> 按　肝藏血而主筋，为罢极之本；肾藏精而主骨，为作强之官。精血充盛，则筋骨坚强，活动如常。本例精血亏损，复因阴虚内热，灼液伤津，筋骨经脉失其濡养；再者余湿传舍经络，络道不利可致痿证，为本虚标实之证。丁氏用西洋参滋阴清热；杞子、石斛、川断、杜仲、怀牛膝补益肝肾，强壮筋骨；菊花、嫩钩钩平肝；秦艽、防己导湿热下行。

奚左　两足无力，不便步履，甚则跌仆，防成痿躄。肝肾两亏，络热则痿，宜益肝肾，而清络热。

全当归 二钱　西秦艽 二钱　怀牛膝 二钱　南沙参 三钱　抱茯神 三钱　怀山药 三钱　黄柏炭 八分　五加皮 三钱　厚杜仲 三钱　川断肉 三钱　陈木瓜 二钱　络石藤 二钱　嫩桑枝 三钱

> 按　肝主筋，肾主骨。本例肝肾两亏，精血受损，阴虚火旺，发为痿躄。治拟补益肝肾、滋阴清热之法，冀筋强骨壮，络热清除，痿证自消。方中当归养血柔肝；南沙参、黄柏滋阴清热；川断、杜仲、五加皮、怀牛膝补益肝肾，强筋壮骨；木瓜、秦艽、桑枝、络石藤舒筋通络；并配以山药健脾以振奋后天本源。处方用药充分体现"治痿独取阳明"的理论。

潘左　始而腿足浮肿，继而两足皆酸，不便步履，脉象虚弦。气血两亏之体，湿热入络，《经》所谓"湿热不攘，大筋缩短，小筋弛长，缩短为拘，弛长为痿"是也。宜益气和营，化湿通络。

生黄芪 四钱　生白术 二钱　全当归 二钱　连皮苓 四钱　陈广皮 一钱　陈木瓜 三钱　怀牛膝 二钱　络石藤 三钱　生苡仁 四钱　西秦艽 二钱　嫩桑枝 四钱

按　本例痿证日久，气血两虚，湿热入络。药用黄芪、白术补益
肺脾之气，使脾胃得健，痿证自除。加当归和血，陈皮理
气，米仁健脾渗湿，络石藤祛瘀通络，木瓜化湿舒筋，桑
枝、秦艽祛风湿，茯苓、米仁健脾渗湿。诸药合之，意在气
血得复，湿热祛除，脉络疏通，病情好转。

封右　温病后，阴液已伤，虚火铄金，肺热叶焦，则生痿躄。两足不能任
地，咳呛咯痰不爽，谷食减少，咽喉干燥，脉濡滑而数，舌质红苔
黄。延经数月，恙根已深。姑拟养肺阴，清阳明，下病治上，乃古
之成法。

南沙参 三钱　川石斛 三钱　天花粉 三钱　生甘草 五分　川
贝母 三钱　嫩桑枝 三钱　冬瓜子 三钱　怀牛膝 二钱　络石
藤 三钱　甜光杏 三钱　瓜蒌皮 三钱　肥知母 一钱五分　活
芦根（去节）一尺

二诊　前进养肺阴清阳明之剂，已服十剂，咳呛内热，均见轻减。
两足痿软不能任地，痿者萎也，如草木之萎，无雨露以灌
溉，欲草木之荣茂，必得雨露之濡润，欲两足之不痿，必赖
肺液以输布，能下萌于肝肾，肝得血则筋舒，肾得养则骨
强，阴血充足，络热自清。治痿独取阳明，清阳明之热，滋
肺金之阴，以阳明能主润宗筋而流利机关也。

大麦冬 二钱　北沙参 三钱　抱茯神 三钱　怀山药 三钱　细
生地 四钱　肥知母 一钱五分　川贝母 二钱　天花粉 三钱
络石藤 二钱　怀牛膝 二钱　嫩桑枝 三钱

三诊　五脏之热，皆能成痿，书有五痿之称，不独肺热叶焦也。然
而虽有五，实则有二，热痿也，湿痿也。如草木久无雨露则
萎，草木久被湿遏亦萎，两足痿躄，亦犹是也。今脉濡数，
舌质红绛，此热痿也。迭进清阳明滋肺阴以来，两足虽不能

步履，已能自行举起之象，药病尚觉合宜。仍守原法，加入
益精养血之品，徐图功效。

北沙参 三钱　大麦冬 二钱　茯神 三钱　怀山药 三钱　川石
斛 三钱　小生地 三钱　肥知母 一钱五分　怀牛膝 二钱　络
石藤 三钱　茺蔚子 三钱　嫩桑枝 三钱　猪脊髓（酒洗入
煎）二条　虎潜丸（清晨淡盐汤送服）三钱

按　《儒门事亲》曰："大抵痿之为病，皆因客热而成……故痿躄
属肺，脉痿属心，筋痿属肝，肉痿属脾，骨痿属肾，总因肺
热叶焦之故，相传于四脏，痿病成矣。"《张氏医通》载；"痿
证，脏腑病因虽曰不一，大都起于阳明湿热，内蕴不清，则
肺受热乘而日槁，脾受湿淫而日溢，遂成上枯下湿之候。"
本例肺热伤津，胃阴不足故一、二诊治拟清热润燥，滋养肺
阴，养胃生津，从阳明论治，使肺金清润，则水津自能布
散，枯萎之筋骨复得濡养。《景岳全书》曰："痿证之义……
元气败伤则精虚不能灌溉，血虚不能营养者亦不少矣。"故
在三诊时加入益精养血之剂，取效颇速。

刘左　　肝主筋，肾主骨，肝肾两亏，筋骨失养，络有湿热，两足痿软无
力，久成痿痹。宜滋养肝肾，清络和营。

南北沙参（各）三钱　云茯苓 三钱　怀山药 三钱　小生
地、红花（同拌）三钱五分　厚杜仲 三钱　川断肉 三钱　陈
木瓜 二钱　怀牛膝 二钱　络石藤 三钱　桑寄生 三钱　虎潜
丸（包）三钱

按　杜仲味甘，性温，功能补肝肾，强筋骨，善走经络关节之
中；川断味苦、性温，功能补肝肾，强筋骨，通利血脉，在
于筋节气血之间。两药均入肝、肾经，伍用，其补肝肾、强
筋骨、通血脉的作用增强。

李左　两足痿软，不便步履，按脉尺弱寸关弦数，此乃肺肾阴亏，络有蕴热，《经》所谓肺热叶焦，则生痿躄是也。阳明为十二经之长，治痿独取阳明者，以阳明主润宗筋，宗筋主束骨而利机关也。证势缠绵，非易速痊。

南北沙参（各）一钱五分　鲜生地 三钱　川黄柏 一钱五分
丝瓜络 二钱　川石斛 三钱　生苡仁 三钱　肥知母 一钱五分
大麦冬 三钱　陈木瓜 二钱　络石藤 三钱　虎潜丸（包煎）三钱

　　　　按 《素问·痿论》曰"治痿独取阳明"。阳明者，十二经脉之长也，五脏六腑之海，主润宗筋，宗筋有束骨而利关节的作用。本例肺肾阴虚，既失"肺朝百脉"，又失"阳明主润宗筋"的作用，故丁氏以润阳明、养肺阴、补肝肾、强筋骨、清湿热而治。

麻 木

赵左　两手麻木，左甚于右，脉象左弦、右濡涩。此气虚血瘀，痰湿入络，营卫痹塞不通。当宜益气活血，化痰通络。

生黄芪 四钱　全当归 二钱　大川芎 八分　仙半夏 二钱
陈广皮 一钱　西秦艽 二钱　陈木瓜 二钱　嫩桑枝 四钱
紫丹参 三钱　藏红花 八分　五加皮 三钱　指迷茯苓丸（包）八钱

　　　　按 本例两手麻木为正气不足，气血衰弱，痰湿阻络之候，治当补气活血，祛痰通络。

赵右　　高年血虚，营卫不和，痰湿入络，心神不得安宁，形寒怯冷，四肢麻木，心悸跳跃，食入难化，脉象弦细。宜二加龙骨牡蛎汤加减。

川桂枝 三分　大白芍 二钱　清炙草 四分　朱茯神 三钱　左牡蛎（先煎）四钱　花龙骨（先煎）三钱　陈广皮 一钱　仙半夏 二钱　全当归 三钱　嫩桑枝 三钱　红枣 四枚　生姜 一片

{口干，加川石斛三钱。}

　　按　《景岳全书·非风》曰："气虚则麻，血虚则木。"本例气血虚弱，而形寒怯冷，四肢麻木；血不养心，而心悸跳跃，心神不宁；脾虚湿阻，而食入难化。治宜益气活血，化湿通络，佐以平肝安神。

癃 闭

王左　　三焦者，决渎之官，水道出焉。上焦不宣，则下焦不通，以肺为水之上源，不能通调水道，下输膀胱也。疏其源则流自洁，开其上而下自通，譬之沉竹管于水中，一指遏其上窍，则滴水不坠，去其指则管无余水矣，治癃闭不当如是乎？

苦桔梗 一钱　带皮杏仁 三钱　赤茯苓 三钱　六一散（包）三钱　炙升麻 八分　黑山栀 一钱五分　黄柏（盐水炒）一钱　知母（盐水炒）一钱　肉桂心（饭丸吞服）二分　土牛膝根 三钱　鲜车前草汁 二两　鲜藕汁（二味炖温冲服）二两

　　按　本例为热壅于肺，肺气不能肃降，津液输布失常，水道通调不利，不能下输膀胱；又因热气过盛，下移膀胱，以致上、下焦均为热气闭阻，而使水道不通。治宜清热通利之法，使上清下利，则小便自通矣。

沈左　　小溲频数，少腹胀痛。《经》云："下焦络肾属膀胱，别于回肠而渗
　　　　入焉。"此证少阴真火不充，太阳之寒水，转为湿热所阻，少阴无
　　　　火，故小溲数而不畅，太阳为湿热阻滞，故气不通而胀痛。法当暖
　　　　脏泄热，冀火归其源，水得其道，拟滋肾通关饮。

肥知母 三钱　川黄柏 三钱　肉桂心 三分

　　　　按　肾阳不足，命门火衰，致膀胱气化无权，而小溲不畅；下焦
　　　　积热，故少腹胀痛。投以知母、黄柏清下焦湿热，肉桂心温
　　　　肾助阳。

朱左　　中气不足，溲便为之变。小溲频数，入夜更甚，延今一载余，证属
　　　　缠绵。姑拟补中益气，滋肾通关。

炒潞党参 一钱五分　清炙草 五分　云茯苓 三钱　陈广皮
一钱　川升麻 三分　清炙黄芪 二钱　苦桔梗 一钱　全当
归 二钱　生白术 一钱五分　生蒲黄（包）三钱　小蓟根 二钱
滋肾通关丸（包）三钱

　　　　按　脾气虚而清气不能上升，浊阴难以下降，故小溲频数。投以
　　　　补中益气汤合滋肾通关丸加减。补中益气汤补中气、升清
　　　　气，中气升运则浊阴易降；滋肾通关丸滋阴助阳，化气利尿。

淋浊

王左　　脾肾本亏，肝火夹湿热下注，膀胱宣化失司，小溲淋浊，夜不安
　　　　寐。先宜和胃安神，化湿祛瘀。

仙半夏 钱半　北秫米（包）三钱　炙远志 一钱　黑山栀

二钱　朱茯神 三钱　通草 八分　飞滑石（包）三钱　生草
梢 八分　川萆薢 二钱　小川连 四分　冬葵子 三钱　琥珀屑
（饭丸吞）八分　通天草 钱半

> 按　《丹溪心法·淋》曰："淋有五，皆属乎热。"淋浊多由膀胱
> 湿热，宣化失司而成。本例病机亦如是，治宜清热利湿为
> 主。唯兼有夜寐不安，故在清利之中佐入和胃安神之品。

钱左　　脾肾两亏，湿热瘀精，留恋下焦，膀胱宣化失司，小溲淋浊，溺时
　　　　管痛。先宜清肝渗湿，而祛瘀精。

肥知母 钱半　川黄柏 钱半　黑山栀 二钱　粉萆薢 三钱　甘
草梢 八分　飞滑石（包）三钱　瞿麦穗 三钱　萹蓄草 钱半
苦桔梗 一钱　冬葵子 三钱　石韦 钱半　琥珀屑（饭丸，吞
服）六分

另用萹蓄草一钱半、通草八分、六一散（包）三钱、通天
草五分，煎汤代茶。

> 按　本例瘀精内结而溺时管痛，湿热下注膀胱而小溲淋浊。故用
> 石韦散合六一散清热利湿通淋，山栀、知母、黄柏清下焦之
> 火，琥珀屑祛瘀通淋，萆薢化湿浊。

陆左　　小溲淋浊，已有匝月，湿热瘀精，留恋下焦，膀胱宣化失司。宜清
　　　　肝渗湿，而祛瘀精。

粉萆薢 三钱　赤茯苓 三钱　瞿麦穗 钱半　飞滑石（包）
三钱　黑山栀 二钱　生草梢 八分　萹蓄草 钱半　石韦 钱半
梗通草 八分　炙远志 一钱　冬葵子 二钱　肥知母 钱半　琥
珀屑六分（饭丸，吞服）

按　治疗淋浊，当审察虚实，实则清利，虚则补益。本例小溲淋浊，瘀精留恋，为湿热蕴结下焦之候，治宜清热利湿，化浊通淋。用八正散合石韦散加减，期其湿热去而小溲清。

张左　尾闾酸痛，小溲混浊均已轻减；胸膺不舒，纳少头痛。脾肾阴阳两亏，排泄失司，络有痰瘀。再拟培养脾肾，化湿通络。

厚杜仲 三钱　川断肉 三钱　杜狗脊 三钱　通草 八分　淡
苁蓉 三钱　赤茯苓 三钱　生白术 二钱　旋覆花（包）钱半
怀山药 三钱　福泽泻 钱半　粉萆薢 钱半　真新绛 八分　鹿
角霜 三钱　金匮肾气丸（包）五钱

按　淋浊的治法，古有忌补之说，是指实热之证而言。本例淋浊已减轻，而见尾闾酸痛，胸膺不舒，纳少头痛等脾肾两亏之候。故用白术、茯苓、山药，合金匮肾气丸、鹿角霜、杜仲、川断、狗脊、苁蓉健脾益肾，佐以萆薢、泽泻、通草通淋化浊，旋覆花、真新绛化痰通络。

陈左　《经》云："水亏于下，火动于中，乃为白淫。"即精浊之类也。耳鸣心悸少寐，四肢清冷，口燥不多饮，肾虚津少上承，厥阳易于升腾，胃纳不旺。姑拟甘平益肾，以柔肝木；调理脾胃，而和营卫。

甘杞子 三钱　厚杜仲 三钱　左牡蛎（先煎）四钱　花龙骨
（先煎）三钱　朱茯神 三钱　炒枣仁 三钱　大白芍 二钱　熟
女贞 三钱　广橘白 一钱　淡苁蓉 三钱　核桃肉（去紫衣）
三枚　生熟谷芽（各）三钱　潼蒺藜 三钱　鹿茸粉 二分（饭
丸，吞服）

按　本例精浊而见耳鸣心悸、四肢清冷、胃纳不旺等，是为肝肾阴虚、木旺克土之候。治宜益肾柔肝、健脾和胃，佐以固涩肾精。

陈左　　　阴分不足，肝阳上扰，湿热瘀精，留恋下焦，小溲夹浊已有两月，头晕且胀。宜育阴柔肝，清化湿热。

生白芍 二钱　黑山栀 二钱　炒杭菊 钱半　白通草 八分　赤茯苓 三钱　薄荷炭 八分　六一散（包）三钱　粉萆薢 钱半　稽豆衣 三钱　生石决（先煎）六钱　嫩钩钩（后入）三钱　石韦 钱半　琥珀屑 六分（饭丸，吞服）

　　　　　　按　肝体阴而用阳，肝阴不足，肝阳上亢，致头晕且胀，夹湿热下扰，小溲混浊。治宜养阴平肝、清热化湿。

萧左　　　血淋半载，溺时管痛，形瘦内热，脉象细数，阴分不足，心移热于小肠，湿热宿瘀留恋膀胱。证势非轻，姑拟泻心导赤，滋肾通关。

小生地 四钱　细木通 八分　生草梢 六分　飞滑石（包煎）三钱　川雅连 四分　桃仁泥 一钱　粉丹皮 二钱　生赤芍 二钱　小蓟根 三钱　当归尾 二钱　荸荠梗 钱半　蒲黄炭 钱半　鲜藕 二两　滋肾通关丸（包）二钱

｛另用车前子汁二两、藕汁二两，同炖温服。｝

　　　　　　按　本例血淋为心移热于小肠，湿热下注膀胱，热盛伤络，迫血妄行所致。血瘀内积，故溺时管痛。治宜清热通淋、凉血止血。

张左　　　小溲淋塞渐爽，夹有血水，阴虚心移热于小肠，下焦宣化失司。今宜导赤汤加减。

小生地 三钱　生草梢 八分　京赤芍 钱半　苦桔梗 一钱　黑山栀 二钱　粉丹皮 钱半　肥知母 钱半　通草 八分　小蓟根 八分　通天草 一钱　滋肾通关丸（包）三钱

按 血淋多因热盛搏血，失其常道，由小肠下注于胞中与溺齐
出。治宜导赤汤清心利水为主，辅以清热凉血。

佘小 溲血渐止，膏淋溺时管痛，阴虚湿热，宿瘀留恋下焦，膀胱宣化失
司，再宜祛瘀化湿、滋肾通关。

怀山药 三钱　生白术 钱半　黑山栀 二钱　小生地 三钱　生
草梢 八分　飞滑石（包）三钱　梗通草 八分　海金沙（包）
三钱　紫丹参 二钱　冬葵子 三钱　光杏仁 三钱　象贝母
三钱　荸荠梗 钱半　滋肾通关丸（包）二钱

按 本例为湿热蕴结下焦，以致气化不利，清浊相混，脂液失
约，而成膏淋。治宜清化湿热、分清泄浊。

钱左 海底作痛，已见轻减，膏淋依然，溺时管痛，腑行溏薄。气阴两
亏，湿热留恋下焦，膀胱宣化失司。再宜益气养阴，滋肾通关。

生黄芪 四钱　南北沙参（各）二钱　生白术 二钱　炒怀
药 三钱　赤茯苓 三钱　小生地 三钱　生赤芍 二钱　小蓟
根 钱半　白通草 八分　生草梢 六分　海金沙（包）三钱
冬葵子 三钱　荸荠梗 钱半　滋肾通关丸 钱半（吞服）

按 膏淋未愈，气阴两亏，乃虚实夹杂，当标本兼治。故治宜益
气养阴、清热通淋。

张左 气阴两亏，肾关不固，虚淋已延一载，溺管痛。宜益气养阴、固摄
精关。

潞党参 三钱　炙黄芪 三钱　炒於术 钱半　清炙叶 五分　抱
茯神 三钱　炙远志 一钱　大生地 三钱　煅牡蛎（先煎）

四钱　花龙骨（先煎）三钱　怀山药 三钱　竹沥半夏 钱半

炒杭菊 钱半　白莲须 钱半

> 按　淋证的病位在肾与膀胱，初起多邪实之证，久病则由实转虚。本例虚淋缠绵难愈，脾肾两亏，膀胱气化无权。治宜益气养阴，培补脾肾为主。

史左　溲浊淋沥赤白，溺时管痛，湿胜于热则为白，热胜于湿则为赤。《经》云：诸转反戾，水液浑浊，皆属于热。一则热迫血分，一则湿郁下焦，瘀精留滞中途，膀胱宣化失司，赤浊白浊所由来也。拟清肝火，渗湿热，佐去瘀精。

龙胆草 一钱五分　粉萆薢 三钱　细木通 八分　黑山栀 一钱五分　远志肉 一钱　滑石（包煎）三钱　生草梢 八分　粉丹皮 一钱五分　琥珀屑（冲）三分　淡黄芩 一钱五分　川雅连 三分　通草 八分

> 按　热淋的病因，多由湿热之邪，客于肾，下注膀胱，气化失司，水道不利所致。本例为肝火夹湿热，流注膀胱，瘀精留恋。治宜泻肝通淋、清化湿热、去瘀精。

谢左　淋浊积年不愈，阴分已亏，而湿热未楚。肾与膀胱为表里，肾阴不足，不能潜伏元阳，致浮阳溢入膀胱，蕴成湿热。拟育阴清化，缓图功效。

大生地 四钱　云茯苓 三钱　潼蒺藜 三钱　山萸肉 一钱五分　熟女贞 二钱　粉丹皮 一钱五分　黄柏炭 八分　威灵仙 二钱　福泽泻 一钱五分　怀山药 三钱　剪芡实 二钱　猪脊髓（酒洗）二条

按　久淋不愈，湿热耗伤正气，肾阴亏虚，当标本兼顾，治宜滋
阴降火、清化湿热。

溲 血

赵左　溺血之症，痛者为血淋，不痛者为尿血，肾阴不足，君相之火下移
小肠，逼血下行，小溲带血，溺管不痛，脉象细小而数。王太仆
曰：壮水之主，以制阳光。当宜育坎藏之真阴，清离明之相火。

大生地 三钱　抱茯神 三钱　小川连 四分　蒲黄炭 三钱　粉
丹皮 一钱五分　玄武板 四钱　生甘草 六分　生白芍 二钱
怀山药 三钱　阿胶珠 三钱　黄柏炭 一钱　藕节炭 二枚

按　《医学入门·血类·溺血》曰："溺血纯血全不痛，暴热实热
利之宜，虚损房劳兼日久，滋阴补肾更无疑。"尿血一证，
有外感与内伤之别，本例尿血乃内伤虚火所致。丁氏仿丹溪
大补阴丸（黄柏、知母、熟地、龟板、猪脊髓蒸熟和蜜）合
《圣济总录》阿胶汤（阿胶、黄芩、生地、甘草），以图真
阴得养，相火内清，则尿血自止。

黄左　肝为藏血之经，脾为统血之脏。肝脾两亏，藏统失司，溲血甚多，
小便频数，大便溏薄，舌中剥边黄腻，脉濡弦而数。阴无阳化，阳
不生阴，膀胱宣泄无权，足肿面浮，脾虚之象见矣。拟归脾汤法引
血归经，合滋肾通关丸生阴化阳。

西洋参 三钱　抱茯神 三钱　紫丹参 二钱　焦谷芽 三钱　清
炙黄芪 三钱　炒枣仁 三钱　茜草根炭 一钱　焦白芍 一钱
五分　活贯众炭 三钱　炒於术 一钱五分　滋肾通关丸（包
煎）二钱

二诊　溲血有年，血色紫黑，少腹胀满，小溲频数，大便溏薄，内热心悸，耳鸣头眩，面色萎黄，腿足浮肿，脉左弦小而数，右濡弦。肝虚不能藏血，脾虚不能统血，血随溲下。色紫黑，少腹满，宿瘀尚未清也。前进归脾法合滋肾丸，尚觉合度，再从原方复入通瘀之品。

前方去活贯众，加生草梢、蒲黄炭、琥珀屑、鲜藕。

三诊　溲血色紫，小溲频数，少腹酸胀，大便溏薄，兼有脱肛，头眩心悸耳鸣，腿足浮肿，两进归脾，病无进退，脾虚固属显然；小溲频数，小腹酸胀，肝热有瘀，亦为的当不移之理。唯病本虽在肝脾，病标却在膀胱。《经》云：胞移热于膀胱，则病溺血。膀胱者，州都之官，藏津液而司气化。气化不行，则病肿满。肺者，膀胱水道之上源也。治肝脾不应，治膀胱不应，今拟清宣肺气，祛瘀生新，下病上取，另辟途径，以观后效。

西洋参 三钱　抱茯神 三钱　茜草根 二钱　通天草 一钱五分　川贝母 二钱　炙远志 一钱　紫丹参 二钱　活贯众炭 三钱　清炙枇杷叶（去毛、包）三钱　生草梢 八分　｛另鲜车前汁、鲜藕汁各一两，燉温冲服。｝

四诊　昨投清宣肺气、祛瘀生新之剂，溲血已减，小便亦爽，下病治上，已获效征。唯面浮足肿，脘腹作胀，纳谷减少，头眩心悸，大便不实。明系肝体不足，肝用有余，脾弱不磨，运化失其常度。急其所急，缓其所缓，又当从肝脾着手。肝为乙木，脾为戊土，脾虚木横，顺乘脾土，固在意中，则治肝实脾，下病治上，亦一定不移之法矣。

生於术 三钱　扁豆衣 三钱　紫丹参 二钱　荸荠梗 一钱五分　远志肉 一钱　云茯苓 三钱　陈广皮 一钱　生草梢 八分　生熟苡仁（各）三钱　生熟谷芽（各）三钱　清炙枇杷叶（去毛，包）三钱

五诊　溲血已止，小便不爽，足肿面浮，纳谷减少，脉尺部细小，寸关濡弦。此血虚肝气肝阳易升，脾弱水谷之湿不化也。血虚宜滋养，脾弱宜温燥，顾此失彼，动形掣肘。今拟健运中土，而化水湿。

炒白术 三钱　陈广皮 一钱　炒神曲 三钱　滋肾通关丸（包煎）三钱　连皮苓 四钱　煨木香 五分　谷麦芽（各）三钱　冬瓜皮（煎汤代水）一两　清炙草 八分　春砂壳（后下）八分　炒苡仁 三钱

六诊　健运分消，肿仍不退，便溏口干不欲饮，面无华色，头眩耳鸣，纳谷减少，脉象尺部细小，寸关虚弦。血虚之体，肝阳易升，脾弱水谷之湿泛滥，欲扶脾土，须益命火，《经》所谓少火生气，气能生血，血不能自生，全赖水谷之精液所化。拟崇土渗湿法，再进一层。

炒於术 三钱　连皮苓 四钱　煨木香 五分　滋肾通关丸（包煎）一钱　红枣 三枚　熟附片 五分　陈广皮 一钱　炒神曲 三钱　焦苡仁 三钱　清炙草 四分　春砂壳（后下）八分　焦谷芽 三钱　冬瓜皮 五钱

七诊　身半以下肿依然，胸闷纳少，大便溏泄，小便短少，口干不多饮，舌薄腻，脉象尺部细小，寸关濡弦无力。皆由肝肾阳虚，水谷之湿，生痰聚饮，横溢于募原之间。中气已虚，肝木来乘，气化不及州都，膀胱宣化无权也。再拟崇土渗湿，滋肾通关。

前方去木香、神曲，加炒怀药、炒车前子。

按　热蓄肾与膀胱，是尿血的主要发病机制。但是其他脏器的病变亦可引起尿血。如《证治汇补·溺血》云："或肺气有伤，妄行之血，随气化而下降胞中。或脾经湿热，内陷之邪，乘所胜而下传水府。或肝伤血枯，或肾虚火动，或思虑劳心，或劳力伤脾，或小肠结热，或心胞伏暑，俱使热乘下焦，血随火溢。"本例尿血，病本在肝脾，病标在膀胱。丁氏在一、二诊时治肝脾与膀胱不愈，于是兼治其肺。因为《血证论·尿血》载："肺为水上之源，金清则水清，水宁则血宁，盖此证原是水病累血，故治水即是治血。"由于兼治肺脏一法切合病机，尿血得减。四诊时土虚木横表现突出，丁氏急其所急，治肝实脾，处方用药贴切病情，尿血即止，但腿足浮肿依然，故五诊起选用崇土渗湿、滋肾通关之法。整例脉案理法精当，用药至为合理。

程左　　三阴不足，心移热于小肠，逼血下行，溲血已久，时轻时剧，内热口干，恙根已深，非易速痊。姑拟滋养三阴，凉营祛瘀。

小生地 五钱　大麦冬 三钱　京玄参 三钱　炙龟板 四钱　炙鳖甲 四钱　生白芍 二钱　阿胶珠 二钱　生草梢 六分　粉丹皮 钱半　天花粉 三钱　血余炭 三钱　鲜藕（去皮）四两　白茅根（去心）二扎

　　　按　本例三阴不足，水亏不能济火，心之火热移于小肠，迫血妄行，故见溲血；阴虚则火旺，故内热口干。因溲血已久，恙根已深，病久络瘀，丁氏在用增液汤加龟板、鳖甲、白芍、阿胶、花粉滋养三阴，茅根、鲜藕、血余炭凉血止血的同时，加丹皮活血散瘀止血，止血而无凝滞留瘀之弊。

遗　泄

张左　　旧有鼻渊病痰，近来遗泄频频，头眩眼花，阴虚精关不固，肝阳易于上升，今宜益肾固精、柔肝化痰。

左牡蛎（先煎）四钱　花龙骨（先煎）三钱　明天冬 二钱

小生地 三钱　朱茯神 三钱　春砂壳（后下）八分　黄柏

炭 一钱　金樱子 三钱　黑穭豆衣 三钱　炒杭菊 钱半　潼蒺

藜 三钱　嫩钩钩（后入）三钱　白莲须 钱半

> 按　遗泄而见头晕眼花，为肝肾不足、肝阳上亢之候；又夹痰湿，故治宜益肾平肝、固精化痰。

王左　梦遗渐减，清晨痰有腥味。肾阴亏耗，肺有燥邪，宜益肾固精、清肺化痰。

南沙参 三钱　川贝母 二钱　瓜蒌皮 二钱　抱茯神 三钱　怀山药 三钱　潼蒺藜 三钱　左牡蛎（先煎）四钱　花龙骨（先煎）三钱　剪芡实 三钱　熟女贞 三钱　冬瓜子 三钱　白莲须 钱半　三才封髓丹（包）五钱

> 按　遗精的治疗，历代文献有"有梦治心，无梦治肾"之说，但不可机械划分。本例梦遗而痰有腥味，乃肾虚不固，肺热壅盛，故治以固肾涩精、清热化痰为要。

叶左　心肾阴亏，肝火内炽，精宫不固，遗泄频频，左手臂酸楚，投剂合度，仍宜育阴固摄、和营通络。

大生地 四钱　明天冬 二钱　潞党参 二钱　朱茯神 三钱　黄柏炭 一钱　春砂壳（后下）五分　左牡蛎（先煎）四钱　花龙骨（先煎）三钱　剪芡实 三钱　潼蒺藜 三钱　紫丹参 二钱　西秦艽 钱半　白莲须 钱半　夜交藤 四钱

> 按　心肾阴亏，则心火内炽，相火妄动，火扰精室，精关不固，故遗泄频频。左手臂酸楚乃气血阻滞之候。治宜滋阴降火、固摄精关，佐以活血通络之品。

吴左　　　肾阴不足，肝火内炽，屡屡遗泄、多梦，头眩神疲，脉象弦小而数。拟三才封髓丹合金锁固精意。

明天冬 三钱　大生地 三钱　潞党参 二钱　抱茯神 三钱　左牡蛎（先煎）四钱　花龙骨（先煎）三钱　春砂壳（后下）八分　黄柏炭 一钱　潼蒺藜 三钱　剪芡实 三钱　白莲须 钱半

　　　　　按　肾主藏精，肝司疏泄，平常之人，肾中阴平阳秘，虽有欲念之火，若不接内，不至于泄精。本例肾中阴虚阳亢，火扰精宫，导致遗精。正如《类证治裁·遗泄》所说："凡脏腑之精悉输于肾而恒扰于火，火动则肾之封藏不固。"投以三才封丹合金锁固精丸以益肾固精。

刘左　　　胸脘胀闷，食入难化，甚则泛唾白沫，且有头眩，不时遗泄。脾肾两亏，精关不固，湿痰逗留中焦，宜和中化饮而摄精关。

生白术 二钱　云茯苓 三钱　仙半夏 钱半　陈广皮 一钱　带壳砂仁（后下）八分　潼白蒺藜（各）钱半　黑稆豆衣 三钱　煅牡蛎（先煎）三钱　花龙骨（先煎）三钱　炙远志 一钱　沉香曲（包）三钱　白莲须 钱半　佛手 八分

另：五倍子一两，生晒，研细粉，每用二分，用津唾做丸，每晚塞脐中，外以无药膏盖之，每晚换一次，以一月为度。

　　　　　按　遗泄而见胸脘胀闷、泛唾白沫为脾肾两亏之候，此类遗泄调治宜脾肾兼顾。药选白术、茯苓、陈皮、半夏、带壳砂仁、稆豆衣、沉香曲健脾化湿；潼蒺藜、煅牡蛎、花龙骨、白莲须益肾固精。并辅以外敷法，内外并治。

陈左　　　精藏于肾，而主于心；精生于气，而役于神；神动于中，精弛于下。遗泄已久，心悸头晕。补精必安其神，安神必益其气，拟益气养阴、安神固泄。

炒潞党参 二钱　熟女贞 二钱　大砂仁（研、后下）八分

剪芡实 三钱　清炙黄芪 三钱　生枣仁 三钱　川黄柏 八分

朱茯神 三钱　大熟地 四钱　青龙齿（先煎）四钱　桑螵蛸 三钱　明天冬 二钱　紫石英 三钱　白莲须 一钱五分

> 按　本例遗泄系君相火动，心肾不交，水不济火而致，故以三才封髓丹、金锁固精丸、桑螵蛸散加减以调补心肾，固精止遗。同时，此类患者宜调摄心神，排除杂念，才能收到更好效果。

王左　癸水不足，相火有余，精关因而不固。始患遗泄，延及上源，更兼咳嗽，恙久根深，非易速痊。拟壮水之主，以制阳光。

明天冬 一钱五分　抱茯神 三钱　左牡蛎（先煎）四钱　竹沥半夏 二钱　大生地 三钱　黄柏炭 八分　花龙骨（先煎）三钱　炙远志肉 一钱　潞党参 三钱　带壳砂仁（后下）八分

剪芡实 三钱　川象贝（各）二钱　甜光杏 三钱　白莲须 一钱五分

> 按　《杂病源流犀烛·遗泄源流》曰："遗泄，肾虚有火病也。"若多思妄想，欲念屡起，或房事过多，恣情纵欲，肾阴损伤，均可导致阴虚火旺，热扰精室而遗精。投以三才封髓丹合金锁固精丸加减，滋肾清火，固涩精关。

戴左　真阴不足，肝火客之，鼓其精房，乃病遗泄。内热口燥，头痛眩晕，拟育阴清肝、固涩精房。

明天冬 一钱五分　黄柏炭 八分　左牡蛎（先煎）四钱　稳

豆衣 三钱　大生地 三钱　春砂壳（后下）八分　青龙齿（先煎）三钱　嫩钩钩（后入）三钱　南北沙参（各）二钱　白莲须 一钱五分

按　真阴不足，肝火偏旺，火扰精室，而致遗泄。火灼阴伤，故内热口燥；精不养神以上奉于脑，故头痛目眩。治宜养阴清肝、固涩止遗。药选天冬、生地、南北沙参滋水养阴；黄柏坚阴泻火；稆豆衣养血平肝；牡蛎、钩藤、龙齿清泄肝火；白莲须固肾涩精；春砂壳行滞悦脾。

三　妇产科类

经事失调　　经事愆期

沈右　气升呕吐，止发不常，口干内热，经事愆期，行而不多，夜不安寐，舌质红苔薄黄。脉象左弦右涩，弦为肝旺，涩为血少。良由中怀抑塞，木郁不达，郁极化火，火性炎上，上冲则为呕吐，《经》所谓诸逆冲上，皆属于火是也。肝胆同宫，肝郁则清净之府岂能无动，夹胆火以上升，则气升呕逆，尤为必有之象。口干内热，可以类推矣。治肝之病，知肝传脾。肝气横逆，不得疏泄，顺乘中土，脾胃受制。胃者，二阳也。《经》云：二阳之病发心脾，有不得隐曲，女子不月。以心生血，脾统血，肝藏血，而细推营血之化源，实由二阳所出。《经》云：饮食入胃，游溢精气，上输于脾。又云：中焦受气取汁，变化而赤，是谓血。又云：营出中焦。木克土虚，中焦失其变化之功能，所生之血日少，上既不能奉生于心脾，下又无以泽灌乎冲任，经来愆期而少，已有不月之渐，一传再传，便有风消息贲之变，蛟穴溃堤，积羽折轴，岂能无虑。先哲云：肝为刚脏，非柔养不克，胃为阳土，非清通不和。拟进养血柔肝，和胃通经之法，不治心脾，而治肝胃，穷源返本之谋也。第是症属七情，人非太上，尤当怡养和悦，庶使药达病所，即奏肤功，不致缠绵为要耳。

生白芍 二钱　朱茯神 三钱　仙半夏 一钱五分　川石斛 二钱
炒枣仁 三钱　煅代赭石（先）二钱　旋覆花（包）一钱五分
银柴胡 一钱　青龙齿（先煎）三钱　广橘白 一钱　茺蔚
子 三钱　丹参 二钱　鲜竹茹 一钱五分　生熟谷芽（各）三钱
左金丸（包）七分

二诊　气升呕吐未发，夜寐不安，经事行而不多，苔灰黄，按脉弦细而涩。皆由营血亏耗，肝失条达，脾失健运，胃失降和为病。昨投养血柔肝，和胃降逆，助以调经之剂，尚觉获效。仍拟逍遥合复赭二陈加减，但得木土不争，则诸恙可愈。

当归身 二钱　朱茯神 三钱　炒枣仁 三钱　炒竹茹 一钱五分
生白芍 二钱　仙半夏 一钱五分　青龙齿（先煎）三钱　广
橘白 一钱五分　银柴胡 八分　北秫米（包）三钱　煅代赭
石（先煎）三钱　茺蔚子 三钱　川石斛 三钱　旋覆花（包）
一钱五分　青橘叶 一钱五分

按　冲脉为月经之源，冲脉之血又总由阳明水谷所化，阳明胃气又为冲脉之本。今肝气怫郁，火逆而动，胃失和降，胃为水谷气血之海，胃伤而心脾受病，化源匮乏，精血不足，而见经事愆期行少，是气之为病。本案不治心脾而治肝胃是治本求源之法，亦是遵"调经先以顺气为主"之旨，肝逆得平，胃气则和，吐逆遂止。二诊再行扶土制木，务使肝脾调和，经自有信也。

李右　天癸初至，行而不多，腹痛隐隐，鼻红甚剧。气滞血瘀，肝火载血，不能顺注冲任，而反冲激妄行，上溢清窍，有倒经之象。逆者顺之，激者平之，则顺气祛瘀，清肝降火，为一定不易之法。

紫丹参 二钱　怀牛膝 二钱　全当归 二钱　粉丹皮 一钱
五分　鲜竹茹 三钱　茺蔚子 三钱　制香附 一钱五分　白茅花
（包）一钱　炒荆芥 八分　福橘络 一钱　春砂壳（后下）八分

> 按　经行鼻衄多责之肝气上逆。傅青主认为："各经之吐血，由
> 内伤而成，经逆而吐血，乃内溢而激之使然也，其证有绝
> 异而气逆则一也。"故治用顺经汤加味，平肝顺气，引血下
> 行。本案病机亦如是，唯夹有气滞血瘀，经少而腹痛，故在
> 清降之中佐入祛瘀行滞，务期经行则血自平。

吴右　　经事愆期，临行腹痛，血室有寒，肝脾气滞。血为气之依附，气为
　　　　血之先导，气行血行，气止血止。欲调其经，先理其气，《经》旨
　　　　固如此也。拟严氏抑气散，复入温通之品。

制香附 一钱五分　云茯苓 三钱　广艾绒 八分　延胡索 一钱
月季花 八分　全当归 二钱　茺蔚子 三钱　金铃子 二钱　大
砂仁（研，后下）八分　紫丹参 二钱　台乌药 八分　怀牛
膝 二钱　陈广皮 一钱

> 按　《景岳全书·妇人规》云："凡血寒者，经必后期而至"。由
> "阳气不足，则寒从内生，而生化失期"，宜温养血气。本
> 案为经迟而腹痛，乃寒滞之证，盖由外寒内侵，血气凝滞，
> 故宜疏气和血为要，佐以温通。

郑右　　正虚邪伏，营卫循序失常，形寒已久，纳少神疲，经事三月不行，
　　　　渐成损怯。姑与扶正达邪，和营通经。

炒潞党参 二钱　抱茯神 三钱　茺蔚子 三钱　银柴胡 八分
清炙草 五分　紫丹参 二钱　月季花 五分　酒炒黄芩 一钱
五分　陈广皮 一钱五分　仙半夏 二钱　逍遥散（包）三钱

二诊　寒热已止，纳减神疲，经事三月不行，脉象弦数，客邪虽退，而正气不复，冲任亏损，而经事不通。仍宗前法。

前方加怀牛膝 二钱、西藏红花 八分。

按　经水不通，分有余、不足。有余者调之通之，不足则补之。外感风寒冷湿，热结痰结，瘀血内伤，忧郁劳怒，俱宜分别立证。唯血枯一症，即虚损痨瘵之由。本案经闭三月，畏寒发热，纳少神疲。盖由正虚邪伏，久病伤营耗血，冲任亏损所致，属血枯经闭之类。故治宜先予扶正达邪以平寒热。二诊则加牛膝、藏红花通行经脉。

翁右　经停九月，胃纳不旺。《经》旨月事不以时者，责之冲任，冲为血海，隶于阳明，阳明者胃也，饮食入胃，化生精血，营出中焦，阳明虚，则不能化生精血下注冲任，太冲不盛，经从何来。当从二阳发病主治，拟《金匮》温经汤加味。

全当归 二钱　阿胶珠 二钱　紫丹参 二钱　赤白芍（各）一钱五分　川桂枝 四分　吴茱萸 四分　仙半夏 二钱　炙甘草 五分　茺蔚子 三钱　大川芎 八分　粉丹皮 一钱五分　生姜 二片　红枣 二枚

按　二阳，足阳明胃脉也，为仓廪之官，主纳水谷。今经闭食少，由是可知水谷衰少，无以化精微之气，而血脉枯竭，月事不下，应投以归脾、六君之属。本案从二阳调治却投以《金匮要略》温经汤，治疗又更具深意。如喻嘉言《寓意草》治扬季登之女经闭投以龙荟丸。陈修园《女科要旨》用《金匮要略》黄土汤治闭经，均未以常法施治。

王右　适值经临，色紫黑，少腹胀痛拒按，痛甚有晕厥之状。形寒怯冷，口干不多饮，苔黄腻，脉濡涩。新寒外束，宿瘀内阻。少腹乃厥阴之界，厥阴为寒热之脏，肝失疏泄，气滞不通，不通则痛矣。气为血之帅，气行则血行，行血以理气为先，旨哉言乎！

肉桂心 五分　金铃子 二钱　春砂壳（后下）二钱　青橘叶 一钱五分　小茴香 八分　延胡索 一钱　失笑散（包）三钱　细青皮 一钱　茺蔚子 三钱　焦楂炭 三钱　制香附 一钱五分　酒炒白芍 二钱　两头尖（酒浸、包）一钱五分

{ 另：食盐末二两，香附末四两，酒、醋炒，熨腹痛处。 }

按　《陈素庵妇科补解》："妇人经正行而腹痛，是血滞。"欲调其血，先调其气。是方金铃子、春砂壳、青橘叶、小茴香、延胡索、青皮、香附行气通滞而止痛，失笑散、茺蔚子、焦楂炭、桂心、两头尖温经散瘀。并辅以外敷法，内外并治。

吴右　女子二七而天癸至。年十六矣，经犹未行，面色㿠白，心悸跳跃，神疲乏力，营血亏耗，无以下注冲任使然，舌苔薄腻，脉象濡小无力。姑予和营通经。

全当归 二钱　抱茯神 三钱　青龙齿（先煎）三钱　青橘叶 一钱五分　京赤芍 二钱　广橘白 一钱　鸡血藤 二钱　月季花 八分　紫丹参 二钱　茺蔚子 三钱　嫩钩钩（后入）三钱

按　《素问·上古天真论》："女子二七天癸至，任脉通，太冲脉盛，月事以时下，故有子。"今二八之年经水未行，见营血亏耗之证。其血之亏，调之必使流通，和营通经虽可投，但此与禀赋不足、天元真气未实有关，盖脾胃为后天之本，培养后天以充养先天，月水可下矣。但年逾十八经水未行则为病。

沈右　脉象左弦右涩，舌质红绛苔薄黄。见症气升呕吐，屡次举发，内热口干，经事愆期，行而不多，夜不安寐，此抑郁伤肝，肝气横

逆，脾胃受制，中焦所生之血，既无以养心，又不能下注冲任也。《经》云："二阳之病发心脾，有不得隐曲，一传为风消，再传为息贲也"。肝为刚脏，非柔不克，胃以通为补，当宜柔肝通胃，养血调经。

生白芍 二钱　紫丹参 三钱　银柴胡 一钱　朱茯神 三钱　仙半夏 二钱　左牡蛎（先煎）三钱　左金丸（包）七分　川石斛 三钱　炒枣仁 三钱　青龙齿（先煎）三钱　茺蔚子 三钱　广橘白 一钱　生熟谷芽（各）三钱

按　经水衍期而行少，责之于肝郁疏泄失常。今肝气郁逆，既妨脾土，又碍肝藏之血不能顺注冲脉，月事不以时下。病机之关键应以平降肝之所逆，故从肝胃论治，是为正本清源。

郭右　　胸闷纳少，腹痛便溏，脾胃不和，经事愆期，脉象濡迟。宜疏邪和中，祛瘀通经。

炒黑荆芥 一钱　紫苏梗 钱半　清水豆卷 四钱　紫丹参 二钱　赤茯苓 三钱　炒扁豆衣 三钱　陈广皮 一钱　炒苡仁 三钱　炒谷芽 三钱　焦楂炭 三钱　春砂壳（后下）八分　茺蔚子 二钱　干荷叶 一角

按　外感风寒，内伤邪热，凡此诸病，皆属经候不调，必先去其病，而后可调经。本案系邪伤脾胃，经脉受阻，投药以疏邪和中为主，仅以丹参、茺蔚子二味活血通经，旨在病去经自调也。

刘右　　血虚受寒，肝脾气滞，经事愆期，腰酸腹痛，腿足酸楚，舌苔薄腻，脉弦小而紧。宜温营理气，而调奇经。

全当归 二钱　茺蔚子 三钱　怀牛膝 二钱　杜红花 八分　紫

丹参 二钱　广艾绒 八分　云茯苓 三钱　青橘叶 钱半　制香
附 钱半　春砂壳（后下）八分　绛通草 八分

> 按　血虚受寒，血得寒则凝涩，经脉不利。治则温之行之，养血
> 活血中佐入红花、艾叶、香附温理气血。

经事失调　　经事超前

杨右　　血虚有热，脾弱积湿下注，经事超前，行而甚多，纳少便溏，腿足
浮肿，朝轻暮重。宜养血调经，崇土化痰。

当归身（盐炒）二钱　大白芍 二钱　连皮苓 四钱　生白
术 三钱　陈广皮 二钱　大腹皮 二钱　陈木瓜 二钱　川牛
膝 二钱　汉防己 二钱　冬瓜皮 四钱　生熟苡仁（各）五钱

> 按　经事超前多责之于血热，然必察通身藏象而论，亦有脉症无
> 火而经早者，乃心脾气虚，不能固摄使然。今脾虚血少而经
> 早、量多，当以实脾养血调经为要。

汪右　　肺阴已伤，燥邪痰热留恋，咳嗽已久，时轻时剧，经事超前，血室
有热也。宜清肺化痰而调奇经。

霜桑叶 三钱　光杏仁 三钱　川象贝（各）二钱　瓜蒌皮
三钱　抱茯神 三钱　炙远志 一钱　嫩白薇 钱半　丹皮炭
钱半　冬瓜子 三钱　鲜藕 二两　枇杷叶膏（冲服）三钱

> 按　肺金受伤，金亏不能生水，水源枯涸则难以制火，虚火内
> 炽，血海安得宁静，经事超前。此拟清肺化痰，旨在清肺热
> 以润养金水，水能制火则奇经可调。

黄右　　　经事超前，淋漓不止，腑行燥结，冲任亏损，血室有热也。拟芩荆
　　　　　四物汤加减。

炒荆芥 一钱　炒条芩 一钱　当归身 二钱　生白芍 二钱　生
地黄（炒）三钱　阿胶珠 钱半　侧柏炭 二钱　川石斛 三钱
抱茯神 三钱　莲蓬炭 三钱　藕节炭 三枚　贯众炭 三钱

　　　　　　　按　月事先期固属血热，但不可过用寒凉之剂，当以补血为主，
　　　　　　　　　佐以清热。立方荆芩四物，四物养血补阴，荆芥、黄芩清热
　　　　　　　　　泻火祛风。加阿胶、石斛增强滋阴养血之力，侧柏、藕节、
　　　　　　　　　莲蓬、贯众炭均凉血止血。

张右　　　血室有热，经事超前，行而不多，带下绵绵。宜清营祛瘀，而化
　　　　　湿热。

小生地 二钱　粉丹皮 钱半　生赤芍 钱半　赤茯苓 三钱　生
苡仁 四钱　乌贼骨 三钱　侧柏叶 钱半　紫丹参 二钱　茺蔚
子 三钱　藕节 两枚　青橘叶 钱半

　　　　　　　按　经水先期而至者，血热也。热通冲任，血海沸溢。带下俱为
　　　　　　　　　湿证，湿热下注，带脉失约。故投以生地、丹皮、赤芍、丹
　　　　　　　　　参、侧柏、藕节凉血散瘀，调摄冲任；赤苓、薏苡仁、乌贼
　　　　　　　　　骨利湿束带。

汪右　　　血虚有热，带脉不固，经行超前，腰酸带下，肢节酸楚，宜养血清
　　　　　热，崇土束带。

全当归 二钱　大白芍 二钱　生地炭 三钱　抱茯神 三钱　炒
丹皮 钱半　嫩白薇 钱半　厚杜仲 三钱　乌贼骨 三钱　西秦
艽 二钱　生白术 钱半　陈广皮 一钱　焦谷芽 三钱

按　血热多致经水先期而至，然必审察其阴气之虚实。若虚而夹火，所重在虚，当以养营安血为要。本案以四物、丹皮、白薇、秦艽养血以固其本，清热泻火祛风以治其标；白术、陈皮、谷芽、乌贼骨健脾束带。

经事失调　　经事超前落后

乔右　经事超前落后，腹痛隐隐，多年不育，冲任亏损，肝脾不和，宜养血调经。

潞党参 二钱　云茯苓 三钱　生白术 二钱　清炙草 六分　全当归 二钱　大白芍 二钱　大熟地 三钱　抚川芎 八分　紫丹参 二钱　茺蔚子 三钱　月季花 八分　红枣 五枚

妇科八珍丸六两，间日服三钱。

按　经行先后无定期，《万氏妇人科》谓："悉从虚治，加减八物汤主之。"本案治则如是，以补血为主，佐以通行之品。血气充足，经候焉有不调之理？

朱右　营阴不足，肝阳上升，冲任不调，经行腹痛，或前或后，头眩眼花。宜养血柔肝，理气调经。

生白芍 三钱　黑稆豆衣 三钱　川石斛 三钱　生石决（先煎）六钱　朱茯神 三钱　炒杭菊 钱半　薄荷炭（后下）八分　茺蔚子 三钱　紫丹参 二钱　生香附 钱半　炒怀膝 二钱　嫩钩钩（后入）三钱　青橘叶 钱半

按　肝主藏血，内联冲脉及血海。肝气郁结，血海蓄溢失常，经行先后无定期。傅氏以为本证"疏肝尤急也"。今肝血不足乃至肝气不能疏达，则养血柔肝而疏肝气。

经事失调　　经闭

吴右　　脐腹胀渐减，胸脘胀依然，屡屡作痛，食入难化，头晕目花，血亏肝气横逆，犯胃克脾，浊气凝聚，经闭四月，气不通则血不行也。恙根已深，非易图治。再宜养血泄肝，健运分消。

全当归 二钱　炒赤白芍（各）钱半　紫丹参 三钱　春砂壳（后下）八分　连皮苓 四钱　陈广皮 一钱　大腹皮 二钱　茺蔚子 三钱　瓜蒌皮 三钱　薤白头 一钱　仙半夏 二钱　炒谷麦芽（各）三钱　陈葫芦瓢 三钱　嫩钩钩（后入）三钱

　　　　　按　肝脾主血，一旦郁结则诸经受伤，久则经水闭止不行，病之本在气不在血，但调其气。然病久根深营血亦亏，故宜调气兼养血。

葛右　　产后冲任亏损，脾弱不运，经事六载不行，形瘦便溏，脉象弦细，舌苔白腻。已成干血痨重症。姑拟培养中土，而调冲任。

炒潞党参 一钱　熟附块 八分　炮姜炭 五分　清炙草 四分　米炒於术 二钱　云茯苓 三钱　陈广皮 一钱　大砂仁（后下）八分　范志曲 三钱　炙粟壳 三钱　紫丹参 二钱　炒谷麦芽（各）三钱　灶心黄土（荷叶包煎）四钱

　　　　　二诊　腹痛便溏渐见轻减，形瘦纳少，经事六载不行，头眩神疲，脉象细弱。冲任亏损，脾胃不运，干血痨重症。再宜培养中土，而调奇经。

炒潞党参 钱半　熟附块 八分　炮姜炭 五分　清炙草 四分　云茯苓 三钱　米炒於术 二钱　炒怀山药 三钱　带壳砂仁（后下）八分　陈广皮 一钱　炙粟壳 三钱　紫丹参 二钱　范志曲 二钱　焦谷芽 三钱　焦苡仁 三钱　干荷叶 一角

三诊　腹胀满，便溏泄，纳少形瘦，经闭六载，呕恶带血，脉象弦
　　　细。脾土败坏，肝木来侮，脉症参合，已入不治之条，勉方
　　　冀幸。

炒潞党参 三钱　炮姜炭 五分　怀山药 三钱　米炒於术 钱半
云茯苓 三钱　炒谷芽 三钱　带壳砂仁（后下）八分　炒
苡仁 三钱　陈广皮 一钱　炙粟壳 三钱　范志曲 三钱　清
炙草 五分　乌梅炭 五分　干荷叶 一角　金匮肾气丸（包
煎）五钱

　　　按　月经之本，所重在冲脉，所重在胃气，所重在心脾生化之
　　　　　源。本案闭经六载，为闭经之重症，盖由脾胃久虚，泉源
　　　　　日涸所致。景岳云："凡治经脉之病，或其未甚，则宜解初
　　　　　病，而先其所因，若其已剧，则必计所归，而专当顾本。"
　　　　　故补脾胃以培养后天元气之本，以资血之源，即是顾其本
　　　　　也。一、二诊以附子理中汤调治，温养中土；三诊理中汤加
　　　　　金匮肾气丸，脾肾同治。

徐右　　类疟后脾胃两伤，无血以下注冲任，经闭三月，面色萎黄，屡屡头
　　　　痛，脉象弦细，虑成干血痨重症。宜培养中土，以生营血。

炒党参 二钱　云茯苓 三钱　清炙草 五分　全当归 二钱　怀牛
膝 二钱　紫丹参 二钱　广艾绒 八分　绛通草 八分　生於术 二
钱　大白芍 二钱　茺蔚子 二钱　藏红花 八分　月季花 八分

妇科八珍丸
六两，每早
服三钱，米
饮汤送下。

　　　按　妇人以血为主，脾胃两伤，不能生血，经闭不行，但滋其化
　　　　　源，其经自通。方投四君子、当归、白芍、丹参健脾养血；
　　　　　佐以小剂活血通经之品疏通经脉，鼓舞气血。

许右　　咳嗽音声不扬，形瘦经闭，盗汗颧红，脉象细数，腑行溏薄。肺脾
　　　　肾三阴俱亏，无血以下注冲任也，已成损怯，恐难完璧。仍宜培土

生金，和营通经。

蛤粉炒阿胶 二钱　左牡蛎（先煎）四钱　花龙骨（先煎）
二钱　川象贝（各）二钱　怀山药 三钱　云茯苓 三钱　紫丹
参 二钱　茺蔚子 三钱　米炒於术 钱半　炮姜炭 三分　诃子
皮 二钱　御米壳 二钱　浮小麦 四钱

> 按　经水不通分有余不足，差之毫厘，谬之千里。有余者，调之
> 通之；不足者补之。本案闭经、咳嗽、潮热、盗汗，肺虚金
> 水亏也；便溏形瘦，脾弱不运化，营血枯竭也。已成痨瘵之
> 状，实非轻疴。宜养脾益阴，为根本之法。

王右　　冲任亏损，肝胃不和，经闭五月，纳少泛恶，形瘦神疲，此干血痨
　　　　症也。宜培养气血，和胃平肝。

潞党参 二钱　云茯苓 三钱　生白术 二钱　陈广皮 一钱　紫
丹参 二钱　炒谷麦芽（各）三钱　茺蔚子 三钱　全当归
二钱　大白芍 二钱　佛手 八分

｛妇科八珍丸
三两，间日
服三钱。｝

> 按　闭经而见纳少、泛恶、形瘦神疲，为血枯经闭之候。此类经
> 闭调治，宗景岳之训："欲其不枯，无如养荣，欲以通之，
> 无如充之，但使雪消则春水自来，血盈则经脉自至，源泉混
> 混，又孰有能阻之者。"

戴右　　血虚脾弱，宿瘀留恋，经事数月不行，腹痛便溏，形瘦潮热，脉象
　　　　弦细。势成干血痨之重症，姑拟扶土养血，祛瘀通经。

炒潞党参 二钱　生白术 三钱　云茯苓 三钱　紫丹参 二钱
炮姜炭 五分　清炙草 六分　茺蔚子 三钱　煨木香 八分　延
胡索 一钱　焦楂炭 三钱　杜红花 八分　炒怀山药 三钱　干
荷叶 一角　红枣 五枚

按　妇人脾胃久虚，形体羸弱，气血俱衰，以致经水断绝，治当补脾胃为主。本案以四君、怀山药、炮姜等健脾生血；茺蔚子、红花等祛瘀通经。

陈右　新寒引动厥气，经行中止，血为气滞，少腹作痛拒按，日晡寒热，稍有咳嗽。姑拟疏邪理气，祛瘀生新。

紫丹参 二钱　炒赤芍 二钱　金铃子 二钱　延胡索 一钱　云茯苓 三钱　制香附 钱半　春砂壳（后下）八分　生蒲黄（包）三钱　五灵脂（包煎）钱半　绛通草 八分　光杏仁 三钱　象贝母 三钱　青橘叶 钱半　两头尖（酒浸包）钱半

二诊　少腹痛较减，腰脊酸痛，日晡寒热，稍有咳嗽，新寒外束。肝失疏泄，宿瘀交阻，不通则痛，再宜疏邪理气，祛瘀生新。

炒黑荆芥 一钱　金铃子 二钱　延胡索 一钱　赤茯苓 三钱　春砂壳（后下）八分　制香附 钱半　紫丹参 二钱　生蒲黄（包煎）三钱　五灵脂（包煎）钱半　藏红花 八分　光杏仁 三钱　象贝母 三钱　绛通草 八分　两头尖（酒浸包）钱半

按　本例为实证闭经。盖由寒邪侵入，血有所逆，症见胀痛阻隔，血滞者可通也。况瘀血内阻，妨碍新血运行、再生，治当疏之通之为要。虚实二证，补之通之不可误也。

刘右　头眩眼花，时轻时剧，经闭十月，内热口干。冲任亏损，肝阳易于升腾，姑宜养阴柔肝，和营通经。

阿胶珠 二钱　生白芍 二钱　熟女贞 三钱　左牡蛎（先煎）四钱　川石斛 三钱　黑芝麻 三钱　朱茯神 三钱　炒枣

仁 三钱　月季花 八分　潼蒺藜 三钱　紫丹参 二钱　茺蔚子
三钱　怀牛膝 二钱

{ 妇科八珍丸
六两，每日
服四钱。 }

按　经闭而内热口干，阴血不足，津不上承之证显然。阴血不
足，则肝木失养；肝阳无制，当降不降。滋养阴血为主，活
血通经为辅。

章右　　右胁下痞块渐消，经事两月不行，胸闷脘胀，肝胃不和。宿瘀留
恋，再宜泄肝理气，和营通经。

全当归 二钱　紫丹参 二钱　金香附 钱半　云茯苓 三钱　茺
蔚子 三钱　广艾炭 六分　藏红花 八分　怀牛膝 二钱　桃仁
泥 钱半　月季花 八分　青橘叶 钱半

按　癥瘕痃癖内结，由气聚血凝，因此而经事不行，但行其气
血，疏其结滞，可使癥渐消，新血渐生，则经必行。药投活
血行瘀，佐以小剂量香附、广艾、青橘叶行气。

王右　　肝失疏泄，湿热宿瘀留恋下焦，膀胱宣化失司，少腹作痛，经阻两
月，小溲不利。宜泄肝理气，滋肾通关。

银柴胡 一钱　炒赤芍 二钱　金铃子 二钱　延胡索 一钱　赤
茯苓 三钱　制香附 钱半　春砂壳（后下）八分　细青皮
一钱　茺蔚子 三钱　紫丹参 二钱　绛通草 八分　炒谷麦芽
（各）三钱　滋肾通关丸（包）三钱

按　肝失疏泄则气滞，气滞则血凝，瘀蓄腹中，与下焦之邪热相
恋，故见经阻、少腹痛；膀胱气化失司、小溲不利。治重在
调气，兼清下焦湿热，调气则瘀化，湿热去则气血畅通，瘀
滞得解、经水可自下。

崩 漏

丁右　血生于心，藏于肝，统于脾。肝脾两亏，藏统失司，崩漏已久。近来面浮足肿，纳少便溏，脉细，舌绛。此阴液已伤，冲任之脉失固，脾胃薄弱，水谷之湿不化。人以胃气为本，阴损及阳，中土败坏，虚象迭见，已入险途！姑拟益气生阴，扶土运中，以冀阳生阴长，得谷则昌为幸。

炒潞党参 二钱　炙甘草 五分　连皮苓 四钱　生熟谷芽（各）三钱　米炒於术 一钱五分　扁豆衣 三钱　陈广皮 一钱　炒怀山药 三钱　干荷叶 一角　炒苡仁 四钱　炒补骨脂 一钱五分

按　崩中日久，血脱气衰，阴阳两损。东垣云："血脱益气，补胃气以助生长，曰阳生阴长。人之一身，纳谷为宝。人以脾胃为本，纳五谷，化精微，清者入营，浊者入卫，阴阳得此，是谓橐籥"。本案恙深已至脾土败坏，唯以甘味扶中，以诸甘药，补气生血，但使脾胃气强，则阳生阴长，而血自归经矣。

罗右　崩漏不止，形瘦头眩，投归脾汤不效。按脉细数，细为血少，数为有热，营血大亏，冲任不固，阴虚于下，阳浮于上，欲潜其阳，必滋其阴，欲清其热，必养其血。拟胶艾四物合三甲饮，滋养阴血而潜浮阳，调摄冲任而固奇经。

阿胶珠 二钱　生地炭 四钱　大白芍 一钱五分　左牡蛎（先煎）四钱　广艾炭 八分　当归身 二钱　丹皮炭 一钱五分　炙龟板 三钱　炙鳖甲 三钱　贯众炭 三钱　血余炭 二钱　鲜藕（切片，入煎）一两

王右　　经事淋沥太多，有似崩漏之状，脉象弦细，冲任亏损，血不归经，
　　　　宜胶艾四物合三甲饮加减。

阿胶珠 三钱　广绒炭 八分　当归身 二钱　大白芍 二钱　抱
茯神 三钱　生地炭 三钱　活贯众炭 三钱　左牡蛎（先
煎）四钱　花龙骨（先煎）三钱　炙鳖甲 三钱　陈棕炭 三钱
莲蓬炭 三钱　藕节炭 三枚

　　　　　　按　崩漏不止，经乱之甚也。日久必致营阴亏耗。《素问·阴阳别
　　　　　　论》云："阴虚阳搏谓之崩。"阴虚阳亢，阳亢盛则迫血妄行，
　　　　　　治宜"壮水之主，以制阳光。"三甲饮滋阴以潜阳，胶艾四物
　　　　　　补益营血，调摄冲任。正本清源，塞流止血，治崩三法中两
　　　　　　法并举。两案脉症有异，而异病同治，盖病机有相同之处矣。

李右　　肝脾两亏，藏血统血两脏失司，经漏如崩，面色萎黄，按脉细小，
　　　　腰骨酸楚。腰为肾府，肾主骨，肾虚故腰痛而骨酸。兹从心脾两经
　　　　调治，拟归脾汤加味，俾得中气充足，力能引血归经。

潞党参 三钱　清炙草 五分　远志肉 一钱　厚杜仲（盐水
炒）二钱　红枣 两枚　炙黄芪 三钱　抱茯神 三钱　当归
身 二钱　川断肉 二钱　桂圆肉 二钱　甜冬术 一钱五分　炒
枣仁 三钱　大白芍 一钱五分　阿胶珠 二钱　藕节炭 两枚

曹右　　肝虚不能藏血，脾虚不能统血，经行太多，似有崩漏之象，腰酸骨
　　　　楚，头眩少寐，脉象细弱。拟归脾汤合胶姜饮加减。

潞党参 二钱　生黄芪 三钱　当归身 二钱　陈广皮 一钱　朱
茯神 三钱　炒枣仁 三钱　生白术 二钱　厚杜仲 三钱　阿
胶珠 三钱　炮姜炭 六分　大白芍 二钱　活贯众炭 三钱　红
枣 四枚　藕节炭 三枚

按　两案均系肝脾藏统失职致经漏、经多如崩。均从心脾论治，
　　以益气健脾摄血为首务，以引血归经。

钱右　冲任亏损，不能藏血，经漏三月，甚则有似崩之状。腰酸骨楚，舌
　　淡黄，脉细涩。心悸头眩，血去阴伤，厥阳易于升腾。昔人云：暴
　　崩宜补宜摄，久漏宜清宜通。因未尽之宿瘀留恋冲任，新血不得归
　　经也。今拟胶艾四物汤，调摄冲任，祛瘀生新。

阿胶珠 二钱　朱茯神 三钱　大白芍 二钱　紫丹参 二钱　广
艾叶 八分　生地炭 四钱　大砂仁（研，后下）八分　百草
霜（包）一钱　当归身 二钱　炮姜炭 四分　炒谷麦芽（各）
三钱

按　瘀血内阻则新血不得循经而行，故经漏三月不已。漏虽为缓
　　症，然日久必伤阴血，亦易夹瘀。若瘀邪未尽，纵然用补涩，
　　必无济于事。故在补涩之中，须寓化瘀之品，方能中病。胶艾
　　四物为《金匮要略》治妇人经淋不止方，能补而固之。案中在
　　本方基础上加丹参、百草霜祛瘀止血，以炮姜引血归经。

钱右　漏红带下，时轻时剧，便后脱肛，肛门坠胀，腑行燥结，腰腿酸
　　楚，脉象虚弦。气虚不能摄血，血亏肝阳上升。拟补中益气，调摄
　　奇经，冀望气能摄血，血自归经。

生黄芪 三钱　当归身 三钱　大白芍 二钱　全瓜蒌（切）
四钱 吉林参须 八分　朱茯神 三钱　稽豆衣 三钱　苦桔
梗 一钱　清炙草 六分　炒枣仁 三钱　柏子仁 三钱　嫩钩钩
（后入）三钱　黑芝麻（研、包）三钱　松子肉 三钱

按　"崩漏之病，本系一证"。漏下虽缓，日久亦伤气血。气虚则
　　下陷而见脱肛，血伤则津枯肠燥而便结；腰腿酸楚乃肾气虚
　　馁。诸证因气亏血耗而起。治宜益气补中摄血，漏红可断矣。

余右　　　冲任亏损，血不归经，经事淋漓不止，行而太多，有似崩漏之状。目白红赤，肝火升腾。姑拟调摄奇经而清肝火。

阿胶珠（蒲黄四分同炒）三钱　当归身 二钱　大白芍 二钱　左牡蛎（先煎）四钱　抱茯神 三钱　荆芥炭 一钱　花龙骨（先煎）三钱　象贝母 三钱　滁菊花 二钱　青葙子 钱半　陈棕炭 三钱　血余炭（包）三钱　藕节炭 二枚　活贯众炭 三钱

二诊　经行太过，似有崩漏之象，头眩心悸，胸闷纳少，脉象左弦右细，舌苔白腻。此冲任亏损，血不归经，肝气肝阳上升，胃失降和。仍宜养血柔肝，调摄奇经。

生白芍 二钱　当归身 二钱　阿胶珠 二钱　朱茯神 三钱　左牡蛎（先煎）四钱　花龙骨（先煎）三钱　黑稽豆衣 三钱　潼蒺藜 三钱　厚杜仲 三钱　活贯众炭 三钱　广橘皮 一钱　生熟谷芽（各）三钱　藕节炭 二枚　嫩钩钩（后入）三钱

三诊　目白红赤已见轻减，崩漏虽减，未能尽止。冲任亏损，血不归经。仍宜调摄奇经，而清肝热。

清阿胶（蒲黄炭同炒）三钱　当归身 二钱　大白芍 二钱　抱茯神 三钱　左牡蛎（先煎）四钱　花龙骨（先煎）三钱　厚杜仲 三钱　陈棕炭 三钱　血余炭（包）钱半　乌贼骨 三钱　贯众炭 三钱　嫩白薇 钱半　藕节炭 三枚

按　冲任两脉为经脉之海，血气之行，外循经络，内营脏腑。若脏腑伤损，冲任两亏，不能制约经血，则血妄行。今肝阴不足，肝阳有余，扰于上则目白红赤，扰于下则血海不宁，经多如崩。平调肝之阴阳偏盛，血海方有所藏。前二诊调肝为主，三诊肝热稍平，减去清肝之品，以调摄冲任为主。

方右　　产后冲任亏损，经事淋沥不止，腰酸腹痛，脉象细弱。宜调摄冲
　　　　任，而潜浮阳。

吉林参须 一钱　抱茯神 三钱　米炒白术 二钱　清炙草 六分
当归身 二钱　大白芍 二钱　生地炭 三枚　厚杜仲 三钱　川
断肉 三钱　阿胶珠 二钱　春砂壳（后下）八分　乌贼骨
三钱　藕节炭 二枚

　　　　　　　按　冲任两脉，隶于肝肾。产后肝血不足，肾虚气弱，故经血淋
　　　　　　　　漓不止，是冲任气虚而不能制约经血。故以八珍汤加阿胶、
　　　　　　　　藕节、乌贼骨培补气血，固摄奇经。

陶右　　经事淋漓不止，腰酸头眩，冲任亏损，血不归经；肝阳易于上升，
　　　　兼之咳嗽。宜调摄奇经，清肺化痰。

阿胶珠 三钱　左牡蛎（先煎）四钱　花龙骨（先煎）三钱
黑穞豆衣 三钱　抱茯神 三钱　厚杜仲 三钱　炒杭菊 三钱
冬瓜子 三钱　冬桑叶 二钱　光杏仁 二钱　象贝母 三钱　贯
众炭 三钱　藕节炭 三枚

　　　　　　　按　肝藏血，冲为血海；肾系胞，任主胞胎。肝肾不足则冲任两
　　　　　　　　亏，经血淋漓不止。肾阴耗损，肝失柔养，肝肾是为母子，
　　　　　　　　肾亏肝旺。是以滋养肾水，方能平肝潜阳，调摄奇经。

奚右　　经事淋漓，头眩眼花，脉象细数，冲任亏损，血不归经，姑宜胶艾
　　　　四物汤加减。

阿胶珠 三钱　侧柏炭 钱半　生白芍 二钱　当归身 二钱　朱
茯神 三钱　生地炭 三钱　花龙骨（先煎）三钱　左牡蛎（先
煎）四钱　黑穞豆衣 三钱　贯众炭 三钱　藕节炭 二枚

按　经事淋漓不已，必致气血亏耗，头目失养，脉象不充。故用
胶艾四物汤加减，温经养血，摄经止漏。

严右　　血藏于肝，赖脾气以统之，冲任之气以摄之。肝肾两亏，气不固
摄，脉细小。当宜培养肝脾，调摄冲任，八珍汤加减。

潞党参 二钱　炙甘草 四分　当归身 二钱　大白芍 一钱五分
抱茯神 三钱　阿胶珠 二钱　血余炭 二钱　川断肉 二钱　炒
於术 一钱五分　生地炭 四钱　葛氏十灰丸（包煎）二钱

按　本案临床表现不详，从病机分析及辨证施治看，患者月事量
多，甚或崩漏，色淡质稀。故治以培补肝肾，益气养血，调
摄冲任。

带　下

费右　　营虚肝旺，肝郁化火，脾虚生湿，湿郁生热，湿热郁火流入带脉，
带无约束之权，以致内热溲赤，腰酸带下；湿热下迫大肠，肛门坠
胀。郁火宜清，清火必佐养营，蕴湿宜渗，渗湿必兼扶土。

当归身 二钱　赤茯苓 三钱　厚杜仲 二钱　六一散（包）
三钱　大白芍 二钱　怀山药 三钱　乌贼骨 三钱　炒条芩
一钱五分　黑山栀 一钱五分　黄柏炭 八分　生白术 一钱五分
荸荠梗 一钱五分

按　傅氏云："带下之病皆属于湿……凡脾气之虚，肝气之
郁，湿热之侵皆能致之。"肝气郁火内炽，乘及脾土不能
运化，以致湿热之气蕴滞于带脉。治宜养血清肝解郁，肝
气舒则不致克犯脾土；健脾化湿，脾气实则不致被木侮。

热解郁散，带下之患可除。

黄右　　营血亏，肝火旺，夹湿热入扰带脉，带下赤白，头眩腰酸。予养肝
化湿束带。

当归身 二钱　云茯苓 三钱　厚杜仲 二钱　鲜藕（切片）
二两　生苡仁 四钱　乌贼骨 三钱　生白芍 二钱　嫩白薇 一
钱五分　川断肉 二钱　黄柏炭 八分　粉丹皮 一钱五分　福
泽泻 一钱五分　生白术 三钱　震灵丹（包）三钱

　　　　　复诊　赤白带下，已见轻减。经事超前，营阴不足，肝火有余，冲
　　　　　　　　任不调。再拟养血柔肝，而调奇经。

前方去白薇，加炙鳖甲 三钱。

　　　　　按　赤白带下，亦为湿热下注所致，只不过是肝火重于湿火而已。
　　　　　　　盖由肝血不足所致。肝体阴而用阳，肝阴不足，肝火偏旺，夹
　　　　　　　湿下扰，带脉不约。初诊立养血清肝兼以利湿束带。二诊赤带
　　　　　　　减，易清胞宫虚热之白薇为炙鳖甲，加强滋阴柔肝之力。

徐右　　血室有热，脾弱生湿，带下夹红，经事超前，大腹作胀，腑行燥
结，头眩内热。宜养血清热，化湿束带。

阿胶珠 钱半　当归身 钱半　生白芍 二钱　生地炭 三钱　朱
茯神 三钱　炙远志 一钱　炒枣仁 三钱　象贝母 三钱　左牡
蛎（先煎）四钱　光杏仁 三钱　乌贼骨 三钱　贯众炭 三钱
炒黑荆芥炭 一钱　炒竹茹 钱半

　　　　　二诊　带下夹红已止，纳谷减少，内热苔黄，血虚有热，脾虚有
　　　　　　　　湿，仍宜养血清热，化湿束带。

阿胶珠 钱半　朱茯神 三钱　生地炭 三钱　黄柏炭 钱半　生
白芍 钱半　生苡仁 三钱　当归身 二钱　怀山药 三钱　乌贼
骨 三钱　广橘白 一钱　厚杜仲 三钱　生熟谷芽（各）三钱
藕节 二枚

> 按　汪石山曰："带证色有赤白之分，病有气血之异。"今血分有
> 热，脾虚生湿，湿热郁于带脉，渗流而下致带下夹红。经养
> 血清热，调经束带，热解则带下夹红止。二诊在上法中加入
> 黄柏、苡仁、怀山药等加强其利湿束带之力。

倪右　痰饮逗留肺络，咳嗽已久，入夜更甚，带下绵绵，下部患疡痒痛。
此脾肾本亏，湿热下注也，宜标本同治。

炙白苏子 钱半　光杏仁 三钱　象贝母 三钱　云茯苓
三钱　炙远志 一钱　炙款冬 钱半　生苡仁 四钱　乌贼骨
三钱　北秫米（包）三钱　怀山药 三钱　冬瓜子皮（各）
三钱　核桃肉（去紫衣）二枚

洗方：
地肤子 三钱　豨莶草 三钱　白鲜皮 三钱　苦参片 钱半
六一散（包）三钱

{ 煎水洗痒处。
另用八宝月
华丹掺疡上。 }

> 按　痰饮之症，乃属脾肾阳虚，不能运化精微则化为痰，停聚
> 于肺，肺气不得宣降，是为宿疾。而带下及下部疡痛，属
> 下焦湿热所为，故以内服外治并举、标本兼顾。内服以
> 宣降肺气化痰为主，方中佐入怀山药、乌贼骨两味益肾
> 束带。

洪右　湿热宿瘀留恋下焦，膀胱宣化失司。经事行而复止，带下混浊，少
腹作痛。宜祛瘀化湿，滋肾通关。

紫丹参 二钱　茺蔚子 三钱　清水豆卷 四钱　赤茯苓 三钱
金铃子 二钱　延胡索 一钱　杜红花 八分　绛通草 八分　两
头尖（包）钱半　青橘叶 钱半　京赤芍 二钱　通天草 钱半
滋肾通关丸（包煎）钱半

按　本案带下系由湿热夹瘀交结下焦所致，故治宜化瘀行滞及利
湿并举。选药以丹参、赤芍、红花、茺蔚子、两头尖、橘
叶、金铃子散清热散瘀，行气通滞；赤苓、通草、通天草等
清热利水以止带；滋肾通关丸清下焦膀胱湿热。

吴右　三阴不足，湿热下注，带下频频，阴挺坠胀，腑行不实，里急后
重。拟益气升清，滋阴化湿。

生黄芪 三钱　黄柏炭 八分　小生地 三钱　川升麻 三分　蜜
炙枳壳 一钱　乌贼骨 三钱　粉丹皮 一钱　净槐米（包）
三钱　生甘草 八分　苦桔梗 一钱　福泽泻 一钱五分　威喜
丸（包）三钱

按　本案为虚实夹杂之带下病。虚则因脾虚气陷不固，实则责
之湿热下注，以致阴挺而带下频频，故立益气升提法兼利
湿热。

池小姐　血虚肝火内炽，脾虚湿热入于带脉，带下绵绵，赤白相杂。宜养血
清热，崇土束带。

当归身 二钱　赤白芍（各）二钱　生地炭 三钱　云茯苓
三钱　生白术 二钱　怀山药 三钱　乌贼骨 三钱　生苡仁
四钱　黄柏炭 一钱　粉萆薢 三钱　藕节炭 三枚

按　白带乃脾土受伤，湿土之气下陷所致；带下色赤，乃火热所
致。血虚肝郁，郁火内炽，乘于脾土，运化失职，以致湿热

之气蕴于带脉。今肝脾两伤，故带下赤白相兼，立清肝扶脾调治，赤白带下自除矣。

胎 前　　漏红

唐右　　腰为肾府，胎脉亦系于肾。肾阴不足，冲任亦亏，妊娠四月，忽然腹痛坠胀，腰酸流红，脉细小而弦。胎气不固，营失维护，虑其胎堕。急拟胶艾四物汤养血保胎。

阿胶珠 二钱　生白术 一钱五分　厚杜仲 二钱　大白芍 一钱五分　广艾炭 八分　炒条芩 一钱五分　川断肉 二钱　苎麻根 二钱　当归身 二钱　生地炭 四钱　桑寄生 二钱

　　　　按 《医宗金鉴·妇科心法要诀》曰："孕妇气血充足，形体壮实，则胎气安固，若冲任二经虚损，则胎不成实……"肾藏精，为生殖之本。肾阴不足，冲任亏虚，则胎失所养，可见腹痛腰酸，漏红，此为胎动不安之象。故治以益肾养血，使胎脉有所系，胎元有所养。

朱右　　怀孕足月，漏红迭见，是血有热，冲任不固。胎之生发由于血，今血溢妄行，胎萎不长，不能依时而产也。拟养血清热，而固胎元。

阿胶珠 二钱　生地炭 四钱　当归身 二钱　炙黄芪 三钱　苎麻根 二钱　炒条芩 一钱五分　嫩白薇 一钱五分　大白芍 一钱五分　西洋参 一钱五分　藕节炭 二枚

按 《胎产心法》治胎漏主张："三月以前，宜养脾胃。四月以后，宜壮腰肾补气血，佐以清热"，古人见解虽不尽然，可供临床借鉴，血热胎漏，予以养血清热以安胎。

严右　咳嗽较减之后，忽然流红甚多，舌质淡红，脉弦小而数。怀麟七月，正属手太阴司胎，太阴原有燥邪，引动肝火，由气入营，血得热以妄行，颇虑热伤胎元，致成小产。急拟养营泄热以保胎，佐入滋水清肝而润肺。

蛤粉炒阿胶 三钱　生地炭 三钱　侧柏炭 一钱五分　厚杜仲 三钱　生白术 一钱五分　光杏仁 三钱　冬桑叶 三钱　炒条芩 一钱　川象贝（各）二钱　冬瓜子 三钱　鲜藕（去皮、切片，入煎）四两　枇杷叶露（后入）四两

按 燥邪伤肺，引动肝火，咳嗽日久，耗伤气阴，而致肺阴不足，肝火偏旺，易致热扰冲任，损伤胎气。上工治未病，急拟养营泄热以保胎，佐以滋水清肝而润肺，标本兼顾之意。

蔡右　怀麟八月，腰酸流红。疫喉痧四天，寒热不退，痧子隐隐，布而不透，咳嗽泛恶，咽喉焮红作痛，舌质红苔粉白，脉象濡滑而数。风温疫疠之邪，蕴袭肺胃二经，两两相衡，自以清温解疫为要。疫邪一日不解，则胎元一日不安，急拟辛凉汗解，宣肺化痰，不必安胎，而安胎止漏之功即在是矣。

薄荷叶（后下）八分　苦桔梗 一钱　连翘壳 三钱　荆芥穗 一钱五分　江枳壳 一钱　光杏仁 三钱　净蝉衣 八分　轻马勃 八分　象贝母 三钱　淡豆豉 三钱　熟牛蒡 二钱　鲜竹茹 二钱　芫荽子 一钱五分

按　妊娠病的治疗原则，大多是治病与安胎并举。若母体有病则当先去病，病去则胎孕可安。疫邪入侵，损伤胎气，则见腰酸流红。审证求因，故急拟辛凉汗解，宣肺化痰，治病即安胎，丁氏颇有卓见。

唐右　受寒停滞，脾胃为病，清浊混淆，腹痛泄泻，似痢不爽，有坠胀之状，胸闷不纳，舌光无苔，按脉濡迟。怀娠四月，颇虑因泻动胎。急拟和中化浊，佐保胎元。

藿香梗 一钱五分　云茯苓 三钱　六神曲 三钱　陈广皮 一钱　炒扁豆衣 三钱　焦楂炭 三钱　生白术 一钱五分　大腹皮 二钱　带壳砂仁（后下）八分　焦谷芽 四钱　陈莱菔子 三钱　干荷叶 一角

按　脾虚湿滞，运化无权，化源不足，易致胎元失养，胎气不固。正如《傅青主女科》云："妊娠吐泻腹疼……此脾胃虚极而然也。夫脾胃之气虚，则胞胎无力，必有崩堕之虞！"急拟和中化浊以防因泻动胎。

吴右　牙齿属胃，胃火循经上升，风热之邪未楚，左颧面肿红已退，右颧面漫肿又起。内热口干，心中嘈杂，舌质淡红，脉象滑数。怀麟足月，胎火内炽，拟辛凉清解，而清胎热。

薄荷叶（后下）八分　天花粉 三钱　生赤芍 二钱　熟牛蒡子 二钱　生甘草 八分　大贝母 三钱　冬桑叶 三钱　苦桔梗 一钱　炙僵蚕 三钱　甘菊花 三钱　金银花 三钱　连翘壳 三钱　鲜竹叶 三十张　活芦根（去节）一尺

按　《胎产心法·保产论》云："凡妊娠之于分娩，母子性命悬于顷刻，调理失宜，安反成危，将养有方，逆可使顺"。胃火炽盛兼夹风热之邪，胎前一盆火，因孕重热，虽怀麟足月，亦须防热盛耗伤阴血，使气血失调，以致送胎障碍，故治以辛凉清热以除胎热。

戴右　怀麟十二月，漏红五六次，腹已大，乳不胀，脉弦小而滑。冲任亏损，肝火入营，血热妄行，不得养胎，故胎萎不长，不能依期而产也。当宜益气养血，清营保胎，俾气能摄血，血足荫胎，胎元充足，瓜熟自然蒂落。

吉林参须 一钱　生黄芪 三钱　生地炭 三钱　厚杜仲 三钱
生白术 二钱　当归身 二钱　阿胶珠 二钱　炒条芩 一钱　侧柏
炭 一钱五分　生白芍 二钱　桑寄生 三钱　鲜藕（切片入煎）一两

按　一般孕期为40周，42周已经属于延期生产，本案例怀孕12个月才生产。后面还有孕期更长的案例。患者为肝脾藏统失司、冲任亏损之体，推测素有月经失调，加之当时条件限制，可能有推断受孕日期之误。《校注妇人良方》云："夫妊娠不长者，因有宿疾，或因失调，以致脏腑衰损，气血虚弱，而胎不长也"。胎气本于气血而长，阴血不足，营血有热，血不养胎，胞脉失养，怀麟后当养气血，补脾胃，滋化源，使其精充血足，胎有所养；同时又当清营血之热以防气血暗耗。本病为胎萎不长，其主要特点是腹形明显小于妊娠月份，孕妇往往有胎漏、胎动不安的病史，或宿有痼疾而复孕者。本病必须通过较长时间的临床观察及相关的产科检查，尤须注意与死胎相鉴别，以免误诊。

张右　妊娠九月，便溏旬余，漏红色紫，腰不酸，腹不坠，殊非正产之象。良由肝虚不能藏血，脾虚不能统血，中焦变化之汁，尽随湿浊以下注也。舌苔薄腻，脉象弦滑。当宜培养中土，而化湿浊。俾得健运复常，则生气有权，而胎元易充易熟矣。

生白术 三钱　云茯苓 三钱　春砂壳（后下）八分　桑寄

生 二钱　炒怀山药 三钱　陈广皮 一钱　焦楂炭 三钱　藕节
炭 二枚　炒扁豆衣 三钱　煨木香 五分　焦麦芽 三钱　干荷
叶 一角

二诊　孕已足月，腹痛腰酸，谷道坠胀，中指跳动，正产之时已
届。气足则易送胎，血足则易滑胎。唯宜大补气血，以充胎
元，水足则舟行无碍之意。

炙黄芪 五钱　抱茯神 三钱　陈广皮 一钱　大白芍 一钱五分
大熟地 五钱　菟丝子 二钱　炒黑荆芥 八分　生白术
二钱　当归身 三钱　大川芎 五分　红枣 五枚

按　怀麟九月，已近临产，务须气血充足则母子相安。本案脾虚
失运则便溏，水谷不能化为精微而成湿浊下注，予以健脾化
湿，遂使脾气得健，气血生化有源，则胎得所养，足月临
产，大补气血，以补中益气汤合四物汤加减续充胎元，气充
血旺则子易生也。

许右　腰酸骨楚，漏红已延四五月，时轻时剧，脉象细弱，小便不利。冲
任亏损，气化不及州都。宜益气摄血，滋肾通关。

生黄芪 三钱　阿胶珠 二钱　生地炭 三钱　乌贼骨 三钱　北
沙参（米炒）三钱　当归身 二钱　厚杜仲 三钱　桑寄生
三钱　生白术 二钱　生白芍 二钱　川断肉 三钱　黑芝麻
三钱　滋肾通关丸（包）钱半

按　肾气虚弱，冲任亏损，胎元失固则腰酸漏红；肾与膀胱相表
里，膀胱气化不及则小便不利。方中用黄芪补气，沙参、生
地炭、乌贼骨养阴止血，杜仲、寄生、川断固肾壮腰，生白
芍、阿胶、当归养血敛阴，滋肾通关丸滋肾通利，诸药共奏
益气摄血、滋肾通关之功。

臧右　　怀麟三月，屡屡漏红，肝肾两亏，血室有热也。虑其堕胎，姑宜养
　　　　血清热，以保胎元。

当归身 二钱　大白芍 二钱　生地炭 三钱　阿胶珠 二钱　侧
柏炭 二钱半　生白术 二钱　炒条芩 钱半　厚杜仲 三钱　川
断肉 三钱　桑寄生 三钱　鲜藕（去皮入煎）二两

　　　　　　按　肝肾两亏，阴虚生热，热扰冲任，遂致胎元失固而见屡屡漏
　　　　　　红。方中四物汤去辛窜之川芎，加阿胶珠养血安胎，侧柏
　　　　　　炭、鲜藕、炒条芩清热安胎；杜仲、川断、桑寄生固肾安
　　　　　　胎；生白术补脾，能资生源守冲任。诸药共奏养血清热、益
　　　　　　肾安胎之效。

胎　前　　　恶　阻

刘奶奶　　经居五旬，胸闷泛恶，头眩且胀，脘胀纳少、恶阻，浊气上干，胃
　　　　气不能降和，先宜泄肝理气，和胃畅中。

生白芍 钱半　黑稽豆衣 三钱　仙半夏 钱半　左金丸
（包）七分　赤茯苓 三钱　炒杭菊 钱半　薄荷炭（后下）
八分　制香附 钱半　陈广皮 一钱　炒竹茹 钱半　炒谷麦芽
（各）三钱　春砂壳（后下）八分　嫩钩钩（后入）三钱　荷
叶边 一圈

王右　　　经居两月，脉象弦滑，妊娠恶阻之象。宜保生汤加减。

生白术 二钱　炒条芩 一钱　全当归 二钱　云茯苓 三钱　陈
广皮 一钱　大白芍 二钱　制香附 钱半　春砂壳（后下）
八分　焦谷芽 三钱　佛手 八分　桑寄生 二钱

384

朱右　经居两月，胸闷泛恶，不思饮食，恶阻浊气上干，胃失降和，脉象弦小而滑。似妊娠之象。姑宜平肝和胃，辛开苦降。

仙半夏 钱半　左金丸 七分　陈广皮 一钱　赤茯苓 三钱　枳实炭 八分　姜竹茹 钱半　炒谷麦芽（各）三钱　佩兰梗 钱半　白蔻壳（后下）八分　佛手 八分　柿蒂 五枚

　　　　　按　恶阻的病因病机为："冲气上逆，胃失和降"。孕后阴血聚于下以养胎，阴血不足则肝气偏旺，头眩且胀；肝之经脉挟胃，肝旺侮脾，横逆犯胃，胃失和降而见胸闷泛恶，不思饮食，脘胀纳少等症。治用橘皮竹茹汤合左金丸加减以辛开苦降，平肝理气，和胃安胎。

胎前　　子嗽

施右　怀麟五月，胎火逆肺，清肃之令不行，咳嗽咯痰不爽，胸膺牵痛。宜清胎火润肺金。

桑叶皮（各）钱半　光杏仁 三钱　川象贝（各）二钱　炒条芩 钱半　抱茯神 三钱　炙远志 一钱　生甘草 五分　肥知母 钱半　瓜蒌皮 二钱　炙兜铃 一钱　冬瓜子 三钱　北秫米（包）三钱　干芦根 一两　枇杷叶膏（冲服）三钱

邱右　怀麟八月，风寒包热于肺，咳嗽音声不扬，内热口干。宜轻开肺邪，而化痰热。

净蝉衣 八分　嫩射干 八分　光杏仁 三钱　象贝母 三钱　抱茯神 三钱　炙远志 一钱　瓜蒌皮 二钱　炙兜铃 一钱　冬瓜子 三钱　炒条芩 一钱　鲜竹茹 二钱　轻马勃 八分　胖大海 三枚

吴右　　怀麟七月，手太阴司胎，胎火上升，风燥之邪袭肺，咳嗽两月，甚则吐血。宜祛风清金，而降肝火。

冬桑叶 三钱　炒条芩 一钱　光杏仁 三钱　川象贝（各）二钱　瓜蒌皮 二钱　茜草根 二钱　侧柏炭 钱半　鲜竹茹 二钱　冬瓜子 三钱　白茅花（包）一钱　活芦根（去节）一尺　　｛枇杷叶露（后入）四两｝

按　子嗽总由火热上扰，肺失清肃所致。《女科经纶》引朱丹溪云："胎前咳嗽，由津血聚养胎元，肺乏濡润，又兼郁火上炎所致"。孕后胎火乘肺，炼液成痰，痰热壅肺，灼肺伤津则咳痰不爽，胸膺作痛；痰热内扰，津液不能上承则内热口干，风寒包热于肺，咳嗽音声不扬；胎火上升，风燥之邪袭肺，两因相感，火乘肺金则见咳嗽日久，甚则吐血。治宜清金化痰，止嗽安胎，方用清金降火汤加减。邱案治拟轻开肺邪化痰热，吴案则佐以降火而止血。

胎前　　咳血

余右　　风温燥邪，蕴袭肺胃，咳呛痰内带红，内热形寒，舌质红苔黄，脉濡滑而数。怀麟八月，宜辛凉清解，宣肺化痰。

炒荆芥 一钱　嫩前胡 钱半　光杏仁 三钱　象贝母 三钱　抱茯苓 三钱　炒黄芩 一钱　轻马勃 八分　瓜蒌皮 三钱　马兜铃 一钱　冬瓜子 三钱　水炙桑叶皮（各）钱半　鲜竹茹 二钱　活芦根（去节）一尺

按　孕后阴血下聚养胎，肝火偏旺，加之腠理不密，外邪复感，两因相感，火乘刑金，灼伤肺络，故见恶寒发热、咳呛痰内带血。治宜辛凉清热，宣肺化痰，以防咳嗽日久，每致伤胎。

胎前　　　咳呛头眩

杨右　　怀麟五月，肝阳升腾，风燥之邪袭肺，咳呛咯痰不爽，头眩且痛。先宜清泄风阳，清肺化痰。

水炙桑叶皮（各）钱半　川贝母 二钱　瓜蒌皮 三钱　光杏仁 三钱　抱茯神 三钱　肥知母 钱半　炙远志 一钱　黑穞豆衣 三钱　薄荷炭（后下）八分　冬瓜子 三钱　福橘络 一钱

> 按　脏气本弱，因妊重虚，以致精血不足，肝失滋养，肝阳偏旺，遂致头眩且痛；风燥之邪袭肺，肺失清肃则见咳呛咯痰不爽。故治宜清泄风阳，清肺化痰，谨防发展为肝风内动或痰火上扰之势。

胎前　　　头痛不寐

薛太太　　怀麟七月，肝气肝阳上升，时令之湿热内阻，阳明通降失司，以致头痛眩晕，胸闷不思饮食，且有甜味，甚则泛恶，舌质淡红苔薄腻而黄，脉滑数。夜不安寐，胃不和则卧不安也。宜清泄风阳，和胃化湿。

冬桑叶 二钱　滁菊花 三钱　薄荷炭（后下）八分　佩兰梗 钱半　清水豆卷 三钱　仙半夏 二钱　水炙远志 一钱　川雅连 三分　枳实炭 一钱　炒竹茹 二钱　嫩钩钩（后入）三钱　夜交藤 三钱　荷叶边 一圈

> 按　肝阳偏旺之体，时令湿热之邪内蕴，以致肝脾失和，胃气不降，浊气上扰清阳而见头痛、眩晕、不寐等。治以清泄风阳，和胃化湿，使肝脾调和，诸症得安。

胎 前　　　　脚气浮肿

陈右　　湿浊下受，脚气浮肿，步履重坠。少腹作胀，防上冲之险。怀麟三月，仿鸡鸣散意。

紫苏梗 苦桔梗 连皮苓 陈广皮 陈木瓜 汉防己 大腹皮 淡吴萸 飞滑石（包煎）连皮生姜 三片　冬瓜皮 一两　河水煎鸡鸣散

　　　　按　怀麟三月，胎体渐长，有碍气机升降，胎气壅阻，水湿不化。治以宣通之剂，仿鸡鸣散意祛湿以化浊，行气以除滞。

胎 前　　　　尿频涩痛

杨右　　阴虚湿热下注，膀胱宣化失司，小便频数夹红，尿时管痛。宜清肺化湿，滋肾通关；怀麟八月，佐以保胎。

南沙参 三钱　生草梢 六分　炒条芩 一钱　黑山栀 二钱　生赤芍 钱半　梗通草 八分　蒲黄炭（包）钱半　细川连 四分 小生地 三钱　小蓟根 钱半　苦桔梗 一钱　冬葵子 三钱　滋肾通关丸（包）三钱

　　　　按　妊娠期间出现小便频数涩痛者为子淋，肾虚湿热下注，膀胱气化失司所致。《经》云："膀胱者，州都之官，津液藏焉，气化则能出矣。"孕后血聚养胎，阴血不足，阳气偏旺，热传膀胱，气化不利，水道不行。阴虚阳旺之体，须防火旺迫胎。又肺主通调水道，故治宜清肺化湿，滋肾通关，佐以保胎。

胎前　　　　过期不产

汪右　　怀麟二十月，屡屡漏红，过期不产，此漏胎也。迩因风邪袭肺，形寒头胀，咳嗽则遗尿。本虚标实显然可见。先宜祛风化痰。

炒荆芥 一钱　嫩前胡 钱半　冬桑叶 三钱　光杏仁 三钱　象
贝母 三钱　炙远志 一钱　苦桔梗 一钱　薄橘红 一钱　净蝉
衣 八分　冬瓜子 三钱　荷叶边 一圈

　　　　　　　按　过期不产，是为漏胎。屡屡漏红，气血必虚。近又外感，邪
　　　　　　　盛为实。故本案断为本虚标实。"急者治其标"，治先疏风
　　　　　　　化痰，解表宣肺。待新感一除，必转手治本矣。

胎前　　　　流痰

张右　　据述病状，手臂腿足酸痛，胸际一块突起，如栗子大。良由血不养筋，气火夹痰蕴结，势成流痰之象。况怀麟足月，舌质红绛，阴分素亏可知。书云：胎前宜清肝化痰，和营通络治之。然此恙决非旦夕所能图功，姑勉一方。

南沙参 三钱　川石斛 三钱　炒条芩 一钱　川象贝（各）
二钱　瓜蒌皮 三钱　海蛤壳 三钱　全当归 二钱　西秦艽
二钱　甜瓜子 三钱　鲜竹茹 二钱　丝瓜络 二钱　嫩桑枝
三钱　指迷茯苓丸（包煎）六钱

陈海蜇皮二两，漂淡；大荸荠二两，二味煎汤代水。

　　　　　　　按　《经》云："正气存内，邪不可干"；"邪之所凑，其气必
　　　　　　　虚"。素体阴虚，孕后阴血愈加亏损，肝气偏旺，木旺克
　　　　　　　土，脾失健运，痰湿内生，气火夹痰蕴结遂致痰凝血滞之
　　　　　　　证。此证为本虚标实，因正值足月临产，不可猛攻峻补。姑
　　　　　　　暂清肝化痰，和营通络以缓缓图之。

产后　　　恶露不尽

蒋右　　产后四月，恶露淋漓不止，腿足酸痛，头眩眼花。此冲任亏损，血不归经。宜调摄冲任，助以益气。

潞党参 二钱　抱茯神 三钱　米炒於术 钱半　清炙草 六分　当归身 二钱　大白芍 二钱　左牡蛎 四钱　花龙骨 三钱　阿胶珠 二钱　川断肉 三钱　厚杜仲 三钱　潼蒺藜 三钱　藕节炭 三枚

　　　　二诊　产后四月，恶露淋漓不止，腿足酸楚，头眩眼花。此冲任亏损，血不归经，前投调摄奇经，尚觉获效，仍宜原法进步。

潞党参 钱半　抱茯神 三钱　米炒於术 钱半　清炙草 五分　左牡蛎（先煎）四钱　花龙骨（先煎）三钱　阿胶珠 二钱　大白芍 二钱　川断肉 三钱　厚杜仲 三钱　当归身 二钱　活贯众炭 三钱　石莲子 三钱　莲蓬炭 三钱

刘右　　小产后恶露淋漓不止，腹胀纳谷减少。宿瘀未去，新血不得归经。宜加参生化汤加减。

吉林参须 八分　炒荆芥 一钱　全当归 二钱　大川芎（炒）八分　朱茯神 三钱　紫丹参 二钱　炮姜炭 五分　炒谷麦芽（各）三钱　佩兰梗 钱半　春砂壳（后下）八分　广橘白 一钱　藕节炭 二枚

　　　　二诊　小产后恶露淋漓不止，纳少形寒，脉象虚弦。投剂合度，宜加参生化汤合胶姜汤出入。

前方加阿胶珠 一钱五分、杜仲 三钱、青龙齿 三钱，去佩兰、春砂壳、全当归。

郑右　　产后四旬，少腹作痛，痛甚拒按，舌苔薄腻，脉象濡迟，营血已亏，恶露未楚，气机不得流通，兼之咳嗽。宜和营祛瘀，宣肺化痰。

全当归 二钱　大川芎 八分　紫丹参 二钱　杜红花 八分　延胡索 钱半　炮姜炭 五分　嫩前胡 钱半　光杏仁 三钱　象贝母 三钱　炒竹茹 钱半　薄橘红 八分　冬瓜子 三钱　益母草 二钱

按　产后恶露持续二十天以上仍淋漓不断者为恶露不绝。主要由冲任失固，气血运行失常所致。其病因有气虚、血热、血瘀等。此外，尚与肝之疏泄、肾之闭藏有关。如《沈氏女科辑要笺正》云："新产恶露过多，而鲜红无瘀者，是肝之疏泄无度、肾之闭藏无权，冲任不能约束，关闸尽废，暴脱之变。"蒋案一诊瘀热留滞冲任，血不归经为病之标，气阴两亏为病之本。治宜标本兼顾，仿加参生化汤意，益气养营使正气渐复，和胃润肠使肠腑畅通则瘀热自除。刘案二诊除气血亏损外，与肾之闭藏无权、肝脾失调有关，肾主封藏，冲任之本在肾；肝藏血，司血海；脾主统血。冲任亏损，恶露淋漓不止，腿足酸痛，肝血不足则头眩眼花，投以补益脾肾、调摄冲任之品，获效甚速。本病临床辨证，尤须注重恶露的量、色、质、臭气等来辨别寒、热、虚、实。治疗以调理冲任为本，根据虚、热、瘀之不同，遵循虚者补之、热者寒之、瘀者攻之的原则，分别施治。西医学认为产后子宫复旧不良，或部分胎盘、胎膜残留，或盆腔感染等引起产褥晚期出血，致恶露不止。临证必要时配合西医诊治，以免变生他病。

张右　　新产后气血已亏，恶露未楚，感受时气氤氲之邪，引动先天蕴毒，由内达外，天痘已布，尚未灌浆，身热骨楚，苔薄腻，脉濡数。《经》云：邪之所凑，其气必虚。拟益气托浆，和营祛瘀。

生黄芪 三钱　全当归 二钱　杜红花 八分　生甘草 四分　京
赤芍 一钱五分　益母草 三钱　桃仁泥（包）一钱五分　紫丹
参 二钱　净蝉衣 八分　鲜笋尖 二钱　生姜 一片　红枣 二枚

> 按　产后多虚多瘀之体，胞脉空虚。邪毒乘虚而入，与血相搏，瘀血内阻，阻碍气机，营卫失和。治拟益气托浆，和营祛瘀以标本兼顾。

庄右　未产之前，发热咳嗽，风温伏邪，蕴蒸气分，肺胃两经受病。今产后发热不退，更甚于前，恶露未楚，苔黄脉数。良由气血已亏，宿瘀留恋，伏邪不达，邪与虚热相搏，所以身热更甚也。投解肌药不效者，因正虚不能托邪外出也。今宗傅青主先生加参生化汤，养正达邪，祛瘀生新，助入宣肺化痰之品。

吉林参须 八分　大川芎 八分　荆芥炭 八分　炙桑叶 三钱
炙甘草 五分　炮姜炭 四分　光杏仁 三钱　全当归 二钱　桃
仁泥（包）一钱五分　象贝母 三钱　童便（炖温冲服）
一酒盅

> 按　胎前风温侵袭肺胃，产后失血伤气，百脉空虚，发热更甚于前，正虚不能托邪外达，复加宿瘀留恋，恶露未楚。速投养正祛瘀、宣肺化痰之品以防病程迁延日久，病势缠绵。此即扶正亦祛邪也。

张右　新产后营阴亏耗，恶露未楚，旧患便溏，脾土薄弱，胃呆纳少，舌苔薄腻，脉象濡缓。新邪旧恙，治宜兼顾。姑拟和营生新，扶土和中。

全当归 二钱　云茯苓 三钱　生白术 一钱五分　益母草 三钱
紫丹参 三钱　杜红花 五分　焦楂炭 二钱　大川芎 五分　炮
姜炭 四分　炒谷芽 三钱　炒赤砂糖 三钱　干荷叶 一角

二诊　新产三朝，昨起寒热，至今未退，头痛骨楚，胸闷不思饮食，舌苔薄腻，脉象弦滑带数。此营血已亏，恶露未楚，氤氲之邪乘隙而入，营卫循序失常。姑拟清魂散合生化汤加味，一以疏邪外达，一以祛瘀生新。

紫丹参 二钱　大川芎 四分　炮姜炭 三分　炒黑荆芥炭 一钱五分　益母草 二钱　杜红花 六分　清水豆卷 三钱　炒赤砂糖 三钱　全当归 二钱　焦楂炭 三钱　炒谷芽 四钱　炒白薇 一钱　干荷叶 一角

三诊　新产五朝，寒热轻而复重，头痛骨楚，胸闷不思饮食，舌苔腻布，恶露未止，脉象弦滑带数。宿瘀留恋，氤氲之邪夹痰滞交阻阳明为病。再拟清魂散合生化汤，复入疏散消滞之品。

紫丹参 二钱　杜红花 八分　枳实炭 一钱　炒白薇 一钱五分　炒黑荆芥 一钱五分　全当归 一钱五分　焦楂炭 三钱　益母草 二钱　淡豆豉 三钱　大川芎 五分　炒谷芽 四钱　保和丸（包煎）三钱

四诊　新产八朝，形寒身热，有汗不解，胸闷，饥不思纳，渴不多饮，舌苔薄腻而黄，脉象弦滑带数。客邪移于少阳，宿瘀未楚，营卫失常，有转疟之机括，还虑缠绵增剧。再拟小柴胡汤合清魂散、生化汤复方图治。

吉林参须 五分　杜红花 八分　清水豆卷 四钱　嫩白薇 一钱五分　软柴胡 五分　全当归 二钱　紫丹参 二钱　大川芎 四分　炒黑荆芥 一钱　全瓜蒌（切）三钱　炒谷芽 三钱　益母草 二钱　通草 八分

五诊　新产十二朝，寒热得退，胸闷不纳如故，小溲短赤，舌苔薄腻。阴血已亏，蕴湿未楚，脾胃运化无权。再拟养正祛瘀，和胃化湿。

吉林参须 五分　赤茯苓（朱砂拌）三钱　全当归 二钱　清水豆卷 三钱　炒黑荆芥 五分　福泽泻 一钱五分　谷麦芽（各）三钱　益母草 二钱　陈广皮 一钱　紫丹参 二钱　通草 八分　佩兰梗 一钱五分　大砂仁（研、后下）五分　干荷叶 一角

按　素体脾胃虚弱，产后气血俱虚，恶露未楚，胃呆纳少，治拟和营生新，扶正和中不效，复感外邪，营卫失和。二诊虽加重祛瘀之剂，但疏解达邪之力不够，故寒热轻而复重，并见痰瘀交阻之象。方中复入疏散消滞之品，然正气虚，无力达邪外出，客邪移于少阳，再拟小柴胡汤合清魂散、生化汤复方以扶正达邪，祛瘀和营，守方数日获效。最后以养正祛瘀、和胃化湿而收功。提示治疗产后病应本着"勿拘于产后，亦勿忘于产后"的原则，临证细心体察，针对病情，辨证求因，审因论治。

张右　新产十一天，恶露不止，少腹作痛，咳嗽声音不扬，风寒包热于肺，宿瘀留恋下焦，脉象浮濡带滑。姑拟祛瘀生新，开胃化痰。

全当归 二钱　抱茯神 三钱　光杏仁 三钱　嫩射干 五分　紫丹参 二钱　金铃子 二钱　象贝母 三钱　春砂壳（后下）八分　净蝉衣 八分　延胡索 一钱　藏红花 八分　冬瓜子 三钱

按　本案宿瘀留恋下焦，故恶露不止，少腹作痛；风寒包热于肺，故咳嗽脉浮，声音不扬。治以祛瘀生新，药如当归、丹参、红花、金铃子、延胡索之类；化痰开胃，宣肺利咽，药如杏仁、射干、象贝、蝉衣、砂壳、冬瓜子之属。

李右　产后二十四天，营血已虚，恶露未楚，腹痛隐隐，纳谷减少，畏风怯冷，有汗不解，旬日未更衣，舌无苔，脉象濡细。卫虚失于外护，营虚失于内守，肠中津液枯槁，腑垢不得下达也。仿傅青主加参生化汤意，养营祛瘀，和胃润肠。

吉林参须 一钱　紫丹参 三钱　春砂壳（后下）八分　生
熟谷芽（各）三钱　全当归 三钱　藏红花 四分　全瓜蒌
（切）四钱　益母草 一钱五分　大川芎 四分　炮姜炭 三分
大麻仁（研）四钱

> 按　产后营血不足，宿瘀未尽近月，又见肠液枯槁便闭，表虚畏
> 风有汗。治仿加参生化汤意，以吉林参须、当归、益母草以
> 益气养营；丹参、红花祛瘀活血；余药和胃润下。

产后　　　寒热

薛右　　产后气血两亏，宿瘀未楚，营卫循序失常，寒热迭发，已有数
　　　　月，肢节酸痛，纳谷减少。宜扶正和解，调和营卫，不致延成痨
　　　　证方吉。

潞党参 钱半　炙柴胡 五分　仙半夏 二钱　云茯苓 三钱　陈
广皮 一钱　象贝母 三钱　生首乌 三钱　煨草果 一钱　紫
丹参 二钱　鹿角霜 三钱　蜜姜 二片　红枣 四枚　净槐米
（包）四钱

> 按　产后多虚多瘀之体，失血伤气，百脉空虚，腠理不密，卫阳
> 不固，风寒之邪乘虚而入，加之宿瘀未楚，阻碍气机，营卫
> 失和，故见寒热迭发，数月不解。治拟益气养血，和解表
> 里，调和营卫。方用小柴胡汤加减。方中柴胡散邪透表，合
> 党参、茯苓、半夏、陈皮、槐米、草果等补正和中；生姜、
> 大枣调和营卫；丹参祛瘀生新；生首乌、鹿角霜补益精血。
> 共奏扶正和解，调和营卫之功。

朱右　　产后八旬，寒热匝月，痰多纳减，脉象虚弦而数。气虚则寒，营
　　　　虚则热，胃虚纳减，脾弱痰多，势成蓐痨。姑拟八珍汤加减，以
　　　　望转机。

炒潞党参 三钱　全当归 二钱　银州柴胡 八分　云茯苓 三钱
大白芍 二钱　嫩白薇 一钱五分　米炒於术 一钱五分　广橘
白 一钱　大熟地 三钱　炮姜炭 三分　生熟谷芽（各）三钱

> 按　产后寒热经久不愈，伴痰多纳减，属气营虚损，脾胃虚弱。治拟八珍汤去川芎，加柴胡、炮姜炭之类，大有"甘温除热"之意。

朱右　产后未满百日。虚寒虚热，早轻暮重，已有匝月，纳少便溏，形瘦色萎，且有咳嗽，自汗盗汗，脉濡滑无力，舌苔淡白。此卫虚失于外护，营虚失于内守，脾弱土不生金，虚阳津液而外泄也，蓐劳渐著，恐难完璧。姑拟黄芪建中汤合二加龙骨汤加味。

清炙黄芪 三钱　炒白芍 二钱　清炙草 六分　川桂枝 五分
牡蛎（先煎）四钱　花龙骨（先煎）三钱　米炒於术 三钱
云茯苓 三钱　炒怀山药 三钱　炒川贝 二钱　浮小麦 四钱
熟附片 八分

> 二诊　前投黄芪建中二加龙骨，寒热较轻，自汗盗汗亦减。虽属佳境，无如昔日所服之剂，滋阴太过，中土受戕，清气不升，大便溏薄，纳少色萎，腹痛隐隐。左脉细弱右脉濡迟，阳陷入阴，命火式微。脉诀云：阳陷入阴精血弱，白头犹可少年愁。殊可虑也，再守原意加入益火生土之品，冀望中土强健，大便结实为要着。

清炙黄芪 三钱　炒白芍 一钱五分　清炙草 六分　熟附片
八分　牡蛎（先煎）三钱　花龙骨（先煎）三钱　炒怀山
药 三钱　米炒於术 三钱　云苓 三钱　大砂仁（研，后
下）六分　炒补骨脂 一钱五分　煨益智 一钱五分　浮小
麦 四钱

三诊　寒热轻，虚汗减，便溏亦有结意，而咳嗽痰多，纳谷衰少，形瘦色萎，舌光无苔，脉来濡细，幸无数象。脾弱土不生金，肺虚灌溉无权，仍拟建立中气，培补脾土，能得谷食加增，不生枝节，庶可转危为安。

炒潞党参 三钱　清炙黄芪 二钱　炒白芍 一钱五分　清炙草 六分　熟附片 八分　左牡蛎（先煎）四钱　花龙骨（先煎）三钱　米炒於术 三钱　炒怀山药 三钱　炒川贝 二钱　大砂仁（研，后下）五分　陈广皮 一钱　浮小麦 四钱　红枣 五枚

按　产后虚寒虚热，伴有纳少便溏，形瘦色萎，自汗盗汗，舌淡苔白诸症，而无外感之象，大抵属于气虚发热之例。故投黄芪建中汤合二加龙骨汤加味，以甘温除热，益气敛汗。二诊即见效验，寒热较轻，且汗出亦减，再守原方而加温肾健脾之品。三诊见寒热轻，虚汗减，大便转实，可谓佳兆。唯其咳嗽痰多及纳谷衰少依然，故拟培补脾土为主续方。本案证治过程，堪称"甘温除热"之典范。

张右　产后两月，营阴未复，重感新邪，内停宿滞，肺胃为病，形寒身热，有汗不解，脘痞作痛，纳少泛恶，且又咳嗽，经行色紫，舌苔白腻，脉象左弦右濡。标邪正在鸱张，不能见虚投补。姑拟疏邪消滞，和中祛瘀，病去则虚自复。

炒黑荆芥 一钱五分　清水豆卷 四钱　赤茯苓 三钱　金铃子 二钱　光杏仁 三钱　仙半夏 一钱五分　延胡索 一钱　嫩前胡 一钱五分　象贝母 三钱　枳实炭 一钱　茺蔚子 二钱　带壳砂仁（后下）八分　炒谷麦芽（各）三钱　佛手 八分

二诊　形寒身热渐解，脘痞作痛，咳嗽则痛辄剧，纳少泛恶，小溲短赤，经行色紫，舌质红苔薄腻，脉左弦右濡。产后营阴未

复，外邪宿滞，夹肝气横逆，肺胃肃降失司。投剂合度，仍拟宣肺化痰，理气畅中。

嫩前胡 一钱五分　赤茯苓 三钱　金铃子 二钱　象贝母 三钱
仙半夏 二钱　炒枳壳 一钱　延胡索 一钱　茺蔚子 三钱　川
郁金 一钱五分　光杏仁 三钱　春砂壳（后下）八分　绛通
草 八分　台乌药 八分　炒谷麦芽（各）三钱

按　产后两月，正气未复，易感新邪，脾失健运则内停宿滞，然外感表邪当以疏邪祛瘀为主，兼顾脾胃。

金右　产后寒热，汗多不解，大便溏泄，卫气不能外护，营虚失于内守，营卫不和，邪不易达，健运无权。当拟调和营卫，扶土和中。

川桂枝 三分　云茯苓 三钱　炙甘草 五分　炒白芍 一钱
五分　扁豆衣 三钱　炒苡仁 三钱　生白术 一钱五分　广陈
皮 一钱　谷麦芽（各）三钱　红枣 二枚　生姜 二片　干荷
叶 一角

按　产后失血伤气，百脉空虚，腠理不密，卫外之阳不固，易致脾虚失于健运及外邪乘虚而入。方用桂枝汤加参苓白术散加减以解肌发表，调和营卫，扶土和中。因外邪束表，营卫不和之时，邪不易达，暂不用人参等滋补药品以防恋邪。

产后　　　腹痛

戴右　产后匝月，营血已亏，风寒乘隙而入，宿瘀交阻。少腹作痛拒按，形寒纳少，腑行溏薄。宜和营祛风，理气化瘀。

炒黑荆芥 一钱　紫丹参 二钱　炮姜炭 四分　云茯苓 三钱
延胡索 一钱　藏红花 五分　焦楂炭 三钱　全当归 二钱　大

川芎 八分 失笑散（包）三钱 春砂壳（后下）八分

> 按 产后胞脉空虚，风寒之邪乘虚侵入胞脉，血为寒凝，气滞血
> 瘀则少腹作痛拒按；寒邪损伤阳气，卫阳失固，脾失健运则
> 形寒纳少，腑行溏薄。治宜和营祛风、理气化瘀，佐以健脾
> 和中之品。

邹右 产后腹痛，小溲淋沥，脉弦紧右濡细，此营血已亏，宿瘀未楚，夹
湿下注膀胱，宣化失司。拟和营祛瘀，通利州都。

全当归 二钱 朱茯神 三钱 泽兰叶 一钱五分 荸荠梗 一钱
五分 紫丹参 二钱 生草梢 八分 益母草 三钱 大川芎
八分 绛通草 八分 琥珀屑（冲）六分

> 按 产后腹痛常由血虚、血瘀所致。《景岳全书·妇人规》言：
> "产后腹痛，最当辨察虚实。血有留瘀而痛者，实痛也；无
> 血而痛者，虚痛也"。本证以血瘀为主，可见腹疼拒按、恶
> 露量少、涩滞不畅、色紫黯有块。审察病证，宿瘀未楚，夹
> 湿下注，膀胱气化失司，治法两者兼顾，拟和营祛瘀，通利
> 州都。

陈右 产后五朝，腹痛阵作，拒按，甚则泛恶，脉弦细而紧。新产营血已
伤，宿瘀交阻，上冲于胃，胃失降和，凝滞于中，气机窒塞，所谓
不通则痛也。产后以祛瘀为第一要义，当宜和营祛瘀，盖瘀血去则
新血可生，不治痛而痛自止。

全当归 二钱 五灵脂（包煎）三钱 延胡索 一钱 杜红
花 八分 大川芎 八分 陈广皮 一钱 台乌药 八分 桃仁
泥 一钱五分 益母草 三钱 紫丹参 二钱 炙没药 一钱 制
香附 一钱五分 炮姜炭 四分

按　产后腹痛阵作拒按，辨为营血耗伤，宿瘀交阻，气机窒塞，不通则痛。治以行气活血，和营祛瘀，所谓通则不痛，"不治痛而痛自止"。方中延胡索、台乌药、炙没药、制香附等均取其气行则血行之意。

产后　　　痹痛

于右　人身之经络、全赖血液以滋养。产后阴血已亏，不能营养经脉，邪风入络，络有宿瘀，不通则痛，以致手不能举，足不能履，肢节痹痛，脉细涩。当宜养血祛风，祛瘀通络。

全当归 二钱　大川芎 八分　青防风 八分　大白芍 一钱五分　木防己 三钱　西秦艽 二钱　陈木瓜 二钱　茺蔚子 三钱　紫丹参 二钱　怀牛膝 二钱　嫩桑枝（酒炒）四钱

按　产后失血，四肢百骸空虚，筋脉关节失于濡养，加之络有宿瘀，不通则痛，故见肢体痹痛。然产后身痛与一般风湿身痛不同，虽夹邪亦当调理气血为主，不可峻投风药。

马右　未产之前，已有痛风，产后二十一天，肢节痹痛，痛处浮肿，痛甚于夜，不能举动，形寒内热，咳嗽痰多。风湿痰瘀，羁留络道，营卫痹塞不通，肺失清肃，胃失降和。病情夹杂，非易图治。姑拟和营祛风，化痰通络。

紫丹参 二钱　朱茯神 三钱　光杏仁 三钱　木防己 二钱　炒黑荆芥 一钱　远志肉 一钱　象贝母 三钱　夜交藤 四钱　炒白薇 二钱　西秦艽 二钱　藏红花 八分　甜瓜子 三钱　嫩桑枝 四钱　泽兰叶 二钱

按　风湿之体，时值产后气血俱虚，卫阳不固，复感外邪，引动宿疾，营卫痹塞不通，故肢体痹痛、活动欠利。治当以祛风和营，通络止痛为先。因本案兼有咳嗽痰多，故伍以杏仁、象贝宣肺化痰。

产后　　痊厥

赵右　新产五日，陡然痊厥不语，神识时明时昧，脉弦滑，舌苔薄腻。良由气血亏耗，腠理不固，外风引动内风，入于经络。风性上升，宿瘀随之，蒙蔽清窍，神明不能自主，所以痊厥迭发，神糊不语，症势重险！勉拟清魂散加减，和营祛风，清神化痰。

吉林参须 五分　炙甘草 五分　琥珀屑（冲）六分　嫩钩钩（后入）三钱　紫丹参 二钱　朱茯神 三钱　鲜石菖蒲 八分　泽兰叶 一钱五分　炒黑荆芥炭 八分　炙远志 一钱　童便（炖冲服）一酒盅

　　按　新产不日，气血亏耗，卫表不固，外感风邪，引动肝风，加有宿瘀，蒙蔽清窍，故痊厥迭发、神糊不语，显然属重危之症。治以息风和营，化痰清神，佐以益气扶正。方中童便有清热宁神作用。

产后　　眩冒神昏

沈右　新产后去血过多，头眩眼花，神昏气喘，自汗肢冷，脉细如丝。此乃血去阴伤，阴不抱阳，阳不摄阴，正气难以接续，浮阳易于上越，气血有涣散之虑，阴阳有脱离之险，血脱重症，危在顷刻！勉仿《经》旨血脱益气之义，以冀万一之幸。

吉林参须 一钱　全当归 三钱　养正丹（包煎）二钱

　　按　产时失血过多，以致营阴下夺，气随血脱，而见眩冒神昏，自汗肢冷，脉细如丝。《女科经纶》引李东垣曰："妇人分婉，昏冒瞑目，因阴血暴亡，心神无所养"。血脱重症，重在益气固脱。

<h2 style="text-align:center">产　后　　　　盗汗咳嗽</h2>

卢右　　产后四旬，营血亏虚，虚阳迫津液而外泄，入夜少寐，盗汗甚多；加之咳嗽，风邪乘隙入肺也。宜养阴潜阳，清肺化痰。

当归身 二钱　光杏仁 三钱　炒枣仁 三钱　浮小麦 四钱　稽豆衣 三钱　朱茯神 三钱　象贝母 三钱　苦桔梗 一钱　霜桑叶 三钱　炙远志 一钱　瓜蒌皮 二钱　冬瓜子 三钱　糯稻根须（煎汤代水）一两

按　《诸病源候论·妇人产后诸病候》云："夫汗由阴气虚，而阳气加之，里虚表实，阳气独发于外，故汗出也；血为阴，产则伤血，是为阴气虚也。"因产伤血则阴虚，阴虚生内热，热迫汗泄则见盗汗甚多；汗为心液，营阴耗损则心失所养见少寐；阴血亏虚，肺阴不足，阴虚火旺则肺失濡润；加之风邪乘虚而入，两因相感，发为咳嗽。诸证之本在于阴血不足，而肺失清润则为病之标。故治予养血益阴以潜阳，清肺化痰以祛邪，本固邪祛则诸症自解。

<h2 style="text-align:center">产　后　　　　肺燥痰湿</h2>

俞右　　鼻鸣鼻干，干呕，咳嗽不爽，肺有燥邪也。胸闷不舒，口甜时苦，胃有湿热也。胸前板痛，按之更甚，痰滞阻于贲门也。自汗甚多，内热不清，遍体骨楚，正虚阴不足也。病起胎前，延及产后，诸药备尝，时轻时剧。良以体虚邪实，肺燥痰湿，攻既不得，补又不可，清则助湿，燥则伤阴，每有顾此失彼之忧，尤多投鼠忌器之虑。同拟两法并进，先投苦温合化，开其中膈之痰湿；继进甘凉生津，润其上焦之烦躁。是否有当，尚希高明裁政。

先服：水炒川雅连 四分　竹沥半夏 二钱　枳实炭 一钱
淡干姜 三分　橘白络（各）八分　生蛤壳 六钱　薤白头（酒
炒）一钱五分　川贝母 三钱　蔷薇花 五分

后服：鳖血炒银柴胡 一钱　天花粉 三钱　鲜竹叶菇
（各）一钱五分　炒地骨皮 一钱五分　冬桑叶 三钱　活芦根
（去节）一尺　鲜枇杷叶（去毛、包）五张

> 按　肺有燥邪，胃有湿热，润燥则易助湿，化湿则易助燥，故有
> "顾此失彼之忧""投鼠忌器之虑"。因本案病情复杂，病程
> 缠绵，故丁师拟出分段施治之法，先投苦温合化（辛开苦
> 降），开其中膈痰湿；待痰湿始开，继进甘凉生津，润其上
> 焦烦躁。作为治疗方案，颇为合理高明。

产后　　　咳喘浮肿

虞右　　产后肺脾两亏，肃运无权，遍体浮肿，咳嗽气逆，难以平卧，脉
象濡软而滑。《经》云：诸湿肿满，皆属于脾。脾虚生湿，湿郁生
水，水湿泛滥，无所不到。肺为水之上源，不能通调水道，下输膀
胱，聚水而为肿也。肺病及肾，肾气不纳，肺虚不降，喘不得卧，
职是故也。喘肿重症。拟五苓、五皮合苏子降气汤，肃运分消，顺
气化痰，以望转机。

生白芍 一钱五分　肉桂心 三分　炙白苏子 二钱　淡姜皮
六分　连皮苓 四钱　化橘红 八分　炙桑皮 三钱　川椒目
十粒　粉猪苓 二钱　光杏仁 三钱　象贝母 三钱　济生肾气
丸（包煎）三钱

> 按　产后咳嗽、气喘、浮肿，肺、脾、肾俱病矣。肺失宣肃而不
> 能通调水道；脾失健运而水湿泛滥成肿；肾虚失纳而气喘不
> 得平卧。治以肃肺运脾，分消水湿，顺气化痰，方用五苓
> （散）、五皮（饮）合苏子降气汤出入。立法合理，选方恰
> 当，药后必见转机。

四　儿科类

麻　疹

薛小　　瘀子后咳呛胸闷，不思饮食，咽喉干燥，渴不欲饮，舌质红，苔薄腻而黄，脉濡滑而数。阴分本亏，津少上承，余邪痰热逗留中焦，肺胃宣化失司。拟清肺化痰，和胃畅中。

川象贝（各）二钱　瓜蒌皮 三钱　桑叶皮（各）钱半　朱茯神 三钱　枳实炭 一钱　炒竹茹 钱半　通草 八分　广橘白 一钱　生熟谷芽（各）三钱　冬瓜子 三钱　藏青果 一钱　嫩白薇 钱半　枇杷叶（去毛，包）三张

按　丁氏治疗瘀后肺胃不和，常采用泻白散、贝母瓜蒌散、温胆汤三方加减，平稳有效，可资借鉴。

麻疹是儿科急性传染病。由于近年来预防工作的积极开展，在婴儿时期已采取接种麻疹疫苗预防措施，故其发病率大为下降，尤其市区内儿科保健工作的严格执行，该病已基本消除，偏僻地区偶有发生。

麻疹俗称"疹子""瘄子"，华东地区称"糠疮"。中医儿科认为病因为先天胎毒感染，或感染温毒之邪而发病。可引起传染，成人偶有见之。本病发过后不再感染。流行季节，多在冬、春两季。该病程可分为三个时期：①初期即发热期；②中期即透疹期；③末期即收没期。各期历经3天左右，多可顺利度过疾病全过程。

洪小　风温时气引动伏邪，蕴袭肺胃两经。寒热头胀，咽痛咳嗽，痧子隐
　　　隐，布而不透，脉浮滑而数。邪势正在鸱张，虑其增剧，急宜清凉
　　　疏透、开肺化痰。

荆芥穗 一钱　净蝉衣 八分　薄荷叶（后下）八分　熟牛蒡
子 二钱　苦甘草 五分　苦桔梗 一钱　嫩射干 八分　轻马
勃 八分　连翘壳 三钱　生赤芍 二钱　光杏仁 三钱　象贝
母 三钱　炒竹茹 钱半　淡豆豉 三钱

　　　　　按　小儿麻疹初期，痧子隐于肌肤而未发出，症见形寒发热，此
　　　　　　　时痧子未透，必须借助疏邪透痧法，令其透发，以防毒邪内
　　　　　　　伏不解。本例采用防风解毒汤（荆芥、防风、薄荷、牛蒡
　　　　　　　子、桔梗、甘草、石膏、知母、连翘、枳壳、木通、竹叶）
　　　　　　　加减，重在宣肺解热，引邪外出，故未用石膏、知母解热，
　　　　　　　以清肺透痧为主，至为贴切。

吴小　发热三天，咳嗽痰多，痧子布而不透，舌质红，苔粉白，脉滑数。
　　　伏温时气之邪，蕴袭肺胃，宜辛凉清解、宣肺化痰。

荆芥穗 一钱　淡豆豉 三钱　粉葛根 一钱　薄荷叶（后
下）八分　净蝉衣 八分　熟牛蒡子 二钱　生赤芍 二钱　炒
竹茹 钱半　光杏仁 三钱　象贝母 三钱　连翘壳 三钱　冬瓜
子 三钱

｛痧子布而不透，冬桑叶不可用，茅根亦不宜早用。｝

　　　　　按　痧子布而未透，邪尚在卫分，急予发汗透痧为主，以免陷入
　　　　　　　营分。故该方重用豆豉、葛根解肌透痧，辛凉宣肺。

王家桂　痧子布而不透，身灼热烦躁咽痛，甚则时明时昧，曾经泄泻，舌质
　　　　红，脉滑数。温邪疫疠蕴袭肺胃，不得泄越于外，而返陷大肠。证
　　　　势非轻，拟辛凉汗解。

粉葛根 一钱　薄荷叶（后下）八分　荆芥穗 一钱　净蝉
衣 八分　生甘草 六分　苦桔梗 一钱　金银花 三钱　连翘
壳 三钱　生赤芍 二钱　轻马勃 八分　鲜竹茹 二钱　干荷
叶 一角　白茅根 二扎

> 按　痧布而未透足，身热咽痛，舌质红，脉滑数，显为内热较
> 甚，温疫之邪侵于肺胃。当防内陷营分，加重病情，故急用
> 清温透痧法。

马幼　　风温疫疠之邪，蕴袭肺胃，寒热无汗，咳嗽音声不扬，腹鸣泄泻，
　　　　痧子隐隐，布而不透，脉象濡滑而数。宜辛凉汗解、宣肺化痰。

荆芥穗 钱半　淡豆豉 三钱　粉葛根 二钱　赤茯苓 三钱　苦
桔梗 八分　银花炭 三钱　连翘壳 三钱　象贝母 三钱　焦
楂炭 三钱　生赤芍 二钱　六神曲 三钱　炒竹茹 一钱　荷叶
一角　净蝉衣 八分　熟牛蒡子 三钱

> 按　痧布而不透，重在宣肺透痧，症见腹鸣泄泻，为夹有食积，
> 故加用焦楂、六曲等消食和胃之品。

方小　　痧子布而渐回，身热较轻未退，咳嗽音声不扬，四日未更衣。痧火
　　　　痰热逗留肺胃，再宜清肺化痰，而通腑气。

薄荷叶（后下）四分　京玄参 一钱　冬桑叶皮（各）钱半
光杏仁 三钱　金银花 三钱　连翘壳 三钱　生赤芍 钱半　象
贝母 二钱　全瓜蒌 三钱　马兜铃 一钱　冬瓜子 三钱　大麻
仁 三钱　活芦根 一尺　枇杷叶露（后入）四两

> 按　痧透顺利，肺热未清，重在清肺化痰，以清余热，故用药轻
> 清，以免伤及正气。

朱小　　身热十天，未曾得汗，痧子隐隐，布而不透，咳嗽音声不扬、甚则气逆鼻煽，时时迷睡，舌质红，苔干白而腻，脉象郁滑而数。此无形之风温伏邪，与有形之痰滞互阻，肺胃为病。痰浊上蒙清窍，清阳之气失旷，邪热不得从阳明而解，返由逆传厥阴之险，颇虑痉厥之变。宜涤痰清温、开肺达邪。

嫩射干 八分　净蝉衣 八分　薄荷叶（后下）八分　枳实炭 一钱　鲜竹茹 钱半　生甘草 六分　光杏仁 三钱　象贝母 三钱　冬瓜子 三钱　连翘壳 三钱　生赤芍 二钱　淡竹沥 一两　真猴枣粉（冲服）五厘　活芦根 一尺（去节，用蜜炙麻黄三分，入于芦根内扎好）

二诊　痧子十三天，布而不透，隐而太早，咳嗽痰多，甚则气逆鼻煽，小溲渐清，迷睡依然，舌苔白而干腻，脉象沉细带滑。良由风温伏邪不得从阳明而解，而返陷入少阴，卫阳不得外达，气逆鼻煽，是肺阴暗伤，而痰浊不化，似有阴躁之象，手足逆冷，势成慢惊。迭进清解涤痰之剂，未曾一效，不得不改变方针，以冀弋效。今宜温经达邪，养肺化痰，是背城一战耳。

熟附片 三分　蛤粉炒阿胶 二钱　光杏仁 三钱　炙远志 一钱　水炙桑叶皮（各）钱半　川象贝母（各）二钱　九节菖蒲七分　淡竹沥 一两（生姜汁二滴，炖温冲服）姜竹茹 钱半

三诊　痧子十六天，温经达邪，已投三剂，迷睡已减，神识亦清。唯咳嗽痰多，微有泛恶。小溲浑浊亦清，舌中腻黄亦减，哭泣无泪，肺阴已伤，痰浊恋留肺胃，一时未易清彻。今拟滋养肺阴，和胃化痰。

蛤粉炒阿胶 一钱　川象贝（各）二钱　光杏仁 三钱　蜜炙马兜铃 八分　竹沥半夏 二钱　瓜蒌皮 三钱　赤茯苓 三钱　水炙远志 一钱　炒竹茹 二钱　水炙桑叶皮（各）钱半　冬瓜子 三钱

按　本例发现痧子不透，已有卫分传入营分之势。伏邪化燥，耗伤肺阴，引起肺虚气逆，夹痰浊内蒙，故见神迷沉睡，气急鼻煽，手足逆冷，为麻疹病变之逆症。据本案二诊处方，则取诸《伤寒论》少阴病的黄连阿胶汤合附子加减化裁而来。本病属于麻疹危重症。

丁小　痧子已布，身热不退，咽喉焮痛，项颈结块，咳嗽痰多。风温疫疠之邪，蕴袭肺胃两经，增剧可虑，急宜辛凉疏解。

薄荷叶（后下）八分　熟牛蒡子 二钱　荆芥穗 一钱　净蝉衣 八分　苦桔梗 一钱　甜苦甘草（各）五分　象贝母 三钱　炙僵蚕 三钱　淡豆豉 三钱　生赤芍 二钱　鲜竹茹 二钱

按　本例取防风解毒汤加减，引邪外出，使痧子布足，可预防邪陷营分，以免增剧可虑。

张小　痧子已回，身热已退，夜不安寐，稍有咳呛，脉象濡小而数，舌质淡红。阴液已伤，虚火易升，肺胃宣化失司。今拟仿吴氏蒌贝养营意，清养肺胃，而化痰热，更当避风节食，则不致反复为要。

川贝母 二钱　瓜蒌皮 三钱　京玄参 钱半　天花粉 三钱　朱茯神 三钱　桑叶皮（各）钱半　光杏仁 三钱　生赤芍 二钱　冬瓜子 三钱　嫩白薇 钱半　生甘草 八分　活芦根 一尺　枇杷叶露（后入）四两

按　本例痧子透发顺利，但肺虚内热化而未清，阴虚血燥。丁氏仿吴又可瓜贝养营汤（瓜蒌、贝母、知母、花粉、白芍、当归、橘皮、苏子）意，加玄参、杏仁以生津清肺，配方至为合理。

李幼　　痧子后咳嗽音喑，咽痛蒂坠。痧火痰热蕴袭肺胃，证势非轻，姑拟轻开肺邪，而化痰热。

净蝉衣 八分　嫩射干 五分　桑叶皮（各）钱半　光杏仁 二钱　象贝母 二钱　生甘草 五分　苦桔梗 一钱　轻马勃 八分　马兜铃 八分　炒银花 三钱　连翘壳 二钱　鲜竹茹 钱半　胖大海 二枚　｛此证忌气喘。｝

　　　　按　本例为痧子透后，反见内火痰热侵袭肺胃。咽喉为肺胃之门户，肺胃蕴热则咽痛蒂（悬雍垂）坠，肺气失宣则咳嗽音哑。痧子透后病当渐愈，今反见上述诸症，显非顺症，故云"证势非轻"。案后有"此证忌气喘"句，确系经验之谈、有得之见。若见气喘鼻煽，非今之麻疹并发肺炎，而是今之麻疹并发喉炎窒息，均为危候，切不可轻视。

周小　　痧后身热不退，有汗不解，咳嗽音喑，烦躁不安，甚则气逆鼻煽，脉象濡数。此风温伏邪，夹湿热蕴蒸募原，少阳阳明为病。肺失清肃，治节无权，颇虑延成痧痨。拟小柴胡合竹叶石膏汤加减。

银柴胡 一钱　嫩白薇 钱半　生甘草 五分　水炙桑皮叶（各）钱半　熟石膏（打）三钱　淡竹叶 三十张　光杏仁 三钱　川象贝（各）二钱　炙兜铃 一钱　净蝉衣 八分　冬瓜子 三钱　北秫米（包）三钱　胖大海 三枚

　　　　二诊　痧后身热退而复重，咳嗽音喑，脉象滑数。因食红枣，伏温复聚，少阳阳明为病，肺失清肃，还虑增变，再拟小柴胡汤合竹叶石膏汤加减。

银柴胡 一钱　淡水豆卷 四钱　嫩白薇 钱半　净蝉衣 八分　桑叶皮（各）钱半　熟石膏（打）三钱　淡竹叶 钱半　冬瓜子 三钱　光杏仁 三钱　川象贝（各）二钱　炙兜铃 一钱　生甘草 五分　胖大海 二枚　荸荠汁 一两（冲服）

按　痧疹透发后，不应再见身热。而本例身热不退，且见咳嗽鼻
煽，已是肺炎之象。丁氏采用小柴胡合竹叶石膏汤加减以解
热清肺，用银柴胡以解虚热，不取软柴胡之发汗解热法，用
意十分清巧。

干女　痧子后误服补食，水谷之湿化热生痰，互阻于肺，肺不能通调水
道，下输膀胱，致肾水泛滥横溢，咳嗽气急，遍体浮肿，身热口
干，苔黄，脉濡滑而数。姑拟泻白散合五皮饮加减。

桑叶皮（各）钱半　光杏仁 三钱　象贝母 二钱　连皮苓
三钱　陈广皮 一钱　大腹皮 二钱　肥知母 钱半　冬瓜子
皮 四钱　六一散（包）三钱　地枯萝 三钱　枯碧竹 三钱
福泽泻 钱半　活芦根 一尺

按　痧子后误服补食，往往使余邪郁热壅肺，肺气失于宣泄，丁
氏引证《素问·经脉别论》所说："饮入于胃，游溢精气，
上输于脾，脾气散精，上归于肺，通调水道，下输膀胱，水
精四布"，说明其误服补食而使水液不能下输膀胱，故见遍
体浮肿之症。以此引经据典，启发后学，至为可贵。案方相
符，足可借鉴。

史小　痧起后脾胃为病，水湿泛滥，面浮肢肿，腹大饱满，且有咳嗽，姑
拟疏运分消。

川桂枝 五分　连皮苓 四钱　生白术 一钱　猪苓 三钱　福泽
泻 钱半　陈广皮 一钱　大腹皮 三钱　水炙桑皮 二钱　六神
曲 三钱　淡姜皮 五分　冬瓜子 三钱

按　本例为痧后肺脾两伤，浊阴内聚，清阳不运，水湿积聚所
致，故用五苓散加肃肺之桑皮、冬瓜子，化浊通阳，十分
恰当。

何小　痧疹后身热不退，咳嗽痰多，口干不多饮，脉象弦细。寒凉迭进，邪陷三阴，在太阴则泄泻无度，在厥阴则四肢厥冷，在少阴则神识模糊，谵语郑声。自汗频频，趺阳不起，阳热变为阴寒，似有阴阳脱离之势，勿谓言之不预。急宜扶正敛阳，崇土和中。

炒党参 钱半　煅牡蛎 四钱　花龙骨（先煎）三钱　云茯苓（朱砂拌）三钱　怀山药 三钱　川象贝（各）二钱　陈广皮 一钱　生白术 二钱　炮姜炭 四分　熟附片 八分　炙粟壳 三钱　范志曲 三钱　陈仓米（包）五钱

　　　　按　本例痧后病变，必因痧疹发而不透，痧毒内陷，侵犯肺、脾、肝、心四经，在肺则身热咳嗽，在脾则泄泻无度，在肝则四肢厥冷，在心则神昏郑声，病情危重，故用参附龙牡法，投以应急之方。

朱小　身热呕恶，胸闷懊侬，咳呛咯痰不爽，胃中嘈杂，不思饮食，舌质红，苔薄黄，脉象濡数不静。痧后夹痰热逗留肺胃，厥气乘势横逆，胃受肝侮，通降之令失司。拟清解余邪，宣肺和胃。

薄荷叶 四分　桑叶皮（各）钱半　光杏仁 三钱　川象贝（各）二钱　枳实炭 一钱　炒竹茹 二钱　橘白络（各）八分　瓜蒌皮 三钱　连翘壳 三钱　炙兜铃 一钱　白通草 八分　冬瓜子 三钱　肥知母 钱半　活芦根 一尺

｛枇杷叶露四两，两次冲服。｝

　　　　二诊　身热渐退，胸闷懊侬亦减，呕恶亦觉渐止，咳嗽咯痰不爽，临晚尤甚，口干不多饮，项颈结核，舌质淡红，脉象虚数。痧后余邪夹痰瘀逗留肺胃，阴液暗伤，虚火内炽，再宜生津清温，清肺化痰。

天花粉 三钱　肥知母 钱半　薄荷叶（后下）四分　桑叶皮（各）钱半　光杏仁 三钱　川象贝（各）二钱　全瓜蒌 三钱

冬瓜子 三钱　通草 八分　橘白络（各）一钱　炙兜铃 一钱
嫩白薇 钱半　活芦根 一尺　水炒竹茹 钱半

{ 枇杷叶露
六两，两
次冲服。 }

　　　　　按　痧出后，余热未清，邪郁肺经，痰热逗留，引起肝胃不和，
　　　　　故选用加减泻白散合温胆汤法。

薛小　　痧子后身热不清，咳痰不爽，腑行不实，小溲短赤，苔薄腻，唇
　　　　焦，右手腕微肿疼痛，尾臀之上褥疮腐烂，形瘦骨立，脉象濡小而
　　　　数。阴液暗伤，津少上承，风温伏邪夹痰热恋肺，清肃之令不行，
　　　　还虑正不胜邪，致生变迁。宜生津清温，清肺化痰。尚希明正。

天花粉 三钱　嫩白薇 钱半　川象贝（各）二钱　抱茯神
三钱　炒银花 三钱　连翘壳 三钱　桑叶皮（水炙、各）钱半
生赤芍 钱半　丝瓜络 二钱　活芦根 一尺　枇杷叶露（后
入）四两

　　　　　按　本例为痧后余烬未泯，为防火邪内陷之患，丁氏主张生津清
　　　　　肺、扶正祛邪为要。

唐绍仪　　痧子后寒热往来，如疟疾之状，已延两月有余。咳嗽咯痰不爽，耳聋
女公子　失聪，神疲肢倦，舌质红，苔薄黄，形肉消瘦，脉象濡小而数。气阴
　　　　两伤，余邪留恋募原，营卫循序失常。渴喜热饮，夹湿故也。脉症参
　　　　合，渐入痧痨一途。拟清养肺胃，以撤伏匿；调和营卫，而化痰湿。

南沙参 三钱　蜜炙黄芪 二钱　清炙草 五分　抱茯神 三钱
炙远志 一钱　炒黑荆芥 八分　肥玉竹 二钱　炙鳖甲 二钱
仙半夏 钱半　桑叶皮（水炙）（各）钱半　川象贝（各）二钱
甜光杏 三钱　蜜姜 两小片　红枣 四枚

另香谷芽露四两、枇杷叶露四两，二味后入。

渍形以为汗法：

生黄芪 五钱　熟附片 八分　软柴胡 钱半　生甘草 钱半　炙
鳖甲 四钱　西秦艽 二钱　净蝉衣 钱半　荆芥穗 钱半

{ 上药煎水，温
蒸肌肤，每日
一次。}

二诊　昨进清养肺阴，以撤伏匿；调和营卫，而化痰湿之剂，热度
　　　略减，咯痰不爽，耳聋失聪，神疲嗜卧，形肉消瘦，舌质
　　　红，苔薄腻而黄，脉濡小而数。卫虚失于外护，营虚失于内
　　　守，余邪痰湿逗留肺胃，清肃之令不行，还虑虚中生波。前
　　　方尚觉合度，仍守原意出入。

南沙参 三钱　吉林参须 八分　炒黑荆芥 八分　抱茯神 三钱
炙远志 一钱　广橘白 一钱　桑叶皮（水炙，各）钱半　鲜
竹茹 二钱　肥玉竹 二钱　川象贝（各）二钱　甜光杏 三钱
冬瓜子 三钱　生熟谷芽（各）三钱　枇杷叶露（后入）四两

三诊　痧子后寒热不解，已有两月之久，咯痰不爽，耳聋失聪，渴
　　　喜热饮，形瘦时寐，寐多醒少，舌质红，苔干白而腻，脉象
　　　濡小而数，左脉虚弦。杳不纳谷，卫虚失于外护则寒，营虚
　　　失于内守则热，肺虚则咳嗽，胃弱则不纳。仲圣云：少阴
　　　病，但欲寐。卫阳入阴不得外返则多寐，虚阳外越则头额多
　　　汗也。种种见症，颇虑正不支持，致阴阳脱离之变。勉拟助
　　　阳益阴，和胃化痰，尽人力以冀天佑。

吉林人参 一钱　熟附片 四分　炙鳖甲 三钱　抱茯神 三钱
炙远志 一钱　嫩白薇 钱半　川象贝（各）二钱　甜光杏
三钱　广橘白 一钱　清童便（冲服）一杯　香稻叶露 四两
枇杷叶露 四两　野蔷薇露 四两（三露煎药）

按　痧子转为内伤痨损证，较为少见，本例因肺阴暗伤不得恢
　　复，元气耗损，脾胃薄弱，运化无力，故形瘦不思食；邪犯
　　少阴病，但欲寐；卫阳不固，故头汗。一派虚脱之象，病情
　　至为严重。丁氏法用调补阴阳，冀以挽救。方药中用童便，

古方常见，有人以为荒诞不经，实有所据，据本草典籍所载：童便性味寒凉，功能滋阴降火，可治阴虚发热。用10岁以下健康儿童小便为佳，故名童便。现代药理研究认为，其含有尿素及氯化钠、钾、磷酸，以及微量维生素和性激素等，可资参考。

唐宝宝 身热九天，有汗不解，咳嗽痰多，五日未更衣，苔薄腻微黄，脉濡滑而数。此无形之风温与有形之痰滞，互阻阳明为病，肺失输布之权。昨投疏解伏温宣化痰滞之剂，尚觉合度，仍守原意出入，尚希明正。

清水豆卷 四钱 净蝉衣 八分 嫩前胡 一钱五分 鸡苏散 三钱 赤茯苓 三钱 枳实炭 一钱 连翘壳 三钱 全瓜蒌 三钱 光杏仁 三钱 象贝母 三钱 福泽泻 一钱五分 地枯萝 三钱 保和丸（包）三钱

按 麻疹九日未出，而见咳嗽痰多，大便不行，乃风热夹痰未得宣发，而致内闭于肺。西医学认为此有麻疹合并肺炎之可能。急以宣透，使疹出邪去，并疏解而化痰滞。

王宝宝 痧子布而不透，身灼热，烦躁咽痛，神识时明时昧，曾经泄泻，舌质红，脉滑数。温邪疫疠，蕴袭肺胃，不得泄越，而反陷于大肠，证势非轻，再拟辛凉汗解。

粉葛根 二钱 薄荷叶（后下）八分 荆芥穗 一钱 净蝉衣 八分 生草节 六分 苦桔梗 一钱 金银花 四钱 天花粉 三钱 连翘壳 三钱 生赤芍 二钱 轻马勃 八分 鲜竹茹 一钱五分 干荷叶 一角 白茅根（去心）二扎

按 痧透不畅，气分热盛，耗伤阴液，熏蒸心包。治拟辛凉透发，使邪从表而解，佐清热养阴之品。

朱宝宝　痧毒发于颈项，漫肿疼痛，右腿疳毒疮孔深陷，疮旁焮红作痒。皆由痧火湿热蕴结，荣卫不从，虑其缠绵增剧。姑拟清解托毒，尚希明正。

净蝉衣 八分　生赤芍 二钱　生草节 六分　金银花 三钱　连翘壳 三钱　薄荷叶（后下）四分　大贝母 三钱　炙僵蚕 三钱　紫丹参 二钱　杜赤豆 一两　丝瓜络 二钱

　　　　　按　热毒内盛与风热相合，发为痧证；与湿热相合发为疳毒。清热解其毒，疏风透其疹，酌利湿邪，使毒不与湿相合。

党宝宝　痧子已回，身热早轻暮重，咳嗽气逆，鼻煽音暗，时时迷睡，左脉弦细而数，右濡细无力，舌质淡红，苔微黄，腑行溏薄。阴液暗伤，痧火痰热留恋，下迫注泄，证势重险！姑拟清肺化痰，以滋化源，尚希明正。

炙兜铃 一钱　净蝉衣 五分　桑叶皮（各）一钱五分　川象贝（各）一钱五分　生甘草 六分　银花炭 三钱　抱茯神 三钱　冬瓜子 三钱　干芦根 一两　枇杷叶（去毛，包煎）三张　胖大海 二枚　肥玉竹 一钱五分　蛤粉炒阿胶 一钱

　　　　　按　热毒内迫，肺胃热盛。毒热夹痰上攻下迫，伤及气阴。西医学属麻疹并肺炎。治以清肺化痰养阴。证势重凶，以防厥脱。

王小宝　痧子后痧火蕴毒结于阳明，走马疳腐烂偏左，左颧面肿硬疼痛，身热不退，咳嗽痰多，舌质红，苔薄腻，脉象弦数腑行溏薄。证势非轻，颇虑穿腮落牙之险！姑拟芦荟消疳饮合清疳解毒汤加减，尚希明正。

真芦荟 八分　薄荷叶（后下）七分　荆芥穗 七分　熟石膏（打）二钱　甘中黄 八分　胡黄连 五分　银柴胡 一钱　连翘壳 三钱　苦桔梗 一钱　京玄参 一钱五分　生赤芍 三钱　象贝母 三钱　活芦根 一尺　活贯众 三钱

按 痧火内毒结于阳明而生走马疳。急以清热解毒，清肺胃之
热痰。

项童 痧后肺有伏邪，痰气壅塞，脾有湿热，不能健运，积湿生水，泛滥
横溢，无处不到，以致面目虚浮，腹膨肢肿，咳嗽气逆，苔薄腻，
脉濡滑，势成肿胀重症。姑宜肃运分消，顺气化痰。

嫩前胡 一钱五分　猪苓 三钱　生熟苡仁（各）三钱　炙桑
皮 三钱　光杏仁 三钱　大腹皮 二钱　地枯萝 三钱　旋覆花
（包）一钱五分　清炙枇杷叶（去毛，包）三钱　象贝母 三钱
广陈皮 一钱　枯碧竹 一钱五分　鲜冬瓜皮 一两 （煎汤代
水）连皮苓 四钱　福泽泻 三钱

按 本例痧后见面目虚浮，腹膨肢肿，咳嗽气逆，苔薄腻，脉濡
滑，病在肺脾两脏。肺失宣肃则水道失于通调，脾失健运则
水湿失于布散，目浮肢肿由此而作。故治宜宣肃（肺）运化
（脾），分消水湿。因其病侧重在肺，故又佐顺气化痰。方
中地枯萝化痰利水，枯碧竹清肺止咳、健脾退肿，目前临床
已较少使用。

孙童 痧后肺胃阴伤，伏邪留恋，身热不退，咳嗽咽痛，口渴欲饮，舌质
绛苔黄，脉象滑数。伏热蕴蒸肺胃，津液灼而为痰，肺失清肃，胃
失降和，咽喉为肺胃之门户，肺胃有热，所以咽痛。今拟竹叶石膏
汤加味，清阳明，解蕴热，助以生津化痰之品。

鲜竹叶 三十张　京玄参 三钱　桑叶皮（各）三钱　粉丹皮
二钱　熟石膏（打）四钱　生甘草 八分　甜杏仁 三钱　金
银花 三钱　鲜石斛 三钱　天花粉 二钱　川象贝（各）三钱
通草 八分　活芦根（去节）一尺　枇杷叶露（后入）四两

按　本例痧后余邪留恋未尽，伏热蕴蒸肺胃，且津液损伤明显，故治疗用药除清宣肺胃蕴热而外，施予玄参、石斛、天花粉、芦根等大多养阴生津之品。案中所及"竹叶石膏汤"，为伤寒方，由竹叶、生石膏、半夏、麦冬、人参、炙甘草、粳米组成。本案用药仅取竹叶、石膏两味，可谓取其方意而易其方药。

天　痘

陈幼　天痘见点三天，点已满布，曾经寒热，舌苔薄腻。时气之邪引动先天蕴毒，由内达外，宜以疏解活血。

净蝉衣 八分　熟牛蒡子 二钱　清水豆卷 四钱　京赤芍 二钱　苦桔梗 一钱　苦甘草 六分　光杏仁 三钱　象贝母 三钱　杜红花 五分　粉葛根 钱半　鲜笋尖 三钱

洪幼　天痘已布，咳嗽音声不扬，痘顶起绽，有灌浆之意。姑拟养正托浆，和营解毒。

生黄芪 四钱　京赤芍 二钱　全当归 二钱　净蝉衣 八分　苦甘草 五分　苦桔梗 一钱　大贝母 三钱　光杏仁 三钱　紫草茸 一钱　鲜笋尖 三钱　连翘壳 三钱　薄荷叶（后下）四分

按　天痘，即天行水痘之简称。天行，为广泛传染之古称。案中云"时气之邪"引动"先天蕴毒"，前者言其传染，后者言其幼儿易发。天痘乍起，治宜疏解外透，佐以和营活血，陈案即属此列。天痘布后有灌浆之象，治宜补气托浆，和营解毒，洪案即取此法。

水痘

吴幼　　寒热渐退，水痘布而渐回，唯胸闷纳少、小溲淡黄，苔薄腻，脉濡数。余邪湿热未楚，脾胃不和，再宜清疏宣化。

清水豆卷 四钱　净蝉衣 八分　嫩前胡 钱半　京赤芍 二钱　赤茯苓 三钱　陈广皮 一钱　象贝母 三钱　白通草 八分　佩兰梗 钱半　炒谷麦芽（各）三钱　地枯萝 三钱　荷叶 一角

　　　　按　本例水痘已布而余邪未尽，肺气不清，胃气不和，湿热化而未楚，故取法疏邪宣肺，化湿祛痰，佐以和胃。本方为痘疹布后的调理处方。

　　　　水痘为儿科临床常见急性发疹性传染病，以三四岁小儿为多。当其水痘初起布疹后，肺热不清，见轻度发热不解，多用桑杏汤、桑菊饮等，配伍玉泉散、六一散、甘露消毒丹之类取义清肺解热，宣通气机，淡渗湿热，至为适宜。

疫喉痧

梁宝宝　　喉痧两候虽回，里热尚炽，咽喉内关白腐，咳嗽音暗，胸高气粗，烦躁不寐，脉象濡数模糊，舌苔糙黄。伏温夹痰热蕴蒸肺胃，肺炎叶举，清肃之令不行，证势危笃！勉拟清解伏温，开肺化痰，尽人力以冀天眷耳，尚希明正。

天花粉 三钱　薄荷叶（后下）四分　净蝉衣 八分　甘中黄 八分　金银花 三钱　连翘壳 三钱　熟石膏（打）二钱　胖大海 三枚　桑叶皮（各）一钱五分　川象贝（各）二钱　鲜竹叶 三十张　活芦根 一尺　枇杷叶露 四两

按　本例疫喉痧已有两候（伤寒温病的传变以七日为一候），然里热尚炽，咽喉内关白腐，咳嗽音喑（失音），气粗，烦躁，脉又濡数模糊，故断其为伏温之重症，证势危笃。案中所施方药，较为平和，侧重于清宣伏温，解毒利咽，开肺化痰。方中用熟石膏而不用生石膏，盖取其清热而有收敛之效，对内关白腐有益。

严宝宝　时疫喉痧十二天，痧布末透，隐而太早，身热不退，痧毒生于项颈，肿硬疼痛，耳疳流脓，口舌糜腐，脉象濡数。疫疬之邪，夹痰热蕴袭肺胃两经，血凝毒滞，两足浮肿，邪无出路，荣卫不能流通，证势重险！宜败毒饮加减。

薄荷叶（后下）八分　荆芥 八分　熟石膏（打）三钱　生草节 六分　苦桔梗 一钱　连翘 三钱　赤芍 二钱　大贝母 三钱　僵蚕 三钱　冬瓜子 三钱　板蓝根 二钱　通草 八分　地枯萝 三钱　活芦根 一尺

按　本例因痧布未透，隐而太早，以致痧毒内陷，身热不退，项颈肿硬疼痛，口舌糜腐，两足浮肿。至于耳疳流脓，可能系患儿旧病因新感而复作。耳疳，是一种耳内漫肿，流黑色臭脓的耳病，类似慢性化脓性中耳炎。案中药用薄荷、荆芥以发散透疹，余药均能清热解毒、化痰利水，略佐凉血益阴。

陆童　痧后失音，咽喉内关白腐，气喘鼻煽，喉有痰声，苔黄脉数。痧火蕴蒸肺胃，肺津不布，凝滞成痰，痰热留恋肺胃，肺叶已损，气机不能接续，咽喉为肺胃之门户，肺胃有热，所以内关白腐，音声不扬，会厌肉脱，证势危笃。勉拟清温解毒，而化痰热。勒临崖之马，挽既倒之澜，不过聊尽人工而已。

金银花 三钱　京玄参 三钱　象贝母 三钱　活芦根（去节）一尺　连翘壳 三钱　薄荷叶（后下）八分　天花粉 三钱

淡竹沥油（冲）一两　甘中黄 八分　京赤芍 二钱　冬桑
叶 三钱　大麦冬 二钱

> 　　按　本例痧后失音，内关白腐，会厌肉脱，气喘鼻煽，证势危
> 　　笃，毋庸置疑。观其方药，侧重清热解毒，宣化痰热，略
> 　　佐滋阴凉血，似有药轻病重之嫌，正所谓"不过聊尽人工
> 　　而已"。

刘幼　　喉痧七天，痧子早没，发热无汗，咽喉内关肿痛白腐，项外漫肿，
　　　　舌红绛，脉弦数。温邪疫疬化热生痰，蕴袭肺胃，厥少之火上升，
　　　　证势危笃，再宜清解败毒。

薄荷叶（后下）八分　甘中黄 钱半　净蝉衣 八分　大贝
母 三钱　熟石膏（打）三钱　荆芥穗 一钱　京玄参 二钱
天花粉 三钱　金银花 六钱　京赤芍 二钱　连翘壳 三钱　板
蓝根 二钱　茆芦根（去心节，各）一两　鲜竹茹 钱半　鲜
竹叶 三十张

> 　　二诊　喉痧八天，痧子早没，发热不退，项颈漫肿渐减，舌红绛，
> 　　脉弦数。温邪袭里，化火生痰，蕴蒸肺胃，还虑增变，再宜
> 　　清解败毒。

薄荷叶（后下）八分　甘中黄 八分　金银花 四钱　大贝
母 三钱　熟石膏（打）三钱　京玄参 钱半　连翘壳 三钱
京赤芍 二钱　荆芥穗 一钱　天花粉 三钱　川雅连 四分　粉
葛根 钱半　茆芦根（去心节，各）一两　板蓝根 二钱　珠
黄散吹喉。

金小　　风温疫疬引动伏邪，夹痰热蕴袭肺胃两经，疫喉肿红，内关白腐，
　　　　气喘鼻煽，喉中痰声辘辘，脉象欲伏，舌苔薄黄。证势危笃，勉方
　　　　冀幸。

净麻黄 三分（先煎，去白沫） 生石膏（打）三钱 嫩
射干 八分 薄荷叶（后下）八分 光杏仁 三钱 生甘草
八分 京玄参 钱半 冬瓜子 三钱 桑叶皮（各）钱半 马兜
铃 一钱 活芦根（去节）一尺 淡竹沥 一两（冲服） 真猴
枣粉 二分（冲服）

> 贴起泡膏、
> 吹金不换。

林宝宝　风温时气之邪，引动伏邪，蕴袭肺胃两经，丹痧八天，布而渐回，
　　　　身热咳嗽，音声不扬，梦语如谵，咽喉焮痛，苔薄腻黄，脉象濡
　　　　数。虑其增剧，姑拟辛凉清解，宣肺化痰，尚希明正。

荆芥穗 一钱 薄荷叶（后下）八分 净蝉衣 八分 金银
花 四钱 连翘壳 三钱 生赤芍 二钱 光杏仁 三钱 象贝
母 三钱 全瓜蒌（切）三钱 冬瓜子 三钱 马兜铃 一钱
活芦根 一尺 朱灯心 二扎

　　　　按　疫喉痧三则病案虽轻重不同，但同为今称的急性呼吸道传
　　　　染病中的"猩红热"。本病多流行于冬春季节，以2～8岁儿
　　　　童多见，成人少见，但有因间接传染而发生，应注意预防
　　　　隔离。

　　　　上述三案，分别采用解肌透痧、加减麻杏石甘汤、加减滋阴
　　　　清肺汤法。丁氏对疫喉痧的治疗颇有研究，可阅读丁甘仁辑
　　　　著《喉痧症治概要》。

李小　传染喉痧，痧子已布，寒热不退，咽痛焮红，风温时气蕴袭肺胃，
　　　　腑行溏薄，肺移热于大肠也。宜辛凉清透，宣肺化痰。

薄荷叶（后下）八分 净蝉衣 八分 淡豆豉 三钱 甜苦甘
草（各）六分 苦桔梗 一钱 轻马勃 八分 金银花 三钱
连翘壳 三钱 生赤芍 二钱 象贝母 三钱 山楂肉 二钱 鲜
竹叶 三张 干荷叶 一角

二诊　传染痧子，布而渐回，身热晚甚，有汗不解，右颐颊下，肿硬疼痛，口角腐烂。颇虑延成牙疳，急宜清温解毒。

薄荷叶（后下）八分　京玄参 钱半　炙僵蚕 三钱　金银花 四钱　连翘壳 三钱　板蓝根 三钱　生甘草 六分　苦桔梗 一钱　熟石膏（打）三钱　生赤芍 二钱　大贝母 三钱　鲜竹叶 三十张　活芦根（去节）一尺　陈金汁 一两（冲服）

三诊　传染痧子，布而渐回，身热未退，颐颊漫肿渐减，口疮腐烂。阳明积火上升，痧毒未楚，再宜清温解毒。

薄荷叶（后下）八分　连翘壳 三钱　金银花 四钱　京玄参 二钱　甘中黄 八分　生赤芍 二钱　熟石膏（打）三钱　苦桔梗 一钱　大贝母 三钱　炙僵蚕 三钱　板蓝根 三钱　鲜竹叶 三十张　活芦根（去节）一尺　陈金汁 一两（冲服）

四诊　传染痧子，布而渐回，身热渐退，咽喉内关白腐，咳嗽音暗，项颈漫肿疼痛。温邪疫疠化热，蕴袭肺胃，厥少之火上升。还虑变迁，再宜清温解毒。

薄荷叶（后下）八分　京玄参 钱半　金银花 四钱　连翘壳 三钱　甘中黄 八分　生石膏（打）四钱　生赤芍 二钱　川象贝（各）二钱　炙僵蚕 三钱　板蓝根 二钱　鲜竹叶 三十张　活芦根（去节）一尺　陈金汁 一两（冲服）淡竹沥 一两（冲服）

五诊　传染痧子，布而渐回，身热较轻未退，咽喉内关白腐，咳嗽痰多，项颈漫肿。温邪疫疠化热，蕴蒸肺胃，厥少之火上升。还虑增剧，再宜气血双清而解疫毒。

鲜生地 三钱　京玄参 钱半　薄荷叶（后下）八分　甘中黄 八分　金银花 四钱　连翘壳 三钱　大贝母 三钱　炙僵

蚕 三钱　生石膏（打）四钱　板蓝根 二钱　陈金汁（冲服）一两　淡竹沥（冲服）一两　鲜竹叶 三十张　活芦根（去节）一尺

按　本例疫喉痧初诊时痧子已布而寒热不退，大便溏薄。因其已进入出疹期，大便泄泻若不过重，不必用药固止。其与疹前期的泄泻易致疹出不透显有区别，便溏可使疹毒从下而出，即案中所谓"肺移热于大肠也"，是邪有出路之象。故初诊取辛凉清透，宣肺化痰之法，而未用止泻实便之药。

二诊　痧布渐回，新增右颐（面颊）颔下肿硬疼痛，口角腐烂，故在初诊方药的基础上，加入玄参、僵蚕、板蓝根、石膏、金汁等清热解毒之品。因恶寒已除，有汗痧回，故蝉衣、豆豉等发表透疹之药遂去之不用。随后数诊，症治方药大体相同，不作赘评。

本案二诊始用"陈金汁"，本品即纯粪清水久存而成，有清热解毒之功，目前已罕用。三诊始用"甘中黄"，本药系甘草末纳入竹筒内加封后于冬月浸于粪池之中，经一定时日后取出使用，亦有清热解毒凉血利咽之功，目前中药房仍备有售。

遏咳

蓝小　遏咳痰多，已延匝月，食积化火，上逆于肺，宜清肺化痰。

水炙桑叶皮（各）钱半　光杏仁 三钱　象贝母 三钱　赤茯苓 三钱　水炙远志 一钱　瓜蒌皮 三钱　马兜铃 一钱　橘红 一钱　冬瓜子 三钱　炒竹茹 二钱　莱菔子（炒，研）二钱　十枣丸（研化服）一分

按　疫咳，简称"顿咳"，又名百日咳。是小儿时期常见的一种
　　呼吸道传染病。与古代所称百晬嗽者不同。本证见发热、咳
　　嗽、痰鸣、喘急，久则呛血。

本例治以清肺止咳，顺气化痰之法，用仲景十枣丸以平喘止
咳，利水逐痰。以前老药店有售鸬鹚涎丸，为专治顿咳而制
的中成药，甚验。

风　温

邹小　　风温疫疠之邪，夹痰热蕴袭肺胃两经。身热不扬，哮喘咳嗽，喉有
　　　　痰声，音喑，苔腻黄，脉郁滑而数，咽喉焮红。证势非轻，姑拟麻
　　　　杏石甘汤加味。

净麻黄（先煎，去四分白沫）光杏仁 三钱　熟石膏（打）
三钱　生甘草 六分　嫩射干 六分　马兜铃 一钱　象贝母
三钱　桑叶皮（各）钱半　冬瓜子 三钱　胖大海 三枚　活芦
根（去节）一尺

{ 另：猴枣三分、
淡竹沥一两，
炖温冲服。 }

按　本例外感风温疫疠之邪，为外感热病之重症。温邪袭肺，故
　　见身热喘咳，接近今之流感、大叶性肺炎之症状。方用麻杏
　　石甘汤加味，辛凉解热，清肺平喘，所谓"风淫于内，治以
　　辛凉。"

彭小　　风温伏邪，太阳阳明为病，肺气窒塞不宣，寒热三天，咳嗽胸
　　　　闷，膺痛泛恶，脉象浮滑而数，苔薄腻而黄。姑拟疏解宣肺，和
　　　　胃化痰。

炒荆芥 一钱　嫩前胡 钱半　炒豆豉 三钱　赤茯苓 三钱　江

枳壳 一钱　苦桔梗 一钱　黑山栀皮 钱半　连翘壳 三钱　光
杏仁 三钱　象贝母 三钱　川郁金 钱半　鲜竹茹 钱半　炒谷
麦芽（各）三钱

按　本例病在肺胃而表证未除，故用栀豉汤合银翘散加减法。

刘小　　风温伏邪，蕴袭肺胃，身热不清，咳嗽痰多，腑行溏薄，宜疏邪
　　　　化痰。

炒豆豉 三钱　嫩前胡 钱半　净蝉衣 八分　象贝母 三钱　赤
伏苓 三钱　炒枳壳 一钱　苦桔梗 一钱　焦楂炭 三钱　炒黑
荆芥 八分　炒麦芽 三钱　干荷叶 一角　冬桑叶 二钱

按　本例为外邪夹食滞，肺胃大肠同病，故丁氏用豆豉、前胡、
　　蝉衣，以解表邪，焦楂、麦芽、黑荆芥以消食积。

吴小　　咳嗽痰多，甚则泛恶，舌苔薄腻。伏风痰滞化热，上逆于肺，宜祛
　　　　风清金而化痰滞。

嫩前胡 钱半　冬桑叶 二钱　象贝母 三钱　光杏仁 三钱　赤
茯苓 三钱　水炙远志 八分　薄橘红 八分　仙半夏 钱半　炙
款冬 钱半　冬瓜子 三钱　枳实炭 一钱　炒竹茹 二钱　老枇
杷叶（去毛、包煎）二张

按　本例为风热夹痰，阻于肺胃，故治以祛风宣肺，和胃化痰。

罗小　　风温伏邪，夹痰滞逗留肺胃，身热时作，咳嗽痰多，甚则泛恶，舌
　　　　苔薄腻，虑其增剧，姑拟疏邪化痰，宣肺和胃。

炒豆豉 二钱　净蝉衣 八分　嫩前胡 钱半　光杏仁 二钱　赤

茯苓 二钱　江枳壳 八分　苦桔梗 八分　象贝母 二钱　熟
牛蒡子 二钱　莱菔子（炒、研）二钱　薄橘红 五分　炒麦
芽 三钱　炒竹茹 一钱

> 按　本例为风温初起，肺胃同病，治以解热化痰为主，取牛蒡豆
> 豉汤法。

郑童　　风温伏邪，蕴袭肺胃，身热三候，咳嗽膺痛，脉象滑数，舌苔薄
　　　　黄。形瘦神疲，颇虑外感而致内伤，致生变迁。姑拟清温化痰，宣
　　　　肺和胃。

冬桑叶 二钱　光杏仁 三钱　象贝母 三钱　抱茯神 三钱　青
蒿梗 钱半　嫩白薇 钱半　瓜蒌皮 三钱　炙兜铃 一钱　川
郁金 钱半　活芦根 一尺　冬瓜子 三钱　枇杷叶露（后入）
四两　银柴胡 一钱

> 按　风温病身热已有三周（每候为七天），气阴两伤，肺失清
> 肃，故症见咳嗽胸痛，方用清解虚热的青蒿、白薇、银柴
> 胡，清热化痰的马兜铃、瓜蒌皮、冬瓜子等药，至为切合。

方小　　风温伏邪，夹湿滞交阻，身热六天，咳嗽痰多，时时欲厥之状，腹
　　　　鸣便泄，舌苔薄腻，虑其痉厥。姑宜辛凉疏解，而化痰滞。

淡豆豉 三钱　净蝉衣 八分　薄荷叶（后下）八分　嫩前
胡 钱半　赤茯苓 三钱　苦桔梗 一钱　象贝母 三钱　焦楂
炭 三钱　银花炭 三钱　连翘壳 三钱　大腹皮 钱半　炒竹
茹 钱半　荷叶 一角

> 按　本例为肺胃同病，清气下陷，浊阴上蒙，故虑其有痉厥之
> 变。治用辛凉疏解、清化痰热之法。

李小　　风温伏邪夹食滞交阻，太阴阳明为病，身热咳嗽，腹鸣泄泻。姑宜
　　　　疏邪化痰，和胃畅中。

荆芥穗 一钱　淡豆豉 三钱　嫩前胡 钱半　薄荷叶（后
下）八分　赤茯苓 三钱　苦桔梗 一钱　焦楂曲 三钱　大腹
皮 二钱　六神曲 三钱　炒枳壳 一钱　象贝母 三钱　粉葛
根 钱半　干荷叶 一角

　　　　　　　按　本例为太阴（肺）风温合阳明（胃）食滞为病，故治疗在辛
　　　　　　　凉疏解、宣肺化痰的同时，加入焦楂曲、大腹皮、六神曲、
　　　　　　　炒枳壳、干荷叶等和胃畅中之品。

徐小宝宝　咳嗽已有数月，肺阴早伤，近来身热晚甚，有汗不解，舌前半淡
　　　　　红，中后白腻，脉象濡小而数，形瘦神疲，此先天本亏，风温伏
　　　　　邪，夹痰热逗留肺胃。前投清温化痰而宣肺气之剂，尚觉合度，仍
　　　　　守原意出入，尚希明正。

霜桑叶 二钱　光杏仁 钱半　川象贝（各）钱半　抱茯神
二钱　炙远志 八分　金银花 二钱　连翘壳 二钱　嫩白薇
（炒）一钱　通草 五分　活芦根（去节）五寸　冬瓜子 三钱

　　　　　　　按　新感风温痰热，引动伏邪（阴虚咳嗽），曾投以清温化痰而
　　　　　　　宣肺气之剂，证法合度，故仍守原意出入。唯有定见之士，
　　　　　　　方能如此守法守方。

刘小　　身热咳嗽气喘，音暗，喉有痰声，腑行溏薄，舌苔干腻。风温伏
　　　　邪夹痰滞交阻，脾胃为病。恙势尚在险途，急宜宣肺祛风，和胃
　　　　畅中。

淡豆豉 三钱　净蝉衣 八分　嫩射干 八分　赤茯苓 三钱　银
花炭 三钱　连翘壳 三钱　薄荷叶（后下）七分　象贝母

三钱　苦桔梗 一钱　焦楂炭 三钱　莱菔子（炒、研）二钱
胖大海 二枚　鲜荷叶 一角　炒竹茹 钱半

> 按　本例身热、咳嗽、气喘、音嘶、有痰，风温伏邪在肺系；大便溏薄，痰湿阻滞于脾胃。故治疗既需疏解宣肺，又须和胃畅中。方中焦楂炭、莱菔子（炒研）、鲜荷叶、炒竹茹、赤茯苓等即有和胃畅中、健脾止泻之功。

程小宝宝　咽喉为肺胃之门户，饮食之道路，风寒包热于肺，夹痰交阻，肺气闭塞，肃降之令失司。乳蛾肿痛白点，妨于咽饮，气逆鼻煽，咳嗽音哑，喉中痰声辘辘，脉象郁滑而数，舌质红，苔黄。书云：气逆之为病，在肺为实，在肾为虚。病经三天，即气逆鼻煽，此肺实也，即肺闭也。金实不鸣，故音哑，非金破不鸣者可比。证势危笃，勉拟麻杏石甘汤加味，以冀一幸。

净麻黄 三分　光杏仁 三钱　熟石膏（打）三钱　炙僵蚕
三钱　生甘草 六分　嫩射干 八分　轻马勃 八分　马兜铃
八分　象贝母 三钱　净蝉衣 八分　胖大海 三枚　淡竹沥
一两　活芦根 一尺　真猴枣粉（冲服）二分

> 按　本例外有风寒，内有痰热，闭阻肺系，证势危笃，故用麻杏石甘汤加猴枣粉以加重清肺宣泄作用，以冀挽救，对后学颇有启迪。

春　温

沃宝宝　春温伏邪蕴蒸阳明之里，少阳经邪不达，心脾之火内炽，身热十七天，烦躁少寐，梦语如谵，小溲频数不多，咳嗽咯痰不爽，稍有泛恶，舌质淡红，唇焦，脉象濡数。温为阳邪，最易伤阴，津少上

承，邪热愈炽，颇虑内陷痉厥之变。急宜生津和解，清肺化痰，以望转机，尚希明正。

天花粉 三钱　银柴胡 一钱　粉葛根 一钱　朱茯神 三钱　金银花 四钱　连翘壳 三钱　川象贝（各）二钱　冬桑叶 二钱　甘菊花 三钱　黑山栀 二钱　肥知母 钱半　光杏仁 三钱　鲜竹茹 二钱　活芦根 一尺

二诊　伏温内蕴，由气入营，心肝之火内炽，阳明里热不解，身热晚甚，已有三候，烦躁不寐，口干欲饮，鼻干耳聋，唇焦舌质淡红，小溲短赤，脉象濡小而数。一派炎炎之势，有吸尽西江之虑，急宜生津清温，清神涤痰。

鲜石斛 四钱　天花粉 三钱　肥知母 钱半　京玄参 二钱　冬桑叶 三钱　粉丹皮 二钱　金银花 四钱　连翘壳 三钱　光杏仁 三钱　川象贝（各）二钱　朱茯神 三钱　鲜竹茹 二钱　活芦根 一尺　朱灯心 二扎

三诊　伏温三候，身热不退，耳聋鼻干，口干欲饮，唇焦烦躁少寐，小溲短赤，脉象弦小而数，舌质淡红。少阴阴液已伤，阳明伏温未解，还虑增变。今拟人参白虎汤加减，尚希明正。

西洋参 钱半　鲜竹叶 三十张　熟石膏（打）四钱　肥知母 二钱　朱茯神 三钱　天花粉 三钱　京玄参 二钱　粉丹皮 二钱　光杏仁 三钱　川象贝（各）二钱　冬桑叶 三钱　鲜石斛 三钱　活芦根 一尺　生谷芽 三钱

四诊　伏温三候余，身灼热，耳聋鼻干，口干欲饮，唇焦，烦躁少寐，小溲渐通，舌质红绛，脉象弦小而数。少阴阴液已伤，阳明伏温未解，还虑变迁，再宜生津达邪，清温化痰，尚希明正。

鲜石斛 四钱　天花粉 三钱　生甘草 六分　朱茯神 三钱　金
银花 六钱　连翘壳 三钱　川象贝（各）二钱　冬桑叶 三钱
薄荷叶（后下）八分　鲜茆芦根（各）一两　鲜竹叶
茹（各）钱半

按　春季外感热病，故称春温，如本病发于冬季则称冬温者相
同。与西医学所称流行性感冒、大叶性肺炎、流行性脑脊髓
膜炎等病对照，症状有其相同之处。

本例身热两周多不退，并见神昏谵语，耳聋鼻干，舌质红
绛，脉象弦小而数。伏温不解，由气入营，邪陷少阴心经。
病情危急，故丁氏方用大剂人参白虎汤加减，重用育阴生
津，扶正祛邪。

湿　温

丁幼　秋温伏邪夹湿滞内阻，太阴阳明为病，身热有汗不解，腑行溏薄，
时时迷睡，颇虑阳明之邪传入少阴，致成慢惊之变。急宜温经达
邪，和中化浊。

熟附片 八分　银柴胡 一钱　粉葛根 八分　赤茯苓 三钱　生
白术 二钱　仙半夏 二钱　焦楂炭 三钱　春砂壳（后下）
八分　炒谷芽 三钱　炒苡仁 四钱　吉林参须 五分（先煎冲服）

二诊　身热有汗不解，时时迷睡，口干欲饮，脉象濡小而数，舌苔
白腻微黄。秋温伏邪始在阳明，继传少阴，昨投温经达邪之
剂，尚觉合度，再守原意出入。

熟附片 八分　银柴胡 一钱　生白术 钱半　赤茯苓 三钱　煨
葛根 八分　焦楂炭 三钱　春砂壳（后下）八分　嫩白薇

钱半　炒谷芽 三钱　炒麦芽 三钱　鲜荷叶 一角　吉林参
须 五分（先煎、冲服）

三诊　迷睡大减，身热有汗不解，朝轻暮重，咳嗽痰多，腑行
不实，白㾦布而不多，脉象濡小而数。少阴之邪已还，
阳明夹湿，逗留募原，漫布三焦，能得不增变端，可望
渐入坦途。

净蝉衣 八分　银柴胡 一钱　清水豆卷 四钱　赤茯苓 三钱
生白术 钱半　生苡仁 四钱　川象贝（各）二钱　焦楂炭
三钱　冬桑叶 二钱

甘露消毒丹四钱，荷叶包煎，刺孔。

服药后病势加重，仍然迷睡，复宗温经达邪、和中化浊之意进治。

四诊　湿温十七天，邪已入于三阴，昨投附子理中合小柴胡汤加
减，身热较轻，便泄色青亦止，小溲频数清长，咳嗽痰多。
既见效机，仍宜原意出入。

吉林参须 八分（另先煎冲服）　熟附片 四分　生白术 钱半
银柴胡 一钱　炒扁豆衣 三钱　炒怀山药 三钱　仙半夏 二钱
川象贝（各）三钱　焦楂炭 三钱　陈仓米（包）四钱　干荷
叶 一角

五诊　湿温十八天，邪已入于三阴，连进附子理中合小柴胡汤加
减、身热大退，便泄亦止，唯咳嗽痰多，小便频数。再宗原
法进步。

吉林参须 八分　熟附片 四分　生白术 钱半　炒怀山药 三钱
炒扁豆衣 三钱　银柴胡 一钱　嫩白薇（炒）钱半　仙半
夏 二钱　川象贝（各）二钱　炒谷麦芽（各）三钱　干荷
叶 一角

六诊　湿温二十天，身热退而复作，咳嗽痰多，甚则鼻煽，大便溏薄，小溲色白。阴盛格阳，脾虚肺阴亦伤，慢惊重症。再仿理中地黄汤意。

吉林参须 八分　熟附片 六分　川象贝（各）二钱　蛤粉炒阿胶 一钱　怀山药 三钱　焦楂炭 三钱　银柴胡 一钱　干姜炭 四分　生於术 二钱　陈仓米（包）四钱　干荷叶煎汤代水

按　本例为湿温重症病变，已由湿温传变动风之兆，故丁氏处方重用扶正祛邪、温阳化湿法，以冀万一。

湿温病多发生在夏秋之交，多雨潮湿季节。今之伤寒、副伤寒，或夏季流感、乙型脑炎多属湿温范围。自有某些特效治疗药物及有效防疫措施后，已降低了发病率。

张童　腑气已通，身热朝轻暮重，白疹布而未回，鼻红口干，舌苔干腻微黄，脉象濡小而数。恙延数月，气阴两亏，伏温湿热，留于募原，还虑正不胜邪，致生变迁。再宜养正和解，淡渗湿热。

吉林参须 五分　银柴胡 钱半　青蒿梗 钱半　朱茯神 三钱通草 八分　嫩白薇 钱半　炒谷麦芽（各）三钱　佩兰梗钱半　冬瓜子 三钱　甘露消毒丹（包煎）四钱

二诊　湿温月余，身热天明始退，白疹布而渐回，脉象濡细而数。气阴暗伤，余邪湿热留恋募原，再宜扶正和解，淡渗湿热。

吉林参须 一钱　银柴胡 钱半　青蒿梗 钱半　朱茯神 三钱川象贝（各）二钱　嫩白薇 钱半　佩兰梗 钱半　广橘白一钱　白通草 八分　生苡仁 三钱　炒谷麦芽（各）三钱　冬瓜子皮（各）三钱

按　本例为湿温后期，仅为余热未清，故治以扶正和解法。

严幼　　湿温月余，身热午后尤甚，咳嗽痰多，脉象濡小，苔白腻微
　　　　黄，白疹隐隐。正虚脾弱，客邪湿热留恋。姑拟扶正和解，宣
　　　　肺化痰。

炒潞党参 一钱　象贝母 三钱　陈广皮 一钱　银州柴胡 一钱
赤茯苓 三钱　佩兰梗 钱半　炒谷麦芽（各）三钱　生白
术 钱半　炒苡仁 四钱　浮小麦 四钱　鲜荷叶 一角

　　　　　按　本例为湿温后期，发热较甚未退，客邪湿热并重。治在解
　　　　　　　热化湿，以祛客邪，且助以益气补脾，防其病情加重，寓
　　　　　　　意良深。

赵宝宝　湿温十六天，有汗身热不解，朝轻暮重，口干欲饮，小溲短
　　　　赤，腑行不实，舌前半淡红，中后灰腻而黄，脉象濡数，白疹
　　　　布而即隐。此无形之伏温，与有形之湿，蕴蒸募原，夹滞交
　　　　阻，少阳阳明为病。阴液虽伤，邪湿不化，还虑增剧。今拟和
　　　　解枢机，清化湿热，冀温从外达，湿从下趋，白疹复布，邪始
　　　　有出路。拟方明正。

银州柴胡 一钱　粉葛根 钱半　鸡苏散（包）三钱　赤茯
苓 三钱　金银花 三钱　连翘壳 三钱　枳实炭 一钱　方通
草 八分　净蝉衣 八分　嫩白薇 钱半　生熟谷芽（各）三钱
地枯萝 三钱　白茅根（去心）二扎

　　　　　二诊　湿温十七天，身热早轻暮重，有汗不解，口干欲饮，小溲短
　　　　　　　赤，苔薄腻而黄，脉濡滑而数，白痦布而渐多。伏温湿热蕴
　　　　　　　蒸募原，少阳阳明为病，湿不化则热不退，气不宣则湿不
　　　　　　　化，还虑增剧。昨投和解枢机，清温化湿，尚觉合度，仍守
　　　　　　　原意出入，尚希明正。

银柴胡 一钱　粉葛根 钱半　鸡苏散（包）三钱　赤茯苓
三钱　金银花 三钱　连翘壳 三钱　枳实炭 一钱　通草 八分

净蝉衣 八分　嫩白薇 钱半　冬瓜子 三钱　生熟谷芽
（各）三钱　白茅根（去心）二扎

> 三诊　湿温十八天，汗渐多，白痦布于胸腹之间，虽是佳兆，但身
> 热不退，口干不多饮，耳聋失聪，舌苔灰腻而黄，脉象滑
> 数。温与湿合，蕴蒸募原，漫布三焦，叶香岩先生云："湿
> 为黏腻之邪，最难骤化，所以身热而不易退也。"今拟苍术
> 白虎汤加减，尚希前诊先生政之。

制苍术 七分　生石膏（打）三钱　鸡苏散（包）三钱　赤茯
苓 三钱　枳实炭 一钱　嫩白薇 钱半　净蝉衣 八分　通草
八分　冬瓜皮 四钱　白茅根 一扎　生谷芽 四钱

> 四诊　湿温十九天，白痦布而复隐，身热不退，口干欲饮，耳聋失
> 聪，且有鼻衄，大便溏泄，舌苔干腻，脉象濡滑而数，跌阳
> 脉濡软无力。是气阴暗伤，不能托邪外出，温与湿合，互阻
> 募原，漫布三焦。欲燥湿则伤阴，欲滋清则助湿，大有顾此
> 失彼之弊。还虑增变，今拟扶正和解，宣气化湿。白痦复
> 布，温从外解，湿从下趋则吉。

南沙参 三钱　银柴胡 一钱　粉葛根 钱半　赤茯苓 三钱　银
花炭 三钱　连翘壳 三钱　鸡苏散（包）三钱　炒扁豆衣
三钱　陈广皮 一钱　荷叶 一角

> 五诊　湿温二十五天，身热较轻，而未能尽退，舌质红，苔干薄
> 腻，口干欲饮，便溏亦结，白痦又布于颈项之间，脉象左弦
> 数，右濡数。此气阴两伤，津少上承，伏温湿热逗留募原，
> 肺经输布无权。再宜养正生津，清温化湿，尚希明正。

南沙参 三钱　生甘草 五分　天花粉 三钱　赤茯苓 三钱　金
银花 三钱　连翘壳 三钱　川象贝（各）二钱　嫩白薇 钱半
通草 八分　生熟谷芽（各）三钱　白茅根（去心）二扎　香
青蒿 钱半　鲜荷叶 一角

按　本例为湿温的典型病例。身热渐退，白痦透发顺利，病至第
　　三周，证情如期轻退，是为佳兆。丁氏方用银翘散出入，加
　　入养阴生津的南沙参、天花粉，扶正达邪，保阴生津，以防
　　反复，实为良策。

惊厥

杨幼　　两目上视，时轻时剧，今晚角弓反张，脐腹疼胀，舌强吮乳不利，
　　　　舌尖边淡红，中后薄腻，脉象细弱，哭泣音声不扬。气阴暗伤，虚
　　　　风内动，痰热逗留肺胃，枢机窒塞，还虑增变，宜息风安神，宣肺
　　　　化痰。

煅石决 三钱　青龙齿（先煎）三钱　净蝉衣 五分　朱茯
神 三钱　炙远志 一钱　炙僵蚕 三钱　川象贝（各）二钱
陈木瓜 一钱　山慈菇片 八分　珍珠粉（冲服）一分　嫩钩
钩（后入）三钱　金器 一具

按　惊厥为症状病名，总称"惊风"，是中医儿科专有病名，应
　　与癫痫鉴别。惊风有急慢之分，本例为急惊风，故以平肝息
　　风为主，加用宣肺和胃之品，以此缓解急惊角弓反张证情。

吴幼　　风痰堵塞肺络，清肃之令不得下行，痰多气逆咳嗽，声音不扬，虑
　　　　成肺风痰惊，姑拟轻宣肺邪，而化痰热。

净蝉衣 八分　嫩射干 七分　光杏仁 三钱　象贝母 三钱　苦
桔梗 一钱　嫩前胡 钱半　云茯苓 三钱　炙紫菀 八分　蜜炙
麻黄 二分　莱菔子（炒、研）钱半

｛另：保赤丹二厘，白冰糖汤调下。｝

二诊　咳嗽气逆，甚则鼻煽，哭不出声。风痰堵塞肺络，清肃之令不得下行，还虑变迁，再宜开肺化痰，尚希明正。

净蝉衣 八分　嫩射干 八分　光杏仁 三钱　象贝母 三钱　抱
茯神 三钱　炙远志 一钱　霜桑叶 三钱　川郁金 钱半　炙紫
菀 八分　炙兜铃 一钱　冬瓜子 三钱

按　本例系因肺风痰喘所引发，故治在肺经，化风痰以解惊厥。

卢小　脾胃败坏，运化失常，纳少泛恶，腑行溏薄，阴盛格阳，身热形瘦，土不生金，咳嗽痰多，势成慢惊疳痨。姑拟理中地黄汤加减。

炒党参 钱半　熟附片 四分　米炒於术 钱半　炒怀山药 三钱
炮姜炭 四分　云茯苓 三钱　仙半夏 二钱　陈广皮 一钱　蛤
粉炒阿胶 一钱　炒谷麦芽（各）三钱　焦楂炭 三钱　炒川
贝 二钱　炙粟壳 二钱　灶心黄土 四钱（荷叶包）

按　本例为慢惊风，故治以脾胃为主，本因兼有严重的吐泻症状，故采用镇惊理中法。

考证清庄一夔著《福幼编》一书，专论惊风。属诸慢惊患者，立方为逐寒荡惊汤、加味理中地黄汤两方。此案所用即取其第二方加减。

淋证

俞小　两天本亏，湿热滞内阻，脾胃运化失常，小溲淋涩不通，溺时管痛，胸闷纳少，大便溏薄，苔薄腻，脉濡滑。证势非轻，宜和中化湿，分利阴阳。

煨葛根 钱半 赤猪苓（各）三钱 苦桔梗 一钱 炒扁豆
衣 三钱 陈广皮 一钱 大腹皮 二钱 六神曲 三钱 焦楂
炭 三钱 炒车前子（包）三钱 干荷叶 一角 滋肾通关
丸（包煎）二钱

> 按 本例淋证，于今所称淋菌感染者不同。本证接近于气淋，
> 类似膀胱功能障碍性疾患。故病案首谓两天本亏（肾为先
> 天，脾为后天，合称"两天"），导致膀胱气化失常，故见
> 小溲淋涩不通。《素问·灵兰秘典论》指出："膀胱者，州都
> 之官，津液藏焉，气化则能出矣。"而今肾亏脾弱，运化失
> 常，夹湿热内阻。故治以滋肾清热而助膀胱气化，健脾化湿
> 而升清利尿。药用滋肾通关丸，配以煨葛根、白扁豆衣、猪
> 苓等固本治标。

童痨

高幼　　阴虚潮热，纳少形瘦，脉象弦小而数，势成童痨。勉宜养正和解，
　　　　而醒脾气。

南沙参 三钱 银柴胡 二钱 嫩白薇 钱半 抱茯神 三钱 怀
山药 三钱 青蒿子 钱半 陈广皮 一钱 焦谷芽 三钱 冬瓜
子 三钱 干荷叶 一角

> 按 本例为童痨初期，可能为肺结核病。丁氏处方，取义培土生
> 金法。
>
> 童痨多见婴幼儿童之年，约一岁至八岁时期。病因先天不
> 足，后天失调，肾亏脾弱。症见形体消瘦，潮热颧红，自汗
> 盗汗，咳嗽时作，饮食不思，言语轻微，心悸气短，行动无
> 力，平日嗜睡，或夜不安寐，四肢欠温，手心发热，大便溏

薄，夜晚尿频等，统称虚损、虚劳病。除因其他疾病所引起外，有部分患者，即今称肺结核病。由于中华人民共和国成立后儿童保健免疫措施的严格执行，已不多见。有因乳食失于调节，或感染虫积，肚腹膨胀，形销骨立，面色萎黄，俗称疳积。均属童痨范畴。

泄泻

吴幼　感受时气之邪，夹乳滞内阻，太阴阳明为病，身热口干，腹鸣泄泻，苔薄腻黄，脉象滑数。证势非轻，姑拟疏邪和中而化湿滞。

荆芥穗 八分　青防风 八分　薄荷叶（后下）四分　粉葛根 一钱　藿香梗 一钱　赤猪苓（各）二钱　细青皮 一钱　大腹皮 二钱　焦楂炭 二钱　银花炭 二钱　六神曲 二钱　炒车前子（包）三钱　干荷叶 一角

　　　　按　乳婴感冒，容易引起乳汁积滞，消化不良。本例发热而加乳积，因此丁氏认为证势非轻，可因发热而便泄不止，影响阴液耗损，病势必将加重。

周孩　得汗身热较减不退，大便溏泄。伏邪湿滞未楚，阳明经腑为病，今拟葛根黄芩黄连汤加减。

粉葛根 一钱　酒炒黄芩 一钱　象贝母 三钱　赤猪苓（各）三钱　细青皮 一钱　苦桔梗 一钱　六神曲 三钱　焦楂炭 三钱　清水豆卷 四钱　银花炭 三钱　大腹皮 二钱　炒车前子（包煎）三钱　干荷叶 一角

按 葛根黄芩黄连汤证，原为《伤寒论》太阳病因医误下而引起，而本例为感冒夹食滞，则是手阳明大肠经腑病，传化障碍，故借用葛根之解热，芩连之止泻，楂曲之消食，尤为适宜。

蒋小 初病太阳阳明为病，继则邪陷太阴，清浊混淆，身热无汗，腹满便泄，舌苔白腻，脉象濡数，防成慢惊。姑拟温经达邪，和中消滞。

熟附片 五分 炮姜炭 三分 生白术 钱半 云茯苓 三钱 细青皮 一钱 大腹皮 二钱 荆芥穗 八分 青防风 八分 粉葛根 一钱 藿香梗 一钱 焦楂炭 二钱 象贝母 三钱 灶心黄土（干荷叶包煎）四钱

二诊 昨投温经达邪和中消滞之剂，身热略减，未曾得汗，腹满泄泻，苔白腻，脉濡数。邪陷三阴，阴盛格阳，还虑生变，既见效机，仍守原意出入。

熟附片 六分 炮姜炭 四分 生白术 钱半 大腹皮 二钱 云茯苓 三钱 荆芥穗 一钱 青防风 八分 粉葛根 八分 焦楂炭 三钱 象贝母 三钱 银柴胡 一钱 灶心黄土（干荷叶包煎）四钱

三诊 连投温经达邪和胃消滞之剂，腹满泄泻渐减，寒热退而未清，咳嗽痰多。三阴之邪有外达之势，再守原意出入。

熟附片 六分 炮姜炭 四分 生白术 钱半 嫩前胡 钱半 赤茯苓 三钱 细青皮 一钱 大腹皮 二钱 象贝母 三钱 焦楂炭 二钱 苦桔梗 一钱 粉葛根 一钱 银柴胡 一钱 灶心黄土（干荷叶包煎）四钱

按 本例初为外感，继则身热久而未解，导致阴阳两伤，脾虚亡衰，清气下陷，亟须温脾回阳法，庶不致亡阳之误，故丁氏急投《伤寒论》第69条茯苓四逆汤主之。因小儿多为食积，加用消食的大腹皮、焦楂炭，标本同治，可望挽救之机。温故知新，大有裨益。

痢疾

张小　　　湿热滞郁于曲肠，煅炼成积，腹痛痢下，赤白相杂，里急后重。姑拟和中化浊。

炒黑荆芥 一钱　银花炭 三钱　炒赤芍 二钱　赤茯苓 三钱　细青皮 一钱　苦桔梗 一钱　春砂壳（后下）八分　六神曲 三钱　焦谷芽 三钱　炒赤砂糖 三钱　干荷叶 一角　荠菜花炭 三钱

　　　　　按　本例为痢疾初起，而今应予做大便常规检查，以明原因，可更正确地进行辨证施治。

霍乱

周小　　　霍乱上吐下泻，手足逆冷，脉象沉细，渴喜热饮，寒疫客于三阴，阳气不能通达。证势重险，姑拟连萸汤加减。

熟附块 八分　炮姜炭 五分　淡吴萸 三分　藿香梗 钱半　制川朴 一钱　炒川连 四分　生白术 钱半　仙半夏 钱半　云茯苓 三钱　大腹皮 二钱　炒潞党参 一钱　六神曲 三钱　灶心土（干荷叶包煎）一两

陈小　　霍乱后纳谷减少，两足畏冷，苔白腻，脉沉细。少阴有寒，太阴有湿，脾胃运化失常，宜温经运脾，芳香化湿。

熟附片 六分　赤茯苓 三钱　春砂壳（后下）八分　制川朴 一钱　陈广皮 一钱　福泽泻 钱半　制苍术 一钱　藿香梗 钱半　炒谷麦芽（各）三钱　佩兰梗 钱半　佛手 八分

　　　　按　上述霍乱两案，是否真为霍乱，因当时尚无实验室检查，故难确定。一般为急性胃肠炎或细菌性食物中毒等病。丁氏擅用萸连解毒汤治疗霍乱，药用吴萸、川连、半夏、枳实、黄芩、白芍六味组方，如见阳虚则加附子、炮姜以温阳救逆。

虫积

王女孩　　脾阳胃阴两伤，湿郁生虫，腹痛阵阵，午后潮热，形瘦神疲，大腹胀满，势成疳积。宜健脾养胃，酸苦杀虫。

生白术 钱半　川石斛 三钱　连皮苓 三钱　陈广皮 一钱　银柴胡 一钱　使君子 三钱　嫩白薇 钱半　陈鹤虱 钱半　白雷丸 钱半　炒谷麦芽（各）三钱　陈葫芦瓢 三钱

　　　　二诊　腹痛较减，入夜潮热，腹满便溏，兼之咳嗽，脾土薄弱，湿郁生虫，燥邪入肺。今拟扶土和中，清肺杀虫。

生白术 钱半　连皮苓 四钱　炒扁豆衣 三钱　陈广皮 一钱　大腹皮 二钱　象贝母 三钱　炒怀山药 三钱　六神曲 三钱　使君子 三钱　陈鹤虱 钱半　白雷丸 钱半　荷叶 一角　陈葫芦瓢 三钱

按　虫积称之为疳积者，则其病已较严重，正虚邪实，既要驱虫，又要顾及体虚的潮热、便溏之症，故施以健脾养胃、酸苦杀虫法。

吴幼　新寒引动厥气，夹宿滞虫积交阻，脾胃不和，胸闷呕吐，腹痛阵阵，苔薄黄，脉弦小而紧。证势非轻，姑拟和中化浊，辛开苦降，佐以杀虫。

藿香梗 一钱　仙半夏 二钱　水炒川连 五分　淡吴萸 一分　赤茯苓 三钱　陈广皮 一钱　枳实炭 一钱　六神曲 三钱　使君子肉 二钱　陈鹤虱 三钱　白雷丸 钱半　炒麦芽 三钱　姜竹茹 钱半

另：玉枢丹二分，开水磨冲服。

按　书云：腹乃脾之分野。脾弱肝强，气机不和，又因新寒引动厥气，则腹痛阵阵；肝气犯胃则胸闷呕吐；脉弦紧，则主虫积腹痛。治以芳香和胃，辛开苦降，重在杀虫，而顾护脾胃。

张童　腹痛时作时止。脾弱生湿，湿郁生虫，肝脾气滞，姑拟酸苦杀虫，而和肝脾。

大白芍 二钱　金铃子 二钱　延胡索 一钱　云茯苓 三钱　新会皮 一钱　春砂壳（后下）八分　使君肉 三钱　陈鹤虱 三钱　白雷丸 钱半　开口花椒 七粒　炙乌梅 五分　煅瓦楞 四钱

龚童　腹痛有年，陡然而来，截然而止，面黄肌瘦，舌光无苔，脉象虚弦。此脾虚生湿，湿郁生虫，虫日积而脾愈伤，脾愈伤而虫愈横也。当崇土化湿，酸苦杀虫，以虫得酸则伏，得苦则安之故。

生白术 一钱五分　云茯苓 三钱　大白芍 二钱　乌梅肉 五分

金铃子 二钱　陈广皮 一钱　使君肉 三钱　陈鹤虱 二钱　白

雷丸 一钱五分　开口花椒 十粒

> **按**　虫痛一证，孩童最多，其别即在面黄与阵作之间，此方屡试屡效。唯随症之新久，病之虚实，而加减施用。初起者，可去白术、白芍，加芜荑一钱五分，延胡索一钱，重在杀虫，以其脾胃尚未伤也。

> **按**　上述两病例，用药均以酸苦杀虫为主，为有的放矢的有效治法。此法原自《伤寒论》第338条"蛔厥者，乌梅丸主之"。方用乌梅、细辛、干姜、黄连、当归、附子、蜀椒、桂枝、人参、黄柏等十味药，该方药即以酸苦杀虫法为主。

五　外科类

大头瘟

沈右　重感氤氲之邪，引动伏温，外发温毒，满面红肿，透及后脑，耳根结块，久而不消，形寒身热，逾时得汗而解，胸闷不思饮食，舌苔薄腻微黄，脉象左弦数右濡数，虑其缠绵增剧。姑拟清解伏温，而化痰瘀。

薄荷叶（后下）八分　朱茯神 三钱　荆芥穗 八分　鲜竹

茹 一钱五分　清水豆卷 四钱　熟牛蒡子 二钱　江枳壳 一钱

连翘壳 三钱　大贝母 三钱　净蝉衣 八分　苦桔梗 一钱　生

赤芍 二钱　板蓝根 三钱

二诊　大头瘟复发，满面肿红焮痛，寒热日发两次，得汗而解，胸
　　　闷不思饮食，口干不多饮，耳根结块，久而不消，舌苔薄
　　　腻，脉象左弦数右濡数。伏温时气，客于少阳阳明之络，温
　　　从内发，故吴又可云：治温有汗而再汗之例。体质虽虚，未
　　　可滋养，恐有留邪之弊。昨投普济消毒饮加减，尚觉获效，
　　　仍守原法为宜。

薄荷叶（后下）八分　朱茯神 三钱　金银花 三钱　生草
节 四分　板蓝根 二钱　熟牛蒡子 二钱　苦桔梗 一钱　连翘
壳 三钱　生赤芍 二钱　净蝉衣 八分　轻马勃 八分　鲜竹
茹 二钱　通草 八分

三诊　大头瘟之后，头面红色未退，睡醒后时觉烘热，逾时而平。
　　　舌苔干白而腻，脉象左弦数右濡滑，余温留恋少阳阳明之
　　　络，引动厥阳升腾，所有之痰湿阻于中焦，阳明通降失司纳
　　　谷减少，小溲短赤，职是故也。滋阴则留邪，燥湿则伤阴，
　　　有顾此失彼之弊。再拟清泄伏温为主，宣化痰湿佐之。

霜桑叶 三钱　生赤芍 二钱　赤茯苓 三钱　夏枯草 一钱
五分　滁菊花 三钱　连翘壳 三钱　福泽泻 一钱五分　枯
碧竹 三钱　薄荷炭（后下）八分　轻马勃 八分　象贝母
三钱　鲜竹茹 一钱五分　金银花露（后入）六两

四诊　昨投清泄伏温，宣化痰湿之剂，头面红色略减，烘热稍平，
　　　纳谷减少，舌干白而腻，余湿留恋阳明之络，厥阳易于升
　　　腾，痰湿互阻中焦，脾胃运输无权。已见效机，仍守原意出
　　　入，阴分虽亏，不可滋养，俾得伏温速清，则阴分自复。

冬桑叶 三钱　象贝母 三钱　轻马勃 八分　碧玉散（包）
三钱　滁菊花 三钱　生赤芍 二钱　赤茯苓 二钱　广橘白
一钱　薄荷叶（后下）八分　连翘壳 三钱　福泽泻 一钱五分
鲜竹茹 一钱五分　夏枯草 一钱五分　金银花露（后入）六两

五诊　面部红色渐退，烘热形寒，时作时止，胸闷不舒，纳谷减少，舌中微剥，后薄腻，脉象左濡小右濡滑。阴分本亏，肝经气火易升，湿痰中阻，胃失降和，络中蕴湿未楚，营卫失其常度。今拟清泄厥阳，和胃化痰，待伏温肃清后，再为滋阴潜阳可也。

冬桑叶 三钱　朱茯神 三钱　珍珠母（先煎）五钱　仙半夏 一钱五分　滁菊花 三钱　生赤芍 一钱五分　嫩白薇 一钱五分　北秫米（包）三钱　碧玉散（包）三钱　川象贝（各）二钱　通草 八分　嫩钩钩（后入）三钱　鲜竹茹 一钱五分　橘白络（各）八分

朱左　头面肿大如斗，寒热口干，咽痛腑结，大头瘟之重症也。头为诸阳之首，唯风可到，风为天之阳气，首犯上焦，肝胃之火，乘势升腾，三阳俱病。拟普济消毒饮加减。

荆芥穗 一钱五分　青防风 一钱　软柴胡 八分　酒炒黄芩 一钱五分　酒炒川连 八分　苦桔梗 一钱　连翘壳 三钱　炒牛蒡子 二钱　轻马勃 八分　生甘草 八分　炙僵蚕 三钱　酒制川军 三钱　板蓝根 三钱

二诊　肿势较昨大松，寒热咽痛亦减。既见效机，未便更张。

荆芥穗 一钱五分　青防风 一钱　薄荷叶（后下）八分　炒牛蒡子 二钱　酒炒黄芩 一钱　酒炒川连 八分　生甘草 六分　苦桔梗 一钱　轻马勃 八分　大贝母 三钱　炙僵蚕 三钱　连翘壳 三钱　板蓝根 三钱

三诊　肿消热退，咽痛未愈，外感之风邪未解，炎炎之肝火未清也。再予清解。

冬桑叶 三钱　生甘草 六分　金银花 三钱　甘菊花 二钱　苦

桔梗 一钱　连翘壳 三钱　粉丹皮 一钱五分　轻马勃 八分
黛蛤散（包）五钱　鲜竹叶 三十张

陶右　　头面漫肿焮红，寒热日夜交作，前医投以承气，进凡三剂，病象依
　　　　然不减。夫身半以上，天之气也，为诸阳芸萃之枢。外感风温之
　　　　邪，引动少阳胆火上升，充斥清窍，清阳之地，遂如云雾之乡。承
　　　　气是泻胃中之实热，病在上焦，戕伐无故，所以病势有进无退。东
　　　　垣普济消毒饮，专为此病而设，加减与之，以观进退。

软柴胡 八分　薄荷叶（后下）八分　炒牛蒡子 二钱　青防
风 一钱　生甘草 八分　苦桔梗 一钱　轻马勃 八分　大贝
母 三钱　炙僵蚕 三钱　炙升麻 三分　酒炒黄芩 一钱　酒炒
川连 五分　板蓝根 三钱

杜左　　巅顶之上，唯风可到，风温疫疠之邪，客于上焦，大头瘟头面焮红
　　　　肿痛，壮热口干，溲赤便结，苔薄腻，脉郁滑而数。风属阳，温化
　　　　热，如烟如雾，弥漫清空，蕴蒸阳明，症非轻浅。亟拟普济消毒饮
　　　　加味，清彻风邪，而通腑气。仿《经》旨火郁发之，结者散之，温
　　　　病有下不嫌早之例。

薄荷（后下）八分　山栀 一钱五分　马勃 八分　银花 三钱
豆豉 三钱　大贝母 三钱　牛蒡子 二钱　生草 八分　赤芍
一钱五分　连翘 三钱　桔梗 八分　淡芩 一钱五分　生军
八分　板蓝根 三钱

　　　　一剂腑通，去生军，服三剂愈。

陈左　　大头瘟头面肿红焮痛，发热甚壮，口渴欲饮，头痛如劈，入夜谵
　　　　语，舌灰糙，脉洪数。此时气疫疠客于上焦，疫邪化火，传入阳
　　　　明之里，津液已伤，厥阳独亢，颇虑昏厥！亟拟生津清温，以制
　　　　其焰。

鲜石斛 三钱　薄荷（后下）八分　银花 三钱　生甘草 八分
鲜竹叶 三十张　天花粉 三钱　牛蒡子 三钱　连翘 三钱　羚
羊角片（另冲服）五分　生石膏（打）三钱　大青叶 三钱
马勃 八分

余奶奶　风湿疫疠之邪，客于上焦，大头瘟头面肿红焮痛，身热呕恶，口干
　　　　不多饮。舌苔粉白而腻，脉象濡滑而数。邪势正在鸱张，虑其增
　　　　剧，急宜普济消毒饮加减，尚希明正。

薄荷叶（后下）八分　生草节 五分　金银花 三钱　天花
粉 三钱　熟牛蒡子 二钱　川黄连 五分　生赤芍 二钱　轻马
勃 八分　苦桔梗 一钱　炙僵蚕 三钱　板蓝根 三钱　鲜竹
茹 二钱　活芦根 一尺　连翘壳 三钱

　　　　二诊　大头瘟头面肿红焮痛，昨投普济消毒饮加减，呕恶渐止，口
　　　　干亦止，形寒身热，时轻时剧，咳痰不爽，胸闷气粗。舌苔
　　　　粉白而腻，脉象濡滑而数。风温疫疠之邪，客于上焦，肺胃
　　　　宣化失司，还虑变迁。既见效机，仍守原法出入。

薄荷叶（后下）八分　熟牛蒡子 二钱　荆芥穗 一钱　银柴
胡 一钱　生草节 六分　苦桔梗 一钱　轻马勃 八分　象贝
母 三钱　金银花 三钱　连翘壳 三钱　炙僵蚕 三钱　京赤
芍 二钱　板蓝根 三钱　鲜竹茹 钱半

王先生　瘟毒发于左耳，面漫肿焮红，临晚潮热，咳嗽咯痰不爽，时有气粗，
　　　　口干欲饮，梦语如谵，舌质绛，苔粉腻，脉象左弦数右濡数。阴液已
　　　　伤，津少上承，伏温疫疠，客于上焦，痰热恋肺，肺炎叶举，清肃之
　　　　令，不得下行，还虑增变。拟生津清温，清肺化痰，尚希明正。

鲜生地 四钱　鲜石斛 三钱　天花粉 三钱　京玄参 二钱　朱
茯神 三钱　金银花 四钱　连翘壳 二钱　鸡苏散（包）

三钱　川象贝（各）二钱　霜桑叶 三钱　轻马勃 八分　板
蓝根 四钱　滁菊花 三钱　活芦根 一尺　珠黄散（冲服）
二分　真猴枣粉（冲服）一分　枇杷叶露 四两

二诊　潮热十去七八，左耳肿红亦觉渐退，小溲短少，寐不安宁，
　　　咳嗽咯痰不爽，脉象小数，舌质光红。阴液已伤，厥阳升
　　　腾，余温痰热尚未清彻，仍宜生津清温，清肺化痰。

鲜石斛 三钱　京玄参 钱半　天花粉 三钱　肥知母 二钱半
鸡苏散（包）三钱　朱茯神 三钱　金银花 三钱　夏枯花
二钱半　连翘壳 三钱　生石决（先煎）八钱　生赤芍 二钱
通草 八分　板蓝根 四钱　川象贝（各）二钱　活芦根 一尺
珠黄散（冲服）二分

三诊　瘟毒渐愈，复感新风，少阳余邪未楚，营卫循序失常，形寒
　　　微热，旋即得汗而解，舌尖碎痛，小溲短赤，阴液已伤，虚
　　　火上升，寐不安宁，心肾不得交通，舌光红，脉濡小带数。
　　　再宜生津和胃，清肺安神。

鲜石斛 三钱　天花粉 三钱　京玄参 二钱　连翘壳 三钱　生
石决（先煎）八钱　朱茯神 三钱　银柴胡 一钱　鸡苏散
（包）三钱　炒黑荆芥 一钱　生赤芍 二钱　金银花 三钱　川
象贝（各）二钱　活芦根（去节）一尺　通草 八分　枇杷叶
露 四两　白菊花露 四两（二味后入）

袁左　　　厥少之火上升，风温疫疬之邪外乘，始由耳疖起见，继则瘟毒漫肿
　　　　　疼痛，寒热晚甚。虑其增剧，姑拟普济消毒饮加减。

薄荷叶（后下）八分　熟牛蒡子 二钱　生赤芍 二钱　生甘
草 五分　金银花 三钱　炙僵蚕 二钱　苦桔梗 一钱　连翘
壳 三钱　轻马勃 八分　黑山栀 二钱　大贝母 三钱　板蓝
根 二钱　鲜竹茹 钱半

$$\left\{ \begin{array}{l} \text{外敷如意散、玉露散,内用金丝荷叶汁,} \\ \text{加冰片。} \end{array} \right\}$$

按　上述八例"大头瘟"病案,患部均为头、面、耳部,属外科病。丁氏认为本病虽属感染风温疫疠之邪,客于上焦,附入内科时病是错误的。

唐代孙思邈《千金翼方》所叙之丹毒,应包括大头瘟在内。

丹毒病名首见于《素问·至真要大论》"少阳司天,客胜则丹胗外发,及为丹熛疮疡",丹熛即今称丹毒,西医学认为是由链球菌感染所致。根据发病部位和症状性质的不同,丹毒如发于面部称为"抱头火丹",即"大头瘟",发于胸腹部的称"内发丹毒",发于腰部的称"缠腰火丹",发于下肢的称"流火",新生儿丹毒则名"赤游丹"。

丹毒的治法分内服与外治法。内服方剂以普济消毒饮为主。面部加桑白皮、野菊花、川连、牛蒡;胸腰部加龙胆草、金银花、丹皮、柴胡、黄芩;下肢加黄柏、苍术、草薢、蝎尾,下肢形成象皮腿病者,可用漏芦汤(漏芦、麻黄、白蔹、白薇、赤芍、大黄、升麻、枳实、甘草),加紫草、防己、连翘。

时　毒

史左　时毒五天,寒热头痛,风邪夹痰瘀凝结,营卫不从。急拟疏散消解。

荆芥穗 一钱　青防风 一钱　薄荷叶(后下)八分　炒牛蒡子 二钱　生草节 八分　苦桔梗 一钱　轻马勃 八分　大贝

母 三钱　炙僵蚕 三钱　生蒲黄（包）三钱　山慈菇片 八分

万灵丹（入煎）一大粒

按　本病案为时毒初起。时毒，指时邪疫毒犯于三阳经络，发于项、腮颌、颐等部位，形成肿痛疾患。症见憎寒发热，肢体酸痛，或有咽痛，一二日间，腮颐漫肿，焮红疼痛。治宜疏邪、清热、解毒、消肿。今谓流行性腮腺炎，拟属于时毒之列。初起寒热肿痛，用荆芥败毒散、银翘散；头面腮颐肿溃用普济消毒饮、五利大黄汤；正虚溃脓用托里消毒散、排脓内托散。并可结合外敷法治疗。

疖

傅左　风邪夹痰瘀凝结，头颅疡疖，肿硬疼痛。虑其增剧，宜疏散消解。

薄荷叶（后下）八分　荆芥穗 一钱　青防风 一钱　生草节 八分　苦桔梗 一钱　京赤芍 二钱　连翘壳 三钱　大贝母 三钱　炙僵蚕 三钱　生蒲黄（包）三钱　山慈菇片 八分

按　本病案治法，系参照《外科医镜》荆芥败毒散，加牛蒡、僵蚕、金银花、山慈菇的消痈肿以化痰瘀，清热毒以散肿痛。为治疖良方。外治法，丁氏擅用自制大红膏（又名千捶膏），敷贴疮疖上，未溃可消散，已溃可咬头排脓，溃后用太乙膏掺九一丹贴疮口上。

疖是外科常见疾病之一，好发于头部和背部，以夏季多见，又名"暑疖"，俗称"热疖"，患者以儿童占多数。发病部位初起皮肤潮红，随后肿痛，结节高突，分有头和无头两种，2~3天成脓，出脓3天后即能愈合，重者可有发热头痛，口苦舌干，便秘溲赤，脉数，苔黄等症状。

450

蟮拱头

朱幼　　蟮拱破溃，脓水甚多，耳根结核，耳内流脓，寒热日作。厥少之火上升，湿热蒸腾，风邪外乘，症情夹杂，非易速痊，姑拟消托兼施。

薄荷叶（后下）八分　荆芥穗 钱半　京赤芍 二钱　生草节 八分　苦桔梗 一钱　连翘壳 三钱　大贝母 三钱　炙僵蚕 三钱　银柴胡 一钱　夏枯花 钱半　通草 八分

　　　　按　俗称"蟮拱头"，又名"蝼蛄疖"。患者常因热疖治疗不当而形成。方用荆芥败毒散加减。

疔疮　　　人中疔

陈左　　阳明结火上升，血凝毒滞，人中疔顶如粟，四围肿硬焮痛，症势非轻，急宜清解托毒。

甘菊花 八钱　地丁草 五钱　薄荷叶（后下）八分　熟牛蒡子 二钱　生甘草节 八分　苦桔梗 一钱　金银花 六钱　生赤芍 二钱　连翘壳 三钱　大贝母 三钱　炙僵蚕 三钱　草河车 三钱　生绿豆衣 三钱

外科蟾酥丸吞服三粒，泻毒丸五粒，另送，大便通后去之。

疔疮　　　口角疔

周左　　口角疔顶如粟，根脚肿硬疼痛，湿火蕴结，血瘀毒滞，宜清解托毒。

甘菊花 三钱　地丁草 三钱　轻马勃 八分　薄荷叶（后下）八分　生甘草 六钱　苦桔梗 一钱　金银花 三钱　连翘壳 三钱　生赤芍 二钱　大贝母 三钱　炙僵蚕 三钱　天花粉 三钱　草河车 三钱

{ 外用太乙膏，上釜墨，膏用朱峰散、酥料。}

李右　口角疔顶如粟，根脚肿痛，湿火蕴结，血凝毒滞，虑其增剧，急宜清疏消解。

薄荷叶（后下）八分　熟牛蒡子 二钱　地丁草 三钱　生草节 六分　生赤芍 三钱　金银花 五钱　连翘壳 二钱　草河车 三钱　炙僵蚕 三钱

{ 另：外科蟾酥丸三粒，吞服。}

蒋先生　口角疔顶溃得脓不多，根脚肿硬疼痛，日晡寒热。心火夹湿热蕴结，血凝毒滞，虑其增剧。急拟清解托毒，尚希明正。

甘菊花 五钱　地丁草 五钱　薄荷叶（后下）八分　炙僵蚕 三钱　生草节 八分　苦桔梗 一钱　生赤芍 二钱　草河车 三钱　金银花 三钱　连翘壳 三钱　大贝母 三钱　外科蟾酥丸（磨下）三粒

按　人中疔和口角疔均属颜面部疔疮。总由外感邪毒，或破损染毒而成。病多为心脾湿火蕴结所致。丁氏擅用银翘散合五味清毒饮加减，以菊花、紫花地丁之清热解毒，银花、连翘、草河车之消肿止痛，再加外科蟾酥丸为治疔疮之要药。关于泻毒丸查无依据，似为更衣丸、当归龙荟丸之类，可参考服用。

疔疮　　掌心疔

李右　掌心疔顶虽溃，未曾得脓，四围肿硬疼痛，湿火蕴结，血凝毒滞，症势非轻。急拟清解托毒。

甘菊花 五钱　地丁草 三钱　京赤芍 二钱　薄荷叶（后下）八分　生草节 六分　大贝母 三钱　炙僵蚕 三钱　金银花 三钱　连翘壳 三钱　草河车 一钱五分　丝瓜络 二钱　外科蟾酥丸（开水化服）二粒

外用九黄丹、太乙膏，四周用玉露散、菊花露调敷。

> 按　本病案为掌心疗初起，手掌周围赤肿疼痛。方用五味托毒饮加味，以清心解毒，加用蟾酥丸，以消肿止痛。
>
> 掌心疗，又称"托盘疗""掌心毒"。属发生于手掌部的化脓性炎症。本病初起可见发热、头痛、食欲不振等全身症状。病因由于心与心包络二经毒火炽盛而生。

疗疮　　　红丝疗

何右　　阴虚体质，肝阳内炽，湿火入络，血凝毒滞，红丝疗起于左大指，连及手臂，肿红焮痛，虑其增剧，急宜清疏消解。

薄荷叶（后下）八分　熟牛蒡子 二钱　甘菊花 三钱　地丁草 三钱　生草节 六分　金银花 五钱　连翘壳 三钱　大贝母 三钱　天花粉 三钱　朱茯神 三钱　青龙齿（先煎）三钱　草河车 三钱　生绿豆 一两

吴左　　红丝疗直线已达肘弯，左手大指滋水淋漓，颇虑由外入内，蔓延走黄，急宜清火解毒。

甘菊花 六钱　紫花地丁 五钱　黄花地丁 五钱　金银花 八钱　连翘壳 五钱　生草节 六分　大贝母 三钱　炙僵蚕 三钱　生

赤芍 三钱　生绿豆 一两

按　红丝疔为疔疮之一种，症状见有似红钱一条从四肢向躯干方向走窜之特征，是由于邪毒流窜经络所致。本案取五味消毒饮加减，特别加入生绿豆，因其为清热解毒之最佳药品。

疔疮　　　燕窝疮

唐小　感受外邪，湿热内蕴，昨起寒热，胸闷纳少，小溲如泔，兼之燕窝疮浸淫痒痛，宜疏邪宣化。

荆芥穗 一钱　净蝉衣 八分　清水豆卷 四钱　赤茯苓 三钱
江枳壳 一钱　苦桔梗 一钱　制川朴 七分　制苍术 七分　福泽泻 钱半　炒谷芽 三钱　炒苡仁 三钱　佩兰梗 钱半　粉萆薢 三钱

按　燕窝疮是生于下颏部的毛囊炎，好发于夏季。其发作内有湿热蕴结，外受暑热邪毒。本案病起昨日，既有表证，又有湿热弥漫三焦之证。故当宣肺化湿，疏理三焦。药用荆芥、蝉衣、豆卷、桔梗、清热宣肺，解表化湿；枳壳、苍术、制川朴、佩兰梗，行气芳香化湿；赤茯苓、泽泻、苡仁、粉萆薢，清利下焦湿热。充分体现了丁氏治疗皮肤病证的辨证思想。

疔疮　　　臁疮

朱先生　始由腰痛起见，继则形瘦骨立，内热口燥，神志不宁，谵语郑声，舌质红苔糙黄无津，脉象细数无神。臁疮腐烂、气虚阴液枯竭，神不守舍。《经》云："九候虽调，形肉已脱难治"，况脉象细数无神乎？颇虑气血涣散，阴阳脱离之兆，勉拟益气生津，敛阳安神，尽人力以冀天眷，尚希明正。

吉林人参（另煎汁冲）钱半　煅牡蛎 四钱　花龙骨（先煎）三钱　朱茯神 三钱　生黄芪 三钱　川石斛 三钱　川象贝（各）二钱　炙远志 一钱　北秫米（包）三钱　浮小麦四钱

按　本例下肢慢性溃疡，诊时已见谵语郑声、脉象细数无神等气阴俱竭、神不守舍之象，虑其气血涣散，阴阳脱离而不治，故急则治标，先用参附龙牡汤去附子加黄芪、浮小麦益气敛汗固脱；朱茯神、远志、秫米、石斛、川贝、象贝生津安神，豁痰开窍，以期正气得固，再进一步辨证论治臁疮。

发背

宋左　中发背腐溃，得脓不多，大似覆碗，肉坚肿，疮顶深陷，临晚寒热不壮，纳谷减少，舌苔薄腻，脉象虚弦。背脊属督脉所生，脊旁为太阳之经，督阳已衰，太阳主寒水之化，痰湿蕴结，营血凝塞，此阴疽也，势勿轻视。急拟助督阳以托毒，和营卫而化湿，冀其疮顶高起，脓毒外泄，始能入于坦途。

生黄芪 五钱　朱茯神 三钱　陈广皮 一钱　鹿角胶 一钱五分紫丹参 三钱　仙半夏 二钱　大贝母 三钱　生草节 五分　全当归 三钱　红枣 四枚　生熟谷芽（各）三钱

洗方
全当归 二钱　生草节 六分　独活 二钱　大川芎 二钱　石菖蒲 二钱　鲜猪脚爪（劈碎）一枚　｛煎汤洗之。外用九黄丹、海浮散、阳和膏。｝

二诊　中发背腐溃，得脓不多，大如覆碗，疮顶不起，四围肿硬色紫，纳谷减少，舌苔薄腻，脉象濡滑。少阴阴阳本亏，痰湿蕴结太阳之络，营卫凝塞，肉腐为脓。前投助阳托毒和营化湿之剂，尚觉合度，仍守原意出入。

生黄芪 六钱　朱茯神 三钱　陈广皮 一钱　春砂壳（后下）八分　生草节 四分　紫丹参 三钱　炙远志肉 一钱　全当归 三钱　生熟谷芽（各）三钱　鹿角胶 三钱　仙半夏 三钱　大贝母 三钱　红枣 四枚

三诊　中发背腐溃，腐肉渐脱，脓渐多，四围肿硬略减，舌苔薄腻，脉象虚弦而滑。少阴阴阳本亏，痰湿凝结太阳之络，营卫循序失常，仍拟助阳益气，化湿托毒，冀其正气充足，则脓自易外泄。

生黄芪 六钱　朱茯神 三钱　全当归 三钱　生草节 四分　紫丹参 二钱　陈广皮 一钱　春砂壳（后下）八分　炙远志肉 一钱　炒赤芍 一钱五分　仙半夏 二钱　红枣 四枚　鹿角霜 二钱　大贝母 三钱　生熟谷芽（各）三钱

{外用九黄丹、呼脓丹、海浮散、阳和膏。}

四诊　中发背腐肉渐脱，脓亦多，根脚肿硬亦收，苔薄腻，脉虚滑。少阴阴阳两亏，痰湿稽留太阳之络，营卫循序失常。饮食喜甜，中虚故也。再拟助阳益气，化湿托毒，佐入和胃之品。

生黄芪 六钱　云茯苓 三钱　全当归 三钱　光杏仁 三钱　紫丹参 二钱　炙远志肉 一钱　陈广皮 一钱　红枣 五枚　生草节 四分　仙半夏 三钱　春砂壳（后下）八分　鹿角霜 二钱　川象贝（各）二钱　生熟谷芽（各）三钱

五诊　中发背腐肉渐脱，得脓亦多，根脚肿硬亦松，唯胃纳不旺，脉象左虚弦右濡滑。少阴阴阳两亏，蕴毒痰湿，稽留太阳之络，脾胃运化失其常度。再拟益气托毒和胃化湿。

生黄芪 四钱　全当归 二钱　仙半夏 三钱　鹿角霜 四钱　红枣 五枚　紫丹参 二钱　云茯苓 三钱　陈广皮 一钱　炙款冬 一钱五分　生姜 一片　生草节 四分　炙远志肉 一钱　春砂仁（后下）一钱　生熟谷芽（各）三钱

　　　　六诊　中发背腐肉已去其半，得脓亦多，根脚肿硬亦松，胃纳不旺，脉象左虚弦右濡滑。少阴阴阳两亏，蕴毒痰湿留恋，一时未易清彻。再拟益气托毒，和胃化痰。

生黄芪 四钱　生草节 四分　仙半夏 一钱五分　紫丹参 二钱　抱茯神 三钱　陈广皮 一钱　全当归 二钱　鹿角霜 三钱　生熟谷芽（各）三钱　杜赤豆 五钱　红枣 五枚

洗药方
全当归 三钱　生草节 三钱　石菖蒲 一钱五分　猪脚爪（劈碎）一枚　紫丹参 三钱　生赤芍 三钱　蜂房窠 二钱　煎汤洗之。

外用：红肉：上补天丹、海浮散。腐肉：上桃花散、九黄丹。外贴阳和膏。

　　　　七诊　中发背腐肉已去其半，得脓亦多，四围根脚渐平，纳谷不旺，临晚足跗浮肿，牙龈虚浮，脉象左濡弦右濡滑。气血两亏，脾胃不健，余毒蕴湿未楚，再拟益气托毒，崇土化湿。

生黄芪 四钱　抱茯神 三钱　全当归 二钱　紫丹参 二钱　陈广皮 一钱　冬瓜皮 三钱　生白术 一钱五分　生草节 四分　焦谷芽 三钱　红枣 五枚

外用海浮散、九黄丹、补天丹、九仙丹，阳和膏。

八诊　中发背腐肉十去七八，四围根脚，亦觉渐收，牙龈虚浮，临晚足跗微肿，脉象左虚弦不柔，右濡滑。气血两亏，浮火易升，脾弱清气下陷，余毒留恋。再拟益气托毒，崇土化湿。

生黄芪 四钱　抱茯神 三钱　怀山药 三钱　冬瓜皮 三钱　紫丹参 三钱　全当归 三钱　生白芍 一钱　红枣 五枚　生草节 四分　陈皮 一钱　生熟谷芽（各）三钱

外用海浮散、桃花散、九黄丹、补天丹、阳和膏。

九诊　中发背腐肉已去七八，根脚亦平，脓水亦少，唯纳谷不香，牙龈虚肿，面部虚浮，脉左虚弦右濡滑。气血两亏，津少上承，脾胃不健，运化失常。再拟益气托毒，理脾和胃。

生黄芪 四钱　云茯苓 三钱　大贝母 三钱　冬瓜子 三钱　紫丹参 二钱　陈广皮 一钱　佩兰梗 一钱五分　红枣 四枚　全当归 三钱　生草节 四分　生熟谷芽（各）三钱

外用桃花散、九黄丹、补天丹、阳和膏。

十诊　中发背腐肉已除，新肉已生，纳谷衰少，口舌糜点，牙龈肿痛，妨于咽纳，便溏似痢，苔腻布，脉象左虚弦右濡滑。此乃气阴两亏，无根之火，易于上升，脾胃不运，湿浊留恋。人以胃气为本。再拟和胃运脾，宣化湿浊。

炒怀山药 三钱　炒扁豆衣 三钱　佩兰梗 一钱五分　藏青果 一钱　云茯苓 三钱　新会皮 一钱五分　谷麦芽（各）三钱　干荷叶 一角　野蔷薇花露（后入）二两　香稻叶露（后入）二两

龙脑薄荷一支，剪碎泡汤，洗口舌糜腐处，再用珠黄散搽之。

十一诊　中发背腐肉已去七八，新肉已生，便溏似痢亦止，唯口舌糜点碎痛，牙龈虚浮，妨于咽饮，纳谷减少，苔薄腻、左脉弦象略缓，右部濡滑。此气阴两亏，虚火夹湿浊上浮，脾胃运化无权。人以胃气为本，再拟和胃清宣。

炒怀山药 三钱　川象贝（各）二钱　通草 八分　佩兰梗
一钱五分　云茯苓 三钱　陈广皮 一钱　炒谷麦芽（各）三钱
香稻叶露（后入）三两　蔷薇花露（后入）三两

十二诊　中发背腐肉虽去七八，新肉生长迟迟。皆由正气亏虚，不能生长肌肉，口舌糜腐碎痛，牙龈腐烂，妨于咽饮，谷食衰少，苔粉腻，虚火夹湿浊上浮，脾胃生化无权，还虑正虚不支，致生变迁。再拟和胃清化。

真芦荟 八分　甘中黄 五分　赤茯苓 三钱　京玄参 一钱五分
胡黄连 五分　活贯众 三钱　川象贝（各）二钱　通草 八分
生熟谷芽（各）三钱　蔷薇花露（后入）三两　香稻叶露
（后入）三两

宋先生　中发背腐肉已除，新肉已生，纳谷衰少，口舌糜点，牙龈肿痛，妨于咽饮，便溏如痢，苔腻布，脉象左濡弦右濡滑。此乃气阴两亏，无根之火易于上升，脾胃不运，湿浊留恋。人以胃气为本，再以和胃运脾，宣化湿浊，尚希明正。

炒怀山药 三钱　云茯苓 三钱　炒扁豆衣 三钱　新会皮
一钱　炒谷麦芽（各）三钱　佩兰梗 一钱五分　藏青果
一钱　干荷叶 二角　野蔷薇露（后入）二两　香稻叶露（后入）二两

龙脑薄荷一支，剪碎泡汤洗口，舌糜烂处用珠黄散搽。

二诊　中发背腐肉已去八九，新肉已生，便溏如痢亦止，口舌糜点碎痛，牙龈虚浮，妨于咽饮，纳谷减少，苔薄腻，左脉弦象略缓，右部濡滑。此气阴两亏，夹湿浊上浮，脾胃运化无权。人以胃气为本，再宜和胃清宣。

炒怀山药 三钱　云茯苓 三钱　川象贝（各）二钱　陈皮 一钱　通草 八分　炒谷麦芽（各）三钱　佩兰梗 一钱五分 野蔷薇花露（后入）三两　香稻叶露（后入）三两

三诊　中发背腐肉虽去八九，新肉生长迟迟，皆由正气亏虚，不能生长肌肉。唯口舌糜腐碎痛，牙龈腐烂，妨于咽饮，谷食衰少，苔粉腻。虚火夹湿浊上浮，脾胃生气无权，还虑正气不返，致生变迁。再宜和胃清解。

真芦荟 八分　京玄参 一钱五分　甘中黄 五分　川象贝 （各）二钱　胡黄连 五分　通草 八分　赤苓 三钱　活贯众 三钱　生熟谷芽（各）三钱　野蔷薇花露（后入）三两　香 稻叶露（后入）三两

按　痈疽在外科疮疡中是并列的，认为痈为阳证，疽为阴证。发于脊背肌肉部位者统称"发背"，发于筋骨关节部位者名为"搭手"。疮疡症状，阳证多见溃浓，阴证多见漫肿，皮色不变。发背病机，属于督脉与足太阳膀胱经病，病因为痰湿蕴结，营血凝塞，络脉受阻，结为肿块。但发背的临床表现，尚有阴阳之分，如阴证名阴疽，阳证名阳疽，但以阴性疽居多数，阳性疽为少。阳疽一般认为是由于素体阴液亏损，虚火上升所致，因而发背的处方用药，也有阴阳的不同，阴疽以温阳补督、消肿托毒为主，阳疽以养阴液、降虚火为主。丁氏上述第一病案为阴证发背，第二病案为阳证发背。参考外科医籍，内服药：阴证发背主以阳和汤、神应异功散（《外科选要》）；阳证发背主以内消沃雪汤、降痈活命饮（《外科选要》）。外用药：阴疽用阳和膏、九一丹、海浮散；阳疽用硇砂膏、九一丹、八将丹（《药奁启秘》）。

发 背　　　　上搭手

寿左　　　上搭手腐去新生，口燥亦减，姑拟益气生新，调理脾胃。

生黄芪 四钱　紫丹参 二钱　生草节 六分　抱茯神 三钱　怀
山药 三钱　川石斛 三钱　全当归 二钱　川象贝（各）二钱
陈广皮 一钱　丝瓜络 三钱　红枣 四枚

{ 外用三妙膏、桃花散、海浮散。 }

发 背　　　　中搭手

潘左　　　中搭手破溃，得脓不多，四围肿硬疼痛，已见轻减，宜和营托毒。

生黄芪 五钱　生草节 八分　云茯苓 三钱　全当归 二钱　紫
丹参 二钱　生苡仁 四钱　大贝母 三钱　忍冬藤 三钱　飞滑
石（包煎）三钱　丝瓜络 二钱　杜赤豆 一两

按　丁氏医案见有上、中搭手两例，方用神效托里散加味，以和营托里、健脾化湿法。搭手病名出自《外科理例》，指生于背腰部位的有头疽，如位于两肩胛部之动处名"上搭手"，背中部的名"中搭手"，双手由下摸至背部点名"下搭手"。搭手的病因，与上、中、下发背大同小异，临床所见，搭手多为阴证，病情较重，发背多为阳证，病情较轻。搭手有阴证、阳证之分，气血虚者为阴证，方用黄芪内托散托补之；内热甚者为阳证，方用内疏黄连汤寒泻之。外治法参考其他溃疡用药。

痈 疽　　　　乳痈

林右　　　乳痈根株未除，肝火湿热未清，宜和荣托毒。

全当归 二钱　京赤芍 二钱　紫丹参 二钱　生草节 八分　大
贝母 三钱　全瓜蒌（打）三钱　忍冬藤 三钱　连翘壳 三钱
蒲公英 三钱　青橘叶 钱半　丝瓜络 二钱

按　本病例为乳痈患者后期证候。丁氏治疗过很多乳痈患者，惜病案记录甚少，无从系统领悟丁氏治疗乳痈的有效方法。

乳痈临床主症，有外吹乳痈、内吹乳痈之区分。外吹乳痈，多指哺乳期急性乳腺炎，由于乳儿吹风，或含乳而睡，使乳汁积滞不得外流而发生，或乳儿吮乳时损伤乳头，感染病毒，或因情绪波动，肝气郁结，壅结成痈等；内吹乳痈，系指妊娠期急性乳腺炎，由于初起乳房结块肿痛，皮色转红，化脓而溃，溃后往往须待产后才能收口治愈。内服神效瓜蒌汤、橘叶散等，外治用玉露膏、金黄膏外敷，溃后用九一丹提脓，生肌散、海浮散收口。

痈　疽　　　肠痈

刘左　肠痈肿硬疼痛，右足屈而不伸，痰湿瘀凝，营卫不从，宜祛瘀消解。

当归须 钱半　京赤芍 二钱　桃仁泥 三钱　生草节 六分　全
瓜蒌 三钱　炙甲片 三钱　泽兰叶 钱半　忍冬藤 三钱　连
翘壳 三钱　黑白丑 八分　苏木 八分　杜红花 八分　醒消丸
（吞服）一钱

按　本病案为大肠痈之类，是外科常见病之一。丁氏处方类似于《医宗金鉴》红花散瘀汤法加减，加醒消丸以消肿止痛，颇为合拍。

肠痈，前人分为大肠痈和小肠痈的不同，大肠痈相当于急性阑尾炎，症见右下腹急痛，有明显的压痛或反跳痛，有患者因右下腹剧痛，右腿屈曲，难以伸直，故又名"缩脚肠痛"。若右下腹摸到包块，则为阑尾脓肿，如向下溃破，可引起腹膜炎。小肠痈常见少腹挛急，脐下关元穴附近胀痛拒按，有患者可见左下肢屈曲，直伸则小腹部疼痛加重，但本病较大肠痈为少见。

痈疽　　肛痈

郭左　肛痈坠胀疼痛，小溲不利，寒热渐退，胸闷不思饮食，苔薄腻，脉濡滑。湿热蕴结下焦，气机窒塞不通，还虑增剧，今宜疏散消解，滋肾通关。

清水豆卷 八钱　荆芥穗 钱半　苦桔梗 三钱　赤茯苓 三钱
福泽泻 钱半　江枳壳 一钱　京赤芍 二钱　泽兰叶 钱半　大
贝母 三钱　通草 八分　炒谷麦芽（各）三钱　杜赤豆 一两
滋肾通关丸（包煎）三钱

二诊　小溲渐利，肛门坠胀亦减，临晚寒热，胸闷不思饮食，苔薄腻，脉濡滑。湿热逗留下焦，膀胱宣化失司，肺为水之上源，源不清则流不洁，再宜开肺达邪，滋肾通关。

光杏仁 三钱　苦桔梗 三钱　荆芥穗 一钱　清水豆卷 八钱
赤茯苓 三钱　粉草薢 二钱　福泽泻 钱半　江枳壳 一钱　冬
葵子 三钱　通草 八分　泽兰叶 钱半　炒谷麦芽（各）
三钱　荸荠梗 钱半　滋肾通关丸（包煎）三钱

按　本例肛门周围脓肿，表现为表里同病，既见寒热渐退之表证解而未尽之症，又现胸闷纳呆，小溲不利之湿热蕴结于内之象。肺与大肠相表里，宣肺疏表之荆芥、豆卷、桔梗，既有利于表证，又有益于肛痈之消散；桔梗配大贝母具有解毒散结之功，配枳壳还有升降开泄之效；赤苓、泽泻、泽兰、赤芍、通草、赤豆清利湿热活血；因湿热易引动肾火，影响气化，故加用滋肾通关丸泻肾火，助气化，以防他变。二诊下焦湿热未清，上焦失于宣发，宜开上通下，加用开肺达邪之杏仁，增以利尿通淋之萆薢、荸荠梗、冬葵子，以期开源洁流，气化得复，诸证可安。

郑左　肛痈初起，肿红焮痛，日晡寒热，阴虚体质，营卫不从，湿热凝瘀，宜清疏消解。

清水豆卷 四钱　黑山栀 二钱　当归尾 二钱　京赤芍 二钱　生草节 八分　金银花 三钱　连翘壳 三钱　大贝母 三钱　通草 八分　飞滑石（包煎）三钱　泽兰叶 钱半　丝瓜络 二钱　杜赤豆 一两

　　按　本例素体阴虚，新发肛周脓肿，正值病情进展期，以实证为主，故以黑山栀、金银花、连翘壳、赤芍、生草节清热解毒；大贝母、通草、滑石、泽兰、赤豆活血利湿；当归尾、丝瓜络活血通络，共奏清热散结之功。

吕左　肛痈双发，破溃得脓不多，四围肿红疼痛，纳少苔腻，湿热蕴结下焦，营卫不从，症属缠绵，姑拟和营托毒而化蕴湿。

全当归 二钱　京赤芍 二钱　紫丹参 二钱　忍冬藤 二钱　茯苓皮 三钱　通草 八分　大贝母 三钱　生苡仁 四钱　丝瓜络 二钱　杜赤豆 一两　佩兰梗 钱半　　　｛退消膏上黑虎丹、呼脓丹、九黄丹。｝

　　按　本例肛痈已进入破溃期，且肛门左、右两侧同时成脓溃破，症情较重，难以速效，故内外合治，药用全当归、赤芍、丹参、丝瓜络养血通络、活血祛瘀；茯苓皮、通草、大贝母、生苡仁、佩兰梗清热利湿。外用黑虎丹等提脓拔毒，消肿软坚，内外分消，使肛痈内蓄之脓毒，得以早日排出，腐肉得以尽快消除。

黄左　　海底痈疮口渐敛，疮旁肿硬未消，小溲夹浊，舌质光红，脉象弦
　　　　细。气阴两亏，引动湿热留恋，再宜益气托毒，和营化湿。

生黄芪 三钱　全当归 二钱　紫丹参 二钱　抱茯神 三钱　生
草梢 六分　京赤芍 二钱　川石斛 三钱　大贝母 三钱　荸荠
梗 钱半　银柴胡 一钱　琥珀屑（饭丸吞服）五分

　　　　　　按　本例为肛漏（或称"肛瘘"），因时日已久，脓水趋少，
　　　　　　　　疮口渐敛。但疮旁硬肿未消，且伴有气阴两虚之证，故宜
　　　　　　　　扶正托毒，攻补兼施。药用黄芪、当归、丹参、石斛、抱
　　　　　　　　茯神、银柴胡益气养阴；生草、琥珀屑、赤芍、贝母、通
　　　　　　　　天草祛瘀活血，清热利湿，以期能消肿排脓，促进疮口的
　　　　　　　　收敛。

痈疽　　　　脑疽

张左　　正脑疽两候，疮口虽大，而深陷不起，疮根散漫不收，色红疼痛，
　　　　舌质光红，脉象濡缓。气虚血亏，不能托毒外出，痰湿蕴结，营卫
　　　　不从，症势重险！再拟益气托毒，和营化湿，冀其疮顶高起，根脚
　　　　收缩，始有出险之幸。

生黄芪 八钱　全当归 三钱　抱茯神 三钱　生首乌 四
钱　生潞党参 三钱　京赤芍 二钱　炙远志肉 一钱　白茄蒂
一钱　生草节 八分　紫丹参 三钱　鹿角霜 三钱　陈广皮
一钱　大贝母 三钱

　　　　　　　　　　　　　　　　　　　　｛外用黑虎丹、
　　　　　　　　　　　　　　　　　　　　九黄丹、补天
　　　　　　　　　　　　　　　　　　　　丹、阳和膏。｝

钱左　　脑疽三日，红肿寒热，外邪客于风府，蕴热上乘，邪热相搏，血瘀
　　　　停凝。法当疏散。

荆芥穗 一钱五分　青防风 一钱　全当归 二钱　京赤芍 二钱

大贝母 三钱　炙僵蚕 三钱 羌活 一钱　大川芎 八分　香白
芷 八分

外用金箍散、冲和膏，陈醋、白蜜调，炖温敷。

二诊　投剂后，得大汗，热退肿减，再用和解。

全当归 二钱　京赤芍 二钱　大川芎 八分　生草节 八分　苦
桔梗 一钱　大贝母 三钱　炙僵蚕 三钱　晚蚕沙（包）三钱
丝瓜络 二钱　香白芷 六分　万灵丹（入煎）一粒

{ 仍用金箍散、
冲和膏。}

柯左　　脑旁属太阳，为寒水之府，其体冷，其质沉，其脉上贯巅顶，两旁
顺流而下。花甲之年，气血已亏，加之体丰多湿，湿郁生痰，风寒
侵于外，七情动于中，与痰湿互阻于太阳之络，营卫不从，疽遂成
矣。所喜红肿高活，尚属佳象，起居调摄，尤当自慎。

生黄芪 三钱　青防风 一钱　生草节 八分　苦桔梗 一钱　陈
广皮 一钱　仙半夏 二钱　大川芎 八分　大贝母 三钱　炙僵
蚕 三钱　羌活 一钱　小金丹（陈酒化服）一粒

外用金箍散、金黄散、冲和膏，陈醋、白蜜调，炖温敷。

二诊　脑疽偏者较正者难治，前方连服三剂，根盘略收。疮顶高
突，有溃脓之势。今症位虽偏，形势尚佳，所喜疮顶起发，
胃纳健旺，人以胃气为本，有胃则生，书有明文。再拟消托
兼施法。

生黄芪 三钱　全当归 二钱　京赤芍 二钱　陈广皮 一钱　仙
半夏 三钱　生草节 八分　大贝母 三钱　苦桔梗 一钱　炙
甲片 一钱五分　皂角针 一钱五分　笋尖 三钱　炙僵蚕
三钱　香白芷 八分

{ 外用金箍散、
金黄散、冲
和膏。}

三诊　迭进提托之剂，得脓甚畅，四围根盘渐收，调养得宜，生机有庆。

生黄芪 三钱　全当归 二钱　京赤芍 二钱　紫丹参 二钱　陈
广皮 一钱　仙半夏 三钱　云茯苓 三钱　制首乌 三钱　生草
节 八分　红枣 二枚

{ 外用九黄丹、海浮散、阳和膏。 }

葛左　　脑疽腐溃，根脚虽收，腐肉未脱，气虚不能托毒外出，痰湿蕴结不
　　　　化，宜益气和营，化湿托毒。

生黄芪 六钱　全当归 二钱　生草节 六分　抱茯神 三钱　炙
远志 一钱　苦桔梗 一钱　大贝母 三钱　炙僵蚕 三钱　鹿角
霜 三钱　香白芷 四分　紫丹参 二钱

琥珀蜡矾丸一钱，吞服。

另用全当归三钱、大川芎一钱五分、生草节一钱五分、石
菖蒲一钱五分、鲜猪脚爪一枚劈碎，煎汤洗之。

外用九黄丹、补天丹、黑虎丹、阳和膏。

陈左　　脑疽七天，顶虽溃未曾得脓，根脚肿硬疼痛，日晡寒热，湿邪凝结
　　　　督阳之络，血凝毒滞，症势非轻，拟和营托毒。

生黄芪 四钱　全当归 二钱　生草节 八分　苦桔梗 一钱　川
桂枝 五分　京赤芍 二钱　大贝母 三钱　炙全虫 三钱　陈广
皮 一钱　白茄蒂 五枚

上黑虎丹，贴退消膏，敷用金箍散、冲和膏。

二诊　脑疽腐溃平坦，根脚散漫，肉色紫黯，气虚肝郁，夹痰湿蕴
　　　结督脉，血凝毒滞。症势非轻，姑拟和营托毒。

生黄芪 四钱　全当归 二钱　紫丹参 二钱　生草节 六分　苦桔梗 一钱　大贝母 三钱　炙僵蚕 三钱　鹿角霜 三钱　陈广皮 一钱　白茄蒂 一钱

琥珀蜡矾丸一钱，吞服。

外用阳和膏、九黄丹、黑虎丹。

如意散、蟾皮、金箍散以红茶白蜜调敷。

> 按　脑疽五例病案，均为较严重的病证，但有寒热、轻重之不同。如张、钱两案为风热痰湿蕴结，寒热夹杂，阴阳失调之外科病，故方用神功内托散加生首乌、白茄蒂、鹿角霜以消肿托毒。白茄蒂，性味甘寒，为罕用的散血消肿外科特殊药物，再加鹿角霜的补阴托毒，重在调理阴阳，扶正祛邪。另柯、葛、陈三例病案，病因气虚痰湿阻络，多为气（阳）虚血凝，痰湿蕴结督脉，故方用仿仙方活命饮合托里消毒散加减，以益气托毒，温阳利督。体现了中医治疗外科疾病的特点。

痈疽　　　夭疽

唐左　　夭疽肿硬，位在左耳之后，证由情志抑郁，郁而生火，郁火夹血瘀凝结，营卫不从，颇虑毒不外泄，致有内陷之变。急与提托，冀其速溃速腐，得脓为佳。

银柴胡 一钱　全当归 二钱　京赤芍 二钱　川象贝（各）二钱　陈广皮 一钱　生草节 八分　炙远志 一钱　炙僵蚕 三钱　炙甲片 一钱五分　皂角针 一钱五分　琥珀蜡矾丸（开水化服）一粒

> 二诊　前投提托透脓之剂，疮顶红肿高活，有溃脓之象，是属佳兆。唯恙从七情中来，务须恬恢虚无，心旷神怡，胜乞灵于药石也。

生黄芪 三钱　全当归 二钱　京赤芍 二钱　紫丹参 二钱　生
草节 八分　银柴胡 八分　生香附 一钱　皂角针 一钱五分
川象贝（各）三钱　炙僵蚕 三钱　笋尖 三钱　琥珀蜡矾丸
（开水化服）一粒

三诊　疽顶隆起，内脓渐化，旋理调护，可保无虑矣。

全当归 二钱　京赤芍 二钱　银柴胡 八分　生草节 八分　川
象贝（各）三钱　炙僵蚕 三钱　陈广皮 一钱　半夏曲 二钱
制首乌 三钱　香白芷 六分

何右　　夭疽匝月，色黑平塌，神糊脉细，汗多气急，阴阳两损，肝肾俱
败，疡证中之七恶已见，虽华佗再世，亦当谢不敏也。勉方冀幸。

吉林参 二钱　生黄芪 六钱　血鹿片 八分　生於术 二钱　清
炙草 八分　云茯苓 三钱　炮姜炭 五分　川贝母 三钱　大熟
地 四钱　五味子 六分　左牡蛎（先煎）四钱　半夏曲 三钱

二诊　服药后，神清思食，脉象弦硬，此系孤阳反照，不足恃也。
勉宗前法，以冀万一。

原方加熟附片 一钱。

按　夭疽两例病案，为罕见的外科重症，早在《灵枢·痈疽》
指出："发于颈，名曰夭疽。其痈大以赤黑，不急治，则热
气下入渊腋，前伤任脉，内熏肝肺"。本证分左右异名，如
左耳后的痈疽称"夭疽"，右耳后的痈疽称"锐毒"。均属
足少阳胆经病，以及肝胆郁火，或肝肾亏损，夹瘀血凝结
所致。但本病有寒热、阴阳之分。如唐案其症见红肿溃脓
为阳证；何案其症见色黑平塌，为阴证。凡经治疗后，若
能转为红肿而穿溃者为顺，预后较善；若经久坚硬，皮色
发黑，疮形下陷者为逆，多属重症，预兆凶险。

痈 疽　　　　附骨流疽

钱左　　腑气已通数次，脐腹胀势大减，口干不多饮，小溲不利，右髀部结块痹痛，痛引腿胯，不能步履，苔白，脉濡小而数，阴液本亏，肝失疏泄，湿热气滞互阻募原，一时未能清楚，痰湿邪风凝结络道，营卫不能流通，防成附骨流疽，内外夹杂之证，勿轻视之。宜化湿祛瘀，疏运分消。

连皮苓 四钱　生熟苡仁（各）三钱　陈广皮 一钱　大腹皮 二钱　地枯萝 三钱　枳实炭 一钱　西秦艽 二钱　木防己 二钱　陈橘核（打）三钱　益元散（包）三钱　路路通 钱半　冬瓜皮 三钱　小活络丹（研末冲服）一粒

痈 疽　　　　环跳疽

吴童　　环跳疽又发，脓水不多，疮旁又肿，良由两天不足，痰湿瘀凝，营卫不从，拟阳和汤加减。

净麻黄（先煎去白沫）三分　大熟地 四钱　肉桂心 四分　白芥子（炒开）二钱　怀牛膝 三钱　炮姜炭 四分　陈广皮 一钱　紫丹参 二钱　鹿角胶 三钱

二诊　流注破溃已久，内已成管，左髀部漫肿疼痛，症属缠绵，以丸代煎，缓图功效。

净麻黄 二钱五分　大生地 四两　怀牛膝 一两五钱　炮姜炭 五钱　肉桂心 五钱　陈广皮 一两　白芥子 二两　鹿角胶 二两　生草节 一两　生黄芪 二两

上药共研细末，加鹿角胶和透，炼蜜为丸。每早晚各服一钱五分。

痈疽　　　　股阴疽

罗左　　　股阴疽肿硬疼痛，日晡寒热，虑其增剧，姑宜祛瘀消解。

京赤芍 二钱　荆芥穗 钱半　青防风 一钱　全当归 二钱　泽
兰叶 钱半　杜红花 八分　生草节 六分　炙甲片 一钱　嫩桑
枝 三钱　大贝母 三钱　炙乳没（各）八分　炙僵蚕 三钱

痈疽　　　　鹤膝疽

吴左　　　鹤膝疽已久，漫肿疼痛，皮色不变，难于步履。两天本亏，风邪痰
　　　　　湿稽留络道，营卫闭塞不通，姑拟益气祛风，化湿通络。

生黄芪 五钱　全当归 二钱　西秦艽 二钱　怀牛膝 二钱　晚
蚕沙（包）三钱　海桐皮 三钱　木防己 二钱　陈木瓜 二钱　　　｛贴阳和膏｝
白茄根 二钱　川独活 七分　生苡仁 四钱　藏红花 七分　油
松节（切片）二钱

　　　　　二诊　两天本亏，风邪痰湿稽留络道，营卫痹塞不通，左膝漫肿痹
　　　　　　　　痛，不便步履，防成鹤膝，仍宜益气祛风，化湿通络。

生黄芪 四钱　全当归 三钱　怀牛膝 二钱　西秦艽 二钱　云
茯苓 三钱　生苡仁 四钱　木防己 二钱　广陈皮 一钱　杜红
花 八分　虎胫骨（炙酥）二钱　松节（切片）二钱

　　　　　按　以上四例病案均属阴疽之类，并依据下腹部发病的部位不同
　　　　　　　而取名。凡疮疡表现为漫肿平塌，皮色不变，不热少痛，未
　　　　　　　成脓难消，已成脓难溃，脓水清稀，破后难敛者，均称为
　　　　　　　"疽"。病因脾、肾、肝三经亏损，邪气郁于肌肉筋骨之间，
　　　　　　　气血凝滞而成，或因恣食炙煿肥腻，痰凝湿滞所致。故丁氏
　　　　　　　取阳和汤以补虚化痰，温阳散寒；取小活络丹以祛风活络，
　　　　　　　除湿止痛。

痈 疽　　　　肋疽

宋左　　肋疽漫肿疼痛，已有三月之久，内已酿脓，肝郁夹痰湿凝结，证势非轻，姑宜消托兼施。

生黄芪 五钱　全当归 二钱　生草节 六分　抱茯神 三钱　炙远志 一钱　苦桔梗 一钱　大贝母 三钱　炙僵蚕 三钱　炙甲片 一钱　陈广皮 一钱

{ 外贴阳和膏。 }

此证针破后有似脓非脓之油腻者，是内膈膜已坏，不治也。

二诊　肋疽漫肿疼痛，已延三月之久，内有酿脓之象，宜益气托毒，健运太阴。

生黄芪 四钱　紫丹参 二钱　生草节 八分　赤茯苓 三钱　生白术 二钱　陈广皮 一钱　六神曲 三钱　炒扁豆衣 三钱　大贝母 三钱　炒赤芍 二钱　炒谷芽 三钱　炒苡仁 三钱　香附 钱半　干荷叶 一角

按　本病案为肋疽初起，并已酿脓，漫肿疼痛。治以益气托毒，化痰消肿法。本病以男性为多，病多见于有结核病史的青年患者，由于正气虚弱，肝气郁滞，痰湿凝结，阻于肝胆两经所致。初发于肌肉深部，胁肋间漫肿隐痛，皮色不变，不红不热，约经三四个月后化脓，脓水清稀，多属重症，类似于胸壁结核。故又名胁肋疽。治法参考其他阴疽类疾病的处理。

痈 疽　　　　少腹疽

罗右　　少腹疽已成，内已溃脓，肿红疼痛，湿热瘀凝，营卫不从，虑其增剧，姑拟和营托毒。

生黄芪 四钱　紫丹参 二钱　生草节 八分　全当归 二钱　京
赤芍 二钱　忍冬藤 三钱　连翘壳 三钱　大贝母 三钱　通
草 八分　飞滑石（包煎）三钱　泽兰叶 钱半　丝瓜络 二钱
杜赤豆 一两

｛退消膏上黑虎丹、九黄丹。｝

　　按　少腹疽，考证《外科全生集》记载名为"小肠疽"。患处在
　　小腹之内，按之坚硬，热而微痛，小便频数，汗出憎寒，腹
　　色如故，或现微肿。丁氏内服方用托里消毒散加减，外治以
　　提脓拔毒的黑虎丹、九黄丹。

<h2 style="text-align:center">痈　疽　　　　甘疽</h2>

徐小　　甘疽虽愈，根株未除，大腹微满，皆由两天不足，健运不能如常，
　　　　再拟培养两天，加以伤风，佐入祛风化痰之品。

怀山药 三钱　炙远志 一钱　霜桑叶 三钱　苦桔梗 一钱　抱
茯神 三钱　嫩前胡 钱半　光杏仁 三钱　象贝母 三钱　福橘
络 一钱　冬瓜子 三钱　陈葫芦瓢 三钱

陈右　　甘疽成漏，脓水淋漓，气血两亏，不能托毒外出，症势缠绵，姑宜
　　　　培养气血，拔管托毒。

生黄芪 六钱　生潞党参 三钱　生甘草 六分　全当归 二钱
紫丹参 二钱　苦桔梗 一钱　大贝母 二钱　抱茯神 三钱　象
牙屑（焙）三钱　红枣 四枚

　　　　拔管以七仙条，须痛二句钟即止，至第三日自出。

　　按　本病案两例，徐姓病情已痊愈，由于先天肾后天脾"两天虚
　　　　损"，予以善后调理，兼以祛风宣肺，化痰疏利法。陈姓疽

已成瘘管，故治疗重用黄芪以益气托毒，象牙屑以敛疮生肌法。为丁氏治外证用药特点之一。

甘疽首见于《灵枢·痈疽》篇："发于膺，名曰甘疽"。此证因忧思气结而成，生于膺上，属肺经中府穴之下，即胸部两侧肌肉较发达处（妇女位于乳房高耸处），初起形如谷粒，色青，渐变大色紫，坚硬疼痛，或见溃脓黏稠之状。治法初宜服荆防败毒散以疏解寒热，次服内托黄芪散、十全大补汤等。

痈疽　　　乳疽

王右　肝失条达，胃热瘀凝，左乳生疽，肿硬疼痛。虑其增剧，急宜祛瘀消解。

当归尾 三钱　赤芍药 三钱　银柴胡 一钱　青陈皮（各）一钱　全瓜蒌 三钱　生草节 八分　忍冬藤 三钱　连翘壳 三钱　炙甲片 一钱　蒲公英（包）三钱　青橘叶 钱半　丝瓜络 二钱

张右　外吹乳疽，初起结块疼痛，肝郁夹痰瘀凝结，营卫不从，宜解郁化痰。

全当归 二钱　京赤芍 二钱　银柴胡 一钱　青陈皮（各）一钱　全瓜蒌（打）四钱　生香附 钱半　大贝母 三钱　炙僵蚕 三钱　蒲公英 三钱　生草节 八分

｛贴硇砂膏。｝

按　本病案两例，王姓乳疽，病起于乳房结块，由肝气郁结，胃热蕴结而成。今称"乳房后位脓肿"，多为一侧乳房发病。内服复元通气散、橘叶散、逍遥散加减，外治用冲和膏、九一丹、生肌散等化脓收口药。张姓为外吹乳疽，如为哺乳期患者，容易损伤乳络，形成乳漏，内服清肝解郁汤，外用硇砂膏、九一丹、海浮散以消肿、化脓、收口。

痈 疽　　　蜎螂疽

张左　　蜎螂疽漫肿疼痛，不能屈伸，肢节酸痛，脾弱生湿，湿郁生痰，稽留络道，宜理脾和胃，化湿通络。

生白术 二钱　云茯苓 三钱　陈广皮 一钱　仙半夏 二钱　紫丹参 二钱　大贝母 三钱　生赤芍 二钱　炙枳壳 一钱　杜红花 八分　陈木瓜 二钱　嫩桑枝 四钱

{ 小金丹一大粒，研细末化服。}

顾小　　疬痰破溃，蜎螂疽漫肿疼痛，形寒潮热，大腹胀满，内外夹杂之证，非易图功。

生白术 钱半　连皮苓 四钱　炒怀山药 三钱　陈广皮 一钱　大腹皮 一钱　干蟾皮（酒洗）钱半　炒香附 二钱　鸡金炭 钱半　使君肉 三钱　陈葫芦瓢 三钱　六君子丸（包煎）三钱

谈左　　蜎螂疽生于手指，漫肿疼痛，不能屈伸，脾弱生湿，湿郁生痰，稽留络道，营卫不从，宜理脾和胃，化湿通络。

生白术 钱半　云茯苓 三钱　仙半夏 二钱　陈广皮 一钱　炙枳壳 一钱　生赤芍 二钱　大贝母 三钱　炙僵蚕 三钱　风化硝（后入）五分　嫩桑枝 四钱　山慈菇片 八分

按　本病案三例，所称蜎螂疽，又名"蜎螂蛀"。三病例症状所见略同。病因湿痰寒气凝滞而成，多生于体虚人手指骨节。初起不红不热不痛，渐次肿坚，肿如蝉肚，手指屈伸艰难，日久方觉木痛。治法初宜服六君子汤益气以化痰湿，另可加小金丹。见肿久不消，或溃久大损气血，遂成疮苔之证，宜服人参养荣汤补之。外贴阳和膏等。

缩脚阴痰

高右　　伤筋起见，变为缩脚阴痰，顶虽溃，未尝得脓，根脚肿硬疼痛，痛引少腹，小溲不利，腑行燥结，身热晚甚，口有甜味，舌苔薄腻，脉象濡滑。蕴湿缩瘀，凝结厥阴之络，营卫不从，证属缠绵。姑拟益气托毒，化湿通络。

生黄芪 三钱　茯苓皮 三钱　炙甲片 一钱　清水豆卷四钱　当归尾 三钱　福泽泻 一钱五分　泽兰叶 一钱五分光杏仁 三钱　桃仁泥 一钱五分　赤芍药 二钱　通草 八分象贝母 三钱　苏木 一钱五分　陈广皮 一钱

外用九黄丹、阳和膏，并用金箍散、冲和膏，敷其四周。

　　　二诊　伤筋起见，变为缩脚阴痰，肿硬疼痛，连及少腹，咳嗽则痛更甚，小溲不利，身热晚甚，舌苔薄腻。蕴湿凝结厥阴之络，营卫不从，缠绵之证。再拟和营祛瘀，化湿通络。

清水豆卷 四钱　藏红花 八分　福泽泻 一钱五分　通草八分　当归尾 三钱　桃仁泥 一钱五分　黑白丑 八分　泽兰叶 一钱五分　生赤芍 三钱　连皮苓 四钱　炙甲片 八分　大贝母 三钱　苏木 一钱五分　醒消丸（吞服）一钱

　　　三诊　缩脚阴痰，肿硬疼痛，上及少腹，下及腿侧，皮色不变，右足曲而不伸，寒热晚甚，舌苔薄腻，脉弦小而迟。寒湿痰瘀，凝结厥阴之络，营卫不从，缠绵之证也。今拟阳和汤加减，温化消解，冀望转阴为阳，始能出险入夷。

净麻黄 三分　大熟地 四钱 （两味同捣）　肉桂心 五分　生草节 一钱　炮姜炭 五分　银柴胡 一钱　炒白芥子 (研) 三钱　鹿角胶 (陈酒化冲服) 二钱　醒消丸 (吞服) 一钱

按　缩脚阴痰为阴疽之类，初诊处方用重在益气托毒的托里透脓汤加减。因其发热，故用清水豆卷。因其脚肿硬痛，故用泽泻、桃仁、苏木之品。第三诊见其肿硬疼痛未轻，为寒湿痰瘀，故改用阳和汤以补肾助阳，温化寒痰，以此敷布阳气，化解阴凝，佐以醒消丸通络止痛。

缩脚阴痰原名"缩脚流注"。本病生于髂窝，患者多因体质虚弱，阳气不足，血瘀痰阻，蕴积经络而成。中医外科医籍，有称湿痰流注、暑湿流注和髂窝流注等，则以其病因与部位不同而定名。发病后腿即逐渐吊紧，屈伸不利，故名缩脚流注，即丁氏所称的缩脚阴痰。因其初起，为风湿邪毒侵袭经络，筋脉不利，营气不和，导致患侧大腿拘挛不适，渐而上缩，肿硬疼痛，漫肿无头，皮色不变，并见潮热、汗出、消瘦等阴火症状，缠绵难愈。治宜标本同治，重在治本。内服益气托毒，温阳止痛之剂；外治敷贴用消肿散结之药。

马刀疬

吕左　疝气屡发，马刀疬肿硬不消，形寒纳少，苔腻脉弦滑。肝失疏泄，痰瘀凝结，缠绵之证，宜泄肝渗湿，化痰通络。

金铃子 一钱　延胡索 一钱　生赤芍 二钱　陈橘核 四钱　福

泽泻 钱半　炙荔枝核 五枚　赤茯苓 三钱　大贝母 三钱　炙

僵蚕 三钱　山慈菇片 八分　清水豆卷 五钱　枸橘（打）一枚

疬痰

何童　　疬痰肿硬，两天不足，痰瘀凝结，证势缠绵，姑拟崇土化痰而通
　　　　络道。

全当归 二钱　京赤芍 二钱　银柴胡 一钱　生草节 六分　苦

桔梗 一钱　生香附 二钱　川象贝（各）二钱　炙僵蚕 三钱　　{ 陈海蜇皮二
淡昆布 钱半　藏红花 五分　小金丹 一大粒，化服。　　　　　　两，漂淡，
　　　　　　　　　　　　　　　　　　　　　　　　　　　　　　煎汤代水。 }

魏小　　咽痛蒂坠，颏下结核，咳嗽涕多，肝胆火升，痰瘀凝结络道，风热
　　　　外乘，防成疬痰，姑拟清疏消解。

薄荷叶（后下）八分　净蝉衣 八分　生甘草 六分　轻马

勃 八分　京玄参 钱半　嫩前胡 钱半　苦桔梗 一钱　光杏

仁 三钱　连翘壳 三钱　大贝母 三钱　炙僵蚕 三钱　藏青果

一钱 京赤芍 二钱　鲜竹叶茹 三十张钱半

腋痰

倪右　　湿热痰瘀凝结，营卫不从，腋痰肿硬疼痛，日晡寒热，虑其酿脓，
　　　　姑拟祛瘀消解。

当归尾 二钱　京赤芍 二钱　银柴胡 一钱　清水豆卷 四钱　赤茯苓 三钱　仙半夏 二钱　杜红花 八分　大贝母 三钱　炙僵蚕 三钱　炙甲片 一钱　嫩桑枝 四钱

{ 小金丹一大粒，化服。 }

赵小　　腋痰溃后，脓水清稀，四围肿硬疼痛。痰湿凝结，营卫不从，缠绵之证，姑拟和营托毒。

生黄芪 四钱　紫丹参 二钱　生草节 八分　赤苓 三钱　赤芍 二钱　当归 二钱　六神曲 三钱　制香附 钱半　大贝母 三钱　丝瓜络 二钱

结核

刘小姐　　伏温愈后，咳嗽未止，纳少形瘦，白㾦已回，大腿结核酸痛，左脉细弱，右脉濡滑。肺胃之阴已伤，痰热留恋，营卫循序失常，宜养正和胃，化痰通络。

南沙参 三钱　川象贝 (各)二钱　瓜蒌皮 三钱　抱茯神 三钱　炙远志 一钱　怀山药 三钱　甜光杏 三钱　生苡仁 四钱　冬瓜子 三钱　浮小麦 四钱　北秫米 (包)三钱　嫩桑枝 三钱

谢右　　瘰后阴虚，肝火夹痰热，蕴结络道，风邪外乘，项颈结核，乍有寒热。虑其增剧，姑拟疏散消解。

薄荷叶 (后下)八分　熟牛蒡子 二钱　荆芥穗 一钱　京赤芍 二钱　生草节 五分　苦桔梗 一钱　连翘壳 三钱　大贝母 三钱　炙僵蚕 三钱　山慈菇片 八分　鲜竹茹 钱半　清水豆卷 四钱

按　上述病案七例，均属瘰疬范围。瘰疬是中医外科常见病之一。本病多发生于颈项，甚者连及胸腋，称为马刀疬或瓜藤疬，硬结累累成串珠者，小者为瘰，大者为疬。俗叫疬子颈，一般统称为瘰疬。儿童与青壮年男女易患此证。证见颈项胸腋结核，皮色不变，或皮色微红，推之移动，先小后大，大小不一，连绵为贯珠，微痛不适，或不觉痛，后必破溃，流出稀水样或豆浆样浊水，久则形成瘘管，形体日渐消瘦，日久难治。

瘰疬治法，分内服外治。内服选用夏枯草膏、瘰疬丸、内消瘰疬丸、芩芍丸等中成药。如发生寒热者，宜选用防风羌活汤、柴胡连翘汤；气血两虚者，宜选用八珍汤、香贝养荣汤等。外治法、可用红疬药撒于疮口，外用小膏药或润肌膏敷贴，或用枯疬锭插入瘘管内，外用膏药贴盖。

流　注

史左　胸膺流注已成，瘘管脓水淋漓，延今一载，气血两亏，不能生肌，虑入疮痨一途。

八珍丸 三两，每日吞服 三钱，每日用生黄芪 三钱，煎汤化服。

戴左　风湿热稽留络道，血凝毒滞，右肘流注，漫肿疼痛，寒热不清。虑其增剧，姑拟疏散消解。

清水豆卷 五钱　当归尾 三钱　京赤芍 三钱　杜红花 八分　生草节 八分　大贝母 三钱　炙僵蚕 三钱　忍冬藤 三钱　连翘壳 三钱　炙甲片 钱半　嫩桑枝 四钱　指迷茯苓丸（包煎）八钱

按　本病案两例，史姓的流注发生于胸膺部，已溃脓而久治不愈，故丁氏虑其转为疮痨；戴姓的右肘流注，为流注初起，症见寒热、漫肿，治用银翘散加减，取法辛凉透表，清热解热，防其邪毒流散内陷，加服指迷茯苓丸以化流注经络之痰湿，尤为适宜。

"流注"为肌肉深部脓肿，其症状以漫肿疼痛，好发于四肢躯干肌肉丰厚的深处，随邪毒流窜发生，故名流注，但有不同之称，如发于夏秋之季，名为"暑湿流注"；病因生疗、生疖后引起者，名为"余毒流注"；发于髂窝部者，名为"髂窝流注"。还有瘀血流注、缩脚流注等病名。其病由于本身抵抗力薄弱，再加上原发病的流注未清，如患疗疮、疖、痈、损伤、切口感染等，以及挤压，或碰撞，致使余毒走散，流注全身各处，邪毒结滞经络，其性质均为肌肉深部之脓肿。

乳岩

庄右　脉左寸关弦数不静，右寸关濡滑而数，舌苔剥绛，乳岩肿硬已久，阴液亏而难复，肝阳旺而易升，血不养筋，营卫不得流通，所以睡醒则遍体酸疼，腰腿尤甚。连投滋阴柔肝，清热安神之剂，尚觉合度，仍守原意出入。

西洋参（另煎汁冲服）二钱　朱茯神 三钱　蛤粉炒阿胶 一钱五分　丝瓜络 二钱　霍山石斛 三钱　生左牡蛎（先煎）八钱　嫩白薇 一钱五分　鲜竹茹 二钱　大麦冬 二钱　青龙齿（先煎）三钱　全瓜蒌（切）四钱　鲜枇杷叶（去毛、包）三张　鲜生地 四钱　川贝母 二钱　生白芍 一钱五分　香谷芽露（后入）半斤

外用金箍散、冲和膏，陈醋、白蜜调敷。

二诊 脉象尺部细弱，寸关弦细而数，舌质红绛，遍体酸痛，腰膝尤甚，纳谷减少，口干不多饮，腑行燥结，小溲淡黄，乳岩依然肿硬不消，皆由阴液亏耗，血不养筋，血虚生热，筋热则酸，络热则痛。况肝主一身之筋，筋无血养，虚阳易浮，腹内作胀，亦是肝横热郁，阳明通降失司。欲清络热，必滋其阴，欲柔其肝，必养其血，俾得血液充足，则络热自清，而肢节之痛，亦当减轻矣。

西洋参（另煎汁冲服）二钱　生左牡蛎（先煎）八钱　蛤粉炒阿胶 一钱五分　霍山石斛 三钱　青龙齿（先煎）二钱　羚羊角片（另煎汁冲服）四分　大麦冬 三钱　生白芍 二钱　嫩白薇 一钱五分　鲜生地 四钱　甜瓜子 三钱　鲜竹茹 二钱　嫩桑枝 一两　丝瓜络 五钱

{（两味煎汤代水）另：真珠粉二分，用嫩钩钩三钱，金器一具，煎汤送下。}

三诊 遍体酸疼，腰膝尤甚，溲黄便结，纳谷减少，口干不多饮，乳岩依然肿硬不消，皆由阴液亏耗，血不养筋，筋热则酸，络热则痛，病情夹杂，难许速效。再拟养血清络。

西洋参 二钱　羚羊角片（另煎汁冲服）八分　黑芝麻三钱　霍山石斛 三钱　左牡蛎（先煎）八钱　青龙齿（先煎）三钱　蛤粉炒阿胶 二钱　大地龙（酒洗）三钱　大麦冬二钱　生白芍 一钱五分　嫩桑枝 一两　首乌藤 三钱　鲜生地 四钱　川贝母 五钱　甜瓜子 三钱　丝瓜络 五钱（两味煎汤代水）

{另真珠粉二分，用朱灯心二扎，金器一具，煎汤送下。}

四诊 乳岩起病，阴血亏虚，肝阳化风入络，肢节酸疼，心悸气逆，时轻时剧，音声欠扬舌质光红，苔薄腻黄，脉象左弦数右濡数，病情夹杂，还虑增剧。姑拟养肝体以柔肝木，安心神而化痰热。

西洋参 一钱五分　朱茯神 三钱　川象贝（各）二钱　柏子
仁 三钱　黑芝麻 三钱　霍山石斛 三钱　青龙齿（先煎）
三钱　瓜蒌皮 二钱　凤凰衣 一钱五分　夜交藤 四钱　真珠
母 六钱　生地（蛤粉拌）三钱　嫩钩钩（后入）三钱　蔷薇
花露 一两　香稻叶露 四钱（两味后入）

{ 另真珠粉二
分、朱灯心二
扎煎汤送下。}

王右　　肝郁木不条达，夹痰瘀凝结，乳房属胃，乳头属肝，肝胃两经之
　　　　络，被阻遏而不得宣通，乳部结块，已延三四月之久，按之疼痛，
　　　　恐成乳岩。姑拟清肝郁而化痰瘀，复原通气饮合逍遥散出入。

全当归 二钱　京赤芍 二钱　银柴胡 八分　薄荷叶（后
下）八分　青陈皮（各）一钱　苦桔梗 一钱　全瓜蒌（切）
四钱　紫丹参 二钱　生香附 二钱　大贝母 三钱　炙僵蚕
三钱　丝瓜络 二钱　青橘叶 一钱五分

　　　　按　本病案两例，庄姓为阴虚阳亢，血虚夹痰热阻络所形成。内
　　　　服方系据辨证施治处方，予以滋阴柔肝、化痰清络法，内服
　　　　方重用羚羊角、真珠粉以柔肝清热，西洋参、霍山石斛以滋
　　　　阴液而安心神；外治用金箍散、冲和膏药加陈醋、白蜜调成
　　　　膏外敷。王姓同为肝郁夹痰阻络，结块于乳房部，但无肝横
　　　　热郁之因，故用复元通气散（原文饮应为散字）合逍遥散以
　　　　疏肝解郁，化痰散结。

　　　　乳岩多生于妇女。多因郁怒伤肝，思虑伤脾，以致气滞痰
　　　　凝而成，或因冲任失调，气滞血凝而生。初起乳中结成小
　　　　核如豆大，不痛不痒，逐渐长大，始感疼痛不休，继而溃
　　　　烂渗出血水，溃烂深如岩穴故名。近似于今之乳腺癌等
　　　　病症。

失 营

徐左　　　失营症破溃翻花，血水淋漓，内热口干，纳谷减少，阴分亏耗，肝郁夹痰凝结，胃气不和，脉象细弱，已入不治之条，勉拟香贝养营汤加减。

川贝母 三钱　生香附 钱半　全当归 二钱　大白芍 二钱　紫丹参 二钱　银柴胡 一钱　川石斛 三钱　粉丹皮 钱半　广橘白 一钱　生熟谷芽（各）三钱　藕节 一两

{ 马齿苋加平胬丹作饼贴之，一日一换。 }

按　本病案"失营"，病情已趋于严重阶段，应予以认真治疗。据《中国医学大辞典》"失营"条云："失营又名失荣，为外科四绝之一"，为颈部癌肿。本病生于耳前后及项间，初起形如栗子大小，状如痰核，按之石硬，推之不移，渐至破溃，但流血水，无脓，新至口大肉腐，凹进凸出，但觉痛甚彻心，忽疮头放血如唧筒，逾时止，往往数次放血而亡。宜内服加味逍遥散、归脾汤、益气养荣汤、补中益气汤和和营散坚丸之属。外贴阿魏化坚膏。更宜戒七情，适心志，或可绵延岁月，然终不治。

横 痃

徐左　　　湿热瘀凝，营卫不和，横痃肿硬疼痛，日晡寒热，宜消托兼施，消未成之毒，托已成之脓也。

生黄芪 三钱　青防风 一钱　当归尾 三钱　京赤芍 二钱　生草节 八分　忍冬藤 三钱　连翘壳 三钱　杜红花 八分　大贝母 三钱　炙僵蚕 三钱　炙甲片 一钱　泽兰叶 钱半　黑白丑 八分

姚左　　　横痃溃后，得脓渐多，四围肿硬渐消，宜和营托毒。

全当归 二钱　紫丹参 二钱　生草节 六分　赤茯苓 三钱　炒
赤芍 二钱　福泽泻 钱半　大贝母 三钱　炙僵蚕 三钱　生黄
芪 三钱　香白芷 五分　陈广皮 一钱　丝瓜络 二钱

　　　　　按　横痃生于小腹两旁，大腿界中，形如腰子，皮色不变，硬
　　　　　　　如结核，是指各种性病的腹股沟淋巴结肿大。初期形如杏
　　　　　　　核，渐大如鹅卵，坚硬木痛，红肿灼热，穿溃后流脓液，
　　　　　　　不易收口。又称为鱼口，乃败精湿痰凝结而成，溃后难收
　　　　　　　口，属外科阴证。丁氏处方取诸活命饮合《千金》托里散
　　　　　　　加减以扶正托毒。

湿疮

王小　　　湿毒胎火，蕴袭脾肺两经，遍体湿疮，浸淫痒痛，头颅尤甚，身热
　　　　　咳嗽，入夜惊悸，虑其增剧，宜清化消毒。

西牛黄 一分　胡黄连 五分　甘中黄 五分

共研末，和透，每服一分，白糖调下。

　　　　　按　本例为婴儿湿疹。《医宗金鉴·外科心法要诀》云："此证
　　　　　　　生婴儿头顶，或生眉端，又名奶癣。"本案已由头顶波及全
　　　　　　　身，且有胎火扰心之入夜惊悸，恐其加剧，急先用西牛黄、
　　　　　　　胡黄连、甘中黄清热解毒，化痰开窍，待证情缓解，再从本
　　　　　　　图治湿疹。

湿瘰

徐左　　　湿瘰发于遍体，浸淫作痒，延今已久。血虚生热生风，脾弱生湿，风湿热蕴蒸于脾肺两经也。姑拟清营祛风，而化湿热。

净蝉衣 八分　小生地 四钱　粉丹皮 一钱五分　肥玉竹 三钱　茯苓皮 三钱　通草 八分　六一散（包）三钱　苦参片 一钱五分　绿豆衣 三钱

{ 外用皮脂散，麻油调敷。}

红瘰

罗左　　　风湿热蕴于脾肺两经，肌肤红瘰作痒，宜祛风清营，而化湿热。

净蝉衣 八分　粉丹皮 钱半　生赤芍 二钱　肥知母 钱半　茯苓皮 三钱　通草 八分　六一散（包）三钱　制苍术 钱半　苦参片 二钱　肥玉竹 三钱　生苡仁 四钱　冬瓜子 三钱　绿豆衣 三钱

水瘰

李左　　　遍体水瘰，头面尤甚，形寒内热，风湿热蕴袭脾肺两经，缠绵之证。宜清营祛风而化湿热，以丸代煎，缓图功效。

净蝉衣 五钱　荆芥穗 五钱　小生地（炒）二两　京赤芍（炒）一两五钱　粉丹皮 一两　茯苓皮（烘）一两五钱　六一散（包）一两五钱　小胡麻（炒）一两五钱　制苍术 五钱

苦参片（炒）八钱　肥玉竹（炒）一两五钱　紫丹参（炒）
一两　白鲜皮（炒）一两　杜红花 四钱　绿豆衣 一两五钱
象贝母（去心）一两五钱

上药各研末，加冬瓜皮四两，煎汤泛丸。每早服三钱，午
后半饥时服一钱五分，开水送下。

按　湿疮即湿疹，是临床常见的一种变态反应性疾病。案一发
病已久，属慢性湿疹。

皮疹遍及全身，糜烂渗液，以湿胜为特点；久病血虚生热生
风，故瘙痒颇剧。凡治湿疹，宜遵养血祛风，清热除湿的原
则，再根据风、湿、热及血燥的轻重缓急，随症灵活配伍。
本例在丁氏湿疹基础方（蝉衣、茯苓皮、苦参、六一散、
丹皮、玉竹、绿豆衣）上，伍以生地、通草及外用药皮脂
膏，以加强清热利湿之功效。案二以热胜为著，故肌肤红
瘭作痒，故在原方基础上加肥知母、生赤芍、冬瓜子清热凉
血。案三风湿热俱盛，故在原方上加荆芥穗以祛风，增小
生地、赤芍、小胡麻以清热凉血，白鲜皮、象贝母、苍术、
冬瓜皮以利湿及丹参、红花养血祛风。

此外，湿疹患者还应少吃或不吃辛辣刺激食物及鱼虾等动风
发物，以利于证情的缓解。

流　火

金左　湿火下注，营卫不从，左腿足流火肿红焮痛，不便步履，寒热晚
甚，姑拟清疏消解。

清水豆卷 八钱　荆芥穗 钱半　京赤芍 二钱　当归尾
三钱　茯苓皮 三钱　通草 八分　六一散（包）三钱　金银
花 三钱　连翘壳 三钱　大贝母 二钱　丝瓜络 二钱　桃仁
泥 钱半　杜赤豆 一两

{ 流火药冷粥
汤调敷。}

> 按　流火是指下肢丹毒，是溶血性链球菌感染引起的急性皮肤网
> 状淋巴管炎症。本例由湿火外入，血分有热而致，宜清热利
> 湿，泻火解毒。药用茯苓皮、通草、六一散、杜赤豆清热利
> 湿，赤芍、金银花、连翘壳清热凉血，泻火解毒，体现了本
> 方气营两清之法。外用柏叶散（侧柏叶、蚯蚓粪、黄柏、大
> 黄、雄黄、赤小豆、轻粉）加冷粥汤调敷，能协同内服药，
> 迅速起到消炎退肿的功效。

赤游丹

蓝小　　咳嗽气逆，咯痰不爽，吮乳呕吐，赤游丹发于面部，肿红色紫，胎
火上升，痰热逗留肺胃，生甫月余，犹小舟之重载也。

净蝉衣 八分　象贝母 二钱　炒银花 二钱　胖大海 二枚　赤
茯苓 二钱　连翘壳 二钱　生赤芍 一钱　嫩钩钩（后入）
二钱　炙兜铃 八分　薄橘红 五分　炒竹茹 一钱　淡竹沥
（冲服）五钱　真猴枣粉（冲服）一分

> 按　赤游丹是新生儿及婴儿期的丹毒。本例小儿出生月余，属胎
> 火痰热郁于肺胃，血分有热，发于肌肤的颜面丹毒，故既有
> 面部肿红色紫之象，又见肺胃气逆咳痰呕吐之症。盖小儿体
> 质娇嫩衰弱，不耐高热，最易毒陷入里，化火动风，且赤游
> 丹发于头面较四肢为重。故急用银花、连翘壳、赤芍、嫩钩
> 钩清热解毒，凉血息风；胖大海、马兜铃、象贝母、淡竹
> 沥、真猴枣粉、竹茹清肺和胃，化痰止呕，以冀邪去正安。

葡萄疫

陆右　牙龈渗血未止，葡萄疫发于腿足，红点满布，内热口燥。阴虚肝火内炽，疫疠之邪乘之，宜育阴清解。

小生地 三钱　羚羊角片 五分　生赤芍 二钱　粉丹皮 三钱
金银花 三钱　连翘壳 三钱　天花粉 三钱　大贝母 三钱　丝
瓜络 二钱　杜赤豆 一两　茅芦根（各）一两　鲜藕 四两

　　按　葡萄疫，病证名。遍身（尤其四肢）出现大小青紫或紫红斑点的证候。明代秦昌遇《幼科金针》说："小儿稍有寒热，忽生青紫斑点，大小不一，但有点而无头，色紫若葡萄，发于头面部者点小，身上者点大，此表证相干，直中胃腑，邪毒传攻，必致牙宣。"据上述记载，所谓葡萄疫，有似于今之过敏性紫癜。本案牙龈渗血，腿部紫红点满布，内热口燥，证属阴虚火旺，热毒外乘。治以育阴清热，凉血解毒。方用生地、赤芍、丹皮、天花粉、羚羊角片以清营凉血，育阴清肝。余药重在清热解毒，通络摄血。

桃花癣

笪女　桃花癣发于面部，焮红色紫。治风先治血，血行风自灭也。

净蝉衣 八分　粉丹皮 二钱　赤芍 二钱　小生地 三钱　茯
苓皮 三钱　鸡苏散（包）三钱　黑芝麻 三钱　肥玉竹 二钱
杜红花 八分　桃仁泥 一钱五分　通草 八分　甘菊花 三钱

　　按　桃花癣又名风癣，即西医学之面部单纯糠疹。《医宗金鉴》云："面上风癣，初如痞瘟，或渐成细疮，时作痛痒，发于春月，故俗名桃花癣，妇女多生之。"丁氏治此类风证，常从血治风，冀血行风灭。故方中一派滋阴凉血，养血活血之品，配合蝉衣、鸡苏散、甘菊花等疏风清利。

麻　风

章幼　　风湿热蕴袭肌肤之间，血凝毒滞，遍体湿瘰如水痘状，肌肉麻木，久成麻风。治风先治血，血行风自灭也。

净蝉衣 八分　粉丹皮 二钱　紫丹参 二钱　京赤芍 二钱　黑荆芥 一钱　杜红花 八分　茯苓皮 四钱　通草 八分　苦参片 钱半　六一散（包）三钱　全当归 二钱　白鲜皮 钱半　黑芝麻 三钱

按　麻风，古名疠风，是由麻风杆菌引起的慢性传染性疾病。"麻"是指麻木不仁，"风"是指发病因素，包括风、湿、虫、毒。临床上将其分为实证、虚证和虚实夹杂三型。本例由风湿热邪蕴结肌肤，凝滞血脉而成，属于实证，故以祛邪活血为法。药用丹参、当归、黑芝麻、赤芍、丹皮、桃仁、红花滋阴养血，凉血活血；蝉衣、荆芥、白鲜皮疏风清热解毒；苦参、通草、六一散、茯苓皮清热利湿。其他如扫风丸、麻风丸、苦参丸、苍耳丸等，临床报道均有很好疗效，可随证选用。

钮扣风

黄右　　血虚生热生风，脾弱生湿，钮扣风焮红起粟作痒。治风先治血，血行风自灭也。

京赤芍 二钱　白通草 八分　苦参片 钱半　肥玉竹 三钱　肥
知母 二钱　鸡苏散（包）三钱　甘菊花 三钱　黑芝麻 三钱
小生地 三钱　粉丹皮 二钱　天花粉 三钱　茯苓皮 四钱

按　钮扣风是生于颈下天突穴之间的皮肤病。本例由阴血不足，
　脾虚失健，风湿热内蕴而作，仍循"治风先治血，血行风自
　灭"之训，取赤芍、生地、丹皮、玉竹、黑芝麻、天花粉、
　知母清热生津，养血祛风；苦参、白通草、鸡苏散、菊花祛
　风清热利湿。

鸡肫疳

余叟　　鸡肫疳浮肿痒痛，久而不愈，高年气虚，积湿下注，宿瘀不化，宜
　　　　益气生津，化痰祛瘀。

生黄芪 四钱　青防风 一钱　荆芥穗 八分　皂荚子 七粒　净
蝉衣 八分　生草节 六分　飞滑石（包煎）三钱　京赤芍
二钱　大贝母 三钱　通草 八分　连翘壳 三钱　黑山栀
二钱　肥皂子 七粒　清宁丸（吞服）钱半

按　鸡肫疳系指下疳之痛引睾丸，阴囊坠肿。且本病案患于老
　年，多因缺乏卫生知识，湿毒凝聚睾丸局部所致。治以益气
　祛瘀，消肿止痛，及局部清洗，外敷金黄油膏等。

　有因性病梅毒所引起者，称为"疳疮"，尤应引起重视，进
　行血检、化验，以免误诊。在男子分有：生在龟头下者名
　"下疳"，在阴茎上者名"蛀疳"，在外皮包裹者为"袖口
　疳"，久而遍溃者为"蜡烛疳"。在妇女多生于阴户两侧，
　亦称"妒精疮"和"耻疮"。治疗重在解毒消疳，可参考
　专著。

痔疮

吴左　　外痔焮痛已止，脱肛未收。气虚不能收摄，阴虚湿热下注，大肠不清，传导变化乏力，苔薄腻，脉濡滑。姑拟补中益气，育阴清化。

米炒南沙参 二钱　蜜炙升麻 五分　清炙黄芪 二钱　炒扁豆衣 三钱　朱茯神 三钱　水炙桑叶 三钱　净槐米（包）三钱　生白术 二钱　土炒当归 三钱　杜赤豆 一两　灶心黄土（荷叶包，煎汤代水）一两

　　按　痔疮有外痔、内痔、混合痔三类。本例外痔合并脱肛，刻下以气阴两虚，湿热下注引起的脱肛为病机关键。故丁氏仿《脾胃论》"补中益气汤"意去人参、炙甘草、陈皮、柴胡加入南沙参养阴，灶心黄土、炒扁豆衣健脾温中；桑叶、槐米、赤豆清热利湿。俟气阴得补，湿热得清，则诸症好转。

脱肛

李左　　脱肛坠胀，燥粪结于直肠，气虚阴亏，肠中宿垢不得下达，胃呆纳少，宜理脾通胃，升清降浊。

全当归 三钱　炙升麻 六分　淡苁蓉 三钱　苦桔梗 三钱　陈广皮 一钱　炒谷麦芽（各）三钱　炙枳壳 一钱　全瓜蒌（切）三钱　郁李仁 三钱　大麻仁 四钱　白通草 八分

　　按　本例由气阴两虚而导致脱肛，并伴有胃呆纳少、大便不通等脾胃升降失常的症状，清气不升，脱肛不复；而浊阴不降，则清气难升。故丁氏用润肠丸加全瓜蒌，缓通其便而降浊；

桔梗、枳壳升降开泄，配合升麻，加强升提之力，共奏升清降浊之功，使下陷之气得以升提，此为丁氏治疗脱肛的经验之一。

杨右　气虚血亏，肝胃不和，肛门坠胀，欲解不得，胸闷纳少，甚则泛恶，舌苔薄腻。宜益气生津，和胃畅中。

生黄芪 三钱　青防风 一钱　蜜炙枳壳 一钱　苦桔梗
一钱　云茯苓 三钱　仙半夏 二钱　陈广皮 一钱　春砂
壳（后下）八分　白蔻壳（后下）八分　炒谷麦芽（各）
二钱　佩兰梗 钱半　通草 八分　佛手 八分

按　本例缘由气血亏虚，肝胃不和而致肛门坠胀，胸闷纳少，泛恶等症，故丁氏选用黄芪、枳壳、桔梗益气升提；防风、佛手、茯苓、半夏、陈广皮、春砂壳疏肝解郁，化湿健脾，理气和胃。其中桔梗与枳壳同用，是丁氏治疗脱肛及肛门坠胀的用药特点，其药量一般是3∶1，但在有肝胆升发太过的病证中，减少桔梗的用量。

杨左　肛门坠胀疼痛，时轻时剧，大便或溏，皆由气虚肾亏，清阳不升。宜益气滋肾，升清化湿。

生黄芪 四钱　潞党参 三钱　炙升麻 六分　生首乌 三钱　蜜
炙防己 八分　生甘草 六分　陈广皮 一钱　净槐米（包）
三钱　炒枳壳 八分　苦桔梗 二钱　全当归 二钱　大白芍
二钱　干柿饼 三钱

按　本例脱肛，以脾肾两虚，清阳不升为病机关键，故以补中益气汤去柴胡、白术，加首乌、大白芍、桔梗、枳壳以补益肝肾，升降开泄；防己黄芪汤益气祛风利水，利小便以实大便；槐米、柿饼清热利湿止痛。

潘左　　外痔焮痛，脱肛便血，气阴两虚，大肠湿热留恋。今拟调益气阴，清化湿热。

细生地 四钱　粉丹皮 一钱五分　京赤芍 二钱　净槐米（包）三钱　抱茯神 三钱　地榆炭 三钱　脏连丸（包）一钱　橘白络（各）一钱　生苡仁 三钱　全当归 二钱　杜赤豆 一两　干柿饼 三钱

{外用黄连膏。}

　　按　本例为外痔合并脱肛，症见局部坠胀焮痛，脱肛便血等本虚标实之证。急则治标，药用生地、丹皮、赤芍、槐米、当归、地榆炭凉血止血；脏连丸、薏苡仁、赤豆、柿饼清热利湿；外用黄连膏消肿止痛。

六　五官科类

眼　病

王左　　风温时气客于上焦，引动厥少之火升腾，睛明珠肿红焮痛，左目合缝，寒热苔腻。宜普济消毒饮加减。

薄荷叶（后下）八分　熟牛蒡子 二钱　荆芥穗 一钱　甘菊花 三钱　苦桔梗 一钱　轻马勃 八分　金银花 三钱　连翘壳 三钱　生赤芍 二钱　炙僵蚕 三钱　板蓝根 三钱

{犀黄醒消丸一钱，吞服。}

　　按　本例风温时毒外袭，肝胆之火升腾，以致眼珠（即案中所云"睛明"）肿红焮痛，寒热苔腻（提示尚有湿邪夹杂），治用普济消毒饮加减以疏风散邪，清热解毒。是方出自《东垣试效方》，原书主治"大头天行"，即后世所云"大头瘟"，亦即今之颜面丹毒、流行性腮腺炎等。丁氏借本方之意而略作裁化以治外感眼疾。本例方药由普济消毒饮去黄芩、黄连、陈皮、玄参、柴胡、升麻，加荆芥、菊花、赤芍而成，并另用犀角醒消丸以增强解毒消肿止痛之功。该丸主要由麝香、犀牛黄、乳香、没药、雄黄等组成。

李右　目为肝窍，神瞳属肾，肾虚精不上承，两目无光，目珠生衣，形瘦神疲。宜益肾养血，明目消翳。

川石斛 三钱　潼蒺藜 三钱　黑芝麻 三钱　熟女贞 三钱　抱茯神 三钱　谷精珠 钱半　怀山药 三钱　稽豆衣 三钱　石蟹 三钱　象贝母 三钱　夜明砂 钱半

　　　　按　肝开窍于目，故案中云"目为肝窍"。中医眼科五轮学说中，瞳神（又名神瞳、瞳子、瞳仁，即今之瞳孔）属肾，称为"水轮"。肝血肾精虚损不能上乘，故两目无光，目珠生衣（翳），兼见形瘦神疲等全身症状，治宜益肾养血，明目消翳。方中石斛、黑芝麻、熟女贞、怀山药、稽豆衣等以补肾益阴，养肝生血；潼蒺藜、谷精珠（即谷精草的头状花序，因其呈球状如珠，故有其名）以平肝明目退翳；石蟹为古代节肢动物石蟹及其他近缘动物的化石，夜明砂为多种蝙蝠的干燥粪便，两药均有清肝明目消翳的功用。

陈先生　耳为肾窍，目为肝窍，肝肾两亏，精气不能上充，厥阴易于上扰，肾阳不得下藏，是以耳鸣目眩，足趾畏冷，久而不除。食入之后，痰沫时有，中阳不运，水谷入胃，易于生湿生痰也。脉象细弱，舌中后薄腻。姑拟培土养阳，佐以化痰。

吉林人参 一钱　熟附片 四分　花龙骨（先煎）三钱　云茯苓 三钱　仙半夏 二钱　煅牡蛎 四钱　生於术 二钱　甘杞子 三钱　灵磁石（先煎）三钱　补骨脂 钱半（核桃肉二枚拌炒）淡苁蓉 三钱　厚杜仲 三钱　生姜 一片　红枣 四枚

按　本例耳鸣目眩，足趾畏寒，食后痰沫时起，脉细弱，苔薄腻，案中辨证为脾肾阳气虚弱而厥阴肝阳上扰。脾肾阳虚则肢端不温，痰湿内生，脉弱苔腻；肝阳上扰则耳鸣阵作，头目眩晕。故方中用附子、苁蓉、补骨脂、杜仲、人参、於术、茯苓、半夏等以温阳补肾，益气健脾，和胃化痰；用龙骨、牡蛎、磁石等以平肝潜阳。补阳与潜阳并用为案中处方的主要特点所在。

鼻 病　　　鼻衄

金左　　阴虚质体，风燥之邪袭肺，引动肝火上升，始而气短，继则鼻衄。先宜清燥润肺而化痰瘀。

冬桑叶 二钱　粉丹皮 二钱　甘菊花 三钱　生石决（先煎）八钱　茜草根 二钱　侧柏炭 钱半　川象贝（各）二钱　鲜竹茹 二钱　薄荷炭（后下）八分　黑穞豆衣 三钱　白茅根 二扎　白茅花（包）一钱　夏枯花 钱半

按　本例素体阴虚，肝木失滋，加之风燥袭肺，引动肝火，金脏受伤。肺开窍于鼻，故发为鼻衄。治以清热润燥、凉血止血为先。方选桑菊饮加止血之品。鼻衄多用白茅花，丁氏合用白茅根、薄荷炭、侧柏炭、茜草根以凉血止衄；川象贝、夏枯花、生石决清肝泻火，合为佐金平木之剂。其方法值得后世效仿。

鼻 病　　　鼻疔

沈右　　风热外乘，肺火上升，鼻孔生疔，肿红焮痛，虑其增剧，急宜清疏消解。

薄荷叶（后下）八分　甘菊花 三钱　地丁草 四钱　生草
节 八分　金银花 四钱　连翘壳 三钱　大贝母 三钱　京赤
芍 二钱　天花粉 三钱　夏枯草 钱半　活芦根（去节）一两

按　鼻疔是生于鼻前庭部的急性化脓性疾病。其特征为：疮形如
粟，坚硬根深，如钉之状。本例鼻疔初起，由风热引动肺火，
蕴蒸鼻腔，气血凝滞所致。为防其内陷，丁氏重用地丁草、金
银花、连翘壳泻火解毒；薄荷叶、甘菊花、天花粉、赤芍疏风
清热；生草节、大贝母、夏枯草相配，亦有软坚排脓之效。

鼻 病　　　鼻 渊

吴右　　阴虚肝胆火升，风燥外乘，鼻渊腥涕，内热口干。拟育阴清泄。

京玄参 钱半　甘菊花 三钱　苍耳子 钱半　生石决（先
煎）五钱　净蝉衣 八分　薄荷叶（后下）八分　生甘草 六分
天花粉 三钱　夏枯花 钱半　苦桔梗 一钱　冬桑叶 三钱　陈
辛夷 八分　川象贝（各）二钱　活芦根 一尺

另用陈辛夷八分、苍耳子一钱半、炒薄荷八分、青葱管一
钱半，煎汤熏鼻。

按　鼻渊，俗称脑漏，与今称急、慢性副鼻窦炎相符。《素
问·气厥论》云："胆移热于脑，则辛頞鼻渊。鼻渊者，浊
涕下不止也。"本例素体阴虚，肝胆火升，复感风燥之邪，
致邪热蒸津，热壅鼻窍，而涕出黄稠味腥；虚热实火充斥，
则内热口干。故以桑叶、菊花、苍耳子、辛夷、薄荷、蝉
衣、玄参疏风清热，宣肺通窍；生石决、夏枯花、芦根、天
花粉清肝泄热；《金匮要略》方桔梗汤，可以排脓止涕，配
伍贝母排脓止涕之力尤强。外用陈辛夷、苍耳子、薄荷、青
葱管熏鼻，开肺通窍，引涕外出。诸药合用，热清窍通，证
情易平。

朱左　　水亏不能涵木，肝阳上升清空，逼脑液而下流，鼻渊腥涕，头胀眩晕，心悸少寐，脉象弦小而数，舌光绛。宜育阴潜阳而安心神。

川石斛 二钱　明天冬 二钱　大生地 三钱　花龙骨（先煎）三钱　左牡蛎（先煎）四钱　酸枣仁 三钱　朱茯神 三钱　天花粉 三钱　肥知母 钱半　灵磁石（先煎）三钱　夏枯花 钱半　金器 一具　琥珀多寐丸 钱半（吞服）

按　水不涵木，肝阳上升，上攻于鼻，热壅炎灼，液腐津败，而为鼻渊；火热上冲，肝阳亢盛，则头胀眩晕，脉弦小数；阳热内扰，心神不宁，可见心悸少寐；舌光绛为阴虚内热之象。治取建瓴汤意，既滋阴安神，又镇肝潜阳。方中石斛、天冬、生地、天花粉、知母滋阴清热润燥；龙骨、牡蛎、磁石、酸枣仁、朱茯神、夏枯草、琥珀多寐丸，平肝安神，为治心悸失眠之良药。本方从本治标，也是丁氏治疗鼻渊的独特之处。

鼻病　　　鼻痔

傅右　　阳明湿浊上升，鼻痔壅塞，头目不清，畏风怯冷，肢体作酸，肺胃气虚。拟营卫并调，兼肃肺胃。

潞党参 一钱五分　全当归 二钱　大白芍 一钱五分　陈辛夷 八分　苍耳子 一钱五分　大川芎 八分　藿香梗 一钱五分　云茯苓 三钱　生白术 一钱　陈广皮 一钱　煨姜 二片

{ 外用柳花散，麻油调揉。 }

按　鼻痔，今称鼻息肉，乃鼻腔内赘生物。本例缘于肺胃气虚，湿浊内生，上蒙清窍而成。气虚则血少，故头目不清；营卫失调，则畏风怯冷，肢体作酸。丁氏取《济生方》苍耳散去白芷、薄荷，加藿香梗、煨姜除湿祛风开窍；八珍汤去熟地，调补肺胃气血。外用《医宗金鉴》柳花散（黄柏、青黛、肉桂、冰片）搽之。

鼻 病　　　鼻疳

贾左　　肺胃积热，酿成鼻疳，迎香腐缺，鼻准已塌。内外之肿不消，防其崩陷，拟再造散加减。

羚羊角尖（另煎汁冲服）一钱　大麦冬 三钱　天花粉 三钱
京玄参 二钱　京赤芍 二钱　酒炒黄芩 一钱　寒水石 三钱
连翘壳 三钱　大贝母 三钱　夏枯草 二钱　鲜竹叶 三十片
干芦根（去节）一两

　　　　　　　　　　　　　　　　　　　　｛外用治疳结
　　　　　　　　　　　　　　　　　　　　　毒灵类药。｝

　　　　按　本例为发于鼻部的杨梅结毒，为梅毒晚期，结毒处已有溃烂，故迎香腐缺，鼻准已塌，病程多在4年以上。为防其崩陷，波及心包经及心经，丁氏首选羚羊角尖，清热息风解痉，也说明了本病的急重棘手。重用清热凉血之天花粉、玄参、赤芍及清热泻火解毒之黄芩、寒水石、连翘壳、鲜竹叶，外用五宝散清凉解毒，以期能控制病情的发展。

耳 病　　　耳痔

温左　　耳痔焮痛流血，阴虚肝火湿热上蒸清窍所致。姑拟育阴清解。

小生地 四钱　生赤芍 二钱　粉丹皮 二钱　薄荷叶（后下）八分　生甘草 八分　白通草 八分　金银花 四钱　连翘壳 三钱　天花粉 三钱　银柴胡 一钱　大贝母 三钱　黑山栀二钱　夏枯花 钱半

　　　　　　　　　　　　　　　　　　　　｛外用八宝月华
　　　　　　　　　　　　　　　　　　　　　丹、硇砂散。｝

　　　　按　耳痔，泛指外耳道内长出小肿块者。本例耳痔，焮痛流血，辨为阴虚火旺兼湿热上蒸，故治疗宜育阴降火，清热解毒。方中生地、赤芍、丹皮、花粉以育阴凉血清热；银花、连翘、通草、山栀、银柴胡等清热解毒，其中通草尚有利湿之功；贝母、夏枯草清热化痰、软坚消肿。配合外用药，以增强散瘀软坚、消肿止痛之功效。其中硇砂散由朱砂、血竭、琥珀、冰片、儿茶、沉香、穿山甲、血余炭等组成，外用对局部坚硬疼痛有专功。

耳病　　　　耳鸣

陈左　腰为肾腑，耳为肾窍，肾虚则腰酸耳鸣，阳胜则心悸跳跃，咽喉干燥。宜清上实下主治。

生白芍 二钱　黑穞豆衣 三钱　青龙齿（先煎）三钱　左牡蛎（先煎）四钱　朱茯神 三钱　炙远志 一钱　酸枣仁 三钱　潼蒺藜 三钱　熟女贞 三钱　川石斛 三钱　灵磁石（先煎）三钱　嫩钩钩（后入）三钱　黑芝麻 三钱　金器 一具

> **按**　本例辨证为上盛下虚，故以"清上实下主治"。上盛者，此指肝阳心火偏亢，故见心悸跳跃，尚或有烦躁失眠、头晕易怒等症（以药测症）；下虚者，此指肝肾亏虚，故见腰酸耳鸣，咽喉干燥。方中钩藤、蒺藜、龙齿、牡蛎、磁石等用以平肝潜阳，重镇平悸；酸枣仁、朱茯神、炙远志等用以养心安神；生白芍、穞豆衣、熟女贞、川石斛、黑芝麻等用以养肝益肾。方中用金器一具，系指用黄金铸成的饰品一件入煎，具有镇心安神之功，可治阳胜所致的心悸跳跃、癫狂不寐等症。其功用主治与金箔（黄金锤成的纸状薄片）类同。

耳病　　　　耳疖

童幼　耳疖流脓痒痛，肝胆之火夹湿热上蒸，风邪外乘。宜柴胡清肝汤加减。

薄荷叶（后下）八分　银柴胡 一钱　赤茯苓 三钱　六一散

（包）三钱　连翘壳 三钱　熟牛蒡子 二钱　生甘草 一钱　通
草 八分　天花粉 三钱　黑山栀 二钱　淡黄芩 一钱　象贝
母 三钱　滁菊花 三钱

> 按　耳疳，系指一种耳内漫肿，时轻时作，常流黑色臭脓的耳
> 疾，类似于今之慢性化脓性中耳炎。足少阳胆经入耳中，肝
> 与胆互为表里，肝胆之火夹湿上蒸，又复感风邪（当有轻
> 微表证），遂致耳疳发作，流脓痒痛。柴胡清肝汤出自《医
> 宗金鉴》，由柴胡、生地、当归、赤芍、川芎、连翘、牛蒡
> 子、黄芩、栀子、天花粉、生草节、防风组成。本案方药于
> 上方去生地、当归、赤芍、川芎、防风，加薄荷、菊花、茯
> 苓、通草、象贝、六一散等，以加强发散利湿之功。

耳 病　　　耳痛

李左　　　耳痛已减，耳鸣欠聪偏右，肾阴亏耗，肝阳上升，充塞清道。宜清
　　　　　上实下主治。

小生地 六钱　粉丹皮 钱半　生牡蛎（先煎）六钱　生石决
（先煎）八钱　抱茯神 三钱　怀山药 三钱　甘杞子 三钱　滁
菊花 三钱　潼蒺藜 三钱　黑穞豆衣 三钱　熟女贞 三钱　灵
磁石（先煎）三钱　黑芝麻 三钱

> 按　本例仅述耳痛已减，耳鸣欠聪，余症不详。方中用生地、山
> 药、杞子、女贞、黑芝麻等补肾养肝以"实下"；余药重在
> 平肝潜阳以"清上"。

耳 病　　　耳后发

钱左　　　瘰后蕴毒留恋，夹痰瘀凝结，耳后发肿硬疼痛，耳内流脓，稍有咳
　　　　　嗽。宜清解消散而化痰瘀。

薄荷叶（后下）八分　熟牛蒡子 二钱　荆芥穗 钱半　熟石膏（打）二钱　生草节 八分　苦桔梗 一钱　忍冬藤 三钱　连翘壳 三钱　大贝母 三钱　炙僵蚕 三钱　生蒲黄（包）三钱　杜红花 八分　板蓝根 钱半

{ 万灵丹一大粒，化服。}

> 按　本例麻疹后余毒留恋，夹痰并瘀，蕴结耳周，以致耳内流脓，耳后肿硬疼痛。稍有咳嗽，也系痧后肺热未消之故。治宜清热解毒，消肿散结，化痰祛瘀，略佐发散。

口腔病　　　牙痛

赵左　　齿属肾，龈属胃，肾阴不足，胃火循经上升，牙痛内热。拟玉女煎加减。

大生地 五钱　粉丹皮 二钱　霜桑叶 三钱　熟石膏（打）四钱　生甘草 八分　天花粉 三钱　薄荷叶（后下）八分　甘菊花 三钱　大贝母 三钱　青盐 三分　鲜竹叶 三十张　活芦根（去节）一尺

> 按　本例牙痛，由肾阴不足，虚火上炎，胃热灼盛，循经上升所致。因刻下牙痛内热颇盛，故仿玉女煎以清胃泄热，佐以养阴凉血。玉女煎出自《景岳全书》，原书用该方主治“少阴不足，阳明有余”，胃热循经上攻所致的齿痛、齿衄等。玉女煎由石膏、熟地、麦冬、知母、牛膝组成。案中处方仅取玉女煎中石膏一味，余药悉异，可谓仅取其意而大易其药。如易熟地为生地，易知母为丹皮，易麦冬为天花粉，加上桑叶、菊花、薄荷、贝母、竹叶、生草等以清上部之热。青盐有消肿止痛之功。

黄左　　齿乃骨之余，肾虚则齿酸，入夜更甚，不时头痛。宜育阴清降，引火下趋。

大生地 四钱　粉丹皮 二钱　川石斛 三钱　抱茯神 三钱　生石决（先煎）六钱　黑穞豆衣 三钱　川象贝（各）二钱　天花粉 二钱　怀牛膝 二钱　甘菊花 三钱　青盐 三分　生甘草 六分

　　　　按　齿为骨之余，而肾生髓主骨，故肾虚可致齿酸或齿摇。不时头痛一症，系由阴虚阳亢所致，而非外感表证所为。方用生地、丹皮、穞豆衣、石斛、天花粉、菊花等育阴清热；石决明清肝潜阳以治头痛；牛膝功擅苦泄下降，能引火下行，以降上炎之火。

刘左　　胃火循经上升，风热之邪外乘，牙痛龈肿，时轻时剧。宜清胃汤加减，清阳明疏风热。

小生地 二钱　粉丹皮 钱半　荆芥穗 一钱　熟石膏（打）三钱　生甘草 七分　苦桔梗 一钱　川雅连 四分　薄荷叶（后下）八分　连翘壳 三钱　青盐 三分　鲜竹叶 三十张　活芦根（去节）一尺

另用：川升麻三分，生石膏（打）三钱，薄荷叶（后下）八分，青盐三分，生甘草五分，细辛三分，煎水，含牙痛处。

　　　　按　本例牙痛龈肿，系由胃火夹风热，循足阳明经上攻所致。治用清胃汤加减，意在清阳明而疏风热。清胃汤即李东垣《兰室秘藏》中清胃散改为汤剂。原方由生地、当归、丹皮、黄连、升麻组成。《医方集解》载本方有石膏，则清胃之功更加有力。方中黄连泻火清胃中积热，升麻散火解毒，与黄连相配，使上炎之火得散，内郁之热得解，并为阳明引经药。丁氏医案中，凡上部肿疡辨为阳明火炽、胃热亢盛者，习用此药以散火解毒。丹皮凉血清热，生地凉血滋阴，此为胃热多可波及血分而设。原方用当归养血和血，因与本案病情不合而未予纳用。案中处方在清胃汤基础上所加之药，多侧重于疏散风热。

本案另有煎水含漱之方。方中细辛芳香气浓，性善走窜，有较好的祛风止痛作用，治牙痛，甚可单用煎汤含漱，疗效确定。

口腔病　　牙衄

周右　心肝之火上升，疫疠之邪外乘，舌绛起疱，内热苔黄，齿衄口干，脉弦细而数。证势非轻，拟凉营解毒。

犀角尖（现以水牛角代）五分（另磨汁冲服）　鲜生地 六钱
京玄参 三钱　熟石膏（后下）五钱　甘中黄 八分　生赤
芍 二钱　大青叶 钱半　活贯众 三钱　粉丹皮 二钱　细木
通 八分　川雅连 六分　黑山栀 二钱　陈金汁 一两（冲服）

按　衄，出血，如鼻衄、肌衄等。本例所谓牙衄，又名齿衄，实为牙龈出血。本例齿衄，伴见口干、舌绛、苔黄等症，系属火热之邪由气及营，营血妄行之故。然而见脉象弦细而数，可知其营阴耗损，即实中已有夹虚之象，方中生地、玄参正是为此而设。余药重在凉营解毒以清热止衄。

张童　牙龈肿红，不时渗血，舌质淡红。此先天不足，胃火循经上升，当宜育阴清胃。

小生地 四钱　天花粉 三钱　生赤芍 二钱　生甘草 五分　连
翘壳 三钱　粉丹皮 二钱　大贝母 三钱　冬桑叶 三钱　甘菊
花 三钱　薄荷叶（后下）八分　白茅根 一扎　鲜藕 二两

按　本例齿龈肿红，不时渗血，舌质淡红（并非红赤），从案中"先天不足，胃火循经上升"及所用治法看，该齿衄之因，可谓既有实热，又有虚火，以实为主，以虚为本，故所处方药偏重清热凉营以祛实，而又兼顾育阴生津以补虚。方中生地、花粉、赤芍、丹皮以养阴生津凉营清热；茅根、鲜藕重在收敛止血；余药侧重于清上焦之热。

董左　齿属肾，龈属胃，肾阴亏耗，胃火循经上升，牙龈渗血，内热口燥。宜育阴清降。

鲜生地 五钱　羚羊角片 四分（另煎汁冲服）川石斛 三钱 天花粉 三钱　粉丹皮 二钱　大麦冬（青黛拌）三钱　冬 桑叶 三钱　怀牛膝 二钱　川贝母 二钱　生石决（先煎） 八钱　鲜竹茹 三钱　鲜藕 四两（去皮切片入煎）　茅芦根 （各）一两

按　本例齿衄而伴口燥，从"内热"可知本案可能还有面红升火、烦躁易怒等症。以用药分析，治法为育阴潜阳，清热降火。方用生地、石斛、麦冬、天花粉以育阴；羚羊角片、生石决以潜阳，羚羊角片另有清热解毒作用；余药重在清热凉血止衄。

口腔病　　牙疳

谢左　肾主骨，齿为骨余，牙龈属胃。痘疹后，热毒内蕴肾胃两经，以致牙疳腐烂，苔黄，脉数。听其蔓延，恐有穿腮落齿之险，重症也。姑拟芦荟消疳饮加味，清阳明而解热毒。

真芦荟 八分　甘中黄 八分　金银花 四钱　活贯众 三钱　川 升麻 三分　胡黄连 四分　黑山栀 一钱五分　京玄参 一钱五分 生石膏（打）三钱　银柴胡 八分　活芦根（去节）一尺

｛外用走马牙疳散，桐油调敷。｝

按　疳，此指疮疡腐烂流脓者，有耳疳、鼻疳、喉疳、舌疳、下疳等不同病名。本例牙疳实为牙龈发疳，亦称走马牙疳，故见牙龈腐烂，并恐其有穿腮落齿（损及牙槽骨及周围组织）之险。因齿属肾之标，龈为胃所络，故牙疳多由"热毒内蕴肾胃两经"所致。因其病处急性阶段，且苔黄脉数，阳明胃热为主而少阴火旺不显，故治疗重在清阳明而解热毒。方中真芦荟清热泻下，生石膏清热泻火。前者苦寒以通阳明腑实，后者辛寒以清阳明经热，两者均为清阳明的得力之药。余药多为清热解毒而设。

王右　　丹痧后阳明积火上升，牙疳腐烂，颧面肿痛，身热晚甚。虑其增剧，拟芦荟消疳饮加减。

真芦荟 八分　京玄参 钱半　荆芥穗 一钱　活贯众 三钱　熟石膏（打）三钱　甘中黄 八分　胡黄连 六分　银柴胡 一钱　薄荷叶（后下）八分　金银花 四钱　连翘壳 三钱　犀角片（现以水牛角代，磨冲服）四分　川升麻 四分　陈金汁（冲服）一两　鲜竹叶 三十张　活芦根（去节）一尺

二诊　牙疳腐烂，颧面肿痛，身热咳嗽，手臂痧子隐隐。温邪疫疠蕴于阳明，积火上升，还虑穿腮落牙之变，再宜清温败毒。

前方去柴胡、升麻、陈金汁，加生赤芍。

按　丹痧，系一种急性皮肤热毒病变，以患部皮肤红如涂丹，故名之。丹痧多发于小腿或面部，发于面部名颜面丹痧。本例丹痧后又并发牙疳，牙龈腐烂，颧面肿痛，身热晚甚。证属阳明气分热炽，波及营血，故治宜气营两清，清热解毒。方中芦荟通腑，石膏清热，以泄阳明之热炽。犀角（现以水牛角代）、赤芍、玄参以清营凉血解毒。荆芥、薄荷发散，尚冀邪有外透之机。余药多侧重于清热解毒。

艾左　　先天不足，胃火循经上升，牙疳腐烂，牙龈渗血。宜芦荟消疳饮
　　　　加减。

　　　　内搽丁氏走马牙疳药。

真芦荟 八分　京玄参 二钱　薄荷叶（后下）八分　熟石膏
（打）四钱　甘中黄 八分　胡黄连 五分　银柴胡 一钱　金银
花 四钱　连翘壳 三钱　苦桔梗 一钱　活贯众 三钱　粉丹
皮 钱半　鲜竹叶 三十张　活芦根（去节）一尺

钱小　　走马牙疳腐烂，颧面肿痛，身热不退。证势危笃，勉拟芦荟消疳饮
　　　　清疳解毒，以尽人工。

真芦荟 八分　京玄参 钱半　荆芥穗 一钱　熟石膏（打）
四钱　甘中黄 八分　苦桔梗 一钱　银柴胡 一钱　连翘壳
三钱　金银花 四钱　胡黄连 四分　鲜竹叶 三十张　薄荷叶
（后下）八分　活贯众炭 三钱　活芦根 一尺

　　　　按　上两例牙疳（又名走马牙疳）治法用药相似。艾案抑或也有
　　　　身热不退之症，两案均为牙疳之重危之证。艾案外搽丁氏走
　　　　马牙疳药，为丁氏自制外用药，组成不详，观其所用之证，
　　　　似用以消腐敛疮为主。钱案贯众炒炭用，取解热毒而又有敛
　　　　疮之功。

口腔病　　　牙痈

叶小　　牙痈已成，内外肿痛，胃火上升，风热外乘。势将酿脓，宜清疏
　　　　消解。

薄荷叶（后下）八分　熟牛蒡子 二钱　荆芥穗 一钱　京赤
芍 二钱　生草节 八分　苦桔梗 一钱　轻马勃 八分　连翘

壳 三钱　象贝母 三钱　炙僵蚕 三钱　忍冬藤 三钱　生蒲黄（包）三钱　活芦根（去节）一尺

{ 吹玉钥匙，敷如意散，醋、蜜调。}

按　痈，肿疡处红肿高起，焮热疼痛，未成脓前无疮头，已成脓后易溃破，溃后脓出，疮口易敛。本例牙痈，实为齿龈痈肿。痈肿未成脓时，治多以清热解毒、散结消肿为主（成脓后当以补气托毒为主）。案中治法、方药集中体现了中医治痈之原则。外敷如意散，全名为如意金黄散，由姜黄、大黄、黄柏、苍术、厚朴、白芷、天花粉组成，有消肿解毒止痛之功。

赵左　余毒湿热留恋，肝阳升腾，两耳响鸣失聪，牙痈溃脓，头痛眩晕。宜清解托毒而潜厥阳。

冬桑叶 三钱　生赤芍 二钱　甘菊花 三钱　天花粉 三钱　生草节 八分　金银花 四钱　连翘壳 三钱　大贝母 三钱　生石决（先煎）八钱　京玄参 二钱　灵磁石（先煎）五钱　嫩钩钩（后入）三钱　六味地黄丸（包）八钱

按　本例牙痈溃脓为新感，由湿热蕴毒所致；耳鸣失聪、头痛眩晕为宿疾，由肝阳升腾所致。治可兼顾，既清解托毒，又平肝潜阳。方中桑叶、菊花既可凉散清热，亦可平肝降阳；花粉、玄参、地黄丸以滋阴清热制阳；生石决、灵磁石、嫩钩藤以平肝潜阳；余药清热凉血，托毒排脓。

口腔病　　牙岩

何右　营血久亏，肝郁不达，郁从火化，火性上炎，致发牙岩，已延半载。虑其翻花出血，下部酸软乏力，拟养营清上。

小生地 四钱　肥知母 一钱五分　生甘草 六分　粉丹皮 二钱

京赤芍 二钱　连翘壳 三钱　川黄柏 一钱五分　京玄参 二钱
大贝母 三钱　生蒲黄（包）三钱　藕节 四枚

> 按　岩，病名，其肿块坚硬，凸凹不平如岩石，故得此名。初起不痛，溃后流血剧痛，患处疮面不平，或高突如莲蓬，或凹陷如岩穴，因病位不同而有乳岩、舌岩等具体病名。本例所谓牙岩，可能为牙龈癌肿，亦可能系牙槽脓肿损及牙床骨后溃久不敛的"牙漏"。案中辨证为营血久亏，郁火上炎，故治疗拟养营凉血，降火清上。方中生地、丹皮、赤芍、玄参、生蒲黄等用以养营阴清血热，知母、连翘、黄柏等用以清热降火，贝母以散结，藕节以敛疮。

口腔病　　舌疳

黄右　　舌疳腐烂偏左，痛引耳根，妨于咽饮，脉象细数。阴虚肝脾积火上升，证势沉重，宜育阴清降而化蕴毒。

吹金不换、柳花散、珠黄散。

小生地 四钱　生石决（先煎）八钱　甘中黄 八分　金银花 三钱　京玄参 二钱　川象贝（各）二钱　胡黄连 六分　天花粉 三钱　肥知母 钱半　藏青果 一钱　通草 八分　寒水石 三钱　鲜竹叶 三十张　活芦根（去节）一尺

{ 野蔷薇露漱口。 }

> 二诊　舌疳腐烂，头痛偏左，脉象弦小而数。阴分亏耗，积火上升，证势甚重，再宜育阴清降，佐入引火归原。

小生地 四钱　生石决（先煎）六钱　胡黄连 四分　鲜竹叶 三十张　瓜蒌皮 二钱　生甘草 八分　川象贝（各）二钱　京玄参 二钱　通草 八分　金银花 三钱　活芦根（去节）一尺

{ 滋肾通关丸一钱五分，包煎。 }

按　舌疳，舌体溃疡腐烂。本例舌疳腐烂，痛引耳根，妨于咽饮，引发头痛，脉象细数（主阴虚火旺），提示积火上升而阴分亏耗，故拟育阴清（热）降（火）解毒，佐以引火归原（二诊）。方用生地、玄参、天花粉以养阴清热；寒水石、知母以清热生津；通草、竹叶以清热利水而引火下趋；生石决性味咸寒以潜阳降火；余药多为清热解毒而设。珠黄散（珍珠、牛黄）等外用药有清解去腐生肌作用。

二诊时加用滋肾通关丸，是方出自《兰室秘藏》，由知母、黄柏、肉桂组成，有滋阴降火、引火归原功效。所谓"引火归原"，即是治疗肾的虚火上升的一种方法。肾火上升称为浮火、浮阳，多有上热下寒之象，故需引浮火下引而归于肾中。肉桂与补肾阴而收敛的药物同用，即有引火归原之功。本例"阴分亏耗，积火上升，证势甚重"，故以此法为佐，以图一探。

口腔病　　重舌

孔宝宝　重舌肿势不消，舌根痈根脚渐收，顶已高起，有酿脓之象，身热渐轻未楚，咳嗽痰多，痧疹布而渐回，腑行溏薄，小溲色白，舌苔干腻，脉象濡数。先天本亏，风湿之邪夹痰瘀蕴结上焦，血凝毒滞，本虚标实，还虑增剧。再拟疏散消解，和中化痰，尚希明正。

薄荷叶（后下）四分　炒荆芥 八分　生赤芍 二钱　赤茯苓 三钱　银花炭 三钱　苦桔梗 一钱　川象贝（各）二钱　炙僵蚕 三钱　银柴胡 一钱　干荷叶 一角　炒竹茹 一钱五分

按　重舌，舌下静脉郁血肿胀，或舌下痈疡肿势较剧，以致犹如多生一小舌者。本例重舌，案中言明由"舌根痈"引起，局部肿势不消，顶已高起，有酿脓之象。另见身热未尽，咳嗽痰多，系由疹毒未尽，肺失宣肃所致；大便溏薄，小便色白，或因"先天本亏"、脾虚失运之故。

案中辨为"本虚标实"，其治疗疏散消解，和中化痰，则以祛实为主。待邪实大势一去，本虚之象突出时，想必会转手以扶正为主，所谓"急则治其标，缓则治其本"。方中茯苓利湿健脾，荷叶升阳止泻，竹茹和胃降逆，三药配伍，正可体现治法中"和中"之意。余药重在疏散风温，清热解毒，化痰消肿。

口腔病　　舌根痈

孔宝宝　心脾之火上升，风热之邪外乘，夹痰瘀凝结上焦，重舌、舌根痈内外肿硬疼痛，寒热咳嗽，痧疹隐隐不透，舌质红苔薄腻，脉象滑数。内外夹杂之证，宜辛凉清解而化痰瘀。

薄荷叶（后下）八分　荆芥穗 一钱　净蝉衣 八分　生草节 六分　苦桔梗 一钱　连翘壳 三钱　生赤芍 二钱　象贝母 三钱　炙僵蚕 三钱　鲜竹茹 钱半　山慈菇片 八分

二诊　重舌肿势略减，舌根痈肿硬疼痛，连及颊车，身热有汗不解，咳嗽痰多，痧疹隐隐，布于背部，苔薄腻而黄，脉象滑数。风温时气夹痰瘀凝结上焦，血凝毒滞，再宜清疏消解而化痰瘀。

薄荷叶（后下）八分　荆芥穗 一钱　净蝉衣 八分　生草节 六分　苦桔梗 一钱　连翘壳 三钱　轻马勃 八分　象贝母 三钱　炙僵蚕 三钱　鲜竹茹 二钱　生赤芍 二钱　生蒲黄（包）三钱　白茅根（去心）一扎

按　本例因风热时邪外乘，痰瘀痧毒内壅，以致舌根痈肿，遂成重舌，肿硬疼痛，并有寒热咳嗽，痧布不透之症，舌红苔腻，脉象滑数。治宜辛凉发表，宣肺透疹，清热化痰，解毒消肿。方用薄荷、荆芥、蝉衣、象贝、桔梗等以发表透疹，宣肺化痰；连翘、马勃、僵蚕、山慈菇、生甘草等以清热解毒；赤芍、生蒲黄以清营活血。二诊用白茅根，也有清热凉血作用。

施右 风邪夹痰瘀凝结，舌根痈肿硬疼痛。虑其增剧，宜疏散消解。

薄荷叶（后下）八分　牛蒡子（炒）二钱　京赤芍 二钱　荆芥穗 一钱　生草节 八分　苦桔梗 一钱　轻马勃 八分　象贝母 三钱　连翘壳 三钱　炙僵蚕 三钱　生蒲黄（包）三钱　山慈菇片 八分

{ 梅花点舌丹一粒，去壳，研末化服。 }

　　二诊 舌根痈硬疼痛，略见轻减，适值经行。再宜疏散消解，祛瘀通经。

前方去山慈菇、蒲黄、马勃，加杜红花、丹参、茺蔚子。

　　三诊 舌根痈肿硬疼痛较前大减，结核未能尽消，舌质淡红。肝火夹痰瘀凝络道，营卫不从，再宜祛瘀化痰而疏风热。

紫丹参 二钱　京赤芍 二钱　熟牛蒡子 二钱　薄荷叶（后下）八分　生草节 六分　苦桔梗 一钱　川象贝（各）二钱　炙僵蚕 三钱　连翘壳 三钱　杜红花 八分　福橘络 一钱　炒竹茹 钱半　大荸荠（洗打）五枚

　　按 本例以舌根痈肿硬疼痛为主症，辨为风邪夹痰瘀凝结所致，治宜疏风散结，消肿解毒。二诊之时，适值月事来潮，故方药略做调整，去初诊方中用于散结行瘀解毒的山慈菇、生蒲黄、马勃，加入活血调经的红花、丹参、茺蔚子，使其更切合病证。三诊之时，病情有所好转（而经行未尽），故仍从原法原方而略作变动，方中加用橘络、竹茹，有理气和胃降逆之功，可能患者有纳呆泛恶之症而未予记载，也可能为防大量苦寒药物有碍胃之弊而设。

初诊用梅花点舌丹化服，有清热解毒、消肿止痛作用，对疔疮痈肿、咽喉肿痛有良效。该丹由牛黄、雄黄、蟾酥、熊胆、冰片、麝香、乳香、没药等十余味药组成。

口腔病　　　唇肿

端右　　旧有便血，屡次举发，唇肿不消。胃火上升，湿热入营，拟清胃汤加减。

小生地 三钱　熟石膏（打）三钱　川升麻 三分　生甘草八分　薄荷叶（后下）八分　天花粉 三钱　生赤芍 二钱　大贝母 三钱　甘菊花 三钱　活芦根 一尺　杜赤豆 一两　苦桔梗 一钱

按　本例以唇肿不消为主症。"旧有便血"一症，想必是便中常夹鲜红之血，系痔疮肠风所致，而不是黑便，故非脾不统血所为。新起唇肿与旧有便血相参，辨为胃火炽盛，湿热入营，用清胃汤加减以清阳明而凉营血。清胃汤出自《医宗金鉴》，由生地、石膏、黄芩、丹皮、黄连、升麻组成。本例处方中生地、石膏、升麻并用，以凉血滋阴，清热泻火，散邪解毒。以生赤芍易原方中丹皮，作用相似，凉血祛瘀而消肿止痛。去原方中的黄芩、黄连，加薄荷、天花粉、贝母、菊花、赤豆、桔梗等清热生津、除湿化痰之品，使方药与证治更趋切合。

屠右　　传染毒火，右手臂肿红焮痛，不能举动，牙唇肿痛，寒热头胀。宜清火解毒。

薄荷叶（后下）八分　熟牛蒡子 二钱　甘菊花 三钱　地丁草 三钱　金银花 四钱　连翘壳 三钱　板蓝根 二钱　天花粉 三钱　生草节 六分　大贝母 三钱　炙僵蚕 三钱　川雅

连 四分　白通草 八分　活芦根（去节）一尺

另：甘中黄四两，研细末，以金银花露、白蜜调敷手肿
处。紫金锭五角，用菊花露磨涂作底。吹药柳花散、玉
钥匙。

　　　　　　　按　本例由毒火流散而致手臂肿红焮痛、龈唇肿痛，伴寒热头胀，
　　　　　　　　　治宜清解火毒。方中之药，多为苦寒清热泻火，解毒消肿之
　　　　　　　　　品，略佐甘寒养阴生津之物。外用药亦重在清热解毒，凉血消
　　　　　　　　　肿。内外合用，可谓清解热毒之重剂。外用药中紫金锭，出自
　　　　　　　　　《惠直堂经验方》，由雄黄、朱砂、小慈菇、小文蛤、千金子、
　　　　　　　　　当门子、红芽大戟组成，有辟瘟解毒，清神止痛之功。

胡左　　　人中肿红作痒，目胞亦痒，目光模糊。肝肾本亏，风湿热客于上
　　　　　焦，宜清营祛风而化湿热。

小生地 三钱　粉丹皮 钱半　肥知母 钱半　茯苓皮 四钱　通
草 八分　生赤芍 二钱　光杏仁 三钱　象贝母 三钱　甘菊
花 三钱　生甘草 五分　梧桐花 钱半　黑芝麻 三钱

　　　　　　　按　本例因风热夹湿，客于上焦，而致人中处肿红作痒，眼睑亦
　　　　　　　　　痒。至于目光模糊，主要与肝肾本亏有关，治疗只能兼顾而
　　　　　　　　　已。方用生地、丹皮、赤芍、知母等以清营活血滋阴，茯苓
　　　　　　　　　皮、通草以利水祛湿，杏仁、象贝、菊花以清上焦痰热并利
　　　　　　　　　消肿，生甘草、梧桐花清热解毒，黑芝麻用以兼顾肝肾本亏。

口腔病　　　口疮

邵小　　　口疮碎痛，妨于咽饮。阴虚火循经上升，风热之邪外乘。今拟导赤
　　　　　汤加味，引火下行。

鲜生地 三钱　京玄参 二钱　薄荷叶（后下）八分　冬桑叶
二钱　白通草 八分　木通 八分　甘中黄 八分　川雅连 四分
金银花 四钱　连翘壳 三钱　川象贝（各）二钱　竹叶 三十张
活芦根 一尺

　　按　口疮，口腔内膜上生黄白色如豆样大小的溃烂点。小儿口疮
　　若因疳积所致者，则亦可名为"口疳"。胃经循入龈，心开
　　窍于舌，风热外乘，心胃火旺，相并上炎，以致本例口疮碎
　　痛，妨于咽饮。方用导赤散加味，清心胃之火以小便而行。
　　案中方药将导赤散（生地、木通、竹叶、生草）中生甘草易
　　为甘中黄（又名人中黄、甘草黄），以增其清热解毒凉血之
　　功。余药侧重于清解及养阴。

口腔病　　　骨槽痈[①]

周奶奶　　始由头痛咽痛起见，继则颊车肿硬疼痛，连及颏下，牙关拘紧，舌
　　苔薄腻，脉象浮滑。胃火循经上升，风温之邪外乘，夹痰瘀凝结络
　　道，血凝毒滞，势成骨槽痈之重症。急宜疏散消解而化痰瘀。

薄荷叶（后下）八分　熟牛蒡子 二钱　荆芥穗 一钱　生草
节 六分　苦桔梗 一钱　轻马勃 八分　炙僵蚕 三钱　连翘
壳 三钱　赤芍 二钱　大贝母 三钱　粉葛根 二钱　青防风
一钱　茵陈散（包）三钱　生蒲黄（包）三钱

　　按　本例牙槽痈尚未破溃，初起头痛咽痛，继则两颊连及颏下肿硬
　　疼痛，牙关拘紧，舌苔薄腻，提示热毒血瘀外，尚有痰湿兼夹；
　　脉象浮滑，提示表证未除而胃热已盛。牙槽痈本属重症，因其
　　尚在初始阶段，故治宜疏风散热，解毒消肿，化痰祛瘀。若至
　　破溃，则多以益气排脓托毒为主。方中贝母重在清热散结，生
　　蒲黄（并非炒炭用）重在行血祛瘀，茵陈散重在清热利湿。

① 骨槽痈：牙槽颌面痈疡。

蔡左　　　骨槽痈漫肿疼痛，牙关拘紧，胃火循经上升，风温外乘，虑其增剧，急宜疏散消解。

薄荷叶（后下）八分　熟牛蒡子 二钱　荆芥穗 一钱　京赤芍 二钱　生草节 八分　苦桔梗 一钱　大贝母 三钱　抚川芎 八分　炙僵蚕 三钱　银柴胡 一钱　粉葛根 一钱　生蒲黄（包）二钱　茵陈散（包）三钱

{ 外用如意散、干蟾皮、玉钥匙。}

　　　　按　本例牙槽痈疡，局部漫肿疼痛，牙关开合不利，辨证为内有胃火上攻，外有风温入乘，故治疗急宜疏散风热，消肿解毒。方中外用药均有消肿止痛解毒作用。其中如意散由姜黄、大黄、黄柏、苍术、厚朴、白芷等组成。

口腔病　　　骨槽风

周左　　　骨槽风肿硬不痛，牙关拘紧，缠绵二月余，此阴证也。位在少阳，少阳少血多气之脏，脉络空虚，风寒乘隙而入，痰瘀凝结，徒恃清凉无益也。法当温化，阳和汤主之。

净麻黄 五分　肉桂心 四分　大熟地（二味同捣）四钱　炮姜炭 五分　生草节 八分　白芥子（砂、研）一钱　鹿角霜 三钱　小金丹（陈酒化服）一粒

外用生姜切片，上按艾绒灸之，再覆以阳和膏。

　　　　按　骨槽，即今之牙槽骨，为口腔内载齿之骨，有上、下之分。上为上颌骨之牙槽突，下为下颌骨之牙槽突。"骨槽风"，又名"穿腮发""牙叉发"，有似于今之颌骨骨髓炎，颌骨骨髓与颌面部软组织炎症同时发生，故急性期多见颌面肿胀疼痛，且寒战发热。慢性期多疼痛好转，颌面形成硬块，并多牙关拘紧，张口困难。本例病缠二月，局部肿硬而不痛，已呈慢性无疑。据此，案中辨其为"阴证"，风寒与痰瘀（肿

块不红不痛者，多与痰瘀有关）互结，故若仅投清凉，有害无益。法当温化，或可缓缓图治。方用阳和汤，本案处方将原方中鹿角胶易为鹿角霜，补力虽减而敛疮之功较强。另用小金丹以增强散结消肿、化痰软坚功效。

本例外用之法颇具特色，且颇费心计。用生姜切片，上放适量艾绒，以灸局部，然后覆以阳和膏（川乌、草乌、当归、白芷、生附子、乳香、没药等），有温化阴毒、行气活血之功，对漫肿硬结而不痛不红的阴疽痰核有特效。骨槽风后期局部肿硬阴冷，血瘀痰阻，可致死骨发生。本例内服外治并施，可谓竭尽救治之力。

朱右　　骨槽风破溃经年，脓积成骨，流水清稀，气血两亏，不能载毒外出，缠绵之证也。法予补托。

潞党参 三钱　生黄芪 四钱　全当归 二钱　京赤芍 二钱　云茯苓 三钱　炮姜炭 五分　陈广皮 一钱　川贝母 三钱　炙僵蚕 三钱　香白芷 六分

按　本例骨槽风（有似于今之颌骨骨髓炎），破溃年余，流脓清稀如水，证属气血两亏，无力逐毒外出，故成经久不愈之证。肿核既已溃破者，治当补气托毒为主，何况本例病缠经年，气血早亏。补气托毒生肌之药当首推生黄芪，其与党参（或人参）、当归、炮姜等配伍同用，意在补气托毒、生肌敛疮。

朱左　　骨槽风牙关拘急，牙龈腐烂。阴虚胃火上升，邪风夹痰入络所致。证属缠绵，姑拟和营祛风，化痰通络。

全当归 二钱　京赤芍 二钱　紫丹参 二钱　生草节 八分　苦桔梗 一钱　大贝母 三钱　炙僵蚕 三钱　银柴胡 一钱　粉葛

根 一钱　丝瓜络 二钱

> 按　本例骨槽风牙关拘急，牙龈腐烂，病势缠绵，证属阴虚胃火
> 与风痰交阻，入气波营，故治宜清热和营，祛风化痰，通络
> 消肿。方中当归、赤芍、丹参为和营活血之品；桔梗、贝
> 母、僵蚕、银柴胡、葛根、生草节为清解化痰之物；丝瓜络
> 用以祛风通络。

金右　　骨槽风穿腮落齿，脓水臭秽。证属棘手。

西洋参 二钱　北沙参 三钱　川石斛 四钱　赤白芍（各）
一钱五分　金银花 三钱　粉丹皮 二钱　川贝母 三钱　天花
粉 三钱　旱莲草 二钱　黛蛤散（包）六钱

> 按　本例骨槽风穿腮落齿，脓水臭秽，可见其下颌骨及牙槽骨已
> 坏死，或已成死骨，为骨槽风后期重症。本例余症未详，从
> 方药看，患者尚或有口干咽燥、舌光红无津等阴液耗伤之
> 症，故案中用西洋参（而不用黄芪、人参）、北沙参、川石
> 斛、天花粉等众多养阴生津之品。

徐右　　风邪痰热入于少阳阳明之络，牙关拘紧不舒，开合不利。防成骨槽
风，姑拟疏解。

薄荷叶（后下）八分　熟牛蒡子 二钱　粉葛根 一钱　银柴
胡 一钱　生草节 八分　苦桔梗 一钱　青防风 一钱　赤芍
二钱　象贝母 三钱　炙僵蚕 三钱　抚川芎 八分　福橘络
一钱　茵陈散（包）三钱

> 按　本例风邪外乘，痰热内壅，入于阳明（入龈）、少阳（循面
> 侧）之络、以致牙关拘紧，开合不利，尚或有颌面肿痛之

症。病有渐成骨槽风之势，急拟疏风清热、解毒消痰。方中薄荷、防风、银柴胡、葛根等以疏风清热为主；赤芍、川芎、橘络以行气活血，有助消肿；牛蒡、桔梗、贝母、僵蚕等清热解毒、化痰散结。

施左　　颐肿坚硬，寒热交作，牙关开合不利，骨槽风之渐也。宜与疏散。

荆芥穗 一钱五分　青防风 一钱　薄荷叶（后下）八分　炒牛蒡子 二钱　生草节 八分　苦桔梗 一钱　大贝母 三钱　炙僵蚕 三钱　晚蚕沙（包）二钱　山慈菇片 八分　万灵丹（入煎）一粒

{ 外用消核锭，陈醋磨敷。 }

　　二诊　寒热已退，肿硬渐消，此系风痰交阻络道所致。再与疏散。

荆芥穗 一钱五分　青防风 一钱　薄荷叶（后下）八分　炒牛蒡子 二钱　生草节 八分　苦桔梗 一钱　大贝母 三钱　炙僵蚕 三钱　小青皮 一钱　光杏仁 三钱　万灵丹（入煎）一粒

　　按　本例为骨槽风之急性期，见颌面（颐、腮部、颌下）肿胀坚硬，张口不利而寒热交作。治从辛凉疏解，清热散结。二诊经治症减，故治守原意而方药略有出入。本案方药中荆芥、防风、薄荷以辛凉疏散；牛蒡子、僵蚕、蚕沙、山慈菇、生草节（生甘草节）清热解毒，消肿散结；桔梗、贝母化痰软坚。万灵丹入煎，消核锭外用，均为增强清解散结消肿之功。

洪左　　颊车漫肿焮红，且有寒热，肝胃之火升腾，风热之邪外乘。宜以清疏。

荆芥穗 一钱五分　青防风 一钱　薄荷叶（后下）八分　炒牛蒡子 二钱　生石膏（打）四钱　生草节 八分　苦桔梗 一钱

京赤芍 二钱　大贝母 三钱　炙僵蚕 三钱　金银花 三钱　茅
芦根（去心、节，各）一两

按　颊车，两颔之侧。本例颔面漫肿焮红，且有寒热（提示尚属
发病初期，表证未除），辨证为肝胃火旺，风热外袭，治以
清热解毒，疏风透表。方中生石膏辛寒，辛以发散，寒以清
热，于表里俱热或里热有外透之机时用之最宜。

邹左　　骨槽痈内外穿溃，腐烂已久，气阴两伤，少阴伏热上升，喉痹燥
痛，蒂丁[①]下坠，妨于咽饮，咳嗽痰浓夹红，舌质红绛，脉象濡小
而数，加之手足浮肿，动则气喘，胸膺骨胀。肺络损伤，子盗母
气，脾土薄弱。肺喜清润，脾喜香燥，治肺碍脾，治脾碍肺，棘手
重症。勉拟培土生金，养肺化痰，未识能得应手否！

南沙参 三钱　生甘草 六分　瓜蒌皮 二钱　猪肤（刮去油、
毛）三钱　怀山药 三钱　苦桔梗 一钱　生苡仁 四钱　冬瓜
子皮（各）三钱　连皮苓 四钱　川象贝（各）二钱　藏青
果 一钱

外用金不换，吹喉搽腐

按　本例病情复杂。骨槽痈疡，内外穿溃；喉痹燥痛，蒂丁下
坠；咳痰夹红，动则气喘；手足浮肿，舌质红绛，脉濡而
数。证属气阴两伤，伏热上升，肺脾俱病，实属重症。肺金
为脾土之子，肺病在先，累及脾土，故为"子盗母气"，肺
喜清润，脾喜香燥，治疗用药互有妨碍，故颇感棘手。权拟
培土生金，养肺化痰，以探治途。方中怀山药、连皮苓、生
苡仁等健脾化湿以助肺金；南沙参、猪肤、桔梗、冬瓜子
皮、川象贝、瓜蒌皮等养阴清肺，化痰排脓，利咽消肿。外
用金不换吹喉以消毒敛腐，以利咽饮。

——————

① 蒂丁：即悬雍垂。

口腔病　　　穿腮毒

赵左　　穿腮毒内外破溃，得脓不多，四围肿硬不消。肝郁夹痰，凝结少阳阳明之络，缠绵之症，拟和营托毒。

全当归 二钱　京赤芍 二钱　银柴胡 一钱　云茯苓 三钱　象贝母 三钱　炙僵蚕 三钱　生草节 八分　苦桔梗 一钱　福橘络 一钱　山慈菇片 八分　丝瓜络 二钱 　　{ 外用黑虎丹、九黄丹、冲和膏、金箍散。}

　　按　穿腮毒，系指腮部（颊前颌上，相当于口腔黏膜的外壁）肿疡破溃之病证，属牙槽脓肿或颌骨骨髓炎等病之后期重症。本例穿腮毒虽已内外破溃，但得脓不多，肿硬不消，故治宜和营活血，托毒消肿。

　　本例处方中所列外用药较多，可根据病程不同阶段、不同证型选择应用。如冲和散（柴荆皮、赤芍、独活、石菖蒲、白芷），重在活血散瘀，消肿止痛，多用于痈疽初起而局部红肿坚硬者；黑虎丹（僵蛹、公丁香、冰片、麝香、牛黄、全蝎、穿山甲、蜈蚣、蜘蛛、磁石），重在提脓拔毒，消肿软坚，多用于痈疽中期而有破溃出脓之势者；金箍散（五倍子、生川乌），则重在温散消肿，多用于肿疡而属阴证者。

口腔病　　　颊车疽

童左　　颊车疽虽溃，得脓不多，根脚肿硬疼痛。痰瘀凝结，营卫不从，姑拟和营托毒。

全当归 二钱　京赤芍 二钱　紫丹参 二钱　生草节 八分　苦桔梗 一钱　忍冬藤 三钱　炙僵蚕 三钱　连翘壳 三钱　大贝母 三钱　山慈菇片 八分　丝瓜络 二钱　杜赤豆 一两

按　疽与痈不同。痈，肿疡处红肿高起，焮热疼痛，界限清楚，未成脓前无疮头，已成脓后易溃破，溃后脓液稠黏，疮口易敛。而疽，疮疡漫肿平塌，皮色不变，不热少痛，未成脓难消，已成脓难溃，溃后脓水清稀，疮口难敛。本例颊车（下颌骨上方）疽，虽已破溃，得脓不多，根脚肿硬而疼痛（称其"疽"而不甚典型，疽多为阴证而少疼痛，治法多从温散托毒）。治拟和营托毒，佐以清解消肿。方中当归、赤芍、丹参以和营凉血；余药重于清热解毒，散结消肿。

张右　　颊车疽成漏，脓水淋漓。宜益气和营，化痰托毒。

生黄芪 四钱　全当归 二钱　生草节 六分　抱茯神 三钱　炙远志 一钱　苦桔梗 一钱

紫丹参 二钱　大贝母 三钱　陈广皮 一钱　红枣 四枚　象牙屑（焙）三钱

按　本例证情虽未详述，然仅从颊车（下颌骨上方）疽成漏（内外溃破），脓水淋漓看，气虚营弱而无力托毒外出之证已可确立。故治以益气和营托毒为主。方中用生芪、当归、丹参以益气养血和营，远志、桔梗、贝母等重在消肿排脓，象牙屑焙用有敛疮之功。

口腔病　　　上腭痈

戴右　　上腭痈虽溃，得脓不多，肿硬不消，左颧亦肿。肝火夹痰瘀蕴结阳明之络，血凝毒滞，证势非轻，姑拟解肝郁而化痰瘀。

薄荷叶（后下）八分　川象贝（各）二钱　炙僵蚕 三钱　生草节 八分　苦桔梗 一钱　连翘壳 三钱　生蒲黄（包）三钱

紫丹参 二钱　京赤芍 二钱　合欢花 钱半　大地栗（洗打）二两，陈海蜇皮二两，煎汤代水。

　　按　本例上腭痈（又名"悬痈"），虽已溃破，但得脓不多，肿硬未消，连及左颧，证属肝火夹痰，血凝蕴毒，故治拟疏肝以清郁火，化痰而消瘀肿。方中薄荷清轻凉散升浮，除善发散风热、清利头目外，尚有疏肝解郁之功，值此可谓一药多用；合欢花亦为疏肝解郁而设；川贝、象贝、僵蚕、桔梗等化痰软坚，解毒散结，并助排脓；生蒲黄、丹参、赤芍凉血和营，祛瘀行滞；地栗与海蜇皮煎汤代饮有养阴清热作用。

口腔病　　上腭碎痛

张左　　上腭碎痛，咽饮不利，头眩屡发，舌质红苔黄，脉象濡数。阴虚厥少之火上升，风燥之邪外乘，宜育阴清解。

细生地 四钱　京玄参 二钱　大麦冬 二钱　薄荷炭（后下）六分　朱茯神 三钱　生甘草 八分　霜桑叶 三钱　生石决（先煎）六钱　青龙齿（先煎）三钱　黑稆豆衣 三钱　象贝母 三钱　嫩钩钩（后入）三钱　藏青果 一钱　朱灯心 二扎

　　二诊　上腭碎痛，咽饮不利，胸闷气塞，夜不安寐，脉象濡数。阴虚厥少之火上升，燥邪外乘，宜滋阴清肺而安心神。

鲜生地 四钱　京玄参 二钱　大麦冬 二钱　薄荷叶（后下）八分　朱茯神 三钱　冬桑叶 三钱　生甘草 六分　川雅连 四分　象贝母 三钱　鲜竹叶 三十张　活芦根（去节）一尺　藏青果 一钱　朱灯心 二扎　　｛内吹金不换。｝

按　本例上腭碎痛，咽饮不利，兼有头眩、胸闷、失眠等症，舌红苔黄，脉濡数。证属阴虚火旺，燥邪外乘，故治宜育阴潜降，清热润燥。首诊方中有生石决、钩藤以平降肝阳而治"头眩屡发"；另有朱茯神、朱灯心、青龙齿以宁心安神，可知初诊之时亦有"夜寐不安"之症。

口腔病　　口舌碎痛

叶小　　心脾湿火上升，口舌碎痛。拟导赤汤加味，引热下趋。

鲜生地 三钱　京玄参 钱半　薄荷叶（后下）八分　生甘草 六分　小川连 四分　白通草 八分　连翘壳 三钱　象贝母 三钱　冬桑叶 三钱　鲜竹叶 三十张　灯心 一扎

按　本例口舌碎痛，心开窍于舌，脾开窍于口，心火脾湿上升而成。治用导赤散（生地、竹叶、木通、甘草）加味以引热下行。方中将导赤散之木通易为通草，作用相似，唯木通味苦，通草甘淡，如此一改，小儿易以接受。所谓"引热下趋"，即是借通草、竹叶、灯心之清热利水作用，使心经之火自小便而去（心与小肠相表里）。从本例治法分析，清利小便尚有助于去脾湿。方中川连为清心火之要药；所用象贝母较之川贝母苦寒偏重，开泄力大，清热作用较强；薄荷、连翘、桑叶功能清泄上部之热。

咽喉病　　喉风

陈奶奶　喉风肿痛白点较前大减，寒热亦退，而头胀眩晕，纳谷减少，舌苔黄薄，脉濡数不静。余温痰热，尚未清彻，厥阳易于升腾。再拟滋阴清肺而泄风阳。

京玄参 一钱五分　薄荷叶（后下）五分　冬桑叶 三钱　甘

菊花 三钱　生甘草 五分　苦桔梗 一钱　连翘壳 三钱　大贝

母 三钱　冬瓜子 三钱　通草 八分　活芦根 一尺　生赤芍

二钱　嫩钩钩（后入）三钱

> 按　喉风，咽喉部突然肿痛，呼吸困难，吞咽不舒，可伴有痰涎
> 壅盛，牙关拘急，神志不清等。本例称其为喉风，是咽喉肿
> 痛白点已较前大减，可见原局部肿痛更为严重，或曾有过呼
> 吸困难，吞咽不舒，牙关拘急诸症。本案特点在于喉风而兼
> 有头胀眩晕，断其厥阳（即肝阳）因温毒痰热而更趋升腾
> （此患者或许肝阳素亢），故治疗在滋阴清肺利咽的基础上，
> 加入菊花、钩藤等平息风阳之品。

吴左　　　疫喉风肿痛白腐，腑行燥结。形寒内热，疫疠之邪引动厥少之火，
　　　　　蕴袭肺胃两经，宜辛凉清解。

京玄参 二钱　薄荷叶（后下）八分　冬桑叶 三钱　生甘

草 六分　细木通 一钱　川雅连 四分　金银花 三钱　连翘

壳 三钱　象贝母 三钱　生赤芍 二钱　藏青果 一钱　凉膈散

（包）三钱　鲜竹叶 三十张　活芦根 一尺

> 按　本例疫喉风，里热较盛而表邪未尽，且阴液已伤，故辛凉、
> 苦寒并用而尤重后者，并用玄参、赤芍以滋阴凉血，凉膈散
> 以泻火通便，清上泄下。

陆左　　　阴虚少阴伏热上升，疫疠之邪外乘，疫喉风白腐肿痛，身热晚甚，
　　　　　腑气不行，脉象数，舌苔黄。宜滋阴清肺而通腑气。

鲜生地 五钱　冬桑叶 三钱　川雅连 五分　大贝母 三钱　京

玄参 三钱　生甘草 八分　金银花 四钱　凉膈散（包）三钱

薄荷叶（后下）一钱　木通 一钱　连翘壳 四钱　黑山栀

二钱 鲜竹叶 三十张 活芦根（去节）一尺

> 按 本例喉风白腐肿痛。见身热晚甚者，邪入营分之象；腑气不
> 行者，热结阴伤之证。本案表证已除，故治疗以滋阴清肺、
> 通腑泄热为主。方中重用鲜生地养阴生津，清热凉血，于热
> 甚劫液而肠燥便秘者尤为合宜；薄荷一味，于此重在清利咽
> 喉，而非发表疏风。

王左 阴虚少阴伏热上升，疫疬之邪外乘，喉风肿痛白点，妨于咽饮，入
夜身热，急宜滋阴清肺而解疫毒。

鲜生地（淡豆豉三钱同拌）四钱 京玄参 二钱 薄荷叶（后
下）一钱 冬桑叶 三钱 甘中黄 八分 黑山栀 二钱 细木
通 八分 川雅连 五分 大贝母 三钱 金银花 三钱 连翘
壳 三钱 藏青果 一钱 鲜竹叶 三十张 活芦根（去节）一尺

> 按 阅本案例，拟是素体阴虚火旺，复感疫疬之邪，虚火夹热毒
> 上攻咽喉，以致喉咙肿痛白点，妨于咽饮，入夜身热，或另
> 有口干舌绛之症。故治疗取滋阴清肺、清解疫毒之法。喉通
> 气道而连肺系，故治喉风，以清肺为通用之法。

陈右 阴虚厥少之火上升，风热之邪外乘，喉风嫩红肿痛，内关白点，纳
少便溏，舌苔干腻，脉象濡滑。宜辛凉疏解。

京玄参 钱半 薄荷叶（后下）八分 荆芥穗 一钱 冬桑
叶 二钱 苦桔梗 一钱 甜苦甘草（各）五分 炒银花 二钱
连翘壳 三钱 象贝母 三钱 生赤芍 二钱 焦楂炭 二钱 鲜
竹茹 钱半 藏青果 一钱 通草 八分

> 按 "厥少之火"，即肝胆之火，系足厥阴肝、足少阳胆是也。
> 肝胆之火既上升，风热之邪复外乘，内外合邪，上攻于喉，

遂成喉风。本例另当有身热恶风之表证，故方中用薄荷、荆芥疏风发表；余药多为清肺化痰，清解利咽；焦楂炭、鲜竹茹则专为"纳少便溏"而设。

许左　　少阴阴液本亏，厥少之火上升，喉风焮痛，妨于咽饮，延今一载。姑宜育阴清解。

小生地 四钱　生甘草 八分　金银花 三钱　京玄参 二钱　苦桔梗 一钱　连翘壳 三钱　大麦冬 二钱　肥知母 钱半　象贝母 三钱　活芦根（去节）一尺　藏青果 一钱　猪肤（刮去油、毛）三钱

　　　　按　本例肾阴素亏，肝胆火旺，喉风焮痛，妨于咽饮。所谓"延今一载"，疑指近年来时有发作之意。本案或许尚有口干、面红、舌红少苔、脉细数等症。方中生地、玄参、麦冬是为增液汤，乃滋阴增液清热之良方。余药侧重于清热解毒利咽。其中猪肤，性味甘凉，《伤寒论》有"猪肤汤"，治少阴病下利、咽痛、胸满、心烦，今医已罕用此药。

顾左　　阴虚少阴伏热上升，疫疠燥邪外乘，喉风焮痛白点，身热晚甚。先宜滋阴清肺而化燥邪。

京玄参 钱半　薄荷叶（后下）八分　淡豆豉 三钱　生甘草 八分　苦桔梗 一钱　金银花 三钱　连翘壳 三钱　黑山栀 二钱　通草 八分　冬桑叶 三钱　象贝母 三钱　藏青果 一钱　鲜竹叶 三十张　活芦根（去节）一尺

　　　　按　本例亦为肾阴素亏，虚火素旺之人，复感疫疠燥邪，以致咽喉焮痛白点，身热晚甚，或有微恶风寒之症，故方中除用滋阴清肺、解毒利咽之药外，尚有薄荷、淡豆豉以疏风发表，以利表里同解。

杨小　慢喉风肿红焮痛，妨于咽饮，已有旬余。厥少之火上升，风热之邪外乘，急宜辛凉清解。

薄荷叶（后下）八分　京玄参 二钱　冬桑叶 三钱　苦桔梗 一钱　连翘壳 三钱　生赤芍 二钱　大贝母 三钱　藏青果 一钱　鲜竹叶 三十张　活芦根（去节）一尺

按　慢喉风，大抵即是今之所谓慢性咽喉炎。本例因复感外邪而急性发作，故喉部肿红焮痛，妨于咽饮，十余日仍未有减。厥少之火（肝胆之火）上升，风热之邪外乘，提示内外合邪，较之单纯热毒外侵难以速愈。然现诊毕竟以外感为主，故治疗侧重辛凉清解，方中玄参、赤芍、竹叶等重在凉血育阴泻火，兼除厥少之火。

咽喉病　　　喉痈

李右　喉痈偏左，肿硬疼痛，妨于咽饮，延今匝月。肝火夹痰瘀蕴结上焦，风热外乘，急宜辛凉清解而化痰瘀。

薄荷叶（后下）八分　冬桑叶 三钱　嫩射干 八分　大贝母 三钱　熟牛蒡子 二钱　甜苦甘草（各）六分　轻马勃 八分　炙僵蚕 三钱　京赤芍 二钱　苦桔梗 一钱　连翘壳 三钱　生蒲黄（包）三钱　鲜竹叶 三十张　活芦根（去节）一尺

{贴起泡膏药、内吹玉钥匙。}

按　喉痈，咽喉部肿疡，不及时清解可蕴脓。本例喉痈肿硬疼痛而尚未化脓，但病已近月。证属痰瘀合风热侵犯咽喉，故治疗既须辛凉清解，又当化痰行瘀。方中贝母、桔梗、赤芍、生蒲黄等即为化痰行瘀之品；余药重在辛凉透发，清热解毒。

严右　　　厥少之火上升，风热之邪外乘，喉痈肿痛偏左，妨于咽饮。证势非轻，急宜辛凉清解。

薄荷叶（后下）八分　淡豆豉 三钱　炙僵蚕 三钱　轻马勃 八分　熟牛蒡子 二钱　甜苦甘草（各）八分　嫩射干 八分　淡竹叶 三十张　荆芥穗 一钱　苦桔梗 一钱　黑山栀 二钱　连翘壳 三钱　象贝母 三钱　活芦根（去节）一尺

{ 六神丸临晚
吞服十粒。 }

　　按　喉痈，是发生于喉间及其附近部位痈疡的总称，初起常有恶寒发热，患部红肿疼痛，可有吞咽障碍，甚则咽喉阻塞，引起窒息。本病相当于咽喉脓肿一类疾病。本例喉痈肿痛，妨于咽饮，证势非轻，故除用薄荷、淡豆豉、荆芥等辛以发散外，另施予僵蚕、马勃、牛蒡子、射干、山栀、连翘、桔梗、贝母等多味清热解毒、利咽消痈之品，并以六神丸增其效用。

咽喉病　　　喉疳

陈左　　　喉疳咽喉内关白腐，内热口燥。少阴伏热上升，燥邪外乘，急宜滋阴清肺而解燥邪。

鲜生地 六钱　薄荷炭（后下）八分　甘中黄 八分　通草 八分　京玄参 二钱　冬桑叶 三钱　川雅连 四分　天花粉 三钱　金银花 三钱　连翘壳 三钱　大贝母 三钱　凉膈散（包）四钱　鲜竹叶 三十张　活芦根（去节）一尺

　　按　喉疳，多因喉部结毒（如咽喉部梅毒）或外感热毒，以致咽喉或上腭出现大小不等的黄白色点状溃疡，初起可有头痛恶热等全身症状。本例喉疳，内关白腐，从"内热口燥"及用药分析可知，患者另有烦躁、便秘、舌赤、苔少等症之可能。是方重用鲜生地，因其有清热凉血、养阴润燥之功，是为主药；薄荷炒炭用，盖取其利咽而有敛疮之功；凉膈散清热通便，使内热下行，俾邪有出路。

钱小　　气喘渐平，咳嗽喉有痰声，咽喉内关白腐，项颈漫肿，脉数身热，
　　　　还虑变迁，今拟清解伏邪，清肺化痰。

薄荷叶（后下）八分　川象贝（各）二钱　金银花 五钱　板
蓝根 二钱　桑白皮 二钱　京玄参 二钱　马兜铃 一钱　京
赤芍 二钱　光杏仁 三钱　生甘草 八分　连翘壳 三钱　冬瓜
子 三钱　茅芦根（去心节）（各）一两

真猴枣末二分，用陈金汁、淡竹沥各一两，炖温冲服。

　　　　　按　本例患儿咽喉白腐，项颈漫肿，咳嗽有痰，脉数身热，原有
　　　　　　　气喘，现渐平息，提示诸症经治疗已有减轻，可见病非轻
　　　　　　　症，现诊仍"还虑变迁"。从治法用药看，本例亦为是喉痧
　　　　　　　之重症。方中板蓝根一味，功能清热凉血，解毒利咽，尤以
　　　　　　　解毒散结见长，故其适应于热聚成毒而见局部红肿腐脓或漫
　　　　　　　肿结块之证。外感初起，若不作分辨，滥用此药，颇有寒遏
　　　　　　　之弊。

咽喉病　　　　喉痹

陈右　　喉痹燥痛，咳嗽咯痰不爽，头疼眩晕，产后阴液亏耗，厥少之火上
　　　　升，肺失清肃，宜滋阴清肺而化痰热。

大生地 三钱　京玄参 二钱　大麦冬 二钱半　蛤粉炒阿胶
钱半　生甘草 八分　苦桔梗 一钱　霜桑叶 三钱　川象贝
（各）二钱　瓜蒌皮 三钱　甜杏仁 三钱　藏青果 一钱　冬瓜
子 三钱　猪肤（刮去油、毛）三钱　干芦根（去节）一两

　　　　　按　喉痹，痹者，闭塞不通之意。凡咽喉肿痛诸病，有阻塞不
　　　　　　　利、吞咽不爽，甚至吞咽难下者，均属喉痹范围。本例喉痹
　　　　　　　燥痛，咳痰不爽，头疼眩晕，正值产后。故治疗在清肺化痰
　　　　　　　利咽的同时，用生地、玄参、麦冬、阿胶等兼顾产后阴血

亏耗。猪肤用于少阴阴虚火旺所致咽痛，是法源于《伤寒论》，今已罕用。

陶左 喉痹燥痛，咳嗽音声不扬，脉象细弱。肺肾阴亏，金碎不鸣，虑成肺损，宜培土生金，养肺化痰。

蛤粉炒阿胶 二钱　川象贝（各）二钱　甜光杏 三钱　蜜炙马兜铃 一钱　抱茯神 三钱　怀山药 三钱　南沙参 三钱　净蝉衣 八分　冬瓜子 三钱　冬桑叶 三钱　瓜蒌皮 三钱　北秫米（包）三钱　凤凰衣 钱半　猪肤（刮去油、毛）三钱

按　本例喉痹燥痛，咳声不扬，或已时久，案中诊其为肺肾阴亏，金碎不鸣，也可以"脉象细弱"证之。故其治疗重点不在清解利咽，而在"培土生金，养阴化痰"。方中抱木茯神、怀山药、北秫米可视为培土健脾之品；阿胶、猪肤滋阴益肾润肺；凤凰衣一味，即鸡蛋壳内膜，有养阴清肺之功，尤以治咽痛失音见长。

朱右 喉痹燥痛渐见轻减，色红未退，少阴阴伤，虚火易升，再宜育阴清解。

小生地 四钱　霜桑叶 二钱　苦桔梗 一钱　瓜蒌皮 二钱　京玄参 钱半　生甘草 六分　川象贝（各）二钱　白通草 五分　藏青果 一钱　北秫米（包）三钱　猪肤（刮去油、毛）三钱

按　少阴之脉循咽，少阴属肾，肾阴虚损，阴虚火旺，亦可致喉痹干痛。其特点为咽喉燥痛，时轻时重，经久不愈，遇劳倦或多言咽痛增剧，若复感外感，其喉痹燥痛较单纯感受风热疫毒者难治。本例病状，或同上述。故其治疗，再宜（已是复诊）育阴，并予清解。方中生地、玄参、猪肤为育阴益肾

之品，余药多为清肺利咽之用。

黄右　　阴虚少阴伏热上升，胎火内阻，咽痛焮红，内关白点，妨于咽饮，咳呛咯痰不爽。宜滋阴清肺而化痰热。

生地 六钱　玄参 二钱　薄荷（后下）五分　川象贝（各）二钱　冬桑叶 三钱　生甘草 五分　淡条芩 八分　天花粉 三钱　金银花 三钱　连翘壳 三钱　肥知母 二钱　藏青果 一钱　鲜竹叶 三十张　活芦根（去节）一尺

　　　　按　本例阴虚伏热，又值怀胎郁火，并攻于上，以致咽痛焮红、咳痰不爽诸症遂起。药用生地、玄参、花粉、知母以滋阴降火，川象贝、桑叶、黄芩以清肺化痰，余药清解热毒而利咽喉。

李右　　咽喉肿痛偏左，不时疼痛。肝火夹痰瘀蕴结，血凝毒滞，屡经清解化痰，未曾见效，今拟解肝郁消宿瘀。

银柴胡 八分　生香附 钱半　黛蛤散（包煎）四钱　生赤芍 二钱　甜苦甘草（各）六分　炙僵蚕 二钱　山慈菇片 八分　川象贝（各）二钱　苦桔梗 一钱　瓜蒌皮 二钱　生蒲黄（包）三钱

｛陈海蜇皮一两漂淡，煎汤代水。｝

　　　　按　足厥阴肝经循咽喉而上行系目系，故云"肝火夹痰瘀蕴结，血凝毒滞"，亦可致咽喉肿痛。本例屡经清解化痰而未效，故丁氏拟予解肝郁消宿瘀为主，佐以清热凉血为治，确系有心得之见。方中银柴胡、生香附清热疏肝解郁，黛蛤散泻肝清肺，生赤芍、生蒲黄凉血祛瘀，余药清解消肿化痰。另用陈海蜇皮煎汤代饮，亦有育阴凉热消肿作用。

秦左　　阴虚厥少之火升腾，风热之邪外乘，喉痛焮红白点，口舌破碎，妨于咽饮，脉象滑数苔黄。证势非轻，宜滋阴清肺而疏风热。

鲜生地 四钱　京玄参 二钱　薄荷叶（后下）八分　冬桑叶 三钱　甘中黄 八分　细木通 八分　川雅连 四分　金银花 三钱　连翘壳 三钱　生赤芍 二钱　大贝母 三钱　凉膈散（包）三钱　活芦根（去节）一尺　鲜竹叶 三十张

　　　　按　本例所谓"阴虚厥少之火升腾，风热之邪外乘"，是指肾阴素亏，水不涵木，肝火升腾。今又复感风热，内外合热，上攻喉舌，而见本案诸症。脉滑数，舌苔黄，提示里热较盛而表证几尽。故治法以滋阴清肺、清热凉血、解毒利咽为主，而疏风透表之药仅薄荷一味而已，且薄荷亦有利咽之功。患者喉痛焮红，口舌破碎，用凉膈散、鲜竹叶使上部热毒自下（大、小便）而泄。

郑左　　蕴毒湿热留恋，肝阳上扰清空，咳嗽咯痰不爽，咽喉干痛。宜清泄厥阳，解毒宣肺。

京玄参 二钱　薄荷叶（后下）八分　冬桑叶 三钱　甘菊花 三钱　苦甘草 六分　苦桔梗 一钱　光杏仁 三钱　象贝母 三钱　生石决（先煎）五钱　苍耳子 钱半　嫩钩钩（后入）三钱　藏青果 一钱

　　　　二诊　蕴毒湿热留恋络道，肝阳化火升腾，肢节酸痛，腿足尤甚，咽痛头痛，咳嗽纳减。病情夹杂，非易速痊，再宜解毒通络，清泄厥阳。

京玄参 二钱　生石决（先煎）四钱　冬桑叶 二钱　甘菊花 三钱　朱茯神 三钱　苦甘草 六分　苦桔梗 一钱　光杏仁 三钱　川象贝（各）二钱　威灵仙 钱半　川牛膝 钱半　嫩钩钩（后入）二钱　嫩桑枝 三钱　活芦根 一尺　五宝丹 五分（吞服）

按 本例咽喉干痛，咳嗽咯痰不爽，肢节酸痛，头痛纳减，病情较为繁杂，然其主要病机不外蕴毒湿热留恋络道，肝阳化火升腾犯肺（木火刑金），故方中用桑叶、菊花、生石决、嫩钩藤等以清泄厥阳（肝阳），余药或用于解毒宣肺，或用于通络止痛。以案内理、法、方、药测之，该患者或为肝阳素亢之人。

李先生 喉痹燥痛已久，时轻时剧。厥阴之脉循喉，少阴之脉绕喉，少阴阴虚，厥阴之火升腾所致。内热口燥，夜不安寐，微有泛恶，大便不实，舌边红，苔干腻黄。火灼津液为痰，痰浊中阻，肝热胆寒，心肾不得交通也。病情夹杂，非易速痊，姑拟滋阴清肺，涤痰安神，尚希明正。

京玄参 一钱　薄荷叶（后下）七分　冬桑叶 三钱　川象贝（各）二钱　朱茯神 三钱　枳实炭 一钱　鲜竹茹 一钱五分　川雅连 四分　银花炭 三钱　连翘壳 三钱　通草 八分　炒山楂 三钱　活芦根 一尺　朱灯心 二扎

按 本例以喉痹燥痛时轻时重为主症，伴见口燥、不寐、泛恶、便溏，苔干黄腻，证属肾阴不足，心肝火旺（肾阴虚无力制约心火而夜不安寐，故谓"心肾不得交通"），兼有胆郁脾虚，正可谓"病情夹杂，非易速痊"。方用玄参、朱茯神、川连、朱灯心以滋阴清心安神，薄荷、桑叶、川象贝以清宣痰热，银花炭（用炭缘于便溏）、连翘以清利咽喉，枳实炭、炒山楂、鲜竹茹等均因泛恶、便溏而设。

咽喉病　　乳蛾

翁左 乳蛾双发，肿红焮痛，左甚于右，风火痰热蕴袭肺胃两经，厥少之火升腾，妨于咽饮。虑其增剧，仿《经》旨"火郁发之，结者散之"之意。

534

薄荷叶（后下）八分 熟牛蒡子 二钱 荆芥穗 钱半 淡豆
豉 三钱 甜苦甘草（各）八分 苦桔梗 一钱 嫩射干 八分
炙僵蚕 三钱 轻马勃 八分 连翘壳 三钱 大贝母 三钱 黑
山栀 二钱 鲜竹叶 三十张 活芦根（去节）一尺

二诊 乳蛾双发，肿红焮痛，左甚于右，妨于咽饮。厥少之火上
升，风邪外乘，痰热蕴袭肺胃，再宜辛凉清解而化痰热，去
疾务尽之意。

前方去淡豆豉、黑山栀，加熟石膏 四钱、生赤芍 二钱。

按 乳蛾，又名蚕蛾、喉蛾，是以扁桃体红肿，表面有黄白色
脓样分泌物，形如蚕蛾为特征的病证。本例乳蛾双发，肿
红焮痛，妨于咽饮，证属风火痰热，蕴袭肺胃。治以辛凉
疏风，清热解毒，清化痰热。初诊云治仿《经》旨"火郁
发之"，语出《素问·六元正纪大论》，意为气火被郁于里
者，当以发散法治之。"结者散之"，语出《素问·至真要
大论》，意为体内有气血郁结、邪毒结聚等者，宜用清散
法治疗。

陈奶奶 乳蛾双发，肿痛白点，妨于咽饮，寒热头胀眩晕，口干欲饮，舌
质红苔黄，小溲短赤，三四日未更衣，脉象滑数不静。少阴伏热
上升，风温痰热蕴袭肺胃两经，宜辛凉清解而通腑气，此表里双
解之义。

薄荷叶（后下）八分 冬桑叶 三钱 甘菊花 三钱 京玄
参 二钱 甘中黄 八分 川雅连 四分 通草 八分 象贝
母 三钱 炙僵蚕 三钱 生赤芍 二钱 连翘壳 三钱 凉膈散
（包）四钱 鲜竹叶 三十张 活芦根（去节）一尺

按 本例两侧乳蛾，肿痛白点，而寒热、头胀、眩晕、口渴、尿
赤、便秘等全身症状突出，舌红苔黄、脉滑数，显属表证未

解而里热已盛，故治宜表里双解，即辛凉清解与通腑泄热并用。方中薄荷、桑叶、菊花辛凉透表；凉膈散、鲜竹叶通便利尿，上热下泄；余药重在清热解毒，利咽消肿。

吴右　　乳蛾肿痛白点，偏于左关，妨于咽饮，形寒发热。厥少之火上升，风热之邪外乘，姑拟辛凉清解。

京玄参 一钱　荆芥穗 一钱　连翘壳 三钱　炙僵蚕 三钱　薄荷叶（后下）八分　甜苦甘草（各）八分　京赤芍 二钱　藏青果 一钱　冬桑叶 二钱　金银花 三钱　大贝母 三钱　鲜竹叶 三十张　活芦根（去节）一尺

　　　　按　本例乳蛾肿痛而形寒发热，可见其证以风热蕴毒外乘卫表为主，故治宜辛凉疏风解表，清热解毒利咽，即案中所谓"辛凉清解"。所用方药有似于吴瑭《温病条辨》中银翘散出入。

潘右　　厥少之火上升，风热之邪外乘。乳蛾双发，焮红肿痛，形寒身热。急宜辛凉清解。

薄荷叶（后下）八分　淡豆豉 三钱　轻马勃 八分　炙僵蚕 三钱　熟牛蒡子 二钱　甜苦甘草（各）六分　连翘壳 三钱　生赤芍 二钱　荆芥穗 一钱　苦桔梗 一钱　象贝母 三钱　挂金灯 八分　鲜竹茹 钱半　活芦根（去节）一尺

　　　　按　足厥阴属肝，足少阴属肾，"跃少之火上升"，系指肝肾阴亏、阴虚火旺之意。现又复感风热之邪，内生火热与外感风热，蕴毒上攻，乳蛾双发，焮红肿痛。形寒身热，提示肺卫之证未除，故宜辛凉疏表，清解热毒。方中挂金灯，《本草经》称之为酸浆实，有清热解毒之功，擅治咽喉肿痛。

王幼女　乳蛾屡发，经事不行。营血本亏，厥少之火上升，风热之邪外乘，先宜清温化痰，和营通经。

薄荷叶（后下）八分　熟牛蒡子 二钱　京玄参 二钱　冬桑叶 三钱　苦桔梗 一钱　连翘壳 三钱　生赤芍 二钱　象贝母 三钱　紫丹参 二钱　茺蔚子 三钱　轻马勃 八分　炙僵蚕 三钱　藏青果 一钱　月季花 八分

　　　　按　本例乳蛾屡发与经事不行并作，营亏火旺与风热外乘相杂，然案中未及恶寒发热等卫表之症，故治疗以清温化痰为主，而无须辛凉发散，佐以和营通经，以兼顾经事不行，方中丹参、茺蔚子、月季花即为此而设。月季花除活血调经外，尚有解毒消肿作用，故《本草纲目》言其能"活血，消肿，敷毒"。

林童　　痧子布而不透，咽喉内关白腐，项颈结块，身热无汗，咳嗽咯痰不爽，舌质红绛，脉象濡滑而数。风温伏邪蕴袭肺胃，营分之热已炽，卫分之邪不达。证势非轻，姑拟清温败毒，生津清肺，冀望应手为幸。

薄荷叶（后下）八分　京玄参 二钱　天花粉 三钱　荆芥梗 一钱　熟石膏（打）三钱　生甘草 六分　苦桔梗 一钱　象贝母 三钱　金银花 四钱　连翘壳 三钱　生赤芍 二钱　板蓝根 二钱　鲜竹叶 三十张　活芦根（去节）一尺

　　　　二诊　痧子布而不透，咽喉内关白腐，项颈结块，咳嗽喉有痰声，舌质绛，脉滑数。风温疫疬化热生痰，逗留肺胃，阴液暗伤。还虑变迁，再宜清营生津，清温败毒，而望转机为幸。

鲜生地 五钱　京玄参 二钱　薄荷叶（后下）八分　熟石膏（打）三钱　生甘草 八分　天花粉 三钱　金银花 四钱　连翘

壳 三钱　象贝母 三钱　生赤芍 二钱　板蓝根 二钱　冬桑

叶 三钱　鲜竹叶 三十张　活芦根（去节）一尺

另：陈金汁一两、淡竹沥一两、珠黄散二分，同冲炖温服

之。锡类散同珠黄散和，吹喉。

按　本例因痧子布而不透，以致痧毒内陷，攻喉闭肺，卫分之邪
不达，而营分之热已炽，由卫分径入营分，正合叶天士《外
感温热篇》所云"逆传"。本案见舌质红绛，是邪已入营的
确证。故初诊方用薄荷、荆芥、桔梗等辛凉透表宣肺而外，
余药侧重于清营生津，清温败毒。二诊方中去荆芥加生地、
金汁，以增强清热解毒、凉血滋阴之功，且内服、外吹并
用，其力更宏。

任小　　疫喉痧六天，痧子虽布，布而未透，咽喉肿痛白腐，妨于咽饮，汗
泄不多，脉数，苔薄腻。湿邪疫疬蕴袭肺胃，厥少之火升腾，证势
重险，急宜辛凉疏解。

荆芥穗 一钱　薄荷叶（后下）八分　净蝉衣 八分　淡豆

豉 三钱　甜苦甘草（各）六分　苦桔梗 一钱　金银花 三钱

连翘壳 三钱　生赤芍 二钱　象贝母 三钱　炙僵蚕 三钱　挂

金灯 八分　鲜竹叶茹（各）钱半　白茅根 一扎

按　本例疫喉痧六天，正值出疹期，痧子虽布而未透，疹毒攻喉
而见肿痛白腐。因苔薄腻，故云其"湿邪疫疬"。因汗泄不
多，痧布未透，故急宜辛凉透发，疏表解毒。处方前四味即
为辛凉疏表、发汗透疹之用。与其他案例相比，本例宣透之
药用得较多。方中其他药物偏重清解热毒和清化痰热。本案
所处方药中似少化湿之品。

王右　　　疫喉肿痛白点，妨于咽饮，寒热头眩。阴虚少阴伏热上升，风热之邪外乘。先宜辛凉清解。

薄荷叶（后下）八分　冬桑叶 三钱　京玄参 钱半　荆芥穗 一钱　淡豆豉 三钱　生甘草 六分　苦桔梗 一钱　金银花 三钱　连翘壳 三钱　象贝母 三钱　藏青果 一钱　金锁匙 八分

　　　　　　　　按　本例疫毒攻喉而肿痛白点，寒热头眩。治疗重在辛凉疏表，清热解毒。方中所用苦甘草，又名苦豆根，异名金锁匙，性味苦寒，有清热解毒之功，主治咽痛、牙痛，亦可治赤痢、湿疹。

程幼　　　咽喉为肺胃之门户，饮食之道路，风寒包热于肺，夹痰热交阻，肺气闭塞，肃降之令失司，乳蛾肿痛白点，妨于咽饮，气逆鼻煽，咳嗽音哑，喉中痰声辘辘，脉象郁滑而数，舌质红，苔薄腻。书云：气逆之为病，在肺为实，在肾为虚。病经三天，即气逆鼻煽，此肺实也，即肺闭也。证势危笃，勉拟麻杏石甘汤加味，以冀一幸。

蜜炙麻黄 三分　光杏仁 三钱　熟石膏（打）二钱　炙僵蚕 三钱　生甘草 六分　射干 六分　马勃 八分　马兜铃 八分　象贝 三钱　蝉衣 八分　胖大海 三枚　淡竹沥 一两　真猴枣 二分　活芦根 一尺（麻黄纳此内）

　　　　　　　　按　本例乳蛾肿痛白点，妨于咽饮，气逆鼻煽，咳嗽音哑，从"风寒包热于肺"句推测，患儿尚有恶寒，且发热较盛（俗称"寒包火"），显属肺经热毒夹痰所致，麻杏石甘汤合僵蚕、射干、马勃、象贝、竹沥、猴枣等清解热毒痰浊之品为剂，于病颇为贴切。

童先生　《经》云："一阴一阳结，谓之喉痹。"痹者，闭也，即今之喉风乳蛾是也。一阴一阳之火上升，风温疫疠之邪外乘，夹痰热蕴袭肺胃两经，乳蛾双发，肿红疼痛，妨于咽饮，脉濡滑而数，大便溏泄，身热畏风，有汗不解，舌质红，苔罩白。肺邪不得外达，而反陷于大肠也，颇虑痰壅气逆之险！急拟辛凉清解，而化痰热。仿《经》旨火郁发之、结者散之之义，尚希明正。

薄荷叶（后下）八分　荆芥 一钱五分　清水豆卷 四钱　甜苦甘草（各）六分　桔梗 一钱　嫩射干 八分　轻马勃 八分　连翘壳 三钱　生赤芍 三钱　大贝母 三钱　炙僵蚕 三钱　挂金灯 八分　鲜竹茹 一钱五分　活芦根 一尺

二诊　乳蛾双发，肿红疼痛，妨于咽饮，寒热较轻，痰多鼻塞，舌质红，苔薄腻，脉濡滑而数。旧有便溏，厥少之火上升，风热之邪未楚。昨投辛凉清解而化痰热，既见获效，仍守原法进步，尚希明正。

薄荷叶（后下）八分　荆芥穗 八分　冬桑叶 三钱　山豆根 一钱五分　苦桔梗 一钱　甜苦甘草（各）八分　轻马勃 八分　炙僵蚕 三钱　连翘壳 三钱　生赤芍 三钱　大贝母 三钱　藏青果 一钱五分　鲜竹叶 三十张　活芦根 一尺

按　"一阴一阳结，谓之喉痹"，语出《素问·阴阳别论》。一阴，多指足厥阴肝，一阳，多指足少阳胆。喉痹，咽喉肿痛，吞咽不利之证。厥阴、少阳，相为表里，其经循于咽喉。若经气郁结，邪热内阻，上攻咽喉，发为喉痹。本例二诊谓"厥少之火上升，风热之邪未楚"，即是此意。疫毒夹热痰，蕴袭肺卫两经，引动肝胆之火，便是本案病因病机所在。治疗重在发散透表，清解疫毒，清化痰热。因前后二诊患者身热、畏风、鼻塞等表证未除，故发散之药切不可少。若尽投苦寒之品，恐有凉遏之弊。

咽喉病 　　锁喉毒

王幼 　　锁喉痰毒，漫肿疼痛，牙关拘紧，妨于咽饮，寒热晚甚。风温时气之邪，夹痰瘀蕴结上焦。证势非轻，急宜疏散消解而化痰瘀。

薄荷叶（后下）八分　熟牛蒡子 钱半　荆芥穗 一钱　生草节 八分　苦桔梗 一钱　轻马勃 八分　连翘壳 三钱　京赤芍 二钱　大贝母 三钱　炙僵蚕 三钱　青防风 一钱　生蒲黄（包）三钱　六神丸 十粒（分两次服）

二诊　锁喉痰毒，漫肿疼痛，连及颊车，牙关拘紧，寒热晚甚，腑行溏薄。还虑增剧，再拟疏散消解而化痰瘀。

薄荷叶（后下）八分　荆芥穗 一钱　青防风 八分　象贝母 三钱　生草节 八分　苦桔梗 一钱　轻马勃 八分　炒银花 三钱　连翘壳 三钱　京赤芍 二钱　炙僵蚕 三钱　生蒲黄（包）三钱　茵陈散（包）三钱　（秘制）

按　锁喉毒，又名锁喉风，其症状在咽喉突然疼痛，吞咽不舒，呼吸困难等"喉风"基础上，又见牙关紧闭，口噤如锁等。本例锁喉风以热毒痰瘀蕴结上焦为其病机重点，故其治疗随以清热解毒化痰逐瘀为主，或因其上焦肺卫之症未尽而稍佐疏风发表之品（薄荷、荆芥、防风）。方中用生蒲黄，有凉血解毒、活血消瘀之功，可治疮疖肿毒。

杨左 　　锁喉毒内外肿痛，厥少之火上升，风热之邪外乘，夹痰瘀凝结，妨于咽饮。急宜疏散消解。

薄荷叶（后下）八分　荆芥穗 一钱　象贝母 三钱　轻马勃 八分　熟牛蒡子 二钱　苦桔梗 一钱　炙僵蚕 三钱　生蒲黄（包）三钱　京赤芍 二钱　连翘壳 三钱　生甘草 七分　山慈菇片 八分

{梅花点舌丹一粒，去壳，研末化服。}

按　本例锁喉毒内外肿痛，妨于咽饮，虽余症不详，亦知并非轻
症。急宜疏表清热，解毒消肿。方中象贝母与马勃、连翘等
并用，重在清热散结消肿而非化痰止咳。山慈菇清热解毒，
消肿散结，其力颇峻，唯因其有小毒而不可重用。

咽喉病　　　疫喉痧

唐世兄　风温疫疠之邪，引动厥少之火，蕴袭肺胃两经，疫喉痧四天。痧子
虽布，布而不透，身灼热无汗，咽喉肿痛白腐，妨于咽饮，烦躁
懊憹，难以名状，苔薄黄，脉濡数。汗少便泄，邪有内陷之象。证
势危笃，急宜辛凉疏解而化疫毒，冀疫毒之邪，能得从气分而解
为幸。

薄荷叶（后下）八分　净蝉衣 八分　粉葛根 二钱　荆芥
穗 一钱　生甘草 八分　苦桔梗 一钱　金银花 五钱　连翘
壳 三钱　生赤芍 二钱　大贝母 三钱　炙僵蚕 三钱　鲜石菖
蒲 八分　鲜竹叶 三十张　鲜竹茹 钱半　京玄参 钱半

按　本例疫喉痧四天（初入出疹期），痧子隐布而不透，咽喉肿
痛而白腐。言其"邪有内陷之象"，是因身灼热而无汗，不
利于发表透疹；乍入出疹期即见便泄，有痧出即回，疹毒
内陷心营之虑；烦躁懊憹，难以名状，有正不敌邪之象。其
证显属气营两燔，然案中方药，除有赤芍、玄参以清营养阴
外，仍用"辛凉疏解以化疫毒"法，此即案中所云"冀疫毒
之邪，能得从气分而解为幸"，亦即叶天士《外感温热篇》
所谓"入营犹可透热转气"之意。

苏右　喉痧八天，痧子渐回，咽喉焮痛白腐，妨于咽饮，身热晚甚。温邪
疫疠化热，蕴袭肺胃两经，证势非轻，宜滋阴清肺，而解疫毒。

鲜生地 三钱　京玄参 二钱　薄荷叶（后下）八分　熟石膏

（打）三钱　生甘草 五分　川雅连 四分　白通草 八分　金银
花 三钱　连翘壳 三钱　川象贝（各）二钱　鲜竹叶 三十张
活芦根（去节）一尺　陈金汁（冲服）一两　淡竹沥（冲
服）一两

｛吹金不换、
锡类散。｝

> 按　本例喉痧八天，痧子渐回，提示将入收没期，然咽喉焮痛白
> 腐，妨于咽饮，身热晚甚，可见麻疹经过不顺，已成疫毒
> 攻喉之逆证，故云其"证势非轻"，治以滋阴清肺、除温解
> 毒。除内服方药外，另外吹（古用葱管，今多用吸管）金不
> 换、锡类散，均有解毒化腐、消炎止痛之功，擅治咽喉糜烂
> 肿痛，此亦为中医治疗五官科外感急症的特点之一。

叶少奶　疫喉痧四天，痧子布而不透，咽喉肿痛白腐，偏于右关，妨于咽
饮，脉象濡数，舌苔灰黄。风温疫疬之邪，引动厥少之火，袭蕴肺
胃两经，证势非轻。急拟辛凉清解，而化疫毒。尚希明正。

薄荷叶（后下）八分　京玄参 一钱五分　荆芥穗 一钱　淡豆
豉 三钱　甜苦甘草（各）五分　苦桔梗 一钱　金银花 五钱
净蝉衣 八分　连翘壳 三钱　生赤芍 三钱　大贝母 三钱　藏
青果 二钱　鲜竹叶 三十张　活芦根（去节）一尺

> 按　本例疫喉痧四天，从痧子布而不透，咽喉肿痛白腐，妨于咽
> 饮，脉濡数，苔灰黄，可知疫毒由肺卫已渐入气营，故治疗
> 在辛凉透发的同时，重在清解气营疫毒。

郭世兄　疫喉痧四天，痧子虽布，额鼻不显，发热得汗不多，口干不多饮，
泛泛呕恶，舌干燥无津，脉象濡滑而数。项颈痧毒偏左肿硬疼痛，
咽喉焮红，内关白点。风温疫疬之邪化热蕴袭肺胃，厥少之火上
升，阴液暗伤，津少上承。自服蓖麻油，大便溏泄，亦热迫湿泄
也。证势非轻，急宜生津清温而解疫毒，尚希明正。

543

天花粉 三钱　京玄参 一钱五分　薄荷叶（后下）八分　大贝母 三钱　荆芥穗 八分　熟石膏（打）三钱　甜苦甘草（各）五分　炙僵蚕 三钱　银花 四钱　连翘壳 三钱　净蝉衣 八分　板蓝根 二钱　鲜竹茹叶（各）一钱五分　活芦根 一尺

二诊　疫喉痧五天，痧子布而渐多，身热得汗不畅，口干不多饮，咳嗽，腑行溏薄，项颈结块疼痛，舌质淡红，脉象濡滑而数。疫疠之邪，化热生痰，逗留肺胃，厥少之火升腾，阴液暗伤，津少上承，还虑增剧。仍宜辛凉清解疫毒，尚希明正。

天花粉 三钱　京玄参 一钱五分　薄荷叶（后下）八分　蝉衣 八分　荆芥穗 八分　甜苦甘草（各）五分　金银花 三钱　炙僵蚕 三钱　连翘壳 三钱　生赤芍 三钱　大贝母 三钱　板蓝根 二钱　鲜竹叶茹（各）一钱五分　鲜茅芦根（各）一两

三诊　疫喉痧十天，痧已回，昨有鼻衄如涌，名曰红汗。身热较轻，不欲饮，舌质红绛无津。项颈颊车结块，肿硬疼痛，势成痧毒，虑其酿脓。痧火由气入营，逼血妄行，痰热蕴结阳明之络，血凝毒滞，还虑增变。今宜生津清营，解毒清温，尚希明正。

鲜石斛 三钱　天花粉 三钱　京玄参 一钱五分　川象贝（各）二钱　冬桑叶 二钱　粉丹皮 二钱　生赤芍 三钱　板蓝根 二钱　甘中黄 八分　金银花 四钱　连翘壳 三钱　犀角片（现以水牛角代）三分　鲜竹叶 三十张　鲜茅芦根（各）一两

按　疫喉痧好发于婴幼儿，但亦有成人罹患者。本例共三诊，初诊痧子虽布而未透尽（额鼻不显），二诊痧子布而渐多，舌质淡红，提示痧毒虽盛而尚未深陷营血，三诊痧已回而见鼻衄如涌，舌质红绛，提示痧火已由气分陷入营血。故三诊用药在清解疫毒、生津泄热的基础上，伍入犀角片（现以水牛角代）、粉丹皮、生赤芍等凉血清营解毒之品。案中所见"大便溏泄"、"腑行溏薄"一症，在麻疹发疹期颇为多见，如非过重则不必固止，因其与疹前期的泄泻致疹不得外透截然不同，俾使疹毒内从便下，外从表解，表里分消，于病有利，故本案初诊有"大便溏泄，亦热迫湿泄也"之语。

郭小姐　痧子虽回，身热未退，项颈痧毒疼痛。阴液暗伤，疫疠化热生痰，蕴袭肺胃两经，还虑增剧。姑拟辛凉清解，而化痰毒。

薄荷叶（后下）八分　京玄参 一钱五分　荆芥穗 一钱　熟石膏（打）三钱　甘中黄 八分　金银花 四钱　连翘壳 三钱　板蓝根 二钱　生赤芍 三钱　大贝母 三钱　炙僵蚕 三钱　凉膈散（包）四钱　鲜竹叶 三十张　活芦根（去节）一尺

　　　　　　　按　本例痧子虽回，提示麻疹已至收没期，然身热未退，项颈疼痛（可能由项颈淋巴结肿大所致），并提及"阴液暗伤"，故另有口干舌燥、大便干结等症之可能。治疗除予辛凉清热、解毒化痰而外，另用凉膈散以泻火通便、清上泄下，利于存阴。

薛小姐　痧子十三天，痧回里热不清，咽喉内关白腐，肢节肿痛，脉象细数。少阴阴液已伤，阳明余热留恋，能得不生变端，可望转危为安。仍拟生津清温。

天花粉 三钱　京玄参 一钱五分　桑叶皮（各）一钱五分　川象贝（各）二钱　金银花 三钱　嫩前胡 一钱五分　连翘 三钱　鲜竹茹 一钱五分　生赤芍 二钱　鲜石斛 二钱　丝瓜络 二钱　肥玉竹 一钱五分　活芦根 一尺　枇杷叶露（后入）四两

二诊　痧子十五天，里热未清，咽喉内关白腐渐退，左手足肢节疼
　　　痛，脉象弦小而数。少阴阴液已伤，阳明余热留恋，还虑变
　　　迁。再宜生津清胃而通络道。至于牙齿脱落，亦胃热之故
　　　也，清其胃即是固其齿之意。

天花粉 三钱　京玄参 一钱五分　熟石膏（打）二钱　嫩白

薇 一钱五分　肥知母 二钱　桑叶皮（各）一钱五分　川象贝

（各）三钱　鲜竹茹 一钱五分　连翘壳 三钱　生赤芍 一钱五分

金银花 三钱　丝瓜络 二钱　活芦根 一尺

{ 枇杷叶露、野
蔷薇花露各二
两，两味冲服。 }

三诊　痧子十七天，咽喉白腐渐愈，肢节疼痛亦减，而里热仍炽，
　　　续发红疹，布于胸膺脐腹之间，咳嗽不爽，舌质淡红，脉象
　　　濡数。阴液已伤，第二层之伏温渐渐外达，肺失清肃，再宜
　　　生津清温而通络道。

天花粉 三钱　京玄参 一钱五分　石膏（打）二钱　生甘

草 五分　桑叶皮（各）一钱五分　光杏仁 三钱　蝉衣 七分

银花 三钱　连翘 三钱　川象贝（各）二钱　赤芍 二钱　丝

瓜络 二钱　活芦根 一尺

按　本例痧子透发后第十三天，已是麻疹后期病变，以痧毒攻
　　喉为主。麻疹全过程多分为疹前期、发疹期和收没期三个
　　阶段，每个阶段约三四天。本案病发已十三天，阳明余热
　　未尽，少阴阴液已伤，且有痧毒上攻之象，故见咽喉内关
　　白腐、牙齿脱落之症。丁氏选用天花粉、玄参、鲜石斛、
　　石膏、知母等清热生津；银花、连翘、生甘草、赤芍、丝
　　瓜络等解毒利咽，和营通络，以冀化险为夷。若见病情危
　　笃，热毒内陷营血或逆传心包时，还可选用犀角地黄汤、
　　清营汤、羚羊钩藤汤等，并速用砒枣散之类外搽牙床，以
　　清营凉血，息风开窍，缓解毒腐，此乃中医救治疫毒逆证
　　的特点所在。

柳少奶　疫喉痧，痧虽布而鼻部不现，身灼热，汗泄不多，咽喉焮痛，内关白点，妨于咽饮，项外漫肿渐减，腑气亦通，口干不多饮，舌质红绛，脉濡滑而数。风温疫疬化热蕴蒸肺胃，厥少之火升腾，营热已炽，气分之温不达，阴液暗伤，津少上承，恙势尚在重途，还虑增变。仍宜生津清温而解疫邪，尚希明正。

天花粉 三钱　京玄参 二钱　薄荷叶（后下）八分　甘中黄 八分　荆芥穗 八分　熟石膏（打）三钱　净蝉衣 八分　川雅连 四分　生赤芍 三钱　金银花 三钱　连翘壳 三钱　川象贝（各）三钱　鲜竹叶 三十张　鲜茅芦根（各）一两

　　二诊　疫喉痧七天，痧子布而渐回，鼻部未透，身灼热略减，项核漫肿渐消，咽喉内关白腐，妨于咽饮，舌质红，脉濡滑而数。阴液暗伤，少阴伏热上升，风温疫疬之邪，蕴袭肺胃，时非易清彻。再拟生津清温，而解疫毒。

天花粉 三钱　京玄参 二钱　薄荷叶（后下）八分　甘中黄 八分　荆芥 八分　熟石膏（打）三钱　金银花 四钱　连翘壳 三钱　川雅连 四分　生赤芍 二钱　川象贝（各）二钱　冬桑叶 三钱　鲜竹叶 三十张　鲜茅芦根（各）一两

　　按　本例前后两诊均在痧子之出疹期，二诊时虽略有减轻而诸症犹存，故治法方药大体相仿（唯二诊之方易净蝉衣为冬桑叶，余药悉同）。本案痧布未透，咽喉焮痛，内关白点，身热灼手，口干不多饮，舌质红绛，可见已属气营两燔。然因其痧出未透，汗泄不多，可谓卫表之证亦未罢。故所处方药中，宣卫发表（如薄荷、荆芥）、清气泄热（如石膏、川连）、清营凉血（如玄参、生赤芍、甘中黄、茅根）并用，另参入银花、连翘、川象贝等清解热毒、利咽消肿之品，使方药组成丝丝入扣，切中病情。

淞沪商埠督办丁文江令郎	疫喉痧六天，痧子已布，身灼热无汗，咽喉焮红肿痛，内关白腐，妨于咽饮，烦躁少寐，舌红绛无津，脉弦数。温邪疫疬化热，由气入营，伤阴劫液，厥少之火内炽，阴液已伤，津少上承，邪势尚在重途，还虑变迁。今拟凉气清营而化疫毒，尚希明正。

犀角片（另煎，冲服，现以水牛角代）四分　薄荷叶（后下）八分　京玄参 三钱　熟石膏（打）八钱　生甘草 八分　金银花 五钱　连翘壳 三钱　天花粉 三钱　生赤芍 三钱　川象贝（各）三钱　鲜生地 四钱　陈金汁（冲服）一两　鲜竹叶 三十张　茅芦根（各）一两

按　纵观本案诸症，气分之证尚盛而入营劫液之象显露。舌质红绛为入营之确证。身热灼手，烦躁少寐，痧疹隐现，咽喉焮红肿痛，舌虽无津而未言渴饮等症，均为热入营分之典型症状。病情若再发展，可进一步出现神昏谵语、舌謇肢厥等热入心包之症，故案中云"邪势尚在重途，还虑变迁"。治宜清气凉营，清解疫毒。案中所处方药，实为清营汤化裁。清营汤由犀角（现以水牛角代）、生地、玄参、竹叶、麦冬、丹参、黄连、银花、连翘组成，清营透热，养阴凉血，正合本例所用。略作裁化后更切合本案病情。

李右	传染喉痧四天，痧子隐隐，布而不透，咽喉焮痛，寒热头胀，三四日未更衣。风温时气之邪，引动厥少之火上升，蕴袭肺胃两经，宜辛凉清解而通腑气。

薄荷叶（后下）八分　熟牛蒡子 三钱　藏青果 一钱　京玄参 二钱　甜苦甘草（各）六分　象贝母 三钱　生赤芍 二钱　苦桔梗 八分　鲜竹叶 三十张　金银花 四钱　连翘壳 三钱　凉膈散（包）四钱

按　本例喉痧四天，痧布未透，寒热头胀，三四日未大便，证属风热时邪，蕴袭肺胃，亦即肺卫之邪尚盛而胃肠热结已成。

故治宜辛凉与苦寒并用，辛凉以疏表清肺，苦寒或以清热解毒，或以通腑泄热（凉膈散）。方中藏青果，为诃子之幼果，性味苦涩微寒，专治喉炎、乳蛾。

徐奶奶　疫喉痧四天，得汗身热轻，痧子布而不足，咽喉焮痛，内关白腐，妨于咽饮，舌质红，苔黄，脉象濡数。伏温疫疠，夹痰热蕴袭肺胃两经，厥少之火上升，阴液暗伤，津少上承，虑其增剧，姑拟生津清解而化疫疠之毒，尚希明正。

薄荷叶（后下）八分　京玄参 钱半　净蝉衣 八分　天花粉 三钱　生甘草 六分　川雅连 四分　通草 八分　川象贝（各）二钱　金银花 三钱　连翘壳 三钱　生赤芍 二钱　炙僵蚕 三钱　鲜竹叶 三十张　活芦根 一尺

二诊　疫喉痧五天，痧子已布，身灼热亦减。唯咽喉肿红焮痛，内关白点，妨于咽饮，舌质红，苔灰黄，脉濡数。阴液已伤，厥少之火上升，伏温疫疠之邪，夹痰热蕴袭肺胃两经。还虑增剧，再宜清营凉气而解疫毒。

鲜生地 三钱　京玄参 二钱　薄荷叶（后下）八分　熟石膏（打）三钱　甘中黄 八分　川雅连 四分　通草 八分　净蝉衣 八分　金银花 三钱　连翘壳 三钱　川象贝（各）二钱　炙僵蚕 三钱　鲜竹叶 三十张　活芦根 一尺

按　本例前后两诊，区别之处仅在于初诊时"痧子布而不足"，而二诊时"痧子已布"，提示较前布而将透，余症无大变化，故治法方药大体相同。二诊时守前方去天花粉、生赤芍，加熟石膏、甘中黄，可谓凉气清解之力有所增进。方中石膏熟用而非生用，或许是取其清热泻火而有收敛之功，因本例见喉关以内（内关）白腐。

王左　疫喉痧四天，痧子虽布，头面不显，壮热头痛，汗泄不畅，胸闷懊恢泛恶，咽喉焮痛，妨于咽饮，舌苔粉白而腻，脉象濡滑而数。风温疫疠之邪，蕴袭肺胃，厥少之火升腾。还虑增剧，宜辛凉疏解，芳香化浊。

薄荷叶（后下）八分　净蝉衣 八分　荆芥穗 一钱　淡豆豉 三钱　苦桔梗 一钱　苦甘草 五分　连翘壳 三钱　生赤芍 二钱　象贝母 三钱　炙僵蚕 三钱　枳实炭 一钱　藿香梗 钱半　炒竹茹 钱半　玉枢丹（磨冲）一分

按　本例疫喉痧，除有痧子布出，壮热头痛等外，另有胸闷懊恢，泛恶苔腻，可能尚有纳少乏味、便溏不爽等症，可见本证于风温疫毒蕴袭肺胃之际，另有湿浊之邪兼夹，故治疗在辛凉清解的同时，尚需芳香化湿辟浊。方中枳实炭（炒炭有实便之功）、藿香梗、炒竹茹有行气化湿、和胃止呕作用。玉枢丹，全名为太乙玉枢丹，有辟瘟解毒、消肿止痛之功，主治夏月暑温夹湿，胸腹满闷，呕恶泄泻。若外用可治疮疖、痄腮。

杨左　风温疫疠之邪，引动肝胆之火，蕴袭肺胃两经，发为喉痧。痧布隐隐，身热，咽喉肿红焮痛、内关白腐，舌苔薄黄，脉象郁滑而数。天气通于鼻，地气通于口，口鼻吸受天地不正之气，与肺胃蕴伏之热，熏蒸上中二焦。咽喉为肺胃之门户，肺胃有热，所以咽喉肿痛，而内关白腐也。邪势正在鸱张之际，虑其增剧。《经》云：风淫于内，治以辛凉。此其候也。

净蝉衣 八分　苦桔梗 一钱　金银花 三钱　京赤芍 二钱　荆芥穗 八分　甜苦甘草（各）六分　连翘壳 三钱　鲜竹叶 三十张　淡豆豉 三钱　轻马勃 一钱　象贝母 三钱　白茅根 二扎　薄荷叶（后下）八分　黑山栀 一钱五分　炙僵蚕 三钱

二诊　丹痧虽布，身灼热不退，咽喉肿痛白腐，脉洪数，舌绛。伏温化热，蕴蒸阳明，由气入营，销铄阴液，厥少之火，乘势上亢。证势沉重，急宜气血双清，而解疫毒。

犀角尖（现以水牛角代）五分　甘中黄 八分　象贝母 三钱
鲜竹叶 三十张　鲜生地 四钱　苦桔梗 一钱　连翘壳 三钱
茅芦根（去心节）（各）一两　生石膏（打）四钱　轻马
勃 一钱　黑山栀 一钱五分　鲜石斛 三钱　粉丹皮 一钱五分
陈金汁 一两　枇杷叶露（冲）四两

三诊　丹痧已回，身热不退，项颈漫肿疼痛，咽喉焮肿，内关白腐，舌薄黄，脉沉数。温邪伏热，稽留肺胃两经，血凝毒滞，肝胆火炽，一波未平，一波又起，殊属棘手。宜清肺胃之伏热，解疫疬之蕴毒。

薄荷叶（后下）八分　甘中黄 八分　京赤芍 二钱　鲜竹
叶茹（各）一钱五分　京玄参 二钱　苦桔梗 一钱　生蒲黄
（包）三钱　黑山栀 一钱五分　连翘壳 三钱　炙僵蚕 三钱
淡豆豉 三钱　象贝母 三钱　益母草 三钱　活芦根（去
节）一尺

按　本例为疫疬喉痧之重症，虽经三诊，似未治愈。初诊见痧子隐布，身热，咽喉肿痛，内关白腐，断为喉痧无疑。喉痧，又名"疫喉痧""烂喉丹痧"，多发于冬春两季，系因疫毒之邪自口鼻吸入，与肺胃蕴热相合，以致热毒上攻咽喉而迅速出现咽喉肿痛腐烂，热毒外出于肌表则全身皮肤呈现痧疹，另有发热、恶寒、头痛等全身症状。本病有似于今之猩红热或麻疹之疹毒攻喉。案中所及"内关"者，即喉关之内，又名"关内"，如咽后壁、会厌等处。喉关由扁桃体、悬雍垂和舌根组成。初诊用药在注重辛凉疏风发散的同时，已有较多清解咽喉热毒之品。二诊丹痧显布而身灼热不退，脉虽洪数而舌已见绛，咽喉肿痛白腐依然，可见阳明气分之证，已显有入营入血之势，故急仿犀角地黄汤意加入清气泄热解毒之品，以冀气血双清而从速奏效，亦望营分之热透出气分而解。三诊痧回而身热未尽，咽喉焮肿白腐未减，又见项颈漫肿疼痛（系颌下、耳后淋巴肿大疼痛之可能）。就用药情况看，患者的营血分见症已有减轻，故治疗重在清肺胃伏热，解疫疠蕴毒。本例喉痧，发病急骤，病势沉重，由卫气而营血，一波未尽，一波又起，治法涉及辛凉发散、清解热毒、清气泄热、清营凉血诸种，选药亦颇精当。中医治喉痧，由此可见一斑。

陈左　温邪疫疠，郁而化火，肺胃被其熏蒸，心肝之火内炽，白喉腐烂焮痛，妨于咽饮，壮热烦躁，脉洪数，舌质红苔黄。《经》云：热淫于内，治以咸寒。当进咸寒解毒，清温泄热。

犀角尖（现以水牛角代）四分　甘中黄 八分　连翘壳三钱　京玄参 一钱五分　鲜生地 三钱　淡豆豉 三钱　京赤芍 一钱五分　大贝母 三钱　天花粉 三钱　薄荷炭（后下）七分　金银花 三钱　生石膏（打）三钱　鲜竹叶 三十张白茅根（去心）二扎

按　本例所见壮热、烦躁、舌红、苔黄、脉洪数诸症，显属气分热盛之象。白喉腐烂焮痛，妨于咽饮，提示疫毒深重，已燔血分。"热淫于内，治以咸寒"，语出《素问·至真要大论》。热为火气，水能胜之，故以咸寒属水之药为主治之。方中犀角（现以水牛角代）咸寒，清热解毒，清营凉血，且凉而不遏，配伍其他苦寒、甘寒、辛寒之品，共奏清气泄热、凉血解毒之功。

童小姐　昨投辛凉疏解，呕恶渐止，咽喉肿痛、白点亦减，唯身热无汗，痧子隐隐，布而未透，舌中糙，苔薄腻，脉濡滑而数。风温时气之邪，蕴袭肺胃，厥少之火升腾，再宜辛凉汗解。

薄荷叶（后下）八分　熟牛蒡子 二钱　荆芥 一钱　淡豆
豉 三钱　甜苦甘草（各）五分　桔梗 一钱　连翘壳 三钱
净蝉衣 八分　赤芍 二钱　象贝母 三钱　炙僵蚕 三钱　粉葛
根 一钱五分　茅根 二扎　淡竹茹 二钱

> **按**　本例昨投辛凉疏解之剂后，部分证情有减。现诊身热无汗，
> 痧子隐布而未透，提示表邪未除，痧毒尚未透尽，故仍宜辛
> 凉汗解，以冀汗出热退，痧透病解。因其咽喉肿痛白点虽减
> 而尚存，故赤芍、僵蚕、牛蒡子（别名为大力子）、茅根（别
> 名为"茹根"）等凉血清热、解毒利咽之品，仍不可少。方
> 中薄荷、荆芥、蝉衣并用，为丁氏解表透痧习用之法。

咽喉病　　　锁喉疬痰

吴左　　肝郁夹痰瘀凝结，时气之邪外乘，锁喉疬痰，肿硬疼痛，妨于咽
饮。恙势非轻，姑拟消托兼施。

生黄芪 三钱　全当归 二钱　赤芍 二钱　生草节 六分　苦桔
梗 一钱　连翘壳 三钱　大贝母 三钱　炙僵蚕 三钱　淡昆
布 钱半

> ｛陈海蜇皮二两，漂淡，煎汤代水。｝

> **按**　本例"锁喉疬痰"，似指颈前、颈侧或喉结之旁肿硬热
> 痛。小者为瘰，大者为疬。因其易累及喉头，且病机每与
> 痰瘀有关，故"疬"前冠以"锁喉"，其后连以"痰"，
> 遂有"锁喉疬痰"之名。验之于今日临床，本例究属甲状
> 腺病变（炎症肿大），抑或颌下颈前淋巴结疾患（炎症结
> 块），因案录过简而难以断定。案中所谓"消托兼施"，
> 系指补气托毒与解毒消肿并用。方中生黄芪，意在补气托
> 毒，余药侧重于清热解毒，活血消肿。其中昆布清痰软坚
> 消肿，多用于瘿瘤、瘰疬之证；海蜇亦有清热化痰之功，
> 《医林纂要》云其可"去结核"。古称"结核"者，即痰
> 结成核之意。

七　膏方类

冬咳

张先生　每冬必咳，气急不平，天暖则轻，遇寒则甚，此阳虚留饮为患也。阳为天道，阴为地道，人生贱阴而贵阳。《经》云：阳气者，若天与日，失其所则折寿而不彰。素体阳虚，脾肾两病，肾虚水泛，脾虚湿聚，水湿停留，积生痰饮，年深不化，盘踞成窠，阻塞气机，据为山险。上碍肺金右降之路，下启冲气上逆之机，不降不纳，遂为气急。饮为阴邪，遇寒则阴从阳属，虎借风威，遇暖则阴弱阳强，邪势渐杀矣。痰饮生源于土湿，土湿本源于水寒，欲化其痰，先燥土湿，欲燥土湿，先温水寒，书所谓外饮治脾，内饮治肾也。肺主气，胃为化气之源，肾为纳气之窟。肺之不降，责之肾纳，肾之不纳，责之火衰。欲降其肺，先和其胃，欲纳其肾，先温其阳，书所谓上喘治肺，下喘治肾是也。证属阳虚，药宜温补。今拟温肾纳气，温肾则所以强脾，和胃降逆，和胃功兼肃肺。但得土温水暖，饮无由生，胃降金清，气当不逆，气平饮化，咳自愈矣。证涉根本，药非一蹴能治，仿前贤方乃三思而定，略述病由，以便裁夺。

别直参 三两　云茯苓 四两　潜於术 三两　清炙黄芪 三两　清炙草 八钱　炙远志肉 一两　大熟地 四两　川桂枝 六钱　五味子（淡干姜四钱同捣）八钱　熟附块 一两　川贝母 三两　甜光杏 三两　蛤蚧尾（酒洗）五对　砂仁末（后下）八钱　范志曲 三两　陈广皮 一两　仙半夏 三两　旋覆花（包）一两五钱　代赭石（煅）四两　补骨脂 二两　核桃肉 二十枚（两味拌炒）　炙白苏子 二两　怀山药 三两　山萸肉 三两　福泽泻 一两五钱　厚杜仲 三两　川断肉 三两　甘杞子 三两

上药煎四次，取极浓汁，加鹿角胶四两、龟板胶四两，均用陈酒炖烊，白冰糖半斤，熔化收膏。每早服三钱，临卧时服三钱，均用开水冲服。如遇伤风停滞等，暂缓再服可也。

按　本例慢性喘咳，逢冬加剧，天暖则轻，显属阳虚寒饮留伏于肺。寒饮之生，责之脾肾，肾虚水泛，脾虚湿聚，水湿停留，积生痰饮；而肺气不降，责于肾虚失纳，肾之不纳，责于阳虚火衰。故治以温肾纳气、和胃肃肺、健脾化饮。方中熟附块、川桂枝、淡干姜、大熟地、五味子、补骨脂、怀山药、山萸肉、川断肉、鹿角胶等为温肾纳气之品，余药侧重于益气健脾，温肺化饮，和胃降逆。

哮喘、咳嗽

夏右　痰之标在肺胃，痰之本在脾肾，旧有哮喘，咳嗽气逆，屡次举发，其源实由于脾肾两亏，痰饮渍留肺胃。柯氏云："脾肾为生痰之源，肺胃为贮痰之器。"是也。当拟培养两天以治本，温化痰饮以治标。

别直参（另煎汁收膏）一两　潞党参 三两　米炒於术一两五钱　清炙草 五钱　云茯苓 三两　怀山药 三两　大熟地（砂仁末三钱拌）三两　蜜炙麻黄 三钱　仙半夏 二两　陈广皮 一两　炙白苏子 一两五钱　旋覆花（包）一两五钱　炙远志 一两　甘杞子 三两　厚杜仲 三两　川断肉 三两　核桃肉（去紫衣）四两　潼蒺藜 三两　淡干姜 三钱　熟女贞 三两　北秫米（包）三两　补骨脂 一两五钱　炙款冬一两五钱　甜光杏 三两　鹅管石（煅）一两　川象贝（各）二两　五味子 三钱

上药煎四次，取浓汁，加龟板膏四两、清阿胶四两，均用陈酒炖化。白冰糖半斤，熔化收膏，每早晚各服二匙，均用白开水冲服。如遇伤风停滞等症，暂缓再服可也。

按　本例喘咳气逆，时有发作。案中认为其本在脾肾两亏，其
标在肺胃留痰。故治疗拟培补两天（脾为后天之本，肾为
先天之本。两天，即指脾肾）以治其本，温化痰饮（病痰
饮者，当以温药和之）以治其标。方药组成与辨证治法颇
为贴切。

咳嗽、嘈杂

张右　女子以肝为先天，且肝为藏血之海，血虚不能养肝，肝气肝阳上
升，肺失输布之权，胃乏坤顺之德，咳嗽已有数月，时轻时剧，动
则气逆，脘中嘈杂。当此冬令收藏之时，宜滋养阴血，以柔肝木，
崇土生金而化痰湿。

南北沙参（各）三两　当归身 三两　潞党参 三两　米炒於
术 一两五钱　抱茯神 三两　怀山药 三两　清炙草 五钱　潼
蒺藜 三两　大白芍 二两　川象贝（各）二两　瓜蒌皮 三两
炙远志 一两　甜光杏 三两　仙半夏 二两　炙款冬 一两五钱
血燕根 三两　肥玉竹 三两　熟女贞 三两　煅牡蛎 四两　广
橘白 一两　冬瓜子 三两　制首乌 三两　生苡仁 三两　北秫
米（包）三两　红枣 四两　核桃肉（去紫衣）四两

上药煎四次，取极浓汁。加龟板膏四两、清阿胶四两，均
用陈酒炖烊。入白冰糖半斤，熔化收膏。每早晚各服二
匙，均用开水化服。如遇伤风停滞等症，暂缓再服可也。

按　本例由阴血虚损，不能养肝，肝气肝火上升，肝气犯肺则咳
嗽气逆，肝火犯胃则脘中嘈杂。故治以滋养阴血以柔肝木，
培土生金以化痰湿。方中南北沙参、当归身、大白芍、制首
乌、潼蒺藜、熟女贞等为滋阴养血柔肝之品；潞党参、怀山
药、米炒於术、抱茯神、仙半夏、广橘白、生苡仁、北秫米

等为健脾和胃化湿而设；余药侧重于宣肺化痰止咳。合方药性较为平和，标本兼治，缓缓图效。

背冷、脑鸣

甘左　脊乃少阴之路，背为督脉所过之道，高年肾督亏虚，卫阳失于外护，以致脊背畏冷；肝阳上升，扰犯清空之所，则头脑响鸣；胃气不和，失其下降之职，则脘痛吞酸；脉象虚弦，弦为肝旺之征，虚乃阳衰之象。再宜补阴助阳，柔肝和胃。

别直参 一两　熟附块 一两　生於术 二两　云茯苓 三两　怀山药 三两　陈广皮 一两　砂仁末（后下）六钱　全当归 二两　仙半夏 二两　桂枝 六钱　桂心 二钱　大白芍 二两　厚杜仲 三两　川断肉 三两　杜狗脊 三两　甘杞子 三两　潼蒺藜 三两　黑穭豆衣 三两　煅牡蛎 四两　花龙骨（先煎）三两　制香附 一两五钱　左金丸 六钱　制首乌 三两　肥玉竹 三两　山萸肉 三两　炙乌梅 四钱　生姜 二十片　红枣 四两

上药煎四次，取极浓汁。加龟板膏四两、清阿胶四两、鹿角胶二两，均用陈酒炖烊。入白冰糖半斤熔化收成膏。每早晚各服二匙，均用开水化服。如遇伤风停滞等症，暂缓再服可也。

按　本例肾阳偏虚，失于温煦，而见脊背畏寒；肝阳上亢，扰犯清空，而见头脑鸣响；又因胃失和降而现脘痛吞酸。既有阳亏于下之畏寒，又见阳亢于上之脑鸣，治疗颇为棘手。丁氏取补阴以潜阳，助阳以祛寒两全之法，并佐以柔肝和胃之品以治脘痛吞酸。方中别直参、熟附块、桂枝、桂心、鹿角胶等益气温阳以祛寒，肥玉竹、甘杞子、大白芍、潼蒺藜、稽豆衣、龟板膏等滋阴柔肝敛阳，左金丸专为肝气犯胃之吞酸而设。

腰酸、头眩

陈左　　腰为肾之府，耳乃肾之窍，肾虚血亏，筋骨失于营养，肝阳易升，扰犯清空之所，以致腰骨酸楚，头眩耳鸣也。血不养心，则心悸跳跃；津液不能上承，则咽喉干燥；津液无以下润大肠，而腑行燥结也。当宜滋益心肾之阴，以涵肝木；调和脾胃之气，而生津液。

西洋参（另煎汁收膏）一两五钱　潞党参 四两　大生熟地（砂仁末四钱同捣）三两　明天冬 二两　抱茯神 三两　怀山药 三两　生甘草 六钱　山萸肉 三两　左牡蛎（先煎）四两　青龙齿（先煎）三两　川石斛 三两　当归身 二两　黑穞豆衣 三两　滁菊花 一两五钱　熟女贞 三两　珍珠母 四两　大白芍 二两　甘杞子 三两　潼蒺藜 三两　厚杜仲 三两　川断肉 三两　肥玉竹 三两　杜狗脊 三两　制首乌 三两　血燕根 三两　酸枣仁 三两　柏子仁 三两　广橘白 一两　黑芝麻 三两　全瓜蒌（切）四两　白莲子 四两　红枣 四两

上药煎四次，取极浓汁。加清阿胶二两、龟板胶三两，均用陈酒炖样。加白冰糖半斤，熔化收膏。每早晚各服二匙，均用开水化服。如遇伤风停滞之症，暂缓再服可也。

按　本例以肾虚阴亏为病机之关键。肾虚水不涵木则肝阳易升，头眩耳鸣；阴亏无以润肠则腑行不畅，大便燥结；津少不能上承则肺系失润，咽喉干燥；津枯血燥则心失所养，心悸跳跃。故治疗以补肾滋阴生津为主，佐以柔肝、养心、健脾、润肠。

目涩、肢冷

杨左　目为肝之窍，赖精气以光明，四肢为脾之合，得阳气而温和。两目干涩，四肢尖冷，阳虚失运输之职，湿痰留恋，精少无上承之力，肝热有余也。当宜培益精气以柔肝木，调理脾胃而化湿痰。

别直参（另煎汁收膏）一两　潞党参 四两　云茯苓 三两　米炒於术 一两五钱　清炙草 五钱　大生熟地（各）三两　山萸肉 三两　当归身 二两　大白芍 二两　甘杞子 三两　滁菊花 一两五钱　怀山药 三两　潼白蒺藜（各）一两五钱　熟女贞 三两　制首乌 三两　粉丹皮 一两五钱　福泽泻 一两五钱　制黄精 三两　肥玉竹 三两　血燕根 三两　怀牛膝 二两　仙半夏 一两　广橘皮 一两　厚杜仲 三两　川断肉 三两　稽豆衣 三两　炙粟壳 一两五钱　龟板胶（陈酒熔化）二两　黑芝麻 三两　杜狗脊 三两　紫丹参 二两　嫩桑枝 四两　红枣 四两

上药煎四次，取浓汁，加清阿胶三两、鹿角胶二两，陈酒熔化，再入白冰糖半斤，烊化收膏。每早服三钱，伤风停滞，暂缓再服可也。

按　本例两目干涩，由肾精不足而肝热有余所致；四肢尖冷，湿痰留恋，由阳虚脾弱运输失职所成。故治以补肾柔肝养目，健脾和胃化痰。依据辨证分析，方中温阳之力略嫌单薄。

不寐

罗先生　始患痔漏，继则不寐，痔漏伤阴，阴伤及气，气阴不足，气不能配阳，阴虚及阳，故为不寐。不寐之因甚多，而大要不外乎心肾。

离中一阴，是为阴根，阴根下降，是生水精。坎中一阳，是为阳根，阳根上升，则为火母。坎离交济，水火协和，阳入于阴则为寐，阳出于阴则为寤也。肾阴不足，水不济火，心火不能下通于肾，肾阴不能上济于心，阳精不升，水精不降，阴阳不交，则为不寐，此不寐之本也。肝为乙木，内寄阳魂，胆为甲木，内含相火。平人夜寐，魂归于肝，阳藏于阴也。肾阴亏耗，水不涵木，肝不能藏其阳魂，胆不能秘其相火，神惊火浮，亦为不寐，此不寐之兼见也。离处中宫，坎居下极，位乎中而职司升降者脾胃也。胃以通为补，脾以健为运，胃失流通，中宫阻塞，不能职司升降，上下之路隔绝，欲求心肾之交，不亦难乎。故《经》云：胃不和则卧不安。胃不和者，不寐之标也。道书云：离为中女，坎为中男，而为之媒介者坤土也，是为黄婆，其斯之谓乎。错综各说，奇偶制方，益气以吸阳根，育阴以滋水母，升戊降己，取坎填离，益气即所以安神，育阴亦兼能涵木，标本同治，以希弋获，是否有当，即正高明。

清炙黄芪 四两　上潞党参 四两　仙半夏 二两　大生地四两　抱茯神（朱砂拌）三两　大熟地 四两　炙远志肉一两　清炙草 六钱　酸枣仁 三两　北秫米（包）三两　明天冬 一两五钱　大麦冬 一两五钱　炒怀山药 二两　甘杞子二两　生牡蛎（先煎）四两　广橘白 一两　当归身 三两　大白芍 三两　花龙骨（先煎）二两　背龙齿（先煎）二两　紫石英 三两　炙鳖甲 三两　川石斛 三两　马料豆 三两　潼蒺藜 三两　紫丹参 二两　川贝母（去心另研末收膏）二两　制首乌 六两　合欢花 一两五钱　莲子 二两　红枣六两　鸡子黄（另打搅收膏）十枚

上药煎四次，取浓汁，加龟板膏四两、清阿胶四两，均用陈酒炖化、白冰糖半斤熔化。再将川贝、鸡子黄，依次加入，搅和收膏。每早晚各服二匙，均用白开水冲服。如遇伤风停滞等症，暂缓再服可也。

按　本例以不寐为主症，而不寐又缘于痔漏伤阴，阴伤及气，气阴不足，阴不制阳所致。案中深入分析为肾阴不足，水不济火，心火不能下通于肾，肾阴不能上济于心，阴阳不交，则为不寐。且肾水与心火升降交泰之道又以中焦脾胃为枢。故治疗当益气以安神，育阴以降火，和胃以畅中。标本同治，考虑周全，这正是膏方的特点和所长。

梦　遗

徐先生　精气神者，人身之三宝也。论先天之生化，则精生气，气生神；论后天之运用，则神役气，气役精。人身五脏，各有所藏，心藏神，肾藏精，精藏于肾，而主于心，心君泰然，肾精不动，是为平人。尊体气阴两亏，坎离失济，心虚易动，肾虚不藏，神动于中，精驰于下，此梦遗旧恙所由起也。递进膏滋，遗泄渐减，药能应手，未始无功。唯是补牢已晚，亡羊难复，久遗之后，肾阴大伤。肾者主骨，骨中有髓，肾之精也。腰为肾之外候，脊乃肾之道路，肾精走失，骨髓空虚，脊痛腰酸，在所必见。肝为乙木，中寄阳魂，胆为甲木，内含相火。肾水既亏，岂能涵木，木失所养，水走火飞，相火不能潜藏，肝阳易于上亢。清空不空，则为头眩；清窍阻塞，则为耳鸣。阴虚于下，火浮于上，上实下虚，亦势所必然矣。症势各类，治本一途，挈要提纲，补精为重。补精必安其神，安神必益其气，治病必求其本也。壮水以涵其木，滋阴以潜其阳，子虚补母，乃古法也。仍宗前意，再订新方，补气安神，育阴固摄，仿乙癸同源之治，为坎离固济之谋，复入血肉有情，填益精髓，复元精之走失，补奇脉之空虚，为日就月将之功，作一劳永逸之计。是否有当，即正高明。

台参须 一两五钱　潞党参 三两　大熟地（砂仁拌）
六两　炙绵芪 四两　炒怀药 二两　朱茯神 三两　酸枣
仁 三两　多远志肉 一两　清炙草 六钱　明天冬 二两　大

麦冬 二两　厚杜仲（盐水炒）三两　甘杞子 二两　川断
肉（盐水炒）二两　桑椹子 三两　制首乌 四两　陈广皮
一两　仙半夏 二两　北秫米（炒，包）三两　宁子淡①
四两　煅牡蛎 四两　紫贝齿 四两　紫石英 三两　胡桃肉
（盐水炒，去紫衣）十二枚　五味子 六钱　金樱子（包）
一两　苏芡实 三两　川黄柏 一两　熟女贞 二两　猪脊髓
（酒洗）二十条　红枣 四两　鳔胶（熔化收膏）二两

上药煎四次，取浓汁，加龟板胶四两、清阿胶四两，均
用陈酒炖烊，再将鳔胶和入，白冰糖半斤熔化收成膏。
每早晚各服二匙，均用开水化服。如遇伤风停滞等症，
暂缓再服可也。

按　膏方之"膏"，有滋润、补养之意。近代名医秦伯未先生
说："膏方者，盖煎熬药汁成脂液而所以营养五脏六腑之枯
燥虚弱者，故俗亦称膏滋药。"又说："膏方非单纯补剂，
乃包含救偏却病之义。"（《膏方大全》）膏方是中医药学中
汤、丸、散、膏、丹五大主要剂型之一。《黄帝内经》所载
十三方中，即有膏剂的应用，东汉著名医家张仲景《伤寒
杂病论》载有不少膏方的制法与用途。后世医家在此基础
上，对膏方的制作与应用不断发展，逐步完善。

本例以梦遗为主症，案中对其做了深入的病因病机分析，认
为气阴两亏，水火失济，心虚易动，肾虚不藏，神动于中，
精驰于下，梦遗乃作。故治以补气安神，育阴固摄，填精育
髓。方中三十余药切合病机、治法，可谓理、法、方、药，
贯通一致，丝丝入扣，足为后人效仿。

---

① 宁子淡：结合原文治疗梦遗推测，方中"宁子淡"可能指淡菜仔，学名贻贝，又称海虹，煮
　熟后加工成干品，即为淡菜。"宁"可能指"宁波"等原产地。淡菜补肝肾、益精血，与收
　敛固涩的煅牡蛎相配，有益肾固精之功。

遗泄、阳痿

张左　　肝为将军之官，肾司封藏之本，肾水不足，肝木失于条达，气滞中州，脾胃运化失常，胸闷嗳气虽减，屡屡吞酸，职是故也。君相火动，精关不固，精不充其力，阳事不振，以致遗泄而阳痿也。当宜益肾柔肝，固摄精关。

别直参（另煎汁收膏）一两　潞党参 四两　清炙草五钱　清炙黄芪 三两　抱茯神 三两　怀山药 三两　米炒於术 一两五钱　明天冬 三两　山萸肉 三两　当归身 二两　大白芍 二两　甘杞子 三两　厚杜仲 三两　川断肉 三两　杜狗脊 三两　左牡蛎（先煎）四两　大生熟地（各）三两　苏芡实 三两　制黄精 三两　覆盆子 三两　菟丝子 二两　肥玉竹 三两　仙半夏 一两五钱　春砂壳（后下）八钱　广橘白 一两　红枣 四两　莲子（去心）四两

上药煎四次，取极浓汁。加清阿胶一两五钱、鹿角胶一两五钱、龟板胶一两五钱，均用陈酒炖烊。白冰糖半斤，熔化收膏。每早晚各服二匙，均用开水冲服。如遇伤风停滞等症，暂缓再服可也。

　　　　按　本例肾虚肝郁。肾阴虚则相火妄动，精关不固，故见遗泄而阳痿；肝气郁则逆犯脾胃，气滞中焦，故见嗳气而吞酸。治以益肾柔肝，以固精关；佐以健脾和胃，以降逆气。

痔疮、便血

张左　　脾弱生湿，肾虚生热，湿热下注大肠，大肠为传导之官，化物出矣。糟粕与湿热互郁曲肠、化物失司，以致痔疮便血，屡次举发。

烦劳则头眩，阴亏于下，阳易上浮也。舌苔厚白，脉象弦细。当拟培养脾肾，清化湿热。

别直参（另煎汁收膏）一两　潞党参 四两　炙黄芪 三两
米炒於术 一两五钱　清炙草 五钱　云茯苓 三两　怀山
药 三两　山萸肉 三两　大生熟地（各）三两　（砂仁末四
钱拌）血燕根 三两　潼蒺藜 三两　熟女贞 三两　左牡蛎
（先煎）四两　陈广皮 一两　福泽泻 一两五钱　全当归 二两
生赤白芍（各）二两　甘杞子 三两　厚杜仲 三两　川断
肉 三两　槐花炭 三两　制首乌 三两　生苡仁 三两　肥玉
竹 三两　炒黑荆芥 八钱　侧柏炭 一两　杜赤豆 三两　柿
饼 四两　红枣 四两　莲子 四两

上药煎四次，取极浓汁，加龟板膏四两、清阿胶四两，均用陈酒炖化，白冰糖半斤熔化，收成膏。每早晚各服二匙，均用白开水冲服。如遇伤风停滞等症，暂缓再服可也。

按　本例痔疮便血，由脾肾虚弱、湿热下注所致；头晕目眩，因阴亏于下、阳浮于上而作。舌苔厚白，主湿气偏重；脉象弦细，主阴虚阳亢。故治宜补肾健脾，清化湿热，略佐滋阴潜阳。方中槐花炭、炒荆芥、侧柏炭等专为治便血而设。

膝酸、湿瘰

梁右　脾主肌肉，肾主骨髓，脾弱生湿，肾虚生热，营血不足，风湿热乘隙入络，两膝酸楚，湿瘰作痒；兼之咳嗽，根株未除，痰恋肺腑，肺气失于清润也。宜培养脾肾，以化痰湿；和营祛风而通络道。以丸代煎，缓图功效。

潞党参 一两五钱　生黄芪 一两五钱　炒於术 一两　云茯
苓 一两五钱　陈广皮 八钱　怀山药 一两五钱　清炙草 三钱
全当归 一两　紫丹参 一两　生苡仁 一两　西秦艽 八钱　怀
牛膝 一两　木防己 一两　厚杜仲 一两五钱　大川芎 四钱
炒赤芍 一两　仙半夏 八钱　川象贝（各）一两　光杏仁
一两　肥玉竹 一两五钱

上药各研末，用桑枝四两、红枣四两，煎汤泛丸。

> 按　本例脾肾两虚，营血涩滞，风湿夹热，乘虚而入，以致两膝
> 酸楚，湿瘰（似指块状湿疹）作痒。另见痰湿阻肺而致咳嗽
> 经久不除。故治以培补脾肾、和营祛风、兼化痰湿。方中药
> 物与所立治法十分切合。因本方研末制丸，故龟板胶、鳖甲
> 胶、鹿角胶、阿胶等血肉有情之品不宜应用。

八　临证笔记

先祖立方，必详书脉案、舌苔、病状、病理，辨其阴阳表里，究其经络脏腑。尝谓济万云，若此五者，缺一不可。而于伤寒温病等类，尤当以六经为最要，明证之所在而治之，方能切中也。济万侍诊九载，自愧识浅，唯遇门诊出诊之奇险重杂者，记而录之，因医案之刊，而附于后，俾知先祖用意之所在，触类旁通云尔。

同孚路，余先生之子，年方九岁，初则出痘，继而疡疖遍生，经前医投以清凉解毒之剂，数十余剂，疡疖渐愈，而形肉日削，胃呆不纳，求治于先祖。见其来寓也，不能行走，环跳膝盖处浮肿，皮色不红，按之亦不痛，自云入夜酸胀异常，若筋粗强硬之状。诊其脉细，舌色淡白、质绛。余先生谓两房只此一子，承祧宗祀，倘有不测，奈何奈何。先祖云：此证乃痘浆未化之毒，混处血脉络间，寒凉太过，流入阴分，且脾胃生生之气已受损，健运受纳，均失其

职，脾虚则生湿，胃弱而生痰，湿痰凝聚，营卫不得流通，证属流注、流痰之类，所虑者，破溃不敛，则成疮痨。此时尚可设法，冀其消散也。内服阳和汤：麻黄、熟地、肉桂、炮姜、芥子、生草节（或鹿角霜），加入党参、白术、陈皮、红花、牛膝、半夏。外用自制双料阳和膏，盖贴肿处，嘱服十剂。最近二次复诊，已不用背曳扶持，即能行走矣。并云：米粥一日可服四碗、视其面色，亦见光华，后改汤为丸，服半月余便愈。因思此证，虽不谓险谓奇，前后共诊两次，即收全功，妙在神速也。

岁在癸亥仲秋，后马路，益记号主娃。延先祖诊治，由其夫人详述病因，先患吐血，症由初夏起见，方血之来也，盈盏成盆，初服芩连、生地、知母、石膏、白芍、黄柏，寒凉收涩之剂，两剂而血止。未逾五日，忽加咳嗽，改延他医，谓吐血之后，而见咳嗽者，每易入于损门，尝拟滋阴清降之剂，如是者，连服一月余，罔无效验，反增喘促、泄泻，入夜潮热，形瘦骨立，精神萎软，医告技穷，并云势将不起矣。先祖诊脉毕，处方用桑皮、桑叶、茯苓、甘草、桂枝、桃仁、地榆炭、紫菀、款冬、半夏、苡仁、枇杷叶，嘱服三剂，泄泻渐止，潮热亦减，但咳而音哑。再以桂枝、地榆，易杏仁、桔梗，服后音声亦扬。后用培土生金法，山药、茯苓、白术、甘草、陈皮、半夏、杏、贝等，调理痊愈。功成济万心有所疑，乃问于先祖，盖病起于吐红，更加潮热、喘促，明是阴亏火旺之象，滋阴降火之法，何以不验而转剧。先祖云：是证脉来左濡涩，右寸关大，病原固属于火，而寒凉太过，致离经之血，瘀凝于络，阳气被遏，不得流通，气滞生痰，痰瘀交并，肺气不利，而咳嗽声哑，是当温化祛瘀，导血归经也。《脉经》云：涩为气滞，气乃血之帅，气滞则血凝，唯久病中土已伤，脾不健运，故一面祛瘀化痰，一面温脾通阳，至于阴虚火动之潮热，脉当细数，今右脉滑大，非阴虚之潮热明矣。且两足欠温，两尺脉弱，寒凉激火而上行，中气既寒，在上之火，不能下降矣。因知医不难于用药，而难于识证，幸也病痊，否则人必目余为偏见，又将何辨乎。

徐氏妇，年近三旬，寡居八载，住城内小木桥。于壬戌之春，思四肢肿痛，手掌足蹠更甚，若触动之，则痛彻于心，且不能转侧稍移。如是者十余日，昼夜呼号，无有定时。延先祖治，出前方，尽是祛风化湿，独活寄生汤之类，间有用玉屏风散者，服之口并不燥，胸亦不闷，唯肿痛反剧。诊其脉，两手均弦细而数，舌质淡红。自述痛处觉热。先祖云：此历节风也，俗名痛风。立方投桂枝白虎汤加减，而倍石膏（桂枝六分，石膏一两，知母钱半，大地龙三钱酒洗，桑枝四钱），嘱服两剂，病势略减，乃更方，去桂枝，加用羚羊角、白薇两味，又服两剂，肿消其半，而痛亦十减六七，调理半月，得以痊愈。盖以寡居多郁，郁则木失条达之机，肝阴虚，而肝火易炽，火盛化风，特趋入络，耗伤营血所致。按历节风一证，有属寒者，有寒化热者，有完全属热者。考之《金匮》，寒者，乌头汤为主方，寒初化热者，桂枝芍药知母汤，化热已盛者，后贤借用桂枝白虎汤，若本体阴虚，肝火入络，病因乃完全属热者，则以《千金》羚羊角散为最妙，此证即仿《千金》法，故而得效。

方浜路，侯姓，年五十一，孤居已十年矣。病呃逆，医投丁香、柿蒂、旋覆花、代赭石，数剂不愈，改延西医亦无效。乃延先祖诊治，时先祖适以出诊蚌埠，为倪督军治病，乃由济万代诊，按脉洪数有力，右关尤甚，舌根黄腻，面赤如醉，呃声频频不断。问其大便，燥结不行者三四日矣，此乃胃热移肺，肺不受邪，邪正相拒，呃声乃作。右关属胃，胃为阳土，宜通宜降，土燥便结，出门不通，热气不得下行，反从上逆，旋覆花、代赭石虽能重镇，不能除热，热不去，则呃不止，丁香、柿蒂乃治呃之属于寒热夹杂者，尤不对症，故无效验。因用生石膏五钱、酒制大黄三钱、元明粉二钱冲、肥知母钱半、黄芩钱半、竹叶三十张、枳实钱半。处方既竟，病家以方太峻，有难色。余曰病者体质阳素有余，加以孤居，亢阳尤甚，面赤虽似戴阳，然脉来洪数有力，实属胃家实热。仲圣云：面热如醉，乃胃热上冲，加大黄以利之，非虚证可比。虽属高年，当从实治，此方决无妨碍，病家方敢照方服药。一剂而腑气通，再剂而呃逆止，后以调养胃阴，渐渐而愈。

李益平、通州人，贩布至申，寓于新旅社二十七号。患少腹痛，痛处有一筋扛起，上冲则呕，下坠则利，绵延半月余。求治于先祖，出前方，有以谓疝气者，有以谓奔豚者，所服之方，尽属苦辛通降之剂，病势仍然，不进不退，唯得腹内响鸣，有矢气，则略觉松畅。视其面色黑黯，按其脉象濡涩，舌苔灰腻，痛处手不能近，先祖云：此寒瘀为患，已成积聚矣，久则必为痃癖，非大剂温通不可。乃投以附、桂、炮姜、红花、制军、枳实、金铃子、小茴香，并用香附末二两，食盐末二两，酒醋炒热，以熨其腹痛处。明日又来邀诊，谓昨夜服药之后，腹内响鸣异常，连得矢气数十，忽而便大泻，视所出之物，色灰黑而黏腻，其臭难当，共泻六次，今日病势已减十之六七，虽作亦微矣。因更方去制军炭、枳实，加砂壳八分、延胡索一钱，再服二剂，痛果全止，后调理旬余而痊。盖以其人，未病之前，宿娼者数次，且喜服水果，所以有寒瘀之积聚也。

刘左　肾精下损，乏阴液以上承，浮阳上灼，咽痛不肿不红，妨于咽食。加以咳嗽喘促，是下焦丹田，不司收纳，冲脉之气上逆所致。前医迭投凉润，不下五十余剂，反而胃弱便溏，脉濡小，则知中土已绥，生气不振矣，又岂治咳嗽之可疗哉。故虽属治咳之良法，实为酿病之祸端也。今仿劳怯不复，当以固真扶胃，亦培土生金之意，冀望加谷则吉。

潞党参 三钱　怀山药 三钱　云茯苓 三钱　广橘白 一钱　生甘草 六分　甘杞子 二钱　五味子 三分　生白术 三钱　川象贝（各）二钱　熟谷芽 四钱

香稻叶露一斤煎汤代水，并每日另服四两代茶。

　　　　二诊　服药十五剂，便溏结，纳谷亦增，喘虽平，而咳未止，脉仍濡软，咽痛稍瘥，中宫得运，胃气得醒矣。肺津尚未能输布，甘能生津，仍宗前法，倘逐步转机，或可许效。

　　此证，乃镇江刘姓慕先祖名，而来申诊治者，共诊三次，服药四十余剂，便告全功。因知久病劳损，扶养中土，为第一要法，所谓人以胃气为本，得谷自昌。

孙济万志

医

论

篇

一 证治论要

论治中风

中风有真中类中之殊。论治真中风，可分中脏、中腑、中经三端。盖谓真中风虽因风从外来，实由脏腑内虚，外风引动内风，贼风入中脏腑、经络、营卫，致以痹塞不行，陡然跌仆成中，此之谓真中风也。若阳气本虚，痰湿稽留，灵机堵塞，重则一蹶不振，轻则嗜卧不醒，肢体偏枯。故急治以小续命汤合苏合香丸加减，助阳祛风，开其痹塞，兼通络道，加竹沥姜汁以涤痰，庶几心窍开通，而神明复苏。有因高年营阴亏耗，风自内起，外风引动，兼因痰热蒙蔽清窍，横窜经络者，方用河间地黄饮子、至宝丹加减。治以育阴息风、化痰清神者，用生地、麦冬、石斛、萸肉、牡蛎、羚羊角以滋阴息风，天竺黄、胆星、川贝、远志、菖蒲以化痰开窍。凡属诸真中风轻重各证，谨守病机，发挥古方，皆可获转危为安矣。

类中风，所云类者，有似外风也。类中风多因于风痰火三者所伤，皆明辨类中之病机也。至迨来叶氏阐明内风之说，以肝为风脏，体阴而用阳，因其气阴本亏，木失滋涵，虚风内动，故肝阳化风上扰，其变也速。有因痰湿或痰热阻于廉泉之窍，横窜络道，而见半体不用，足痿不良行，舌强言謇，口角流涎征象，即是风痱重症也。治宜扶正养阴，息风和络，仿《古今录验》续命汤、地黄饮子加减，方用人参、石膏、当归、川芎、南沙参、西洋参、石斛、麦冬、珍珠粉、真猴枣粉、鲜竹沥化服。肝火内炽，风阳上僭，痰热阻窍，神识不清者，方用羚羊角、石决明、青龙齿、天麻、僵蚕、蝎尾、钩藤及牛黄清心丸、至宝丹。若见阳明热盛者，可加石膏、知母；痰阻舌根者，加竹沥半夏、川贝、天竺黄、胆南星、蛇胆陈皮、远志、菖蒲；半身不遂，口眼歪斜，项强不能转侧者，用牵正散之竹节白附子、僵蚕、全蝎及当归、丹参、秦艽、木瓜、地龙、丝瓜络、嫩桑枝、虎潜丸、大活络丹等；痰盛气逆者，用礞石滚痰丸、竹沥、姜汁化服，以缓其急；正气虚而手足麻木无力者，用人参再造丸、指迷茯苓丸。总缘肝肾阴亏为其本，风阳痰热为其标，标急于本，先治其标，标由本生，缓图其本，实为上工之法度也。

论治肝气、肝阳

《经》云：肝为风木之脏，体阴而用阳，其性刚，主动主升，性喜条达畅遂，动而有静，乃得柔和之体，显条达之性，何病有之。但一有怫郁，则肝气郁遏，厥气横逆，性急而动，故治肝当以疏肝解郁为主。《经》云：肝为将军之官，刚劲之质，辄致木旺侮土，胃失降和，肝病其脉必弦。病邪在上，则脘胁胀痛，恶心呕吐；病邪在下，则腹胀疝坠，大便溏泄。肝气常用方药，以芍药、甘草、当归三味为肝气治本之要药。若用以疏肝散郁，为金铃子、延胡索、软柴胡、制香附、广郁金、合欢花、绿萼梅、木蝴蝶、青皮、佛手之类；用以平肝降逆，为旋覆花、代赭石、仙半夏、陈皮、云茯苓之类；用以柔肝健脾，为焦白芍、炙甘草、党参、炒白术、煨葛根之类。由于寒胜者，宜紫苏梗、佩兰叶、桂枝、吴茱萸、沉香、白檀香、附子、干姜、枸橘、香橼皮、荔枝核、小茴香、煅瓦楞、荜澄茄，以温散止痛；由于热胜者，宜川雅连、黑山栀、粉丹皮，以清肝泻火；由于肝气入络者，宜路路通、枳壳、橘络、丝瓜络，以行气通络；因湿火相杂，而用左金丸、戊己丸；因气滞血瘀，而用失笑散、逍遥散；因兼虫积，而用酸苦杀虫之乌梅丸。所引用诸药，皆不离乎《经》旨，所谓肝苦急，急食甘以缓之，酸先入肝，肝欲散，急食辛以散之，用辛补之，酸泻之，木郁达之之义也。

肝阳，即肝风肝火之类也。《经》云：东方生风，风生木，木生酸，酸生肝。因肝主藏血，内寄相火，体阴用阳，故顺其性则条达畅遂，逆其性则化为风火，上蒙清窍，发为眩晕头痛。正如《经》云：诸风掉眩，皆属于肝。而于妇女患此尤甚。若心肝火旺，暗吸肾阴，水不涵木，厥阳独亢，神明不安，夹痰火堵塞神机，则发为惊悸，甚则瘼疭癫狂。肝阳常用方药，初起多主柔肝潜阳，如生地、白芍、桑叶、滁菊、薄荷、钩藤、穞豆衣、白蒺藜、胡麻仁；肝血不足者，加制首乌、归身、女贞子、枸杞子；阴液亏耗者，加北沙参、西洋参、天麦冬、金石斛、天花粉；肾水亏损，肝阳上亢者，而欲潜其阳，必滋其阴，王太仆云：壮水之主，以制阳光。须用介类以镇潜之，如珍珠母、石决明、紫贝齿是也。又如重用清肝息风者，宜加羚羊角、明天麻、龙胆草、粉丹皮、夏枯草、地龙、僵蚕；惊悸癫狂者，宜加玳瑁片、珍珠粉、龙骨、龙齿、灵磁石、全蝎、金器；心肝火旺，彻夜不寐者，宜加黄连、阿胶、鸡子黄、淮小麦、夜交藤、琥珀；目糊赤肿者，加用杭白菊、女贞子、决明子、青葙子、谷精草、密蒙花；有用龟板、鳖甲、生牡蛎，乃取诸血肉有情之品，有益养肝之体耳。夹痰浊痰热者，加用天竺黄、陈胆星、枳实、竹茹、竹沥半夏、北秫米，以和胃安神，皆有助肝之条达畅遂也。

论治咳嗽

咳嗽一证，始为微邪所伤，致病轻浅，但咳久不平，最为难治，须察其病因病机所在。《经》云：五脏六腑皆令人咳，非独肺也。六淫外感，七情内伤，皆能致咳。咳为气不顺，嗽为有黏痰，合称咳嗽，不离肺脏为患也。

若因于风寒客肺，肺气失宣，治宜辛散宣肺，如麻黄、杏仁、桔梗、甘草、紫菀、款冬、百部；风热犯肺，清肃失司，治宜辛凉苦降，如蝉衣、前胡、牛蒡子、桑叶皮：痰多湿重者，加姜半夏、橘红、莱菔子、白芥子；痰热恋肺者，加川贝母、黄芩、瓜蒌、海浮石、葶苈子、冬瓜子。若论五脏之咳，心咳，为心火烁金，用玄参、麦冬、甜杏仁、玉竹、百合、冬瓜子；肾咳，为劳心耗精、用熟地、山萸肉、冬虫夏草、蛤粉、山药；肝咳，为肝郁化火，木火刑金，用沙参、麦冬、石决明、阿胶、女贞子、木蝴蝶；脾咳，为肺虚内热，脾虚气陷，用培土生金法，如党参、白术、山药、诃子、白扁豆；肺虚久咳成痨者，《经》云：劳者温之，虚者补之。以补肺为主，如黄芪、桂枝、白芍、炙甘草、饴糖之类，建中补肺是也。

此外，有小儿顿咳者，宜肃肺止咳，如麻黄、杏仁、甘草、桑白皮、地骨皮、苏子、莱菔子之类。有妊娠七月而咳嗽者，因乎太阴司胎，胎火迫肺所致，宜清肺安胎，顺气止咳，如黄芩、生白术、桑叶皮、光杏仁、生甘草、炙兜铃、款冬花、前胡、川贝母、枇杷叶、生梨汁之类。如见咳甚，胎动漏红者，可加阿胶、苎麻根，以保胎止血也。

论治消渴

消渴证。古称三消为火病也，须分上中下治之。《经》云：二阳结谓之消。《金匮》云：厥阴之为病，消渴。消渴小便反多，以饮一斗，小便一斗。皆言其阴分不足，自上而下，阴虚火炽所致。多饮为上消，多食为中消，多溲为下消，咸属肾虚火不归元。盖三消以肾为主，善治三消者，必补肾水真阴之虚，兼泻心火柔肝阳，除胃中燥热之邪，俾得水升火降，阴阳既济，则阴胜阳消，三消可治矣。

论三消病因病机，读许叔微书曰：一者，渴而饮水多，小便数，脂似麸片，甜者，消渴病也。二者，吃食多，不甚渴，小便少，似有油而数者，消中病也。三者，渴饮水不多，腿肿，脚先瘦小，阴痿弱，小便数，此肾消病也。特忌房劳。通常认为上消在肺，肺气焦满，水源告竭，咽燥烦渴，引水不体，肺火炽盛，阴液消亡，宜大剂清润之中佐以化痰之品，盖火盛则痰燥，其消烁之力，痰为之助也。如南北沙参、天麦冬、石斛、玉竹、胡黄连、蛤粉、贝母、二陈、枇杷叶、生梨汁等。中消属胃病，胃为阳土，痰入胃中与火相结，其力尤猛，食入即易消烁。《经》所谓除中，言常虚而不能满也。宜清胃润燥化痰，如鲜石斛、石膏、天花粉、北沙参、麦冬、山药、玉竹、二陈、蔗汁、人乳等。下消属肾，肾阴既耗，孤阳无依，水亏则火旺，于是饮一溲一，或饮一溲二，浑如膏脂而尿甜者，腿股枯瘦。宜培养真阴，加清利之品，如龟板、生地、天冬、五味子、沙参、牡蛎、蛤粉、知母、女贞子、黑料豆、山药、茯苓、泽泻、车前子、猪肾汤、鲜藕煎汤代水等。

《经》云：二阳之病发心脾，不得隐曲，女子不月，其传为风消。风消者，火盛而生风，渴饮而消水也。三消为水火失济，偏胜用事，阴液消烁干枯，久而不愈，必发痈疽外症。治消渴，总以养阴润燥，凉血清火为主，探其虚实，和谐阴阳，斯为得法也。

论治虚劳

虚劳者损证也，其患大矣。书云：久虚不复谓之损，损极不复谓之劳。必其先虚损，久不愈而成虚劳。虚者，气血之虚也；损者，脏腑之损坏也。《难经·十四难》论五脏之损云：损其肺者，益其气；损其心者，调其营卫；损其脾者，调其饮食，适其寒温；损其肝者，缓其中；损其肾者，益其精。此治损之大法也。

　　张仲景于《金匮》述虚劳证治，颇为翔实。以建中崇土为主。《经》云：衰者补之，劳者温之，损者益之。然当以五脏分治之。凡自上至下者，先治其上；自下及上者，先治其下，过胃则亡。故治以温补五脏为主，尤以调理脾胃为急务。若劳伤心血，心肾失交者，用生熟地、酸枣仁、阿胶、麦冬、龙齿、石决明、珍珠母、川连、上肉桂、柏子仁、远志、夜交藤、怀山药、茯神；劳伤乎肺，气阴两伤者，用北沙参、西洋参、天麦冬、玄参、柿霜、蛤粉、阿胶、冬虫夏草、凤凰衣、猪肤、甜杏仁、石斛、燕窝、蛤蚧；劳伤乎脾，土不生金者，用党参、白术（於术）、炙甘草、桂枝、白芍、饴糖、龙骨、怀山药、附子、干姜、大枣；劳伤乎肝，气郁血瘀者，用当归、赤白芍、川芎、红花、制首乌、柴胡、金铃子、广郁金、白蒺藜；劳伤乎肾，精损于下者，用黄芪、熟地、苁蓉、山萸肉、熟女贞、鹿角霜、补骨脂、益智仁、潼沙苑、怀牛膝、秦艽、鳖甲、当归、知母、猪脊髓。可谓虚劳之治具备矣。然而尚有补充者，如阴虚甚者加人参；阳虚甚者加附子；汗多者加麻黄根、五味子、糯稻根、浮小麦、瘪桃干；潮热者加银柴胡、青蒿、地骨皮、白薇；胃弱中虚，不思食者，加砂仁、炙甘草、谷芽、鸡内金、白扁豆；步履艰难加怀牛膝、川断、杜仲；杀虫用百部、雷丸、使君子、水獭肝；便结用油当归、胡麻仁、松子仁；溏泄者加诃子皮、御米壳；痰红失音者，用茜草根、侧柏叶、炙兜铃、凤凰衣、木蝴蝶、冬瓜子、白茅花、藕节、枇杷叶；夹痰饮者，可用化痰饮之品，如苏子、白芥子、莱菔子、旋覆花、橘红。其他成药，如补中益气丸、金匮肾气丸、天王补心丹、归脾丸、六味地黄丸、八珍丸、人参养荣丸、香砂六君子丸、七味都气丸、全鹿丸、三才封髓丹、金锁固精丸、琼玉膏、十全大补膏等，可随证选用。

论治胸痹心痛

　　胸痹与胸痞不同，胸痹证《黄帝内经》未见，心痛则有记载，必其症见胸痹而心痛短气，方属本病也。张仲景言之甚详，有症脉，有方药，实为多见之证，辄被忽视。立方用药多主辛散温通法。《金匮》曰："胸痹而痛，所以然者，责其极虚也。今阳虚知在上焦，所以胸痹心痛者，以其阴弦故也。"因其阳衰阴弦，寒客中焦，是知其为胸中气塞短气，清阳失展。尤有甚者，心痛彻背，背痛彻心，取法补虚散寒，温通气机，方用瓜蒌薤白白酒汤、瓜蒌薤白半夏汤、枳实薤白桂枝汤。三方鼎立，无与伦比。若见胸中气塞短气者，茯苓杏仁甘草汤主之，橘皮枳实生姜汤亦主之；心痛彻背者，乌头赤石脂丸主之；虚极者，人参汤亦主之。有见胸痞者，满而硬痛或不痛，此为结胸，此为痞，非属胸痹证，务须辨明勿误。

论治癫痫

癫痫证，癫痫有别。癫者可见狂，其病原同一也。癫狂为重，痫疾为轻，论癫痫则并称。其病多因心神有伤，水火失济，则心肾两亏，肝火上升无制，火灼津液为痰，痰热上蒙清窍所致。论其病机，书云：心为君主之官，神明出焉；肝为将军之官，谋虑出焉；脾为谏议之官，思想出焉；肾为作强之官，伎巧出焉。五官作用于神志而病也，由于曲运神机，劳伤乎心；谋虑过度，劳伤乎肝；持筹握算，劳伤乎脾。病邪深入，心肝之阴耗伤，君相之火亢盛，则精关不固，于是暗吸肾阴，水不涵木，厥阳独亢，致脾虚不能为胃行其津液，水谷之湿聚而生痰，阳升于上，痰浊随之，蒙蔽清窍，堵塞灵机，而致神识失常，得之不易求近功也。若见狂发者，少卧不饥，或大怒骂詈，其候多急躁狂妄，登高而歌，弃衣而走。癫证，初发意有不悦，言语错乱，精神忧惚，或笑或哭，如醉如痴，神呆而昏沉。由于忧郁积压，病在心脾，痰血郁结，神情混淆。妇人患癫，可见月信失调。痫证，发作无时，卒然仆地作声，醒则口吐涎沫，甚则筋脉瘛疭是也。后人因其有似禽畜牲口呼叫声，而分马牛鸡羊猪五痫之名，但未分五痫治法。此述癫痫之大略耳。

癫痫治法，初起多主清肝解郁，调益心脾，化痰开窍。如南北沙参、石决明、珍珠母、天麻、钩藤、姜汁炒川连、全瓜蒌、川象贝、僵蚕、竹沥半夏、陈胆星、远志、菖蒲、茯神、枳实、竹茹、细木通、生甘草、蛇胆陈皮等。病沉重者，治宜清心火以安神明，滋肾水以平肝木，如川连、龙胆草、黄芩、羚羊角粉、珍珠粉、猴枣粉、玳瑁片、青龙齿、左牡蛎、麦冬、朱茯神、合欢皮、天竺黄、淮小麦、马宝粉、生铁落、金器等。治癫痫成药，有实证之白金丸、礞石滚痰丸、控涎丹、至宝丹、紫雪丹、清心丸、当归龙荟丸、秘方甘遂丸、妙功丸等；虚证之人参养荣丸、河车丸、三才封髓丹等。对证投药，皆为治癫痫之要药。

论治惊风

惊风，又名痉证、惊厥。多发于儿童，成人亦有患之。但本病有急慢之别，急惊属风热火化，慢惊主虚寒阳越，不可不辨。

急惊风，病起突发痉厥，头项强痛，角弓反张，渴喜冷饮，神志不清，身热不解。急宜清热息风，开窍涤痰，重用羚羊角、石决明、明天麻、广郁金、天竺黄、鲜石菖蒲、竹沥半夏、橘皮络、川象贝、枳实、竹茹、黑山栀、钩藤、金器、淡竹沥、珍珠粉、猴枣粉、生姜汁、至宝丹等。欲达邪以退高热时，可重用葛根芩连汤、白虎汤、白虎加人参汤；甚则用犀角地黄汤合万氏牛黄清心丸以清热定惊。

慢惊风，病因吐泻交作，久病不愈，形体消瘦，目开惊搐，潮热肢冷。治宜温运脾肾，抑木和中，用四君子汤、附子理中汤，可加怀山药、木瓜、白扁豆、荷叶等。脾虚湿热交阻者，亦可加用黄连或香连丸、连理汤之剂。

论治崩漏

崩漏为妇女多见病。崩者为重，漏者为轻，皆月经失调之故。血热血崩者，因君相火动，心主血脉，冲任失固，而致血热妄行也。宜滋阴降火，清经止血，用芩连四物汤加鲜藕汁，或藕节炭。血虚血崩者，水亏不能制火，而月水错经妄行，潮热时作，头晕腰酸，所谓阴虚于下，阳浮于上者，可用归脾汤合左牡蛎、炙龟板、炙鳖甲同用，即三甲饮也。余如炒丹皮、杭白菊、生白芍、稽豆衣、嫩钩钩、怀牛膝炭、黑芝麻、白薇等均可加减用之。肾虚加川断、杜仲、菟丝子；湿胜者加米仁、怀山药；心悸加紫贝齿、麦冬等。气虚血崩者，因正气大伤，气不摄血，血脱宜益气引血归经法，可用归脾汤、补中益气汤、胶艾四物汤，加减药用贯众炭、血余炭、丝棉炭、陈棕炭等作药引。经漏不止者，因肾亏肝旺，奇经不固，宜滋肾清肝，用荆芩四物汤加黄柏、知母、炙龟板、白薇等。

论治血证

血证又名失血，有上下失血之别。概括言之，血证在上者，症见衄血、吐血、咯血；血证在下者，症见便血、尿血、痔血。

《经》云：阳络伤则血外溢。又谓血上溢。如治衄血者，病因水亏不能涵木，肝火骤犯肺穴，则为鼻衄；相火上升，则为耳衄；心脾火升，则为舌衄；胃火上炎，则为齿衄，又称牙衄。上述各症须用北沙参、大麦冬、鲜石斛、鲜生地、粉丹皮、炒荆芥、薄荷炭、茜草根、怀牛膝、竹茹、鲜芦根、鲜茅根花、夏枯草、鲜藕、生白芍、生石决明等品，甚则用羚羊角、犀角（现以水牛角代）、石膏大凉清营之品；如属虚火上僭，可加生牡蛎、龟板、淡秋石以清降止血，区别对待，辨证施治可也。治吐血者，病因肝火内炽，迫冲任之血而妄行于上，则为吐血，须用西洋参、大麦冬、生石决明、炒丹皮、冬桑叶、生白芍、茜草根、侧柏炭、山茶花、鲜竹茹、鲜茅根花、连翘、山栀、丹参、仙鹤草、鲜藕、枇杷叶露、蚕豆花露、黛蛤散等加减。若血色紫黯，此为有瘀血，宜用参三七粉三分，鲜藕汁冲服；如因风温伏邪犯肺，由营达气，增入炒荆芥、薄荷炭；咳嗽者，加入甜杏仁、川贝母、冬瓜子、瓜蒌皮、海蛤粉。

《经》云：阴络伤则血内溢。又谓血下溢。如治便血者，病因脾肾阴虚，湿热入营、肝不藏血，脾不统血，血渗大肠，则内热便血，方用生地、粉丹皮、炒黑荆芥、炒赤白芍、炒当归、地榆炭、炒黄芩、银花炭、槐角、赤小豆、鲜藕、柿饼、脏连丸，甚则可加黄柏炭、白头翁，倘使便血如喷如溅而出，谓之肠风，加晚蚕沙、防风炭。若气阴两伤，气不摄血者，当加西洋参、炙黄芪、炒於术、清炙甘草、炒枣仁、茯神、白菊花、煅石决明、嫩钩钩、水炙远志、稽豆衣，或归脾汤法。肝经郁热者，加银柴胡、薄荷炭，亦用阿胶、地榆炭同炒，或阿胶、蒲黄炭同拌炒，均为养血清营之法，内痔便血与此相同，可加槐角、刺猬皮之品。正所谓便血之治，寒者温之，热者清之，脾虚者宜温经止血，可用熟附子、炮姜炭之品。《金匮》有云："下血先便后血，此远血也，黄土汤主之；下血先血后便，此近血也，赤小豆当归散主之"。为古方之不二法门也。治尿血，又名溲血，如溺血不痛者，为尿血，乃肾阴不足，君相之火下移小肠，逼血妄行也。王太仆云：壮水之主，以制阳光。宜育肾阴清相火，用山药、茯神、生地、丹皮、龟板、阿胶、炒川连、黄柏炭、蒲黄炭、生赤芍、生草梢、血余炭、藕节炭，及滋肾通关丸

等。如因病本在肝脾，病标在膀胱，统藏不固，移热州都者，可进以归脾汤
或丸剂，加琥珀屑同服。

二　脉学辑要

自序

盖闻泰西医用听声筒，审察疾病之器也。中国医重诊脉法，审察疾病之诀
也。道固不同，学亦有异。医有中西之分，由来久矣。溯自《灵》《素》《甲
乙》《难经》，创言脉诀，至晋王叔和先生，推著《脉经》，为脉法之大成。自
后诸家论脉，各有至理，然皆词语繁重，旨意深远，纵能潜心考究，未易豁然
贯通，所以然者，因未得易简之方耳。因念《经》称望闻问切，神圣功巧，莫
近于切脉之道。而切脉之道，莫要于寸口之脉。盖百脉皆会于寸口，如江河之
朝宗于海，苟能探得其要，而于今之疾病，思过半矣。予更近取譬之，以为人
一身之经脉，犹电线也。电线设有阻梗，视电机能知损之所在，犹脏腑或有乖
违，诊寸口能知病之所在。电机也，寸口也，名虽不同，而理则一也。故诊寸
口之脉，能知三因之百病。果能三部九候，指下分明，则病之浅深吉凶，人之
穷通寿夭，皆可于二十七脉之中，决断其变化焉。人谓医道通乎仙道，非虚语
也。吾乡费晋卿先生，兴于前清嘉道咸同间，名震大江南北。至其诊脉之神，
出类拔萃，决断生死，历历不爽，盖深得蒋趾真先生之秘传脉诀者也。先生脉
诀，世无刻本，先兄松溪，儒而习医，从学于晋卿先生之门，得趾真先生脉诀
抄本，泽周咀嚼玩味，得其奥窍，不敢自私，恐滋淹没，用是厘订校正，加入
李、陈两家脉法合编本。取其简而约，显而明，俾学生易于心领神会，胸中了
然。若能熟读而深思之，则诊脉之理庶得其要领矣。爰述巅末，付诸剞劂，亦
不忘趾真先生之苦心云尔。

丁巳孟秋七夕孟河甘仁丁泽周氏识于上海之思补山房。

脉学辑要

脉学为四诊之一，辨之不详，则临诊茫然。因考前贤所集，觉条理清真，有俾实用者，莫如李濒湖、蒋趾真、陈修园三家。濒湖取二十七脉体状、相类、主病，一一分注，而系以歌诗。趾真踵之，复将各脉主病，分左右寸、关、尺六部，而缕晰之。修园恐学者不易省记，更取浮、沉、迟、数、虚、实、大、缓八部为纲，而以兼见之脉分附之。由繁归约，仍包举靡遗，允推捷法。兹特首录陈说，继取李、蒋两家合订为一编。医门志士，熟而玩之，持脉之道其庶几乎。

诊脉歌

病人双腕仰，高骨定为关（依掌后之高骨定为关脉），寸脉量虎口，尺脉准臂弯（关前距虎口一寸，故曰寸。关后距臂弯一尺，故曰尺）。左寸心包络，左关胆与肝，左尺司何职，膀胱肾系焉。右寸胸中肺，胃脾属右关，要知大肠肾，右尺自昭然。口鼻一呼吸，脉来四五跳；此是无病者，平和气血调。三至为迟候，六至作数教；迟则寒之象，数则热之标。一二寒愈盛，七八热更饶；轻举得皮面，表邪脉故浮。若是病在里，重取须沉求；洪长征实健，细弱识虚柔。水湿并痰饮，滑利又弦道；紧促气内乱，伏涩气凝留。妊娠中止代，失血中空芤（代脉中止，芤脉中空）；只此尚易见，其他渺以幽。

陈修园论脉篇

脏腑之分配（以濒湖为准，余作参考）

《黄帝内经》：左寸（心、膻中），左关（肝、胆），左尺（肾、腹中）；右寸（肺、胸中），右关（脾、胃）右尺（肾、腹中）。

王叔和：左寸（心、小肠），左关（肝、胆），左尺（肾、膀胱）；右寸（肺、大肠），右关（脾、胃），右尺（命门、三焦）。

李濒湖：左寸（心、膻中），左关（肝、胆），左尺（肾、膀胱、小肠）；右寸（肺、胸中），右关（脾、胃），右尺（肾、大肠）。

张景岳：左寸（心、膻中），左关（肝、胆），左尺（肾、膀胱、大肠）；右寸（肺、胸中），右关（脾、胃），右尺（肾、小肠）。

按　大小二肠，《经》无明训，其实尺里以候腹，大肠、小肠、膀胱俱在其中。王叔和以大、小二肠配于两寸，取心肺与二肠相表里之义也。李濒湖以小肠配于左尺，大肠配于右尺，上下分属之义也。张景岳以大肠配左尺，取金水相从之义；小肠配于右尺，取火归位之义也，皆有其理。当以病证相参，如大便秘结，右尺宜实，今右尺反虚，左尺反实，便知金水同病也。小便热淋，左尺宜数，今左尺如常，而右尺反数，便知相火炽盛也。或两尺如常，而脉应两寸，便知心移热于小肠，肺移热于大肠也。一家之说，俱不可泥如此。况右肾属火，即云命门亦何不可？三焦鼎峙两肾之间，以应地运之右转，即借诊于右尺，亦何不可乎。

脉法统论

何谓无病之脉？呼吸之间四五至是也。何谓五脏平脉？心宜洪，肺宜涩，肝宜弦，脾宜缓，肾宜沉，又兼一团冲和之气，谓之胃气也。何谓四时平脉？春宜弦，夏宜洪（《素问》谓钩），秋宜涩（《素问》谓毛，又谓浮），冬宜沉（《素问》谓石），四季之末宜和缓是也。何谓男女异脉？男为阳，宜寸大于尺；女为阴，宜尺大于寸是也。何以知妇人有孕之脉？尺寸而旺，或心脉大而旺是也（神门穴脉动甚为有子，一云心脉大为男，右尺大为女）。何以知妇人血崩？尺内虚大弦数是也。何以知妇人半产？诊得革脉是也。何以知妇人产期？曰脉离经常是也。何以知妇人无子？曰尺脉微弱涩小，腹冷身恶寒是也。小儿之脉曷别？曰以七至为准也。

八脉二十八字脉象

旧诀以浮、芤、滑、实、弦、紧、洪为七表，以沉、微、迟，缓、濡、伏、弱、涩为八里，以长、短、虚、促、结、代、牢、动、细为九道，不无可议。浮、沉、迟，数，为诊脉四大纲，旧诀竟遗去"数"字，谬甚。当就李濒湖、李士材二十七字外，更增入大脉方足。然病无定情，脉不单见，学无头绪、指下茫然。兹以浮、沉、迟、数、虚、实、大、缓八脉为主，而以兼见之脉附之，总括以诗，为切脉之捷法。

浮脉（浮兼芤、革、散三脉），轻手乃得，重手不见，为阳为表（除沉、伏、牢三脉之外，皆可互见）。浮而中空为芤（有边无中，如以指着葱之象），主失血；浮而搏指为革（似以指按鼓皮之状，视芤脉中更空而外更坚），主阴阳不交；浮而不聚为散（按之散而不聚，形似杨花，去来指下不明），主气散。

　　　　　　浮为表脉病为阳，轻指扪来指下彰；
　　　　　　芤似着葱知血脱，革如按鼓识阴亡。
　　　　　　从浮辨散形缭乱，定散非浮气败伤；
　　　　　　除却沉中牢伏象，请君象外更参详。

浮，不沉也，沉中诸脉不能兼见。

沉脉（沉兼伏、牢二脉），轻手不得，重按之至肌肉以下乃见，为阴为里（除浮、革、芤、散四脉之外，皆可互见）。沉至筋骨为伏（着骨始得，较沉更甚），主邪闭；沉而有力为牢（沉而强直搏指），主内实。

　　　　　　沉为里脉病为阴，浅按如无按要深；
　　　　　　伏则幽潜推骨认，牢为劲直着筋寻。
　　　　　　须知诸伏新邪闭，可悟诸牢内实侵；
　　　　　　除却浮中芤革散，许多活法巧从心。

沉，不浮也，浮中诸脉不能兼见。

迟脉（迟兼结、代二脉），一息三至或二至，为在脏，为寒（除数、紧、促、动四脉之外，皆可互见）。迟而时止为结（迟中而时有一止也，但无定数），主气郁、血郁、痰滞，亦主气血渐衰；迟而更代为代（缓中一止不能自还而更代也，止有定数），主气绝，亦主经坠（似应为"隧"）有阻，妊妇见之不妨。

迟为在脏亦为寒，一息难逢四至弹；
结以偶停无定数，代因不返即更端。
共传代主元阳绝，还识结成郁气干；
除却数中紧促动，诸形互见细心看。

数脉（数兼紧、促、动三脉），一息五六至，为在腑，为热（除迟、结、代三脉之外，俱可兼见）。数而牵急为紧（如索绳转索之状），主寒邪而痛，亦主表邪；数而时止为促（数中时有一止，亦无定数），主邪气内陷；数见关中为动（形圆如豆，厥厥摇动见于关部），主阴阳相搏，主气与惊，男亡阳，女血奔（似应为"崩"）。

数为腑脉热居多，一息脉来五六科；
紧似转绳寒甫闭，动如摇豆气违和。
数中时止名为促，促里阳偏即是魔；
除却迟中兼结代，旁形侧出细婆娑。

数，不迟也，迟中诸脉不能兼见。

虚脉（虚兼弱、濡、微、涩、细、短六脉），不实也，应指无力，浮、中、沉三候皆有之。前人谓豁然空大，见于浮脉者非。主虚（有素禀不足，因虚而生病者；有邪气不解，因病而致虚者）。虚而沉小为弱（沉细而软，按至沉部乃得），主血虚（亦分阴阳胃气）；虚而浮小为濡（如絮浮水面，浮而甚软），主气虚，亦主外湿；虚而模糊为微（若有若无，指下不明，浮、中、沉三候皆是），主阴阳气绝；虚而艰滞为涩（往来干涩，如轻刀刮竹之象），主血虚，亦主死血；虚而形小为细（形如蛛丝之细，指下分明），主气冷；虚而形缩为短（寸不通鱼际，尺不通尺泽），主气损，亦主气郁。

虚来三候按如绵，元气难支岂偶然；
弱在沉中阴已竭，濡居虚分气之愆。

痨成脉隐微难见，病剧精干涩遂传；
冷气蛛丝成细象，短为形缩郁堪怜。

实脉（实兼滑、长、洪、弦四脉），不虚也，应指有力，浮、中、沉俱有之。《四言脉诀》云：牢甚则实，独附于沉脉者非。大抵指下清楚而和缓，为元气之实；指下逼逼而不清，为邪气之实，主实也。实而流利为滑（往来流利，圆滑如珠），主血治，亦主痰饮；实而迢长为长（上至鱼际，下至尺泽），主气治，亦主阳盛阴虚；实而涌沸为洪（应指满溢，如群波涌起之象），主热极，亦主内虚；实而端直为弦（状如弓弦，按之不移），主肝邪，亦主寒主痛。

脉来有力，指下清而不浊，滑长不洪弦之象，正气实也。如指下浊而不清，但见洪紧，不见滑长，是邪气实也。

实来有力象悠悠，邪正全凭指下求；
流利滑呈阴素足，迢遥长见病当瘳。
洪如浪涌邪传热，弦似弓张木作仇；
毫发分途须默领，澄心细辨得缘由。

大脉（大与洪不同），即洪脉而形兼阔大也。邪气盛则胃气衰，故脉大而不缓。旧本统于洪脉，今分别之。

大脉如洪不是洪，洪兼形阔不雷同；
绝无舞柳随风态，却似移兵赴敌雄；
新病邪强知正怯，宿疴外实必中空；
《内经》病进真堪佩，总为阳明气不充。

阳明胃气不充，故大而不缓。

缓脉，脉来一息四至，从容不迫，是谓胃气。大致和缓之缓，主正复；怠缓之缓，主中湿。

缓脉从容不迫时，诊来四至却非迟；
胃阳恰似祥光布，谷气原如甘露滋。

不问阴阳欣得此，任他久暂总相宜；

若还急缓须当辨，湿中脾经步履疲。

胃气复则邪气退，脉缓而不大。缓者，主脉之气象从容不迫而言，非指往来之迟缓也。迟字对数字言，迟则不数，数则不迟也。缓之所包者广，迟中有缓，数中亦有缓，非浅人所能领会。故《黄帝内经》与大字对言，不与数字对言，其旨深哉。

陈修园补徐灵胎诊脉论诗

微茫指下最难知，条绪寻来悟治丝（旧诀以浮、芤、滑、实、弦、紧、洪为七表，沉、微、迟、缓、濡、伏、弱、涩为八里，以长、短、虚、促、结、代、牢、动、细为九道，共二十四字。李濒湖、李士材增入数、革、散，共二十七字，愈多则愈乱也。试观治丝者，必得其头绪而始有条不紊）三部分持成定法（谓寸、关、尺三部），八纲易见是良规（浮、沉、迟、数、大、细、长、短八字显而易见，起四句总是切脉之大纲）。胃资水谷人根本（三部俱属于肺，而肺受气于胃），土具冲和脉委蛇（不坚直而和缓也，脉得冲和之生气如此，此以察胃气为第一要）；脏气全凭生克验（审脏气之生克为第二要，如脾病畏木弦，木克土也。肺病畏火洪，火克金也。反是则与脏气无害），天时且向逆从窥（推天运之顺逆为第三要，如春气属木，脉宜弦，夏气属火，脉宜洪之类，反是则与天气不应）。阳浮动滑大兼数（仲景以浮、大、动、滑、数为阳，凡脉之有力者俱是），阴涩沉弦弱且迟（仲景以沉、涩、弱、弦、迟为阴，凡脉之无力者皆是。此又提出阴阳两字，以启下四句，辨脉病之宜忌为第四要）；外感阴来非吉兆（外感之证，脉宜洪浮。而反细弱，则正不胜邪矣），内虚阳陷实堪悲（脱血之后，脉宜静细。而反洪大，则气亦外脱矣）。须知偏胜皆成病（偏阳而洪大，偏阴而细弱，皆病脉也），忽变非常即弗医（旧诀有雀啄、屋漏、鱼翔、虾游、弹石、解索、釜沸七怪之脉，总因阴阳离失，忽现出反常之象）；要语不烦君请记，脉书铺叙总支离（病之名有万，脉之象不过数十种，且一病而数十种之脉，无不可见。何能诊脉而即知为何病耶？脉书欺人之语，不可全凭）。

节录病机赋（修园重订）

赋曰：能穷浮、沉、迟、数、虚、实、大、缓八脉之奥，便知表、里、寒、热、盛、衰、邪、正八要之名（表者，病不在内也。里者，病不在外也。盛者，本来气血不衰也。寒者，脏腑积冷也。热者，脏腑积热也。邪者，非脏腑正病也。正者，非外邪所中也）。八脉为诸脉纲领，八要是众病权衡（量度诸病由此八要）。虚为气血不实，举按无力，如兼弱涩之象（举者，轻手取之皮肤之上；按者，重手按之肌肉之内；无力，言指下举按应指无力。弱者，痿而不起也，主气虚；涩者，往来干涩也，主血少。虚脉兼此二象）。实为气血不虚，举按有力，且该长滑之形（长者，过于本位，主气有余；滑者，流利不滞，主血有余。实脉兼此二象。此以虚、实二脉，探血气盛衰之情也）。迟寒数热，纪至数之多少（平人脉以四至为准。不及曰迟，一息三至也。太过曰数，一息六至也。《经》云：数则为热，迟则为寒。此以迟、数二脉别其寒、热也）。浮表沉里，在下指之重轻（浮者，轻手即得，重按乃无。沉者，重按乃得，轻举却无。《经》云：浮为在表，沉为在里。此以浮、沉二脉别其表里也）。缓则正复，和若春风柳舞。大则病进，势如秋水潮生（邪退正复，故脉有胃气，如春柳之和而缓。病进而危，故脉大如秋涛之汹涌。此以缓、大二脉验其邪正也）。六脉同等者，喜其勿药（两手六部脉息调匀同等，不治自愈。王肯堂误解为大、小、浮、沉、迟、数同等，不可从也）；六脉偏盛者，忧其采薪（偏盛六脉中，哪一部独异也，又于哪一部推其于八脉中，见出哪一象也。王肯堂旧解亦误）。

七绝脉歌

雀啄连来三五啄（连连搏指，忽然止绝，少顷复来，如雀啄食，肝绝也），屋漏半日一滴落（如屋残漏下，半时一滴，胃绝也）；弹石硬来寻即散（沉于筋间，劈劈急硬，如指弹石，肾绝也），搭指散乱如解索（指下散乱，乍数作疏，如索之解，脾绝也）。鱼翔似有亦似无（本不动，而末强摇似有似无，如鱼之翔，心绝也），虾游静中忽一跃（浮于指下，始则冉冉不动，少焉而去，久之忽然一跃，进退难寻，如虾之游，大肠绝也）；更有釜沸涌如羹（浮于指下，有出无入，无复止数，如釜汤之沸，肺绝也），旦占夕死不须药。

以上皆陈修园辑

李濒湖、蒋趾真论脉篇

此篇脉状主病及相类脉诸诗，皆出李氏。各脉分六部主病，逐条注释，皆出蒋氏。李诗便于诵读，蒋注便于详参。两家各有妙处，割爱殊难，故汇为一编，取全璧之意焉。

浮脉

浮脉体状　浮为阳，举之有余，按之不足，如微风吹鸟背上毛，厌厌聂聂，如循榆荚，如水漂木。

浮脉法天，有轻清上浮之象。在卦为乾，在时为秋，在人为肺，《素问》谓之毛。太过，则中坚旁实，如循鸡羽，病在外也；不及，则气来毛微，病在中也。

浮脉唯从肉上行，如循榆荚似毛轻，
三秋得令知无恙，久病逢之却可惊。

浮脉相类　浮而有力为洪，浮而无力为芤，浮而柔细为濡，浮而迟大为虚，虚甚为微。

浮如木在水中浮，浮大中空乃是芤；
拍拍而浮是洪脉，来时虽盛去悠悠。
芤脉轻平似捻葱，虚来迟大豁然空；
浮而柔细方为濡，散似杨花无定踪。

按　虚脉浮、中、沉三候皆见，此说专属浮分，未确当，从修园之说为是。又革脉却属于浮，此说遗之亦未合。

浮脉主病　浮为阳为表，得此脉或兼他脉，皆有表无里，邪盛正衰，内虚外实。

浮脉为阳表病居，迟风数热紧寒拘；

浮而有力多风热，浮而无力是血虚。
寸浮头痛眩生风，或有风痰聚在胸；
关上土衰兼木旺，尺中溲便不流通。

浮脉主表，有力表实，无力表虚，浮迟中风，浮数风热，浮紧风寒，浮缓风湿，浮濡伤暑，浮芤失血，浮洪虚热，浮散劳极。

左寸浮，有力则为外感头痛（邪气在上也），或为眩晕（木生火，兼火化也）；无力则为心血不足而有火（无力正气衰也，气衰血亦衰矣），为怔忡（血虚故也），为虚烦（有火也）。浮洪为躁怒（木旺），或面赤（火上升也）。浮滑为舌强，痰涎迷闷（痰随火上也）。浮紧浮弦，为心中隐痛心悬（血衰不能养心，故或痛或悬也）。浮数，口舌生疮（火上升也）。浮芤，失血之候（别有芤脉）。大浮为心之本脉。浮数之脉应发热，今反恶寒，若有痛处，当发痈疽也。

左关浮，肝气不和，胁下气满（邪在中焦）。浮大有力，眼珠赤痛（为实大）。浮弦为头眩头痛（肝风上升），或胁下痞痛（左为肝气），若与寸同浮弦有力，必主麻痹眩掉（火助木，木不畏金），久则致为中风、中气之症。浮数，肝热吐血（肝藏血，火盛则血妄行）。

左尺浮，有力为小便赤涩（邪火涸水），无力肾虚，为下部困乏（浮则肾气不固，况无力乎？肾主骨，故下部无力）。浮紧，耳聋（肾气通于耳，紧则气塞）。浮弦，腰痛。浮涩为伤精梦遗（火炎则浮，水少则涩）。

右寸浮，为肺之本脉。兼短涩，亦肺之本脉（五脏唯肺位最高，故其脉宜浮）。浮大为伤风，或头眩，或咳嗽（火烁金也），或耳鸣（木反侮金，金不能生水矣），或鼻塞浊涕（肺气不清也）。浮数为咽痛，或咽干（火伤肺也）。浮紧为伤寒头痛（表有邪也）。浮滑为吐逆（有痰），为胸中不宽（气逆）。弦亦为头痛（风邪），或风寒气促头眩。若同左关强硬有力、必主中风麻痹之症。

右关浮，浮大而濡，脾之本脉。浮实为痞胀，或胃痛（实邪），或呕逆（气滞）。浮滑口臭（气衰），或痰多，或呕逆（气衰），或吞酸（木克土）。浮弦为中焦痛（土受木克），或饮食难下，或恶心恶食，或痰饮窄痛（木气有余，则生痰火诸症）。浮滑无力，则脾虚不能化痰，亦主呕逆，当从虚治。

右尺浮，为命门病脉。浮弦为腰痛，或梦遗（相火），或耳鸣耳聋（真火不固使然）。浮滑，男子为溺有余沥（湿热下注），或小便赤涩（火邪），或小腹胀满；妇人为有子，女子为带下。浮大为小腹不宽（真气不固，相火上升），或膈噎，或二便秘结。浮涩为房劳过度，或梦泄（水衰），或虚汗自出（汗为肾之液）。浮数，男子为房劳之后（相火炽盛不宁），或远行方止，或下部无力（真气上越，则下无力）。尺脉宜沉，右尺尤宜，以命门相火贵收藏也。故浮在右尺，其病当剧，两尺俱不宜浮。

沉脉

沉脉体状　沉为阴，重手按至筋骨乃得，如绵裹砂，内刚外柔，如石投水，必极其底。

沉脉法地，有渊泉在下之象，在卦为坎，在时为冬，在人为胃，《素问》又谓之石。太过则如弹石，按之益坚，病在外也。不及则气来虚微，去如数者，病在内也。

水行润下脉来沉，筋骨之间耎滑匀；
女子寸兮男子尺，四时如此号为平。

沉脉相类　沉行筋骨，伏着骨上。沉而长大有力为牢，沉而细软如丝为弱。

沉帮筋骨自调匀，伏则推筋着骨寻；
沉细如绵真弱脉，弦长实大是牢形。

沉脉主病　　沉为阴为里，得此脉者，有里无表，热少寒多，证属于阴，清气不能上升，气郁妇人多见之。三冬得之为平脉，痫痉得之为难治，咳嗽得之为难愈，诸病见之为朝轻暮重。

沉为水蓄阴经病，数热迟寒滑有痰；
无力而沉虚与气，沉而有力积并寒。
寸沉痰郁水停胸，关主中寒痛不通；
尺部浊遗并泄痢，肾虚号及下元疴。

沉脉主里，有力里实，无力里虚。沉则有气，又主水蓄，沉迟里寒，沉数内热，沉滑痰食，沉涩气郁，沉弱寒热，沉缓寒湿，沉紧冷痛，沉牢冷积。

左寸沉，为心气郁结，悒悒不乐，心气闭塞，精神不爽（清气不上升也）。沉濡，痰饮停于胸府（气不能运）。沉细，心血衰少，梦寐不安（心血不足，则邪火生）。沉弦，心中结痛（气滞）。沉迟，面无华色（血滞），身寒心惕（阳不足也）；沉数，心热烦渴（血少则内热）。沉紧，心中冷痛（寒气凝结），伤寒头痛（火为寒伏也）。

左关沉，肝气气不舒，中气下陷（木主升发，沉则木气不畅）。沉弦，肝胀痛（木郁），眼暗涩痛（肝血少也）。沉滞，腰冷足痛（阴气盛）。

左尺沉，沉缓而滑，肾之本脉。沉散，肾经气虚，腰酸尿难（肾宜敛，散则真气不足，而溺难）。沉实，膀胱热，小便不通（气郁）。沉弦，小腹作痛（气下陷），腰间沉重。沉滑，腰脚发热。

右寸沉滑，久嗽难痊，日轻夜重。沉弦为木反侮金，胸中闷痛（浊气不降），气喘痰壅，饮食难进。沉细而滑，骨蒸劳热，皮毛干涩（血衰阴火用事）。沉数，肺中郁热，小便迟难（肺病不能生肾水），咽中干燥（内热刑肺则干燥）。

右关沉，中气郁滞，脾气不升，饮食停滞（清浊不分）。沉滑，脾热，气粗口臭，胃热痰壅。沉实，吞酸气痛（浊气不降）。沉迟，寒痰冷积（有力为积，无力则为寒气凝滞）。沉紧，悬饮。

右尺沉，沉滑而缓，命门之本脉也，男子好淫，女子结孕。相火生上，胃强能食。沉滑而长，寿高强健（正脉）。沉实而长，六腑秘结。沉数，肠风时时下血（湿热下注）。沉迟，固冷内积，火衰食绝（真火衰弱），呕吐完谷及吐涎沫。

迟脉

迟脉体状　迟为阴脉，一息三至或二至，去来极慢，为阳不胜阴，故脉来不及。

迟来一息至唯三，阳不胜阴气血寒；
但把浮沉分表里，消阴须益火之源。

迟脉相类　一息三至为迟，小驶于迟为缓，迟细而难为涩，迟而有止为结，止有定数为代。

缓来四至驶于迟，迟细而难作涩持；
迟有停时知是结，停时有定代无疑。

黎氏曰：迟为阴盛阳衰，缓为卫盛营弱，宜别之。

迟脉主病　迟脉为阴，乃阳气萧索之状，为寒为虚，可温可补。

迟司脏病或多痰，沉痼癥瘕仔细看；
有力而迟为冷痛，迟而无力定虚寒。
寸迟必不上焦寒，关主中寒痛不堪；
尺是肾虚腰脚重，溲便不禁疝牵丸。

迟脉主脏，有力冷痛，无力虚寒，浮迟表寒，沉迟里寒。

左寸迟，心火气衰，精神困惫（心主火令），心腹暴痛（寒邪），或吐清涎（大抵迟脉不宜于心君）。

左关迟，肝胆气寒，如人将捕之，手足冷，胁下痛，筋脉寒急，恶食不食（凡此证皆宜补养心血）。

左尺迟，肾虚腰痛，不得俯仰（气寒），手足厥冷，面鬾腹痛，耳鸣头倾（坎中有真阳，迟则阳气衰微，孤阴不能独生矣），肾虚便浊，女人不月。

右寸迟，恶寒颤掉（阳气不升），语言无力，喘嗽声嘶，鼻出清涕。

右关迟，饮食不化（火不能生土），见食则呕，或吐泻完谷，或四肢不举（凡此证皆宜温补）。

右尺迟，相火衰微，迟而无力，小腹引阴痛（寒气郁），迟而无力，为下虚逆冷（阳火衰也）。

数脉

数脉体状　数为阳脉，一息六至，或七八至，来去疾薄，为阴不胜阳，故脉来太过。

数脉息间常六至，阴微阳盛必狂烦；
浮沉表里分虚实，唯有儿童作吉看。

数脉相类　数而弦急为紧，数而流利为滑，数而时止为促，数而形圆如豆为动。

数且如珠滑脉名，紧来数急似弹绳；
数而时止知为促，圆似豆摇动脉形。

数脉主病　数脉为阳，有热无寒，有表有里，有虚有实。肺病见此，必殂于秋。虚损见之，必毙于夏。无病见此，必发痈疽。疮疡见此，主脓已成。唯小儿见此，号为平脉。

数脉为阳热可知，只将君相火来医；
实宜凉泻虚宜补，肺病秋深却畏之。

寸数咽喉口舌疮，吐红咳嗽肺生疡；
当关胃火并肝火，尺属滋阴降火良。

数脉主腑，有力实火，无力虚火，浮数表热，沉数里热，气口数实肺痈，数虚肺痿。

左寸数，为口舌生疮，或吐血狂烦，或不眠身热，或头目大痛（皆君火有余之证也）。

左关数，两胁胀满（木夹火邪），或善怒目赤，或心下坚满，甚则吐血（火甚伤母）。弦数则头眩骨痛（木旺血少），或寒热筋痛，或拘挛不便，或胁痛连小腹（皆肝之部分、木旺则兼金化矣，木生火而烁金也）。浮数，头面生疮。

左尺数，为阴虚亏损，足心蒸热，阴虚喘嗽汗出，舌燥咽干（水不足则火上升）。浮数，小便赤涩。

右寸数，肺热喘咳，咽干胸满，或为鼻赤，又为咽肿喉痹（凡肺脉见数，其病必深）。

右关数，胸膈烦闷（脾阴之火）。浮数，齿龈肿烂（胃火）。沉数，胃热吞酸（宜升阳散火），或为胀满。

右尺数，浮数，咽肿舌燥（虚火上炎），沉数，肠风体重骨蒸（血少），足心痛不能久立，足跟酸痛（阴虚），或舌根肿强，色白苔厚而滑（火不归原）。

滑脉

滑脉体状　滑为阳脉，往来前却，流利辗转，圆滑如珠，应指漉漉欲脱。

滑为阳气有余，故脉来流利如水，脉者血之府，血盛则脉滑，故肾脉宜之。

滑脉如珠替替然，往来流利却还前；
莫将滑数为同类，数脉唯看至数间。

滑则如珠，数则六至。

滑脉主病　滑脉为阳，主痰滞有余。兼浮洪为火盛，沉细为郁积，弱而滑者为胃气，女子见之为有孕，平人见之为无病。

滑脉为阳元气衰，痰生百病食生灾；
上为停饮下蓄积，女脉调时定有胎。
寸脉膈痰生呕吐，舌强咳嗽或吞酸；

当关宿食肝脾热，渴痢癫淋尺部看。

滑主痰饮，浮滑风痰，沉滑食痰，滑数痰火，滑短宿食。

左寸滑，五心烦热，喜笑恐悸（痰火）。浮滑，风痰，舌强语滞，或为肺痈，或头重眩晕（风火生痰）。沉滑，心经郁热，胃燥烦心。弦滑，心前隐痛（痰气）。

左关滑，浮滑，血热妄行（浮则上升，滑则为动）。沉滑，吞酸舌强（痰疾），或为胸膈腪胀（积为气遏），或为寒热骨蒸（内热）。弦滑，筋骨酸疼。弦细，阴虚少食。

左尺滑，沉滑，肾之本脉也，女人为有子。浮滑，舌燥咽肿（相火上升），小腹胀满，溺黄骨蒸（阴虚）。细滑，肾虚血热。弦滑，腰脚重。

右寸滑，胃膈浮热，恶心畏食（痰也）。滑数，痰火，咳嗽喘急（火伤肺），或咽喉肿痛。洪滑，热痰，喘嗽眩晕（热甚则生风生痰）。短滑，酒伤水逆（火为水折故短滑）。

右关滑，胃中痰热，胸中腪胀或宿食。沉滑，气郁，浮滑，呕逆。

右尺滑，沉滑，圆厚而和缓，命门之本脉也。浮滑，虚火上炎，上为头眩口渴，下为泄痢淋沥（火上升则下衰，故泄痢，俱宜引火归原），少年嗜色游思（相火），老人劳心思虑。

涩脉

涩脉体状　涩为阴脉，细而迟，缓而难，短而散，往来涩滞，如雨沾沙，如轻刀刮竹，如病蚕食叶。

涩为阴气有余，血少则气盛，故脉来蹇滞，唯肺脉宜之。

细迟缓涩往来难，散止依稀应指间；
如雨沾沙容易散，病蚕食叶慢而艰。

涩脉相类　　迟细短散，时一止曰涩。极细而耎，重按若绝曰微。浮而柔细曰濡。沉而柔细曰弱。

参伍不调名曰涩，轻刀刮竹短而难；
微似杪芒微耎甚，浮沉不别有无间。

涩脉主病　　涩脉为阴，主血少精伤之病，平人见之为不足，女人见之为不孕，有妊见之为胎痛。涩脉独见尺中，形同代者为死脉。

涩缘血少或伤精，反胃亡阳汗雨淋；
寒湿入营为血痹，女人非病定无经。
寸涩心虚痛对胸，胃虚胁胀察关中；
尺为精血俱伤候，肠结溲淋或下红。

左寸涩，为心血虚耗，或心痛，或恐畏，或情绪不宁（心主血，血少则心失所养）。沉涩，心腹隐痛。涩而大，阳火咽燥，或汗多亡阳。

左关涩，肝胆血虚，关节不利，或目暗生花（肝虚），或爪甲枯燥，或如人将捕之（胆虚）。涩大，骨蒸寒热，或两胁胀满（肝藏血，血少则肝失所养），或血痹作痛。细涩，筋骨疼痛（血不荣筋）。

左尺涩，足胫酸弱（阴虚亏损也），吸吸短气，或两耳虚鸣，或肌肉枯燥，或小便迟难（肾气衰弱），或面目鬶黑。沉涩则体重骨蒸（血不足以养营），或腰背拘急，或喘嗽虚汗（阴火发越），或小便赤涩，或足心热痛（肾伤）。

右寸涩，浮涩而短，肺之本脉也。涩而大喘促咳嗽（气虚），咽中不利，少气不足以息。

右关涩，膈噎吞酸，或卒不下（胃无津液），或心胸闷塞（中气不足），或食无力，或反胃吐食（虚火上升故吐）。

右尺涩，命门气弱，阳痿（真火不足），或饮食不化，或小腹胀满，或两耳虚鸣（虚火），或呼吸少气，或大便秘结，或肠风下血，或小便淋沥，女子为月水不通（《经》云：脉滑者伤热，涩者中雾露金革）。

虚脉

虚脉体状 虚为阴脉，迟大而濡，按之无力，应指豁然而空，又云形大力薄，其虚可知。

举之迟大按之松，脉象无涯类谷空；
莫把芤虚为一例，芤来浮大似捻葱。

虚脉浮大而迟，按之无力。芤脉浮大，按之中空。虚为血虚，芤为脱血。

虚脉主病 虚脉为阴，虚缓无力，有不足，无有余，正气衰弱之候。《经》云：血虚脉虚，气来虚微不及。又曰：久病脉虚者死。夏月得之为伤暑，六部得之为虚汗自出，血虚劳热。

脉虚身热为伤暑，自汗怔忡惊悸多；
发热阴虚须早治，养营益气莫蹉跎。
血不荣心寸口虚，关中腹胀食难舒；
骨蒸痿痹伤精血，却在神门两部居。

左寸虚，或心虚自汗，或怔忡梦寐多惊（血少）。虚数失血（虚火），心慌如捕。

左关虚，阴虚发热（肝藏血，虚则血少而发热），中气虚怯，无力运动，不得太息。

左尺虚，骨蒸痿痹（真水不足），男子伤精，女子带下。

右寸虚，少气不足以息（气虚），意思不乐。虚数为喘嗽（虚火均金），为虚烦消息。虚迟，食难化（中气弱）。虚弦为中气虚痛。

右关虚，溏泻肠鸣（脾胃气虚），或语言无力，或食少胸满，或肢体困乏。虚滑，呃逆吞酸（痰疾），虚弦，血虚胃痛（火证）。

右尺虚，丹田气少，阳气衰微。虚滑，梦遗精滑（相火动也），女子带下崩中。虚弦，精枯腰痛，虚浮为伤精，沉虚为气陷（两尺不宜见虚脉，见之为房劳过度）。

实脉

实脉体状　实脉为阳，浮、中、沉三候皆有力，有有余，无不足，大小匀平，愊愊应指。无病得此，为元气充实之象。然其性多火，色黑之人，多见此脉。

浮沉皆得大而长，应指无虚愊愊强；
热蕴三焦成相火，通肠发汗始安康。

实脉相类　浮沉有力为实，弦急弹指为紧，沉而实大弦长为牢。

实脉浮沉有力强，紧如弹索转无常；
须知牢脉绑筋骨，实大微弦更带长。

实脉主病　实为阳脉。《经》云：血实脉实。又曰：实者水谷之病。又曰：气来实强，是谓太过，病自外也。

实为阳脉火郁成，发狂谵语吐频频；
或为阳毒或伤食，大便如硬或气疼。
寸实应知面热风，舌强咽痛气填胸；
当关脾热中宫满，尺实腰疼胀不通。

左寸实，火郁狂躁，面热身热，或口舌生疮，或咽痛头疼，或舌强口臭，或口禁不省，或胸膈胀疼，或烦躁不眠，或发热谵语（君火太甚，所以逆折）。

左关实，两胁胀痛，痛引小腹，或气逆善怒，或项直背强（肝脉不宜实，见之必损胃气）。

左尺实，肠秘不通（邪火使然），小腹胀痛，腰背拘急，或小便赤涩淋痛。

右寸实，咽痛（火灼金）面赤，饮水无度，或肩背生疮。

右关实，善饥能食（火甚），或心腹膨胀，或食入即吐（有积），或伤食便秘，或发热谵语，或畏食不眠（皆可消积行滞）。

右尺实，多欲阳强（太过），便溺阻涩（火烁金宜滋阴）。

长脉

长脉体状　长为阳脉，不大不小，迢迢自若，如循长竿木梢（当为末梢），为平。如引绳，如循长竿，为病。

长脉有三，在时为春，在人为肝，在症为有余之病。又曰：心脉长，神强气旺；肾脉长，蒂固根深。《经》云：长则气治。皆言平脉也。

过于本位脉名长，弦则非然但满张；
弦脉与长争较远，良工尺度自能量。

实、牢、弦、紧皆兼长脉。

长脉主病　长脉主阳，为气有余而多血。《经》云：长则气治。若和平缓滑，人长脉长，皆为无病，兼见他脉，则为有病也。

长脉迢迢大小匀，反常为病似牵绳；
若非阳毒癫痫症，即是阳明热势深。

长主有余之病。

左寸长，神全气旺。洪数而长，热甚颠狂，或气疼闷乱（气有余即是火）。

左关长，弦缓而长，肝之本脉也。长而有力或弦，皆主胸胁急痛（肝气太过）。长而兼数，

为伤寒发热（阳明胃经脉）。

左尺长，男主疝痛，女结瘕瘕，经候愆期。

右寸长，痰郁胸中，上气喘逆（木反侮金）。若上过鱼际，主气郁火（火主痰），眩晕噎塞。

右关长，长而浮濡，脾胃气强（胃气平和）。长而兼弦，为气痛（木克土也），为痰积，或胀满少食。兼滑为食积。沉弦而长，痞气积聚（木盛则土郁）。若过关位，中风痰壅（木夹火邪）。

右尺长，寿高强健（命门为根本，脉长则气治）。兼数为二便秘结，腹痛引阴（火也）。

浮洪而长，热极颠狂。

短脉

短脉体状　短脉为阴，不及本位，应指而还，不能满部，只见尺寸，不可见于两关；若关中见短，上不及寸，下不及尺，为阴阳隔绝之脉，必死。故关不诊短。

黎居士云：长短未有定位，诸脉按之而过于本位者，为长。不及本位者，为短。长脉属肝，宜于春。短脉属肺，宜于秋。但诊肝肺，长短自见。

两头缩缩名为短，涩短迟迟细且难；
短涩而浮秋见喜，三春为贼有邪干。

涩微动结，皆兼动脉。

短脉主病　短脉主阴，为气滞血凝之病。《经》云：短则气病。气病则血亦凝矣。气虚不充，主胀痛虚吐，或短气不足以息，或宿食壅滞，气郁不舒。

短脉唯于尺寸寻，短而滑数酒伤神；
浮为血涩沉为痞，寸主头疼尺腹疼。

短主不及之病。

左寸短，为心气不足，见事多惊（心血虚），志意不乐。弦短为头痛（清气不升）。

右寸短，浮涩而短，肺之本脉也，宜于秋时，宜于肺病。沉短亦主痰厥头痛（肺气抑塞）。

两尺短，为小腹引阴而痛（虚寒），足冷筋急。沉滑而短，为元气收敛之脉。细涩而短，则血气俱衰之极。

洪脉

洪脉体状　洪为阳脉，指下极大，来盛去衰，在卦为离，在时为夏，在人为心。《素问》谓之大，亦曰钩。

脉来洪盛去还衰，满指滔滔应夏时；
若在春秋冬月分，清阳散火莫狐疑。

洪脉相类　来盛去衰为洪，去来均盛为实。

洪脉来时拍拍然，去衰来盛似波澜；
欲知实脉参差处，举按弦长愊愊坚。

洪脉主病　洪脉为阳，主阳盛阴虚之病，泄痢失血久嗽者忌之。《经》云：脉大则病进。又曰：形瘦脉大，多气者死。

脉洪阳盛血应虚，相火炎炎热病居；

胀满胃翻须早治，阴虚泄痢可踌躇。

寸洪心火上焦炎，肺脉洪时金不堪；

肝火胃虚关内察，肾虚阴火尺中看。

左寸洪，洪缓而平，为心之本脉。洪大有力，为上焦火炎（实火），心烦狂躁，头疼口渴，疮疡发热。

左关洪，肝胆热甚（子令母实），失血骨蒸（火涸水），头目赤痛，或胁痛气胀，或伤寒壮热，阳盛狂躁。

左尺洪，肾虚阴火咳嗽（真水不足，邪火用事，水不胜火也），二便秘结（火秘）。

右寸洪，为火克肺金，咳嗽咯血，焦躁烦渴，面赤气粗，或咽喉噎塞。浮洪，感风头疼（木夹火以侮金），气急咳涕稠黏。沉洪，内热，夜重日轻（金虚则失生化之源）。

右关洪，脾胃有热，非呕则泻，或为痞结。

右尺洪，相火妄炎（虚火）。沉洪，二便秘结，沉滑洪缓，为命门气旺，老人得之，期颐可决（缓滑真火能生土也）。

微脉

微脉体状　微为阴脉，极细而耎，按之如欲绝，若有若无，细而稍长。《素问》谓之小。又曰：气血微则脉微。

轻诊即见，重按如欲绝者，微也。往来如丝而常有者，细也。

仲景曰：脉瞥瞥如羹上肥者，阳气微。萦萦如蚕丝细者，阴气衰。长病得之死，卒病得之生。

微脉轻微瞥瞥乎，按之欲绝有如无；

微为阳弱细阴弱，细比微兮略较粗。

微脉主病　微脉为阴，主久虚血弱之病。阳微恶寒，阴微发热，男子为劳损，女子为崩带。

气血微兮脉亦微，恶寒发热汗淋漓；
男为劳极诸虚候，女作崩中带下医。
寸微气促或心惊，关脉微时胀满形；
尺部见之心血弱，恶寒消痹痛呻吟。

左寸微，惊悸盗汗。微数，心烦多汗（虚热），微弦，血虚隐痛。

左关微，血虚发热，或胁胀，或崩漏（中气虚）。微弦，筋骨牵痛（血痛）。

左尺微，败血不止，男子遗精阴汗，女人带下崩中。

右寸微，中寒少气，冷痰不化，困怠恶寒，虚喘微咳。

右关微，困急少食（胃火衰），面色萎黄（气血两虚），肌短乏力（脾虚），四肢恶寒（脾主四肢）。

右尺微，精衰阳痿，脏寒泄泻，脐下冷痛（气虚则真火不足）。

紧脉

紧脉体状　紧为阳（似应为"阴"）脉，往来有力，左右弹人手，如转索无常数，如切绳。

紧乃热为寒束之脉，故急数如此，要有神气，《素问》谓之急。

举如转索切如绳，脉象因之得紧名；
总是寒邪来作寇，内为腹痛外身疼。

紧脉主病　紧脉主阴，为寒为痛，为风邪结搏，伏于荣卫之间。浮紧为伤寒身痛。沉紧为肠中寒痛，为风痫，为痛痹，为寒郁（凡冬月正伤寒，无汗身疼拘急，必见此脉）。

紧为诸痛主于寒，喘咳风痫吐冷痰；
浮紧表寒须发越，紧沉温散自然安。
寸紧人迎气口分，当关心腹痛沉沉；
尺中有紧为阴冷，定是奔豚与疝疼。

诸紧为寒为痛，人迎紧盛伤寒，气分紧盛伤食。尺紧痛在腹，中恶浮紧，咳嗽沉紧，皆主死症。

左寸紧兼浮，伤寒无汗身疼（寒主表）。紧而沉，心中气逆寒痛。

左关紧，心腹满痛，胁痛拘急。紧而盛，伤寒偏身痛。紧而实，痃癖。浮紧，筋痛；沉紧，寒栗。

左尺紧，阴冷疝疼，或奔豚攻痛。

右寸紧而浮，为伤风，恶风头痛，或浊涕稠黏，鼻塞声重，或喘促膈壅。紧而洪，咽肿喉痹（实火）。紧而沉滑，肺实咳嗽。

右关紧，胃脘切痛（有火）。沉紧，停寒积食。

右尺紧，浮紧，耳聋（风火上升）。沉紧，胫疼，腹痛，或小便急涩。细紧，小肠气痛（寒郁则气不行）。

缓脉

缓脉体状　缓脉为阴，去来小驶于迟，一息四至，如丝在经，不卷其轴，应指和缓，往来甚匀，如初春杨柳舞风之象，如微风轻飐柳梢。

缓脉阿阿四至通，柳梢袅袅飐轻风；
欲从脉里求神气，只在从容和缓中。

缓脉主病　　缓脉在卦为坤，在时为四季，在人为脾。阳寸阴尺，上下同
　　　　　　等，浮大而软，无有偏盛者，平脉也。缓而和匀，不浮不
　　　　　　沉，不疾不徐，不微不弱者，即为胃气。若非和缓而为迟
　　　　　　缓，则主风虚之病，为痹为痛为弱，在上为项强，在下为
　　　　　　脚弱。浮缓为风。沉缓为血虚，气弱为湿。

　　　　　　缓脉营衰卫有余，或风或湿或脾虚；
　　　　　　上为项强下痿痹，分别浮沉大小区。
　　　　　　寸缓风邪项背拘，关为风眩胃家虚；
　　　　　　神门濡泄或风秘，或是蹒跚足力迁。

　　　　　　左寸缓，浮缓，风虚眩冒（表虚），盗汗，或项背拘痛，或
　　　　　　伤风自汗。沉缓，多忘（心气不足）。

　　　　　　左关缓，风虚，眩晕。沉缓，郁结不舒，胸膈沉滞（湿痰）。

　　　　　　左尺缓，浮缓，足痿（风痰）。沉缓，小便数（气虚下陷），
　　　　　　女人经水暴下（气下陷故血亦随之）。

　　　　　　右寸缓，伤风自汗（表虚），或为短气（里虚）。

　　　　　　右关缓，不浮不沉，从容和缓，脾胃之本脉也。缓而有力
　　　　　　腹痛（木克土）。缓而无力湿痰。沉缓，不欲食（脾虚不能
　　　　　　运化）。

　　　　　　右尺缓，沉缓而滑，命门本脉也。缓而无力，下寒脚弱，
　　　　　　风气秘滞。浮缓，肠风泄泻。沉缓，小腹感冷，足痿无力
　　　　　　（真元不足）。

芤脉

芤脉体状　　芤为阳中阴，脉浮大而软，按之中央空，两边实，状如捻
　　　　　　葱，诊在浮举重按之间。

　　　　　　刘三点云：芤脉何似，绝似捻葱，指下成窟，有边无中。

芤形浮大耎而空，边实中虚似按葱；
火犯阳经血上溢，热侵阴络下流红。

芤脉相类　　　边实中空为芤，芤而迟大为虚，芤兼弦急为革。

边实中空芤脉居，耎而迟大却虚呼；
芤兼弦急名为革，芤是血亡革血虚。

芤脉主病　　　芤脉为失血之候。戴同父云：营行脉中，脉以血为形，芤脉中空，血脱之象也。大抵气有余，血不足，故虚而大为芤之状也。瘀血未去，不见芤脉者，瘀血在中，犹实也。

寸芤积血在于胸，关内逢芤肠胃痈；
尺部见之多下血，赤淋红痢漏崩中。

左寸芤，心血妄行，为吐为衄（心肺之血出之速）。

左关芤，胁间气痛血痛，或腹瘀血，亦为吐血目暗。

左尺芤，小便血，女人月事为病。

右寸芤，胸中积血，为衄为呕。

右关芤，肠痈瘀血，及吐血不食（脾胃之血出之难）。

右尺芤，大便血。《经》云：前大后细，脱血也，非芤而何。

芤与革相似，然芤濡而革弦。芤濡主之虚，可以峻补。革弦则邪气未尽，正气又衰，难以措手，故革似芤而难治。

弦脉

弦脉体状　　　弦为阳中阳（似应为"阴"）脉，其来端直以长，如循长竿末梢，和柔不劲，从中直过，指下挺然。

弦脉在卦为雷，在时为春，在人为肝。轻虚以滑者平，实滑如循长竿者病，劲急如新张弓弦者死。池氏曰：弦紧而数为太过，弦紧而细为不及。戴同父曰：弦而耎，其病轻；弦而硬，其病重。

弦脉迢迢端直长，肝经木旺土应伤；
怒气满胸常欲叫，翳蒙瞳子泪淋浪。

弦脉相类 直而和柔为弦，直而急硬为紧，直而沉硬为牢。

弦来端直似丝弦，紧则如绳左右弹；
紧言其力弦言象，牢脉弦长沉伏间。

弦脉主病 弦为阳中伏阴，为木盛之病。浮弦支饮外溢，沉弦悬饮内病。疟脉自弦。弦数多热，弦退多寒。弦大主虚，弦细拘急。阳弦头痛，阴弦腹痛。双弦寒痼，单弦饮癖。若不食者，为木来克土，必难治也。

弦应东方肝胆经，饮痰寒热疟缠身；
浮沉迟数须分别，大小单双有重轻。
寸弦头痛腹多痰，寒热癥瘕察左关；
关右胃寒心腹痛，尺中阴疝脚拘挛。

左寸弦，为风邪头痛（风火），心惕，或劳伤盗汗，多痰，或痰饮迷闷（木因火炽，风痰上攻）。

左关弦，为疟疾，寒热往来，胁肋痛，痃癖。弦紧为疝瘕。弦小为寒癖，或悬饮、咳嗽，或背胁恶寒，痛引缺盆（少阳经本病）。

左尺弦，疝痛或挛急（肝气太盛），或小腹引阴而痛。弦滑，腰脚痛。弦细，肾虚血少。弦数，阴虚发热或恶寒。

右寸弦，痰厥头痛（清气不升），或咳不得眠，或膈多痰。浮弦，支饮目肿（木旺金衰）。

右关弦，胃气撑痛（木克土），脾胃伤冷，宿食不化，心腹冷痛，或伏饮呕吐，或久疟癖积（弦脉不宜见于右关，见之中宫必虚）。沉弦，体重（脾虚不化）。

右尺弦，腰膝挛急（血虚），脐下急痛不安，下焦停水。

革脉

革脉体状　革为阴脉，其来芤弦而软，如按鼓皮，有浮无沉，与牢相反。

革脉主病　革脉外实内虚，为气盛血虚之脉。仲景曰：弦则为寒，芤则为虚，虚寒相搏，此名为革。男子亡血失精，妇人半产漏下。《脉经》云：三部脉革，长病得之死，卒病得之生。

革脉形如按鼓皮，芤弦相合脉虚寒；
女人半产并崩漏，男子营虚或梦遗。

两寸革，衄血咯血（其脉上甚，火自妄行，此为无根之火）。

两关革，虚痞中满（脾虚则邪气愈甚，切不可作有余治）。

两尺革，为崩漏（其脉下虚，故必崩中）。

牢脉

牢脉体状　牢为阴中阳脉，似沉似伏，实大而长。微弦，有里无表，与革相左。

弦长实大脉牢坚，牢位常居沉伏间；
革脉芤弦自浮起，革虚牢实要详看。

牢脉主病　牢而长者肝也。仲景曰：寒则牢坚，有牢固之象，故着于骨肉之分。主心腹痛，癥疝瘕痕之病，凡阴虚失血之证，见此脉者必危，因虚证见实脉，正虚邪盛故也。

寒则牢坚里有余，腹心寒痛木乘脾；

癥瘕癫疝何愁也，失血阴虚却忌之。

两寸牢，心肺气郁（清气不升），胀闷气促，或饮食难下，或上焦气疼。

两关牢，腹胀胁痛，肝胃气痛，或癥瘕积聚（浊气填于中宫）。

两尺牢，奔豚癫疝。

濡脉

濡脉体状　濡为阴脉，极耎而浮，如帛在水中，轻手可得，重按有无，与弱相反。

濡形浮细按须轻，水面浮绵力不禁；
病后产中犹有药，平人若见是无根。

濡脉相类　浮细如绵曰濡，沉细如绵曰弱，浮而极细如绝曰微，沉而极细不断曰细。

浮而柔细知为濡，沉细而柔作弱持；
微则浮微如欲绝，细来沉细近于微。

濡脉主病　满为血虚气弱之候，为疲损，为自汗盗汗，骨蒸劳热（营卫俱虚，故自汗发热），为下冷，为痹，又为伤湿。

濡为亡血阴虚病，髓海丹田暗已亏；
汗雨夜来蒸入骨，血山崩倒湿侵脾。
寸濡阳微自汗多，关中其奈气虚何；
尺伤精血虚寒甚，温补真阴可起疴。

左寸濡，心惊自汗，阳微气短（气血虚也）。

左关濡，荣卫不和，精神离散，体虚少力目暗，或发热盗汗（肝血虚也）。

左尺濡，自汗伤精，阴痿，小便数，妇人血崩。

右寸濡，气微汗多。

右关濡，脾弱不化物，胃虚不进食，或停饮，或痰湿。

右尺濡，下元冷惫，肠虚泄污（火衰）。

弱脉

弱脉体状　弱为阴脉，极耍而沉，细按之乃得，举之无有，与濡相反。

弱来无力按之柔，柔细而沉不见浮；
阳陷入阴精血弱，白头犹可少年愁。

弱脉主病　弱脉沉极无力，阳虚之至，其人快快不乐，由精气不足，其病为冷痛，为烦热，为泄精，为虚汗。《素问》曰：脉弱而滑，是为胃气；脉弱而涩，久病老弱见之顺，平人少壮得之逆，兼之他脉，寒热别焉。

弱脉阴虚阳气衰，恶寒发热骨筋痿；
多惊多汗精神减，益气调营急早医。
寸弱阳虚病可知，关为胃弱与脾衰；
欲求阳陷阴虚病，须把神门两部推。

左寸弱，阳虚恶寒，心悸自汗，健忘不寐（心血虚也），或情绪不乐。弱而兼迟，时吐清涎（虚寒故）。

左关弱，筋痿无力，烦闷。弱而兼数，爪枯筋挛，目暗生花（肝血寒），或寒热时作（内伤），或妇人产后客风面肿。

左尺弱，小便数，肾气不固，肾虚腰痛，耳聋，骨肉酸疼，骨痿。弱而兼数，阴汗耳鸣（相火上冲）。

右寸弱，气虚困乏，言语无力，或颤掉缓弱（金衰不能平本），或咳嗽气短，或皮毛焦枯（肺衰）。弱而兼数，咽干引饮（虚火）。弱而兼迟，鼻流清涕（肺寒）。

右关弱，四肢重着，肠鸣溏泄，或恶闻人声（土为木伤）。弱而兼数，中焦郁热（阴火）。弱而兼迟，胃寒少食。弱而兼滑，湿痰（火衰则脾胃虚，食不化而生痰）。弱而兼弦，痰饮胃痛（脾气不行）。

右尺弱，阴痿，下焦冷痛，大便滑，足酸，溺出虚努（气衰）。

散脉

散脉体状　散为阴脉，其形大而散，有表无里，散漫不收，至数不齐，或来多去少，或来少去多，轻薄不能承指，如杨花散漫之状。

散似杨花散漫飞，去来无定至难齐；
产为生兆胎为堕，久病逢之不必医。

散脉相类　散脉无拘散漫然，濡来浮细水中缩；
浮而迟大为虚脉，芤脉中空有两边。

散脉主病　散为气血耗散，根本脱离之脉，最忌独见一脏，见则一脏将绝。故《难经》云：散脉独见则危。产妇得之生，孕妇得之堕。

左寸怔忡右寸汗，溢饮左关应涣散；
右关耎散所胕肿，散居两尺魂应断。

左寸散，浮大而散者，心之本脉，然亦主怔忡（心血虚）。

左关散，气郁不舒，胸胁虚闷（下元无火，浊气上升）。或目眩生花，溢饮身重。

右寸散，虚汗倦乏。

右关散，脾虚胫肿。

两尺散，根本脱离，必见危殆。

细脉

细脉体状　　细为阴脉，细小如丝，沉而不浮，应指直细而突，分明不断。

细来累累细如丝，应指沉沉无绝期；
春夏少年俱不利，秋冬老弱却相宜。

细脉主病　　细脉主诸虚劳损，七情伤感，或湿气，或腰痛，或伤精盗汗。在左为血少，在右为气虚。若兼弦数，则为危候。

细脉萦萦血气衰，诸虚劳损七情乖；
若非湿气侵腰肾，即是伤精泄汗来。
寸细应知呕吐频，当关腹胀胃虚形；
尺逢定是丹田冷，泄痢遗精号脱阴。

左寸细，心血衰少，健忘多惊。细兼数，面热口疮（阴火上炎），或五心烦热（血少），呕吐食少（心主弱不能生土，而肝木反乘之）。

左关细，筋脉挛缩，关节不利（血少），胁下坚胀（木失其养），时发寒热，或为癥瘕。细兼数，爪枯发槁（血枯则不能荣血之余）。

左尺细，手足厥冷（气衰），腰背切痛（血少），或恶风恶寒，或脱精，或骨痿，或寒湿。细兼数，两耳虚鸣，肌肉如削，或骨节痛（皆虚损之证）。

右寸细，元气不足，行动无力，言语无神，呼吸短气，虚嗽无力（阴火动也）。细兼数，咽干涩痛，烦渴引饮无度

（虚火上炎）。

右关细，胃腹干燥，隐隐牵痛（津枯），或呕清涎，或泄（脾虚）。细兼滑，胃火虚胀。

右尺细，命门火衰，精虚骨痿，或梦遗泄痢。

伏脉

伏脉体状　伏为阴脉，轻手取之，绝不可见，重按着骨，指下才动。

外阴内阳，脉多伏，关隔闭塞，不通之候也。

伏脉推筋着骨寻，指间才动隐然深；
伤寒欲汗阳将解，厥逆脐疼证属阴。

伏脉主病　伤寒，一手脉伏曰单伏，两手脉伏曰双伏。不可以阳证见阴脉为诊，乃火邪内郁，不得发越，阳极似阴，故脉伏，必有大汗而解。正如久旱将雨，六合阴晦，雨后万物皆苏之义。又有夹阴伤寒，先有伏阴在内，外复感寒，阴盛阳衰，四肢厥逆，六脉沉伏，须必姜附，及灸关元，乃复出也。若太溪、冲阳皆无脉者，必死。

伏脉之病为积聚，为疝痛，为霍乱，为水气，为停寒、停饮、停食、停积，为荣卫气寒而厥逆。关前得之为阳伏，关后得之为阴伏，或三阴伤寒，或伤寒将汗，或脐腹冷痛，或痰饮积聚，或四肢逆冷。又呕吐甚者，脉亦伏。

刘元宾曰：火邪内郁，阳不得发，故脉伏，必有大汗为解。然非可以药饵发散，必候阴阳和，自然汗出而解，故伏脉不可发汗。《脉诀》言徐徐发汗，洁古以附子细辛麻黄汤主之，皆非也。

伏为霍乱吐频频，腹痛多缘宿食停；
畜饮老痰成积聚，散寒温里莫因循；

食郁胸中双寸伏，欲吐不吐常兀兀；
当关腹痛困沉沉，关后疝疼破阴浊。

左寸伏，心气不足，神不守常，沉忧抑郁，食停胃脘（清气不升）。

左关伏，血冷腰脚痛，及胁下有寒气。

左尺伏，肾寒精虚，疝瘕寒痛。

右寸伏，胸中气滞，寒痰冷积。

有关伏，中脘积块作痛，脾有停滞，腹痛作泄。

右尺伏，脐下冷痛，下焦虚寒，腹中痼冷疝瘕。

动脉

动脉体状　动为阳脉，乃数脉见于关上下，无头无尾，状如大豆，厥厥动摇。

仲景曰：阴阳相搏名曰动，阳动则汗出，阴动则发热，形冷恶寒。

成无已曰：阴阳相搏，则虚者动。故阳虚则阳动，阴虚则阴动。

庞安常曰：关前三分为阳，关后三分为阴，关位半阳半阴，故动随虚见。《黄帝内经》云：妇人手少阴动甚者，妊子也。据此则尺寸皆有动脉，不得谓但见于关矣。总之动脉形圆如豆，见于一部，不与别部相同者便是，不必定限于关也。

动脉摇摇数且团，无头无尾豆形圆；
其原本是阴阳搏，虚者摇兮胜者安。

动脉主病　动脉乃有火不能宁静之象，为痛为惊，为虚劳体痛，为崩脱，为泄痢。

动脉专司痛与惊，汗因阳动热因阴；
或为泄痢拘挛病，男子亡精女血崩。

左寸动，心神不安，惊悸恐怖，自汗盗汗，或思虑过多。

左关动，谋虑过度，脱血虚劳（血不循经），或拘挛掣痛。

左尺动，男子亡精，女人发热（阴虚火动），或为血崩。

右寸动，表热自汗。

右关动，泄痢腹痛（湿热攻注）。

右尺动，火甚发热，小便赤淋。

促脉

促脉体状　促为阳脉，来去数而时一止复来，如蹶之趋，徐疾不常。

促脉数而时一止，此为阳极欲亡阴；
三焦郁火炎炎盛，进必无生退可生。

促脉主病　促为阳盛，而阴不能相和也，或怒气上逆，或发痈疽，或郁火，或喘咳，或气痛，或气热脉数，或瘀血发狂。又云：促为气、为痰、为血、为饮、为食。盖先以气热脉数，五者或有一留滞其间，则因之而促，非恶脉也。虽然，退则生，加即死，亦宜细审。

促脉唯将火病医，其间有五细推之；
时时呕咳皆痰积，或发狂斑与毒疽。

促主阳盛之病，促结之因，皆有气、血、痰、饮、食五者之别，一有留滞，则脉必见止也。

两寸促，狂躁闷乱（痰也），喘咳见之，随呼吸而止（心火刑金）。

两关促，痰结中焦（火也）。

两尺促极则危候。

结脉

结脉体状　结为阴脉，来往缓而时一止复来。

结脉缓而时一止，独阴偏盛欲亡阳；
浮为气滞沉为积，汗下分明在主张。

结脉主病　结为阴盛而阳不能入也，或癥结，或积聚，或七情所郁，或老痰凝滞。又云：浮结为寒邪滞经，沉结为积聚在内，又为气、为血、为饮、为痰、为食。盖先以气寒脉缓，而五者或有留滞其间，则因之而脉结，故结与促皆为病脉。

结脉皆因气血凝，老痰结滞苦沉吟；
内生积聚外痈肿，疝瘕为殃病属阴。

结主阴盛之病。越人曰：结甚则积甚，结微则积微，浮结外有痛积，伏结内有积聚。

两寸结，气血凝塞不和。

两关结，老痰蓄血，积聚痈疽。

两尺结，为疝瘕（无此症，则为危候矣）。

代脉

代脉体状　代为阴脉，动而中止，不能自还，脉至还入尺，良久方来，非若促结之止而即来也。

脉一息五至，肺、心、肝、脾、肾五脏之气皆足，五十动而不止，合大衍之数，谓之平脉。反此则止乃见焉，肾气不能至，则四十动一止；肝气不能至，则三十动一止。盖一脏之气衰，而他脏之气代至也。《经》云：代则气衰。滑伯仁曰：若无病羸瘦脉代者，危脉也。有病而气血乍损，气不能续者，代为病脉。伤寒心悸，脉代者复脉汤主之；妊娠脉代者，其胎为三月，生死不可不辨。

动而中止不能还，复动因而作代看；
病者得之犹可疗，平人却与寿相关。

代脉相类　促结之止无常数，或二动一止，或三五动一止，即复来。代脉之止有常数，必依数而止，还入尺中，良久方来。

数而时止名为促，缓止须将结脉呼；
止不能回方是代，结生代死自殊途。

代脉主病　代为元气衰败之脉，诸病见之，皆为不治。唯女子见之，为孕成三月。

代脉原因脏气衰，腹疼泄痢下元亏；
或为吐泻中宫病，女子怀胎三月兮。

**代脉可决
寿限**　五十不止身无病，数内有止皆知定；
四十一止一脏绝，四年之后多亡命。
三十一止即三年，二十一止二年应；
十动一止一年殂，更观气色兼形证。

此代之缓者也，又有其急者。

两动一止三四日，三四动止应六七；
五六一止七八朝，次第推之自无失。

类似脉辨　脉有类似，细辨乃得。

退、缓之别	一息三至，脉小而衰者为迟，主阴盛阳微。 一息四至，脉大而慢者为缓，主卫强营弱。
沉、伏之别	沉者轻举则无，重按乃得，主证在里，邪气在脏。 伏者重按亦无，推筋乃见，真气不行，邪气郁结。
数、紧、滑 之别	数者，往来急迫，呼吸六至，主热。 紧者，左右弹手，状如切绳，主寒。 滑者，往来流利，圆活如珠，一息五至，主血热。
浮、虚、芤 之别	浮者，举之有余，按之不足，为表，为风。 虚者，举之迟大，按之空软，为损，为惊。 芤者，沉浮可见，中候则无，状如葱管，为损血。
濡、弱之别	濡者，细耎而浮，主气虚汗多。 弱者，细耎而沉，主血少骨疼。
细、微之别	细者，应指细细，状如一线，而稍胜于微，为阴气虚。 微者，若有若无，状如蛛丝，而更不及细，为阳气衰。
弦、长之别	弦如弓弦，端直挺然，而不搏指，病为劳风。 长如长竿，过于本位，而来搏指，病为邪热。
短、动之别	短为阴脉，无头无尾，其来迟滞，主风虚，短脉只见于尺寸。 动者阳脉，无头无尾，其来滑数，主崩损，动脉只见于两关。
洪、实之别	洪如洪水，盛大满指，重按稍减，为溢热烦蒸。 实乃充实，应指有力，举按皆然，为邪气壅盛。
牢、革之别	牢者，沉而实大弦长，牢守其位，为积聚疼痛。 革者，浮而虚大弦急，如按鼓皮，内虚外坚，为亡血失精。
促、结、涩、 代之别	促者，急促数而暂止，病为停痰。

结者，凝结迟而暂止，病为郁气。

涩者，迟短涩滞，漏下①带止，三五不调，刮竹相似，病为少血。

代者，动而中止，不能自还，止数有常，非暂之比，病为危亡。

相对脉　脉有对举，按之昭然。

浮沉，升降也，以别阴阳表里，浮法天之轻清，沉法地之重浊。

迟数，至数之多寡也，四至为平，五至必形气壮盛，或闰太息，皆为无病之象。不及为迟，太过为数。迟为阴，数为阳。数在上为阳中之阳，数在下为阴中之阳；迟在上为阳中之明，迟在下为阴中之阴。又性急脉急，性迟脉迟，各因人体而言也。

虚实，占内之有余不足也，以按而知。

长短，盈缩也。长脉见于尺寸，通贯三部而有余；短脉见于尺寸，寻之两头而不足。又人长脉长，人短脉短。

滑涩，通滞也。涩者，阳气有余；滑者，阴气有余。《千金》云：滑者，血多气少；涩者，血少气多。脉者，血之府。荣行脉中，血多故流利圆活。气多则血少，故虽涩不散。

促结，阳盛则促，如疾趋而蹶，疾而时止者也；阴盛则结，如行远之疲，徐而时止者也。

洪微，血热而盛，气随以溢，满指洪大，冲勇有余，故洪为盛；气虚而寒，血随以涩，应指细微，欲绝非绝，故微为衰。

---

① 漏下：屋漏之漏，非崩漏之漏。

紧缓，张弛也。紧为伤寒，寒性收束，荣卫之气，与之激搏，故紧急；缓为伤风，风邪阻遏，荣卫之行，不能疾速，故缓慢。

动伏，出处也。动者出现于外，形圆如豆而动数；伏者处藏于内，深至筋骨而潜伏。

代、牢、弦、革、芤、濡、细、弱，八脉虽不可以对举，而亦可以对醒[①]也。弱与强对，细与粗时，濡与硬对，芤与中坚对，革与不革对，弦与不弦对，牢与不牢对，代与不代对。

又《经》云：前大后小，前小后大；来疾去徐，来徐去疾；来盛去不盛，来不盛去反盛；乍大乍小，乍长乍短，乍数乍疏。此皆二脉偶见，亦对峙之说也。

兼至脉

脉有兼至

有合众脉之形为一脉者，如似沉似伏，实大弦长之合为牢，及软浮细之合为濡者是也。

有合众脉之形为一症者，如浮缓为不仁，浮滑为饮，浮洪大而长为风癫眩晕之类是也。有两脉合者，有三四脉合者。

有一脉独见而为病不一者。如浮为风，又为虚，又为气，一脉而兼诸证者是也。

真脏脉

真肝脉至，中外急，如循刀刃，责责然，如张琴瑟弦，色青白不泽，毛折乃死。

真心脉至，坚而搏，如循薏苡子，累累然，色赤黑不泽，毛折乃死。

---

① 对醒：指八脉之间虽不能对举，但本脉可正反相对。

真脾脉至，弱而疏数（弱而乍数乍疏也），色黄不泽，毛折乃死。

真肺脉至，大而虚，如以毛羽中人，肤色赤白不泽，毛折乃死。

真肾脉至，搏而绝，如指弹石劈劈然，色黄黑不泽，毛折乃死。

三　喉痧症治概要

李序

考喉痧一症，古无是病，亦无是书也。张石顽《医通》，始列麻疹门，称手太阴足阳明蕴热所致。其症之危，有甚于痘者，虽未明言疫喉、烂喉等症，要为喉痧书之滥觞。叶香岩医案，称雍正癸丑以来，有烂喉痧，投以犀、羚、芩、连、栀、膏之类，辄至不治。进解肌散表，多有生者，此于烂喉痧症治，洵为精确，然又未闻有白喉之说也。至郑梅涧《重楼玉钥》，辨明白喉，立养阴清肺方，而喉科治法始备。是症多发于北省，旋蔓延南方，尤以沪上为甚。机厂林立，烟煤熏蒸，实足酝酿喉症。症发难治，怵焉堪悯。孟河丁甘仁先生，精岐黄，治喉症，效更如神。悬壶海上三十余载，余与交最久，知最深。去夏，先生归道山。冬，沪滨各医团善堂，开会追悼。余略有演述，悼故人，亦叹医道之中衰也。先生著有《喉痧概要》一书，细别痧喉种类。察其在气、在营，分初、中、末三期，施表清下诸法。集诸家之大成，作度人之金针，诚医林盛事也。今其令嗣仲英，将刊以行世，乞余序文。因略溯喉症之发源，并感近年喉症之盛行。先生逝矣，幸留是编，利济海内，是先生虽逝犹存也。

民国十六年丁卯孟冬月平书李钟珏谨序。

张 序

名者，实之宾也。自来享盛名者，断无幸致，故曰实至则名归。孟河丁公甘仁，邃于医，行道沪上垂四十年。虽妇人、孺子，咸知先生名。余于壬戌，执教于中医专校，始识先生，与之谈论，和蔼可亲，一望而知为有道之士。无何，余以事离沪，凡六载，而先生遽归道山。今春，承哲嗣仲英君招，命诸少君承授医学。是年秋，仲英君将以令先翁所著《喉痧症治概要》付剞劂，问序于余。余曰，中国医学之所以日见其衰颓者，非学识之不足也，患在无统系，无统系，则不能提纲而挈领，探本以寻源。周秦以降，医皆分科。泰西医学，分门尤细，后世将内外二字，一人概括之。夫人之精神有限，学识有限，而病之千变万化，顾可以数十年之学习，遽能统为之治哉。壬寅春，喉疫盛术，时医狃于白喉忌表，一味滋降寒凉，死者无数，而不知喉痧由于风火不郁于肺胃，痰热不积于阳明，宜辛凉疏解，透毒化痰也。先生亟为校正，一面凭其心得，用方药以活人，一面厘订专书，训后学以正谬，其功岂浅鲜哉？忆余于乙卯岁，会辑杨龙九囊秘喉书，刊于绍兴医报，社会所许。近阅斯篇，则专详喉痧，辨别详细，言言金玉，字字珠玑，先刊于《中医杂志》，已为社会重视。今订单本，我又知其必纸贵洛阳也，从兹先生之名，永不朽矣。要皆实至而名归耳，后之学者，勉乎哉。

时在民国十六年丁卯岁冬月海虞张谔汝伟谨撰。

王 序

咽喉方寸之间，饮食由是而进，呼吸由是而转。一日不进食则饥，呼吸有窒碍则病起。古谓事之重要者曰扼其咽喉，喉之为义大矣哉。《经》云：咽主地气，喉主天气。咽通于胃，喉通于肺，咽喉为肺胃之门户，而肺胃又各有其气化。每逢气候乖常，风寒燥火之邪，袭于肺胃，酿成重险之喉痧，其势最紧急，其病易传染，因斯毙命者不可胜计。推厥原由，皆因医者不明病源治法，以至于此。呜呼！人生实难，误死堪悲，医之存心，宜宏其恻隐之量，扩其济世之怀，好行其德，庶乎不愧为医。丁师甘仁，精擅内外喉科，经其治愈疑难之症，奚啻万千。而于喉痧症治，有独到之秘。今哲嗣仲英君刊印师著《喉痧症治概要》一书，理法且详，功效神妙，已刊登《中医杂志》第一期，风行远近。今以单本发行，有裨于喉痧之治疗者，功德靡涯。我师济世之心，固可垂诸不朽，而仲英君扩充其济世之量，所谓克绍箕裘，得传家学云云，固不足以彰其美也，然吾尤有言者。著书难，读书亦不易，丁师之论喉痧，活法也。倘读者不善体会，以阴虚白喉为疫喉，以阳明实热为喉痧，施以清解之剂，若此者，似是而非，必致贻误苍生。丁师固不任其咎，且负仲英君刊是书之初旨矣。是为序。

民国十六年岁次丁卯秋月门人皖歙王一仁拜撰。

夏序

时疫喉痧，危险之症也，蔓延传染，贻害无穷。其原因于时厉温邪，吸自口鼻，内应肺胃，故治法与白喉不同。白喉忌表，误汗则殆，疫喉宜表，有汗则生，固不可不审慎也。孟河丁甘仁先生，予金兰友也，学术湛深，经验宏富，于疫喉一门，研究有素，将其生平之学识，历年之经验，编成一书。是书大旨，辨证以分气营为要务，治法以汗清下为先后，议论正确，用药审慎，考古证今，堪称全璧，拜读之下，深获我心。讵料先生于去年遽归道山，我道顿失一柱石，甚可痛也。今其哲嗣仲英谱侄，箕裘克绍，亦有声于时，不忍以先人之手泽，秘之枕中，拟付剞劂，以公诸世，固不第为后学之金针，亦病家之宝筏也。爰志数言，以弁其首。

民国十六年丁卯重九应堂弟夏绍庭序于春萱草堂

时疫烂喉、痧麻、正痧、风痧、红痧、白喉总论

时疫喉痧，由来久矣。壬寅[①]春起，寒暖无常，天时不正，屡见盛行。予临诊二十余年，于此症略有心得，爰述其大概，与同志一商榷之。凡痧麻种类甚多，有正痧，有风痧、红痧。

唯时疫喉痧为最重，传染迅速，沿门阖境，竟有朝发而夕毙，夕发而朝亡者，暴厉夭札，殊深浩叹。业是科者，当谨慎而细察，悉心而辨治焉。如幼时初次出痧，谓之正痧。因胎中有伏热，感时气而发，寒热咳嗽，烦闷泛恶，咽喉或痛或不痛，即有咽痛，亦不腐烂，此正痧之病形也。夏秋时之红痧、风痧，初起时寒热骨痛，胸闷呕恶，舌苔白腻，外热极重，而里热不盛，咽喉不痛，或咳嗽，或不咳嗽，此红痧、风痧之病情也。其病源良由夏受暑湿，秋感凉邪，郁于太阴阳明。太阴者肺也，阳明者胃也，肺主皮毛，胃主肌肉，邪留皮毛肌肤之间，则发为红痧、风痧。凡痧子初发时，必有寒热咳嗽，胸闷泛恶骨痛等症。揆度病因，盖外邪郁于腠理，遏于阳明，肺气不得宣通，胃气不得泄越也。必用疏散之剂，疏表解郁，得汗则痧麻透，而诸症俱解。此治正痧、风痧、红痧之大略也。独时疫烂喉丹痧者何也，因此症发于夏秋者少，冬春者多，乃冬不藏精，冬应寒而反温，春犹寒禁，春应温而反冷。《经》所谓非其时而有其气，酿成疫疬之邪也。邪从口鼻入于肺胃，咽喉为肺胃之门户，暴寒束于外，疫毒郁于内，蒸腾肺胃两经，厥少之火，乘势上亢，于是发为烂喉丹痧。丹与痧略有分别，丹则成片，痧则成颗。其治法与白喉迥然不同，白喉忌表一书，立滋阴清肺汤，原宗仲圣猪肤汤之遗意，由少阴伏热升腾，吸受疫疬之气，与内蕴伏热，相应为患，若至音哑气喘，肺炎叶腐，危在旦夕间矣。滋阴清肺，尚恐不及，宜加珠黄、金汁，或救十中一二。苟与表散，引动伏火，增其炎焰之势，多致夭枉。此时疫喉痧当与白喉分别清楚，不容稍混也。白喉固宜忌表，而时疫喉痧初起，则不可不速表，故先用汗法，次用清法，或用下法，须分初、中、末三层。在气在营，或气分多，或营分多。脉象无定，辨之宜确，一有不慎，毫厘千里。初则寒热烦躁呕恶，咽喉肿痛腐烂。舌苔或白如积粉，或薄腻而黄，脉或浮数，或郁数，甚则脉沉似伏。此时邪郁于气分，速当表散，轻则荆防败毒，清咽利膈汤去硝黄，重则麻杏石甘汤。如壮热口渴烦

---

① 壬寅：公元1902年。

躁，咽喉肿痛腐烂，舌边尖红绛，中有黄苔，丹痧密布，甚则神昏谵语，此时疫邪化火，渐由气入营，即当生津清营解毒，佐使疏透，仍望邪从气分而解。轻则用黑膏汤，鲜石斛、豆豉之类；重则犀豉汤，犀角地黄汤。必待舌色光红或焦糙，痧子布齐，气分之邪已透，当用大剂清营凉解，不可再行表散，此治时疫喉痧用药之次第也。假使早用寒凉，则邪遏在内，必致内陷神昏，或泄泻等症，致成不救。如表散太过，则火炎愈炽，伤津劫液，引动肝风，发为痉厥等险象，仍当大剂清营凉解，或可挽回。先哲云：丹痧有汗则生，无汗则死，金针度人，二语尽之矣。故此症当表则表之，当清则清之，或用釜底抽薪法，亦急下存阴之意。谚云：救病如救火，走马看咽喉。用药贵乎迅速，万不可误时失机。此症有不治，难治数条，开列于下[①]。

　　脉伏者不治；泄泻不止者不治；会厌腐去，声哑气急者不治；始终无汗者难治；丹痧遍体虽见，而头面不显者难治。此皆时疫喉痧危险之症，其余用药得宜，虽重亦可挽同，此不过言其大略耳，其中变化条目甚多，非数言可尽，敢请海内明达，匡我不逮，则幸甚矣。

喉痧自订方

（一）解肌透痧汤

专治痧麻初起，恶寒发热，咽喉肿痛，妨于咽饮，遍体酸痛，烦闷泛恶等症（痧麻见咳嗽为轻，无咳嗽为重）。

荆芥穗 钱半	净蝉衣 八分	嫩射干 一钱	生甘草 五分	
粉葛根 二钱	熟牛蒡子 二钱	轻马勃 八分	苦桔梗 一钱	如呕恶甚，舌白腻，加玉枢丹四分冲服。
前胡 钱半	连翘壳 二钱	炙僵蚕 三钱	淡豆豉 三钱	鲜
竹茹 二钱	紫背浮萍 三钱			

---

① 下：原作"左"，今据横排版改。

（二）加减麻杏石甘汤

专治痧麻不透，憎寒发热，咽喉肿痛，或内关白腐，或咳嗽气逆之重症。

净麻黄 四分　熟石膏（打）四钱　象贝母 三钱　鲜竹叶 三十张　光杏仁 三钱　射干 八分　炙僵蚕 三钱　白莱菔汁 一两　生甘草 六分　连翘壳 二钱　薄荷叶（后下）一钱　京玄参 钱半

（三）加减升麻葛根汤

专治痧麻虽布，而头面鼻独无，身热泄泻，咽痛不腐之症。

川升麻 五分　生甘草 五分　连翘壳 二钱　炙僵蚕 三钱　粉葛根 钱半　苦桔梗 一钱　金银花 三钱　干荷叶 一角　薄荷叶（后下）八分　京赤芍 二钱　净蝉衣 八分　陈莱菔 三钱

（四）加减黑膏汤

专治疫邪不达，消烁阴液，痧麻布而不透，发热无汗，咽喉肿红燥痛白腐，口渴烦躁，舌红绛起刺，或舌黑糙无津之重症。

淡豆豉 三钱　薄荷叶 八分　连翘壳 三钱　炙僵蚕 三钱　鲜生地 四钱　熟石膏（打）四钱　京赤芍 二钱　净蝉衣 八分　鲜石斛 四钱　生甘草 六分　象贝母 三钱　浮萍草 三钱　鲜竹叶 三十张　茅芦根（各）一两

（五）凉营清气汤

专治痧麻虽布，壮热烦躁，渴欲冷饮，甚则谵语妄言，咽喉肿痛腐烂，脉洪数，舌红绛，或黑糙无津之重症。

犀角尖（磨冲，现以水牛角代）五分　鲜石斛 八钱　黑山栀 二钱　牡丹皮 二钱　鲜生地 八钱　薄荷叶（后下）八分　川雅连 五分　京赤芍 二钱　京玄参 三钱　生石膏（打）八钱　生甘草 八分　连翘壳 三钱　鲜竹叶 三十张　茅芦根（各）一两　金汁（冲服）一两

{ 如痰多加竹沥一两冲服，珠黄散每日服二分。}

（六）加减滋阴清肺汤

专治疫喉白喉，内外腐烂，身热苔黄，或舌质红绛，不可发表之症。

鲜生地 六钱　细木通 八分　薄荷叶（后下）八分　金银花 三钱　京玄参 三钱　川雅连 五分　冬桑叶 三十张　连翘壳 三钱　鲜石斛 四钱　甘中黄 八分　大贝母 三钱　鲜竹叶 三十张　活芦根（去节）一两

{ 如便闭加生川军三钱，开水泡，绞汁冲服。}

（七）败毒汤

专治痧麻未曾透，项颈结成痧毒，肿硬疼痛，身热无汗之症。

荆芥穗 钱半　薄荷叶（后下）一钱　连翘壳 三钱　生蒲黄（包）三钱　熟石膏（打）四钱　炒牛蒡子 二钱　象贝母 三钱　益母草 三钱　生甘草 六分　京赤芍 三钱　炙僵蚕 三钱　板蓝根 钱半

如大便泄泻，去牛蒡、石膏，加葛根、黄芩、黄连，此肺胃疫毒，邪热移于大肠也。如初病泄泻，可仿喻氏逆流挽舟之法，荆防败毒加减；如夹食滞，可加楂曲之类，亦不可执一而论。

（八）加减竹叶石膏汤

专治痧麻之后，有汗身热不退，口干欲饮，或咽痛蒂坠，咳嗽痰多等症。

青竹叶 三十张　桑叶皮 各钱半　金银花 三钱　鲜苇茎（去节）一两　熟石膏（打）三钱　光杏仁 三钱　连翘壳 三钱　白莱菔汁 一两　生甘草 六分　象贝母 三钱　冬瓜子 四钱

喉痧选用效药

（一）吹药

玉钥匙　治一切喉症肿痛白腐，将此药吹之，能退炎消肿，唯阴虚白喉忌用。

西瓜霜 五钱　西月石 五钱　飞朱砂 六分　僵蚕 五分　冰片 五分

研极细末。

金不换　功效较玉钥匙尤胜，治疫喉，生肌长肉，方如下。

玉钥匙料加人中白 三钱　青黛 三钱　西黄 三钱　珠粉 三钱

加味珠黄散　治喉症立能消肿止疼，化毒生肌。

珠粉 七分　西黄 五分　琥珀 七分　西瓜霜 一钱

锡类散　治一切喉痧喉疳，腐烂作痛，痰涎甚多，渴饮难下，此散吹入，能豁痰开肺，去腐生新。

象牙屑 四分　壁钱 三十个　西黄 七厘　冰片 五厘　青黛 七分　人指甲 七厘　珠粉 四分

以上吹药，研细末贮瓶，勿令出气。

（二）外贴药

贴喉异功散　治喉症肿痛，用太乙膏上药少许，贴人迎穴；半日起疱，即揭去。

斑蝥 四钱　血竭 六分　乳香 六分　没药 六分　全蝎 六分　玄参 六分　麝香 三分　冰片 三分

斑蝥去头翅足，用糯米拌炒，以米色微黄为度。除血竭外，合诸药共研细末，另研血竭，拌匀，磁瓶收贮，勿令出气。

（三）敷药

三黄二香散　清火解毒，用菜油调敷。

大黄 二两　蒲黄（包煎）一两　雄黄 二钱　麝香 三分　冰片 三分

冲和膏　消肿止痛，用陈醋、白蜜调，炖温敷。

紫荆皮 五两　独活 三两　白芷 三两　赤芍 二两　石菖蒲 两半

紫金锭（即玉枢丹）　消肿解毒，用陈酒磨敷。

山慈菇 二两　川文蛤（即五倍子，捶破，洗刮内桴）二两　红大戟 一两　当门子 三钱　千金子 二两

喉痧诊治验案

（一）温邪喉痧

陈右　年三十余岁，住紫金桥。患喉痧六天，痧布隐隐，壮热，汗泄不多，口渴，咽喉腐烂，汤饮难进，数医不效，举室彷徨，邀余诊治。诊其脉洪数，视舌色前半红绛，中后薄腻而黄。余曰：此温

疫之邪化热，半以入营伤津，半以蕴蒸气分。拟清营解毒，清气达邪之剂。犀角地黄汤合竹叶石膏汤，加荆芥、薄荷复方治之，数剂而愈。

（二）烂喉丹痧

王右　年二十岁，本丹阳人，客居沪上。患烂喉丹痧甚重，丹痧虽布，壮热不退，烦躁不寐，汤饮难咽，且是新婚之后，阴液早伤，疫火充斥。合家老幼，焦灼万分，延余诊治，病已七天。诊脉弦洪而数，舌红绛起刺。余曰：此温疫之邪，化火入营，伤阴劫津，内风欲动，势将痰涌气喘，危在旦夕间矣！随用犀角地黄汤合竹叶石膏汤，加陈金汁、竹沥、珠黄散等药，数日而痊。

（三）时疫喉痧热入心包

夏童　扬州人，居美租界陈大弄。患时疫喉痧五天，丹痧虽已密布，而头面鼻部俱无，俗云白鼻痧，最为凶险！曾经服过疏解药数剂，壮热如焚，烦躁谵语，起坐狂妄，如见鬼状，彼家以为有祟为患。余诊其脉，实大而数，舌红唇焦，咽喉外内关均已腐烂，滴水难咽。余曰：此疫疠之邪化火，阳明腑热，熏蒸心包，逼乱神明，非鬼祟也。虽头面鼻部不见痧显，非升麻、葛根可治，随用犀角地黄汤合白虎汤加硝黄之品，一面生津清营，一面釜底抽薪。服后过数时，得大便，即能安睡，次日去硝黄，照原方加金汁、竹油，珠黄散，服数剂即热退神清，咽喉腐烂亦去，不数日而告痊矣。

（四）喉痧寒热无汗痧麻隐约

顾左　年三十余岁，在沪南开设水果行。患喉痧七天，寒热光汗，痧麻布而隐约，咽喉肿痛，牙关拘紧，甚则梦语如谵，诊其脉郁数不扬，视舌色薄腻而黄。余曰：此疫邪将欲内陷，失表之症也。急进麻杏石甘汤，得畅汗，痧麻满布，热解神清，咽喉肿红亦退，数日而安。

（五）寒束温邪痧麻不透

李右 年四十余岁，南京人，住沪城老北门内。因侍他人之喉痧，而随传染，发热五六天，痧麻布而不匀，咽喉肿痛，牙关拘紧，前数医意谓此妇素体阴亏，仅用玄参、薄荷、桑、丹、茅芦根等，方药平淡，而咽关肿闭益甚，喉中痰声辘辘，滴水难下，殊属危急。余诊其脉，郁数不扬，舌不出关，苔薄腻黄，问其便，数日不行。余曰：此温疫之邪，为外寒所束，痰热交阻膈中，壅塞肺胃之间，危在旦夕。随投透痧解毒汤加六神丸、凉膈散、竹沥、白莱菔汁等，解其表邪，通其腑气。一日两剂，服后得汗与便，外以香菜煎水，揩其肌肤，以去外束之寒，次日痧布，喉关渐开，数日而愈。

（六）咽喉肿痛白腐痧布身热

王右 喉痧一候，痧麻渐布，咽喉肿痛白腐，身热，口舌前半淡红，中后腻黄，脉濡数而滑，胸闷泛恶，烦躁懊恼。阅前方，辛凉清解，尚属平稳，不过方中有玄参、茅芦根等。据述服后胸闷泛恶，烦躁懊恼，更甚于前，颇觉难以名状。余曰：此痧麻未曾透足，疫疬之邪，郁遏肺胃，不得泄越于外，痰滞交阻中焦，浊垢不得下达之故。仍用透痧解邪，加涤痰导滞之品，如枳实、竹茹、玉枢丹。服二剂，始得痧点透至足心，呕恶烦躁随定，热退，喉腐亦渐渐脱去而愈。但玄参、茅芦根小小寒凉，不可早用，若大寒大凉之剂，可不慎之又慎乎！

（七）白喉两关腐烂

叶女 住白克路。白喉四天，咽喉左右两关腐烂，蒂丁且去其半，身热不壮，舌质淡红，中后薄黄，脉象濡数。四日之中，粒米未入。余曰：此疫疠之邪，熏蒸肺胃，心肝之火内炽，用滋阴清肺汤加川连、通草，一剂，咽喉腐烂渐脱，反觉焮痛。余曰：此腐烂虽去，新肉未生，故焮痛也。仍用原方加花粉、鲜石斛，因未大便，加生川军三钱。开水泡绞汁冲服，得大便甚畅，胃热下行，白喉随愈。肺与大肠为表里，腑热下达，肺火亦从下降矣。

（八）白喉腐烂身壮热烦闷口渴

叶右　　住澄衷学校。白喉六天，身热甚壮，咽喉腐烂，汤饮难进，烦闷口渴，连进辛凉清解，毫无应效。意谓此妇因侍其夫喉痧而得此疾，深恐其亦出痧麻，未敢骤用滋阴清降，讵发热更甚，烦躁不安，起坐如狂，甚则谵语妄言，咽喉满腐，蒂丁去其大半，舌灰黄，唇焦，脉洪数有力。一派炎炎之势，有痉厥之象，遂投大剂犀角地黄汤合竹叶石膏汤，一日夜进四剂，即热退神清，咽喉腐烂亦脱，三四日即愈。此疫疠之邪，由口鼻而直入肺胃，疫邪化火，由气入营，伤津劫液，内风欲动，危险之至，得庆更生，亦可谓幸矣。可见有痧麻而喉不腐者有之，有喉腐而不出痧麻者亦有之矣。

（九）喉痧壮热畏寒滴水难咽

傅左　　住唐山路。年廿余岁，患喉痧八天，壮热无汗，微有畏寒，痧麻隐约，布而不显，面色紫黯，咽喉肿腐，滴水难咽，烦躁泛恶，日夜不安。傅氏数房，仅此一子，老母少妻，哭泣求救。余曰：症虽凶险，正气未败，尚可挽回。诊其脉郁数不扬，舌苔腻黄。阅前服之方，竟是滋阴清肺汤等类，随投透痧解毒汤加枳实、竹茹，一日夜服两剂，兼刺少商出血，开闭泄火。服药后，即得畅汗，痧麻渐布，面色转红，咽喉肿腐亦减，连进数剂，三四日即愈。喉痧之症，有汗则生，验之信然。

（十）烂喉痧麻色紫黯邪陷三阴

刘右　　年廿余，住美租界靶子路。患喉痧四天，痧麻虽布，麻色紫黯，发热烦躁，梦语如谵，咽喉肿腐，不能咽饮，适值经临之期。前医以其热壮神糊，早投清凉，鲜生地、鲜石斛、茅芦根等。据述腹中绞痛，少腹结块，大便溏泄，壮热即衰，痧点即隐，谵语撮空，牙关拘紧，痰多气粗。邀余往诊，其脉空数无神，亦不能视其舌色。余曰：此温疫之邪，已陷入三阴，血凝毒滞，残阳欲绝，无药可救，果于是晚而殁。早投寒凉，百无一生，过用疏散，尚可挽回，益信然也。

（十一）喉痧腹泻项颈肿痛成毒

周童　　住中法学堂后。患喉痧八天，痧虽布而未透足，热势不退，喉关肿腐，颈项左右肿硬疼痛，欲成痧毒，加之泄泻，苔黄，脉滑数，颇有内陷之象！拟葛根黄芩黄连汤，服后即得汗热减，泄泻即止，而痧毒肿硬益甚，喉关肿腐不脱，汤饮难进。用败毒汤去牛蒡加玄参，并外敷药，痧毒即消，咽喉肿腐亦去，数日而安。

余行道数十年，诊治烂喉痧麻之症，不下万余人，仅录十数案于上，汗清下三法，皆在其中。读者宜细心揣摩，庶能获益。《黄帝内经》云：知其要者，一言而终，不知其要者，流散无穷。信不诬也。

录慈溪邵琴夫先生喉痧有烂喉白喉之异论

喉痧一证，皆因温疫之气，由口鼻吸入，直犯肺胃，流行经络，蕴而为患。上窜肺系（喉名肺系）则肿痛（外治异功散，外治蒜泥拔毒散，烂喉、白喉，皆可按法施治），外达皮肤为痧疹。而医者治法，或从宣解，或从降化，往往有效有不效，虚实之间，不可不早辨也。试先就烂喉论之，其证多发于冬春之间，良由冬不藏阳，无冰少雪，温邪为寒所束。初起形寒头痛，脚闷鼻塞，喷嚏咳嗽，发热泛恶，脉来濡细，或现浮洪，浑身酸痛（火为寒郁，邪热由气分而达血分），咽喉赤肿（或旁现白点亦见之），宜乘势表散，取火郁发之之义。其有颈之两旁，肿出如瓮者，即俗所谓喉痧袋是也。宜加解毒退肿之品（僵蚕、赤芍、嫩射干、轻马勃、生甘草、贝母、樱桃核、青棉纱线，外用冲和赶毒散，方见外科。用桂枝一钱，附子七分，煎水，入陈酒调涂其上，以手巾围裹，如嫌干燥作痛，可入蜂蜜同调即润）。其有颜若渥丹，痧不出肌者，乃风寒外束，皮毛密闭也。亦有余处皆现，面部独白者，即俗呼为白面痧、白鼻痧也（阳气从上，头面愈多者吉）。总宜发散开达，再加发表透邪之剂（西河柳、鲜芫荽、紫背萍，或煎汤熨之，闷痧可用）。俟其汗畅（是症有汗则生，无汗则死）。痧透（粒细而红，密布无间），邪从外泄，胸闷渐舒，喉痛即轻。倘执《黄帝内经》诸痛属火，红肿为热，而用苦寒抑遏（清火适以动火），或佐辛凉疏散，以为双解之法，必致痧不透达，喉即腐烂，壮热谵语，肌肤无汗，齿鼻流血，舌缩唇焦，气促痰升，音哑口噤，惊痫泄泻，发痉发厥，邪从内窜，命归泉路。至于白喉，乃阴虚之体，适值燥气流行（阴被热灼），或多食辛辣，过食煎炒，热伏于胃（阳明有余，少阴不足），胃失降令，上逼于肺（肺之灼由于胃之蒸），初起脉象浮紧（肺气虚损未形），发热（郁勃之火，全集肺胃），恶寒（火极似水），头疼背胀，神疲骨楚，喉中或极痛，或微痛，或不痛，而觉介介如梗状（此时热毒内盛，气化不宜）。有随发而白随现者，有至二三日而始现者（此症喉中一白，寒热自除），或白点、白条、白块，渐至满喉皆白如粉皮样者（乃肺虚见本象也），此多见于小儿，想雏年纯阳，阴气未足，肺更娇嫩也。且格外强躁，不令细视者，以心肺相通，肺热炽甚，心气不宁也。治法宜以滋清为主。若见胸闷胀满者，佐以扫除其中，溲便闭塞者，佐以开导其下（客岁杨士章夫人患喉症，误表增剧，投以养阴清肺汤而瘥，于此可见一斑。邵彭寿母甲年秋患喉症，投大承气汤而愈，此釜底抽薪法也），则或发痧疹（邪从外泄），或便黏痰（邪从下泄），可冀霍然。昧者妄投辛散，犹天气旱亢，非雨不润，扇之以风，则燥更甚。迨肺阴告竭，肾水亦涸，遂令鼻塞音哑，痰壅气喘，咽干无涎，白块自落，鼻孔流血，面唇皆青，恶候迭见，难为力矣！是故犹[1]是风热（烂喉、白喉，总名喉痧），有因风而热者，风散则火自熄（烂喉所以宜外解也），有因热而生风者，热退则风自灭（白喉所以宜内清也）。古人治法，一则曰升阳散火，一则曰滋阴降火，岂两端其说，以生后人疑窦哉，外因内因，不容混也。

---

① 犹：等同

琴夫茂才，邵大年先生之孙，痧痘圣手也。悉心医学，无微不至，在沪时常与余讨论，良深佩服。今读《白喉烂喉论》，分析应表忌表各治法，实为当世良医，洵为后起之秀。沪地人烟稠密，蕴郁之气必甚，非比北地亢燥之气，故患烂喉多而白喉少。若将白喉之方，以治烂喉，贻害非浅。至于果患白喉，理应清润，临诊亦不可不察耳。倘邵君在沪，定能挽回陋习，沪地人命，决不遭如此大劫也。

沪滨聋道人张骧云评

琴夫先生论喉痧应表，有汗则生，白喉忌表，误表则危之说，确切病情，洵医家不易良箴。余读其论，如见其人，诚儿科中之妙手也，谨录之为后学之津梁。

孟河思补山房丁甘仁识

录元和金保三先生烂喉丹痧辑要说

烂喉丹痧，至危之症也。寒暖非时，染成疠毒，一乡传染相同，即是天行之瘟疫也。与寻常咽喉[①]，通行痧疹，俱迥然不同。道光丙戌[②]、己酉[③]两年，吴下大盛，余亲友患者甚众，医者不能深察，杂用寒凉，目击死亡者伙矣。良由冬不藏阳，无冰少雪，温邪为寒所束。若乘势表散，邪从畅汗者得生，否则无有不殒命者。予亦患此症，赖陈君莘田，重为表汗，始得痧透而痊。由是潜究喉科痧症诸书，颇自致疑，后得经验阐解一编，不著譔人姓氏，寥寥数页，要言不烦，丹痧治法，另辟一途，足补喉科之未备。余于此症，固已深知灼见矣，固考古证今，删增阐解原文，备采要法，著为此编，非逞臆说也，实以阅历有年，方知此症重在发表，不在治喉，其喉科自有全书，毋庸夹杂。若乃此

---

① 咽喉：作"喉症"理解。
② 道光丙戌：公元1826年。
③ 道光己酉：公元1849年。

症，四时皆有，随时活变，总之畅汗为第一义也。

叶天士先生烂喉痧医案

雍正癸丑①年间以来，有烂喉痧一症，发于冬春之际，不分老幼，遍相传染，发则壮热烦渴，丹密肌红，宛如锦纹，咽喉疼痛肿烂，一团火热内炽。医家见其热火甚也，投以犀、羚、芩、连、栀、膏之类，辄至隐伏昏闭，或喉烂废食，延俟不治，或便泻内陷，转倏凶危，医者束手，病家委之于命。孰知初起之时，频进解肌散表，温毒外达，多有生者。《黄帝内经》所谓微者逆之，甚者从之。火热之甚，寒凉强遏，多致不救，良可慨也！

喉痧应表，如不透表，必致变端。读此案可知，凡遇烂喉丹痧，以得畅汗为第一要义。

甘仁识

录烂喉寒喉经验阐解

近年喉痧一症，日甚一日，且多殒命者，其故何也？只缘舍本求末，重于咽喉，忽于痧子，早进寒凉，遏伏疠邪之故耳。盖天有六气，俱能生杀万物，凡疾风暴雨，酷暑严寒，四时不正之气，即为疠气，人若感之，便能为害。近年天道南行，冬不藏阳，每多温暖，及至春令，反有暴寒折伏，皆为非时不正之疠气。感触者，蕴酿成病，所以其症发必一方，长幼男女相似，互为感染，与疠疫同。禀气旺者，虽感重邪，其发亦轻，禀气弱者，即感微邪，其发亦重。夫人肺主一身之气，肺主皮毛，脾主肌肉，肺开窍于喉鼻，

---

① 雍正癸丑：公元1733年。

鼻气通于天气。受邪之时，从口鼻而入于肺脾，而出于肌表。当疠毒发作之时，热淫之气，浮越于肺之经隧，所以必现咽喉肿痛、鼻塞、喷嚏、咳嗽胸闷、呕恶、浑身酸痛等形。此非疠邪痧子为本，咽喉咳嗽等形为末乎。今医不究其受病之因，乃执《黄帝内经》诸痛属火，红肿为热，急进寒凉，甚至用犀、羚、石膏、金汁、黄连等味，稍兼辛凉表散，以为双解之法，体质强旺者，幸藉元气充足，或以敌邪致愈；禀单弱者，即变音哑喉腐，气促腹泻，齿鼻流血，舌缩唇焦，肤干无汗，发厥口噤，种种险候。医家见之，犹曰病重药轻，更以寒凉倍进，必致痧毒内陷，燔灼愈腾，喉闭痰升，命归泉路。要知头面红肿焮赤，正痧毒外达之势，当此之时，须进表散开达之剂，寒凉清腻等药，一味不可兼杂，使其痧从汗透，则其毒自然不留，其毒既泄，咽喉岂有不愈。所以先贤诸败毒散中，皆用表散，亦同此意命名也。余非业医者，因从前子女惨遭其害，爰是潜心医学，研究岁运司天，数年以来，稍悟一斑。凡有亲友患此症者，商治于余，皆以表散开达为主，直待痧回肿退，鼻有清涕，遍身作寒脱皮，方进凉血清解之味，靡不应手速效。近见苏杭此症盛行，殒命者不少。予仰体上苍好生之德，敢将一得管见，布告四方，并非立异忌能，炫玉求售，唯冀医林高士，药业仁人，鉴余微忱，勿加讪詈，则患者幸甚，余亦幸甚。

此论透达，佚其姓名，诚高尚士也。所论丹痧发表清解等法，头头是道，于此症经验宏富，已见一斑。沪上有某医，以喉科著名，遇喉症无论喉痧、白喉，概以银、翘、金锁匙、挂金灯等品混统治之，更加石斛、沙参，吾不知其依据何法，若见此论，问心能无亏乎。

甘仁识

论　症

一、凡形寒壮热，咽喉肿痛，头痛咳嗽胸闷，鼻塞呕恶，两目汪汪，手足指冷，脉来濡数，或见浮数，此即疠邪痧症，需进后方荆防葛根汤两三剂，俟其畅汗，痧点透至足心，舌有杨梅刺，方进辛凉清解之味。总之，痧慎于始，若有一毫胸闷未清，便是痧症未透，不可早进寒凉遏伏，以致不治。

二、凡痧症欲出未出之时，宜早为发散，以解其毒，则无余患。若不预解，使之尽出，或早投寒凉遏伏，多致毒蓄于中，或为壮热，日久枯瘁，或成惊痫，或为泻痢、腐烂，咳血喘促，或作浮肿疳蚀而死。此虽一时戾气之染，然未有不由于人事之未尽也。

三、凡痧疹逡巡不出者，乃风寒外束，皮肤闭密也，宜荆防葛根汤主之。外用芫荽酒、苎麻蘸酒揩之，恐露体冒风，亦可不必用。咽喉如有肿痛腐烂者，宜合玉钥匙散频频吹之。

四、凡形寒发热，面若装朱，痧不出肌，即现上吐下泻，腹痛如绞，甚至发厥口噤，目闭神昏，此乃内夹湿滞痧秽，外感戾毒，暴寒折伏，表里为病，阴阳不通，最属危候，每至朝发夕死，不能过二三日；若投寒凉清解，有如操刀。急进藿香正气散加煨葛根、牛蒡子、蝉衣、焦曲等味。一两剂得畅汗，吐泻止，厥痛停，痧得焮赤，扶过三日，庶无妨碍。但此症吐泻之后，津液大伤，必然发渴思冷，切勿与吞冷水、甘蔗、水梨，一切寒凉之物，切忌切忌。

五、凡热邪郁于肺，逆传于包络，痧疹不得出，或已出而复没者，乃风寒所遏而然，若不早治，毒必内攻，以致喘急音哑而死。急用升麻葛根汤加荆芥、牛蒡子、桔梗、蝉蜕、樱桃核、浮萍草、枇杷叶等煎服；外用芫荽酒，苎麻蘸酒揩之。痧症复出，喘定，乃可无虞。倘体质单弱者，不能透达，需用透邪煎，或柴归饮发之。如进二汤，仍不焮赤者，急进托里举斑汤。

六、凡痧疹只怕不能出，若出得畅尽，其毒便解，故治痧症者，贵慎于始。发热之时，当察时令寒热，酌而治之，倘时令严寒，即桂枝葛根汤或麻黄汤俱可用，勿拘辛温迟疑。二汤内俱加入牛蒡子、蝉衣、桔梗发之；如果热火充炽，稍加生石膏三四钱亦可。倘时令平和，以荆防葛根汤加浮萍草发之，务使发得透畅，莫使其丝毫逗留，以致生变幻缠绵。痧后切忌大荤海鲜酸盐涩辣之物，以杜后患，切嘱。

论症续要

一、凡服表散之剂，必得汗至足心，丹痧透，咽痛止，胸闷舒，方无余邪。若有痧汗少，或痧现即隐，症势最险。或痧后重感风邪，或食新鲜发物，必有余毒为患，俗称痧尾是也。痧膨、痧癫、痧痨，内外诸症百出，慎之。

二、凡服事之人，最为要紧，必须老成可靠者，终日终夜，不得倦怠，人不可脱离，以被紧盖，出汗后不可使露，致汗不畅，若任性贪凉，虽方药中病，亦难奏效。盖痧邪当发出之时，病人每闷不可耐，稍一反侧于被内，使稍露以为适意，痧点即隐，毒从内陷，适意乃速死之道也。

三、凡痧多属于肺，阳气从上，头面愈多者为吉。若余处见而面部不见者，名白面痧、白鼻痧，症最重，必多用升发之剂。至于丹多属于脾，隐在皮肤之间，或成块如云头而突，多起于手足身背之上，发则多痒，或麻木，是兼湿痰之故，药宜佐以渗湿祛痰。有先见丹后见痧，亦有丹而不痧，痧而不丹，亦有喉腐不见丹痧者，表汗则一也。

四、凡喉痧由来已久，《本草纲目》云：天行喉痧，一乡相似，属运气之邪火，或寒药下之，酸药点之，郁其邪于内，不得出也。《正传》云：火性急速，发必暴悍，必以从治之法，甘、桔、荆、防，加以温药为导，徐徐频与，不可顿服，切不可骤用寒凉之药。缪仲淳曰：痧症不宜依症施治，唯当治肺，使痧症发出，则了无余蕴矣。

五、凡神昏谵语，唯当透肺邪，不宜用寒凉，即使痧回脱皮，舌红唇燥，余火炽盛，只须轻清泄肺为主，是集后方药中所不载者，明眼人当深注意。

六、凡咽喉闭，毒气归心，胸前肿满，气烦促，下部洞泄不止者死。若初起咽喉，呕吐清水，神昏谵语，目光上窜，脉涩伏，痰声如锯者不治。又三四日内津涸舌光，唇齿焦黑，鼻扇口张，目无神者，亦不治。

以上所论，专为治丹痧烂喉之症，凡遇白喉，一味不可用也。临证之际，须细辨之。

要方备查

荆防葛根汤

葛根 一钱或钱半　牛蒡子 三钱　桔梗 钱半　荆芥 钱半　枳壳 一钱　杏仁（去皮尖，便溏者勿研）三钱　生甘草 四分　土贝（去心、研）三钱　炒防风 钱半　加浮萍草 三钱

{（防风荆芥不炒亦可）}

升麻葛根汤 痧点隐隐不透者用之

升麻 五分　葛根 钱半　赤芍 钱半　荆芥 钱半　牛蒡子 三钱　桔梗 钱半　蝉衣 一钱　樱桃核 三钱　浮萍草 二钱　生甘草 四分

托里举斑汤

升麻 一钱（见点后不可用）　柴胡 五分　归身 五分（泻者勿用）　赤芍 一钱　酒炒浮萍 三钱　水炙甘草 五分（原方白芷一钱、制山甲一钱当酌用之）　蝉衣 八分　牛蒡子 三钱　荆芥 三钱　象贝 三钱

{随症可加，唯便溏泄者，去牛蒡为是。}

透邪煎 柴归饮与此相同，加柴胡

防风 三钱　荆芥 钱半　升麻 二钱　炙甘草 五分　蝉衣 八分　牛蒡子 三钱　归身 三钱　赤芍 钱半

藿香正气散 茅术川朴，湿重舌白腻者用

苏叶 三钱　藿梗 三钱　桔梗 钱半　陈皮 二钱　制茅术 三钱
厚朴 二钱　生甘草 五分　牛蒡子 三钱　茯苓 三钱　焦神
曲 三钱　半夏曲 三钱　煨葛根 三钱

申字漱喉散

玄明粉 七两　雄黄 三钱

上研细末，用二三钱，调入萝卜汁，燉温一大碗，以毛笔
蘸汁洗扫之；或漱喉，吐去老痰。如有杜牛膝打汁调和，
更妙，但不可多咽，防作泻。

辰字探吐方

治牙关紧闭，吐药之最灵者。

真胆矾三钱，即石胆也，冬月用青鱼胆拌阴干，研极细
末，水调送下。此药入口，无有不呕者，一切喉肿、乳
蛾，吐出顽痰立松，如无青鱼胆制者，亦可用。

一字散

猪牙皂角 七钱　雄黄 二钱　生矾、藜芦（各）一钱　蝎
尾 七枚

右药末，吹少许入鼻，即吐痰。皂角捣烂，一味，醋调入
喉四五匙，亦吐。

刺法

少商穴，在大指内侧之端，离甲角如韭菜许，左右同，以针刺出血，治喉闭。

委中穴，在膝盖对后交界缝中，治同之。

急治法

凡喉症初起，一日内，头顶有红点一粒，急将银针挑破，挤出毒血，用姜水蘸桐油擦之，若过一昼时，此点即隐。

跋

吾乡多医家，利济之功，亘大江南北，世称孟河医派。犹古文之有桐城、阳湖，绘事之传南宗、北宋，猗欤盛矣。先伯松溪公，学医于费晋卿前辈，得其传，惜享年不永，未展所抱。先严学医于圩塘马绍成先生，又从马培之先生游。内得先伯切磋，复私淑费、巢诸大家，博学广深，术益精深，视诊沪上垂四十年，活人无算。其生平事迹，妇孺亦乐道之，姑毋赘述。唯先严著作，如《药性辑要》，已刊行有年。兹刻先严《喉痧症治概要》，恔雠既竟，聊记梗概于篇末。盖喉以纳气，咽以纳食，喉气通于天，咽气通于地，咽喉俱闭，天地之气并塞，此咽喉症之所宜重视，而斯篇之出，为不容缓也。

民国十六年丁卯孟冬月次男元彦仲英谨跋

方

药

篇

一 丁甘仁用药一百十三法

  《丁甘仁用药一百十三法》，系丁甘仁当年门诊处方记录，由其门生归纳整理而成，原为抄本。其案语简洁，一法一方，足可令后人效法，故名。本集有抄本、油印本、铅印本及《孟河丁甘仁用药法》《丁甘仁诊方辑要》等多种版本。此次整理，由上述诸本校勘而成。并于各类各法中附加按语，原本有药无量，现据有关资料补正，可供参考。

编者

时病门   感冒类

（一）疏邪解表法

大豆卷 三钱 紫苏梗 三钱 赤茯苓 三钱 桂枝 钱半 枳壳（麸炒）二钱 嫩前胡 二钱 桔梗 一钱 晚蚕沙（包）三钱 六神曲（炒焦）三钱 葱白（拍）三茎 鲜生姜（去皮、拍）三钱

   按 此治表实无汗之法，症见身热形寒，头痛无汗，胸闷微咳，苔腻纳少等。方中豆卷、葱白、生姜发汗解表；桂枝温散以增解表之力；桔梗、前胡、蚕沙宣肺化痰，利咽止咳；佩兰芳香、赤苓淡渗，共以化湿；枳壳、苏梗、神曲行气消滞。一方而诸法俱备。

（二）和营达邪法

桂枝 二钱 佩兰 二钱 制半夏 三钱 赤芍药 三钱 晚蚕沙

（包）三钱　赤茯苓 三钱　苏梗 三钱　淡黄芩（炒）一钱五分
麸枳壳 二钱　焦谷芽 五钱　鲜荷叶（洗）一角　鲜佛手（三片，干者用）一钱

> 按　此治表虚有汗之法。虚体冒邪，营卫不和，形寒，微热，有汗，胸闷，纳少之证，宜用此法。方中桂枝、赤芍调和营卫；苏梗、蚕沙、佩兰、荷叶、佛手芳香疏表祛邪；枳壳、半夏宽中化湿；赤苓淡渗；谷芽和胃；黄芩清热。此即取桂枝汤调和营卫之意而巧作裁化之方。

（三）疏邪化痰法

荆芥 一钱五分　霜桑叶 一钱五分　法半夏 三钱　苏梗 三钱
前胡 一钱五分　薄橘红（盐水炒）六分　薄荷（后下）八分
玉桔梗 一钱　光杏仁（去衣尖、打）三钱　江枳壳（炒焦）
二钱　赤茯苓 三钱

> 按　肺主皮毛，风邪袭表，由毛孔而入肺络，肺气阻塞，病必兼见咳嗽多痰，治宜本法，以疏邪宣肺化痰。方中荆芥、薄荷、苏梗、桑叶疏邪以达表；前胡、桔梗、杏仁、枳壳顺气以利肺；半夏、橘红化痰；赤苓淡渗以化湿。

（四）宣化畅中法

荆芥穗 一钱五分　佩兰 三钱　春砂仁（后下）一钱五分　苏梗 三钱　姜半夏 三钱　江枳壳（麸炒）二钱　广藿香 一钱五分
广皮 一钱五分　大腹皮（洗）三钱　六神曲（炒焦）三钱
赤茯苓 三钱　佛手 一钱

> 按　治感冒兼中气不畅，胸腹痞胀不舒之证，宜解表而兼宣和之法。方中以荆芥穗、苏梗疏邪；藿香、佩兰芳香以畅胸中之气而解痞闷；大腹皮、砂仁、佛手利气消胀；半夏、陈皮、赤茯苓除湿；枳壳、六神曲消导积滞。感冒之证，多见恶

寒、发热、头疼、骨楚，或有汗，或无汗，或咳嗽痰多，证类伤寒，而实不同于伤寒。故治法多不用六经之经方，而用辛平解表之剂，芳香泄化之法。丁氏于此分列四法，师古而不泥古，堪为后学楷法。

时病门　　　风温类

（五）辛凉疏解法

大豆卷 三钱　净蝉衣（去翅、足洗）一钱　光杏仁（去衣尖、打）三钱　薄荷头（后下）一钱　前胡 二钱　象贝 三钱　冬桑叶 一钱五分　玉桔梗 一钱　淡竹茹 一钱五分　赤茯苓 三钱　江枳壳（炒）二钱　枇杷叶（去毛、包煎）三钱

按　本方豆卷、薄荷、蝉衣祛风透邪；前胡、杏仁顺气；竹茹、象贝化痰；桔梗开泄肺气；枇杷叶清肺热；枳壳宽中下气；茯苓淡渗利湿。本方治风温初起，邪热入侵肺卫之证。肺主卫，外合皮毛，温邪上受，首先犯肺，故见咳嗽。邪为温热而非寒气，故见口渴而不恶寒。邪由口鼻而入者，宜芳香化浊；由皮毛而入者，宜辛凉透表。本法为辛凉透表之法。至于芳香化浊之法，另当别论。

时病门　　　湿温类

（六）疏邪宣化法

藿香 三钱　姜半夏 三钱　光杏仁（去衣尖、打）三钱　滑石（研，包煎）四钱　蔻仁（打，后下）七分　竹茹（水炙）一钱五分　佩兰 三钱　淡黄芩（炒）二钱　象贝母 二钱　赤茯苓 三钱　方通草 七分　荷叶（洗）一角

按　湿温为病，由湿热相搏而成。其证见始恶寒，后但热不寒，汗出胸痞，苔白或黄，多腻，口渴不引饮。因湿为阴邪，郁遏其阳，故见恶寒；继则湿郁成热，故但热不寒；热蒸于湿则出汗；湿蔽清阳则胸痞；湿热交蒸故舌苔白或黄而多腻；热则液不升而口渴，湿则饮内留而不欲饮。初起治宜疏解宣化，本方最宜。若见热邪偏重或湿邪偏重者，方药又当有所出入化裁。

时病门　　伏暑类

（七）清解宣化法

淡豆豉 三钱　前胡 一钱五分　江枳壳（麸炒）一钱五分　黑山栀 三钱　玉桔梗 五分　赤茯苓 三钱　广藿香 一钱五分　竹茹 一钱五分　光杏仁（去衣尖、打）三钱　川通草 七分　六一散（包煎）五钱　鲜荷叶（洗）一角

按　伏暑的发生，是因先受暑湿邪气，留伏体内，后为秋冬时邪所诱发。《通俗伤寒论·伏暑伤寒》云："夏伤于暑，被湿所遏而蕴伏，至深秋霜降及立冬前后，为外寒搏动而触发。"伏暑有邪伏气分和营分之分，而以气分为多。治疗以解表、清里、祛湿为原则。气分兼表宜解表清暑化湿，营分兼表须解表清营泄热，邪入中焦脾胃，宜清热化湿，邪闭心包，热感动血，宜清营泄热，开窍通瘀。本法用于伏暑病位尚浅者。若病势深重，则未足胜任。

时病门　　温热类

（八）养阴清宣法

铁石斛 三钱　淡黄芩（炒）二钱　黑山栀 三钱　青蒿 三钱　连翘（去心）三钱　竹茹 一钱五分　薄荷（后下）五分　象贝

三钱 白薇 一钱五分 净蝉衣（去翅、足）一钱 光杏仁（去
衣尖、打）五钱 六一散（包）五钱 赤茯苓 三钱 茅芦根
（去心、节，各）五钱 枇杷叶（去毛、包煎）三片

> 按 方中石斛养阴清热；芦根生津解热；青蒿、薄荷、蝉衣、茅
> 根透表泄热；连翘、黑山栀清心解热；白薇、杏仁、竹茹、
> 枇杷叶宣肺化痰清热；黄芩清内热；赤苓、六一散利水化
> 湿。全方合甘寒以养阴，苦寒以清热，辛凉以宣散，故为
> "养阴清宣法"。

（九）育阴清热法

石斛 三钱 天花粉 四钱 黑山栀 三钱 黑玄参 三钱 云
茯神 三钱 白薇 一钱五分 鲜生地 五钱 南沙参 三钱 川
贝（去心）三钱 麦冬（去心）四钱 连翘壳 三钱 淡竹茹
一钱五分 枇杷叶（去毛、包煎）三片 雪梨汁（冲）二匙
甘蔗汁（冲）二匙

> 按 本法以石斛、花粉、南沙参、雪梨汁、甘蔗汁生津润肺；
> 玄参、生地、麦冬养阴；竹茹、白薇、川贝、枇杷叶宣
> 肺化痰；山栀、连翘清热。全方侧重于养阴清热，宣肺
> 化痰。

> 又按 温病有新感温病与伏气温病之分。感邪而不即发病，邪伏体
> 内，逾时复由内而外发者，称为伏气；外感温邪而即时发病
> 者，称为新感。伏气温病伏热深重，变幻多端，由里达表，
> 春温、伏暑、温毒等便是；新感温病初感即见表证，由表入
> 里，步步深入，风温、暑温、秋燥属此范畴。温病的治疗原
> 则，叶桂《外感温热篇》曰："在卫汗之可也，到气才可清
> 气，入营犹可透热转气……入血就恐耗血动血，直须凉血散
> 血"。具体治疗方法有解表、清热、化湿、通下、养阴、开
> 窍、息风等。

温邪袭肺，肺热明显者，宜辛凉解表；卫表阻遏，无汗而微恶风者，宜微辛宣解。清热法有清气、清营、凉血之分。化湿法中，有芳香化湿、淡渗利湿、辛开苦降之别。通下法中，有清热泄下、苦寒急下、增液通下之不同。养阴法中，有甘寒养阴、咸寒育阴之异。开窍法中，有清心开窍、豁痰开窍之殊。息风法中，有清肝息风、滋阴息风之别。上述养阴清宣和育阴清热两法，可供临床治疗温病时斟酌使用。

时病门　　风湿类

（十）祛风化湿法

荆防风（各）一钱五分　晚蚕沙（包）三钱　橘皮络（各）一钱五分　独活 一钱五分　桑枝（炒）三钱　丝瓜络（炒）三钱　左秦艽 一钱五分　连皮苓 五钱　淡竹茹 一钱五分　天仙藤 三钱　木瓜 三钱

> 按　此为治风湿相搏、无汗、身疼、发热、日晡而盛之法。荆芥、防风、桑枝祛风发汗；秦艽、独活、天仙藤、蚕沙、竹茹化湿；丝瓜络、橘络、橘皮通络化湿；连皮苓利水化湿。

（十一）和营通络法

当归 三钱　连皮苓 五钱　桑枝（炒）三钱　赤芍 三钱　秦艽 一钱五分　片姜黄 一钱　川芎 一钱五分　海桐皮 三钱　牛膝 一钱五分　晚蚕沙（包）三钱　丝瓜络 三钱

> 按　此为治风湿传营之法。以当归、赤芍、牛膝、川芎、姜黄和营；秦艽、海桐皮、桑枝、茯苓化湿；丝瓜络通络。

（十二）化痰通络法

桑桂枝各（炒）一钱五分　姜半夏 三钱　淡竹茹（姜汁炒）一钱五分　明天麻（煨）二钱　广陈皮 一钱五分　薏苡仁 五钱　左秦艽 二钱　连皮苓 五钱　晚蚕沙（包）三钱丝瓜络（水炙）三钱　指迷茯苓丸（开水送服）三钱

按　本法以桂枝、桑枝、天麻、秦艽泄风；半夏、陈皮、竹茹、指迷茯苓丸化痰；苡仁、蚕沙化湿；丝瓜络通络。风湿为病而见肢体麻木等者，常以夹痰为辨，故有此法。

又按　风湿之为病，是因腠理不密，春夏之交，或居处卑湿，或引饮过度，或汗出当风，既中于湿，又伤于风而成。《金匮·痉湿暍病脉证治》说："风湿相搏，一身尽疼痛，法当汗出而解。值天阴雨不止，医云此可发汗。汗之病不愈者，何也？盖发其汗，汗大出者，但风去，湿在内，湿气在，是故不愈也。若治风湿者，但微微似欲汗者，风湿俱去也。"故第十法祛风化湿法，不用麻黄汤之发汗，而用荆芥、防风令其微微有汗，更以秦艽、独活、茯苓、橘皮、橘络、蚕沙等，或祛风以化湿，或淡渗以利湿，或通络以宣湿，风去而湿亦随之而尽。他如十一之和营通络法，十二之化痰通络法，不过隅反而已。

杂病门　　　疟疾类

（十三）和解化痰法

柴胡 一钱五分　姜半夏 三钱　广陈皮 一钱五分　黄芩 一钱五分　光杏仁（去衣尖、打）三钱　赤茯苓 三钱　前胡 一钱五分　象贝母 三钱　佩兰叶 一钱五分　竹茹（姜汁炒）三钱

　　　　　按　本法取小柴胡汤之柴胡、半夏、黄芩以和解表里；二陈、象
　　　　　　贝、竹茹、杏仁化痰；赤苓、佩兰化湿。

（十四）温化湿痰法

桂枝（炒）一钱五分　广陈皮　一钱五分　大贝母　三钱　姜半
夏　三钱　川朴（姜汁炒）一钱　光杏仁（去衣尖、打）三钱
柴胡　一钱五分　草果仁　一钱五分　老苏梗　三钱　枳实（麸
炒）二钱　云茯苓　四钱　鲜生姜（去皮、拍）三片

　　　　　按　本法以桂枝、柴胡、苏梗、生姜和解表里而疏邪；赤苓、川
　　　　　　朴、半夏、陈皮、草果温燥化湿止疟；杏仁、象贝母化痰。

（十五）扶正达邪法

潞党参　三钱　柴胡（炒）一钱五分　姜半夏　三钱　台白术（土
炒）三钱　淡黄芩（炒）二钱　光杏仁（去衣尖、打）三钱
云茯苓　三钱　佩兰叶　三钱　大贝母　三钱　炙甘草　一钱五分
广陈皮　一钱五分　淡竹茹（姜汁炒）二钱

　　　　　按　此治久疟而正气虚衰，扶正达邪之法。方中柴胡达邪，黄芩
　　　　　　解里，陈皮、佩兰化湿，半夏、竹茹、杏仁、贝母豁痰，党
　　　　　　参、白术益气扶正。

（十六）和解宣化法

大豆卷　三钱　佩兰　三钱　大贝母　三钱　苏梗　三钱　姜半
夏　三钱　光杏仁（去衣尖、打）三钱　嫩前胡　二钱　陈皮
一钱五分　江枳壳（麸炒）一钱五分　赤茯苓　三钱　川通草
七分　六神曲（炒焦）三钱　甘露消毒丹（开水吞下）三钱

　　　　　按　本法以疏解为主。方中豆卷、前胡、苏梗疏邪；赤苓、佩
　　　　　　兰、通草化湿；二陈、杏仁、贝母化痰；甘露消毒丹以清暑
　　　　　　治疟；枳实、六神曲行气和胃。

杂病门　　中风类

（十七）养阴息风法

南沙参 三钱　制僵蚕 三钱　朱茯神 三钱　麦冬（去心）四钱　嫩钩钩（后下）三钱　远志肉（朱砂拌）一钱　石斛 三钱　天竺黄 二钱　淡竹茹（姜汁炒）三钱　石决明（打、先煎）五钱　川贝母（去心）三钱　嫩桑枝（炒）三钱　瓜蒌皮 一钱　淡竹沥（分二次冲）一两

> 按　此治阴虚内燥而中风之法。石斛、沙参、麦冬养阴；茯神、远志安神；竹茹、天竺黄、贝母、瓜蒌皮、竹沥化痰；僵蚕、钩藤、桑枝息风达表。

（十八）息风涤痰法

天麻 三钱　羚羊尖（锉先煎）二钱　陈胆星 一钱五分　胡麻 三钱　石决明（打、先煎）八钱　浙贝母 三钱　嫩钩钩（后下）三钱　滁菊花 三钱　姜半夏 三钱　蝎尾 三钱　天竺黄 三钱　朱茯神 三钱　当归 五钱　鲜竹沥（冲服）一两

{ 或用羚羊尖一分许，水磨，或研末吞。 }

> 按　此治风痰两盛而中风之法。羚羊尖、石决明、天麻、胡麻、双钩、蝎尾、菊花平肝降火息风；半夏、贝母、天竺黄、陈胆星、竹沥化痰；茯神、当归调和气血。投以大队治风痰之药，冀其痰去风自息，风解痰自化之义。

（十九）豁痰开窍法

羚羊角（磨先煎）三钱　陈胆星 一钱五分　明天麻（煨）三钱　石菖蒲 三钱　竹茹黄（各）三钱　姜半夏 三钱　广郁金 三钱　川贝母（去心）三钱　瓜蒌皮 三钱　江枳壳（麸炒）二钱　白茯苓 五钱　至宝丹 一粒　或苏合香丸（化服）一粒

按　此治痰火上涌，喉间痰鸣，不省人事之证，为豁痰开窍之主方。至宝丹、苏合香丸、菖蒲，均为开窍之要药。至宝凉开，苏合温开，随症选用。天麻平肝息风，羚羊角平肝清热，半夏、川贝、竹茹、竺黄、陈胆星、广郁金涤痰，瓜蒌皮、枳壳、茯苓和中宽胸。

杂病门　　霍乱类

（二十）芳香化浊法

广藿香 三钱　广木香（煨）一钱五分　白茯苓 三钱　佩兰叶 三钱　春砂仁（打、后下）二钱　猪苓 三钱　川厚朴（姜汁炒）二钱　灶心土（包煎）一两　苡仁 五钱　姜半夏 三钱　大腹皮（洗）三钱　广陈皮 一钱五分　焦神曲 三钱　车前子（炒打、包煎）三钱　鲜荷叶（连脐洗切）半张

按　《灵枢·五乱》曰："清气在阴，浊气在阳，营气顺脉，卫气逆行，清浊相干，乱于肠胃，则为霍乱。"其证上吐下泻，成于顷刻之间，由四时不正之气，从口鼻入，着于肠胃，故不用发汗以解表，而主芳香以化浊，扶土以和中。方中藿香、佩兰、荷叶芳香以化浊；灶心土扶脾以止泻；木香、砂仁行气以止痛；神曲、大腹皮消积以清肠；茯苓、猪苓、苡仁淡渗以利湿；车前子开下窍以导水，此方属藿香正气散、六和汤之类。

杂病门　　痢疾类

（二十一）疏邪化滞法

荆芥炭 一钱五分　川厚朴（姜制）一钱五分　南楂炭 三钱
防风炭 一钱五分　小青皮（炒）二钱　大麦芽（炒焦）五钱

姜半夏 三钱　焦枳实 一钱五分　六神曲（炒焦）三钱　薏
苡仁 五钱　煨姜 二片　大腹皮（洗）三钱　木香槟榔丸（先
吞）三钱

按　此治痢疾初起，而兼表邪之法。荆芥、防风解表；苡仁、半
夏化湿；厚朴、枳实、青皮、六神曲、南楂炭消积；麦芽、
大腹皮顺气；煨姜温里；木香槟榔丸通利大便，大便既畅，
积滞乃去，里急后重之症自愈。

（二十二）清宣化滞法

粉葛根（煨）一钱五分　六神曲（炒）三钱　大腹皮（洗）三钱
银花炭 三钱　南楂炭 三钱　赤茯苓 三钱　赤芍药 二钱　青
陈皮（各）二钱　建泽泻（盐水炒）三钱　荷叶蒂（炒）三个
瓜蒌仁（打）三钱　陈红茶 三钱　枳实导滞丸（先开水过
下）四钱　香连丸（分三次开水下）三钱

按　《证治汇补·下窍门》曰："滞下者，谓气食滞于下焦；肠澼
者，谓湿热积于肠中，即今之痢疾也，故曰无积不成痢。"
治病必先去积，先服枳实导滞丸祛滞化积，然后服汤剂。银
花清热，赤芍和营，黄芩、泽泻、红茶化湿，青、陈皮，瓜
蒌仁理气，大腹皮除满，葛根升发清阳，荷蒂有升举之功，
香连丸清热燥湿，行气化滞。

（二十三）清化和中法

白头翁 三钱　银花炭 三钱　焦神曲 三钱　秦皮 二钱　云赤
苓（各）三钱　陈皮 一钱五分　赤芍 三钱　淡黄芩（炒）二钱
泽泻（盐水炒）二钱　焦楂炭 三钱　六一散（包）三钱　香
连丸（分三次开水下）三钱

按　白头翁汤为治热毒深陷血分，纯下血痢之证。白头翁清热解
毒、凉血止痢；秦皮、银花、黄芩助白头翁清热；泽泻、陈

皮、六一散化湿；赤芍和营；焦楂炭、焦神曲消积化滞；香连丸清热燥湿，顺气止痢。白头翁汤中尚有黄柏，丁氏或恐其寒燥而去之。其实黄柏清下焦湿热有专功，用亦无妨；若盐水炒而用之，则更无所谓燥矣。

（二十四）清营和中法

当归身 四钱　粉甘草（炙）一钱　赤茯苓 三钱　赤芍 三钱扁豆衣（炙香）三钱　谷芽（炒焦）五钱　白头翁 三钱　建泽泻（盐水炒）三钱　陈皮 一钱五分　秦皮 二钱　淡黄芩（炒）二钱　黄连阿胶丸（分三次吞）三钱

> 按　此治休息痢之法。《赤水玄珠·痢门》曰："休息痢者，愈后数日又复下，时作时止，积年累月，不肯断根者是也。"由于下痢日久，缠绵不愈，湿热留滞，正气受损。方中当归、赤芍和营；甘草和中；白头翁、秦皮、黄芩清热解毒；扁豆衣、谷芽健脾开胃；泽泻、赤苓渗湿；黄连阿胶丸清热止痢。

（二十五）扶正温化法

潞党参（土炒）三钱　阿胶珠（蛤粉炒）三钱　光杏仁（去衣尖、打）三钱　野於术（米炒）三钱　制军（炙炭）三钱扁豆衣（炒）三钱　全当归（土炒）三钱　火麻仁（打泥）四钱采芸曲 三钱　熟附片 一钱五分　瓜蒌仁（打）三钱　鲜荷叶（切洗）一角　荠菜花炭 五钱　戊己丸 三钱（分二次开水吞）

> 按　此治久痢之法。下痢日久，食欲不振，形体消瘦，甚则滑脱不禁，脾胃受损，肾气不固，治当扶正为主，祛邪为辅。党参、於术、扁豆衣健脾扶正；当归、阿胶补血养营；熟附片温阳；军炭化积；采芸曲化湿；荷叶升发脾阳；戊己丸清热止痢；荠菜花清利湿热；杏仁、火麻仁、瓜蒌仁润肠通便。

久痢便下滑泄不禁，不用三仁为宜。又有真人养脏汤，治久痢亦有神效。

<h1>杂病门　　　泄泻类</h1>

（二十六）疏邪化浊法

大豆卷 三钱　炒苡仁 五钱　扁豆衣（炒）一钱五分　黄芩（炒）二钱　焦六曲（炒）三钱　赤茯苓 三钱　佩兰叶 一钱五分　江枳壳（麸炒）二钱　车前草（炒、研）三钱　玉桔梗 一钱　鲜荷叶（连脐）一角

> 按　湿邪最易引起泄泻，因脾喜燥而恶湿，湿邪犯脾，最易困阻脾土，使脾运失司，水谷不分，混杂而下，而致泄泻。本方为治湿邪交阻而泄泻之法。佩兰、荷叶芳香化浊；扁豆衣、焦六曲健脾化积；苡仁、赤苓、车前草利水化湿；豆卷通达宜利；黄芩清热。

（二十七）和中化浊法

姜半夏 三钱　扁豆衣 一钱五分　广藿香 一钱五分　川厚朴（姜制）一钱　春砂仁（后下）一钱五分　佩兰叶 一钱五分　新会皮 一钱五分　焦神曲 三钱　薏苡仁 三钱　猪茯苓（各）三钱　大腹皮 三钱　鲜荷梗（去刺洗切）一尺

> 按　脾主升，主运化。若脾胃虚弱，则脾失升运，以致水反为湿，谷反为滞，湿滞内停，下走大肠，遂成泄泻。本方为治湿浊中阻而致泄泻之法。半夏、厚朴宽中化湿；茯苓、猪苓、苡仁淡渗化湿；藿香、佩兰、陈皮、荷梗芳香化湿；扁豆衣、大腹皮健脾化湿；神曲消积；砂仁芳香涩肠以止泄。

（二十八）温中化浊法

制附片 一钱五分　嫩桂枝（去皮）一钱五分　川厚朴（盐水洗）一钱五分　干姜 一钱五分　广藿梗 一钱五分　姜半夏 三钱　煨姜 一钱五分　佩兰梗 一钱五分　广陈皮 一钱五分　白茯苓 三钱　焦神曲 三钱　车前子（炒研、包煎）三钱

> 按　此治中寒泄泻之法。外感寒邪或恣食生冷，使寒气客于肠胃，中阳不运，健运失职，致使饮食物清浊不分，混杂而下。《时病论·卷三》曰："盖寒泻致病之原，良由感受乎寒，寒气内袭于脾，脾胃受寒则阳虚，虚则不司运用，清阳之气，不主上升，反下陷而为便泄。"故用附片、干姜、煨姜、桂枝温中；藿香、佩兰、厚朴化浊；陈皮、半夏、神曲燥湿和中；茯苓、车前子利水渗湿以实大便。

（二十九）扶土和中法

台白术（土炒）三钱　扁豆衣（炒）三钱　佩兰 三钱　云茯苓 三钱　陈皮 一钱五分　苡仁（炒）五钱　香谷芽（炒）五钱　砂仁壳 三钱　大腹皮 三钱　白蒺藜（去刺、炒）三钱　莱菔英 三钱

> 按　此治脾气虚弱而致泄泻之法。《素问·藏气法时论》曰："脾病者，虚则腹满肠鸣，飧泄谷不化"。本方用白术、扁豆衣健脾；谷芽、陈皮、莱菔英和胃；云苓、苡仁淡渗化湿；佩兰芳香化湿；白蒺藜疏肝理气；大腹皮利气宽中；砂仁壳涩肠止泄。

（三十）益火扶土法

台白术（土炒）三钱　益智仁（煨）三钱　广木香（煨）五分　云茯苓 三钱　炮姜炭 五分　诃子皮 一钱五分　炙甘草 一钱

补骨脂 三钱　御米壳 一钱五分　佩兰叶 一钱五分　广陈
皮 一钱五分　炒谷芽 三钱

> 按　泄泻已久，症见形寒怯冷，腹部隐痛，泻下清冷，状如鸭
> 粪，或完谷不化，舌淡苔白，脉沉迟。是由于脾胃虚寒，温
> 运无权所致。故用白术健脾；炮姜、木香温中；炙草、谷芽
> 和胃；茯苓、佩兰、陈皮化湿；补骨脂、益智仁、诃子、御
> 米壳温涩以止泻。

杂病门　　癃闭类

（三十一）升清宣化法

升麻 一钱五分　云茯苓 五钱　甘草梢 一钱五分　桔梗
一钱五分　滑石（包煎）八钱　枳壳 二钱　杏仁（去衣尖、
打）三钱　通草 一钱五分　广陈皮 一钱五分　怀牛膝根 三钱

> 按　《类证治裁·闭癃遗溺》曰："闭者，小便不通；癃者，小便
> 不利。"治宜升发其气，清气既升，则水湿自降，故用升清
> 宣化法。升麻、桔梗升发清气；杏仁开泄肺气；茯苓、滑
> 石、通草利水；陈皮化湿；枳壳下气宽中；甘草梢、牛膝引
> 利水之药下行，以达病所。

（三十二）益气滋肾法

潞党参（土炒）三钱　炙甘草 一钱五分　广陈皮 一钱五分
黄芪 三钱　云苓 三钱　光杏仁（去衣尖、打）三钱　台白
术（土炒）三钱　升麻 一钱五分　滋肾丸（先吞）三钱

> 按　《素问·宣明五气》篇曰："膀胱不利为癃。"癃者，小便不
> 利，点滴短少。此病多由肾元亏虚，气化不及州都而致，治
> 宜滋阴益气而利水道。党参、黄芪、白术、甘草益气；升麻

升提清阳；滋肾丸滋肾通利；陈皮、茯苓、杏仁利水化湿。
全方益气滋肾，冀其溺出如注。

杂病门　　肿胀类

（三十三）肃运分消法

光杏仁（去衣尖、打）三钱　猪苓 三钱　碧竹 三钱　象贝
母 三钱　带皮苓 四钱　大腹皮 三钱　家苏子（打）三钱
泽泻（盐水炒）三钱　陈皮 一钱五分　炒桑枝 一钱五分　丝
瓜络 三钱　地枯萝 三钱

> 按　此治水肿法之一。肺为水之上源，如肺失宣畅，不能通调水
> 道，下输膀胱，水气不运，流溢于肌肤，而成水肿。故用杏
> 仁、苏子、象贝肃肺以降气；茯苓、猪苓、泽泻渗湿以利
> 水；大腹皮、陈皮行气以通滞；丝瓜络通经络；桑枝利关
> 节；碧竹即鸭跖草，可以通利水道，下降水气，消腹大，
> 解痞满，为诸药之桥梁；地枯萝通肺气，治胸痞，为诸药
> 之助。

（三十四）温通分消法

制附片 一钱五分　台白术（土炒）三钱　范志曲 三钱　淡
干姜 一钱五分　制苍术 一钱五分　带皮苓 五钱　川油
朴（姜汁炒）七分　新会皮 一钱五分　大腹皮 三钱　鸡内
金（炙）三钱　葫芦瓢 三钱

> 按　脾主运化，喜燥恶湿，如涉水冒雨，或久居潮湿，水湿之气
> 内侵，寒湿中阻，不能升清降浊，以致水湿溢于肌肤而肿
> 胀。方用附片、干姜温中；白术、苍术、厚朴、陈皮、范志
> 曲、鸡内金化湿利气消滞；带皮苓消肿；大腹皮、葫芦瓢解
> 腹胀。

（三十五）健运分消法

台白术 三钱　泽泻（盐水炒）三钱　范志曲 三钱　川厚朴
（盐水炒）一钱五分　连皮苓 五钱　鸡内金（炙）三钱　广
陈皮 一钱五分　苡仁 八钱　大腹皮（炙）三钱　冬瓜子皮
（子打，各）四钱　地枯萝 三钱　葫芦瓢 三钱

按　此治脾不健运，水气留阻，而致肌肤腹部肿胀之法。《伤寒杂症保命歌括·胀满》曰："水胀者，因脾土受湿，不能制水，水渍于肠胃而溢于体肤。"方用白术、厚朴健脾化湿；泽泻、苡仁、带皮苓行水化湿；范志曲、陈皮、冬瓜子皮行气化水；大腹皮、葫芦瓢解腹胀满；地枯萝通宣肺气。

又按　以上诸方，皆治水肿之法也。水肿者，病由水气泛滥所致，病机最为复杂。《景岳全书·肿胀》曰："凡水肿等证，乃肺、脾、肾三脏相干之病，盖水为至阴，故其本在肾；水化于气，故其标在肺；水唯畏土，故其制在脾；今肺虚则气不化精而化水，脾虚则土不制水而反克，肾虚则水无所主而妄行"。由于感受的外邪不同，可表现为不同的水肿，分述如下。风水，症见骨节疼痛，恶风，面目四肢浮肿，脉浮，宜麻黄桂枝茯苓甘草汤；皮水，四肢肿，不恶风，不渴，腹如鼓、脉浮，其属寒者，宜防己茯苓汤，其属热者，宜牡蛎泽泻汤；正水，四肢头面肿，腹满，喘急，脉沉迟，宜正水汤；石水，腹满不喘，脉沉，宜石水汤；黄汗，四肢头面肿，身热，发黄汗，胸满，脉沉，宜黄汗汤；又有五脏水者，心水必烦躁，肝水必胁痛，肺水必身肿便溏，脾水必腹大肢重，肾水必腹大腰肿，腰痛不得溺。五脏水自有其各自的治法方药，兹不赘述。

杂病门　　咳嗽类

（三十六）祛风化痰法

前胡 一钱五分　光杏仁（去衣尖、打）三钱　紫菀茸（蜜炙）一钱　牛蒡子（炒打）三钱　象贝母 三钱　赤茯苓 三钱　桑叶 一钱五分　化橘红（蒸、炒）一钱　淡竹茹（水炙）一钱五分　冬瓜子（炒、打）四钱　枇杷叶（去毛、包煎）三片

　　　　按　此治风邪袭肺，咳嗽痰多之法。风性轻扬，易犯上焦，多袭口鼻，邪合于肺，引起咳嗽。故用前胡、牛蒡子疏风；杏仁、紫菀、枇杷叶宣肺祛痰；橘红、象贝、竹茹化痰止咳；赤苓、冬瓜子化湿利气。

（三十七）祛风清宣法

净蝉衣（去翅、足）一钱　光杏仁（去衣尖、打）三钱　瓜蒌皮 三钱　霜桑叶 一钱五分　薄橘红 一钱　赤茯苓 三钱　牛蒡子（炒、打）三钱　玉桔梗 一钱五分　冬瓜子（炒、打）三钱　大贝母 三钱　淡竹茹（水炙）二钱　生梨（去核）半只

　　　　按　此泄风宣肺以止咳之法。蝉衣、桑叶疏泄风邪，大贝母、牛蒡子化风痰以止咳，桔梗、杏仁宣肺气以止咳，橘红、竹茹化顽痰以止咳，生梨润肺以止咳，瓜蒌皮清肺火以止咳。

（三十八）肃肺降气法

苏子（打）三钱　光杏仁（去衣、尖）三钱　款冬花（蜜炙）三钱　旋覆花（绢包）三钱　橘红 一钱　紫菀肉（蜜炙）一钱五分　代赭石（煅）三钱　姜半夏 三钱　鹅管石 三钱　生苡仁 五钱　冬瓜子（炒、打）三钱　白茯苓 五钱　枇杷叶（去毛、包煎）三片

按　此治肺气上逆之法。《景岳全书·咳嗽》曰："咳证虽多，无非肺病。"因肺主气，司呼吸，上连气道、喉咙、开窍于鼻，外合皮毛，内为五脏华盖，其气贯百脉而通他脏，不耐寒热，称为"娇脏"，易受内、外之邪侵袭而为病，病则宣肃失常，肺气上逆，发为咳嗽。方用苏子、杏仁、旋覆花、代赭石降气；半夏、橘红化痰；枇杷叶、冬瓜子顺气止咳；紫菀、款冬润肺止咳；鹅管石降逆止咳；茯苓、苡仁化湿。

（三十九）降气纳气法

潞党参 三钱　左牡蛎（煅）五钱　盐橘红 一钱　苏子（打）三钱　胡桃肉（去油）三钱　川贝母（去心）三钱　干姜 一钱　补骨脂 三钱　甜杏仁（去衣、尖）三钱　五味子（焙）一钱　旋覆花（绢包）三钱　法半夏 三钱　抱木茯神 三钱　枇杷叶（去毛、包煎）三片　七味都气丸（绢包）五钱

按　此治肺肾两亏，气不摄纳而喘咳之法。肺为气之主，肾为气之根。若肾元亏损，气失摄纳，则上逆为咳嗽气喘。方用党参、茯神益气；补骨脂、胡桃肉补肾；干姜温中；五味子敛肺气；牡蛎祛痰止咳；苏子、杏仁、旋覆花降气；半夏、橘红、贝母化痰；枇杷叶顺气止咳；都气丸益肾敛肺。都气丸者，六味地黄丸加五味子也，方中既用五味子，则都气丸应改用六味地黄丸，否则去五味子可也。

（四十）温药和解法

桂枝 三钱　台白术（炒焦）三钱　薄橘红（盐水炒）一钱　五味子（焙）六分　姜半夏 三钱　光杏仁（去衣尖、打）三钱　干姜 一钱　炙甘草 一钱　浙贝母 三钱　紫菀肉（蜜炙）一钱五分　云苓 三钱　款冬花（蜜炙）三钱　大枣（劈去核）三枚

按　此温解肺寒咳嗽之法。寒咳冬季多发，其他季节间或有之。每因骤感风寒，邪袭皮毛，内合于肺，清肃之令不行，发为咳嗽。《症因脉治·伤寒咳嗽》曰："伤寒咳嗽，因时令寒邪袭皮毛，内入于肺，不得外伸。"方用五味子、干姜温肺；白术、炙甘草、大枣温脾；桂枝和营；半夏、橘红、杏仁、浙贝母化痰；紫菀、款冬泄肺止嗽；茯苓、桂枝化湿。

（四十一）开肺清音法

桔梗 一钱　桑叶 一钱五分　大贝母 三钱　凤凰衣 一钱五分　胖大海（后下）三钱　光杏仁（去衣尖、打）三钱　蝉衣 一钱五分　射干 一钱五分　牛蒡子（炒、打）三钱　薄橘红（盐水炒）一钱　马兜铃（蜜炙）一钱五分　鲜竹茹 一钱五分　赤茯苓 三钱

按　此治肺气壅塞，咳痰不爽，音声不扬之法。外邪袭肺，气道受遏，肺气壅塞，以致肺实不鸣。方用蝉衣、凤凰衣、射干清咽扬音；胖大海化痰扬音；桔梗开肺扬音；杏仁、马兜铃降气；桔梗、贝母、竹茹、牛蒡子化痰止咳；桑叶泄风；赤苓渗湿。肺气开，风痰降，音声自扬。

（四十二）清热补肺法

北沙参 四钱　川贝母（去心）三钱　瓜蒌皮 三钱　石斛 四钱　甜杏仁（去衣尖、打）三钱　淡竹茹（姜汁炒）三钱　阿胶珠（蛤粉炒）三钱　马兜铃（蜜炙）二钱　茯神 四钱　海蛤壳（煅）五钱　鲜藕汁（冲）一匙　雅梨汁（冲）一匙

按　此治肺热上盛，损伤血络，而致咳嗽吐血之法。方用北沙参、石斛润肺降气；阿胶、海蛤壳、藕汁益肺止血；杏仁、蒌皮降泄肺气；川贝、竹茹、马兜铃化痰止咳；茯神宁心；梨汁润肺生津。润肺、化痰、止咳亦均有益于止咳血。

（四十三）扶土化痰法

怀山药（土炒）三钱　半夏 三钱　盐橘红 一钱　台白术（土炒）三钱　甜杏仁（去衣尖、打）三钱　云茯神 三钱　炙甘草 一钱　象贝 三钱　焦谷芽 五钱　炒苡仁 七钱　冬瓜子（炒、打）四钱　大枣（劈去核）三枚

按　此治湿邪壅盛之法。脾虚失运则精微不化，痰湿内生，上壅于肺，脾气虚衰，肺气亦馁，致成咳嗽。方用白术、怀山药扶土以化湿；炙甘草、大枣扶土以安中；茯神、苡仁淡渗利湿；谷芽和胃，安扶中土；再用半夏、象贝、橘红、杏仁以助之，共奏化痰之功。

（四十四）培土生金法

潞党参（土炒）三钱　炙甘草 一钱　川贝母（去心）三钱　於潜术（土炒）三钱　云茯神 三钱　甜杏仁（去衣、尖）三钱　怀山药（土炒）三钱　炒谷芽 五钱　盐橘红 一钱　佩兰梗 二钱　冬瓜子（炒打）三钱　糯稻根须（洗）三钱

按　此补脾扶肺即培土生金之法。咳嗽日久，脾土渐虚，治宜补脾益气以生金。方用党参、山药、於术、茯神以益气健脾；谷芽、糯稻根须开醒胃气；橘红、贝母化痰；杏仁、冬瓜子顺气；佩兰芳香化湿。

又按　凡外感、内伤等各种原因导致肺失宣降而气上逆的，均可发为咳嗽。风寒暑湿燥火六淫之邪犯肺，皆令人咳，且多为急性咳嗽。因肺主气，外合皮毛，开窍于鼻，一旦外邪侵袭皮毛或由鼻窍上受，皆令肺失宣降，痰液滋生，壅遏气道，发生咳嗽。肺为脏腑之华盖，肺虚日久或其他脏腑之病累及于肺，均能成咳，且多为慢性咳嗽。《素问·咳论》云："五脏六腑皆令人咳，非独肺也。"大体上，外感咳嗽多兼表证，宜疏肺祛邪，邪去则病已；内伤咳嗽，则不可徒用治肺，宜

详察病机，兼治诸脏。治咳嗽又要注意新、久、虚、实。新咳多实，久嗽多虚。邪实宜轻疏，取轻清上浮，轻可去实之意。一般来说，外感咳嗽，病从新得，发病虽急，病根犹浅，治若得宜，奏效较快；内伤咳嗽，病因脏气失调，病势较深，多呈慢性反复发作，疗效较缓。

杂病门　　　肺痈类

（四十五）清金祛痰法

光杏仁（去衣尖、打）三钱　海蛤壳（打、先煎）六钱　单桃仁（去衣尖、打）三钱　大贝母 三钱　竹茹 二钱　瓜蒌皮 三钱　冬桑叶 一钱五分　丝瓜络（水炙）三钱　薏苡仁 八钱　活芦根（去节）一两　冬瓜子（打）三钱　金丝荷叶 五钱

按　杏仁、桑叶泄风；桃仁化瘀排脓；竹茹、贝母化痰；瓜蒌皮、冬瓜子宽胸；丝瓜络清络热；海蛤壳消肿化痈，润肺宁嗽；金丝荷叶宁嗽下痰，温肺散寒；芦根清肺泄热，以治肺痈，其效甚著（金丝荷叶，疑为金钱草，治肺痈有效）。

杂病门　　　吐血类

（四十六）清肃上焦法

石决明（煅）五钱　炒桑枝 三钱　川贝母（去心）三钱　紫丹参 三钱　瓜蒌皮 三钱　甜杏仁（打）三钱　粉丹皮（炒炭）一钱五分　福橘络 一钱五分　淡竹茹 三钱　旱莲草 一钱五分　茜草炭 三钱　藕汁（冲）一盅

按　此治为热在上焦而吐血之法。桑枝、石决明平肝泄风；丹
参、旱莲草和营理血；丹皮、茜草二炭，藕汁化瘀止血；橘
络、瓜蒌皮宽胸通络；竹茹、川贝母、杏仁宣肺化痰。

（四十七）养阴祛瘀法

大生地 五钱　川贝母（去心）三钱　甜光杏（去衣尖、
打）三钱　金石斛（先煎）三钱　福橘络 一钱　旱莲草
一钱五分　云茯神 三钱　鲜竹茹 二钱　茜草炭 三钱　黛蛤
散 四钱　瓜蒌皮 三钱　怀山药 三钱　藕汁（冲）一盅

按　此治阴虚瘀热内盛之法。生地、石斛、黛蛤散养阴平肝；山
药、茯神培土安中；竹茹、川贝、杏仁化痰宣肺；瓜蒌皮、
橘络宽胸通络；茜草炭、旱莲草、藕汁化止血。

（四十八）养阴生津法

鲜生地 一两　阿胶珠（蛤粉炒）四钱　川贝母（去心）三钱
玄参 三钱　云茯神 三钱　鲜竹茹 三钱　鲜石斛 五钱　杭
白芍 三钱　瓜蒌皮 三钱　冬青子 三钱　北秫米（炒）三钱
炒谷芽 三钱　琼玉膏（冲）一匙

按　此治阴虚生内热、灼铄津液之法。生地、石斛、玄参养阴生
津；茯神、冬青子、北秫米、炒谷芽补土安中；蛤粉炒阿胶
养阴止血；竹茹、川贝母、瓜皮化痰宽胸；琼玉膏润肺补虚。

杂病门　　　虚劳类

（四十九）培养气阴法

绵黄芪（蜜炙）三钱　炙甘草 三钱　煅牡蛎 三钱　潞党参
（土炒）三钱　怀山药（土炒）三钱　煅龙骨（打）三钱　台

白术（土炒）三钱　制附子 三钱　杭白芍 三钱　云茯苓
（人乳拌蒸）三钱　桂枝（去皮）三钱　远志肉（朱砂拌）
一钱五分　鲜生姜（去皮洗切）三钱　炼蜂蜜（冲）一匙

> 按　此治正气不足、阴虚盗汗之法。四君子汤、黄芪、怀山药扶
> 正益气，培土固表；远志强心；桂枝和营；白芍入肝敛阴；
> 生姜、附子辛热，补阳温中；龙骨、牡蛎收涩止盗汗；蜂蜜
> 润肺而制燥。

（五十）扶脾和血法

野於术（东壁土炒）三钱　朱茯神 三钱　紫丹参（酒炒）三钱
炙甘草 一钱五分　远志（朱砂拌去心）一钱　当归（酒炒）五钱
怀山药（东壁土炒）三钱　北秫米（土炒）五钱　杭白
芍（酒炒）三钱　川贝母（去心）三钱　银柴胡 一钱五分
怀牛膝（酒炒）一钱五分　大黄䗪虫丸（分二次，早晚各一
次食前下）二钱

> 按　此治脾虚而内有干血。白术、甘草、茯神、北秫米、山药
> 扶脾安中；丹参、当归、白芍、远志、牛膝和血强心；川
> 贝化痰；银柴胡疏肝；大黄䗪虫丸化瘀。《金匮要略·血痹
> 虚劳病脉证并治》曰："五劳虚极羸瘦，腹满不能饮食，食
> 伤，忧伤，饮伤，房室伤，肌伤，劳伤，经络荣卫气伤，
> 内有干血，肌肤甲错，两目黯黑，缓中补虚，大黄䗪虫丸
> 主之。"

杂病门　　肝气类

（五十一）泄肝理气法

左金丸（包）二钱　紫沉香（削片、后下）五分　白蒺藜
（去刺、炒）三钱　金铃子（焙）三钱　砂仁壳 三钱　广郁

金 一钱五分　延胡索（炒）三钱　干佛手 一钱五分　新会
皮 一钱五分　紫神朴 一钱　白茯苓 三钱　干佩兰 一钱五分

> 按　此治肝郁疏畅肝气之法。金铃子、延胡索、白蒺藜、郁金理血泄肝；砂仁、陈皮、沉香、佛手理气平肝；紫神朴、左金丸、茯苓、佩兰顺气开郁。

（五十二）柔肝畅中法

杭白芍 三钱　砂仁壳（后下）三钱　白茯苓 三钱　金铃子（焙）三钱　佩兰 三钱　范志曲 三钱　白蒺藜（去刺、炒）三钱　佛手片 一钱五分　炒陈皮 一钱五分　广郁金 二钱　江枳壳（炒焦）二钱　玫瑰花 二朵

> 按　此治肝气犯胃之法。白芍敛阴柔肝；川楝子、白蒺藜和阴疏肝；佛手理气平肝；砂仁、枳壳、玫瑰花理气畅中；佩兰、陈皮芳香宽中；范志曲、茯苓化湿和中。

（五十三）温通理气法

上桂心 一钱五分　姜半夏 三钱　金铃子（焙）三钱　老苏梗 三钱　广陈皮 一钱五分　杭白芍 三钱　台乌药 二钱　砂仁壳（后下）一钱五分　佩兰叶 三钱　陈香橼 一钱五分　白茯苓 三钱　橘叶 二钱　瓦楞壳（煅）五钱

> 按　此温通平肝之法。桂心温中和营；苏梗、乌药、砂仁、陈香橼温中理气；陈皮、半夏温中化湿；川楝子、煅瓦楞、橘叶平肝泄木；佩兰芳香；茯苓淡渗以化湿。
>
> 肝气之病，有因肝虚血不足，致气机阻滞不畅，胸脘闷痛，治宜酸苦涌泄，如左金丸、郁金、金铃子、佛手、青皮、橘叶、白芍、乌药、枳壳之类。以上三法，自是正治。

杂病门　　肝阳类

（五十四）祛风清宣法

炒荆芥 一钱五分　冬桑叶 一钱五分　朱茯神 三钱　薄荷头（后下）一钱　钩藤（后下）三钱　橘红络（各）一钱五分　滁菊花（盐水炒）三钱　省头草 三钱　鲜竹茹 三钱　荷叶边（洗）一圈

　　按　此治感风而发肝阳之法。荆芥、薄荷、省头草疏邪泄风；滁菊花、钩藤疏肝泄风；橘络宣通经络滞气；荷叶边升发脾胃清阳；橘红、竹茹清宣上焦痰热；朱茯神宁心安神。

（五十五）养血柔肝法

当归身 五钱　石决明（打、先煎）八钱　滁菊花（盐水炒）三钱　杭白芍 三钱　白蒺藜（去刺、炒）三钱　稆豆衣（炒）三钱　女贞子（打）三钱　双钩钩（后下）三钱　福橘络 一钱五分　佩兰 一钱五分　云茯苓 三钱　胡麻 三钱　荷叶边（洗）一圈

　　按　此治血虚阳亢之法。当归、白芍补血养营；石决明抑肝降阳；白蒺藜、钩藤、菊花疏肝息风；女贞子、稆豆衣补养肝脾；胡麻补益脑髓（胡麻子润肠胃，茎叶补益脑髓）；佩兰芳香宣泄；茯苓淡渗泄化；橘络行气宣络；荷叶边沁发脾胃。

（五十六）养阴柔肝法

西洋参（另煎冲）一钱五分　杭白芍 三钱　白蒺藜（去刺、炒）三钱　金石斛（另煎、冲）三钱　黑芝麻 三钱　滁菊花 三钱　生熟地（各）三钱　女贞子（打）三钱　煅牡蛎 三钱　朱茯神 三钱　绿豆衣 三钱　炒丹皮 二钱　荷叶边（洗）一圈

按　此治阴虚肝旺之法。西洋参、石斛养阴中之气；地黄、芍药
养阴中之血；滁菊花、白蒺藜疏肝泄风；牡蛎平肝益肾；黑
芝麻润胃燥；绿豆衣清胃热；茯神养心；女贞子益脾；丹皮
泄热；荷叶边升发脾胃清气。

（五十七）养阴潜阳法

西洋参（另煎冲）一钱五分　杭白芍 三钱　白蒺藜（去刺）三钱
金石斛（另煎、冲）三钱　煅龙齿（先煎）三钱　杭甘菊 三钱
女贞子（打）三钱　煅牡蛎 三钱　朱茯神 三钱　远志肉（朱
砂拌）一钱五分　稆豆衣 三钱　蛤壳粉 三钱

按　此治阴虚肝阳不潜之法。西洋参、石斛养阴；白芍和阴；龙
齿、牡蛎、稆豆衣抑肝平木；杭菊、蛤壳平肝降阳；白蒺藜
疏肝；茯神、远志养心；女贞子补肝。

（五十八）清上实下法

天门冬 三钱　煅牡蛎 三钱　钩藤 三钱　生熟地（各）三钱
云茯神 三钱　杭菊花 三钱　生石决（先煎）五钱　怀山药
（土炒）三钱　稆豆衣 三钱　炒丹皮 一钱五分　泽泻（盐水
炒）二钱　磁朱丸（开水吞下）三钱

按　此治阳盛于上，阴虚于下之法。地黄、茯神、丹皮、泽泻、
怀山药即六味地黄丸之意，去山萸肉，以茯神易茯苓，所以
补肾养阴而实下；石决明、牡蛎、稆豆衣平肝抑木；天冬清
肺；钩藤、菊花疏肝息风；磁朱丸本为目疾要药，能收敛神
气，热浮而上者，得以降而向下。

肝为刚脏，属春木而主风，性喜升发，赖肾水以滋养，如肾
阴不足，水不涵木，或肝郁化火，火盛伤阴，易致肝阳上
亢，肝风内动。症见眩晕头痛，耳鸣耳聋，麻木、震颤、心
烦作恶等。临床须随证施治。

杂病门　　失眠类

（五十九）和胃化浊法

半夏（姜制）三钱　焦谷芽 五钱　朱茯苓 三钱　炒广皮
一钱五分　炒苡仁 五钱　佩兰 二钱　白术（土炒）三钱　淡
竹茹 三钱　枳实 二钱　乌梅安胃丸（空腹时开水送服）
一钱五分　北秫米（包）三钱

> 按　此治胃不和而卧不安之法。故用半夏、秫米和胃安眠；陈
> 皮、白术燥湿以扶土；佩兰、茯苓化湿以醒胃；枳实宽中；
> 谷芽醒胃；竹茹化痰；乌梅安胃丸安蛔而化湿热。

（六十）养阴安神法

细生地 三钱　抱茯神（朱砂拌）五钱　煅龙齿（打）五钱
金石斛（先煎）三钱　酸枣仁（打）三钱　煅牡蛎 三钱　杭
白芍 三钱　远志肉（朱砂拌）一钱五分　北秫米 四钱　淮
小麦 三钱　夜交藤 三钱　朱灯心 三十寸　琥珀多寐丸 三钱
（卧前半小时开水送下）

> 按　此治阴虚于下，不能上交于心，水不济火，心神不安，而致
> 失眠之法。生地、石斛、白芍养阴；远志、枣仁养心；茯
> 神、灯心安神；北秫米、淮小麦养胃气；龙齿、牡蛎平肝潜
> 阳；夜交藤、琥珀多寐丸安眠。
>
> 失眠亦称"不得眠""不得卧"。《素问·逆调论》篇有"胃
> 不和则卧不安"的记载。《金匮要略·血痹虚劳病脉证并治》
> 亦有"虚劳虚烦不得眠，酸枣仁汤主之"的论述。形成失眠
> 的原因很多，思虑劳倦，内伤心脾；阳不交阴，心肾不交；
> 阴虚火旺，肝阳扰动；心虚胆怯、心神不安；饮食不节，胃
> 气不和等均可扰乱心神而导致失眠。

杂病门　　　呃逆类

（六十一）降逆化浊法

代赭石（煅）三钱　制半夏 三钱　丁香 五分　旋覆花（绢包）三钱　炒陈皮 二钱　柿蒂 七个　姜竹茹 三钱　江枳壳（炒）二钱　瓜蒌皮 三钱　云茯苓 三钱　白蒺藜（去刺、炒）三钱　川贝母（去心）三钱　枇杷叶（去毛、包煎）三钱

按　此治逆气上冲而呃之法。旋覆花、代赭石降逆；丁香、柿蒂、竹茹止呃；陈皮、半夏和胃；枳壳、蒌皮宽中下气；伏苓利湿；白蒺藜平肝；川贝、枇杷叶化痰降逆。

呃逆者，胃气上逆，频频作呃，不能自制也。张景岳分析呃逆之原，总因气逆。但又有兼寒、兼热、兼食滞，与因中气虚、阴气衰竭的不同，治法用药亦各有区别。《医学纲目·呃逆》曰"呃声频密相连者为实"易治。《医碥》曰"凡见其呃自丹田而上，久久乃一声，通身振动者，即是危候"难治。

杂病门　　　便血类

（六十二）祛风清营法

荆芥炭 二钱　地榆炭 三钱　细生地 三钱　侧柏炭 二钱　藕节炭 五个　杭白芍 三钱　炒槐花 三钱　炒丹皮 二钱　炙甘草 一钱　云茯苓 三钱　炒陈皮 一钱五分　生苡仁 五钱　扁豆衣（炒）一钱五分

按　此治血中有热之法。《金匮要略》所载有远血、近血之分。《景岳全书·血证》曰"血在便前者，其来近，近者或在广肠，或在肛门；血在便后者，其来远，远者或在小肠，或在胃"。近血症见血色鲜红，腹痛烦渴，苔黄燥舌红，脉洪

数，治宜祛风清热。方中用地榆、荆芥、槐花祛肠风以止血；侧柏清热化湿；苡仁利气化湿；茯苓淡渗化湿；白芍和血；丹皮凉血；藕节止血；扁豆衣健脾；甘草和胃。荆芥、侧柏、地榆、藕节俱用炭者，所谓血见黑即止，此方专治营热而致便血。

（六十三）清营化湿法

於白术（土炒，各）一钱五分　熟附片 一钱　新会皮 一钱五分　清阿胶（化冲）三钱　炮姜炭 一钱五分　生苡仁 三钱　朱茯神 三钱　炙甘草 一钱　炒条芩 一钱五分　远志肉 一钱　灶心黄土（包煎）五钱

按　此治脾不摄血之法。多因思虑伤脾，或劳倦过度，脾失健运，气不摄血所致。症见下血渐久，血在便后，其色黯淡，面萎神倦，苔薄白，脉细弱。出血部位，远于肛门，故名远血。《张氏医通》称中寒便血；《金匮翼》称中虚脱血。治宜益气摄血，用归脾汤或黄土汤。本方为两方合用加减而成。黄土汤滋养气血，升举陷阳，归脾汤调补心脾。本方取黄土汤之甘草、附子、阿胶、灶心土，而去地黄之腻滞；取归脾汤之白术、甘草、茯苓（以茯神代）、远志，而去人参、龙眼肉之补气血，恐其滞也；去木香之行滞，恐其伤气也；去当归之和营补血，以阿胶代之；去枣仁，因其酸敛也；而加於术，佐白术以益脾，加陈皮、米仁以化湿。

杂病门　　痔血类

（六十四）育阴清营法

细生地 三钱　云茯神 三钱　黑山栀 三钱　黑玄参 三钱　远志肉 一钱　炒丹皮 三钱　大麦冬（去心）三钱　淡竹茹 三钱　赤芍药 三钱　炒槐花 三钱　脏连丸（空腹开水送下）三钱

按　此治痔疮下血之法。用麦冬、玄参育阴；生地、丹皮清营；茯神、远志养心；山栀、竹茹清三焦之热；槐花凉血，疗五痔，止痔血；脏连丸清大肠，止痔血。痔疮有内痔、外痔之分，内痔宜清，外痔宜消。

杂病门　　　便结类

（六十五）导腑通幽法

油当归 二钱　桃杏仁（去衣尖、打，各）五钱　制川军 三钱
火麻仁 三钱　郁李仁 三钱　黑芝麻 三钱　瓜蒌仁（打）三钱
松子肉 三钱　冬瓜仁（打）三钱　炒枳壳 二钱　焦谷芽
五钱

按　此治气血虚弱、津枯便秘之法，即尊生五仁汤去柏子仁，加火麻仁、瓜蒌仁、芝麻。方中桃仁、杏仁、瓜蒌仁、火麻仁、郁李仁、松子肉皆富含油脂，可以润肠通便；油当归养血润肠；制军化滞降浊；枳壳、冬瓜仁宽中下气；谷芽和胃安中。

（六十六）增液承气法

生地 五钱　生川军 三钱　瓜蒌仁（打）三钱　玄参 三钱
火麻仁（打）五钱　枳壳 二钱　知母 五钱　郁李仁 三钱
玉竹 三钱　冬瓜仁 五钱　活芦根（去节）五钱

按　此治阳明温病，津液素亏，致大便秘结不通之法。取增液承气汤之玄参、生地、大黄，去芒硝之猛，麦冬之滞，加麻仁、郁李仁之润、芦根之清胃、枳壳、冬瓜仁之宽中，更加玉竹、知母，助生地、玄参以养阴。

（六十七）急下存津法

玄明粉（冲）三钱　瓜蒌仁 五钱　淡芩 二钱　生大黄（后下）四钱　郁李仁 三钱　竹茹 三钱　生枳实 三钱　生苡仁 一两　芦根（去节）一两

> 按　此治胃家燥实之证，非急下不能存津，即仲景大承气汤去厚朴，加瓜蒌仁、郁李仁以助其润；黄芩、竹茹清热；芦根清胃；苡仁化湿。

杂病门　　脱肛类

（六十八）补中益气法

潞党参（土炒）三钱　当归身 三钱　升麻 一钱　黄芪（炙）三钱　炒陈皮 一钱　柴胡 一钱　台白术（土炒）三钱　炙甘草 二钱　桔梗 七分　云茯苓 三钱　槐花 三钱　红枣（劈）四枚

> 按　脱肛多因气虚所致，治宜益气升提。用补中益气汤加槐花、桔梗、茯苓。方中党参、黄芪、白术、甘草、大枣补中益气；当归身理血；陈皮行气；升麻、柴胡提气上升，使肛之脱者，得以上收；佐以桔梗，以开肺气，肺与大肠相表里、肺虚则肛脱；茯苓化下焦之湿；槐花凉血，而疗肛门之肿，使作用更臻完备。

杂病门　　遗精类

（六十九）益肾固精法

生地 三钱　山萸肉（焙）三钱　煅龙牡（各）三钱　怀山药 三钱　泽泻（盐水炒）三钱　金樱子（焙）三钱　茯神 三钱

天门冬 三钱　北芡实 三钱　川黄柏（盐水炒）一钱五分　远志（去心）一钱五分　白蒺藜（去刺、炒）三钱　莲心须 二钱　女贞子（打）三钱

按　此治遗精之要法。生地、怀山药、山萸肉、泽泻补肾；黄柏、芡实益肾；天冬补肺；白蒺藜聚精；茯神、远志养心；龙骨、牡蛎、金樱子、莲须涩精；于是心肾相交，精关固闭，而遗精可愈。

遗精是指寐时或平时精液自行外泄的病证。多由手淫斫丧，或房劳过度、饮食失节、湿热卜注致肾气不固而引起。其病机有心肾不交、湿热下注、劳伤心脾、肾虚精脱等。心肾不交者，由心火久动，汲伤肾水，水不济火，于是君火动越于上，肝肾相火应之于下，以致精室被扰，应梦而泄。湿热下注者，多由醇酒厚味，损伤脾胃，脾不升清，则湿浊内生，流注于下，蕴而生热，热扰精室，而致遗精。劳伤心脾者，因思虑太过，或惊恐伤及心神，中气不足，心脾虚陷而遗精。肾虚精脱者，乃肾中阴虚阳亢，则火扰精室，产生梦泄。及至病久，则精气滑脱，肾不藏精，虽不梦，精亦滑遗。治疗上有"有梦治心，无梦治肾"之说，但不可机械划分。以临证所见，有梦而遗者，以阴虚火旺，湿热痰火郁滞为多见；无梦而遗，以肾虚不固，劳伤心脾，或禀赋不足，先天单薄为多见。因此，治疗遗精，不可徒持固肾涩精一法。一般纯见虚证而无热象者，多为肾虚不固，治以补肾固精为主；有虚象又有热证者，多为阴虚火旺，治以养阴清火为主；若为湿热痰火郁滞，又当以清热除湿化痰为主。

杂病门　　　　淋浊类

（七十）清利湿热法

海金沙（包煎）五钱　石韦 三钱　川黄柏（盐水炒）二钱

瞿麦穗 四钱　车前子（包煎）四钱　草薢 三钱　萹蓄草 三钱
甘草梢 三钱　赤茯苓 三钱　飞滑石（包煎）八钱　通草
一钱五分　肥知母 二钱　生山栀 三钱　真血珀（研细粉、冲
服）一钱

> 按　此治湿热下注，或传染花柳，而成淋病之法。海金砂、琥珀
> 破血行滞以通淋；瞿麦、萹蓄、滑石、通草、车前子、石韦
> 利水通淋；草薢、黄柏、知母、山栀化湿清热；甘草梢解下
> 部之热毒。

（七十一）清化祛瘀法

川连 一钱五分　生地 三钱　小蓟 三钱　黄柏（盐水炒）二钱
瞿麦穗 四钱　六一散（包）七钱　草薢 三钱　桃仁（去衣
尖、打）三钱　川军 三钱　灯心草 三十寸　羚羊角（磨冲）
三分

> 按　此治瘀热在里而致淋病之法。生地、小蓟和营；桃仁化瘀生
> 新；黄柏、草薢、灯心化湿清热；川军和胃泄热；羚羊角、
> 川连平肝泄热；瞿麦利水通淋。

（七十二）育阴清化法

大生地 三钱　粉丹皮 三钱　川草薢三钱　潼沙苑（盐水
炒）三钱　怀山药（土炒）三钱　赤茯苓 三钱　女贞子
（打）三钱　甘草梢 一钱五分　飞滑石（包煎）八钱　泽
泻（盐水炒）三钱　白果（打、冲）七枚　琥珀（研细、
吞）一钱

> 按　此治阴亏白浊或花柳白浊之法。脾肾两亏，湿热外侵，注于
> 下部，乃成浊病。故以生地、潼沙苑补肾；怀山药、女贞子
> 健脾；草薢、赤苓、泽泻、滑石分利湿浊；甘草梢解毒；白
> 果下行止浊；丹皮清营阴之热；琥珀破血通结。

淋浊之证，多半由于花柳传染或湿热下注而来，有沙淋、石淋、膏淋、血淋、气淋、热淋、冷淋、劳淋之分。小便频数短涩、滴沥刺痛、欲出未尽、小腹拘急，或痛引腰腹，为诸淋所共有，但各种淋证，又有其特殊的症状。沙淋者，溺中沉淀如沙；石淋者，溺下时如砂石阻留水道；膏淋者，淋证而见小溲浑浊如米泔水或滑腻如脂膏；血淋者，溺血而痛，以上皆属花柳。气淋者，少腹胀满较为明显，小便艰涩疼痛，尿有余沥；热淋者，小便灼热刺痛；冷淋者，下焦寒冷，气化不行，膀胱不泄，淋遂以成；劳淋者，小便淋沥不已，遇劳即发。浊证有白浊、赤浊、便浊、精浊之别。流出如粉糊者为白浊；毒凝血分，则流赤浊；溺浑如泔，则为便浊；膏腻如精，是为精浊。治疗当实则清利，虚则补益，取诸标本同治法。

杂病门　　疝气类

（七十三）理气化浊法

金铃子（醋焙）二钱　小茴香 一钱　青皮 三钱　柴胡一钱五分　橘核（打）三钱　路路通 三钱　延胡索（酒炒）三钱　荔枝核（打）三钱　木通 三钱　赤芍药 三钱　云茯苓 三钱　黑山栀 三钱

按　此治疝气之属于气分，少腹疼痛，睾丸偏大，气上冲心之法。柴胡疏肝泄邪；川楝子、延胡索、橘核、荔枝核、茴香、青皮利气行滞以消疝；茯苓、木通利湿；赤芍和营；山栀泄热；路路通舒畅经络。

（七十四）温通利湿法

柴胡 一钱五分　广木香 一钱　橘核（打）三钱　延胡索（醋炒）三钱　茴香 一钱　荔枝核（打）三钱　香附（醋炒）三钱

小青皮 二钱　泽泻（盐水炒）三钱　云茯苓（炒）三钱　桂枝
一钱五分　桔梗 一钱　路路通 三钱

> 按　此治疝气之因于寒者，故用温通之法。柴胡疏肝；桂枝散
> 寒；茯苓、泽泻利湿；延胡索、香附、青皮、木香、荔枝
> 核、橘核利气行滞，以止疝痛；路路通舒畅经络。
>
> 疝是指阴囊、小腹疼痛肿起，涉及腰、胁、背、臀，伴有
> 四肢厥冷、冷气抢心、止作无时的病证。多由寒湿凝滞、
> 湿热搏结、肝郁气滞、气虚下陷、痰瘀互结而成。《黄帝内
> 经》并有冲疝、厥疝、瘕疝、狐疝、溃疝、癃疝、癫疝等
> 七种疝的名称。疝虽有寒、热、湿、瘀之不同，但均与气
> 分有关，故治疗当以治气为先。《景岳全书·疝气》曰"治
> 疝者，必于诸证之中，俱当并用气药"。然而又有虚实之
> 分，虚则气陷，下坠而痛，实则气结，不通而痛。针灸治
> 疗疝气，亦能奏效。如遇严重疝气，服药无效时，可考虑
> 手术。

杂病门　　　脚气类

（七十五）健脾渗湿法

苍白术（土炒，各）一钱五分　茯苓 五钱　泽泻（盐水
炒）三钱　制半夏 三钱　猪苓 三钱　宣木瓜 三钱　炒陈
皮 一钱五分　薏苡仁 五钱　防己 二钱　怀牛膝 二钱　丝瓜
络 三钱

> 按　此治湿脚气之法。苍术、白术、陈皮、半夏燥湿健脾；茯
> 苓、猪苓、泽泻渗湿利水；防己通行十二经之水，以导诸
> 药；木瓜舒筋；丝瓜络通络。

（七十六）逐湿下行法

苏梗 三钱　生苡仁 八钱　陈皮（炒）三钱　桔梗 一钱　防己 三钱　茯苓 五钱　槟榔 二钱　赤小豆 一两　木瓜（盐水炒）三钱　吴萸（炒）一钱　牛膝 二钱　连皮姜 三厚片　鸡鸣散 一剂（另煎，来日五更分三次冷服）

附：《证治准绳》鸡鸣散方及服法

治脚气疼痛及风湿流注足痛，筋脉浮肿者。

槟榔 七枚　陈皮（去白）一两　木瓜 一两　吴茱萸 三钱　紫苏叶 三钱　桔梗 五钱　生姜（连皮）五钱

㕮咀，水三大碗，慢火煎至一碗半，去渣，再入水二碗于渣中，煎取一小碗，两次药汁相和，置床头。次日五更，分三五次冷服之，冬月可温服。服后用干物压下，如服不尽，留次日渐渐服之，至天明，大便当下黑粪水，可奏痛止肿消之效，同时推迟早餐进食。

脚气主症是以两脚软弱无力为起因，足胫肿满或不肿，强直麻木，故有"软脚病"之称。由于病情的发展，甚至喘急心悸，脚气冲心，进而危及生命为其特征。

脚气病因有外感内伤之区分。外因为感受风毒水湿，或住卧湿地；内因以饮食偏嗜，肥甘过度，缺少粗粮营养，致使脾留受损，水湿之气内阻。故脚气之病可分为湿脚气、干脚气、脚气冲心三种类型进行辨证施治。湿脚气常用鸡鸣散加减；干脚气常用四物汤合防己地黄汤法；脚气冲心常用犀角地黄汤合紫雪丹法。

儿科门　　疳积类

（七十七）酸苦杀虫法

使君子肉（打）三钱　鹤虱 二钱　陈皮 一钱五分　金铃子（焙）三钱　雷丸 一钱五分　五谷虫 三钱　延胡索（炒）三钱　乌梅 五分　茯苓 三钱　砂仁壳（后下）一钱五分　花椒 三分

> 按　小儿疳积，多因虫积，故本法首取杀虫法，系根据张仲景乌梅丸化裁而来。本法加用鹤虱、雷丸、乌梅、川楝子、五谷虫以杀虫消疳；茯苓、砂仁壳、陈皮以健脾和胃；延胡索、花椒以温中止痛，用药灵活，配伍适当。

（七十八）运脾化湿法

使君子肉（打）三钱　炒陈皮 一钱五分　雷丸 二钱　台白术（土炒）三钱　姜半夏 三钱　金铃子（焙）三钱　炙甘草 一钱　五谷虫（烘）三钱　乌梅 七分　炒苡仁 三钱　枳实（麸炒）一钱五分　茯苓 三钱　橘叶 一钱五分

> 按　本方以健脾为主，认为脾虚则生湿，湿郁生虫，兼化虫积，使药效更为完善。方用白术、陈皮、甘草以健脾和胃；半夏、茯苓、苡仁、橘叶以化湿理气；使君肉、雷丸、川楝子、五谷虫、乌梅、枳实以杀虫消疳。

妇科门　　调经类

（七十九）和营调经法

全当归（酒炒）五钱　制香附 三钱　青陈皮（炒，各）一钱

五分　杭白芍 三钱　茺蔚子 三钱　砂仁壳（后下）一钱五分
紫丹参（酒炒）三钱　藏红花 一钱五分　茯苓 三钱　泽兰
叶 三钱　月季花 二钱

> 按　此治冲任有瘀血阻滞，致营气不和而经血不调，多夹血块之
> 症。方中归、芍、丹参以和营祛瘀；红花、月季、泽兰、茺
> 蔚以活血调经；香附、砂仁、青陈皮以利气行滞；茯苓和
> 中，以利行瘀之效。

（八十）养血温经法

当归身（酒炒）七钱　大熟地 三钱　制香附 三钱　川芎 三钱
清阿胶（化冲）三钱　杜仲 三钱　杭白芍（酒炒）三钱　蕲
艾叶 一钱五分　川续断 三钱　益母草 三钱　茯苓 三钱　橘
叶 三钱

> 按　此治经行先期，经量甚多，温经摄血之法。本方亦即尊生胶
> 艾四物汤去甘草，加香附、杜仲、川断、益母草等药。四物
> 养血和营；阿胶、艾叶温经；杜仲、川断固腰摄血；益母草
> 香附行经化瘀；橘叶行气；茯苓化湿和胃。

（八十一）养营清热法

当归身 五钱　血余炭 三钱　炒荆芥 一钱五分　白芍 三钱
白薇 二钱　炒淡芩 二钱　生地 五钱　胡麻 三钱　茯苓 三钱
广陈皮 一钱五分　炒丹皮 二钱　藕节 五个

> 按　此治血中有热，经行先期而多，为荆芩四物汤加减法。方中
> 归身、白芍以养营补血；生地、丹皮以清肝凉血；血余、黑
> 荆芥、炒黄芩、藕节、白薇止血固冲；茯苓、广皮、胡麻和
> 胃润燥。

妇科门　　　闭经类

（八十二）理气祛瘀法

当归身（酒炒）三钱　桃仁泥 三钱　泽兰叶 三钱　赤芍 三钱
红花 三钱　青皮叶（各）一钱半　制香附 三钱　延胡索（酒
炒）二钱　两头尖（包）一钱五分　台乌药 一钱五分　砂仁
壳（后下）一钱五分　失笑散（包煎）三钱

按　此治气血瘀滞而致经闭之法。方中当归、白芍和营养血；桃
仁、红花、泽兰以活血通经；两头尖、乌药、失笑散化瘀止痛。

（八十三）温营通经法

全当归（酒炒）五钱　制香附 三钱　延胡索（酒炒）三钱
川芎 二钱　红花 二钱　泽兰 三钱　紫丹参（酒炒）三钱
广艾叶 一钱　茺蔚子 三钱　细青皮 二钱　家鼠矢（包煎）
一钱五分　砂仁壳（后下）一钱五分　月季花 三朵

按　此治寒客胞宫而血滞经闭之法。方中归、芎、丹、艾温营补
血；茺蔚、延胡、泽兰行气活血止痛；鼠矢、红花、月季化
瘀通经；香附、青皮、砂仁利气行滞。

（八十四）清热通经法

金石斛 三钱　生地 三钱　单桃仁（去衣尖、打）三钱　天
花粉 三钱　焦山栀 三钱　丹参 三钱　淡黄芩 二钱　丹皮
（炒）二钱　生蒲黄（包煎）三钱　怀牛膝 二钱　泽兰 三钱
茯苓 三钱

按　此治热盛伤阴，营血瘀阻，经闭不行之法。方中以石斛、天
花粉养阴泽枯；生地、丹皮、山栀、黄芩清肝散瘀；桃仁、
泽兰、牛膝、生蒲黄活血通经。

闭经有寒热、虚实之不同，故治法有温营通经、清热通经之区别。至于闭经之病因概括可分为血枯闭经、血滞闭经两大类。血枯闭经治法，较早记载于《素问·腹中论》："月经衰少不来，治以四乌贼骨一藘茹丸。"另如八珍汤、归脾汤等，补益肝肾，调理冲任，以达到通经之功效。血滞闭经治法，《素问·评热病论》指出："月经不来者，胞脉闭也。"《备急千金要方》曰："血脉阻滞，则经癸闭绝。"治以温经汤（《妇人良方》）、桃红四物汤（《医宗金鉴》）、大黄䗪虫丸等。以此引申闭经证治之概论。

妇科门　　　崩漏类

（八十五）益气固摄法

潞党参（土炒）三钱　茯苓 三钱　杭白芍 三钱　血余炭 三钱
绵黄芪（炙）三钱　酸枣仁（炒、打）三钱　清阿胶（化、冲）三钱　陈棕炭 三钱　野於术（土炒）三钱　当归身 三钱
厚杜仲（盐水炒）三钱　藕节炭 一个　炙甘草 二钱　生地黄 三钱　川续断（盐水炒）三钱　远志肉 一钱　煨木香
五分

　　　　按　此治气虚不能摄血而致崩漏之法。参、芪、术、草益气补中；归、芍、地黄补血养营；远志、茯神宁心安神；杜仲、川断固肾强筋；血余、阿胶补血止漏；陈棕、藕节二炭止血摄经；木香理气止痛。

（八十六）养血保胎法

当归身 五钱　生地 三钱　杜仲 四钱　白芍 三钱　艾叶 二钱
桑寄生 四钱　阿胶（烊、冲）三钱　黄芪 三钱　川断 三钱
苎麻根 三钱　炒淡芩 一钱五分　藕节炭 三钱

按　此治胎漏之法。胎漏，是指孕妇无故下血。多因素禀虚弱，血液枯少，孕后其血不足以养胎，于是胎气不固，血每漏下，或如黄汁，或如豆汁。凡孕而漏者，其胎干枯不易长育，必随之而堕。故治法以养血保胎为先。方中归、芍、地黄补血养营；胶、艾、藕节益血止漏；黄芪益气安中；杜、断强筋固胎；寄生养血安胎；苎麻根止漏安胎；淡芩清热。

妇科门　　　妊娠类

（八十七）理气调中法

老苏梗 三钱　台白术（土炒）三钱　条芩 一钱五分　姜半夏 三钱　佩兰 一钱五分　黑山栀 三钱　炒陈皮 一钱五分　干佛手 一钱　赤茯苓 三钱　炒谷芽 三钱　姜竹茹 一钱五分　嫩钩藤 一钱五分　活芦根 三钱　鲜荷梗（去刺）一尺

按　胎前之病甚多，该法调治胎前恶阻之证。方中白术健脾，竹茹化痰止呕，钩藤息风，芩、栀清热，余药和胃运中，理气化湿。全方重在理气调中，化湿止呕。

妇科门　　　带下类

（八十八）扶土化湿法

台白术（土炒）三钱　杭白芍 三钱　乌贼骨（酥炙）三钱　姜半夏 三钱　桑寄生 三钱　枳壳 二钱　炒陈皮 三钱　生苡仁 五钱　椿根皮 一钱五分　赤茯苓 三钱　威喜丸（空腹时细嚼，空口生津，徐徐咽下）一丸

按　带下之证，莫不从湿。此治脾土蕴湿而带下之法。白术扶脾

化湿；二陈和胃化湿；茯苓、苡仁淡渗化湿；白芍、寄生和营；乌贼、椿根皮收涩止带；枳实顺气；威喜丸化湿止带。

（八十九）清营化湿法

当归 五钱　白术（炒焦）三钱　川续断 三钱　杭白芍 三钱　川黄柏（盐水炒）一钱五分　茯苓 三钱　生地 三钱　肥知母（盐水炒）二钱　生苡仁 五钱　条芩 二钱　愈带丸（吞）三钱

按　此治营有湿热而带下之法。当归和营；生地、白芍清营；黄芩、黄柏、知母清下焦之热；黄芩、苡仁化湿；川断强筋；愈带丸止带。

外科门

（九十）清疏消解法

荆芥 一钱五分　金银花 三钱　土贝母 三钱　薄荷头（后下）一钱五分　连翘壳 三钱　马勃 一钱五分　牛蒡子 三钱　夏枯草 三钱　赤芍 三钱　僵蚕 三钱　甘草节 一钱五分　板蓝根 三钱　丝瓜络 三钱　万灵丹（温酒化服）一粒

按　此消散上部疮疖之法。荆芥、薄荷、牛蒡子、僵蚕泄风疏邪；银花、连翘、板蓝根、马勃、甘草节、贝母清热解毒；夏枯草消解结毒；赤芍凉营；丝瓜络清络；万灵丹表解痈毒。

（九十一）疏散消解法

荆芥 一钱五分　当归尾 三钱　连翘壳 三钱　防风 一钱五分

赤芍 三钱　泽兰 三钱　僵蚕 三钱　甘草节 二钱　土贝母 三钱

丝瓜络 三钱　梅花点舌丹（化服）二粒

> 按　此治风热壅滞而疮疡初成之法。荆芥、防风、僵蚕泄风疏邪；当归、赤芍、泽兰活血通瘀；丝瓜络通络；贝母、连翘、甘草节清热解毒；梅花点舌丹消散疮毒。

（九十二）清化消毒法

地丁草 四钱　连翘壳 三钱　薄荷（后下）一钱　白菊花 四钱

川连 一钱　牛蒡子（炒、打）三钱　赤芍 三钱　黄芩

二钱　淡竹茹 一钱五分　甘草节 三钱　土贝母 三钱　僵蚕

三钱　外科蟾酥丸（开水化服）一粒　白桔梗 一钱　绿豆

衣 三钱

> 按　此消散疔疮之法。黄芩、连翘、竹茹、川连、薄荷、甘草节、绿豆衣清热解毒；牛蒡、贝母、桔梗化痰消肿解毒；僵蚕、地丁、菊花消解疔毒；赤芍凉营；蟾酥丸消肿止痛。

（九十三）辛凉消解法

苏薄荷（后下）一钱五分　连翘壳 三钱　淡射干 二钱　牛

蒡子（炒、打）三钱　竹叶茹（各）一钱五分　轻马勃 一钱

焦山栀 三钱　制僵蚕 三钱　生甘草 一钱　桔梗 一钱　贝

母 三钱　挂金灯 三钱

> 按　此为消散疮疡清热解毒之法，并可治疗咽喉肿痛、结毒之症，药用山栀、连翘、射干、马勃、薄荷、生甘草清热解毒；挂金灯、竹茹、贝母、桔梗、僵蚕清热化痰。

（九十四）和营消解法

当归 四钱　炙甲片 三钱　大贝母 三钱　赤芍 三钱　皂角刺

一钱五分　制僵蚕 三钱　红花 一钱　连翘壳 三钱　竹茹

一钱五分　桃仁（去皮尖、打）三钱　生草节 三钱　橘络

三钱　小金丹（酒化服）一粒　或醒消丸（酒化服）三钱

　　　按　此消散因气血壅结而成痈疽之法，并可治疗乳房结毒之证。
　　　　　方中归、芍、桃、红和营化瘀；甲片、皂角消散壅结；连
　　　　　翘、生甘草清热解毒；竹茹、贝母、橘络、僵蚕化痰疏络。
　　　　　若不红不肿者，用小金丹消之；若红肿剧痛者，以醒消丸
　　　　　消之。

（九十五）化毒消解法

柴胡 一钱五分　全当归 三钱　淡海藻 三钱　制僵蚕 三钱

赤芍 三钱　淡昆布 三钱　连翘壳 三钱　蒲黄（包）三钱

大贝母 三钱　桔梗 二钱　甘草节 三钱　鲜竹茹 三钱　淡海

蛰（漂）五钱　荸荠（拍）五枚

　　　按　此内消瘰疬之法。当归、赤芍、蒲黄活血和营；柴胡、连翘
　　　　　疏肝清热；贝母、竹茹、僵蚕、桔梗化痰祛风；海蛰配荸
　　　　　荠，又名雪羹汤，化痰之功甚著；海藻、昆布化痰软坚，专
　　　　　治瘰疬。

（九十六）育阴消解法

玄参 三钱　生地 三钱　金银花 三钱　石斛 三钱　丹皮 二钱

连翘（去心）三钱　寸冬（去心）三钱　黑栀 三钱　黛蛤散

（包）四钱　生甘草 一钱　贝母 三钱　夏枯草 三钱

　　　按　此消散热盛阴虚外疡之法，并可治疗咽喉娇肿、颜面丘疹之
　　　　　证。方中玄参、生地、石斛育阴；黛蛤、银花、连翘、丹
　　　　　皮、山栀、夏枯草清热；贝母、甘草化痰解毒。

（九十七）清解托毒法

丹参 三钱　制僵蚕 三钱　贝母 三钱　赤芍 三钱　炒桑枝 三钱
薄荷（后下）一钱五分　丹皮 二钱　甘草节 二钱　天花粉 三钱
茯苓 三钱　陈皮 一钱五分

> 按　此法用于疮疡将成未成之际，一面清解，一面托毒。方中丹
> 参、丹皮、赤芍、花粉、甘草节和营凉血解毒；余药泄风化
> 痰去湿。

（九十八）托里透脓法

生黄芪 三钱　山甲片（炙、打）三钱　甘草节 三钱　全当
归 三钱　皂角刺 三钱　防风 二钱　赤芍 三钱　连翘壳 三钱
僵蚕 三钱　大贝母 三钱　桑枝（炒）三钱　丝瓜络 三钱

> 按　疮疡内已成脓，不能消散，则可以此法托里透脓。黄芪补气
> 托毒；当归补血托脓；连翘清热排脓；甲片、皂刺舒气透
> 脓；防风、桑枝、僵蚕、贝母、丝瓜络泄风通络。

（九十九）培补托里法

生黄芪 四钱　生甘草 三钱　当归 五钱　党参 三钱　茯苓 五钱
紫丹参 三钱　鹿角霜 三钱　台白术 三钱　泽泻 三钱　嫩桑
枝 三钱　炒陈皮 三钱　大红枣（劈）五枚

> 按　此法取阳和汤之意，以治气虚而疮疡不能起发化脓之证。方
> 中以党参、黄芪、白术、鹿角霜、大枣温中补气以托脓；当
> 归、丹参温营补血以促其化脓；陈皮、桑枝利气行滞；茯
> 苓、泽泻利水化湿。此方重在培补先天，托毒生肌。治阴阳
> 参半之阴疽、骨痨、流痰之证最为合宜。至其阴疽内陷，
> 阳气极虚，不能起发化脓者，当用阳和汤全方，否则不能
> 挽救于垂危。阳和汤由熟地（须重用）、白芥子、鹿角霜、

姜炭、麻黄、肉桂、甘草组成。

（一〇〇）清热消毒法

荆芥 一钱五分　金银花 五钱　僵蚕 三钱　防风 一钱五分
连翘壳 三钱　象贝 三钱　蝉衣 一钱五分　甘草节 三钱
杏泥 三钱　角针 一钱五分　赤芍 三钱　荚子（打）三枚　清
宁丸（吞）一钱

> 按　本方以银花、连翘清热；荆、防、蝉、蚕泄风；杏泥、象贝
> 化痰；甘草节、赤芍清气营之热；荚子、清宁丸清降内热；
> 角针泄风透毒。

（一〇一）清透毒火法

薄荷（后下）一钱　连翘壳 三钱　甘草节 一钱五分　牛蒡
子（炒、打）三钱　大贝母 三钱　桑枝 三钱　杏仁（去衣
尖、打）三钱　赤芍 三钱　荚豆衣 二钱　丝瓜络 三钱

> 按　此治疮疡溃后清透热毒之法。方中薄荷、杏仁、牛蒡子、桑
> 枝、贝母泄风透毒；连翘、荚豆衣、丝瓜络清解火毒；赤芍
> 和营。

（一〇二）清化湿热法

生地 三钱　银花 三钱　六一散（包煎）四钱　赤芍 三钱　连
翘（去心）三钱　方通草 一钱　丹皮 一钱五分　大贝母 三钱
豨莶草 三钱　知母 二钱　茯苓（盐水炒）三钱　地肤子 三钱
蝉衣 一钱　玉竹 二钱　芦根（去节）五钱

> 按　本方以银花、连翘、芦根、六一散清气分之热；生地、赤
> 芍、丹皮清营分之热；通草、茯苓、豨莶草、玉竹、地肤子
> 清化湿热；蝉衣泄风清热。

（一〇三）泻火解毒法

龙胆草 一钱五分　金银花 五钱　知母（盐水炒）二钱　川连
一钱五分　连翘 四钱　赤芍 三钱　黑山栀 三钱　淡子芩 二钱
黄柏（盐水炒）一钱五分　赤芍 三钱　泽泻（盐水炒）三钱
玄明粉（冲）三钱

按　此治热毒壅盛之方，方中以银、翘、芩、连、龙胆、栀、
知、柏等大队寒凉清解之品，以治大热大实之证。更用玄明
粉以通腑降热泻火，其力更峻。

（一〇四）消疳解毒法

生石膏（打）五钱　乌玄参 三钱　胡黄连 二钱　甘中黄 三钱
淡竹叶 二钱　银柴胡 一钱五分　人中白 三钱　金银花 五钱
玉桔梗 一钱五分　鲜生地 一两　连翘心 三钱　鲜芦根（去
节）一两　贯众 二钱　乌犀角尖（研细末、药汤和服，现以
水牛角代）三分

按　此治热盛成疳，如牙疳、喉疳之法。方中犀角（现以水牛角
代）、石膏、竹叶、胡连、贯众清热解毒；生地、玄参养阴
增液；银花、连翘清泄邪热；人中白、人中黄清热消疳；桔
梗开肺、银柴胡疏肝、芦根清胃生津。因牙疳、喉疳每与
肺、肝、胃经有关。

（一〇五）育阴解毒法

玄武板 五钱炙　人中白 三钱　石决明（打、先煎）五钱
黑玄参（盐水炒）三钱　甘中黄 三钱　连翘壳 三钱　肥知
母 三钱　胡黄连 二钱　云茯神 三钱　远志肉 一钱　活芦根
（去节）一两　玉桔梗 一钱　仙遗粮 三钱

> 按　此法适宜于治阴虚兼热毒之证，如喉痹之类，兼见咽喉白腐之症。方中玄武板（即龟板）、玄参养阴；仙遗粮（即土茯苓）化湿解毒；人中白、甘中黄、胡黄连清热解毒；桔梗、连翘排脓解毒；决明清热平肝；知母清肝泄热；芦根清胃解毒；茯神、远志宁心。

（一〇六）引火下趋法

生地 三钱　银花 三钱　甘草节 三钱　玄参 三钱　连翘（去心）三钱　浙贝母 三钱　川连 一钱　淡芩 二钱　鲜竹叶 二十片　木通 三钱　灯心（扎）四十寸

> 按　此治热毒上而引火下趋之法。银花、连翘、竹叶、灯心、玄参清热解毒；黄芩、黄连清内热；生地清营热；木通引热下行；甘草节、浙贝化毒。

> 又按　外科疮疡之中，大抵红肿者为痈，不红肿者为疽。痈多属表属实属热，疽多属里属虚属寒。痈疽未溃时属实，易消易溃者亦属实，既溃之后属虚，难消难脓难溃者亦属虚。痈之红肿高起者属实，平塌散漫者属虚。辨证既明，再参脉理，然后用药，可免恙错。

眼科门

（一〇七）祛风明目法

荆芥穗 一钱　谷精草 三钱　夏枯草 三钱　冬桑叶 一钱五分　密蒙花 三钱　生甘草 一钱　甘菊花 三钱　煅决明 五钱　连翘壳 三钱　桔梗 一钱　黑山栀 三钱　薄荷（后下）一钱　竹叶 一钱五分

按　此治风热目昏，视物不明之法。方中荆芥、薄荷、桔梗疏风
泄邪；桑叶、菊花散风明目；石决明、谷精草、密蒙花镇肝
泄热，搜风明目，为目疾药之上品；山栀、连翘、竹叶凉肝
泄热，因所治目昏与肝经热盛有关。

（一〇八）清肝化湿法

银柴胡 三钱　苏薄荷（后下）一钱　炒丹皮 二钱　制僵
蚕 三钱　牛蒡子 三钱　赤芍 三钱　双钩钩（后下）一钱五分
连翘壳 三钱　象贝 三钱　霜桑叶 一钱五分　黑山栀 三钱
六一散（包）三钱　淡竹叶 一钱五分　夏枯草 三钱

按　银柴、薄荷清肝泄邪；桑叶、制蚕、钩藤、牛蒡子祛风疏
邪；山栀、连翘、竹叶、六一散清肝泄热；夏枯草疏肝散
火，解郁明目。全方宜治肝热夹湿而致之目疾。

（一〇九）清肝降火法

冬桑叶 一钱五分　石决明（打、先煎）五钱　细生地 三钱
甘菊花 三钱　双钩钩（后下）三钱　赤芍 三钱　黑山栀 三钱
大贝母 三钱　炒丹皮 二钱　茶花 一钱五分　鲜芦根（去
节）五钱

按　此治肝火上炎，目赤肿烂之法。方中桑叶、菊花、钩藤祛风
明目；决明、山栀清肝降火；赤芍、丹皮和营凉血；茶花清
上焦之热；芦根除中焦之热。

（一一〇）清化厥少法

细生地 三钱　粉丹皮 二钱　薄荷（后下）一钱　川连 一钱
黄芩 二钱　连翘壳 三钱　焦山栀 三钱　赤芍 三钱　竹叶
一钱五分　生甘草 一钱　木通 三钱　夏枯草 三钱

按　此治厥阴肝少阳胆火热上冲于目之法。方中大队清肝胆之热、舒肝胆之郁药物，而以甘草和中，以防苦寒伤胃。

（一一一）乙癸同治法

细生地 三钱　冬桑枝 三钱　净蝉衣 一钱五分　肥知母（盐水炒）二钱　甘菊花 三钱　石决明（打、先煎）五钱　炒丹皮 二钱　谷精草 三钱　黑芝麻 三钱　云茯神 一钱　石蟹（水磨、开水和服）一钱

按　此治内障诸翳之法。方中桑叶、菊花祛风散翳；蝉衣轻宣上焦之热而化翳；谷精入肝清热而退翳；石蟹专去诸翳；生地、丹皮、知母、黑芝麻调和气血，清泄营热，冀其营清血活，风翳自散。

伤科门

（一一二）和营祛瘀法

荆芥 一钱五分　红花 一钱五分　桃仁（去衣尖、打）四钱　薄荷（后入）五分　赤芍 三钱　川芎 一钱五分　连翘 三钱　归尾 五钱　桑枝 三钱　甘草节 三钱　丝瓜络 三钱

按　本方以赤芍、川芎、归尾和营活血；桃仁、红花化瘀行血；桑枝、丝瓜络舒筋通络；荆芥、薄荷、连翘发散邪热；甘草节解骨节凝毒。若能加入落得打、川续断等治伤舒筋之品，则更臻完备。

（一一三）和营化瘀法

当归须 三钱　桃仁 四钱　连翘壳 三钱　赤芍 三钱　炒桑
枝 三钱　甘草节 三钱　川抚芎 三钱　红花 三钱　丝瓜络 三钱
真云参三七 三钱（生熟各半、研细末、药汁和下）

> 按　本方以归须、赤芍、川芎、三七和营活血治伤；桃仁、红花
> 化瘀行血；桑枝、丝瓜络舒筋通络；连翘清热；甘草节解
> 毒。若能加入威灵仙、王不留行等通络行瘀之品，则更为
> 切合。

二　丁氏外科丸散膏丹验方录

引言

为了便于掌握丁甘仁先生外科用药经验，将其平日门、出诊常用外科外
用、内服药品，分成丸、散、膏、丹，分门别类，使读者一索即得。首以皮
肤、肌肉层部位的外科疾病，原称痈疽、疮疡之疾，其次包括眼、耳、鼻、咽
喉、口腔、外阴病等的外用、内服药一并分类列入。本外科验方录乃取自《丁
氏丸散膏丹集》家抄本，对照丁甘仁弟子许半龙编著的《药籤启秘》原本，以
及上海中医药大学图书馆珍藏的《远志精舍藏本》，中华人民共和国成立前上
海中医学院《外科学讲义》油印本等外科专著，相互校勘，并通过认真整理，
有方、有药、有剂量、有制法，可供中医外科医师临床上参考选用，洵属可贵
之外科学蓝本。

编者

丸药类

醒消丸　　消诸痈。

乳香、没药（去油）各一两　麝香 一钱三分　雄精 五钱

　　先将乳、没、雄三味，各研称准，再和麝香共研。煎烂用米饭一两和入，捣为丸，如莱菔子大，晒干。

　　每服三钱，热陈酒送下，醉覆取汗。孕妇忌服。

外科犀黄丸　　治乳岩、瘰疬、痰核、横痃、流注、肺痈、小肠痈等。

犀黄 三分　乳香（去油）、没药（去油）各一两　麝香
一钱五分

　　先将乳没各研秤准，再和黄、香，共研。用黄米饭一两入末，捣和为丸，如嫌饭干，酌加开水，晒干忌烘。

　　每服三钱，热陈酒送下。

琥珀蜡矾丸　　护膜护心，散血解毒。

白矾 一两二钱　黄蜡 一两　雄黄 一钱二分　琥珀（另研极
细）一钱　朱砂 一钱二分　蜂蜜 二钱（临入）

　　白矾、雄黄、琥珀、朱砂四味研为细末，另将蜡蜜入铜杓内熔化，离火片时，候蜡四边稍凝，方将药末倾入，搅匀，共成一块。取药，火上微烘，急作小丸，如绿豆大，朱砂为衣。

　　每服三钱，食后开水送下。毒甚者，早晚各服一次。

琥珀定痛丸　专治诸肿痛不止，服之神效。

琥珀 五钱　黄蜡 五钱　乳香 三钱　没药 三钱　白矾 一钱
鸦片灰 五分

共研细末。将蜡烊化为丸，如桐子大，朱砂为衣。
每服二三十丸，开水送下。

珠珀滋阴淋浊丸　治小便淋浊，尿时刺痛。并治肾虚淋浊者。

珍珠粉 一分　琥珀 四钱　茯神 五钱　龟板胶 五钱　黄柏 一两
怀山药 五钱　猪脊髓 六条

研细末，打为丸。
每服三钱。

分清泄浊丸　治淋浊，尿管痛，下疳肿烂，毒火盛者。

生川军晒研 一两　西琥珀 一钱　鸡蛋清、雄鸡头 一个

捣丸，朱砂为衣。
每服三钱。

秘制白浊丸　治一切五淋白浊，小便短少，尿管红肿，痛如针刺，及花柳
传染等症。

海金沙（包煎）一两　飞滑石（包煎）一两　生甘草 一两
生大黄 一两　川黄柏 一两　飞琥珀 一钱　鸡子清 五枚

打为丸。
每服三钱，豆腐浆汤送下。

六神丸　　　一切痈疽痰毒，未成可消。

犀黄 钱半　濂珠 钱半　麝香 钱半　杜蟾酥 钱半

　　　　　　　酒化，共为末。米浆作丸，如芥子大，百草霜为衣。
　　　　　　　每服五分。

追管丸　　　专治痔漏，不拘远年近日，有漏通肠，污从孔出者，先用此
　　　　　　　方，追尽脓毒。后服消管丸，自然见效。

胡黄连（姜汁炒）一两　刺猬皮（瓦上炙）一两　当门子 二分

　　　　　　　上药共依法制末和匀，以软饭捣为丸，如麻子大。

　　　　　　　每服一钱，食前酒下。服药后如脓水反多，乃药力到处，
　　　　　　　不必惧也。

消管丸　　　治一切肠脏痔毒，成管成漏。服前追管丸之后，再服此丸，
　　　　　　　自然消管，不用刀针挂线，不受苦处，诚起痼疾之良方也。

炒胡黄连 二两　穿山甲 一两　煅石决明 一两　槐米（炒）一两

　　　　　　　上药将各净末和匀，炼蜜捣为丸，如麻子大。

　　　　　　　早晚二次，每服一钱，清米汤送下。至重者四十余日痊愈，
　　　　　　　再服后闭管丸。如四围疮口有硬肉突出者，可加蚕茧二十个
　　　　　　　炒研，和入药内。

闭管丸
（一名完善丸）　凡患痔漏，曾服前追、消管丸，其病已愈，或恐久后不守禁
　　　　　　　忌，或食猪肝、番茄①及嗜烧酒等物，每致疮疤复溃，预服

———————————————

① 番茄：即番薯。

此丸，自可断根。

夏枯草花 十两　连翘 五两　甘草节 五两　金银花 四两

上药共炒研为细末，以金银花一两熬浓汁，泛丸如绿豆大。
每早空心淡盐汤送下三钱。若起漏三五年者，服两料。

拔管丸　　专治一切远年疮毒，起管成漏，脓水时流，久不收口等症。

蛐蟮（韭菜地上者佳，酒洗净，瓦上炙炭）一斤　蜣螂虫（瓦
上炙炭）八个　刺猬皮 五钱　象牙屑 一两　穿山甲（炙黄）一两

共研末，炼蜜为丸，如桐子大。
大人服八分，小儿服五分。

化毒丸　　专治一切胎毒口疳，四肢热疮，烦躁口渴等症。

川黄连、犀角（现以水牛角代）、桔梗、玄参、薄荷、粉
甘草 各二两　青黛、大黄 各二钱　朱砂 三钱

共研末，白蜜为丸。
每服二三钱，灯心汤送下。

清肝保脑丸　　治鼻渊腥涕，鼻塞不通。

藿香叶不拘多少，生晒研末，猪胆汁和水泛丸。
每服三钱，开水送下。

海金沙丸　　治淋浊。

真川黄柏研细末净、海金沙等分

上二味，以鲜猪脊髓去皮，只用髓质，生打和丸，晒干。

每服二三钱，开水吞。

内消瘰疬丸　治男妇忧思郁怒，积于肝胃两经，致生瘰疬、乳癌诸毒。此丸能开郁清热，消肿涤痰。

玄参、连翘、当归、制军、花粉 各三两　生地、海石粉各四两　薄荷、白蔹、川贝 各二两　朴硝、青盐、生甘草各一两　夏枯草 四两

煎汤泛丸。

每服四五钱，开水送下。

三妙丸　治湿疹、臁疮等症，肌肤焮红，作痒出水，属于湿热内盛者。

苍术 六两（米泔水浸）黄柏 四两（酒炒）牛膝 二两

共研细末，水煮面糊为丸，如梧子大小。

每服三钱，用淡盐汤送下。

散药类

金黄散　治痈疽、发背、疔毒、跌仆损伤、湿痰流毒、大头时肿、漆疮、火丹、风热天疱、肌肤赤肿、干湿脚气、妇女乳痈、小儿丹毒等症。

南星、陈皮、苍术 各二两　黄柏、姜黄 各五斤　甘草 二斤

白芷 五斤　花粉 十斤　川朴 二斤　大黄 五斤

共为咀片，晒干，磨三次，用绢罗筛过，贮磁罐，不泄气。

凡遇红赤肿痛、发热、未成脓者，及夏冬之时，俱用茶清同蜜调敷；如欲作脓者，用葱汁同蜜调敷；如漫肿无头、皮色不变者，及湿痰流注、附骨痈疽、鹤膝风等症，俱用葱酒调敷；如风热所生，皮肤亢热、色亮、游走不定，蜜水调敷；如天疱、火丹、赤游丹、黄水疮、漆疮、恶血攻注等症，俱用大蓝根叶捣汁调敷，加蜜亦可；烫泼火烧、皮肤破烂，麻油调敷。以上各种调剂之法，不过举其大者言之耳。

金箍散　治痈疽基部散漫，不收束者。

五倍子（焙）四两　川草乌 各二两　天南星、生半夏、川柏 各二两　白芷 四两　甘草 二两　狼毒 二两　陈小粉（炒黄）一斤

各研细末、和匀。
未成者，茶露同蜜调；将溃者醋膏调；已溃者，麻油调敷。

冲和散　治痈疽发背，阴阳不和，冷热瘀凝者，能行气疏风，活血定痛，散瘀消肿，祛冷软坚。

紫荆皮 五两　独活 三两　白芷 三两　赤芍 二两　石菖蒲 一两五钱

上药晒干，磨为末。
葱酒捣汁调敷。

玉露散　治流火、丹毒、疮痈诸毒，紫赤腐烂，及一切热毒等症。

芙蓉叶 不拘多少，研末。

银花露同蜜调，或菜油调敷。

皮脂散　　　　治湿疮浸淫，脂水痒痛。

青黛 二钱　黄柏 二钱　熟石膏（打）二两　烟膏 二两四钱

研细末。

麻油调敷。

解毒散　　　　治湿疮痒痛、红肿。

青黛 二钱　黄柏 二钱　熟石膏 二两

研末。

麻油调敷。

回阳玉龙散　　治痈疽阴疮，不发热、不焮痛、不高肿、不作脓，及寒湿流注，冷痛痹风，脚气，手足顽麻，筋骨疼痛，一切皮色不变，漫肿无头，鹤膝风等症。

军姜（炒）三两　肉桂 五钱　赤芍（炒）三两　南星 一两
草乌（炒）三两　白芷 一两

共为细末。

热酒调敷。

螵蛸散　　　　治湿热诸疮，耳内出脓，耳痒。

海螵蛸 五钱　朱砂 五分　梅片 三分

研末。

吹入，或香油调敷耳外。

拔针散

灵磁石（研）三钱　巴豆霜（去油）一钱　蓖麻子（去油）五钱
蜣螂虫 六个　麝香 二分

分研和匀，掺膏药上贴之，肉中断针即提出

代刀散　　　　外症服之穿透脓头用。

皂角刺、炒黄芪 各一两　生草、乳香 各五钱

研末。

陈酒下三钱。

鹅黄散　　　　治坐板疮作痛。

绿豆粉 一两　轻粉、黄柏 各三钱　陈松花粉 五钱　滑石
（包煎）五钱

研末。

麻油调搽。

黛鹅黄散　　　　治湿疮作痛。

青黛 二钱　黄柏 二钱　熟石膏（打）二两　六一散 二两四钱

研末。

麻油调敷。

五美散　　脓窠疥疮作痒者用之。

黄柏 三钱　黄丹 三钱　枯矾 三钱　熟石膏（打）一两

研细末。

麻油调敷。

二味败毒散　　治风湿诸疮，红肿痒痛，疥痱等症。

雄黄、生石矾等分，研细末。

麻油调搽。

冰硼散　　治小儿鹅口白斑，肿连咽喉，及一切喉痈、乳蛾、喉风肿痛等症。

月石 五钱　玄明粉 五钱　朱砂 六分　冰片 五分

研极细末。

吹入。

玉钥匙　　治一切喉症肿痛白腐。

玄明粉 五钱　硼砂 五钱　炙僵蚕 五分　朱砂 六分　冰片 五分

西瓜霜 钱半

研极细末。

吹入。

金不换　　　　功效较玉钥匙尤胜，兼治疫喉，生肌长肉。

即玉钥匙加人中白 三钱　青黛 三分　犀黄 三分　珍珠 三分

　　　　　　　　研极细末。
　　　　　　　　吹入。

锡类散　　　　治一切喉痧、喉疳、口疳、腐烂作痛，痰涎甚多，汤饮难
　　　　　　　　下。能豁痰清肺，去腐生新。

象牙屑 四钱四分　焙壁钱（焙）三十个　犀黄 七厘　梅片 五
厘　青黛 七分　人指甲（炙）七厘　珠粉 四分

　　　　　　　　研极细末。
　　　　　　　　吹入。

珠黄散　　　　治喉痹喉癣等症。

滴乳石 一钱　犀黄 一分　濂珠 三分　灯心灰 二分　原麝
香 三分　青果核灰 五分　月石 二分　青黛 五分　辰砂 二分
梅片 五分

　　　　　　　　研极细末。
　　　　　　　　吹入。

玉匙开关散　　　治喉风、喉痈、乳蛾等症。

牙皂 一钱　明矾 一钱　（入蜒蚰二条拌匀阴干）火硝 钱半
腰黄 三分　硼砂 钱半　僵蚕 一钱　山豆根 一钱　冰片 三分

研细末。痰多者加胆矾，热甚加朴硝，夏令潮湿加龙骨，腐烂者加轻粉。

吹入。

西瓜霜　　治一切喉症。

西瓜、朴硝

秋凉后，预藏西瓜不大不小者，俟过霜降节，择瓜之不坏者，顶开小孔，挖去瓜肉，留薄者青瓜皮，约　钱厚，弗破。另以提净朴硝（火硝不用）贮满瓜中，即以所开之顶盖上，麻线做络子，络瓜于中。悬下透风不见日晒雨淋之处。瓜下离一二寸，另络一瓷盆承之。过冬至节，瓜皮外结霜极厚，扫取听用，研细吹喉。瓷盆中如有瓜中流出汁水，天寒凝结为霜极厚，扫取听用，研细吹喉。瓷盆中如有瓜中流出汁水，天寒凝结为霜，亦可取用瓜中未化之硝，留存明年，仍以纳入化中，再令成霜。

吹入。

贴喉异功散　　治喉症肿痛，可拔去火毒。

斑蝥 四钱　真血竭、乳没、全蝎、玄参 各六分　元寸 三分
冰片 三分

将斑蝥去头足翅，用糯米拌炒，以米色微黄为度。除血竭外，合诸药，共研细末，另研血竭，拌匀，瓷瓶收贮，勿令泄气（凡研血竭，须另研，试其真假，以红透指甲为佳）。

用少许掺太乙膏上，贴项前后结核处，一周时，患处起疱，挑破，换贴大红膏。

先天青龙散　　治喉症初起，肿红焮痛，并不腐烂。

灯草灰 五分　儿茶、冰片、紫雪丹 各五分　风化硝 二钱
人中白 三钱　硼砂 二钱　青黛 三钱　薄荷、蒲黄 各五分

　　　　　　　　研极细末。
　　　　　　　　吹入。

后天青龙散　　治一切喉症，肿红腐烂，口疳糜烂。

即先天青龙散，去薄荷、蒲黄，加犀黄 二分　珍珠 二分

　　　　　　　　研极细末。
　　　　　　　　吹入。

牛黄口疳散　　治口疳、舌疳、喉疳、牙岩、舌岩等症。

牛黄、冰片、朱砂、月石 各一钱　火硝 钱半　明雄、
青黛、黄连、黄柏 各八钱

　　　　　　　　研极细末。
　　　　　　　　吹入。

中白散　　治小儿口疳、走马牙疳，及牙龈黑臭等症。

煅人中白 二两　黄柏、青黛、薄荷 各三钱　冰片 五分
儿茶 一两

　　　　　　　　研极细末。
　　　　　　　　吹入。

柳花散　　　　治一切口碎诸疮。

黄柏 一两　青黛 二钱　冰片 二分

　　　　　研极细末。
　　　　　敷患处。

紫芝散　　　　治茧唇、口瘟、重腭等症。

朱砂 二分　雄黄 五分　青黛 二钱　轻粉 五分　牛黄 二分
珍珠 二分　人中白 二钱　丹矾、明矾为末同东丹等分炒
枯 二钱　冰片 少许

　　　　　为末和研。
　　　　　冷茶洗患处，抹上。

必胜散①　　　　治舌衄。

螺青（应为青螺）入药，螺青（另研）、炙蒲黄 各一钱

　　　　　研极细末。
　　　　　擦患处。

平安散　　　　消肿软坚。

月石 一两　朱砂 一两　雄黄 一两　火硝 三钱　犀黄 五分
麝香 五分　梅片 八分

―――――――――

① 必胜散：据《医宗金鉴》方，引《中国医学大词典》必胜散：螺青（另研）、蒲黄各一钱共
研细末，搽于患处，后用温盐汤漱口。

研极细末。
掺膏药内贴。

桃花散　　　　提脓生肌。

石膏 二两　轻粉 一两　桃丹 五钱　冰片 五分

研极细末。
掺疮口，上盖薄贴。

呼脓散　　　　祛腐定痛，提毒呼脓。

乳没 各五钱　僵蚕 四钱　雄黄 钱半　大黄 一两

研极细末。
掺疮口，上盖薄贴。

去腐散　　　　化腐定痛，生肌收口。

硼砂 五钱　辰砂 三钱　冰片 二分　生熟石膏（甘草飞七次）一两

研极细末。
掺疮口，上盖薄贴。

海浮散　　　　祛瘀定痛，生肌收口。

乳香、没药各等分去油
研极细末。
掺疮口，上盖敷贴。

珍珠生肌散　　平口收功。

珍珠（人乳浸），夏天须日换，乳珠质最坚，尤宜研极细末如飞面方可用 一钱　血竭 五分　儿茶 五分　陈年丝吐头（煅存性）五分　炉甘石（用黄连五分煎汁煅淬研极细末水飞净）一钱　冰片 一分二厘　赤石脂（煅）一钱　煅石膏 一钱

　　　　研极细末。
　　　　掺患处，上盖薄贴。

八宝生肌散　　治腐脱肌生，不收敛者。

熟石膏（打）一两　轻粉 一两　黄丹 三钱　龙骨 三钱
血竭 三钱　赤石脂 一两　乳没 各三钱

　　　　研极细末。
　　　　擦患处，上盖敷贴。

蟾酥散　　治痈疽初起，木肿作痛，皮色不红者。

酥片 一钱　蝎尾 四钱　甲片 二钱　蜈蚣 二钱　藤黄 二钱
雄黄 二钱　乳没 各二钱　川乌 二钱　草乌 一钱　银朱 二钱
麝香 三分

　　　　研极细末。
　　　　掺膏药内贴。

骏马散　　专治牙龈腐烂、穿腮落齿、臭秽难闻、疼痛不堪等。

金枣丹、雄枣丹、中白散、冰硼散 各一钱　黄连 七分
冰片 三分　加上犀黄 二分五厘

研极细末。

吹入。

阳消散　　　治一切痈疽红肿焮痛。

乳没 各五分　白芷 五分　僵蚕 五分　方八 一钱　青黛 五分

冰片 二分　银朱 二分　大黄 一钱

研极细末。

掺膏药内贴。

珠峰治疔散　　　治疔毒。

墙钉 四钱　川贝 四钱　银朱 钱半　冰片 五分

先将墙钉捶烂，晒干，前后将药各研细末和匀。

掺太乙膏上贴。

疔发散　　　治疔毒漫肿，麻木疼痛。

桑螵蛸（立春前炙成炭）一百个　益母草（小暑前炙存性）

等分 研细末。每重 一两 加 麝香 五分。

按膏贴敷。

桂麝散　　　治一切阴疽流注等症。

麻黄 五钱　细辛 五钱　肉桂 一两　牙皂 三钱　生半夏 八钱

丁香 一两　南星 八钱　麝香 六分　冰片 四分

研极细末。

掺膏药内贴。

四虎散　　　治痈疽肿硬，皮色不变，厚如牛领，不作脓腐者。

草乌 二两　狼毒 二钱　生半夏 二两　生南星 二两

研极细末。

掺膏药内贴。或用猪脑同捣，遍敷疮口，留顶出毒。

阳毒内消散　　　治一切痈疽、发背、脑疽、热毒、乳痈、无名肿毒等症。

麝香、冰片 各二钱　白及、南星、姜黄、甲片、樟冰 各四钱

轻粉、胆矾 各三钱　铜绿 四钱　青黛 二钱

研极细末。

掺膏药内贴。

阴毒内消散　　　治背疽、脑疽、乳疽、瘰疬、寒湿流注、鹤膝风等。不高
肿、不痛、不发热、不作脓、一切皮色不变漫肿无头等症。

麝香 一钱　轻粉 三钱　丁香 一钱　牙皂 二钱　樟冰 四钱

腰黄 三钱　良姜 二钱　肉桂 一钱　川乌 三钱　甲片 三钱

胡椒 一钱　乳没 各二钱　阿魏（瓦炒去油）三钱

研极细末。

掺膏药内贴。

珍珠下疳散　　　生肌收口，清热化毒。

珍珠、黄连、黄柏、五倍子、象牙屑、儿茶、定粉、轻
粉、乳没 各一钱

研极细末。
麻油调敷，或干掺。

琥珀如意散　　治下疳肿痛。

炉甘石 二钱五分　龙骨、石膏、没药 各钱半　乳香 一钱　赤石
脂、生大黄、甘草、扫盆、白蜡 各二钱　炙鳖甲 三钱　白芷 钱半
青黛 钱半　赤小豆 四钱　地丁草炭、僵蚕 各三钱　琥珀 三钱

研极细末。每用药一两，加犀黄六厘、冰片一分、麝香五厘。
麻油调敷，或干掺。

银青散　　治男子疳疮痒痛、女子阴唇湿疮浸淫，脓水淋漓，红瘰肿
　　　　　　痛。并治小儿痘疤溃烂，及痘后余毒不清，满头发疱。又梅
　　　　　　毒阴茎腐烂等症。

白螺壳（取墙上白色者佳，煅）一两　寒水石（另研细末）二
钱　橄榄核（煅存性）二钱　冰片（临用时每药）二钱加一分

研极细末。
麻油调敷，或干掺。

去翳散　　专治眼科病，去翳退星。

大濂珠（煅）五分　犀黄 三分　当门子 三分　真熊胆 五分
金精石（煅飞）一钱　石燕（煅飞）一钱　玄精石 一钱　浮水
甘石（九制）三钱　银精石（煅飞）一钱　石蟹（煅飞）一钱

琥珀（飞）一钱　冰片 三分

研末和透。
用人乳调。

青蛤散　　　　治风湿浸淫、鼻䘌疮痒痛等症。

扫盆 五钱　熟石膏 一两　青黛 五钱　蛤粉 一两　黄柏 五钱

研细末和匀。
麻油调敷。

碧云散　　　　治脑漏常流浊涕。

川芎、鹅不食草 各一两　细辛、辛夷 各二钱　青黛 一钱

研末。
口中含水搐鼻。

凤衣散　　　　拔毒生肌，止痛止痒。

飞黄丹 一钱　凤凰衣（焙）一钱　扫盆 四分　冰片 二分

研极细末。
麻油调敷，或干掺。

丁桂散　　　　治阴痰流注，腹痛泄泻。

丁香 六钱　肉桂 四钱

研极细末。

掺膏药内贴。

茵陈散　　　治骨槽风，牙关拘紧不利。

绵茵陈、仙半夏、薄荷叶、淡黄芩、荆芥、射干、大黄、
连翘、炙僵蚕、升麻、丹皮、羌独活、净麻黄 各二钱五分
细辛 五钱　牵牛 一两

上药共研细末。

每服三钱，水一盏，先煎汤，下药末，搅匀，食后连热服。

七厘散　　　治跌打损伤，瘀血停滞，遍身疼痛。

血竭 一两　乳没 各钱半　红花 钱半　儿茶 一钱四分　朱砂
一钱二分　麝香 三分　冰片 三分

研细末。

每服一分，陈酒送下。

膏药类

太乙膏　　　治一切痈疽，不论已溃未溃。

麻油、桐油 各一斤　血余 一两

先将麻油入锅，煎数沸，再入桐油、血余烊化。下净飞黄丹
十二两。以柳木棍不住手搅之，文火收膏，须老嫩得中，置

冷水内，以减其热度，贮置瓷器备用。

隔水炖烊摊贴。

阳和膏　　治痰核、痰毒、瘰疬、乳疽、阴毒流注，及一切疮疡之色不变者。

鲜紫苏、鲜牛蒡、鲜蓖麻、鲜薄荷、鲜苍耳（俱连根叶）各八两　鲜白凤仙（连根叶）四两　青葱（连根）八两

以上七味，洗净阴干。用麻油十斤浸七日，煎枯去渣，待冷，再入后药。荆芥、防风、水红花子、川附子、广木香、当归、川乌、草乌、青皮、天麻、穿山甲、连翘、僵蚕、陈皮、芥子、蒲公英、天南星、官桂、桂枝、白芷、乌药、生半夏、青木香、大黄、白蔹、赤芍、川芎各一两入前油浸三日，煎枯去渣，滤清。

每净油一斤入炒桃丹七两，文火收膏，于微温时加入下列细料（上肉桂 三两　乳没 各一两　丁香油 四两　苏合油 四两　芸香、琥珀 各二两　当门子 三钱），共研极细末，缓缓搅入，和透，置瓷器内。

隔水炖烊摊贴。

硇砂膏　　治一切痈疽，未成者消，已成者溃，已溃者敛。

　　　　　按　硇砂膏消散力独富。

麻油十斤，槐、杏、桑、柳、桃嫩枝各三尺浸三日。再入后药（生山栀 六百个　穿山甲 六两　童子发 四两）盐水洗，煎枯去渣。入飞黄丹八十两收成膏，候微温，入后列细料（沉香 身上护燥不可见火、儿茶 各二两　血竭 三两　梅片 五钱　琥珀 一两　象皮 一两切片微炒　硇砂 四两　麝香 五钱），共研

718

极细末，和透，候膏微温，不住手搅匀。

隔水炖烊摊贴。疔疮忌用。

三妙膏　治一切痈大症，未成者即消，已成者即溃，已溃者即敛，故名三妙。

按　三妙膏，用于收口时尤佳。

紫荆皮、独羌活、白芷、千金子、当归、桃仁、红花、赤芍、石菖蒲、大黄、川柏、黄芩、黄连、桂心、苏木、荆芥、防风、麻黄、细辛、生半夏、牙皂、乌药、大贝、牛蒡、花粉、黄芪、银花、僵蚕、生山甲、柴胡、苦参、猬皮、白附子、生鳖甲、全蝎、巴豆、草乌、大戟、天麻、良姜、蓖麻子、牛膝、白蔹、生草、海风藤、白及、连翘、血余 各五钱　蛇蜕 一条　大蜈蚣 三条　桃、柳、桑、槐树枝 各二十一寸

用真麻油二百两，将前药浸七日夜，后入锅内，熬至药枯，去渣滓，将锅拭净，再以细绢滤入锅内，文武火熬至滴水成珠，大约净油一百六十两为准。离火入飞黄丹八十两以手持杨木棍搅之，老嫩须要得法，再入后药（乳没 各八钱　血竭、雄黄、木香、沉香、檀香、将香、枫香、丁香 各五钱　麝香、珠粉、大梅 各一钱）再入樟冰五钱收膏。将膏入清水内浸之，防其有副作用也。

隔水炖烊摊贴。

大红膏　治一切痈疽。未溃已溃均宜，暑疖尤验。

蓖麻肉（去壳）五两　松香（制研细）十两　杏仁霜（研细）二两　银朱（飞）二两　广丹（飞）二两　扫盆（飞）一两　茶油 二两

先将蓖麻肉打烂，松香、杏仁缓缓加入，打匀。再缓缓入银朱、广丹、扫盆，打极透。再缓缓入茶油，捣透成膏，不可太老。

隔水炖烊摊贴。

化毒膏　　治一切无名肿毒、痈疽大症，及久年瘰疬、杨梅结毒症。

黄柏 三两　当归 二两四钱　白芷 二两四钱　红花 三两
生地 二两四钱　乳没 各三两　赤芍 三两　蓖麻子 一两二钱
马钱子 四十个　蛇蜕 四条　蝉蜕 八钱　全蝎 九十只　蜈蚣
六十二条　男子发 六团如蛋大

用真麻油九斤，浸七日，熬去渣，入炒黄铅粉筛细一百另八两收膏。用冷水浸，始则三日一换水，后则旬日一换水，至凉透为度。

隔水炖烊摊贴。

釜墨膏　　治疔疮，能消肿止痛，走黄亦可救。

松香一斤以桑柴灰煎汁，澄清，入松香煮燥，取出，纳冷水中，稍待一二时，再入灰汁内煮，以色白如玉为良。再以白蜡二两、黄蜡十两刮粗片。明乳没各三两、铜绿五两各研极细末，研至无声。再加蟾酥一两五钱、百草霜五两先将锅底刮净，专烧茅柴，取烟煤，如用别柴，不易取效。研极细末，用筛筛过，然后用桑柴煎麻油十六两。凡一下松香，二下白蜡，三下黄蜡，四下乳香，五下没药，六下铜绿，七下百草霜，八下蟾酥，皆须候稍滚时下，待冷，捻成条，做丸如桂圆大，入瓷瓶，清水浸之。

取一丸，置热茶壶上，烘软，看肿处大小，推太乙膏上贴之。

玉红膏　　　治一切痈疽溃烂，恶腐不去，新肉不生。

当归 二两　白芷 五两　甘草 一两二钱　紫草 二钱

用麻油一斤入药，浸三日，熬枯去渣，下白占二两烊化，再入血竭、扫盆、轻粉各四钱搅透，瓷器收贮。

搽疮口，外盖薄贴。

黄连膏　　　治一切疔疮疡毒，破溃焮痛，及火烫等症。

川连 三钱　归尾 五钱　黄柏 三钱　姜黄 三钱　细生地 一两

用香油十二两同煎枯，去渣，滤清，下净黄占四两烊化，收成膏。

薄纸摊膏。

摩风膏　　　治一切肌肤燥裂，游风、白屑风等症。

麻黄 四钱　羌活 八钱　防风 三钱　白及 三钱　升麻 三钱
当归 三钱

用香油十两入药煎枯，去渣，下净黄占一两烊化，倾入盆中，候冷用之。

薄纸摊用。

乌云膏　　　治一切湿疮，脂水浸淫痒痛，并治胎脸风。

硫黄 二两　松香 二两

研末。用青布一块，将药铺上，卷紧扎好，入香油内，越一宿，取起，用火燃着，滴下之油，以瓷器收贮。

摊贴。

咬头膏 咬穿毒头。

铜青、松香、乳香、没药、杏仁、生木鳖粉、蓖麻仁各等分，巴豆不去油，倍用。研末，共打成膏，每两膏内加入白砒一分，再搅匀。取绿豆大一粒放患顶，用膏掩之，溃即揭下，洗净，换膏贴之。胎前产后忌用。

消核膏 治一切痰核。

制甘遂 二两　红牙大戟 二两　芥子 八钱　麻黄 四钱　生南星
一两六钱　姜半夏 一两六钱　僵蚕 一两六钱　藤黄 一两六钱
朴硝 一两六钱

用麻油一斤先投甘遂、南星、半夏煎枯，捞出，次下僵蚕，三下大戟，四下白芥子，五下藤黄，逐次熬枯，先后捞出，六下朴硝，熬至不爆。用细绢将油滤净，再下锅熬滚，徐徐投入炒透东丹，随熬随搅，下丹之多少，以膏之老嫩得中为度。夏宜稍老，冬宜稍嫩。膏成，趁热倾入冷水中，抽拔数十次，以去火毒。

摊贴。

冻疮膏 治冬令严寒，及皮肤燥裂，死血冻疮。

麻油 三两　松香 一钱　黄占 一两五钱

烊化搅匀。

摊贴。

猪胆膏　　　治疔疮肿痛，及一切恶疮。

嫩松香制 二两　制乳没 各二两　真广胶 三两

用葱汁炖化，将雄猪胆一百二十枚缓缓加入。拣大伏天，将药末置瓷钵内，先将胆汁二三十枚将药和透，又加青葱汁一斤烈日中晒之，次日再入姜汁一斤将胆汁渐渐加入，切勿打入雨露生水，软硬得中，而膏成矣。

隔水炖烊摊贴。

千捶膏　　　治疮疡、疔毒、瘰疬、臁疮、蟮拱头等症。

土木鳖（去壳）五个　白嫩松香（拣净）四两　铜绿（研细）一钱　乳香 二钱　没药 二钱　蓖麻子（去壳）七钱　巴豆肉 五粒　杏仁（去皮）一钱

上八味，合一处，石臼内捣几千余下，即成膏，取起浸冷水中。

摊贴。

夹纸膏　　　治一切烂腿臁疮，腐烂臭秽，或痒或痛，久而不愈者。

乳香 六钱　没药 六钱　洋樟 四钱　甘石 二钱　当归 一两
轻粉 五钱　白占 六两　黄占 五两　猪油 四斤

上药研细末。将猪油、二占同烊化后，和入前药末，搅匀，用白皮纸拖之阴干。

以针刺密孔，扎患处，一日一换。

银油膏　　　　专治烂腿，见骨亦效。

生猪油去筋膜，打极烂，加银朱少许，以色红为度。
油纸夹之，戳细孔，绑腿上。

万应灵膏　　　消散败毒。

当归、生地、白芷、银花、川乌 各二两　防风、荆芥、赤
芍、羌独活、僵蚕、蝉衣、蒺藜、灵仙、首乌、鲜皮、川
牛膝、山甲、蛇蜕、甘草、陀僧（后入）、官桂、黄柏 各
一两　草乌 二两　乳没（后入）各四钱　东丹 一斤半

上药研末。用麻油六斤将药共入油浸。春五夏三，秋七冬十
日，数足，乃移投入锅内，慢火熬枯，沥去渣，净油投入锅
内，熬至滴水成珠，初下陀僧末，熬沸，将锅端于冷炉上，
片时，再投东丹，其丹不烘不炒下为冷丹，或烘炒为热丹，
但下冷丹，极要仔细，热丹好收，此丹投入，不住手搅，候
冷将成膏时，再投乳香没药搅匀，即成膏矣。

摊贴。

三香膏　　　　专治烂腿。

轻粉、乳香、松香各三钱，分研后入。
菜油一斤，用黄白占约油多少[①]，作法与夹纸膏同。

---

① 黄白占约油多少：黄占、白占分别指黄、白蜂蜡；据前文"夹纸膏"的制作方法，推测此处
　为根据一斤菜油的用量，将适量的黄白蜡烊化后兑入菜油混合使用。

麝香 一分　冰片 二分　腰黄、雄黄 各一钱　辰砂、蟾酥
各七分　红升 七分

搅匀，用白皮纸拖之阴干。

以针刺密孔，扎患处，一日一换。

神应膏　　宋褚防御治理宗久漏疮，诸方不效，独此膏愈之，如肠毒贴
之神效。

当归 一两一钱　赤芍、大黄 各一两五钱　香白芷、官桂
各一两　玄参 一两三钱　川断 一两二钱　莪术 一两　生地
黄 一两二钱

用香油二斤浸药，春五、夏三、秋七、冬十日，入锅内，以
文武火煎令黑色，滤去渣。如热天用黄丹二十两冷月十五
两，渐渐下丹，不住手搅，试水中沉为度，收贮待用。用
时，以膏送入孔内，外以膏推贴之。

五虎神效膏　　治一切无名肿毒及搭背、对口、大小痈疖，未成即消，已成
即敛，并可贴治头风痛。

蜈蚣 六钱　生军、川乌、全蝎、苦杏仁 各六钱　白芍、羌
活、苏合香、黄芪、玄参、甘草节、皂角 各五钱　白及、
赤芍、连翘 各八钱　独活 五钱　生地、乌药、白蔹、乳
香、官桂、当归、木鳖子肉、苦参、炙没药 各八钱　蛇蜕
三钱　血竭 一两　蜂房（带子最好）四两　活大蟾 二只（小
者三只）外加桃、柳、槐、枣、桑五种树枝 各八钱

用真麻油十一斤，熬去渣。

广丹适量收膏。

推贴。

丹药类

八将丹　　　　治一切痈疽大毒，未溃者即消。

腰黄（飞）四钱　蝎尾（炙）十支　蜈蚣（炙）十条　蝉衣（去翅足）二钱　冰片 四分　麝香 三分　五倍子（瓦上炙）八钱　炙甲片 三钱

　　　　　　　　研极细末。
　　　　　　　　掺膏药内贴。

十将丹　　　　较八将丹尤胜。

即八将料中加半夏、南星 各四钱

　　　　　　　　研细末。
　　　　　　　　掺膏药内贴。

二宝丹　　　　提脓生肌。

　　　　　　　　升药、熟石膏各等分研极细末。
　　　　　　　　卷于纸拈上，插入疮口。

三仙丹　　　　治下疳腐烂。

升丹 三分　橄榄炭 三分　梅片 一分

　　　　　　　　研极细末。
　　　　　　　　麻油调敷，或干掺。

九黄丹　　　　　提毒拔脓，祛瘀化腐。

乳没 各二钱　川贝、雄黄 各二钱　升丹 三钱　辰砂 一钱
月石 二钱　梅片 三分　煅石膏 六钱

　　　　　　　　研极细末。
　　　　　　　　掺疮口，上盖薄贴。

九宝丹　　　　　呼脓定痛，收口生肌。

大黄 三钱　辰砂 二钱　血竭 一钱　带子蜂房（煅、研）三钱
乳没 各三钱　儿茶 一钱　冰片 二分　白螺蛳壳（煅、研）二钱

　　　　　　　　研极细末。
　　　　　　　　掺疮口，上盖薄贴。

九仙丹　　　　　拔脓收湿，生肌收口。
（即九一丹）

升丹 一钱　熟石膏 九钱

　　　　　　　　研极细末。
　　　　　　　　掺疮口，上盖薄贴。

十宝丹　　　　　治跌打损伤，瘀血停滞，遍身疼痛。

血竭 一钱六分　雄黄 四钱　归尾 一两　红花 四钱　儿茶 三分
辰砂 一钱二分　乳没 各一钱　象贝 一钱四分　冰片 一分

　　　　　　　　研末。
　　　　　　　　或内服或外敷均可。

七仙条　　　治一切疮毒阴疽，日久成漏，脓水淋漓不断，用此拔出瘘管。

白降丹、熟石膏、红升丹各等分，冰片少许，研细末。糊为条，阴干备用。

插入疮口，上盖薄贴。

八宝生肌丹　　　治腐脱肌生，不收敛者。

熟石膏 一两　轻粉 一两　黄丹 三钱　龙骨 三钱　血竭 三钱
赤石脂 一两　乳没 各三钱

研极细末。
掺患处，上盖薄贴。

八宝月华丹　　　眼科要药。亦可治痔疮。

炉甘石 一两　羌活、荆芥、防风、细辛、薄荷、麻黄、白芷、赤芍、大黄、黄芩、黄柏、当归、木贼草、龙胆草、密蒙花、蔓荆子、蝉衣、菊花 各一钱

用泉水浓煎。将甘石煅透，倾入汁，令汁尽。再用上川连五分煎汁，煅如前法，研细，加辰砂三钱，每丹一钱，加冰片一分再研细和匀，干透备用。

用人乳调，点眼角膜部。痔疮用麻油调敷。

五虎拔毒丹　　　提毒化腐。

露蜂房（有子者佳，瓦上煅炭）、蝉蜕（炒炭）、蜈蚣（炒

炭）各二钱　全壁虎（炒炭）十枚　红升丹 五钱　明腰黄 四钱
元寸 五分

研细末，和匀。
掺疮口，上盖薄贴。

平胬丹　　治疮痈有胬肉突出者。

乌梅肉（煅存性）钱半　月石 钱半　扫盆 五分　冰片 三分

研极细末。
掺疮口，上盖薄贴。

红升丹　　治一切溃病，能拔毒提脓。

水银、白矾、火硝 各一两。

先将矾、硝研细，入小铁锅底，按平，中作凹形，坐入水银，拣一平口浑圆瓷碗覆之，须口与锅密切无纤线隙缝，以棉纸作条，浸盐水护碗口，使不泄气，上炉，用小火烘之，听碗中微有声息，知硝、矾自溶，看碗口无黄紫气飞出，方不走炉。若一见碗口出烟，汞已外泄，再以棉纸条筑之，乃用黄沙盖在碗上，全碗没沙中，碗底纳入棉花一小块，上加大铁一块压之，乃加炭一炉，令火徐徐加大（一炉炭约二十两）。一炉炭将烬时，另备一炉，使火势不至中断，煅炼时间，约一小时三十分钟，乃拨开碗底之沙，验所藏棉花，焦黄或微黑，是火候已足，移下铁锅，置于干砖上冷定，隔一宿开看尤佳，碗中满粘鲜红一片，而锅底止有白色药底，最为佳候。碗中之药，面上一层，轻浮如粉，先用鸡翎扫下，别贮，此药性薄，止有轻症可用。扫尽浮药，则碗上更有粘住一层，以刀刮取，厚者成片，此药力量较足，可治大毒重症，入乳钵研之极细，乃可用。药色以鲜红如朱，明艳如赤霞者，最为火候得中；若不及，则色黄，且有淡黄者，所谓黄升者是也，力量最薄；若太过，则色焦紫，或如酱色，不可用。

用少许轻弹薄贴上，或撒布疮口。

白降丹　　　　治痈疽发背，及一切疔毒，能脱腐消肿。

水银、皂矾、火硝、明矾、食盐 各一两一钱　硼砂 五钱
朱砂、雄黄 各三钱

上药研细和匀，放降罐内，火上炖微烊，搅结成胎，待冷（约三小时左右）即以生炭放火内少著候用。胎冷后，以三斗圆缸一只，以砖砌成方块，间花叠起，至大半缸，四围浸以清水，砖上放萝盆一只，约水浸盆底三分，候以胎罐合盆内，上以去底铁锅，放套罐上，至中大半段，须竖稳不跷，四面高处，皆放炽炭，少则添，约炼长香大半枝，或一小时二十分钟即成。

掺腐肉上。

紫金丹　　　　治金疮出血，及疮疡流血不止者。

紫金藤（即降香）五两　乳香（去油）二两　没药（去油）二两　血竭 一两五钱　五倍子（炒成团）一两五钱

上药各研极细。每药末一两加梅冰三钱，再研匀，密藏弗泄。陈久更佳。

敷患处。

紫芝丹　　　　浊茧唇、口瘟重腭等症。

朱砂 二分　雄黄 五分　青黛 二钱　轻粉 五分　牛黄 二分　珍珠 二分　人中白 二钱　丹矾（即明矾，为末，同东丹等分炒枯）二钱　冰片 少许，为末和研。

　　　　　冷茶洗患处，抹上。

止血丹　　　治血出不止。

蒲黄（煅存性）不拘多少

　　　　　研细末。
　　　　　敷患处。

保安万灵丹　　　治一切痈疽、发背、对口、流注。初起者加表散方。

苍术 八两　全蝎、石斛、明天麻、当归、甘草（炙）、川芎、羌活、荆芥、防风、麻黄、北细辛、川乌（汤泡去皮）、草乌（汤泡去皮）、何首乌 各一两　明雄黄 六钱

　　　　　上十六味为细末，炼蜜为丸，重三钱，朱砂为衣。
　　　　　每服一丸。陈酒服下。

小金丹　　　治流注、痰核、瘰疬、乳岩、横痃、贴骨疽等症。

白胶香、草乌头、五灵脂、地龙、木鳖 各一两五钱　乳香（去油）、没药（去油）、当归身 各七钱五分　麝香三钱　墨炭 一钱二分

　　　　　各研细末。用糯米粉一两二钱和为糊，打千槌，融为丸，如芡实大，每料约二百五十粒
　　　　　每服一丸，陈酒送下。

梅花点舌丹　治一切痈疽初起。

犀黄 一钱　熊胆 二分　珍珠 六分　雄黄 二钱　麝香 二分
辰砂 二钱　梅片 一钱　葶苈 二钱　血竭 一钱　沉香 一钱
月石 二钱　没药 二钱　乳香 二钱　蟾酥 一钱

上药各研细末，人乳为丸，如绿豆大，金箔为衣。
每服一钱。

金枣丹　治走马牙疳，穿腮落齿，臭秽不堪者。

红枣一枚去核，纳白信如黄豆大一粒煅存性，研细末。用时
加冰片少许。

吹入。

雄枣丹　治走马牙疳，腐烂臭秽渗血者。

红枣一枚去核，纳雄黄如黄豆大一粒煅存性，研细末。用时
加冰片少许。

吹入。

咽喉夺命丹　治咽喉险症。

珍珠 六分　金果兰 二钱　真金墨 六分　川郁金 二钱　甜葶
苈 二钱　金箔 六分　血竭 二钱　飞辰砂 二钱　当门子 三分
煅中白 五分　天竺黄 二钱　沉香 二钱　犀黄 六分　苦
甘草 三钱　人指甲（炙）六分　川贝母 三钱　真胆矾 六
分　梅片 五分　玳瑁 七分　血珀 六分

上药二十味。研细末。用麻黄、钩藤、薄荷、新会皮各一两煎胶，用元米饮一撮打和捣匀为丸，每丸重一钱，辰砂为衣，用蜡壳收置。

或内服或口含。

五宝丹　　　　治杨梅结毒，筋骨疼痛，口鼻腐烂等症。

滴乳石 三钱　琥珀 二钱　辰砂 二钱　珍珠 五分　冰片 二分

研极细末，加炒飞面粉五分
每服五分，土茯苓汤下。

灵砂黑虎丹　　治梅毒愈后，疮头如破裂，筋骨拘挛，疼不可忍，或起痰泡，脓水淋漓。兼治阴结毒，一切湿疮，久延坚韧阴寒不收口者。

白砒（用绿豆水煮过，入罐内升，五分钟取出，以白萝卜同煮过，入药）三钱　寒水石、百草霜 各三钱　大黑豆 百二十粒
金头蜈蚣（煨）二条　麝香、冰片 各一分

上药研极细末，和匀，用红枣四两煮熟，去皮核，同捣为丸，如豌豆大。

每服二丸，冷水或茶送下。口眼起疱而肿，则药力到矣。缓一日再服。忌饮热汤，须食大荤。黑豆生用，冷水浸软，去皮，同红枣内捣烂为丸，入犀黄三分尤妙。

补天丹　　　　功专提毒长肉。

麦饭石（醋煅）七次六两　鹿角（煅存性）四两　白蔹 二两

研极细末。

掺患处，上盖薄贴。

结毒紫金丹　　结毒腐烂，毒羁经络等症。

炙龟板（酒酿涂二次为度炙）十两　朱砂 三两　煅石决（童便制）三两　为末，丸如麻子大。

每服一钱，陈酒或土茯苓汤送下。

其他类

一扫光　　　　治粟疮作痒作痛不破者。

苦参炒 一斤　烟膏 一斤　蛇床子 三两　硫黄 三两　黄柏炒 一斤　花椒 三两　木鳖肉 三两　大枫子肉 三两　白砒 五钱　生矾 三两　洋樟 三两　水银 三两　枯矾 三两　扫盆 三两

上药先将苦参、黄柏、花椒、蛇床、生枯矾、烟膏，共为细末，再将白砒、硫黄、水银，研至墨色，再入枫子肉，研末内，研匀，用熟猪油二斤四两为丸，如桂圆大。

夏布包浸水内擦。

一笔消　　　　治痈疽、疔毒、发背、恶疮等症。

生川军 一两　蟾酥、明矾 各三钱　乳、没 各二钱　藤、雄黄 各五钱　冰片 四分　麝香 二分研末。用蜗牛四十九条打烂成锭，重二分五厘。
水磨涂。

紫金锭　　治痈疽、恶疮、汤火伤。

五倍子（槌碎洗净焙干）三两　山慈菇（去皮净末）二
两　麝香（另研）三钱　千金子（去壳去油取霜）一两　红
牙大戟（去芦焙干为末）一两

共为末，糯米煮浓饮为丸，分为四十锭。
外敷内服均可。

喉科回春锭　　专治喉风急闭，痰如潮涌，命在顷刻者。

牙皂（煨，切片研）一百四十荚　延胡索（生，晒研）
三两　青黛 一钱二分　麝香 一钱

研极细末，和匀。用大麦粉煮成浆，杵打成锭，每块重三分
晾干，收入瓷瓶，勿令泄气。每服一块，重症加服。用冷水
磨汁，将冷开水冲服，不论喉风、喉痧、烂喉、单双乳蛾诸
险症，立即见效。如遇牙关紧闭，即从鼻孔灌入，即开，再
服立效。如有斑痧症，不能发出者，服此亦效。兼治小儿惊
风。方虽平常，而实验既多，奇效自著，幸勿轻视。用萝卜
汁冲服更妙。

疥疮灵饼　　治疥疮滋水痒痛。

蛇床子 四钱　活水银 五钱　大枫子 四钱　白川椒 一钱　明
矾 七分　江子肉 钱半　樟冰 二钱　血竭 二钱　胡桃肉 五钱

合研细末。用蜡烛油四钱、猪油一两烊化，和入上药，乘温，分作七块，作为饼形。

每用一枚，着肉贴紧心窝，逐日调换，以痛为度。

愈癣药酒　　治一切癣疾。

苦参子、槟榔、白及、洋樟、土槿皮、木通、方八、生姜、百部、花椒 各一两，高粱酒 三斤 浸之。

涂患处。

三　药性辑要

药性辑要凡例

一、良医用药首在辨性，非经熟读，临时茫如。然药品既多，又无文义，读者苦之。《雷公药性赋》善矣，而未免太简。唯李先生士材编为骈体，便于诵读，诱掖后学，称便捷焉。故是编一以是书为主。

二、李氏原本，药品主治漏载尚多，然过事兼收，亦滋淆杂，兹以《神农本草经》为主，以《本草从新》为辅，择其尤要，审慎补入，特加增补二字以示区别。

三、是编虽有补入，而与李氏原本概仍其旧。唯原注有从删节者，固以限于篇幅，亦以竟委穷源，自有他书足资考证。至药品之气味与气味之所入，编成排句。药品之忌用，则于原注外，兼采《本草从新》以为临时之审酌。

四、增补之句仿作骈语，以照一律，并鉴古人音声迭代之说。庶几诵读允谐。

五、李氏原本所录凡四百二十有余，兹沿之分为上、下两卷。唯世所常用之品，虽有因类补入者，而遗漏尚多，仍当再据《本草从新》续补一卷，以免遗珠之憾。

六、是书注释之增补，概从《本草纲目》《本草从新》引入。间有一得，未取混珠。唯泽周智媿絜瓶，终虞鲜当。海内宏达触类指讹，俾成完书，尤所厚望者也。

民国六年一月孟河丁泽周甘仁甫志于上海之思补山房

药性总义

凡酸属木入肝，苦属火入心，甘属土入脾，辛属金入肺，咸属水入肾，此五味之义也。

凡青属木入肝，赤属火入心，黄属土入脾，白属金入肺，黑属水入肾，此五色之义也。

凡酸者能涩能收，苦者能泻能燥能坚，甘者能补能和能缓，辛者能散能润能横行，咸者能下能软坚，淡者能利窍能渗泄，此五味之用也。

凡寒热温凉，气也。酸苦甘辛咸淡，味也。气为阳，味为阴（气无形而升故为阳，味有质而降故为阴）。气厚者为纯阳，薄为阳中之阴。味厚者为纯阴，薄为阴中之阳。气薄则发泄，厚则发热（阳气上行，故气薄者能泄于表，厚者能发热）。味厚则泄，薄则通（阴味下行，故味厚者能泄于下，薄者能通利）。辛甘发散为阳，酸苦涌泄为阴（辛散甘缓故发肌表，酸收苦泄故为涌泄）。咸味涌泄为阴，淡味渗湿为阳。轻清升浮为阳，重浊沉降为阴。清阳出上窍（本乎天者亲上，上窍七谓耳目口鼻），浊阴出下窍（本乎地者谓下，下窍二谓前后二阴）。清阳发腠理（腠理，肌表也。阳升散于皮肤，故清阳发之），浊阴走五脏（阴受气于五脏，故浊阴走之）；清阳实四肢（四肢为诸阳之本，故清阳实之），浊阴归六腑（六腑传化水谷，故浊阴归之）。此阴阳之义也。

凡轻虚者浮而升，重实者沉而降。味薄者升而生（春象），气薄者降而收（秋象），气厚者浮而长（夏象），味厚者浮而藏（冬象），味平者化而成（土象）。气厚味薄者浮而升，味厚气薄者沉而降，气味俱厚者能浮能沉，气味俱薄者可升可降。酸咸无升，辛甘无降，寒无浮，热无降。此升降浮沉之义也（李时珍曰：升者引之以咸寒则沉而直达下焦，沉者引之以酒则浮而上至巅顶。一物之中有根升梢降生升熟降者，是升降在物亦在人也。凡根之在土中者，半身以上则上升，半身以下则下降。虽一药而根梢各别，用之或差，服亦无效）。

凡质之轻者上入心肺，重者下入肝肾，中空者发表，内实者攻里，为枝者达四肢，为皮者达皮肤，为心、为干者内行脏腑。枯燥者入气分，润泽者入血分。此上下内外各以其类相从也。

凡色青味酸气臊（臊为木气所化）性属木者，皆入足厥阴肝、足少阳胆经（肝与胆相表里，胆为甲木，肝为乙木）；色赤味苦气焦（焦为火气所化）性属火者，皆入手少阴心、手太阳小肠经（心与小肠相表里，小肠为丙火，心为丁火）；色黄味甘气香（香为土气所化）性属土者，皆入足太阴脾、足阳明胃经（脾与胃相表里，胃为戊土，脾为己土）；色白味辛气腥（腥为金气所化）性属金者，皆入手太阴肺、手阳明大肠经（肺与大肠相表里，大肠为庚金，肺为辛金）；色黑味咸气腐（腐为水气所化）性属水者，皆入足少阴肾、足太阳膀胱经（肾与膀胱相表里，膀胱为壬水，肾为癸水。凡一脏配一腑，腑皆属阳，故为甲丙戊庚壬，脏皆属阴，故为乙丁己辛癸也）。十二经中唯手厥阴心包络、手少阳三焦经无所主，其经通于足厥阴、少阳。厥阴主血，诸药入厥阴血分者并入心包络。少阳主气，诸药入胆经气分者并入三焦。命门相火散行于胆、三焦、心包络，故入命门者并入三焦。此诸药入诸经之部分。

人之五脏应五行，金木水火土，子母相生。《经》曰：虚则补其母，实则泻其子。又曰：子能令母实。如肾为肝母，心为肝子，故入肝者并入肾与心；肝为心母，脾为心子，故入心者并入肝与脾；心为脾母，肺为脾子，故入脾者并入心与肺；脾为肺母，肾为肺子，故入肺者并入脾与肾；肺为肾母，肝为肾子，故入肾者并入肺与肝。此五行相生，子母相应之义也。

凡药各有形性气质，其入诸经，有因形相类者（如连翘似心而入心，荔枝核似睾丸而入肾之类），有因性相从者，（如润者走血分，燥者入气分，本乎天者亲上，本乎地者亲下之类），有因气相求者（如气香入脾，气焦入心之类），有因质相同者（如头入头，干入身，枝入肢，皮行皮。又如红花、苏木，汁似血而入血之类），自然之理，可以意得也。

有相须者，同类不可离也（如黄柏、知母、补骨脂、胡桃之类）。为使者，我之佐使也。恶者，夺我之能也。畏者，受彼之制也。反者，两不可合也。杀者，制彼之毒也。此异同之义也。

肝苦急，急食甘以缓之（肝为将军之官，其志怒，其气急，急则自伤，反为所苦，故宜食甘以缓之，则急者可平、柔能制刚也）。肝欲散，急食辛以散之。以辛补之，以酸泻之（木不宜郁，故欲以辛散之，顺其性者为补，逆其性者为泻。肝喜散而恶收，故辛为补，酸为泻）。心苦缓，急食酸以收之（心藏神，其志喜，喜则气缓而虚神散，故宜食酸以收之）。心欲软，急食咸以软之。用咸补之，以甘泻之（心火太过则为躁越，故急宜食咸以软之。盖咸从水化能相济也。心欲软，故以咸软为补，心苦缓，故以甘缓为泻）。脾苦湿，急食苦以燥之（脾以运化水谷、制水为事，湿胜则反伤脾土，故宜食苦以燥之）。脾欲缓，急食甘以缓之。用苦泻之，以甘补之（脾贵冲和温厚，其性欲缓，故宜食甘以缓之。脾喜甘而恶苦，故苦为泻而甘为补也）。肺苦气上逆，急食苦以泄之（肺主气，行治节之令。气病则上逆于肺，故宜急食苦以降泄之）。肺欲收，急食酸以收之。用酸补之，以辛泻之（肺应秋气，主收敛，故宜食酸以收之。肺气宜聚不宜散，故酸收为补，辛散为泻）。肾苦燥，急食辛以润之。开腠理，致津液，通气也（肾为水脏，藏精者也。阴病者苦燥，故宜食辛以润之。盖辛从金，化水之母也。其能开腠理、致津液者，以辛能通气也。水中有真气，唯辛能达之，气至水亦至，故可以润肾之燥）。肾软坚，急食苦以坚之。用苦补之，以咸泻之（肾主闭藏，气贵周密，故肾欲坚。宜食苦以坚之也。苦能坚，故为补；咸能软，故为泻）此五脏补泻之义也。

酸伤筋（酸走筋，过则伤筋而拘急），辛胜酸（辛为金味，故胜木之酸）。

苦伤气（苦从火化故伤肺气，火克金也。又如阳气性升，苦味性降，气为苦遏则不能舒伸，故苦伤气），咸胜苦（咸为水味，故胜火之著。按：气为苦所伤而用咸胜之，此自五行相制之理。若以辛助金而以甘泄苦，亦是捷法。盖气味以辛甘为阳，酸苦咸为阴。阴胜者，联之以阳；阳胜者，制之以阴。何非胜复之妙而其中宜否，则在乎用之权变尔）。甘伤肉，酸胜甘（酸为木味，故胜土之甘）。辛伤皮毛（辛能上气故伤皮毛），苦胜辛（苦为火味，故胜金之辛）。咸伤血（咸从水化故伤心血，水胜火也。食咸则渴，伤血可知），甘胜咸（甘为土味，故胜水之咸）。此五行相克之义也。

辛走气，气病无多食辛（《五味论》曰：多食之令人洞心。洞心，透心若空也）。咸走血，血病无多食咸（血得咸则凝结而不流。《五味论》曰：多食之令人渴）。苦走骨，骨病勿多食苦（苦性沉降，阴也。骨属肾，亦阴也。骨得苦则沉降，阴过盛骨重难举矣。《五味论》曰：多食之令人变呕）。甘走肉，肉病勿多食甘（甘能缓中，善生胀满。《五味论》曰：多食之令人悗心。悗心，心闷也）。酸走筋，筋病勿多食酸（酸能收缩，筋得酸则缩。《五味论》曰：多食之令人癃。癃，小便不利也）。此五病之所禁也。

多食咸则脉凝泣而变色（水能克火，故病在心之脉与色也。《五味论》曰：心病禁咸），多食苦则皮槁而毛拔（火能克金，故病在肺之皮毛也。《五味》篇曰：肺病禁苦），多食辛则筋急而爪枯（金能克木，故病在肝之筋爪也。《五味》篇曰：肝病禁辛），多食酸则肉胝胎而唇揭，（胝，皮厚也，手足胼胝之谓。木能克土，故病在脾之肉与唇也。《五味》篇曰：脾病禁酸），多食甘则骨痛而发落（土能克水，故病在肾之骨与发也。《五味》篇曰：肾病禁甘）。此五味之所伤也。

风淫于内，治以辛凉，佐以苦甘，以甘缓之，以辛散之（风为木气，金能胜之，故治以辛凉。过于辛，恐反伤其气，故佐以苦甘。苦胜辛，甘益气也。木性急，故以甘缓之；风邪胜，故以辛散之）。热淫于内，治以咸寒，佐以甘苦，以酸收之，以苦发之（热为火气，水能胜之，故治以咸寒，佐以甘苦。甘胜咸，所以防咸之过也。苦能泻，所以去热之实也。热盛于经而不敛者，以酸收之。热郁于内而不解者，以苦发之）。湿盛于内，治以苦热，佐以酸淡，以苦燥之，以淡泻之（湿为土气，燥能除之，故治以苦热。酸从木化，制土者也，故佐以酸淡。以苦燥之者，苦从火化也。以淡泄之者，淡能利窍也）。火淫于内，治以咸冷，佐以苦辛，以酸收之，以苦发之（火者，壮火也，故宜治以咸冷。苦能泄火，辛能散火，故用以为佐。酸收苦发，义与上文热淫同治）。燥淫于内，治以苦温，佐以甘辛，以苦下之（燥为金气，火能胜之，治以苦温。苦从火化也。佐以甘辛，木受金伤，以甘缓之。金之正味，以辛泻之也。燥结不通则邪实于内，故当以苦下之）。寒淫于内，治以甘热，佐以苦辛，以咸泻之，以辛润之，以苦坚之（寒为水气，土能制水，热能制寒，故治以甘热，甘从土化，热从火化也。佐以苦辛等，义如《素问·藏气法时论》曰：肾苦燥，急食辛以润之。肾欲坚，急食苦以坚之，用苦补之，咸泻之也）。此六淫主治各有所宜也。

凡药须俟制焙毕，然后秤用，不得先秤。湿润药皆先增分两，燥乃秤之。

凡酒制升提，姜制温散，入盐走肾而软坚，用醋注肝而收敛。童便除劣性而降下，米泔去燥性而和中。乳润枯生血，蜜甘缓益元。陈壁土藉土气以补中州，面煨曲制抑醋性勿伤上膈。黑豆甘草汤渍并解毒，致令平和；羊酥猪脂涂烧咸渗骨，容易脆断。去穰者免胀，去心者除烦，此制治各有所宜也。《本草从新》所谓黑豆、乌豆，皆黑大豆也。苏颂曰：紧小者为雄，入药尤佳。宗奭曰：小者力更佳。皆谓黑大豆之较小者，非世俗所称马料豆也。世俗所谓马料豆，即绿豆也。绿豆性温热，味涩劣，乃豆中之最下之品，以其野生，价最低贱，北方甚多，故喂马用之。盖凡豆皆可作马料，而莫有如此豆之价廉也。今药肆中煮何首乌不用黑大豆而用绿豆，甚谬。并有将煮过首乌之绿豆伪充淡豆豉，尤属可笑。市医每有以绿豆皮可用也，因时珍混注绿豆即小黑豆，以致后人多误。

用药有宜陈久者（收藏高燥处又必时常开着，不令微蛀），有宜精新者。如南星、半夏、麻黄、大黄、木贼、棕榈、芫花、槐花、荆芥、枳实、枳壳、橘皮、香橼、佛手柑、山茱萸、吴茱萸、燕窝、蛤蚧、糖壁土、秋石、金汁、石灰、米、麦、酒、酱、醋、茶、姜、芥、艾、墨、蒸饼、诸曲、诸胶之类，皆以陈久者为佳。或取其烈性灭，或取其火气脱也（凡煎阿胶、鹿胶等只宜微火令小沸，不得过七日。若日数多，火气太重。虽陈之至久，火气终不能脱，服之不唯无益，反致助火伤阴也。煎膏滋亦宜微火，并不可久煎。阴虚有火之人一应药饵、食物最忌煎炒，修合丸子宜将药切绝，薄片子蒸烂，熟捣为丸。若用火制焙，不但不能治病，反致发火伤阴，旧疾必更作也）。余则俱宜精新。若陈腐而欠鲜明，则气味不全，服必无效。唐耿沣诗云：朽药误新方。正谓是也。此药品有新陈之不同，用之贵各得其宜也。

草部

人参[①]
　　味甘微寒，入于肺、脾（寒：原本[②]作温[③]，今从《神农本草经》改正）。

　　补气安神，除邪益智。疗心腹虚痛，除胸胁逆满。止消渴，破坚积。气壮而胃自开，气和而食自化。

　　人参无毒，茯苓为使，恶卤碱，反藜芦，畏五灵脂。产辽东宁古塔，色黄而微白，大而肥润者佳。

　　多用则宣通，少用反壅滞。

生地黄
　　味甘寒，入心、肝与脾、肾。

　　凉血补阴，祛瘀生新，养筋骨，益气力，理胎产，主劳伤，通二便，治烦渴。心病而掌中热痛，脾病而痿蹶贪眠。（增补）骨髓能填，肌肉可长。

　　地黄无毒，恶贝母，忌铜、铁、葱、蒜、萝卜诸品。黑而肥实者佳。

　　生地黄，性寒而润，胃虚食少，脾虚泻多，均在禁例，姜酒拌炒，则不妨胃。

　　按：生地黄即今之干地黄。

熟地黄
　　味、性、畏、忌与生地同。

---

① 人参：人参为五加科植物人参的干燥根。因产地和加工方法的不同，市售品分红参类人参和白参类人参二种。
② 原本：作者原注，可能是指《本草从新》。
③ 温：红参类人参"甘微苦、温"。白参类人参"甘微苦，平"。

滋肾水，封填骨髓，利血脉，补益真阴，久病余胫股酸痛，新产后脐腹急疼。

熟地黄用砂锅柳甑，衬以荷叶，将黄酒润生地，用缩砂仁粗末拌蒸，盖覆极密，文武火蒸半日取起，晒极干，如是九次，令中心透熟，纯黑乃佳。姜酒拌炒，则不泥膈。

天门冬　味甘寒，入肺与肾。

定喘定嗽，肺痿肺痈，是润燥之力也。益精益髓，消血消痰，非补阴之力欤。善杀三虫，能通二便。（增补）治伏尸以奏效，祛风湿而有功。

天门冬无毒，地黄、贝母为使，忌鲤鱼。去心用，取肥大明亮者酒蒸。

天门冬性寒而滑，若脾虚而泄泻恶食者，大非所宜，即有其证，亦勿轻投。

麦门冬　味甘微寒，入肺与心。

退肺中伏火，止渴益精，清心气惊烦，定血疗咳。（增补）心腹结气，伤中伤饥，是之取尔。胃络脉绝，羸瘦短气，无不宜焉。

麦门冬无毒，地黄、车前为使，恶款冬花，忌鲫鱼。肥白者佳。

麦门冬与天门冬功用相当，寒稍减，虚寒泄泻仍宜忌。

白术　甘温而苦，入脾、胃经。

健脾进食，消谷补中，化胃经痰水，理心下急满，利腰脐血结，祛周身湿痹。君枳实以消痞，佐黄芩以安胎。

白术无毒，防风为使，忌桃、李、青鱼。产於潜者佳。米泔水浸半日，土蒸切片，蜜水拌匀，止宜炒黄，炒焦则气味全失。

白术性温，凡阴虚燥渴，便闭滞下，肝肾筑筑有动气者，勿服。

苍术　辛温而苦，入于脾经。

燥湿消痰，发汗解郁。除山岚瘴气，弭灾沴^①恶疾。

苍术无毒，畏、恶同白术。产茅山者佳，泔浸蒸晒。

苍术补中逊白术，燥性过之。无湿者与燥结多汗者忌用。

甘草　甘平之味，入于脾经。

补脾以和中，润肺而疗痿，止泻退热，坚筋长肌，解一切毒，和一切药。梢：止茎中作痛。节：医肿毒诸疮。

甘草无毒，白术为使，反大戟、芫花、甘遂、海藻，恶远志，忌猪肉，令人阳痿。

甘草生用气平而泻火，炙用气温而补中。甘能作胀，中满者忌之，呕家酒家亦忌。大而结者良，出大同名粉草，细者名统草。

黄芪　味甘微温，入于脾、肺。

补肺气而实皮毛，敛汗托疮，解渴定喘；益胃气而去肤热，止泻生肌，补虚治痨。（恶）风（大）癫急需，痘（虚）疡

① 弭灾沴：弭（mǐ米），消除。沴（lì丽），气相伤谓之沴。弭灾沴，指消除因气不和而生的灾害。

（科）莫缺。（增补）疗五痔，散鼠瘘。小儿则百病咸宜，久败之疡疮尤要。

黄芪无毒，茯苓为使，恶龟甲、白鲜皮，畏防风。蜜炙透，形如箭竿者佳。绵软而嫩无丫枝。

黄芪实表，有表邪者勿用。助气，气实者勿用。肝气不和亦禁用，阴虚者宜少用，恐升气于表，而里愈虚耳。生用固表，炙用补中。

远志　　味苦辛温，入于心、肾。

定心气，止惊益智；补肾气，强志益精。治皮肤中热，令耳目聪明。（增补）疗咳逆而愈伤中，补不足以除邪气。

远志无毒，畏珍珠、藜芦，杀附子毒。冷甘草汤浸透，去水焙干。山西白皮者良，山东黑皮者次之。

菖蒲[①]　　味辛温，入于心、脾。

宣五脏，耳聪目明；通九窍，心开智长。风寒湿痹宜求，咳逆上气莫缺，止小便利、理脓窠疮。（增补）能治疮痈，并温肠胃。

菖蒲无毒，秦艽为使，恶麻黄，忌饴糖、羊肉，勿犯铁器，令人吐逆，石生细而节密者佳。

阴血不足者禁之，精滑汗多者尤忌。

葳蕤　　甘平，入于脾、肺、肝、肾。

[①]　菖蒲：常用的有石菖蒲、京菖蒲二种，石菖蒲为天南星科植物石菖蒲的干根茎。京菖蒲是同科细叶菖蒲的干根茎。京菖蒲芳香开窍豁痰益智，治热病神昏、痰厥癫痫之功优于石菖蒲，石菖蒲祛湿解毒之力胜于京菖蒲。

润肺而止嗽痰，补脾而去湿热，养肝而理眦伤泪出，益肾而去腰痛茎寒，（增补）治中风暴热，不能动摇；疗结肉跌筋，臻于和润。

葳蕤无毒，畏卤碱，蜜水拌蒸，去毛，或酒浸蒸用。

薯蓣　味甘平，入心、肾、脾。

益气长肌，安神退热，补脾除泻痢，补肾止遗精。

薯蓣无毒，一名山药，蒸透用。零余子，系山药藤上所结子，甘温，功用强于山药。

山药与面同食，不能益人。

薏苡仁　味甘微寒，入于脾、肺。

祛风湿，理脚气拘挛；保燥金，治痿痛咳嗽。泻痢不能缺也，水胀其可废乎？

薏苡仁无毒，洗净晒炒。

大便燥结，因寒转筋，及妊娠者并禁之。

木香　辛温之味，入肺、脾、肝。

平肝降气，郁可开而胎可安；健胃宽中，食可消而痢可止。何患乎鬼邪蛊毒，无忧于冷气心疼。（增补）地气腾则霖露降，梦寤少而魇寐除。

木香无毒，生用理气，煨熟止泻。番舶上来，形如枯骨，味苦粘舌者良。

石斛[①]　　味甘平，入胃与肾。

清胃生肌，逐皮肤虚热；强肾益精，疗脚膝痹弱。厚肠止泻，安神定惊。（增补）益阴也，而愈伤中；清肺也，则能下气。

石斛无毒，恶巴豆，畏僵蚕。酒浸酥拌蒸，光泽如金钗，股短中实、味甘者良。

虚而无火者，不得混用。

牛膝[②]　　味苦酸平，入肝与肾。

壮筋骨，利腰膝，除寒湿，解拘挛，益精强阴，通经堕胎，理膀胱气化迟难，引诸药下行甚捷。（增补）热伤以愈，火烂能完。

牛膝无毒，恶鳖甲，忌牛肉，酒蒸。出怀庆府，长大肥润者佳。

牛膝主用，多在肝肾下部，上焦药中勿入，气虚下陷，血崩不止者戒用。

芎䓖　　辛温之味，入于肝经。

主头痛面风，泪出多涕，寒痹筋挛，祛瘀生新，调经种子，长肉排脓。小者名抚芎，止痢且开郁。

芎䓖无毒，白芷为使，畏黄连。蜀产为川芎，秦产为西芎，江南为抚芎。以川产大块、里白不油、辛甘者良。

芎䓖性阳味辛，凡虚火上炎，呕吐咳逆者忌之。

---

① 石斛：本品为兰科植物金钗石斛、黄草石斛等多种同科植物的鲜茎或干燥的茎。因品种及产地加工方法的不同，市售石斛既有品种的差别，又有鲜品和干品的不同。鲜品以清热生津为优，常用于治疗热病伤津。干品以养阴益胃为胜，治病后虚热，阴伤目暗为主。
② 牛膝：牛膝为苋科植物的干燥根。因产地及品种不同，市售品有川牛膝和怀牛膝二种。川牛膝祛风湿，通经络的作用较胜，怀牛膝侧重于补肝肾，强筋骨。

当归　　　　味甘辛温，入心、肝、脾。

祛瘀生新，舒筋润肠，温中止心腹之痛，养营疗肢节之疼，外科排脓止痛，女科沥血崩中。（增补）煮汁允良，种子宜用。

当归无毒，畏菖蒲、海藻、生姜。酒洗去芦。川产力刚，善攻；秦产力柔，善补。以秦产头圆尾多肥润，名马尾当归者良。

当归善滑肠，泄泻者禁用。入吐血剂中，须醋炒之。

白芍药　　　味苦酸微寒，入肝、脾、肺。

敛肺而主胀逆喘咳、腠理不固；安脾而主中满腹痛、泻痢不和；制肝而主血热目疾、胁下作痛。（增补）气本苦平，功昭泄降，能治血痹坚积，何虞寒热疝瘕。苦平二字，从《神农本草经》改正[1]。

白芍药无毒，恶石斛、芒硝，畏鳖甲、小蓟及藜芦。煨熟酒焙。

赤芍药　　　酸寒之味，与白芍同。

专行恶血，兼利小肠。（增补）泻肝火，治血痹。腹痛胁痛，疝瘕坚积服之瘥；经闭肠风，痈肿目赤治之愈。

赤芍药无毒，虚者忌用。酒炒制其寒，妇人血分醋炒，下痢后重不炒。

五味子　　　味甘而酸，入于肺、肾，其中有核，苦咸辛温。

滋肾经不足之水，强阴涩精，除热解渴；收肺气耗散之金，

---

[1]　苦平二字，从《神农本草经》改正：故（增补）中有"气本苦平"之语。

疗咳定喘，敛汗固肠。

五味无毒，苁蓉为使，恶葳蕤。嗽药生用，补药微焙，北产紫黑者佳，南产色红而枯。若风寒在肺，宜南者。

唯风邪在表，痧疹初发，一切停饮，肺有实热，皆禁之。

丹参　　　味苦而寒，入于心经。

安神散结，益气养阴，去瘀血，生新血，安生胎，落死胎，胎前产后，带下崩中。（增补）固破癥而除瘕，亦止烦而愈满。

丹参无毒，畏碱水，反藜芦。

丹参虽能补血，长于行血，妊娠无故勿服。《神农本草经》谓其气平而降，信然。

沙参　　　味苦微寒，入太阴肺。

主寒热咳嗽，胸痹头痛，定心内惊烦，退皮间邪热。（增补）治火亢血结之恙，擅补中益肺之功。

沙参无毒，恶防己，反藜芦。白色长大者良，南沙参功同北沙参，而力稍逊，色稍黄，小而短。近有一种味带辣者，不可用。

沙参性寒，脏腑无实热，及寒客肺经而嗽者勿用。

玄参　　　味苦咸微寒，入少阴肾。

补肾益精，退热明目，伤寒斑毒，痨证骨蒸，解烦渴，利咽喉。外科瘰疬痈疽，妇科产乳余疾。

玄参无毒，恶黄芪、干姜、大枣、山茱萸，反藜芦，忌铜器。取青白者蒸过晒干，黑润者佳。

玄参寒滑，脾虚泄泻者禁之。

苦参　　味苦而寒，入少阴肾（苦参子，俗名雅胆子）。

除热祛湿，利水固齿，痈肿疮疡，肠澼下血。（增补）主心腹结气，亦明目止泪。

苦参无毒，玄参为使，恶贝母、菟丝、漏芦、反藜芦。泔浸一宿，蒸过曝干。

苦参大苦大寒，不唯损胃，兼且寒精。向非大热，恶敢轻投？

知母　　味苦而寒，入肺与肾。

清肺热而消痰损嗽，泻肾火而利水滑肠，肢体浮肿为上剂，伤寒烦热号神良。（增补）补寒水于不充，益五脏之阴气。

知母无毒，忌铁器。肥白者佳，去毛，盐酒炒透，上行酒浸，下行盐水拌。

知母阴寒，不宜多服，近世尊为上品，往往致泄泻而毙。故肾虚阳痿，脾虚溏泄，不思食，不化食者，皆不可用。

贝母　　味辛而苦微寒，入于心、肺。

消痰润肺，涤热清心，喘咳红痰要矣，胸中郁结神哉！（增补）乳难与风痉咸宜，疬瘰共喉痹兼要。

贝母无毒，厚朴为使，畏秦艽，反乌头。去心，糯米拌炒，米熟为度。川产最佳，象山贝母，体坚味苦，去时感风痰。土贝母，形大味苦，治外科。

贝母性润，痰在脾经则禁用。故寒痰、风痰、湿痰、食积痰、肾虚水为痰，亦非贝母所司。

紫菀 味苦辛温，入太阴肺。

主痰喘上气，尸疰劳伤，咳吐脓血，通利小肠。（增补）治胸中寒热之结气，去蛊毒痿蹙以安脏。

紫菀无毒，款冬花为使，恶远志，畏茵陈。洗净蜜水炒，白者为女菀。

紫菀性温，阴虚肺热者，不宜专用，多用须地黄、门冬共之。

百合 味甘微寒，入心与肺。

保肺止咳，祛邪定惊，止涕泪多，利大小便。（增补）腹胀心痛可治，补中益气允谐。

百合无毒，花白者入药。

百合通二便，中寒下陷者忌。

天花粉 味苦寒，入心、脾。

止渴退烦热，消痰通月经，排脓散肿，利膈清心。实名瓜蒌，主疗结胸，其子润肺，主化燥痰。

天花粉无毒，枸杞为使，恶干姜，畏牛膝、干漆，反乌头。

天花粉禀清寒之气，脾胃虚寒及泄泻者忌用。

续断 味苦辛温，入于肝经。

补劳伤，续筋骨，破瘀结，利关节，缩小便，止遗泄，痈毒宜收，胎产莫缺。（增补）通妇人之乳滞，散经络之伤寒。

续断无毒，地黄为使，恶雷丸。酒浸焙。

川产者良，壮如鸡肚皮、黄皱节断者真。

秦艽　　　　味苦性平，入于肝胃。

　　　　　　祛风活络，养血舒筋，骨蒸黄疸，牙痛肠风。

　　　　　　秦艽无毒，菖蒲为使，畏牛乳。左纹者良。

　　　　　　下部虚寒，及小便不禁，大便滑者忌用。

木通　　　　味辛甘淡平[①]，入心与小肠。

　　　　　　治五淋，宣九窍，杀三虫，利关节，通血脉，开关格，行经下乳，催生堕胎。（增补）治恶蛊之滋生，除脾胃之寒热。

　　　　　　木通无毒，色白[②]而梗细者佳。

　　　　　　木通性通利，精滑气弱，内无湿热，妊娠者均忌。

泽泻　　　　味甘咸微寒，入肾、膀胱。

　　　　　　主水道不通，淋沥肿胀，能止泄精，善去痰饮。（增补）风寒湿痹可愈，消渴泻痢亦良。

　　　　　　泽泻无毒，畏文蛤，去皮，酒润焙。

　　　　　　泽泻善泻，病人无湿，肾虚精滑，目虚不明，切勿轻与。

车前子　　　气味甘寒，入于肺、肝、小肠。

　　　　　　利水止泻，解热催生，益精明目，开窍通淋，用其根叶，行血多灵。

　　　　　　车前子无毒，酒拌蒸晒。

---

① 甘淡平：有误，应是"苦、微寒"。
② 色白：木通表面灰黄色或棕黄色。梗通草及通草色白。

入滋补药、酒蒸，入利水泄泻药、炒研。车前草甘寒，凉血去热，通淋明目。阳气下陷，肾气虚脱，勿入车前。

篇蓄　味平淡[①]，入膀胱。

利水治癃淋，杀虫理疮疾。（增补）蛔咬腹痛可用，妇人阴蚀尤良。

篇蓄无毒。

篇蓄直遂，不能益人，不宜恒用。

灯心　淡平之味，入心、小肠。

清心必用，利水偏宜，烧灰吹喉痹，涂乳治夜啼。

灯心无毒。中寒，小便不禁者忌之。

萆薢　气味苦平，入于胃肝。

主风寒湿痹，腰膝作疼，既可去膀胱宿水，又能止失溺便频。（增补）疗热气与恶疮，治茎痛之遗浊。

萆薢无毒，薏苡为使，畏葵根、大黄、柴胡、前胡。有黄白两种，白者良。

萆薢本除风湿，如阴虚火炽，溺有余沥及无湿而肾虚腰痛皆禁。

白鲜皮　苦寒之味，入于脾、胃。

主筋挛死肌，化湿热毒疮。（增补）风痹要药，利窍称良，

---

① 味平淡：有误，应是苦寒。

治黄疸咳逆淋沥，愈女子阴中肿痛。

白鲜皮无毒，恶桔梗、茯苓、萆薢。四川产者良。

下部虚寒之人，虽有湿热之证，弗敢饵也。

金银花　　　味甘平，入于脾。

解热消痈，止痢宽膨。（增补）养血治渴，补虚疗风。除热而肠澼血痢可瘳，解毒则杨梅恶疮尤要。

金银花无毒。

其藤叶，名忍冬，但气虚食少、脓消便泄者勿用。

甘菊花　　　味甘微寒，入于肺、肾。

主胸中热，去头面风，死肌湿痹，目泪头疼。

甘菊花无毒，枸杞、桑白皮为使。去蒂，杭产者良。

升麻　　　　味甘苦平，入肺、胃、脾、大肠。

解百毒，杀精鬼，辟疫瘴，止喉疼，头痛齿痛，口疮斑疹。散阳明风邪，升胃中清气。（增补）蛊毒能吐，腹痛亦除。

升麻无毒，青色者佳，忌火。

升麻属阳性升，凡吐血鼻衄，咳嗽多痰，阴虚火动，气逆呕吐，怔忡，癫狂，切勿投也。

柴胡　　　　味苦微寒，入于肝、胆。

主伤寒疟疾，寒热往来，呕吐胁痛，口苦耳聋，痰实结胸，饮食积聚，心中烦热，热入血室，目赤头痛，湿痹水胀。银州产者，治肺痿骨蒸，五疳羸热。

柴胡无毒，恶皂荚，畏藜芦，忌见火。产江南古城者佳。外感生用，内伤升气酒炒用根，治中及下降用梢。有汗咳者，蜜水拌炒。银州柴胡，治劳热，小儿五疳羸热。

柴胡少阳经半表半里之药，法当和解，小柴胡汤之类是也。若病在太阳者，服之太早则引贼入门；病在阴经者，复用柴胡，则重伤其表。世俗不知柴胡之用，每遇伤寒传经未明，以柴胡汤为不汗不吐不下，可以藏拙，辄混用之，杀命不可胜数矣。用于痨证，贻祸亦大，故表而出之。

前胡　　味苦微寒，入肺、脾、胃、大肠。

散结而消痰定喘，下气以消食安胎。（增补）辛解风寒，甘理胸腹，苦泄厥阴之热，寒散太阳之邪。

前胡无毒，半夏为使，恶皂荚，畏藜芦。冬月采者良。

柴胡性升，前胡性降，治气实风痰。凡阴虚火动之痰，及不因外感与实热者，均宜禁。

独活　　味苦甘平①，入小肠、膀胱、肝、肾。

风寒湿痹，筋骨挛痛，头旋掉眩，颈项难伸。（增补）风热齿痛称良，奔豚疝瘕并治。

独活无毒。形虚大有白如鬼眼，节疏色黄者，为独活；色紫节密，气猛烈者，为羌活。并出蜀汉。

独活，主风疾。若血虚头痛，及遍身肢节痛，误用风药，反致增剧。

---

① 味苦甘平：有误，当是：味辛苦，性温。

细辛 辛温之味，入心、小肠。

风寒湿痹，头痛鼻塞，下气破痰，头面游风，百节拘挛，齿痛目泪。

细辛无毒，恶黄芪、山茱萸，畏滑石，反藜芦。北产者细而香，南产者大而不香。

细辛燥烈，凡血虚内热因成头痛咳嗽者，咸戒之。

茺蔚子 味辛微寒，入厥阴肝。

明目益精，行血除水，叶名益母，功用相当。

茺蔚子无毒，忌铁。

子与叶皆善行走，凡崩漏及瞳神散大者，禁用。

防风 味甘辛温，入肺及小肠与膀胱。

大风恶风，风邪周痹，头面游风，眼赤多泪。（增补）经络留湿，脊痛项强。

防风无毒，畏萆薢，恶干姜、芫花，杀附子毒。色白而润者佳。

防风泻肺实，肺虚有汗者，勿用。若血虚痉急，头痛不因风寒，泄泻不因寒湿，火升作嗽，阴虚盗汗，阳虚自汗者，禁用。

荆芥 辛温之味，入厥阴肝。

主瘰疬结聚，瘀血湿瘟，散风热，清头目，利咽喉，消疮毒。（增补）能发汗而愈痉，去寒热于少阳。

荆芥无毒，反驴肉，忌无鳞鱼、河豚、蟹、黄鲿鱼。连穗用，穗在巅，故善升发。治血炒黑用。风在皮里膜外者宜荆芥，若风入骨肉者须防风。

紫苏 　辛温之味，入太阴肺。

温中达表，解散风寒，梗能下气安胎，子可消痰定喘。（增补）消饮食而辟口臭，去邪毒而解恶氛。

紫苏无毒，宜橘皮，忌鲤鱼，气香者良。

气虚表虚者禁用叶。

苏子开郁降气，力倍苏叶，润心肺，止喘咳，肠滑气虚者禁之，炒研。苏梗功力稍缓，夹虚者宜之。

薄荷 　辛温之味，入太阴肺。

去风热，通关节，清头目，定霍乱，消食下气，猫咬蛇伤。伤寒舌胎[1]，和蜜擦之。

薄荷无毒，产苏州者良。

薄荷辛香伐气，多服损肺伤心。

干葛 　甘平之味，入于胃经。

主消渴大热、呕吐头痛。生用能堕胎、蒸熟化酒毒，止血痢，散郁火。（增补）起阴气，散诸痹，鼓胃气以上行，开腠理而发汗。

干葛无毒，上盛下虚之人，虽有脾胃病，亦不宜服。生葛汁大寒，解温病大热，吐衄诸血。

---

[1] 胎：通"苔"，如古时亦有《伤寒指掌舌胎》中将"苔"作"胎"。

麻黄　　　　辛苦而温，入心、肺、膀胱、大肠。

专司冬令寒邪，头疼身热脊强，去营中寒气，泄卫中风热。（增补）太阳伤寒为要药，发表出汗有殊功。

麻黄无毒，厚朴为使，恶辛夷、石韦。去根节，水煮去沫，发汗用茎，止汗用根节。

为发散第一药，唯在冬月在表真有寒邪者宜之。或非冬月，或无寒邪，或寒邪在里，或伤风等证，虽发热恶寒，不头疼身疼而拘急，六脉不浮紧者，皆不可用。

白芷　　　　辛温之味，入于肺、胃、大肠。

头风目泪，齿痛眉疼，肌肤瘙痒，呕吐不宁，女人赤白带下，疮家止痛排脓。（增补）阴肿消，血闭愈。

白芷无毒，当归为使，恶旋覆花，微焙。色白气香者佳，名官白芷，不香者名水白芷，不堪用。

白芷燥能耗血，散能损气，有虚火者勿用，痈疽已溃，宜渐减去。

藁本　　　　味辛温，入膀胱。

风家巅顶作痛，女人阴肿疝疼。（增补）脊强而厥可疗，胃风泄泻亦治。

藁本无毒，恶䕡茹。

头痛夹内热者，及伤寒发于春夏，阳证头痛，不宜进也。

天麻　　　　气味辛平，入厥阴肝。

风虚眩晕，麻痹不仁，语言謇涩，腰膝软疼，杀精魅蛊毒，理惊气风痫。

天麻无毒，酒浸煨熟焙干，明亮坚实者佳。

天麻虽不甚燥，毕竟风剂助火，若血虚无风者，不可妄投。

香薷　气味辛温，入于肺、胃。

主霍乱水肿，理暑气腹疼。（增补）性宣通而利湿，散蒸热于皮肤。

香薷无毒，忌见火，陈者良，宜冷服。

香薷为夏月解表之剂，无表邪者忌之。

黄连　气味苦寒，入少阴心。

泻心除痞满，明目理疮疡，痢疾腹痛，心痛惊烦，杀虫安蛔，利水厚肠。

黄连无毒，龙骨、连翘为使。恶菊花、玄参、芫花、白鲜皮、白僵蚕，畏款冬、牛膝，解巴豆、附子毒，忌猪肉。姜汁炒黄连种类甚多，雅州连，细长弯曲，微花无毛，有硬刺焉。湘连色黑细毛如绣花针头，硬刺形如鸡爪，此两种最佳。

胡黄连　气味苦寒，入于肝、胆。

主虚家骨蒸久痢，医小儿疳积惊痫。

胡黄连无毒，恶菊花、玄参，忌猪肉。折之尘出如烟者真，出波斯国，秦陇南海亦有之。

黄芩　味苦性寒，入肺、大肠。

中枯而大者，清肺部而止嗽化痰，并理目赤疔痈；坚实而细者，泻大肠而除湿治痢，兼可安胎利水。（增补）黄疸与血闭均宜，疽蚀暨火疡莫缺。

黄芩无毒，山茱萸、龙骨为使，畏丹砂、牡丹、藜芦。酒浸蒸热曝之。中虚者名枯芩，即片芩；内实者名条芩，即子芩。

苦寒伤胃，虑寒者均宜戒。胎前若非实热而服之，阴损胎元矣。

龙胆草　　味苦涩，入肝、胆。

主肝胆热邪，清下焦湿火，肠中小虫痛肿，婴儿客忤惊痫。

龙胆草无毒，恶地黄。酒浸炒，甘草水浸一宿曝。赤小豆、贯众为使。

大损胃气，无实火者忌之。

何首乌　　味苦涩，入肾、肝。

补真阴而理虚痨，益精髓而能续嗣，强筋壮骨，黑发悦颜，消诸种痈疮，疗阴伤久疟，治崩中带下，调产后胎前。

何首乌无毒，茯苓为使，忌猪血、无鳞鱼、萝卜、葱蒜、铁器。选大者赤白合用，泔浸黑豆拌，九蒸九晒。

何首乌与白萝卜同食，能令须发早白，铁器损人，谨之。

桔梗　　味苦辛平，入太阴肺。

清肺热以除痈痿，通鼻塞而利咽喉，排脓行血，下气消痰，定痢疾腹痛，止胸胁烦疼。

桔梗无毒，畏白及、龙胆草。泔浸去芦。微焙为诸药舟楫，载之上浮。

桔梗功著于华盖之藏，攻补下焦，不可用也。

藿香　　　味辛微温，入脾、肺。

温中开胃，行气止呕。（增补）霍乱吐泻必需，心腹绞痛宜用。

藿香无毒，出交广，方茎有节，古唯用叶，今枝梗亦用，因叶多伪也。

阴虚火旺，胃热作呕，法当戒用。

香附　　　味苦微温，入于肺、肝。

开郁化气，发表消痰，腹痛胸热，胎产神良。（增补）疗痈疽疮疡，除痞满腹胀。

香附无毒，童便浸炒、盐水浸炒则入血分；青盐炒则入肾；酒浸炒则行经络；醋浸炒则消积聚，且敛其散；蜜水炒制其燥性；姜汁炒则化痰饮；炒黑又能治血。忌铁。香附性燥而苦，独用久用，反能耗血。惧其燥，蜜水炒；惧其散，醋炒之。

白豆蔻　　气味辛温，入于肺、肾。

温中除吐逆，开胃消饮食，疟症宜投，目翳莫缺。

白豆蔻无毒，去衣微焙，研细，番舶者良。

白豆蔻辛温，火升作呕，因热腹痛者忌。

草豆蔻　　气味辛温，入肺、脾、胃。

散寒止心腹之痛，下气驱逆满之疴，开胃而利霍乱吐泻，攻坚而破噎膈癥瘕。

草豆蔻无毒，去膜微炒。闽产者名草蔻，形如龙眼而微长。

草豆蔻辛燥，犯血，阴不足者远之。

草果　　　气味辛温，入阳明胃。

破瘴疠之疟，消痰食之愆。

草果无毒，滇广所产。面裹煨熟，取仁用，忌铁。

疟不由于岚瘴，气不实，邪不盛者，并忌。

肉豆蔻　　气味辛温，入胃、大肠。

温中消食，止泻止痢，心疼腹痛，辟鬼杀虫。（增补）能逐冷而去痰，治小儿之吐逆。

肉豆蔻无毒，面裹煨透，去油，忌铁。出岭南似草蔻，外有皱纹，内有斑纹。

肉豆蔻性温，病有火者，泻痢初起皆忌。

缩砂仁　　味辛性温，入脾、肺、胃、大肠、小肠、肾。

下气而止咳嗽奔豚，化食而理心疼呕吐，霍乱与泻痢均资，鬼疰与安胎并效。（增补）复调中而快气，尤和胃而醒脾。

缩砂仁无毒，出岭南，炒去衣研。

延胡索　　气味辛温，入于肺、肝。

破血下气，止腹痛心疼，调经利产，主血晕崩淋。（增补）

除风痹，通小便。

辛温无毒，酒炒，生用破血，炒用调血。

延胡索走而不守，唯有瘀滞者宜之。若经事先期，虚而崩漏，产后血虚而晕，万不可服。

姜黄　　味苦辛温，入于肝、脾。

破血下气，散肿消痛。（增补）除风可也，气胀宜之。

姜黄无毒，出川广。

血虚者服之，病反增剧。

郁金　　味辛苦而性寒，入肝经与肺、胃及心与包络。

血积气壅，真称仙剂；生肌定痛，的是神丹。（增补）定癫狂，凉心热。疗男子尿血诸症，治妇人经脉逆行。

郁金无毒，出川广，体锐圆如蝉肚，外黄内赤，微香、苦中带甘者真。

如真阴虚极，火亢吐血，不关肝肺气逆，不宜用也，用亦无功。

蓬莪术　　味甘温，入厥阴肝。

积聚作痛，中恶鬼疰，妇人血气，丈夫奔豚。

蓬莪术无毒，酒炒。根如生姜，灰水煨透，乘热捣之，入气分；醋磨、酒磨，或煮熟，入血分。

蓬莪术诚为磨积之药，但虚人得之，积不去而真已竭兼以参术，或庶几耳。

京三棱　　　苦平之味，入厥阴肝。

下血积有神，化坚癖为水。（增补）消肿止痛，通乳堕胎。

京三棱无毒，醋炒，色黄体重若鲫鱼而小者良，或面裹煨。

洁古谓三棱泻真气，虚者勿用，须转以健脾补气为要。

款冬花　　　味辛性温，入太阴肺。

化痰则喘嗽无忧，清肺则痈痿有赖。（增补）喉痹亦治，惊痫能除。

款冬花无毒，杏仁为使，恶玄参，畏贝母、辛夷、麻黄、黄芪、连翘、甘草、黄芩。蜜水炒，微见花未舒者良，生河北关中，世多以枇杷蕊伪之。

茅根　　　味甘性寒，入太阴肺。

凉金定喘，治吐衄并血瘀，利水通淋，祛黄疸及痈肿。茅针，溃痈；茅花，止血。

茅根无毒。吐衄有因于寒，有因于虚者，非所宜也。

白前　　　味甘性平，入太阴肺。

疗喉间喘呼欲绝，宽胸中气满难舒。（增补）能止嗽而化痰，亦泻肺而降气。

白前无毒，忌羊肉。甘草汤泡，去须焙。似牛膝。脆而易断者，白前也；能弯而不断者，白薇也。

肺实邪壅者宜之，否则忌也。

淡竹叶　　味淡性寒，入于小肠。

专通小便，兼解心烦。

淡竹叶无毒，春生苗高数寸，细茎绿叶，俨如竹，结小长穗。

淡竹叶，有走无守，孕妇禁服。

冬葵子　　味甘寒，入于膀胱。

能催生通乳，疏便闭诸淋。（增补）脏腑之寒热可解，营卫与关格胥通。

冬葵子无毒。蜀葵花，赤者，治赤带，白者治白带；赤者治血燥，白者治气燥。

无故服冬葵，必有损真之害。

萱花　　　味甘性平，入于心经。

长于利水快膈，令人欢乐忘忧。（增补）清小便而赤涩无虞，利湿热而酒疸亦治。

萱花无毒，根治浊淋，下水气，除酒疸。

地榆　　　味苦性寒，入厥阴肝。

止血痢肠风，除带下五漏。（增补）祛恶肉，疗金疮，止吐衄而愈崩中，入下焦而清血热。

地榆无毒，得发良，恶麦门冬。

地榆寒而下行，凡虚寒作泻，气虚下陷而崩带者，法并禁之。

沙苑蒺藜	味苦性温，入少阴肾。

补肾强阴，益精明目，泄精虚劳称要药，腰痛带下有奇功。

沙苑蒺藜无毒。《本经逢原·沙苑蒺藜》：产沙苑者色微黑而形似羊肾；若色微绿，虽产秦中，非沙苑也。酒蒸捣用。药肆中以一种野田开红花之土蒺藜伪充，咬之亦有生豆气，但缺处有尖钩稍异耳。《发明》云：沙苑蒺藜，产于潼关。《本草从新》云：出潼关，状如肾子，带绿色，炒用。武进邹氏《本经疏证》云：沙苑蒺藜之刺，在茎而不在实。实形正似肾者，其刺坚锐，谓非像金不可。而其味苦，其气温，又皆属乎火。是金火之交熔向下，并在茎中，而实遂大擅益下之功。于精尿二道，更著良优矣。

沙苑性能固精，若阳道数举，媾精难出者不可服，肾与膀胱偏热者，亦禁用，以其性温助火也。

刺蒺藜	辛苦而温，入肝与肺。

散肝风，泻肺气，胜湿破血，催生堕胎。能愈乳难喉痹，何虑癥瘕积聚。

刺蒺藜无毒，产同州府，去刺，酒拌蒸。

按：李氏原本，蒺藜补肾止遗，消风胜湿，产沙苑者，强阴益精云云。参考之余，似未详备，今考据群书，则两种蒺藜之功用，分别补出焉。

半夏	辛温之味，入心、脾、胃。

消痰燥湿，开胃健脾，咳逆呕吐，头眩昏迷，痰厥头痛，心下满坚。消痈可也，堕胎有焉！（增补）伤寒伤热，痰疟不眠，下气称要，止汗宜先。

半夏有毒，柴胡为使，恶皂荚，畏雄黄、姜、鳖甲，反乌头，忌羊血、海藻、饴糖。水浸五日，每日换水，去涎；姜、矾同煮，汁干为度，圆白而大，陈久者良。

半夏主治最多，莫非脾湿之证，苟无湿者，均在禁例。古人半夏有三禁，谓血家、渴家、汗家也。若无脾湿，且有肺燥，误服半夏，悔不可追，责在司命，谨请戒诸!

南星　　味苦辛温，入于肝、脾。

风痰麻痹堪医，破血行胎可虑。（增补）惊痫风眩，下气胜湿投之当；寒痰结气，伏梁积聚无不宜。

南星有毒，畏附子、干姜、生姜。冬月入牛胆中，悬风处，年久者弥佳。

南星治风痰，半夏治湿痰，功用虽类而实殊也，非西北人，真中风者勿服。

附子　　辛甘大热，入肝、肾经。

补元阳，益气力，堕胎孕，坚筋骨，心腹冷疼，寒湿痿躄，足膝瘫软，坚瘕癥癖。（增补）伤寒戴阳，风寒咳逆，行十二经，痼冷尤益。

附子有毒，畏防风、黑豆、甘草、黄芪、人参、童便、犀角（现以水牛角代）。重一两以上，矮而孔节稀者佳，童便浸一日去皮，切作四片，童便及浓甘草汤同煮，汁尽为度，烘干。陕西出者名西附，四川出者名川附，川产为胜，以皮黑体圆底平八角顶大者佳。炒黄晒干，放泥地上，出火毒。发散生用，峻补熟用。

附子退阴益阳，祛寒湿之要药也，若内真热而外假寒，热极似寒，及非阴寒、寒湿、阳虚气弱之病，而误用于阴虚内热，祸不旋踵。

乌头大燥祛风，功同附子而稍缓，附子性重峻，回阳逐寒，乌头性轻疏，温脾。逐风寒疾宜附子，风疾宜乌头，即附子之母。有谓春采为乌头，冬采为附子者，非也。乌附尖宣吐风痰，取其锐气直进病所。

天雄　　气味辛热，入少阴肾。

除寒湿痿躄，强阳壮筋骨。（增补）破积除邪气，风家之主药。

天雄有毒，远志为使，恶干姜，制同附子，性大热，宜干姜制之。

阴虚者禁同附子。

白附子　　辛温之味，入阳明胃。

中风失音，消痰去湿。（增补）面上百病咸宜，冷气诸风尤急。

白附子有毒，根如草乌之小者①，皱纹有节，泡去皮脐。

白附子燥药也，似中风证，虽有痰亦禁用，小儿慢惊勿用。

蚤休　　苦寒之味，入厥阴肝。

专理痈毒，兼疗惊痫。（增补）治弄舌与摇头，除虫蛇之毒螫。

蚤休有毒。

蚤休中病即止，不宜多用。

---

① 根如草乌之小者：有误。白附子又名禹白附子，系天南星科植物独角莲的块茎。草乌为毛茛科植物乌头（野生种）、北乌头或其他多种同属植物的块根。两者不是同一植物。

大黄　　气味苦寒，入于脾、胃、肝、大肠。

瘀血积聚，留饮宿食，痰实结热，水肿痢疾。（增补）荡肠涤胃，推陈致新，腹痛里急，发热谵语。

大黄有毒，黄芩为使。川产绵纹者佳。有酒浸、酒蒸之不同，生用更峻。

大黄峻利猛烈，长驱直捣，苟非血分热结，六脉沉实者，切勿轻与推荡。

商陆　　味辛性平，入太阴脾。

水满蛊胀，通利二便。（增补）敷恶疮亦堕胎孕，消痈肿而愈疝瘕。

商陆有大毒，铜刀刮去皮，水浸一宿，黑豆拌蒸。

肿因脾虚者多，若误用之，一时虽效，未几再作，决不可教。胃弱者更禁。

芫花　　味苦性温，入肺、脾、肾。

主痰证饮癖，行蛊毒水胀。（增补）咳逆上气宜用，疝瘕痈肿亦良。

芫花有毒，反甘草。陈久者良，好醋煮过，晒干则毒减。

毒性至重，取效极捷，稍涉虚者，多致夭折。

大戟　　辛寒而苦，入太阴脾。

驱逐水蛊，疏通血瘀，发汗消痈，除二便闭。

大戟有毒，赤小豆为使，恶山药，畏菖蒲，反甘草。水浸软去骨用。

大戟阴寒善走，大损真气，若非元气壮实，水湿留伏，乌敢浪施。

甘遂　　　　味苦甘寒，入心与脾。

逐留饮水胀，攻痞热疝瘕。（增补）治癫痫之疴，利水谷之道。

甘遂有毒，瓜蒂为使，恶远志，反甘草。面裹煨熟。

甘遂去水极神，损真极速，大实大水，可暂用之，否则禁之。

续随子　　　气味辛温，入少阴肾。

主血结月闭，疗血蛊癥瘕。（增补）利大小肠，下恶滞物，行水破血称要药，冷气胀满有殊能。

续随子一名千金子，有毒，去壳研细，纸包去油。续随子攻击猛挚，肿胀月闭等症，各有成病之由，当求其本，不可概施。脾虚便滑之人，服之必死。

蓖麻子　　　味甘性平，入肝与脾。

口眼不正，疮毒肿浮，头风脚气，瘰疬丹瘤，胞衣不下，子肠不收。

蓖麻子有毒，忌铁。泔浸煮之，去皮研，一说或盐水煮。

凡服蓖麻，一生不得食豆，犯之胀死。

射干　　　　苦平之味，入太阴肺。

清咳逆热气，润喉痹咽疼。（增补）血散肿消，镇肝明目。祛积痰而散结气，通经闭而利大肠。

射干有毒，泔浸煮之。

射干能泄热，不能益阴，久服令人虚。实火者宜之，虚则大戒。

常山　　　味辛苦寒，入厥阴肝。

疗痰饮有灵，截疟疾必效。

常山有毒，瓜蒌为使，忌葱茗。酒浸炒透。

常山猛烈，施之藿食者多效，若食肉之人，稍稍夹虚，不可轻授也。

马兜铃　　苦寒之味，入太阴肺。

清金有平咳之能，涤痰有定喘之效。

马兜铃无毒，焙用。

脾胃虚之人，须与补药同用，恐其伤胃气与滑肠也。肺虚夹寒者，畏之如螫。

巴戟天　　甘温之味，入于肾经。

安五脏以益精，强筋骨而起阴。（增补）起五痨与七伤，能补中而益气。

巴戟天无毒，覆盆子为使，畏丹参。酒浸焙，蜀产佳。

阴虚相火炽者禁用。

百部　　　味甘微温，入太阴肺。

肺寒咳嗽，传尸骨蒸，杀蛔虫寸白，除蝇虱蛲虫（注：虱，啮人虫也；蛲，腹中短虫也）。

百部无毒，取肥实者，竹刀劈去心皮，酒浸焙用。

脾胃虚人须与补药同用，恐其伤胃气，又恐其滑肠也。

旋覆花　　　咸甘味温，入肺大肠。

老痰坚硬，结气留饮，风气湿痹，利肠通脉。（增补）其甘也能补中，其降也除噫气。

旋覆花无毒，一名金沸草。类金钱菊，去皮带心壳蒸用。入煎剂须用绢包好。

走散之药，虚者不宜多服，冷利大肠，虚寒人禁之。

红花　　　　辛温之味，入于心、肝。

产后血晕急需，胎死腹中必用。（增补）可消肿而止痛，亦活血而破瘀。

红花无毒，酒喷微焙，产西藏者良，子功与花同。

红花过用使人血行不止，人所不知。

大蓟、小蓟　甘凉之味，入于心、肝。

崩中吐衄，瘀血停留。（增补）大蓟之长，兼消痈毒。

大蓟、小蓟无毒，皆用根。

二蓟破血之外无他长，不能益人。

夏枯草　　　味辛寒，入厥阴肝。

瘰疬鼠瘘，目痛羞明。（增补）疗乳痈而消乳岩，清肝火而散结气。

夏枯草无毒，王瓜为使。

久用伤胃家。

胡芦巴　苦热之味，入肾、膀胱。

元脏虚寒，膀胱疝气。（增补）丹田可暖，脚肿亦祛。

胡芦巴无毒，淘净酒浸曝，或蒸或炒，出岭南，番舶者佳。

相火炽盛，阴血亏少者，禁之。

牛蒡子　辛平之味，入太阴肺。

宣肺气，理痘疹，清咽喉，散痈肿。（增补）有泄热散结之能，疏腰膝凝滞之气。

牛蒡子无毒，酒炒研。

牛蒡子性冷而滑，唯血热便闭者宜之，否则禁用，痘疹虚寒泄泻者亦禁。

肉苁蓉　甘咸而温，入少阴肾。

益精壮阳事，补伤润大肠，男子血沥遗精，女人阴疼带下。（增补）益腰膝而愈冷痛，起劳伤而除癥瘕。

肉苁蓉无毒，忌铁。酒浸一宿，刷去浮甲，劈破，除内筋膜，酒蒸半日，又酥炙用。苁蓉性滑，泄泻及阳易举，而精不固者忌之，骤用恐大便滑泄。

锁阳　　　　味甘咸温，入少阴肾。

强阴补精，润肠壮骨。

锁阳无毒，鳞甲栉比，状类男阳，酥炙。

锁阳功用与苁蓉相仿，禁忌亦同。

淫羊藿　　　辛温之味，入少阴肾。

强筋骨，起阳事衰；利小便，除茎中痛。（增补）补命门之真火，愈四肢之不仁。

淫羊藿无毒，山药为使，得酒良，用羊油拌炒。

淫羊藿补火，相火易动者远之。

仙茅　　　　辛温之味，入少阴肾。

助阳填骨髓，心腹寒疼，开胃消宿食，强记通神。

仙茅有小毒，忌铁器，禁牛乳，糯米泔浸一宿，去赤汁，则毒去。

仙茅专于补火，唯精寒者宜之，火炽者，有暴绝之戒。

补骨脂　　　辛温之味，入少阴肾。

兴阳事，止肾泄，固精气，止腰疼。（增补）肺寒咳嗽无虞，肾虚气喘宜用。

补骨脂一名破故纸，无毒，忌羊肉猪血。出南番者色赤，岭南者色绿，酒浸蒸用，亦有童便乳浸盐水炒者，得胡桃、胡麻良。

凡阴虚有热，大便闭结者戒之。

菟丝子　　　味辛甘平，入于肾经。

　　　　　　续绝伤，益气力，强阴茎，坚筋骨，溺有余沥，寒精自出，口苦燥渴，寒血为积。

　　　　　　菟丝子无毒，山药为使。酒浸一宿，煮令吐丝，打作饼，烘干再研即成细末，然酒浸稍久，亦失冲和馨香之气，每多无效。肾家多火，强阳不痿，大便燥结者忌之。

覆盆子　　　甘平之味，入于肝、肾。

　　　　　　补虚续绝伤，强阴美颜色。（增补）男子有固精之妙，妇人著多孕之功。

　　　　　　覆盆子无毒，去蒂酒蒸。

　　　　　　覆盆子固涩，小便不利者，禁之。

骨碎补　　　苦温之味，入于肾经。

　　　　　　主骨碎折伤，耳响牙疼，肾虚泄泻，祛瘀生新。

　　　　　　骨碎补无毒，铜刀刮去黄赤毛，细切蜜拌蒸晒。《经疏》云：勿与燥药同用。

钩藤　　　　味甘微寒，入厥阴肝。

　　　　　　舒筋除眩，下气宽中，小儿惊痫、客忤胎风。（增补）祛肝风而不燥，清心热而最平。

　　　　　　钩藤无毒，藤细多钩者良，久煎则无力，宜后入。去梗纯用嫩钩，其功十倍。

　　　　　　钩藤性寒，故小儿科珍之，若大人有寒者，不宜多服。

蒲黄   甘平之味，入于肝经。

熟用止血，生用行血。（增补）通经脉，利小便，祛心腹膀胱之热，疗扑伤疮疖之疴。

蒲黄无毒，即蒲厘花上黄粉。

无瘀血者勿用。

海藻   味苦咸寒，入少阴肾。

消瘰疬瘿瘤，散癥瘕痈肿。

海藻无毒，反甘草。产胶州，有大叶、马尾两种。

脾家有湿者勿服。

泽兰   苦甘微温，入于肝、脾。

和血有散瘀之能，利水有消蛊之效。（增补）产后血凝腰痛，妇女称良；金疮痈肿疮脓，外科奏效。

泽兰无毒。

性虽和缓，终是破血之品，无瘀者勿轻用。

艾叶   味苦微温，入于肺、脾、肝、肾四经。

安胎气，暖子宫，止血利，理肠风，灸除百病，吐衄崩中，陈久者良。（增补）回元阳于垂绝，逐风湿而有功。

艾叶无毒，酒香附为使。陈久者良，煎服宜鲜者。

艾性纯阳香燥，凡有血燥生热者禁与。

昆布　　　咸寒之味，入少阴肾。

顽痰结气，积聚瘿瘤。

昆布无毒，出登莱与闽越，洗净咸味。

昆布之性，雄于海藻，不可多服，令人瘦削。

防己　　　味苦辛性塞，入于膀胱。

祛下焦之湿，泻血分之热，理水肿脚气，通二便闭结。（增补）风寒湿痹宜需，膀胱火邪可泄。

防己无毒，恶细辛，畏草薢、女苑①、卤碱。出汉中。根大而虚色黄，名汉防己；黑点黄腥木强者，名木防己，不佳。

东垣云：防己大苦大寒，泻血中湿热，亦瞑眩之药也，服之使人身心烦乱，饮食减少，唯湿热壅遏及脚气病，非此不效。若虚人用防己，其害有三：谷食有亏，复泄大便，重亡其血，一也；渴在上焦气分，而防己泻下焦血分，二也；伤寒邪传肺经气分，湿热而小便黄赤，禁用血药，三也。

威灵仙　　苦温之味，入于膀胱。

宣五脏而疗痛风，去冷滞而行痰水。（增补）积聚癥瘕可治，黄疸浮肿何虞。

威灵仙无毒，忌茶茗面。能去骨鲠，同砂糖陈酒煎服。

威灵仙大走真气，兼耗人血，不得已而后用之可也。

水萍　　　辛寒之味，入于太阴肺。

---

① 女苑：为菊科植物女苑的全草或根。有温肺化痰，和中，利尿的功用。

发汗开鬼门，下水洁净府。（增补）治暴热身痒，亦止渴祛风。

水萍无毒，七月采紫背浮萍，拣净，以竹筛摊晒，下置水一盆映之，则易干。

水萍发汗力比麻黄，下水功同通草，苟非大实大热者，安敢轻试耶？

牵牛子　　　气辛温而入肺及大小肠，原本苦寒，今据丹溪所考改正。

下气逐痰水，除风利小便。（增补）泻气分之湿热，通郁遏于下焦。

牵牛子有毒。有黑白两种，黑者力速，酒蒸研细，得木香、干姜良。现今已不分黑白，统称黑白丑。

紫葳花　　　酸寒之味，入于心、肝。

三焦血瘀，二便燥干。（增补）治妇人产乳余疾，疗血分崩带癥瘕。

紫葳花无毒，畏卤碱。不可近鼻，闻之伤脑。

其性酸寒，不能益人，走而不守，虚人避之。

使君子　　　甘温之味、入于脾、胃。

杀诸虫，治疳积。（增补）为泻痢之要药，乃儿科之所需。

使君子无毒，出闽蜀。忌饮热茶，犯之作泻。

无虫积者，服之必致损人。

木贼草　　　味甘苦平，入厥阴肝。

迎风流泪，翳膜遮睛。（增补）去节有发散之功，中空有升散之效。

木贼草无毒。

多服损肝，不宜久用。

豨莶　　苦寒之味，入于肝、肾。

肢节不利，肌体麻痹，脚膝软疼，缠绵风气。

豨莶有小毒，以五月五日、六月六日、七月七日采者尤佳，酒拌蒸晒九次，蜜丸。

豨莶长于理风湿，毕竟是祛邪之品，恃之为补，非是。

青蒿　　苦寒之味，入于肝、肾。

去骨间伏热，杀鬼疰传尸。（增补）虚烦盗汗，风毒热黄，久疟久痢，疥瘙疮疡，明目称要，清暑尤良。

青蒿无毒，使子勿使叶，使根勿使茎。

苦寒之药，多与胃家不利，唯青蒿芬芳袭脾，宜于血虚有热之人，取其不犯冲和之气耳。

寒而泄泻，仍当避之。

茵陈　　苦寒之味，入于膀胱。

理黄疸而除湿热，佐五苓而利小肠。（增补）妇人疝瘕可愈，狂热瘴疟孔臧。

茵陈无毒。

服茵陈者中病即已，若过用之元气受贼。治黄疸须分阴黄阳黄，有热宜茵陈，有寒宜温补，若用茵陈多致不效。

益智仁　辛温之味，入心、脾、肾。

　　　　温中进食，补肾扶脾，摄涎唾，缩小便，安心神，止遗浊。

　　　　益智仁无毒，出岭南，形如枣核，去壳取仁，盐水炒。

　　　　益智功专补火，如血燥有热，及因热而遗浊者，不可误入也。

荜茇　　味辛气热，入肺与脾。

　　　　温脾除呕逆，定泻理心疼。（增补）祛痰消宿食，下气愈鼻渊。

　　　　荜茇无毒，出南番。去挺，醋浸一宿，焙干，刮去皮粟子净，免伤人肺。

　　　　古方用此百中之一，其以荜茇辛热耗散，能动脾肺之火，多用损目耳！

高良姜　辛温之味，入脾、胃、肝。

　　　　温胃去噎，善医心腹之疼，下气除邪，能攻岚瘴之疟。

　　　　高良姜无毒，出岭南高州，东壁土炒。

　　　　虚人须与参、术同行，若单用多用，犯冲和之气。

海金沙　甘寒之味，入小肠与膀胱。

　　　　除湿热，消肿满，清血分，利水道。（增补）通五淋，疗茎痛。

　　　　海金沙无毒。产于黔中及河南，收晒日中，小孔以纸衬之以杖击之，有细砂落纸上，且晒且击，以尽为度，唯热在太阳经血分者宜之。

谷精草　　辛温之味，入于肝、胃。

头风翳膜遮睛，喉痹牙疼疥痒。

谷精草无毒。

田中收谷后多有之，田低而谷为水腐，得谷之余气结成此草，其亦得天地之和气者欤。兔粪名望月砂，兔喜食此草，故目疾家收之，如未出草时，兔粪不可用也。

青黛　　咸寒之味，入厥阴肝。

清肝火，解郁结，幼稚惊疳，咯血吐血。（增补）伤寒发斑，下焦毒热。

青黛无毒。

真者从波斯国来，不可得也。今用干靛，每斤淘取一两亦佳。青黛性凉，即阴虚而热者，不宜用，中寒者勿使。

连翘　　苦寒之味，入心、胃、胆、肾、大肠。

除心经客热，散诸经血结。（增补）通经利水，固肌热之所需；消肿排脓，为疮家之要药。

连翘苦寒无毒。

多饵即减食，痈疽溃后勿用。

马鞭草　　苦寒之味，入于肝、肾。

理发背痈疽，治杨梅毒气，癥瘕须用，血闭宜求。

马鞭草无毒，此草专以驱逐为长，疮症久而虚者，斟酌用之。一名龙牙草。

葶苈子　　辛寒之味，入太阴肺。

疏肺下气，喘逆安平，消痰利水，理胀通经。

葶苈子无毒，糯米微炒，去米。或酒拌炒。榆皮为使。

性峻不可混服，有甜、苦两种，甜者为稍缓也，小宜大枣辅之。

王不留行　　苦平之味，入于大肠。

行血通乳，止衄消疔。（增补）祛风去痹，定痛利便。

王不留行无毒。水浸焙。

失血后、崩漏家、孕妇并忌之。

瞿麦　　苦寒之味，入于膀胱。

利水破血，出刺堕胎。（增补）消肿决痈，明目去翳，降心火，利小肠，疏癃结而治淋，逐膀胱之邪热。

瞿麦无毒，俗呼洛阳花，用蕊壳，丹皮为使，恶螵蛸。心虽热而小肠虚者忌服，去刺者，拔肉刺也。

地肤子　　苦寒之味，入于脾经。

利膀胱，散恶疮。皮肤风热，可作浴汤。

地肤子无毒，叶如蒿赤，子类蚕沙。恶螵蛸。

决明子　　　咸平之味，入于厥阴肝。

青盲内障，翳膜遮睛，赤肿眶烂，泪出羞明。

决明子无毒。状如马蹄，以能明目故名。捣碎煎。与云母石相反。

紫草　　　　苦寒之味，入肝、包络。

凉血和血，清解疮疡，宣发痘疹，通大小肠。（增补）治五疳以称善，利九窍而允臧。

紫草无毒，去头须酒洗。

紫草凉而不凝，为痘家血热之要药，但痘证极重脾胃，过用则有滑肠之虞。便滑者勿用。

山慈菇　　　味甘辛平，入于胃经。

痈疽疔毒酒煎服，瘰疬疮痍醋拌涂，治毒蛇狂犬之伤，傅粉泽斑点之面。

山慈菇有小毒，根类慈菇小蒜，去毛壳。

寒凉之品，不得过服。

贯众　　　　气味苦寒，入厥阴肝。

杀虫解毒，化鲠破癥，产后崩淋，金疮鼻血。

贯众有毒，去皮毛拌焙，根似狗脊而大，汁能制三黄，解毒软坚。

狗脊　　　　苦平之味，入于肝、肾。

强筋最奇，壮骨独异，男子腰脚软疼，女人关节不利。

狗脊无毒，萆薢为使。去毛切，酒拌蒸。

天名精　　　味甘辛寒，入太阴肺。

下瘀血，除结热，定吐衄，逐痰涎，消痈毒，止咽疼，杀疥虫，揩肤痒，可吐痰治疟，涂虫螫蛇伤。根名杜牛膝[1]，功用相同。子名鹤虱，专掌杀虫。

天名精无毒，地黄为使。

一名蛤蟆蓝，一名活鹿草，外科要药，生捣汁服，令人大吐大下，亦能止牙疼。

脾胃寒薄，不渴易泄者勿用。

山豆根　　　苦寒之味，入于心、肺。

主咽痛蛊毒，消诸肿疮疡。（增补）泻心火以保肺金，平喘满而清热咳，喉痈喉风治之愈，腹痛下痢服之良。

山豆根无毒，苗蔓如豆，经冬不凋。其性大苦大寒，脾胃所苦，食少而泻者，切勿沾唇。

白及　　　味苦微寒，入于肺经。

肺伤吐血建奇功，痈肿排脓称要剂。

白及无毒，紫石英为使，恶杏仁，反乌头、乌喙。

痈疽溃后，不宜同苦寒药服。

---

[1]　杜牛膝：花如菊，和"土牛膝"花如穗者不同。

藜芦　　　辛苦微寒，入于脾、胃。

司蛊毒与喉痹，能杀虫理疥疮，与酒相反，同用杀人。

藜芦有毒，取根去头用，黄连为使，反细辛、芍药、诸参，恶大黄，畏葱白。

藜芦有毒，服之令人烦闷吐逆，凡胸中有老痰，或中蛊毒，止可借其宣吐，不然，切勿沾唇，大损津液。

营实①　　酸涩微寒，入于胃经。

口疮骨鲠之用，睡中遗尿之方。（增补）利关节而跌筋结肉咸宜，疗阴蚀而痈疽恶疮可治。

营实无毒。

蛇床子　　味苦辛温，入于脾、肾。

男子强阳事，妇人暖子宫，除风湿痹痒，擦疮癣多功。

蛇床子无毒，得地黄汁拌蒸三遍，待色黑乃佳。

肾火易动者勿食!

景天　　　味苦酸寒，入少阴心。

诸种火丹能疗，一切游风可医，毒蛇伤咬，急用捣敷。

景天无毒，一名慎火草。中寒之人，服之大有害，唯外涂不妨耳。

---

① 营实：蔷薇花子也。

兰叶　　　辛平之味，入太阴肺。

蛊毒不祥，胸中痰癖。止渴利水，开胃解郁。

兰叶无毒。丹溪云：建兰叶能散久积、久陈郁之气。今时医用以通舒经络，宣风邪亦佳。产闽中者力胜，江浙诸种者力薄。

莪香　　　辛温之味，入于胃、肾。

主腹痛疝气，平霍乱吐逆。（增补）暖丹田，补命门，干湿脚气愈，小肠冷气瘥。

莪香无毒。今名大茴香，产宁夏，大如麦粒，轻而有细棱。

能昏目发疮。若阳事数举，得热则吐者均戒。

黄精　　　甘平之味，入于脾经。

补中益气，去湿杀虫。（增补）安五脏而润肺与心，填精髓而坚筋强骨。

黄精无毒，似玉竹而稍大，黄白多须。去须九蒸九晒用。

黄精得土之冲气，最益脾阴，久服无偏胜之弊也。

芦荟　　　苦寒之味。入心、肝、脾。

主去热明目，理幼稚惊风，善疗五疳，能杀三虫。

芦荟无毒，出波斯国，木脂也，味苦色绿者真。

苦大寒，凡脾虚不思食者禁用。

阿魏　　　辛温之味，入于脾、胃。

杀诸虫，破癥积，除邪气，化蛊毒。

阿魏无毒。出西番。木脂熬成极臭。用钵研细，热酒器上炉过入药。解蕈菜自死牛马肉毒。

芦根　　甘寒之味，入于胃经。

噎膈反胃之司，消渴呕逆之疗，可清烦热，能利小肠。

芦根无毒，逆水肥厚者，去须节。

霍乱呕吐，因于寒者勿服。

木　部

桂[①]　　辛甘大热，入肾与肝。

益火消阴，救元阳之痼冷[②]；温中降气，扶脾胃之虚寒[③]。坚筋骨，强阳道，乃助火之勋。

定惊痫，通血脉，属平肝之绩。下焦腹痛，非此不除，奔豚疝瘕，用之即效。宣通百脉，善堕胞胎。

桂心　　辛甘大燥，入心与脾（大燥二字，从《本草从新》增）。

理心腹之恙，三虫九痛皆瘥；补气脉之虚，五痨七伤多验。宣气血而无壅，利关节而有灵，托痈疽痘毒，能引血成脓。

---

① 桂：指"肉桂"。
② 救元阳之痼冷：似应为"治沈寒痼冷"。
③ 扶脾胃之虚寒：似应为"疗脾肾之虚寒"。

桂枝　　　辛干而热，入肺、膀胱。

无汗能发，有汗能止[1]；理心腹之痛，散皮肤之风；横行而为手臂之引经，直行而为奔豚之向导。

桂枝无毒。交趾桂最佳，其次蒙自桂，又次安南桂、东京桂。若姚桂、浔桂、紫荆桂，则不能治病。洋桂、云南桂皆有大害，万不可用。去粗皮。得人参、甘草、麦冬良。忌生葱、石脂。肉桂乃近根之最厚者，桂心即在中之次厚者[2]，桂枝则顶上细枝。以其皮薄，又名薄桂。肉桂在下，主治下焦；桂心在中，主治中焦；桂枝在上，主治上焦。

桂性偏阳，不可误投。如阴虚之人，一切血证，及无虚寒者，均当忌之。

松脂　　　苦甘性温，入于肺胃。

祛肺金之风，清胃土之热，除邪下气，壮骨强筋。排脓止痛生肌，煎膏而用；牙疼恶痹崩中，研末而尝。

松脂无毒，名松香。水煮百沸，白滑方可用。

其燥可去湿，甘能除热，故外科取用极多也。血虚者忌服。

松子　　　甘能益血，润大便；温能和气，主风虚。

松叶　　　可生毛发，宜窨冻疮。

忌同松脂。

---

① 无汗能发，有汗能止：应理解为"温经通脉，发汗解肌"。
② 桂心即在中之次厚者：《本草纲目》引雷敩曰："桂用紫色厚者，去上粗皮并内白皮，取心……"

松节　　　舒筋止肢节之痛，去湿搜骨肉之风。

松节燥性过于松脂，血虚尤忌，杵碎酒浸良。

茯苓　　　味甘淡平，入心、肾、脾、胃、小肠。

益脾胃而利小便，水湿都消；止呕吐而定泄泻，气机咸利。下行伐肾，水泛之痰随降；中守镇心，忧惊之气难侵。保肺定咳嗽，安胎止消渴。抱根者为茯神，主用俱同，而安神独掌；红者为赤茯苓，功力稍逊，而利水偏长；此外有茯苓皮，行水功长，而肿胀可治。

茯苓无毒，松根灵气结成。产云南，色白而坚实者佳。产浙江者力薄。马兰为使，畏地榆、秦艽、鳖甲、雄黄，恶白敛，忌醋。

病人小便不禁，虚寒精滑者，皆不得服。

琥珀　　　甘平之味，入心、肺、脾、小肠。

安神而鬼魅不侵，清肺而小便自利；新血止而瘀血消，翳障除而光明复。（增补）合金疮而生肌肉，通膀胱而治五淋。

琥珀无毒，松脂入土年久积成，以手心摩热，拾芥[1]者真，以柏子仁，入砂锅同煮半日，捣末。

渗利之性，不利虚人，凡阴虚内热，火炎水涸者勿服。

柏子仁　　甘辛性平，入心、肝、肾。

安神定悸，壮水强阳，润血而容颜美少，补虚而耳目聪明。

---

[1]　拾芥：李时珍：“琥珀拾芥，乃草芥，即禾草也。”

柏子仁无毒，蒸晒炒研，去油，油透者勿入药。畏菊花、羊蹄草。

柏子仁多油而滑，作泻者勿服，多痰者亦忌。

侧柏叶　　味苦微寒，入厥阴肝。

止吐衄痰红，定崩淋下血，历节风疼可愈，周身湿痹能安。（增补）止肠风，清血痢。捣用涂汤火之伤，炙用罨冻疮之痛。

侧柏叶无毒，或炒用，牡蛎为使，恶菊花，宜酒。

侧柏叶苦寒燥湿之品，唯血分有热者宜之。真阴虚者不宜也。之才云：柏性夹燥，血家不宜多服。

枸杞子　　味甘微温，入于肾肝。

补肾而填精，止渴除烦；益肝以养营，强筋明目。

枸杞子无毒，甘州所产，红润少核者佳。

其利大小肠，泄泻者勿服。

地骨皮　　甘寒之味，入少阴肾。

治在表无定之风邪，主传尸有汗之骨蒸。降肝火，而治消渴、咳嗽；平肝热，而疗胁痛、头风。

地骨皮无毒，甘草水浸一宿。

地骨皮乃除热之剂，中寒者勿服。

槐花　　　味苦酸寒，入肝、大肠。

止便红，除血痢，咸藉清肠之力；疗五痔，明眼目，皆资涤热之功。子名槐角，用颇相同，兼行血而降气，亦催生而堕胎；枝主阴囊湿痒；叶医疥癣疔疽。

槐花无毒，含蕊而陈久者良，微炒。

槐性纯阴，虚寒者禁忌，即虚热而非实火者，亦禁之。

酸枣仁

酸平之味，入于肝、胆。

酸收而心守其液，乃固表虚有汗；肝旺而血归其经，用瘳彻夜无眠。

酸枣仁无毒，恶防己，炒熟。

肝胆二经有实邪实热者勿用，以收敛故也。

黄柏

苦寒之味，入少阴肾。

泻龙火而救水，利膀胱而燥湿。佐以苍术，理足膝之痹痛；渍以蜜水，漱口舌之生疮。（增补）清五脏之积热，黄疸热痢、肠风痔血可疗；治女子之诸疴，漏下赤白、阴伤湿疮亦愈。

黄柏无毒，川产肉厚色黄者良。生用降实火，蜜炙则不伤胃，炒黑而能止崩带，酒制治上，蜜制治中，盐制治下。恶干漆，得知母良。时珍曰：知母佐黄柏，滋阴降火，有金水相生之义。古云：黄柏无知母，犹水母之无虾也。

苦寒之性，利于实热，不利于虚热。凡中虚食少，或呕或泻，或好热，或恶冷，或肾虚五更泄泻，小便不禁，少腹冷痛，阳虚发热，瘀血停止，产后血虚发热，痈疽溃后发热，伤食发热，阴虚小水不利，痘后脾虚血虚，烦躁不眠等症，法咸禁之。

楮实　　　　甘寒之味，入太阴脾。

健脾消水肿，益气充肌肤。（增补）疗骨鲠软坚，主养神
明目。

楮实无毒，水浸取沉者酒蒸。

楮实虽能消水健脾，然脾胃虚寒者勿服。

皮：甘平之味，善行水。叶：甘凉之品，善祛湿热。

干漆　　　　辛温之味，入厥阴肝。

辛能散结，行瘀血之神方；毒可祛除，杀诸虫之上剂。（增
补）和血脉以通经络，续筋骨而治绝伤。

干漆有毒，炒令烟尽为度，或烧存性。半夏为使，畏铁、川
椒、紫苏、鸡子、螃蟹。

行血杀虫，皆辛温毒烈之性。其中毒者，或生漆疮者，多食
蟹，及甘豆汤解之。

血见干漆，即化为水，则能损新血可知。虚者及惯生漆疮
者，切勿轻用。

五加皮　　　辛温之味，入于肾、肝。

明目舒筋，归功于藏血之海；益精缩便，得力于闭蛰之官。
风湿宜求，疝家必选。（增补）疗妇人之阴蚀，健小儿之
难行。

五加皮无毒，芬香、五叶者佳。远志为使，恶玄参。

下部无风寒湿邪而有火，及肝肾虚而有火者皆忌。

蔓荆子　　　味苦辛平，入肝、膀胱。

头风连于眼目，搜散无余；湿痹甚而拘挛，展舒有效。（增补）通利九窍，除去百虫。

蔓荆子无毒，产南皮县。恶乌头、石膏。

头痛目痛，不因风邪，而因于血虚有火者忌之。胃虚人服之，恐生痰饮。

辛夷　　　辛温之味，入肺、胃二经。

辛温开窍，鼻塞与昏冒咸宜；清阳解肌，壮热与憎寒并选。（增补）亦愈头风脑痛，并祛面黯目眩。

辛夷无毒，芎藭为使，恶石脂，畏菖蒲、蒲黄、黄连、石膏。毛射肺中，令人发咳。宜去心及皮毛，微焙。

辛香走窜，虚人禁之。虽偶感风寒，而鼻塞亦禁之。头痛属血虚火炽者，服之转甚。

桑根白皮　甘寒之味，入太阴肺。

泻肺金之有余，止喘停嗽；疏小肠之闭滞，逐水宽膨。降气散瘀血，止渴消燥痰。

桑根白皮无毒。竹刀刮去粗皮，取白，或生用。或蜜炙制其凉泻之性，有涎出勿去。续断、桂心为使。忌铁。

桑白皮泻火。肺虚无火，因风寒而嗽者勿服。

桑叶　　　苦平性凉，入肝与肺。

止汗祛风，明目长发。（增补）滋燥凉血，清肺有功。

《本草纲目》云：桑叶有小毒。《大明》曰：家桑叶暖、无毒，用经霜者。

桑子　　　　甘酸而温，入少阴肾。

补水安神，生津止渴。（增补）聪耳目，解酒，乌须。

桑子即桑椹，晒干为末，蜜丸良。入烧酒经年愈佳，不可多食，多食致衄，脾胃虚滑者勿服。

桑枝　　　　气味苦平，入于厥阴。

祛风养筋，消食定咳。（增补）脚气能愈，痹痛尤良。

在四肢更宜。

桑耳　　　　气味甘平，入于厥阴。

调经止崩带，（增补）种子愈癥瘕。

桑耳有毒。

桑黄　　　　清肺热，疗鼻赤。

桑柴　　　　灰除斑痣，蚀恶肉。

桑霜　　　　钻筋为拔毒之品，透骨有抽疔之长。

桑寄生　　　甘平之味，入厥阴肝。

和血脉，充肌肤，而齿须坚长，舒筋络，利关节，而痹痛蠲除，安胎简用，崩漏微医。

桑寄生无毒，出弘农川谷桑树上，三月采，阴干。言鸟衔

他子，遗树而生者非。古书云：寄生无真者，可用续断
代之。

杜仲　　味甘温，入于肝肾。

强筋壮骨，益肾填精，腰膝之疼痛皆痊，遍体之机关总利。

杜仲无毒，恶玄参。产湖南湖广者佳，去粗皮锉，或酥炙、
蜜炙、盐酒炒、姜汁炒断丝用。

肾虚火炽者勿用。

女贞实　　味苦性平，入于肝、肾。

补中黑须发，明目养精神。（增补）强腰膝以补风虚，益肝
肾而安五脏。

女贞实无毒。女贞实、女贞冬青，时珍作两种，实一物也，
冬至采佳，酒蒸。

女贞子纯阴至静之品，唯阴虚有火者宜之，如脾胃虚者，久
服腹痛作泻。

蕤仁　　甘温之味，入于肝经（蕤仁所治之症，俱属有风热者，《本
草从新》谓其甘微寒，于理亦合）。

破心下结痰，除腹中痞气，退翳膜赤筋，理眦伤泪出。

蕤仁无毒，丛生有刺，实如五味，以汤浸取仁，去皮尖，水
煮过研膏。目疾不缘风热，而因于虚者勿用。

凡目疾在表，当疏风清热，在里属肾虚，血少神劳，宜补肾
养血安神。

795

丁香　　　　辛温之味，入肺、胃、肾。

温脾胃而呕呃可瘳，理壅滞而胀满宜疗，齿除疳䘌，痘发白灰。（增补）痃癖奔豚，腹痛口臭。

丁香无毒，雄者颗小为丁香，雌者颗大为母丁香，即鸡舌香。畏郁金，忌火，去丁盖。

丁香辛热而燥，非属虚寒，概勿施用。

沉香　　　　辛温之味，入于脾、胃、肝、肾。

调和中气，破结滞而胃开；温补下焦，壮元阳而肾暖。疗脾家痰涎之血，去肌肤水肿之邪。大肠虚闭宜投，小便气淋须用。

沉香无毒，色黑沉水者良，香甜者性平，辛辣者性热。入汤剂磨冲，入丸散纸裹置怀中待燥碾之，忌火。

沉香降气之要药，然非命门火衰，不宜多用，气虚下陷者，切勿沾唇。

檀香　　　　辛温之味，入于肺、胃。

辟鬼杀虫，开胃进食，疗噎膈之吐，止心腹之疼。

檀香无毒。痈疽溃后及诸疮脓多者，不宜服。

降真香　　　辛温之味，入于肺经。

行瘀滞之血如神，止金疮之血至验。理肝伤吐血，胜似郁金；理刀伤出血，过于花蕊。

降真香无毒，烧之能降诸真故名，忌同檀香。

苏合香　甘温之味，入于脾、肺。

甘暖和脾，郁结凝留咸雾释；芬芳彻体，奸邪梦魇尽冰消。

苏合香无毒，产诸番，众香之汁熬成，故又名苏合油。形如黏胶，以筋挑起，悬丝不断者真也。苏合香走散走真气，唯气体壮实者宜之，否则当深戒也。

乳香　辛温之味，入少阴心。

定诸筋之痛，解诸疮之毒，治血舒筋，和中治痢，生肌调气，托里护心。

乳香无毒，出诸番，圆大如奶头，明透者良，性黏难研，水飞过，用钵坐热水中，以灯心同研，则易细。

疮疽已溃勿服，脓多者勿敷。

没药　苦平之味，入于肝、脾。

宣气血之滞，医疮腐之疼，可攻目翳，堪堕胎儿。

没药无毒，出南番，色赤，类琥珀者良，制法同上。

骨节痛与胸腹筋痛，不由血瘀，而因于血虚，产后恶露去多，腹中虚痛，痈疽已溃，法咸禁之。

安息香　味辛苦而性平，入于手少阴心。

服之而行血下气，烧之而去鬼来神。（增补）蛊毒以此消，鬼胎为之下。

安息香无毒。

病非关恶气侵犯者，勿服。

骐竭　　　　味甘咸平，入于心、肝。

走南方兼达东方，遂作阴经之主；和新血且推陈血，真为止痛之君。

骐竭一名血竭。无毒。出南番。须另研，若同他药捣则化为飞尘。磨之透甲，烧灰不变者为真。

善收疮口，却能引脓，不可多用。

龙脑香　　　辛苦微温，入于心、肺。

开通关窍，祛逐鬼邪，善消风而化湿，使耳聪而目明。（增补）散郁火，以治惊痫痰迷；施外科，而愈三虫五痔。

龙脑香无毒，一名冰片，出南番，是老杉脂，以白如冰，作梅花片者良。

龙脑入骨，风病者在骨髓宜也。若风在血脉肌肉，辄用龙麝，反引风入骨，如油入面，莫之能出。目不明，属虚者，不宜入点。

金樱子　　　味酸涩平，入于脾、肾。

扃钥元精，合闭蛰封藏之本；牢拴仓廪，赞传导变化之权。

金樱子无毒，似榴而小，黄赤有刺。

金樱子性涩，不利于气。唯无故服之，以纵欲则不可。

竹叶　　　　味苦甘寒，入于心、胃。

清心涤烦热，止嗽化痰涎。（增补）定小儿之惊痫，治吐血与呕哕。

竹茹　　　味甘性寒，入于肝、胃。

疏气逆，而呕呃与噎膈皆平；清血热，而吐衄与崩中咸疗。（增补）肺金之燥可涤，胃土之郁以开。

竹茹刮去青皮，用第二层。

竹沥　　　味淡性寒，入于心、脾。

痰在皮里膜外者，直达以宣通；痰在经络四肢者，屈曲而搜剔。失音不语偏宜，肢体挛蜷决用。

竹沥，姜汁为使。又能治中风不语，痰迷大热，风痉癫狂。竹沥滑肠，脾虚泄泻者勿用，唯痰在皮里膜外者，经络肢节者相宜，若寒痰、湿痰与食积痰勿用。

竹种最多，唯大而甘者为胜，必生长甫及一年者，嫩而有力。

吴茱萸　　辛热之味，入于脾、胃、肝三经。

燥肠胃而止久滑之泻，散阴寒而攻心腹之疼。祛冷胀为独得，疏肝气有偏长，疝痛脚气相宜，开郁杀虫至效。

吴茱萸有小毒，开口陈久者良。滚汤泡去苦烈汁。止呕、黄连水炒；治疝、盐水炒；治血，醋炒。蓼实为使，恶丹参、滑石、白垩，畏紫石英。

多用损元气。寇氏云：下气最速，肠虚服之愈甚。凡病非寒滞者勿用，即因寒滞者，亦当酌量虚实，适事为效也。

山茱萸　　味酸微温，入于肝、肾。

补肾助阳事，腰膝之疴，不必虑也。闭精缩小便，遗泄之症，宁足患乎。月事多而可以止，耳鸣响而还其聪。

山茱萸无毒，蓼实为使，忌桔梗、防风、防己。酒润去核，微火烘干，陈久者良。唯强阳不痿，小便不利者，不宜用。

槟榔　　　　辛温之味，入胃、大肠。

降至高之气，似石投水；疏后重之急，如骥追风。疟疾与痰癖偕收，脚气与杀虫并选。（增补）消谷可也，伏尸宜之。

槟榔无毒，鸡心尖长，破之作锦纹者良，忌火。

槟榔坠诸气，至于下极，气虚下陷者忌。

栀子　　　　苦寒之味，入太阴肺。

治胸中懊恼，而眠卧不宁；疏脐下血滞，而小便不利。清太阴肺，轻飘而上达；泻三焦火，

屈曲而下行。（增补）清胃脘，则吐衄与崩淋俱效；去心火，则疮疡与面赤无虞。

栀子无毒，内热用仁，表热用皮，生用泻火，炒黑止血，姜汁炒止烦呕。

栀子大苦大寒，能损胃伐气，虚者忌之，心腹痛不因火者，尤为大戒。世人每用治血，不知血寒则凝，反为败证。

芜荑　　　　辛平之味，入于肺经。

除痔积之要品，杀诸虫之上剂。（增补）能燥湿而化食，治癥痛与癥瘕。

芜荑无毒，陈久气膻者良。幼科取为要药，然久服能伤胃。

枳壳　　　　味苦微寒，入肺、大肠。

破至高之气，除咳逆停痰，助传导之官，消水留胀满。

枳实　辛平之味，入于手太阴。

破积有雷厉风行之势，泻痰有冲墙倒壁之功。解伤寒结胸，除心下急痞。

枳壳枳实无毒，皮厚而小为枳实，壳薄虚大为枳壳，久陈者良，麸炒。

枳实性急，枳壳性缓。两者专主破气，大损真元。胀满因于实邪者可用。若因土虚不能治水，肺虚不能行气，而误用之，则祸不旋踵。气弱脾虚以致停食痞满，法当补中益气，则食自化，痞自消。若再用此破气，是抱薪救火矣。孕妇虚者尤忌。

厚朴　苦辛大温，入于脾、胃。

辛能散风邪，温可解寒气。下气消痰，去实满而宽膨；温胃和中，调胸腹而止痛。吐利交资，惊烦共主。（增补）疗气血之痹，去三虫之患。

厚朴无毒。榛树皮也。肉厚紫润味辛者良。刮去粗皮，切片，姜汁炒。干姜为使。恶泽泻、硝石，忌豆。

厚朴但可施与元气未虚，邪气方盛。若脾胃虚者，切勿沾唇。孕妇服之，大损胎元。

茶叶　甘苦微寒，入于心、肺。

消食下痰气，止渴醒睡眠，解炙煿之毒，消痔瘘之疮，善利小便，颇疗头疼。

茶叶无毒，味甘而细者良。畏威灵仙、土茯苓、恶榧子。寒胃消脂，酒后饮茶，引入膀胱、肾经，患疝瘕水肿，空心尤忌。

猪苓　　味甘淡平，入肾、膀胱。

分消水肿，淡渗湿痰。（增补）何虞温疫大毒，蛊疰不祥；亦疗淋浊管痛，泻痢疟疾。

猪苓无毒，多生枫树下，块如猪屎，故名。白而实者良，去皮。

寇宗奭曰：多服猪苓，损肾昏目。洁古云：淡渗燥亡津液，无湿者勿服。

乌药　　辛温之味，入胃、膀胱。

主膀胱冷气攻冲，疗胸腹积停为痛，天行疫瘴宜投，鬼犯蛊伤莫废。

乌药无毒，根有车毂纹，形如连珠者良。酒浸一宿炒，亦有煅研用者。气虚、血虚、内热者，勿用。

海桐皮　　气味苦平，入于脾、胃。

除风湿之害，理腰膝之疼，可涂疥癣，亦治牙虫。

海桐皮无毒，出广南，皮白坚韧。

腰膝痛，非风湿者，不宜用。治癣治牙，须与他药同行。

大腹皮　　味苦微温，入于脾、胃。

开心腹之气，逐皮肤之水。（增补）和脾泄肺，通大小肠，肺气痞胀胥宜，痰膈瘴疟亦宜。

大腹皮无毒，酒洗，黑豆汤再洗，病涉虚者勿用。

子辛涩，与槟榔同功而力稍缓。

合欢皮　　甘平之味，入于心、脾。

安和五脏，欢乐忘忧。（增补）明目续筋，和血止痛。

合欢无毒，得酒良。

五倍子　　性燥味寒，入于太阴。

敛肺化痰，故止嗽有效，散热生津，故止渴相宜。上下之血皆止，阴阳之汗咸瘳，泻痢久而能断，肿毒发而能消，糁口疮须臾可食，洗脱肛顷刻能收，染须发之白，治目烂之疴。

五倍子无毒，壳轻脆而中虚，可以染皂，或生或炒，捣末用。

五倍子性燥急而专收敛，咳嗽由于风寒者，忌之；泻痢非虚脱者，忌之；咳嗽由于肺火者，忌之。误服反致壅满。

天竺黄　　甘寒之味，入于心经。

祛痰解风热，镇心安五脏，大人中风不语，小儿天吊惊痫。

天竺黄无毒，出南海，大竹之精气结成，如竹节者真。

天竺黄功同竹沥，而性和缓，无寒滑之患。推久用亦能寒中。

密蒙花　　甘平之味，入厥阴肝。

养营和血，退翳开光，大人眦泪羞明，小儿痘疮攻眼。

密蒙花无毒，产于蜀中，酒润焙。

治目之外，无他长也。

巴豆　　辛热之味，入肺、脾、胃、大、小肠五经。

荡五脏、涤六腑，几于煎肠刮胃；攻坚积，破痰癖，直可斩关夺门。气血与食，一攻而殆尽；痰虫及水，倾倒而无遗。胎儿立堕，疔毒旋抽。

巴豆有大毒，去心及膜，火焙研细，去油用。芫花为使，畏大黄、黄连、芦笋、菰笋、藜芦①、酱豉、冷水，恶蘘草，反牵牛。

巴豆不可轻用。郁滞虽开，真阴随损，以少许着肌肤，须臾发泡，况肠胃柔薄之质，无论下后耗损真阴，即脏腑被其熏灼，能无溃烂之患耶？万不得已，亦须炒熟，去油，入少许即止。不得多用耳。

蜀椒　　味辛性热，入肺、脾、肾。
（椒目）

温脾土，而去三焦之冷滞；补元阳，而荡六腑之沉寒。饮癖气症和水肿，累见奇功；杀虫止呕及阳虚，恒收速效。通血脉，则痿痹消除；行肢节，则机关健运。

椒目善消水肿，可塞耳聋。

蜀椒、椒目有毒，杏仁为使，畏款冬花、防风、附子、雄黄、凉水、麻仁。肉厚皮皱比秦椒略小，去闭口者以其害人。微炒去汗，捣去里面黄壳，取仁用。得盐良。

命门火衰，中气寒冷者宜之，若阴虚火旺之人，在所大忌。

---

① 藜芦：从《本草纲目》引"徐之才"条补入。

胡椒　　　　味辛大热，入胃、大肠。

下气温中，消风去痰。（增补）食积与快膈称良，腹痛与胃寒共治。

胡椒有小毒，忌用与蜀椒相同。

胡椒，损肺走气，动火动血，损齿，昏目，发疮痔脏毒，必阴气至足者方可用。荜澄茄，即胡椒之大者，乃一类两种，主治略同。

橡斗子　　　　苦温之味，入于脾、胃。

固精颇效，止痢称奇。

橡斗子无毒。霜后收采，去壳，蒸之从巳至未，锉作五片，晒干用，可以济饥。新痢初起，湿热甚者，忌服。

木鳖子　　　　甘温之味，入于肝、胃。
（番木鳖）

散血热，除痈毒，止腰痛，生肌肉。（增补）杀疯狗之毒，止血痹之痛。

木鳖子有毒，核扁如龟，绿色。

番木鳖形较小，而色白微苦，主咽喉痹痛。气血虚，肠胃滑者大戒。

水杨叶　　　　苦平之味，入肺、大肠。

止久痢而多功，浴豆疮而起发。

水杨叶无毒。痘疮初出及痒塌者，皆不可浴。若内服助气血药，其效更远。

棕榈皮　　　味苦涩平，入肝、脾二经。

吐血鼻红肠毒病，十全奇效；崩中带下赤白痢，一切神功。

棕榈皮无毒，年久败棕良，与发灰同用尤佳。烧黑须存性，不可烧过。窨地上出火毒。

去血过多，滑而不止者宜之，若早服，恐停瘀为害。

川槿皮　　　苦平之味，入脾、大肠。

止肠风与久痢，擦顽癣及虫疮。

川槿皮无毒，肉厚而色红者真，不宜多服。

皂荚　　　　味辛咸温，入肺、肝、胃。

开窍通关，宣壅导滞，搜风逐痰，辟邪杀鬼。（增补）撘之治噤口中风，服之则除湿去垢，涂之而散肿消毒，焚之而辟疫除瘟。

皂荚有小毒，多脂者良。刮去粗皮及弦与子，蜜炙、酥炙用。柏子为使，恶麦门冬，畏人参、苦参。

皂角济急，颇有神效。若类中风，由于阴虚者禁之。孕妇亦禁。

子去皮，水浸软，煮糖渍食之。治大肠虚秘，瘰疬恶疮。

刺功用与角同。其锐利能直达疮所。为痈疽妒乳已肿未溃之圣药。已溃者勿服。孕妇亦忌。

诃黎勒　　　苦温之味，入肺、大肠。

固肠而泄痢咸安，敛肺而喘嗽俱止。利咽喉而通津液，下食积而除胀满。

诃黎勒无毒，从番舶来，岭南亦有，六棱黑色，肉厚者良。酒蒸一伏时，去核焙。生用清金行气，熟用温胃固肠。嗽痢初起者勿服，气虚者亦忌。

若肺有实热，泻痢因湿热，以及气喘因火冲者，法咸忌之。

棟实　　苦寒之味，入于脾、肝。

杀三虫，利小便。根：微寒杀诸虫，通大肠。（增补）愈疝气，疗疥疮，肝厥腹痛以瘳，伤寒里热亦愈。

棟实有毒，川产良。酒蒸刮去皮，取肉去核，凡使肉，不使核，使核不使肉。如使核，须捶碎。茴香为使。大寒极苦，止宜于杀虫，若脾胃虚寒者，大忌。根微寒，杀诸虫，通大肠。

樗白皮　　味苦涩寒，入大肠与肺、胃。

涩血止泻痢，杀虫收产肠。（增补）去肺胃之陈痰，治湿热之为病。

樗白皮有小毒，即臭椿根白皮，醋炙之。

苦寒之性，虚寒者禁用，肾家真阴虚者，亦忌之，以其陡燥耳，止入丸而不入汤煎。

椿白皮功用相仿，力逊之。樗白叶功用亦相仿，差不及耳。

郁李仁　　酸平之味，入脾、大肠。

润达幽门，而关格有转输之妙；宣通水府，而肿胀无壅遏之嗟。

郁李仁无毒，汤浸去皮尖，蜜浸研如膏。

利周身水气，然下后令人津液亏损，燥结愈甚。此乃治标救急之药，津液不足者，慎勿轻服。

雷丸　　　　味苦寒，入胃。

杀脏腑诸虫，除婴儿百病。（增补）毒气可逐，胃热亦清。

雷丸有小毒。雷丸乃竹之余气，得霹雳而生，故名雷丸。大小如栗，刮去黑皮，甘草水浸一宿，酒蒸。荔核、厚朴、芫花为使，恶蓄蓄、葛根。

杀虫之外无他长，久服令人阴痿。

苏木　　　　味甘咸平，入心、肝、脾。

宣表里之风邪，除新旧之瘀血。（增补）宜产后之胀满，治痈肿与扑伤。

苏木无毒。一名苏枋木。

苏木理血，与红花同功，少用和血，多用破血也，无瘀滞者忌之。

没石子　　　苦温之味，入少阴肾。一名无食子。

益血生精，染须发而还少；强阴治痿，助阳事以生男。涩精止遗淋，固肠医泄痢。

没石子无毒，忌铜铁器，用浆水于砂盆中，研焙干，再研如乌犀色。出诸番，颗少纹细者佳，性偏止涩。不宜独用多用。

木瓜　　　　酸温之味，入足厥阴。

筋急者得之即舒，筋缓者遇之即利，湿痹可以兼攻，脚气唯兹最要。

木瓜无毒，忌铁。陈久者良。

多食损齿及骨病癃闭。

果 部

莲子　　　　甘平之味，入心、脾、肾。

心肾交，而君相之火邪俱靖；肠胃厚，而泻痢之滑脱均收。频用能涩精，多服令人喜。（增补）养神而气力长，治血而崩带瘳。

莲子无毒，泡去皮、心。

大便燥者勿服。今肆中石莲子其味大苦，产广中树上，不宜入药。

莲藕　　　　甘平之味，入于心、脾。

生用则涤热除烦，散瘀而还为新血，熟用则补中和胃，消食而变化精微。

莲藕生用甘寒，熟用甘平，产家忌生冷，唯藕不忌，以能去瘀故也。

莲花须　　　味甘涩温，入于心、肾。
（莲房、荷叶、荷蒂）

清心而诸窍之出血可止，固肾而丹田之精气无遗。须发变黑，泻痢能除。

莲花须无毒，忌地黄、葱、蒜。小便不利者勿服。

莲房固经涩肠，煅灰治崩漏，但不宜多服。

荷叶助脾胃而升发阳气，能散瘀血留好血，治一切血证。唯性升散，虚者禁之。

荷蒂治雷头风。

橘皮

辛温之味，入于脾、肺。

止嗽停呕，颇有中和之妙；清痰理气，却无峻烈之嫌。留白者，补胃偏宜，去白者，疏通专掌。

橘皮无毒，广中产者最佳，福建者力薄，浙产更恶劣矣，陈久愈佳，故又名陈皮。

去蒂及浮膜晒干。治痰咳，童便浸晒。治痰积，姜水炒。入下焦，盐水炒。

气虽中和，然单服久服，亦损真元。橘皮下气消痰，橘肉生痰聚气，一物也而相反如此。

青皮

破滞气，愈低愈效；削坚积，愈下愈良。引诸药至厥阴之分，下饮食入太阴之仓。（增补）郁积与发汗咸治，疝痛与乳肿宜投。其核也，主膀胱疝气；其叶也，治乳痈肺痈。

青皮无毒。即橘之小者，麸炒。气虚及有汗者忌用。

香橼

苦温之味，入下肺、脾。

理上焦之气，止呕宜求；进中州之食，健脚宜简。

香橼无毒，年久者良，去白炒。

性虽中和，单用多用，亦损真气，脾虚者，须与参术同用，乃有相成之益耳。

大枣　　甘平之味，入于脾经。

调和脾胃，俱生津止泻之功；润养肺经，操助脉强神之用。（增补）助诸经而和百药，调营卫而悦容颜。

大枣无毒，坚实肥大者佳。

枣虽补中，然味过于甘，中满者忌之，小儿疳病及齿痛痰热之人，俱不宜食，生者犹为不利。红枣功用相仿，差不及耳。

芡实　　甘平之味，入于脾、肾。

补肾固精，而遗浊有赖；益脾养气，而泄泻无虞。（增补）益耳目聪明，愈腰膝酸痛。

芡实无毒。

小儿不宜多食，难消化也。

乌梅　　酸平之味，入于肺、脾。

定嗽定渴，皆由敛肺之功；止血止痢，尽是固肠之力。清音去痰涎，安蛔理烦热，蚀恶肉而至速，消酒毒以清神。

乌梅无毒。青梅熏黑为乌梅。产吉安者，肉厚多脂最佳。病有当发表者，大忌酸收，误食必为害。

白梅　　酸涩咸平，入肝与胃。

牙关紧闭，擦龈涎出便能开；刀箭伤肤，研烂敷之血即止。

白梅无毒，功同乌梅，盐渍为白梅，多食损齿伤明。

柿
（干柿、柿霜）

甘寒之味，入于肺、脾。

润肺止嗽咳，清胃理焦烦。

干柿能厚肠而止泄，主反胃与下血。

柿霜清心而退热生津，润肺而化痰止嗽。

柿无毒。

柿性颇寒，肺经无火，及风寒作嗽者，冷痢滑泄者忌之。与蟹同食，令人腹痛作泻。

荸荠

甘寒之味，入阳明胃。

益气而消食，除热以生津，腹满痛须要，下血宜尝。

荸荠无毒。

有冷气人勿食，多食令人患脚气，孕妇忌之。

枇杷叶

苦平之味，入于肺、胃。

走阳明则止呕下气，入太阴则定咳消痰。

枇杷叶无毒，去背上毛。治胃病，可用姜汁涂炙；治肺病，可用蜜水涂炙。

止渴下气，利肺气，止吐逆，除上焦之热，润五脏，多食发痰热伤脾，同炙肉及熟面食，令人患热黄疾。

胃寒呕吐，及风寒咳嗽者忌之。

甘蔗　　　　甘平之味，入于肺、胃。

和中而下逆气，助脾而利大肠。（增补）能治咳而消痰，亦除热而润燥。

甘蔗无毒。

唯胃寒呕吐，中满滑泻者，忌之。

白砂糖　　　甘寒之味，入于脾经。
（红砂糖）

生津解渴，除咳消痰。（增补）补脾缓肝，和中润肺。

红砂糖功用与白者相仿，和血乃红者独长。

白砂糖无毒多食助热，损齿生虫，作汤下小儿丸散，误矣。中满者忌之。

桃仁　　　　味苦甘平，入肝、大肠。
（桃枭）

破诸经之血瘀，润大肠之血燥。肌有血凝，而燥痒堪除；热入血室，而谵语可止，（增补）可除厥瘕瘕，何虞乎邪气？

桃仁无毒，香附为使，去皮尖炒，勿用双仁者。

桃枭是桃实，在树经冬不落者，正月采之，主辟邪祛祟。

若非血瘀而误用之，大伤阴气。

杏仁　　　　味苦甘温，入肺、大肠。

散上焦之风，除心下之热，利胸中气逆而喘嗽，润大肠气闭而难通，解毒锡有效，消狗肉如神。（增补）除风散寒，治时行之头痛，润燥消积，亦行痰而解肌。

杏仁无毒，恶黄芩、黄芪、葛根，畏蘘草。泡去皮尖焙，双仁者勿用。

阴虚咳嗽者忌之。杏子有小毒损人，孕妇忌之。

梨　　　　味甘酸寒，入心、肝、脾。

外宣风气，内涤狂烦，消痰有灵，醒酒最验。（增补）凉心润肺，利大小肠，降火清喉，解痈疽毒。

梨无毒。脾虚泄泻者禁之。

橄榄　　　　酸涩甘平，入阳明胃。

清咽喉而止渴，厚肠胃而止泻，消酒称奇，解毒更异。

橄榄无毒。

误中河豚毒，唯橄榄煮汁可解，诸鱼骨鲠，嚼橄榄汁咽之，如无，以核研末，急流水调服亦效。

胡桃　　　　甘平之味，入于肺、肾。

佐补骨①，而治痿强阴；兼胡粉，而拔白②变黑。久服润肠胃，恒用悦肌肤。（增补）通命门而理三焦，治腰脚与心腹痛。

胡桃无毒，油者有毒。故杀虫治疮。胡桃动风助火，肺有痰热、命门火炽者勿服。

———————

① 佐补骨：佐补骨脂。
② 白：白发也。

龙眼　　　甘平之味，入于心、脾。

补心虚而长智，悦胃气以培脾，除健忘与怔忡，能安神而熟寐。（增补）血不归脾莫缺，思虑过度者宜。

龙眼无毒。道家用龙眼肉，细嚼千余，待满口津生，和津汩汩而咽，此即服玉泉之法也。

山楂　　　酸平之味，入于脾、胃。

消肉食之积，行乳食之停。疝气为殃，茴香佐之取效；儿枕作痛，砂糖调服成功。发小儿痘疹，理下血肠风。

山楂无毒，有大小两种，小者入药。去核。

多服令人嘈烦易饥，反伐脾胃生发之气，胃中无积，及脾虚恶食者忌之。

榧子　　　甘平之味，入太阴肺（甘涩性平，从《本草纲目》增）。

杀百种之虫，手到而痊；疗五般之痔，频常则愈。消谷食而治咳，助筋骨而壮阳。

榧子无毒，反绿豆。

丹溪云：榧子肺家果也，多食则引火入肺，大肠受伤。

石榴皮　　味酸涩温，入肝、脾、肾。

泻痢久而肠虚，崩带多而欲脱，水煎服而下蛔，汁点目而止泪。

石榴皮无毒。忌铁器。

石榴皮味酸涩，故入下痢崩中之剂，若服之太早，反为害也。

谷 部

胡麻　　　　甘平之味，入肝、脾、胃。

养血润肠，燥结焦烦诚易退；补中益气，风淫瘫痪岂难除。坚筋骨，明耳目，轻身不老；长肌肤，填髓脑，辟谷延年。

胡麻无毒，九蒸晒。服之令人肠滑，精气勿固者，亦勿宜服，得白术并行为胜。

麻仁　　　　甘平之味，入于脾、胃。

润五脏，通大肠，宣风利关节，催生疗产难。

麻仁无毒，畏牡蛎、白薇、茯苓，绢包置沸汤中，至冷取出，悬井中一夜，勿着水，曝干，新瓦上挪去壳。

陈上良云：多食损血脉，滑精气，痿阳事，妇人多食，即发带疾，以其滑利下行，走而不守也。滑肠者尤忌。

麻油　　　　味甘微寒，入肠与胃。

熟者利大肠，下胞衣；生者摩疮肿，生秃发。

麻油无毒，生榨者良，若蒸炒者，只可供食，不可入药。

饴糖　　　　甘温之味，入于脾经。

止嗽化痰，《千金方》每嘉神效；脾虚腹痛，建中汤累奏奇功。瘀血熬焦和酒服，肠鸣须用水煎尝。

饴糖无毒。过用，反能动火生痰，凡中满吐逆，酒病牙疳，咸忌之，肾病尤不可服。

黑豆　　　甘平之味，入于肾经。

活血散风，除热解毒，能消水肿，可稀痘疮。（增补）生研则痈肿可涂，饮汁而鬼毒可杀。

黑豆无毒。畏五参、龙胆、猪肉，忌厚朴。得猪胆汁、石蜜、牡蛎、杏仁、前胡良。

婴儿十岁以下者，炒豆与猪肉同食，壅气致死。

赤小豆　　味甘微平，入心、小肠。

利水去虫，一味磨吞决效；散血排脓，研末醋敷神良。止渴行津液，清气涤烦蒸。通乳汁，下胞衣，喉科要药；除痢疾，止呕吐，脾胃宜之。

赤小豆无毒，紧小而赤豆黯色者入药。

久服赤豆，令人枯燥肌瘦身重，以其行降令太过也。

绿豆　　　甘寒之味，入太阴肺。

解热毒而止渴，去浮风而润肤，利小便以治胀，厚肠胃以和脾。

绿豆无毒，反榧子壳，恶鲤鱼。

胃寒者，不宜食。功在绿皮，若去壳，即壅气矣。

扁豆　　　甘温之味，入于脾经。

补脾胃而止吐泻，疗霍乱而清湿热，解诸毒大良，治带下颇验。

扁豆无毒，或生用，或炒研。

扁豆专治中宫之病，然多食能壅气，伤寒邪炽者，勿服。

淡豆豉　　味甘苦寒，入于肺、脾。

解肌发汗，头疼与寒热同除；下气清烦，满闷与温斑并妙。疫气瘴气，皆可用也；痢疾疟疾，无不宜之。

淡豆豉无毒。

造豉法，黑豆一斗，六月间水浸一宿，蒸熟摊芦席上微温，蒿覆五六日后，黄衣遍满为度，不可太过，取晒，簸净，水拌得中，以汁出指间为度，筑实瓮中，桑叶盖厚三寸，泥封，晒七日，取出曝一时，又水拌入瓮，如是七次，再蒸，曝干瓮收。

伤寒直中三阴，与传入阴经者，勿用。热结烦闷，宜下不宜汗，亦忌之。

麦芽　　味甘咸温，入阳明胃。

熟腐五谷，消导而无停；运行三焦，宣通而不滞。疗腹鸣与痰饮，亦催生而堕胎。

麦芽无毒，炒黄去芒，留芽用。古人唯取穬[①]麦为芽，今人多用大麦者，非也。有积化积，无积消肾气堕胎。

神曲　　味甘性温，入于胃经。

健脾消谷，食停腹痛无虞；下气行痰，泄痢胃翻有藉。

神曲无毒，研细炒黄，陈久者良。

---

① 穬：音kuàng，稻麦等有芒的谷物。《说文解字》：芒粟也。

五月五日，或六月六日，以白面百斤，青蒿、苍耳、野蓼，各取自然汁六大碗，赤小豆、杏仁泥各三升，以配白虎、青龙、朱雀、玄武、勾陈、腾蛇，用诸汁和面，豆、杏仁布包作饼，楮叶包薰，如造酱黄法，待生黄衣，曝干收之。

脾阴虚、胃火盛者勿用，能损胎孕。

谷芽　味甘苦温，入于脾、胃。

消食与麦芽同等，温中乃谷芽偏长。（增补）气和具生化之功，开胃与快脾是擅。

谷芽无毒，炒用。

酒　苦甘辛热，入于肺、胃。

通血脉而破结，厚肠胃而润肌，宣心气以忘忧，助胆经以发怒，善行药势，可御风寒。

酒有毒，陈久者良，畏绿豆粉、枳椇子、葛花，过饮则损胃耗血，生痰动火。烧酒散寒破结，损人尤甚。

醋　酸温之味，入厥阴肝。

浇红炭而闻气，产妇房中常起死；涂痈疽而外治，疮科方内屡回生。消心腹之疼，癥积尽破，杀鱼肉之毒，日用恒宜。

醋无毒，米醋最良。

多食损筋骨，损胃损颜色。

罂粟壳　味酸涩温，入于肾经。

止痢泻而收脱肛，涩精气而固遗泄，劫虚痨之嗽，摄小便之多。

罂粟壳无毒，水洗，去蒂、去顶、去穰，醋炒透。得醋、乌梅、陈皮良。

风寒之作嗽，泻痢新起者，勿服。

菜 部

瓜蒂　　苦寒之味，入阳明胃。

　　　　理上脘之疴，或水停，或食积，总堪平治；去胸中之邪，或痞鞭，或懊憹，咸致安宁。水泛皮中，得吐而痊；湿家头痛，嗜鼻而愈。

　　　　瓜蒂有小毒。

　　　　瓜蒂最能损胃伤血，耗气夺神，上部无实邪者，切勿轻投。

白芥子　　辛热之味，入太阴肺。

　　　　解肌发汗，利气疏痰，温中而冷滞冰消，辟邪而祟魔远遁，酒服而反胃宜痊，醋涂而痈毒可散。

　　　　白芥子无毒，北产者良。煎汤不可太熟，熟则力减。

　　　　痰在胁下及皮里膜外者，非白芥子不能达。

　　　　肺经有热，阴虚火亢者勿服。茎叶动风动气，有疮疡痔疾便血者，皆忌之。

莱菔子　　辛温之味，入肺与胃。

　　　　下气定喘，清食除膨，生研堪吐风痰，醋调能消肿毒。

莱菔子无毒。治痰，有推墙倒壁之功。

虚弱人服之，气喘难布息。

干姜　　　辛热之味，入于肺、肝。

破血消痰，腹痛胃翻均可服；温中下气，癥瘕积胀悉皆除。开胃和脾，消食去滞，生用则发汗有灵，炮黑则止血颇验。（增补）风湿之痹可逐，肠澼下血亦良。

干姜无毒，白净结实者良。惧其散，炒黄用，或炒微焦。

姜味大辛，能散气行血，久服损阴伤目，凡阴虚有热者勿服。

生姜　　　辛热之味，入于肺、胃。

生能发表，熟可温中，开胃有奇功，止呕为圣药。气胀腹疼俱妙，痰凝血滞皆良。刮下姜皮，胀家必用。（增补）能去臭气，亦通神明。

生姜无毒，生姜汤要热则去皮，要冷则留皮。

凡中风、中暑、中气、中毒、中恶、霍乱，一切暴卒之症，用姜汁和童便服之，姜汁能开痰，童便能降火也。

古方以姜茶治痢，热痢留皮，冷痢去皮，火炒，忌服同干姜。

姜皮和脾行水，治浮肿胀满，煨姜和中止呕，行脾胃之津液，最为平妥。

葱白　　　辛平之味，入于肺、胃。

通中发汗，头疼风湿总蠲除；利便开关，脚气奔豚通解散。跌打金疮出血，砂糖研敷；气停虫积为殃，铅粉丸吞。专攻喉痹，亦可安胎。（增补）伤寒寒热者宜，面目浮肿亦治。

葱白无毒，忌枣、蜜、大鸡肉。

多食葱，令人神昏发落，虚气上冲。

大蒜　　　辛温之味，入于脾、胃。

消谷化食，辟鬼驱邪，破痃癖多功，灸恶疮必效。捣贴胸前，痞格资外攻之益；研涂足底，火热有下引之奇。

大蒜有毒，忌蜜，独头者佳。

性热气臭，凡虚弱有热之人，切勿沾唇，即宜用者，亦勿过用，生痰动火，损目耗血，谨之。

韭　　　　辛温之味，入于脾、肾。

固精气，暖腰膝，强肾之功也；止泻痢，散逆冷，温脾之力软。消一切瘀血，疗喉间噎气。

韭子固精，生精，助阳止带。

韭无毒，忌蜜。

多食神昏目暗。下部有火而阴气不固者勿服。蒸晒炒研。

金石部

金箔　　　辛平之味，入于心经。

安镇灵台，神魂免于飘荡；辟除恶祟，脏腑搜其伏邪。

金有大毒，磨屑顿服，不过三钱而毙。催生者用之。银箔功用相仿。

自然铜　辛平之味，入于厥阴。

续筋接骨，折伤者依然复旧，消瘀破滞，疼痛者倏尔消除。

自然铜无毒，产铜坑中。

自然铜虽有接骨神效，颇多燥烈之性，很能损人，大宜慎用。

铜青　辛酸之味，入于厥阴。

女科理气血之痛，眼科主风热之疼，内科吐风痰之聚，外科止金疮之血，杀虫有效，疳证亦宜。

铜青无毒[①]，服之损血，以醋制铜刮用。

黄丹
（铅粉）　辛寒之味，入于心、脾。

止痛生肌，宜于外敷；镇心安魄，可作丸吞。下痰杀虫，截疟止痢。（增补）平吐逆而疗反胃，治巅疾以愈惊痫。

黄丹无毒。黑铅加硝黄盐矾炼成。凡用时，以水飘去盐硝、砂石，微火炒紫色，摊地上出火毒。

味性沉阴，过服损阳气。化成九光者，当谓九光丹。

铅粉：主治略同。

密陀僧　辛平之味，入心、大肠。

镇心主，灭瘢黯，五痔金疮同借重，疟家痢证共寻求。

---

① 无毒：李时珍作"有小毒"。

密陀僧有小毒，色如金者良。即熬银炉底，感银铅之气而成，其性重坠，故镇心下痰，须水飞用，食之令人寒中。

紫石英　甘温之味，入心与肝（入心四字按《本草纲目》增）。

上通君主，镇方寸之靡宁；下达将军[①]，助胎宫而有孕。（增补）治心腹之咳逆，补不足之温中。

紫石英无毒，畏扁豆、附子、黄连。火煅醋淬七次，研末水飞。

朱砂　甘寒之味，入于心经。

镇心而定癫痫，辟邪而杀鬼祟，解胎热痘毒，疗目痛牙疼。（增补）养精神而通神明，治五脏兼能化汞。

朱砂无毒，恶磁石，畏盐水，忌一切血，水飞三次，明如箭镞者良。

独用多用，令人呆闷。

雄黄　苦平之味，入于胃经。

杨梅疔毒，疥癣痔疡，遵法搽敷力不小；血瘀风淫，鬼干尸疰，依方制服效偏奇。化痰涎之积，涂蛇虺之伤。

雄黄有毒，研细水飞。生山之阳，明澈不臭，重三、四、五两者良。醋浸入莱菔子汁煮干。山之阴者名雌黄，功用略同。

血虚者大忌。

石膏　辛寒之味，入于肺、胃。

---

① 将军：指肝。

营卫伤于风寒，青龙收佐使之功；相傅因于火热，白虎定为君之剂。头痛齿疼肌肤热，入胃而收逐；消渴阳狂逆气起，入肺以祛除。（增补）口干舌焦，是之取尔；中暑自汗，又何患焉。

石膏无毒，鸡子为使，恶莽草、巴豆，畏铁。有软硬两种，莹白者良，研细，甘草水飞，火煅则不甚伤胃。

少壮火热者，功效甚速；老弱虚寒者，祸不旋踵。极能寒胃，胃弱血虚，及病未入阳明者，切勿轻投。

滑石　　　味甘淡寒，入胃、膀胱。

利小便，行积滞，宣九窍之闭，通六腑之结。（增补）身热而泄澼可治，乳难与癃闭亦宜。

滑石无毒，白而润者良，石韦为使，宜甘草。凡脾虚下陷，及精滑者忌之，病有当发表者，尤忌。

赤石脂　　酸辛大温，入于心、胃、大肠。

主生肌长肉，可理痈疡；疗崩漏脱肛，能除肠澼。

赤石脂无毒，细腻粘舌者良。赤入血分，白入气分。研粉水飞，畏芫花，恶大黄、松脂。

赤石脂固涩，痢家忌用。

炉甘石　　甘温之味，入阳明胃（"入阳明胃"四字，从《本草纲目》增）。

炉甘石无毒，产金银坑中，金银之苗，状如羊脑，煅红，童便淬七次，研末水飞，为眼科要药。

钟乳石　　　甘热之味，入阳明胃。

益精壮阳，下焦之虚弱堪珍；止嗽解渴，上部之虚伤宜宝。（增补）安五脏亦能明目，通百节而利九窍。

钟乳石有毒。出洞穴中，石液凝成，光明者真。入银器煮，水减即添。煮三日夜，色变黄白，换水再煮，色清不变，毒去尽矣。水飞过，再研半日。

命门火衰者相宜，否则便有害矣。

海石　　　　咸平之味，入太阴肺。

清金降火，止浊治淋，积块老痰逢便化，瘰瘤结核遇旋消。

海石无毒，水沫日久积成，海中者，味咸更良。

多服损人气血。

阳起石　　　咸温之味，入少阴肾。

固精壮元阳，益气而止崩带。（增补）回子宫之虚冷，消结气与癥瘕。

阳起石无毒，出齐州阳起山，云母根也。虽大雪遍境，此山独无。以云头两脚鹭鸶毛，色白温润者良。火煅，醋淬七次，研粉水飞。桑螵蛸为使。恶泽泻、桂、雷丸、菌桂，畏菟丝子，忌羊血，非命门火衰者勿用。

磁石　　　　辛温之味，入少阴肾。

治肾虚之恐怯，镇心脏之怔忡。（增补）疗肢节中痛，则风湿以除；清火热烦满，而耳聋亦治。

磁石无毒，柴胡为使，恶牡丹皮、莽草，畏石脂，火煅醋淬水飞。

磁石又名吸铁石，重镇伤气，可暂用而不可久。

青礞石   咸平之味，入厥阴肝。

化顽痰癖结，行食积停留。（增补）色青因以平肝，体重则能下气。

青礞石有毒，研末水飞，去硝毒。

气虚血弱者大忌。

花蕊石   酸平之味，入厥阴肝。

止吐衄如神，消瘀血为水。（增补）愈金疮出血，下死胎胞衣。

花蕊石无毒，出陕西华代地，体坚色黄，煅研水飞。过用损血，慎之。

食盐   咸寒之味，入少阴肾。

擦齿而止痛，洗目而祛风。二便闭结，纳导随通；心腹烦疼，服吐即愈。治疝与辟邪有益，痰停与霍乱无妨。（增补）软坚而结核积聚以除，清火则肠胃结热可治。

食盐无毒。

润下作咸，咸走肾。喘嗽、水胀、消渴大忌。食盐或引痰生，或凝血脉，或助水邪，多食损颜色、伤筋力。

青盐功用相同，入肝散风。

朴硝   辛咸酸寒，入胃、大肠。

破血攻痰，消食解热，法制玄明粉，功缓力稍轻，明日清燥，推陈致新。（增补）除寒热邪气之侵，逐六腑积聚之癖。

朴硝无毒。

朴硝在下，最粗而浊；芒硝在上，其质稍清；玄明粉再经熟炼，尤为精粹。方士滥诈玄明粉却病永年，不经之说也。若施之于有虚无火之人，及阴毒沉寒之证，杀人甚于刀剑矣。

蓬砂　　　味苦辛寒，入太阴肺。

退障除昏开胬肉，消痰止嗽且生津，瘿瘤噎膈俱瘥，蛔家骨鲠通宜。

蓬砂无毒，出西番者，白如明矾。出南番者如桃胶。能制汞哑铜，虚劳非所宜也。

硫黄　　　味酸大热，入于心、肾。

壮阳坚筋骨，阴气全消；杀虫燥寒湿，疮疴尽扫。老年风秘，君半夏而立通；泄痢虚寒，佐蜡矾而速止。艾汤投一切阴毒回春，温酒送三丸沉寒再造。

硫黄有毒，畏朴硝、细辛、铁、醋、诸血，番舶者良。取色黄如石者，以莱菔剜空，入硫，合定，糠火煨熟，去其臭气，以紫背浮萍煮过，消其火毒，以皂荚汤，掏其黑浆。一法：绢袋盛，酒煮三日夜。一法：入猪大肠，烂煮三时。用须得当，兼须制炼得宜，一有不当，贻祸非轻。

白矾　　　味酸涩寒，入于肺、脾。

消痰止利，涤热祛风，收脱肛阴挺，理疥癣湿淫。（增补）

疗阴蚀而愈恶疮，止目痛而坚骨齿。

白矾无毒，取洁白光莹者，生用解毒，煅用生肌。甘草为使，畏麻黄，恶牡蛎。

多服伤骨损心肺。

土 部

伏龙肝　　辛温之味，入肝与胃。

女人崩中带下，丈夫尿血遗精。（增补）催生下胎，脐疮丹毒，咳逆反胃治之效，燥湿消肿投之宜。

伏龙肝无毒，即多年灶心黄土。

墨　　　　辛温之味，入于肝经。

止血以苦酒送下，消痈用猪胆调涂。（增补）磨浓点入目之飞丝，和酒治胞胎之不下。墨无毒，烧红研细松烟墨方可入药，世有以粟草灰伪为者，不可用。

百草霜　　辛温之味，入肺大肠。

清咽治痢，解热定血。（增补）疗阳毒发狂之症，愈口舌白秃诸疮。

百草霜无毒，即灶突上烟煤也，黑奴丸用以疗阳毒发狂，亦从治之义也。

人 部

发　　　　　苦温之味，入心、肝、胃。

去瘀血，补真阴。父发与鸡子同煎，免婴儿惊悸；己发与川椒共煅，令本体乌头。吐血衄血取效，肠风崩带宜求。

发无毒，皂角水洗净，煅存性。

牙齿　　　　咸热之味，入少阴肾。

痘疮倒靥，加少许酒调吞；痈乳难穿，酥拌贴之旋发溃。内托阴疽不起，外敷恶漏多脓。

牙齿有毒，火煅水飞。

齿者骨之余，得阳刚之性，痘家劫剂也。若伏毒在心，昏冒不省，气虚白痒，热沸紫疱之症，宜补虚解毒，误用牙齿者不治。

乳　　　　　甘平之味，入心、肝、脾。

大补真阴，最清烦热。补虚痨，润噎膈，大方之玉液也；祛膜赤，止泪流，眼证之金浆耶！

乳无毒。

虚寒滑泄之人，禁服乳。与食同进，即成积滞发泻。

津唾　　　　甘平之味。

辟邪魔而消肿毒，明眼目而悦肌肤。

津唾无毒。津乃精气所化，五更未语之唾，涂肿辄消，拭目去障，咽入丹田，则固精而制火。修养家咽津，谓之清水灌灵根。人能终日不唾，收视返听，则精气常凝，容颜不槁。若频唾则损精神，成肺病。仙家以千口水成活字，咽津，诚不死之方欤!

| 红铅 | 性热而味咸，入心肝与脾肾。

坎宫一点，无端堕落尘寰；水里真金，有法收来接命。

红铅无毒。服红铅而热者，唯童便汁可以解之。

| 人溺 | 咸寒之味，入于肺、胃、膀胱（注：人溺，指童便也）。

清天行狂乱，解痨弱蒸烦，行血而不伤于峻，止血而无患其凝，吐衄产家称要药，损伤跌仆是仙方。

人溺无毒。

童便性寒，若阳虚无火，不消食，肠不实者，忌之。人中白，主治与溺相同，兼治口舌疮。

| 金汁 | 苦寒之味，入于胃经（注：金汁即粪清也）。

止阳毒发狂，清痘疮血热，解百毒有效，傅疔肿无虞。

金汁无毒，主治同人中黄。

伤寒非阳明实热，痘疮非紫黑干枯均禁。

| 人胞 | 味甘咸温，入于心、肾（注：人胞即紫河车）。

补心除惊悸，滋肾理虚痨。

人胞无毒。

崔氏云：胎衣宜藏吉方，若为虫兽所食，令儿多病。此亦铜山西崩，洛铲东应之理。蒸煮而食，不顾损人，长厚者弗忍心也。

兽 部

龙骨　　甘平之味，入心、肝、肾。

涩精而遗泄能收，固肠而崩淋可止，缩小便而止自汗，生肌肉而收脱肛。（增补）癥瘕除，坚积散，鬼疰精物，与老魅而咸祛，热气惊痫，治小儿而允当。

龙骨无毒。曰地锦纹，舐之粘舌者良。酒浸一宿，水飞三度。或酒煮酥炙火煅。忌鱼及铁器，畏石膏、川椒，得人参、牛黄良。

龙骨收敛太过，非久病虚脱者，切勿妄投。

麝香　　辛温之味，入于肝、肾。

开窍通经，穿筋透骨，治惊痫而理客忤，杀虫蛊而去风痰。辟邪杀鬼，催生堕胎，蚀溃疮之脓，消瓜果之积。

麝香无毒，忌大蒜，微研。当门子尤妙，不可近鼻，防虫入脑。

东垣云：搜骨髓之风，风在肌肉者，误用之反引风入骨。丹溪云：五脏之风，忌用麝香，以泻卫气。故证属虚者，概勿施用，必不得已，亦宜少用。劳怯人及孕妇，不宜佩带。

黄牛肉　　　甘温之味，入于脾经。

补脾开胃，益气调中，牛乳有润肠之美，牛喉有去噎之功。

黄牛肉无毒，乳微寒，味甘，润肠胃而解热毒，治噎膈而补虚劳。白水牛喉：治反胃吐食，肠结不通。髓：炼过用，补中、填骨髓。筋：补肝强筋，益气力，续绝伤。老病及自死之牛服之损人。

牛黄　　　味苦平甘，入于心肺。

清心主之烦，热狂邪鬼俱消；摄肝脏之魂，惊痫健忘同疗。利痰气而无滞，入筋骨以搜风。

牛黄无毒，轻虚气香者良。成块成粒者，力薄。得菖蒲、牡丹良，人参为使，恶常山、地黄、龙胆、龙骨、蜚蠊，畏牛膝、干漆。

牛黄入肝治筋，中风入脏者，用以入骨追风，若中腑、中经者，误用之反引风入骨，如油入面，莫之能出。

阿胶　　　咸平之味，入于肝、肺。

止血兮兼能去瘀，疏风也又且补虚。西归金府，化痰止嗽除肺痿；东走肝垣，强筋养血理风淫。安胎始终并用，治痢新久皆宜。

阿胶无毒，用黑驴皮阿井水煎成，以黑光带绿色，易燉化、清而不腻，并不臭者良。蛤粉炒，蒲黄炒，酒化，水化，童便和用，得火良，山药为使，畏大黄。

真者光明脆彻，历夏不柔，伪者反能滞痰，不可不辨。

胃弱作呕，脾虚食不消者，忌之。

熊胆　　　　苦寒之味。

杀虫治五痔，止痢除黄疸，去目障至效，涂痔瘘如神。

熊胆无毒，通明者佳。

肉补虚赢，掌御风寒，又益气力。实热之证，用之咸宜，苟涉虚家，便当严戒。

象皮　　　　咸温之味。

合金疮之要约，长肌肉之神丹。

象皮无毒，烧灰和油，敷下疳神效。

鹿茸　　　　味甘咸温，入少阴肾。

健骨而生齿，强志而益气，去肢体酸疼，除腰脊软痛，虚劳圣剂，崩漏神丹。

鹿茸无毒，形如茄子，初生长二三寸，分歧为鞍色，如玛瑙红玉者良。酥涂灼去毛微炙，不可嗅之，恐虫入鼻颡。

鹿筋　　　　主劳损续绝。

鹿角　　　　甘咸之味，入于肾督。

补肾生精髓，强骨壮腰膝，止崩中与吐血，除腹痛而安胎。

鹿角无毒，茸生两月，即成角矣。

鹿肉　　　　甘温之味。

补中强五脏，通脉益气力。

上焦有痰热，胃家有火，吐血属阴，虚火盛者，俱忌。

羊肉
（羊血）

甘温之味，入于脾、肾。

补中益气，安心止惊，宣通风气，起发毒疮。角堪明目杀虫，肝能清眼去翳，肾可助阳，胲[1]除反胃。

羊肉无毒，反半夏、菖蒲，忌醋及铜器。

羊食毒草，凡疮家及瘤疾者，食之即发，宜忌之。

羊血主产后血晕闷绝，生饮一杯即活。中砒硇、钟乳、礜石、丹砂之毒者，生饮即解。

狗肉
（狗宝）

咸温之味，入于脾、肾。

暖腰膝而壮阳道，厚肠胃而益气力。

狗宝，专攻翻胃，善理疔瘟。

狗肉无毒，反商陆，畏杏仁，恶蒜。

黄犬益脾，黑犬益肾，他色者不宜用也。内外两肾，俱助阳事。屎中粟米，起痘治噎。

气壮多火，阳事易举者，忌之。妊妇道家及热病后均忌。

虎骨
（现以狗骨代）

辛温之味，入于肝、肾。

壮筋骨而痿软可起，搜毒风而挛痛堪除。

虎骨（现以狗骨代）无毒，胫骨最良，酥炙。肉，酸平，益

---

① 胲：结成羊腹中者。即"羊胲子"，为牛科动物山羊胃中的草结。

气力，止唾多，疗恶心欲呕，治疟。

犀角
（现以水牛角代）

苦酸咸寒，入心、胃、肝。

解烦热而心宁，惊悸狂邪都扫；散风毒而肝清，目昏痰壅偕消。吐血崩淋，投之辄止；痈疽发背，用以消除。解毒高于甘草，祛邪过于牛黄。（增补）迷惑与魔寐不侵，蛊疰共鬼邪却退。

犀角（现以水牛角代）无毒，升麻为使，恶乌头、乌啄，忌盐。乌而光润者良，尖角尤胜。入汤剂，磨汁用。

大寒之性，非大热者，不敢轻服。妊妇多服，能消胎气。

羚羊角

味咸寒，入肝经。

直达东方，理热毒而昏冒无虞；专趋血海，散瘀结而真阴有赖。清心明目，辟邪定惊，肝风痫血宜加用，瘰疬痈疽不可无。

羚羊角无毒，出西地，似羊而大，角有节，最坚劲，明高而坚，不黑者良。多两角者，或一角更胜，锉研极细，或磨用。

独入厥阴，能伐生生之气。无火热者勿用。

獭肝

甘温之味，入于肝、胃。

鬼疰传尸惨灭门，水吞殊效；疫毒蛊灾常遍户，末服奇灵。

獭肝有毒。肉甘咸寒，治骨蒸痨热，血脉不行，营卫虚满，及女子经络不通，血热，大小肠秘，疗疫气温病，及牛马时行病，多食消男子阳气。

腽肭脐　　　味咸热，入于肾经。

阴痿精寒，瞬息起经年之恙；鬼交尸疰，纤微消沉顿之痾。

腽肭脐无毒。一名海狗肾，置睡犬头上，惊狂跳跃者真也。用酒浸一日，纸裹炙香锉捣。或于银器中，以酒煎熟合药。

阳事易举、骨蒸劳嗽之人忌用。

猪脊髓　　　甘平之味，入于肝、肾。

补虚劳之脊痛，益骨髓以除蒸。心血共朱砂，补心而治惊痫；猪肺同苡薏，保肺而蠲咳嗽。脂本益脾，可止泻而亦可化癥。肾仍归肾，能引导而不能补益。

猪脊髓无毒。猪肉反乌梅、桔梗、黄连。

猪性阴寒，阳事弱者勿食。

禽　部

鸭
（鸭凫）　　　味甘咸平，入于肺、肾。

流行水府，滋阴气以除蒸；闯达金宫，化虚痰而止嗽。

鸭无毒，类有数种，唯白毛而乌嘴凤头者，为虚痨圣药。故葛可久治痨，有白凤膏也。

鸭凫，即野鸭也，味甘气温，益气补中，平胃消食，治水肿与热毒，疗疮疖而杀虫。

乌骨鸡
（鸡冠血、鸡肝、鸡屎白、鸡子、卵壳、卵中白皮、肫内黄皮）

味甘咸平，入于肺、肾。

最辟邪而安五脏，善通小便理烦蒸，产中呕取，崩带多求。（增补）益肝肾而治虚痨，愈消渴而疗噤痢。

乌骨鸡无毒，骨与肉俱黑者良，舌黑者，骨肉俱黑，男用雌，女用雄。

鸡冠血，发痘疮，通乳痈，涂口喝。

肝，可起阴，治小儿疳积目昏。

鸡屎白（唯雄鸡屎有白），利小便，治臌胀。

鸡子，清烦热，止咳逆。

卵壳，主伤寒劳复，研敷下疳。

卵中白皮，主久咳气结。

肫内黄皮，去烦热，通大小肠。

淘鹅油

味咸温。

理肝痛痈疽，可穿筋透骨。

淘鹅油无毒，一名鹈鹕油。取其脂熬化，就以其嗉盛之，则不渗漏，虽金银器玉之物，盛之无不透漏者，可见入骨收髓之功。但资外敷，不入汤丸。

雀卵

味酸温，入肾经。

强阴茎而壮热[①]，补精髓而多男。（增补）愈妇人之带下，兼腹内之疝瘕。

---

① 壮热："壮阴茎之热。"《别录》云"治男子阴痿不起，强之令热"。

雀卵无毒。

阴虚火盛者，勿食，不可同李食，孕妇食之，生子多淫，服术人亦忌之。

五灵脂　　甘温之味，入于肺经（一名寒号虫）。

止血气之痛，无异手拈；行冷滞之瘀，真同仙授。

五灵脂无毒，恶人参，酒飞去沙晒。生用血闭能通，炒用经多能止。

性膻恶，脾胃虚弱者，不能胜也。

虫鱼部

蜂蜜　　味甘平，入于脾经。
（蜂蜡）

和百药而解诸毒，安五脏而补诸虚，润大肠而悦颜色，调脾胃而除心烦，同姜汁行初成之痢，同薤白涂汤火之疮。

蜂蜜无毒，白如膏者良。忌生葱。凡蜜一斤，入水四两，磁器中炼，去沫，滴水不散为度。

大肠虚滑者，虽熟蜜亦在禁例，酸者食之，令人心烦，同葱食之害人，同莴苣食之，令人利下。食蜜后，不可食鲊，令人暴亡。

蜡性涩，止久痢，止血，生肌定痛，火热暴痢者忌之。

露蜂房　　甘温之味。

拔疔疮附骨之根，止风虫牙齿之痛，起阴痿而止遗尿，洗乳痈而涂瘰疬。

露蜂房有毒。取露天树上者，恶干姜、黄芩、芍药、牡蛎。炙用。

其用以毒攻毒，若痈疽溃后忌之。

牡蛎　　　咸寒之味，入肾经。

消胸中之烦满，化痰凝之瘰疬，固精涩二便，止汗免崩淋。（增补）治虚劳烦热，愈妇人带下，伤寒而寒热宜求，温疟与惊恚莫缺。

牡蛎无毒，海气化成，潜伏不动，盐水煮一时，煅粉，亦有生用者。贝母为使，恶麻黄、细辛、吴茱萸。得蛇床子、远志、牛膝、甘草良。

虚而热者宜之，寒者禁用。

龟甲　　　味咸寒，入于心、肾。

补肾退骨蒸，养心增智慧，固大肠而止泄痢，治崩漏而截痎疟，小儿囟门不合，臁疮朽臭难闻。（增补）治软弱之四肢，愈赤白之带下。

龟甲有毒，大者力胜，酥炙或酒炙，醋炙，煅灰用。洗净捶碎，水浸三日，用桑枝熬胶，补阴之力更胜矣，恶沙参。

肾虚而无热者，勿用。

鳖甲　　　味咸寒，入于肝经。

解骨间蒸热，消心腹癥瘕，妇人漏下五色，小儿胁下坚疼。肉冷而难消，脾虚者大忌。（增补）痞疾息肉何虞，阴蚀痔核宜用。

鳖甲无毒。龟甲以自败者为佳，鳖甲以不经汤煮为佳。酥炙，治痨。童便炙亦可熬膏。恶矾石，忌苋菜、鸡子。

冷而难消，脾虚者大忌。鳖肉凉血补阴，亦治疟痢。

真珠

咸寒之味，入于肝经。

安魂定悸，止渴除蒸，收口生肌，点睛退翳。（增补）能坠痰而拔毒，治惊热与痘疔。

真珠无毒。另有取新洁未经钻缀者，乳浸三日，研极细如粉面，不细则伤人脏腑。

病不由火热者，忌之。

桑螵蛸

味咸平，入肾经。

起阳事而痿弱何忧，益精气而多男可冀。（增补）主伤中而五淋亦治，散癥瘕而血闭兼通。

桑螵蛸无毒，即螳螂之子，必以桑树上者为佳。一生九十九子，用一枚即损百命。仁人君子闻之且当惨然，况忍食乎？炙黄或醋煮，汤泡，煨用或蒸透再焙，畏旋覆花。

海螵蛸
（墨鱼肉）

味咸温，入肝经。

止吐衄肠风，涩久虚泻痢，外科燥脓收水，眼科去翳清烦。

海螵蛸无毒，恶白及、白蔹、附子。取骨鱼卤浸炙黄。出东海亦名墨鱼。

肉，酸平益气，强志益人，通月经。

瓦楞子
（瓦楞肉）

味咸平。

消老痰至效，破血癖殊灵。

瓦楞子无毒，火煅醋淬研。

肉，炙食益人，过多即壅气。

石决明
（石决明肉）

味咸平，入肝、肾二经。

内服而障翳潜消，外点而赤膜尽散。（增补）五淋通而疡疽愈，骨蒸解而劳热清。

石决明无毒。如小蚌而扁，唯一片无对，七孔、九孔者良。盐水煮一伏时。或面裹煨熟，研粉极细，水飞，恶旋复。

久服令人寒中。

肉与壳同功。

蟹

味咸寒。

和经脉而散恶血，清热结而续筋骨，合小儿之囟，解漆毒之疮。

蟹有小毒，独螯独目，两目相向，六足四足，腹下有毛，腹中有骨，背有星点，足斑目赤者，皆不可食。唯冬瓜汁、紫苏汁，可以解之。

风疾不可食，孕妇食之，令儿横生。

蕲州白花蛇
（乌梢蛇）

味咸温。

主手足瘫痪，及肢节软疼，疗口眼㖞斜，及筋脉挛急，厉风与破伤同宝，急惊与慢惊共珍。

蕲州白花蛇有毒，龙头虎口，黑质白花酒浸三日，去尽皮骨，俱有大毒，得火食。

白花蛇性走窜有毒，唯真有风者宜，若类中风，属虚者大忌。

乌梢蛇大略相同，但无毒而力浅，色黑如漆，尾细有剑脊者，是也。

穿山甲　味咸寒，入肝与肾。

搜风逐痰，破血开气，疗蚁瘘绝灵，截疟疾至妙。治肿毒，未成即消，已成即溃；理痛痹，在上则升，在下则降。

穿山甲有毒，如鼍而小，似鲤有足，尾脚力更胜，或生或烧，酥醋炙，童便炙，油煎土炒。

患病在某处，即用某处之甲，此要诀也。性猛不可过服。

白僵蚕　味咸辛温，无毒，入肺、脾两经。
（蚕蛹、蚕茧）

治中风失音，去皮肤风痒，化风痰，消瘰疬，拔疔毒，灭瘢痕，男子阴痒，女子崩淋。（增补）愈小儿之惊痫夜啼，去人身之三虫黑黯。

白僵蚕无毒。即蚕之病风者，以头蚕色白条直者良。恶桑螵蛸、桔梗、茯苓、草果。米泔浸一日，待涎浮水上，焙去丝及黑口。

蚕蛹炒食，治风及劳瘦。为末饮服，治小儿疳瘦，长肌肉，除蛔虫。

蚕茧甘温，能泻膀胱相火，痈疽无头者烧灰酒服。

雄蚕蛾　味咸温。

止血收遗泄，强阳益精气。

雄蚕蛾有小毒，炒去足翅。健于媾精，敏于生育，断嗣者宜之。

斑猫[①]　　辛寒之味，入肺、脾二经。

破血结而堕胎儿，散痛癖而利水道，拔疔疽之恶根，下猁犬之恶物，中蛊之毒宜求，轻粉之毒亦化。

斑猫有毒，畏巴豆、丹参、甘草、豆花。唯黄连、黑豆、葱茶，能解其毒。

直走精溺之处，蚀下败物，痛不可当，不宜多用，痛时以木通导之。

蟾酥　　辛温之味，入于胃、肾。

发背疔疽，五疳羸弱，立止牙疼，善扶阳事。

蟾酥有毒，即蟾蜍眉间白汁，能烂人肌肉，唯疔毒服二三厘，取其以毒攻毒。

蛤蟆　　辛温之味。

发时疮之毒，理疳积之疴，消猁犬之毒，枯肠痔之根。

蛤蟆有毒，酒浸一宿，去皮肠爪炙干。

唯五月五日取之，可治恶疮。

水蛭　　味咸苦干，入于肝经。

---

① 斑猫：《本经》及常用处方名"斑蝥"，是芜青科昆虫南方大斑蝥或黄黑小斑蝥的干燥全虫。

恶血积聚，闭结坚牢，炒末调吞多效；赤白丹肿，痈毒初生，竹筒含咂[1]有功。

水蛭即蚂蟥，有毒。畏石灰、食盐，炒枯黄。误吞生者，以田泥调水饮数杯必下，或以生羊热血一二杯，同猪脂饮之，亦下。

虻虫　苦寒之味，入于肝经。

攻血遍行经络，堕胎只在须臾。（增补）去寒热与癥瘕，通血脉及九窍。

虻虫有毒，去足翅，炒。恶麻黄。

非气壮之人，实有蓄血者，不敢轻与。

䗪虫　咸寒之味。

去血积，收剔极周；主折伤，补接至妙。煎含而木舌旋消，水服而乳浆立至。

䗪虫即地鳖虫，有毒，畏皂荚、菖蒲、屋游。虚人斟酌用之。

蝼蛄　咸寒之味。

通便而二阴皆利，逐水而十种[2]俱平，贴痒燥颇效，化骨鲠殊灵。（增补）去肉刺而全产难，亦解毒以愈恶疮。

蝼蛄无毒，去足翅，炒，治水甚效。但其性猛，虚人戒之。

---

① 咂：（音"匝"）吮吸。
② 十种：十种水病。

蝉壳（蚱蝉）　咸寒之味，入于肺、脾、肝。

快痘疹之毒，宣皮肤之风，小儿惊痫夜啼，目疾昏花障翳。

蝉壳无毒，经沸汤洗净，去足翅，晒干，大而色黑入药。

痘疹虚寒证，禁用。

蚱蝉治小儿惊痫，夜号，杀疳去热，出胎下胞。

蝎　辛平之味，入于肝经。

善逐肝气，深透筋骨，中风能收，惊痫亦疗。

蝎有毒。

全用谓之全蝎，但用尾，谓之蝎梢，其力尤紧。紧小者良。

似中风，小儿慢脾风病属虚者忌。

附　药性赋

党参固正气而理虚，洋参补虚劳而清热。沙参补肺养阴，丹参清心补血。玉竹润燥而祛虚风，白前下气而治痰咳。天花粉泄热生津，夏枯草清肝散结。鸡苏清热而治头风，白及补血而止吐血。海藻软坚而散瘰疬，浮萍发汗而除风湿。豨莶草治风湿痹痛，钩藤祛除肝风搐搦。益母草祛瘀调经，功同茺蔚子；泽兰叶散郁强脾，用类佩兰草。白薇治血热烦呕，茜草行血滞咽痹。凌霄破血祛瘀，紫草凉血活血。蔖茹治血枯癥瘕，庵蔄能行水散血。芦根降火益胃以止呕，苎根安胎补阴而祛热。蔷薇根漱牙痛口疮，芭蕉根治热狂烦渴。龙胆草除湿热而益肝胆，胡黄连治惊疳而退蒸热。苦参燥湿能治疮疡，青黛泻肝兼解热毒。大青叶解时病发斑，板蓝根之用同；甘遂行水气肿满，紫大戟之效捷。藜芦吐风痫之痰涎，芫花疗五水之饮癖。通草灯心清上焦热，能利小肠；桂枝官桂和营卫气，温通经脉。萹蓄治黄疸热淋，青蒿退骨蒸劳热。天仙藤治妊娠水肿，疏风活血之功。海金沙治五淋茎痛，除湿泄热之力。草乌头治风痹顽痰，草豆蔻治寒疟秽疫。蛇床子补肾命而除风湿，蒲公英消乳肿而解热毒。紫花地丁泄热，治斑疹疔疽；金银花解毒，治疮疡外发。忍冬藤治疮毒，能清痘疹之热；杜牛膝治牙疼，又通咽喉之麻。锁阳强筋有润燥之功，鹤虱杀虫止腹痛之剂。山奈辟恶温中，漏芦解毒入胃。山慈菇散结消肿，蓖麻子拔毒去滞。白头翁泄热止血痢，冬葵子利窍通营卫。王不留行通血脉下乳催生，冬虫夏草发痘疮祛除痨瘵。土瓜根利水行血，治热病发斑；白鲜皮消风去湿，疗闭结不利。萆薢祛风湿而治浊淋，白蔹泄热毒而散结气。青葙子、决明子祛风热明目，本鳖子、急性子拔痈毒通经。马勃清肺而止咽痛，蓼实温中而下水气。土茯苓解毒去湿热，兼治痰疮；预知子泄热补劳伤，又杀虫蛊。马鞭草经脉能通，枸杞子肝肾能补。女贞子强肾阴而定肝风，柏子仁养心气而悦脾土。茯神木治筋骨拘挛，油松节治风湿痛苦。松香生肌敛湿疮之痛，槐角凉血通大肠之腑。楮实助阳而壮筋骨，槐花凉血而止崩吐。秦皮性涩，平肝而止下痢，兼疗目疾；榆皮性滑，利窍而下有形，又医妒乳。蔓荆子清上焦，宜凉血祛风；辛夷花通九窍，治鼻渊鼻塞。海桐皮去风热，而行经络；密蒙花润肝燥，因能明目。蕤仁治目疾而补肝虚，芙蓉治肺痈而清肿毒。杉木治肺气肿满，兼疗胀痛；茶叶清头目烦热，又和阴阳。苦丁茶治上炎邪热，川槿皮涂作痒癣疮。肥皂角敷无名肿毒，山茶花治吐衄血伤。败棕炭能泄热，止血止痢；乌桕木解砒毒，利水通肠。苏木去瘀治产后血晕，降香降气和血滞打伤。痘疹不起，用西河柳；通窍辟恶，用苏合香。冰片能通窍散郁，荆沥治痰热癫狂。芦荟消热杀虫，治疳痫最速；芜荑杀虫燥湿，疗积痛尤良，梧桐泪涂齿蟨结核，大枫子治疥癞癣疮。祛风明目，清少阳有霜桑叶；降火除痰，定惊痫有天竺黄。樟脑燥湿杀虫治外感，雷丸杀虫消积治内伤。桑椹补肾水，生津明目；柿干清心肺，除热涩肠。柿蒂降气，呃逆可止；桑枝祛风，筋骨能强。青果清咽治鱼骨鲠，雪梨润肺利大小肠。胡桃涩精固肾，荷叶通气升阳。龙眼养心脾而保血，石榴皮止泻痢与脱肛。润肺杀虫有榧实，清热养胃有蔗浆。莲蕊须涩精最妙，荔枝核治疝为良。白果敛哮喘，带浊可止；枳椇解酒毒，烦渴能忘。西瓜翠衣，清暑去热；大豆黄卷，消满通中。大蒜能通窍辟恶，黑姜可温中止血。白芥子开肺气而豁痰，马齿苋散热毒而消肿。丝瓜瓤清肺热，哮喘之痰；西瓜子滑大肠，通乳之引。金银镇肝制木为良，铅铁坠痰定惊最捷。芒硝玄明粉，均能润下软坚；太阴元精石，大都救阴泄热。浮石降火化痰，蓬砂软坚散结。磁石补纳肾气，耳目能通；礞石能入肝脏，顽痰可劫。代赭石内镇肝逆之不平，炉甘石外治疮疡之烂湿。雄黄辟暑湿恶邪，矾石吐风痰瘰毒。胆矾皂矾，制肝木风痰喉痹。青盐食盐，引肾经燥润滑痰。急流水宜二便癃闭之剂，逆流水宜宣吐风痰之药。甘澜水宜伤寒芳伤，阴阳水治霍乱吐利。腊雪水清热痰，秋露水治暑痹。地浆解毒而治水，井泉补阴而止渴。孩儿茶收湿定痛治诸疮，百草霜补火定血治诸积。陈墨汁治崩衄，下胞胎；伏龙肝止呕吐，消溺血。鸡冠血治恶忤，并发痘浆；鸡肫皮消水谷，且除烦热。乌骨鸡治干血虚劳，白毛鸭为滋阴圣药。猪尾血治痘疮倒黡，猪胆汁能润燥通肠。猪脬能转脬之引，猪蹄为通乳之汤。羊肉补形益气血，牛肉补脾行倒仓。补虚润燥有牛乳，清心解热有牛黄。黄明胶补阴能养血，望月沙明目治痘疮。獭肝治传尸鬼疰，猬皮治肠风痔疡。夜明砂治目盲障翳，鼹鼠粪治阴易复伤。熊胆平肝明目，鳝血活血祛风。鲤鱼胆点喉痹，青鱼胆治目疮。蛇蜕祛风辟恶，蚬肉下乳壮阳。山甲通经络而散痈肿，蟹黄续筋骨而涂漆疮。瓦楞子平胃柔肝消血积，蛤蜊粉清热利湿治咳伤。田螺利二便水肿，真珠定心肝热惊。蜂蜜和百药，不宜中满；蜂房治咳伤，解毒为能。海螵蛸通经脉，治血枯；五味子敛肺气，收脱肛。蝉蜕除风热，退翳发疹；僵蚕去风热，散结后经。白蜡生肌而止尿血，斑蝥攻毒以下有形。蜈蚣祛风，治惊痫与顽癣；干蟾制木，治疳痞与阳明。白蚯蚓泻大肠，亦治经脉之痛；五谷虫治疳积，又治大便之不行。外清热毒有蛞蝓，内治痰厥有胆星。蟑螂蝼蛄，攻积通络；虻虫水蛭，逐血行经。千年健寻骨风，去湿追风足用；人中黄人中白，泄热解毒为是。血余和诸血，补阴治劳复；秋石补肾水，清火退骨蒸。人乳补虚而润，人牙发痘而温。河车为固胎可用，难言补益；红铅为败阳之物，岂曰养阴。散瘀降火，已溺不如童便；泄热解毒，金汁即是粪清。车轴木利水湿，气痛作滞；盘龙草治癃闭，小便不行。补阴固气有燕窝线鳔，滋阴退热有淡菜海参。酸梅草内敛肝气之用，急性子外通经络之能。绛纱通瘀，纬屑活血。桑虫发痘浆，蟅虫疗折伤。青布藉青黛以平肝，红布藉红花以活血。柴灰渗溺死水湿，黄土治夏日中暍。黄精填补，必须常服；郁金舒郁，顺气有功。三七消瘀，治跌打吐血；砂仁理气，治饱胀腹膨。罂粟壳能收涩胃肠，使君子能杀虫积。糯米填中而补胃，粳米养胃而和中。荸荠消铜钱积，亦治噎膈；柿干清肺热，亦治痢红。浮小麦虚汗能止，大麦芽乳胀能通。黑料豆肾气能补，荞麦面食积能攻。秫米叶、苡仁叶，俱清暑病，脾胃可醒；紫豆藤、莱菔叶，均治痧症，气血立通。绿豆清热解毒，刀豆止呃温中。洋米发痘疮虚证，红曲治滞下多红。甜瓜蒂涌吐痰涎，胡荽酒起发痘浆。薤白利气消痰，茄根散结消肿。

四　本草续编

草部

党参　质性甘平。调和脾胃，善补中而益气，能除渴以生津。

党参无毒。按古本草云：参须上党者佳。今真党参，久已难得，肆中所卖党参，种类甚多，皆不堪用，唯防风党参，性味和平足贵。根有狮子盘头者真，硬纹者伪也。

西洋参　苦寒微甘。味厚气薄。生津液，除烦倦，补肺金而称善，治虚火为尤宜。

西洋参无毒。出大西洋法兰西，形似辽东糙人参，煎之不香，其气甚薄。

三七　甘苦微温。散瘀定痛，愈血痢，止血崩，祛目赤，消痈肿。金疮杖疮称要药，吐血衄血著奇功。

三七无毒。从广西山洞来者，略似白及，长者如老干地黄。有节，味微甘。以末掺猪血中，血化为水者真。

能损新血，无瘀者勿用。

白头翁　苦坚肾，寒凉血，入阳明血分，治热痢、时行温疟、寒热、瘰疬、疝瘕，金疮、秃疮、腹痛齿痛，并血痔而咸治。亦目明而疣消。

白头翁无毒。药肆中多于统柴胡内拣出用之，然必头上有白毛者方真。得酒良。

血分无热者忌。

白薇　味苦咸而性寒，入阳明与冲任。中风而身热，肢满不知人，血厥与温疟热淋，寒热酸痛，妇人则伤中淋露，产虚烦呕，治无不宜，投之悉当。

白薇无毒。似牛膝而短小柔软。去须酒洗。恶大黄、大戟、山茱、姜、枣。血热相宜，血虚则忌。

落得打　味甘性平。行血止血，能治跌打，亦愈金疮。

落得打无毒。叶如薄荷，根如玉竹。用根煎，酒炒能行，醋炒能止血，或捣敷之不作脓。

冬虫夏草　质为甘平。功已劳嗽，保肺益肾，止血化痰。

冬虫夏草无毒。四川嘉定府所产者最佳。冬在土中，身活如老蚕，有毛能动，致夏则毛出土，上连身俱化为草，若不取，至冬则复化为虫。

水仙根　味苦微辛，性寒而滑。治鱼骨之为鲠，疗痈疽之外伤。

水仙无毒。

紫花地丁　辛苦而寒。泄热散毒，发背与痈疽莫缺，疗疮并瘰疬咸宜。

紫花地丁无毒。叶似柳而细，夏开紫花结角，生平地者起茎，生沟壑者起蔓。

刘寄奴　　　味苦性温。通经破血，能除癥瘕，亦止金疮。

　　　　　　刘寄奴无毒。一茎直上，叶尖长糙涩，花白蕊黄，如小菊花，茎叶花子皆可用。

　　　　　　多服令人吐利。

大青　　　　质苦咸而大寒。解心胃之热毒，是以时疾热狂，阳毒发斑莫虑。亦治黄疸热痢，喉痹丹毒无虞。

　　　　　　大青无毒。处处有之，高约二三尺，茎圆叶长，对节生。八月开小红花，咸簇。实大如椒，色赤。用茎叶。

　　　　　　非心胃热毒勿用。

芭蕉根　　　甘而大寒。泄热解毒，发背欲死，与赤游风疹而咸宜，天行热狂，共血淋湿痛以并治。

　　　　　　芭蕉根无毒。

苎麻根　　　性甘寒。利小便疗淋血，止脱肛，痰哮宜求，安胎尤要。

　　　　　　苎麻根无毒。

败酱　　　　性平味苦。解毒排脓，凝血破，痈肿消，除暴热火疮，治产后诸病。

　　　　　　败酱无毒。一名苦菜，用根苗。

毒草类

草乌头　辛苦大热。开透顽痰，治恶疮，破积聚，降气平咳逆之上，搜风去寒湿之痹。

草乌头有毒。即附子之母，有谓春采为乌头，冬采为附子者，非也。

凤仙子　微苦而温。透骨通窍。治产难而积块可消，能软坚而骨鲠亦治。

凤仙子有小毒。缘其透骨，最能损齿，与玉簪根同。凡服者不可着齿，多用亦戟人咽。

蔓草类

蔷薇根　苦涩而冷。入胃大肠。除风火与湿热，亦生肌肉而杀虫，痈疽疮癣，牙痛口糜，

外治固称良剂；涩痢时温好眠遗溺，内治尤著殊功。

蔷薇根无毒。子名营实。花有黄白红紫数色，以黄心白色粉红者入药，口糜须煎汁含咽。

茜草　气味苦寒，入心与肾。行血止血，消瘀通经，风痹与黄疸咸宜，扑损偕痔瘘悉治。

茜草无毒。忌铁。一名血见愁，根可染绛，酒浸一两，通经甚效，但无瘀滞者忌投。

石韦	其味甘苦,其性微寒。清肺金以滋化源,通膀胱而利水道。愈淋最要,劳热亦宜。

石韦无毒。生石阴处,柔韧如皮,用须拭去背上黄毛,微炙,杏仁、滑石、射干为使,得菖蒲良。生古瓦上者名瓦韦。无湿热者勿与。

马勃	辛平清虚。清肺之药,故咳嗽喉痹,衄血失音莫缺。抑解热散血,涂傅诸疮称良。

马勃无毒。生湿地柘木上,状如肺肝,紫色虚软,弹之粉出,取粉。

木部

樟脑	辛热香窜。利滞通关,能杀虫,亦除湿,辟蛀虫者纳诸笥,消脚气者藏之鞋。

樟脑无毒。以樟木切片,井水煎成。

秦皮	苦寒色青。能治风湿,泄热而疗目疾,洗服咸宜,性涩而止崩,带下痢亦治。

秦皮无毒。出西土。皮有白点,渍水碧色,书纸不脱者真。大戟为使,恶吴茱萸。

苦寒清热,是其所长,《本草纲目》谓其久服轻身,益精有子,未必然也。

西河柳	甘咸而温。消痞解酒,解诸毒而发痧疹,利小便而疗诸风。

西河柳无毒。

大风子　　辛热之质。外用称良，取油治疹疠疮癣，论功亦杀虫劫毒。

大风子有毒。出南番，子中有仁。白色，久则油黄。不用入丸药，压去油。

枸橘叶　　其性辛温。其宣解郁，治下痢脓血而后重也，愈喉瘘消肿以导毒焉。

枸橘无毒。一名臭橘。刺风虫牙痛，以一合煎汁含之。

山茶花　　味辛甘，寒凉血，肠风血下，与吐衄而兼疗。汤火灼伤，调麻油而涂治。

山茶花无毒，用红者。

荆沥　　　味性甘平，宣通经络，愈眩晕烦闷，消渴热痢，治中风失音、惊痫痰迷。消瘀泻所必需，祛风化痰之妙药。

荆沥无毒。牡荆俗名黄荆。截取尺余，架瓦上，中间火炙，两头承取沥。

气虚食少者切戒。

果部

巴旦杏仁　　性甘平，能润肺，止咳下气多效，心腹逆闷可消。

巴旦杏仁无毒。形扁皮白尖弯，如鹦哥嘴者真。

有痰湿者勿服。

银杏　　味甘而苦，性涩以收。熟食有缩小便、止带浊、温肺益气、定哮敛嗽之功；生食则降浊痰、杀百虫、解酒消毒。浆泽手面为宜。

银杏无毒。多食则收令太过，令人壅气腹胀，小儿发惊动疳。

荔枝核　　甘涩而温。治胃脘痛，散滞气，辟寒邪。妇人则血气之痛以疗，男子则卵肿癫疝亦治。

荔枝核无毒。烧存性。无寒湿滞气者勿服。

枳椇子　　味甘性平。除烦止渴，能润五脏，尤解酒毒。

枳椇子无毒。多食发蛔虫。

西瓜　　味甘性寒。止渴清热，利便醒酒，解暑除烦。

西瓜无毒。多食伤脾助湿，有寒湿者忌之。

石莲子　　其品甘寒。专治噤口，除湿热，治浊淋，能清心以去烦，亦开胃而进食。

石莲子无毒。莲之黑而沉水者。无湿热而虚寒者勿服。

藕节　　性涩平。消瘀血，热毒解，吐衄疗。产后则血闷无虞，淋痢之诸证咸治。

藕节无毒。

荷叶　　　性平味苦。主于轻宣，升脾胃之陷阳而止利，发豆疮之倒靥而成浆，能散宿血而治吐衄，愈崩淋以及产瘀。

荷叶无毒，升散消耗，虚者禁之。

姜汁　　　其质润而辛温，治噎膈与反胃，能救暴卒，尤利开痰。

马齿苋　　酸寒之质，功用厥彰，祛风杀虫，散血解毒。治诸淋疳痢、血癣恶疮，能滑产利肠、小儿丹毒。

马齿苋无毒。叶如马齿，有大小两种，小者入药，晒燥去茎，苋亦忌与鳖同食。

蒲公英　　苦甘寒。化热毒、食毒，解肿核消。专治疔疮乳痈，亦为通淋妙品。

蒲公英无毒。叶如蒿苣，花如单瓣黄菊，四时有花，花罢，飞絮断之，茎中有白汁。

鱼腥草　　辛微寒。散热毒，断疟疾，愈脱肛，可疗痈肿痔疮，亦敷恶疮白秃。

鱼腥草有小毒。

竹笋　　　甘而微寒。利膈下气，化热爽胃，亦可消痰。

竹笋无毒。冬笋、鞭笋较胜。

竹笋能损气。虚人食笋多致疾也。小儿尤不宜食，最难化。

葫芦   性甘滑而利水称良，治腹胀而黄肿亦当。

葫芦无毒。

冬瓜   寒。泄热，甘益脾。利二便，治消渴。多食而水肿以消，用子则补肝明目。

冬瓜无毒。

丝瓜络   性甘寒。入肺、胃、肝经。通经脉，消浮肿，用于筋骨酸痛，胸胁疼痛，乳痈肿痛等症。除风化痰，凉血解毒。疝痔肠风与痈疽并治，滑肠下乳共崩漏兼疗。

丝瓜无毒。

木耳
（地耳、石耳）   其性甘平。能治五痔。五脏以利，肠胃能宣。

木耳有小毒。生古槐、桑树者良，柘树者次之。

地耳甘寒明目。

石耳甘平，明目益精。

谷部

浮小麦
（麦麸）   咸寒也，而虚汗盗汗无虞；性凉也，则劳热骨蒸可愈。

浮小麦无毒。即水淘浮起者。焙用。

麦麸甘寒，与浮麦同性，醋拌蒸熨。腰脚折伤，风湿痹痛，寒湿脚气，胃腹胀气，互易至汗出并良。

粳米
（新米、泔）

禀天地中和之气，为补益气血之源。性甘而平，色白入肺。能利便而止渴，亦清热而除烦。

新米作食动气。

泔，古名米渖，第二次者清而可用。清热止烦渴，利小便凉血。

糯米

性甘而温。补脾益肺，收自汗，发痘疮，大便能坚，小便可缩。

糯米性黏滞难化，病人及小儿最宜忌之。凡素有痰热风病及脾病不能转输，食之最能发病成疾。

粟

咸淡微寒。补气养肾，开脾胃，益丹田，利小便而称良。治反胃与热痢。

梁之小者为粟。

秫

甘微寒。治肺疟，去寒热，利大肠，或阳盛阴虚，或夜不成寐，或食鹅鸭而成癥，或下黄汁而妊娠，无不宜焉，赖有此耳。

梁米、粟米之粘者为秫。

刀豆

温中下气，益肾归元，甘利胃肠，温止呃逆。

大豆黄卷　　　味甘性平。理胃消水，祛胀满而破妇人之恶血，疗湿痹而愈筋牵与膝痛。

黑大豆为蘖，牙生五寸长，便干之，名为黄卷。一法壬癸日，以井华水浸大豆，俟生芽，取阴干。

陈廪米　　　淡平而甘，厥功良著。肠胃调而小便利，湿热去而烦渴消。

时珍曰：廪米年久，其性多凉，炒食则温。

红曲　　　甘温而燥胃消食，入营而破血活血。赤白下痢者良，产后恶露亦治。

红曲无毒。红入米心，陈久者良。酿酒则辛温有小毒。发肠风痔瘘脚气哮喘痰嗽诸疾。

脾阴虚胃火盛者勿用。能损胎。

金石部

铅　　　甘寒属肾。解毒坠痰，安神明目，杀虫乌发。

铅有毒。生山穴间。唯性带阴毒，不可多服。恐伤人心胃耳。解硫黄毒，煎汤服即解。

铁　　　辛平之品。镇心平肝，坠痰疗狂，消痈解毒。

铁有毒。畏磁石、皂荚。煅时砧上打落者名铁落。如尘飞起者名铁精。器物生衣者名铁锈。盐醋浸出者名铁华。时珍曰：大抵借金气以平木，坠下解毒，无他义也。

云母　色白味甘，入肺下气，能坚肌而续绝，治疟痢与痈疽，何虞身痹死肌，亦治中风寒热。

云母无毒。有五色，以色白光莹者为上。泽泻为使，恶羊肉。李之才曰：畏鲍骨，东流水。

白石英　甘辛微温，润能去燥。利小便，实大肠。咳逆而胸膈久寒，肺痿而吐脓为患。

白石英无毒。白如水晶者良。只可暂用，不宜久服。

水银　辛寒阴毒，功专杀虫。故外用则疮疥虮虫与疹瘘白秃可除。亦内施则绝孕堕胎，解金银银锡之毒。

水银有毒。从丹砂烧煅而出，得铅则凝，得硫则结。付枣肉、人唾研则碎。散之在地者，以花椒末、茶末收之。畏磁石、砒霜。性滑重直入肉。

轻粉　辛冷而燥，杀虫、治疮，能祛痰涎，善入经络。

轻粉有毒，不可轻用。土茯苓、黄连、黑铅、铁酱、陈酱能治其毒。

粉霜功过略同。

银朱　唯辛温之气味，能破积而祛痰，疗疥癣而治恶疮，散结胸而杀虫虱。

银朱有毒。其性燥烈，能烂龈、挛筋。其功过与轻粉、粉霜同。

禹余粮　　甘塞重涩，固下最良。入手足阳明之血分，治咳逆寒热与烦满。血闭癥瘕可用，催生下痢亦宜。

禹余粮无毒。石中黄粉，生于池泽无砂者佳。时珍曰：石中有细粉如面，故曰余粮。弘景曰：凡用细研水分取汁澄之。勿令有沙土也。

阳起石　　咸而微温，大补肾命。阴痿精乏，子宫虚冷，固男女而咸宜；漏下崩中，水肿癥瘕，为妇之妙品。

阳起石无毒。出齐州阳起山，云母根也。虽大雪遍境，此山独无。以云头两脚鹭鸶毛色白湿润者良。火煅醋淬七次，研粉水飞。亦有用烧酒、血脑升炼取粉者。桑螵蛸为使，恶泽泻、菌桂，畏菟丝子，忌羊血。

磁石　　　味禀辛咸，功尤补肾。是以通耳明目，愈肢节酸痛之周痹；抑将清热去烦，泊惊痫怔忡之宿疾。

磁石无毒。色黑能吸铁者真。火煅醋淬，研末水飞。或醋煮三日夜。柴胡为使，恶牡丹。

砒石　　　辛苦而酸，大热大毒。除哮截疟，大燥劫痰。外用则枯痔而杀虫，已炼名砒霜而尤烈。

砒石大毒。一名信实。生者名砒黄，炼者名砒霜。出信州。衡州次之。锡之苗也。畏羊血、冷水、绿豆。

石蟹　　　其性咸寒，解诸药毒。治青盲目翳，祛天行热疾。若用醋磨，能敷痈肿。

石蟹无毒。出南海，体质石也。而与蟹相似，细研水分。

凝水石　辛咸大寒，功专泄热。时邪热甚可用。口渴烦满为宜。

凝水石无毒。一名寒水石。盐精渗入土中，年久结成，清莹有棱，入水即化。

元精石　太阴之精，咸寒而降。具救阴助阳之用，有扶危拯逆之功。

元精石无毒。出解池通泰积盐处，咸卤所结，青白莹澈。片皆六棱者良。

硇砂　咸苦辛热，消食破瘀。治噎膈与癥瘕，消目翳与胬肉。

硇砂有毒。出西戎，乃卤液结成，状如盐块，置冷湿处即化，白净者良。水飞过醋煮，干如霜，刮下用。

热毒之性能烂五金。《本草图经》称其能化人心为血，亦甚言不可轻用也。

地水部

地浆　味甘性寒，解诸菌毒。泄痢赤白以瘥，腹热绞痛可解。治虫蜞入腹之患，醒中喝卒死之人。

地浆无毒。掘黄土地作坎。深三尺以新汲水沃入搅浊，少顷取清用。并解一切鱼肉菜果之毒。

土部

孩儿茶　味苦涩，性微寒。化痰生津，清上膈热，止血收湿，定痛收肌，涂金疮口疮及阴疳痔肿。

出南番，以细茶末纳竹筒埋土中，日久取出，捣汁熬成块，小而润者上，大而枯者次之。

禽兽虫鳞部

燕窝
（燕窝脚）　味甘淡平，专益于肺。养肺阴而化痰止嗽，补肺虚而清肃下行。胃气开，劳痢止。虚烦劳损之圣药，小儿痘疹著奇功。

可入煎药，须用陈久者，色如糙米者最佳。

燕窝脚，色红紫，功用相仿。性重能达下，微咸能润下，治噎膈甚效。

夜明砂　质禀辛寒，肝经血分。活血消积，目盲障翳称良；疟魃惊疳，干血气痛亦治。

夜明砂无毒。一名天鼠屎，蝙蝠屎也。食蚊砂，皆蚊眼，故治目疾。淘净焙，恶白薇白蔹。

豭鼠屎　甘寒之品，功效胡彰，伤寒劳复以发热，男子阴易而腹痛。

两头尖者为雄鼠屎。

猬皮　　性苦平，治胃逆，消五痔，愈肠风、阴蚀共阴肿之疴，酒煮
　　　　与末敷胥当。

　　　　猬皮无毒。煅黑存性，肉甘平，理胃气，治反胃，令人能
　　　　食。煮汁饮，又治瘘。

原蚕沙　辛甘而温，炒黄浸酒。疗风湿之为病，愈肢节之不遂。炒热
　　　　熨患处固良，酒调敷烂弦亦治。

　　　　原蚕沙无毒。蚕屎也。淘净晒干。原蚕蛾气热性淫，主固精
　　　　强阳。

粪蛆　　治小儿疳疮积，疗小儿谵妄毒。

　　　　粪蛆寒无毒。漂净晒干，或炒或煅为末。

海蛇　　质性咸平，能消痰血。妇人则劳损带下无虑，小儿则风疾丹
　　　　毒以祛。

海参　　甘温之性，入肾经。消痰涎，摄小便，壮阳疗痿，愈痿
　　　　杀虫。

　　　　海参无毒。产辽海者良。红旗街出者更胜于绿旗街。有刺者
　　　　名刺参，无刺者名光参。

　　　　入药用大而有刺者佳。

龙齿　　性凉味涩，镇心安魂。大人之癫痫无虑，小儿之五惊咸愈。

　　　　龙齿无毒。酒浸一宿，水飞三度。或酒煮酥炙、火煅。

蛤蚧　　　　性秉咸平，功长补益。润肺而定喘止嗽，纳肾而益精助阳。肺痿咯血为宜，气虚血渴允当。

蛤蚧有小毒。出广南省。如蟾蜍。斑点如锦纹。雄为蛤，皮粗口大，身小尾细。雌为蚧，皮细口尖，身大尾小。雄雌相呼，累日乃交。两两相抱，捕者擘之，虽死不开。不论牝牡者，只可入杂药。口含少许，奔走不喘者真。药力在尾，凡用去头足，洗去鳞目、砂土及肉毛。酥炙或蜜炙，或酒浸焙。

蛇蜕　　　　其性灵能辟邪，故治鬼魅蛊毒；其性窜而祛风，故治惊痫重舌；性能杀虫，故治疥癣恶疮、疔肿痔漏；性唯善蜕，故治产难目翳、皮肤疮疡。

蛇蜕有小毒。用白色如银者，皂荚水洗净，或酒，或醋，或蜜浸炙，或烧成性，或盐泥固煅。

乌梢蛇　　　性甘平，祛风湿，疗风瘙瘾疹癣疥，治风痹皮肤不仁。

乌梢蛇无毒。性善不噬物，眼光至死不枯。以尾细能穿百钱者佳。重七钱至一两者上，十两至一镒者中，大者力减。去头与皮骨，酒煮或酥炙。

蛤粉　　　　味咸性寒，化痰定喘。治心痛而愈疝气，利小便而止遗精。
（蛤蜊肉）　积块与肿核齐消，白浊与带下并治。

蛤粉无毒。用蛤蜊烧煅成粉，不入煎剂。同香附末、姜汁调服治心痛。

蛤蜊肉咸冷，止渴解酒。

人部

秋石   觇性质之咸平，治虚劳之咳嗽。养丹田而安五脏，滋肾水而润三焦。去漏精白浊之虞，为降火滋阴之品。

秋石无毒。秋月取童便，每缸用石膏七钱，桑条搅澄，倾去清液，如此三次，乃入秋露水搅澄，如此数次，滓秽净，咸味减。以重纸铺灰上晒干，刮去在下重浊，取其清者为秋石。世医不取秋时，杂收人尿，以皂角水澄晒，为阴炼，尽失于道，安能应病。况经火炼，性却变温耶!

煎炼失道、多服误服，反生燥渴之患。

人中黄   甘寒以入胃经，泄热而清痰火。治阳毒发狂之证，免痘疹黑陷之虞。

人中黄无毒。用竹筒刮去青皮，纳甘草末于中，紧塞其孔。冬月浸粪缸中，至春取出，洗、悬风处阴干取末。

伤寒非阳明实热，痘疮非紫黑干枯均禁。

初生脐带   解胎毒，敷脐疮。

附篇　中药计量新旧对照换算表

十六进位旧制单位

法定计量单位

1厘＝0.03125g	2钱＝6.25g	5钱＝15.625g
5厘＝0.15625g	2.5钱＝7.8125g	6钱＝18.75g
1分＝0.3125g	3钱＝9.375g	7钱＝21.875g
5分＝1.5625g	3.5钱＝10.9375g	8钱＝25g
1钱＝3.125g	4钱＝12.5g	9钱＝28.125g
1.5钱＝4.6875g	4.5钱＝14.0625g	1两＝31.25g

注

本文在撰写过程中参考了《孟河丁氏医案》（民国十六年丁卯冬，丁仲英、丁济万编印）、《丁甘仁医案续编》（上海科学技术出版社，1989年6月，吴中泰整理）、《丁甘仁家传珍方》（远志精舍藏本）、《丁氏理论捷径真传秘旨》（旧抄本，俞志鸿藏本）、《思补山房医略》（旧抄本，朱治安编述）、《丁氏外科丸散膏丹验方录》、《药籢启秘》（民国十七年十月，许半龙编印）、《外科讲义》、《丁氏临证用药一百十三法》（旧抄本，沈仲理藏本）。

丁甘仁为"孟河四大家"之一，创办上海中医专门学校，培养了众多杰出中医人才，形成极具代表性的海派中医流派——丁氏内科学派，是我国近代史上极富影响力的著名中医学家、中医教育家。

本书由沪上杏林耆宿、从医70余年的沈仲理教授亲自组织多位中医专家学者参与编撰，并亲自审定所有内容，是有关丁甘仁临床经验较为全面和权威的医学专著。书中包含了丁甘仁先生内、外、妇、儿、喉等各科的经典临床医案及编者的解析点评，详述丁甘仁先生经验。特别是沈老生前所收藏的丁甘仁用药113法等内容，对中医工作者临床辨证用药处方有很强的指导作用。